Eckhardt-Henn ■ Spitzer

Dissoziative Bewusstseinsstörungen

2. Auflage

Unter Mitarbeit von

Ulrike Anderssen-Reuster
Werner Bohleber
Romuald Brunner
Gerhard Dammann
Judith K. Daniels
Franz Ebner
Bernet Elzinga
Harald J. Freyberger
Eckhard Frick
Ursula Gast
Caroline Gebauer
Sven Olaf Hoffmann
Annegret Krause-Utz
Petra Ludäscher
Christel Lüdecke
Antje Manthey
Hans J. Markowitsch
Helga Mattheß
Harald Merckelbach
Heinrich Merkt
Matthias Michal
Sina Niermann
Björn Nolting
Wiebke Pape
Diana Pesy
Kathlen Priebe
Eva Rass
Thomas Reuster
Vedat Şar
Christian Schmahl
Karla Schmidt-Riese
Allan N. Schore
Anika Sierk
Martin Schöndienst
Angelica Staniloiu
Christian Stiglmayr
Onno van der Hart
Heinz Weiß
Dorina Winter
Gustav Wirtz
Wolfgang Wöller

Dissoziative Bewusstseinsstörungen

Grundlagen, Klinik, Therapie

2. Auflage

Herausgegeben von

Annegret Eckhardt-Henn

Carsten Spitzer

Mit 26 Abbildungen und 28 Tabellen

Schattauer

Prof. Dr. med. Annegret Eckhardt-Henn
Klinik für Psychosomatische Medizin und Psychotherapie
Klinikum Stuttgart –
Krankenhaus Bad Cannstatt
Prießnitzweg 24, 70374 Stuttgart
A.Eckhardt@klinikum-stuttgart.de

Prof. Dr. med. Carsten Spitzer
Asklepios Fachklinikum Tiefenbrunn
37124 Rosdorf
c.spitzer@asklepios.com

Ihre Meinung zu diesem Werk ist uns wichtig!
Wir freuen uns auf Ihr Feedback unter www.schattauer.de/feedback
oder direkt über QR-Code.

Bibliografische Information der Deutschen Nationalbibliothek
Die Deutsche Nationalbibliothek verzeichnet diese Publikation in der Deutschen Nationalbibliografie; detaillierte bibliografische Daten sind im Internet über http://dnb.d-nb.de abrufbar.

Besonderer Hinweis:
Die Medizin unterliegt einem fortwährenden Entwicklungsprozess, sodass alle Angaben, insbesondere zu diagnostischen und therapeutischen Verfahren, immer nur dem Wissensstand zum Zeitpunkt der Drucklegung des Buches entsprechen können. Hinsichtlich der angegebenen Empfehlungen zur Therapie und der Auswahl sowie Dosierung von Medikamenten wurde die größtmögliche Sorgfalt beachtet. Gleichwohl werden die Benutzer aufgefordert, die Beipackzettel und Fachinformationen der Hersteller zur Kontrolle heranzuziehen und im Zweifelsfall einen Spezialisten zu konsultieren. Fragliche Unstimmigkeiten sollten bitte im allgemeinen Interesse dem Verlag mitgeteilt werden. Der Benutzer selbst bleibt verantwortlich für jede diagnostische oder therapeutische Applikation, Medikation und Dosierung.
In diesem Buch sind eingetragene Warenzeichen (geschützte Warennamen) nicht besonders kenntlich gemacht. Es kann also aus dem Fehlen eines entsprechenden Hinweises nicht geschlossen werden, dass es sich um einen freien Warennamen handelt.

E-Mail: info@schattauer.de
Internet: www.schattauer.de
Printed in Germany

Lektorat: Barbara Buchter, Freiburg
Mit einer Übersetzung von Dieter Fuchs, Stuttgart
Umschlagabbildung: René Magritte, Der Pilger, Öl auf Leinwand 1966
Satz: abavo GmbH, Buchloe
Druck und Einband: Westermann Druck Zwickau GmbH, Zwickau

Auch als E-Book erhältlich:
ISBN 978-3-7945-9027-8

ISBN 978-3-7945-3201-8

Vorwort

Die dissoziativen Bewusstseinsstörungen waren seit jeher ein klinisches und wissenschaftliches Faszinosum und werden das sicherlich auch weiterhin bleiben. Daher verwundert es auch keineswegs, dass das komplexe Konstrukt der Dissoziation immer wieder und bis heute sehr konträre Reaktionen hervorruft, die von uninformierter und offener Ablehnung über neugierige Skepsis sowie erkenntnisreiche Kritik bis zu naiv-idealisierender Zustimmung reichen.

Begriffe wie Spaltung, Teilung, Zerstörung und Abspaltung psychischer Funktionen waren – in einem wie auch immer gedachten Gesamtzusammenhang – spätestens seit der ersten Hälfte des 19. Jahrhunderts zentrale Paradigmen zur Erklärung psychischer Krankheiten.

Zwischen 1890 und 1910 kam es zu einer ersten Hochphase des Dissoziationsmodells. Schon damals wurde die Dissoziation mehrheitlich u. a. von berühmten Psychiatern und Neurologen wie Paul Briquet, Jean-Martin Charcot, Pierre Janet und Sigmund Freud im Zusammenhang mit traumatischen Erfahrungen gesehen. Die grundlegenden seelischen Mechanismen wurden allerdings damals sehr kontrovers diskutiert und unterschiedlich konzipiert. Am bekanntesten ist die Kontroverse zwischen Pierre Janet und Sigmund Freud: Während Janet konstitutionelle Faktoren im Sinne eines angeborenen Defizits psychischer Energie (»la misère psychologique«), die durch ein psychisches Trauma übermäßig beansprucht werde und somit für die Synthese der verschiedenen psychischen Funktionen nicht mehr verfügbar sei, als Ursache von Dissoziation verstand, grenzte sich Freud von dieser Auffassung ab und entwickelte eine Konflikttheorie im Sinne eines psychoanalytischen Abwehrmodells der Dissoziation.

In den folgenden Jahren führten jedoch die sich zunehmend etablierende psychoanalytische Theorie, v. a. die Einführung von Freuds Konversionsbegriff als zentralem Pathomechanismus der Hysterie, sowie die Einführung des Schizophreniekonzepts durch Eugen Bleuler und der aufkommende Behaviorismus mit seiner Vernachlässigung intrapsychischer Vorgänge zu einem raschen Interessenverlust an dissoziativen Symptomen und Störungen.

Spätestens seit Anfang der 1970er-Jahre erfuhren die dissoziativen Bewusstseinsstörungen und das Konstrukt der Dissoziation jedoch eine klinische und wissenschaftliche Renaissance. Dazu haben verschiedene Entwicklungen beigetragen, in deren Rahmen die pathogenetische Relevanz von traumatischem Stress für dissoziative Phänomene zunehmend anerkannt wurde:

- die Betonung der epidemiologischen und klinischen Bedeutung von Kindesmisshandlung, v. a intrafamiliärem Inzest, durch die zweite Welle der Frauenbewegung,
- die Konfrontation mit den Veteranen des Vietnamkrieges und die diagnostischen und therapeutischen Herausforderungen angesichts ihrer Psychopathologie,
- die Veröffentlichung und Rezeption des epochalen Werkes »Die Entdeckung des Unbewussten« von Henry F. Ellenberger im Jahre 1970, in dem die zentrale Rolle von Pierre Janet bei der Entwicklung der dynamischen Psychiatrie detailliert herausgearbeitet und sein Dissoziationskonzept in Erinnerung gerufen wird,
- die Einführung der sogenannten Neodissoziationstheorie durch Ernest R. Hilgard

(1974) im Kontext experimenteller Psychopathologie mittels Hypnose,
- die wissenschaftliche Auseinandersetzung mit experimentellen und therapeutischen Ansätzen zur multiplen Persönlichkeitsstörung und
- die Popularisierung der multiplen Persönlichkeit über die Medien, z. B. durch das Buch und dessen Verfilmung »The three faces of Eve« oder das Buch »Sybil. Persönlichkeitsspaltung einer Frau«.

Folgerichtig und für die Etablierung des Dissoziationskonstrukts immens wichtig, wurden die dissoziativen Störungen ebenso wie die Posttraumatische Belastungsstörung 1980 als eigenständige diagnostische Kategorie in das DSM-III aufgenommen. Dies wurde initial von akademischer Seite vergleichsweise randständig zur Kenntnis genommen. Mittlerweile gehören die dissoziativen Bewusstseinsstörungen zum Mainstream in Psychiatrie, Psychosomatik, Psychotherapie und klinischer Psychologie. Seit einigen Jahren wird die Dissoziation als ein wichtiger psychischer Mechanismus auch von den benachbarten Neurowissenschaften, der Entwicklungs- und Kognitionspsychologie sowie der Psychoanalyse respektiert und sogar intensiv beforscht.

Dies spiegelt sich nicht zuletzt in einer Vielzahl von Publikationen und Bücher zu diesem Thema, v. a. aus dem anglo-amerikanischen Raum wider. Besonders erwähnenswert sind das von Michelson und Ray 1996 herausgegebene »Handbook of Dissociation« und das von Dell und O'Neil 2009 herausgegebene Buch »Dissociation and the Dissociative Disorders. DSM-5 and Beyond«. Im deutschsprachigen Raum veröffentlichten Eckhardt-Henn und Hoffmann 2004 die Monografie »Dissoziative Bewusstseinsstörungen. Theorie, Symptomatik, Therapie«. Weitere Bücher zum Thema aus kognitiv-behavioraler Sicht und zur kognitiv-behavioralen Therapie stammen von Fiedler (»Dissoziative Störungen und Konversion«; 1999) sowie Priebe, Schmahl und Stieglmayr (»Dissoziation: Theorie und Therapie«; 2013) und von Brunner (»Dissoziative und Konversionsstörungen im Kindes- und Jugendalter«; 2012). In den letzten zehn Jahren sind schließlich viele neue Forschungsergebnisse zu den Ursachen und ätiopathogenetischen Mechanismen, zu den Grundlagen von Dissoziation aus unterschiedlichen theoretischen Perspektiven sowie zur Klassifikation, Diagnostik, Differenzialdiagnostik und zur Therapie dissoziativer Bewusstseinsstörungen publiziert worden.

Uns Herausgebern und den Autoren geht es in dem vorliegenden Buch darum, die Komplexität der Thematik, die Vielfältigkeit der Perspektiven und den aktuellen Wissensstand darzustellen. Dabei ist es uns wichtig, auch Widersprüchliches kritisch zu diskutieren und zuzulassen und damit zu einer Weiterentwicklung des Konzeptes und der klinischen Forschung beizutragen.

Um diesem Anspruch gerecht zu werden, ist ein großer Bogen mit drei größeren Abschnitten gespannt worden: Der erste Teil zu »Theorie und Grundlagen« beschäftigt sich mit der schillernden Begriffs- und Ideengeschichte, entwicklungspsychologischen Aspekten, der facettenreichen Neurobiologie sowie gleichermaßen kritischen wie erkenntnisreichen Ergänzungen aus Sicht der Psychoanalyse und der Kognitionspsychologie. Im zweiten Teil geht es zunächst um Grundlagen wie Klassifikation und Diagnostik, dann um die klinischen Bilder der dissoziativen Bewusstseinsstörungen und schließlich um die Bedeutung dissoziativer Phänomene bei anderen psychischen Erkrankungen respektive im forensischen Kontext. Der abschließende dritte Teil stellt ausführlich und differenziert aktuelle Behandlungsansätze aus den verschiedensten therapeutischen Richtungen in ihrer großen Vielfalt dar. Es versteht sich von selbst, dass wir diesen weiten Bogen nicht alleine und ohne die tatkräftige Unterstützung vieler namhafter Kolleginnen und Kollegen hätten spannen können. Dabei sind wir als Herausgeber gleichermaßen stolz wie dankbar, dass dieser Bogen nicht nur weit, sondern auch rund geworden ist.

Bei dem vorliegenden Buch handelt es sich um keine »Neuauflage« des Buches von Eckhardt-Henn und Hoffmann von 2004, sondern um eine neu konzipierte, sehr stark veränderte Monografie. Sven Olaf Hoffmann ist aus Altersgründen als Herausgeber ausgeschieden; diesen Part hat nun Carsten Spitzer übernommen, der seit Jahren als Kliniker und Wissenschaftler auf diesem Gebiet tätig ist. Einige Arbeiten, die bereits bei Eckhardt-Henn und Hoffmann 2004 erschienen sind, wurden von den Autoren des früheren Buches – Romuald Brunner, Annegret Eckhardt-Henn, Gerhard Dammann, Ursula Gast, Sven Olaf Hoffmann, Martin Schöndienst, Carsten Spitzer und Onno van der Hart – weitgehend überarbeitet oder ganz neu konzipiert. Viele neue Autorinnen und Autoren sind hinzugekommen: Ulrike Anderssen-Reuster, Werner Bohleber, Judith Daniels, Franz Ebner, Bernet Elzinga, Harald J. Freyberger, Eckardt Frick, Caroline Gebauer, Annegret Krause-Utz, Petra Ludäscher, Christel Lüdecke, Antje Manthey, Hans J. Markowitsch, Helga Mattheß, Harald Merckelbach, Heinrich Merkt, Mathias Michal, Sina Niermann, Bernd Nolting, Wiebke Pape, Diana Pesy, Kathlen Priebe, Eva Rass, Thomas Reuster, Vedat Sar, Karla Schmidt-Riese, Christian Schmahl, Allen Schore, Anika Sierk, Angelica Staniloiu, Christian Stiglmayr, Heinz Weiß, Dorina Winter, Gustav Wirtz, Wolfgang Wöller. Damit widmen sich 43 Autoren der Theorie, den Grundlagen, der Klinik und der Therapie der Dissoziation und der Dissoziativen Bewusstseinsstörungen.

Trotz des sehr guten, detaillierten und aktuellen Überblicks darf jedoch nicht übersehen werden, dass es nach wie vor viel Ungeklärtes und Widersprüchliches gibt, was das Phänomen der Dissoziation betrifft. Vor allem sollte man nicht der Versuchung erliegen, den Begriff nun ähnlich inflationär zu gebrauchen wie vordem andere Begriffe, allen voran »Hysterie«, aber auch »Spaltung« oder »Borderline-Niveau«. Damit bestünde die große Gefahr, ihn zu verwässern und für die Forschung und die klinische Auseinandersetzung unbrauchbar zu machen.

Daher möchten wir unser Buch auch nicht ausschließlich als profunde Bestandsaufnahme des gegenwärtigen Kenntnisstandes verstanden wissen, sondern ebenso als Ansporn, sich weiterhin intensiv mit Dissoziation und den Dissoziativen Bewusstseinsstörungen klinisch und wissenschaftlich auseinanderzusetzen. In diesem Sinne haben wir auch das Titelbild gewählt. In seinem Gemälde »Le Pèlerin« (der Pilger) von 1966 hat René Magritte den Kern von Dissoziation illustriert: Der Kopf als Sitz des Ich- und Selbstbewusstseins ist »verrückt«; Identität und Bewusstsein haben ihren gesunden Bezug zu dem übrigen Selbstsystem und dem Körper ebenso verloren wie zu der unmittelbaren Umgebung und der Welt im Allgemeinen. Gleichzeitig fordert die Diskontinuität in der Person bzw. der Persönlichkeit geradezu dazu auf, diese Lücke zu schließen. Diese Aufforderung, Kontinuität und Einheit wieder herzustellen, lässt sich dabei sowohl klinisch-therapeutisch für den je einzelnen Patienten verstehen als auch generell dazu, durch weitere Forschungsbemühungen unsere Wissenslücken zu schließen.

An dieser Stelle soll noch angemerkt werden, dass aufgrund der besseren Lesbarkeit im Buch bei Personennennungen das generische Maskulinum verwendet wird. Selbstverständlich sind damit immer beide Geschlechter, also Patientin und Patient, Therapeutin und Therapeut usw., gemeint.

Wir möchten uns bei allen Autoren für die hervorragende Zusammenarbeit bedanken, ebenso für ihre Bereitschaft, an dem Buch durch interessante Beiträge mitzuwirken. Des Weiteren bedanken wir uns beim Schattauer Verlag und hier besonders bei Herrn Dipl.-Psych. Dr. med. Wulf Bertram, Frau Ruth Becker und Frau Dr. Nadja Urbani für die Unterstützung und die hervorragende Zusammenarbeit. Frau Barbara Buchter sei für ihr gründliches und umsichtiges Lektorat gedankt. Schließlich möchten wir uns bei unseren Sekretärinnen Frau Sabine Hammer und Frau Marion Haase herzlich bedanken, die mit großer Sorgfalt Korrekturen und Anpassungen vorgenommen und auf die vielfältigste Weise dieses Buchprojekt unterstützt haben.

Stuttgart und Tiefenbrunn, im Frühjahr 2017

Annegret Eckhardt-Henn
und Carsten Spitzer

Anschriften der Autoren

Dr. Ulrike Anderssen-Reuster
Klinik für Psychosomatik und Psychotherapie
Heinrich-Cotta-Str. 12
01324 Dresden
Ulrike.Anderssen-Reuster@khdn.de

Dr. Dipl.-Psych. Werner Bohleber
Kettenhofweg 62
60325 Frankfurt/Main
wbohleber@gmx.de

Prof. Dr. Romuald Brunner
Klinik für Kinder- und Jugendpsychiatrie
Zentrum für Psychosoziale Medizin
Universitätsklinikum Heidelberg
Blumenstr. 8
69115 Heidelberg
Romuald.Brunner@med.uni-heidelberg.de

PD Dr. Dipl.-Psych. Dipl.-Soz. Gerhard Dammann, MBA
Psychiatrische Dienste Thurgau
Akademisches Lehrkrankenhaus der PMU Salzburg
Psychiatrische Klinik Münsterlingen
Seeblickstraße 3
CH – 8596 Münsterlingen
gerhard.dammann@stgag.ch

Prof. Dr. Judith K. Daniels
Clinical Psychology and Experimental Psychopathology
University of Groningen
Grote Kruisstraat 2
NL – 9712 TS Groningen
J.K.Daniels@rug.nl

Dr. Franz Ebner
Friedländer Str. 19
61440 Oberursel
praxis.ebner@gmx.de

Prof. Bernet Elzinga, PhD
Universiteit Leiden
Faculteit der Sociale Wetenschappen,
Institut Psychologie, Klinische Psychologie
Pieter de la Court gebouw
Wassenaarseweg 52
NL – 2333 AK Leiden
elzinga@fsw.leidenuniv.nl

Prof. Dr. Harald J. Freyberger
Klinik und Poliklinik für Psychiatrie und Psychotherapie
Universitätsmedizin Greifswald
Ellernholzstr. 1–2
17475 Greifswald
freyberg@uni-greifswald.de

Prof. Dr. Eckhard Frick SJ
Hochschule für Philosophie München und
Forschungsstelle Spiritual Care
Klinik und Poliklinik für Psychosomatische Medizin und Psychotherapie
Klinikum rechts der Isar der Technischen Universität München
Langerstr. 3
81675 München
Eckhard.frick@tum.de

PD Dr. Ursula Gast
Dammholm-Havetoftloit
Heidelücker Weg 4
24986 Mittelangeln
Ursula_Gast@web.de

Caroline Gebauer
Ludwig-Maximilians-Universität München

Prof. Dr. Sven Olaf Hoffmann
Sierichstr. 175
22299 Hamburg
s.o.hoffmann@hamburg.de

Annegret Krause-Utz, PhD
Clinical Psychology
Institute of Psychology
Faculty of Social and Behavioral Science
Leiden University
Wassenaarseweg 52, PO Box 9555
NL – 2300 RB Leiden

Research group Stress and Cognition
Klinik für Psychosomatik und Psychotherapeutische Medizin
Zentralinstitut für Seelische Gesundheit
68159 Mannheim
annegret.krause-utz@zi-mannheim.de

Dr. Petra Ludäscher
Hochschule Fresenius
Im Mediapark 4c
50670 Köln
Petra.Ludaescher@hs-fresenius.de

Christel Lüdecke
Asklepios Fachklinikum Göttingen
Rosdorfer Weg 70
37081 Göttingen
c.luedecke@asklepios.com

Antje Manthey
Universitätsmedizin Charité Berlin

Prof. Dr. Hans J. Markowitsch
Zum Keltenring 8a
76530 Baden-Baden
hans.markowitsch@uni-bielefeld.de

Dipl.-Phys. Helga Mattheß
PIE – Psychotraumatology Institute Europe
Großenbaumer Allee 35 a
47269 Duisburg
info@psychotraumatology-institute-europe.com

Prof. Dr. Harald Merckelbach
Maastricht University
Department of Cognitive Neuroscience
Faculty of Psychology (Fdp/UM)
P.O. Box 616
NL – 6200 MD Maastricht
h.merckelbach@maastrichtuniversity.nl

Heinrich Merkt
Abteilung für Psychosomatische Medizin
Robert-Bosch-Krankenhaus Stuttgart
Auerbachstr. 110
70376 Stuttgart
Heinrich.Merkt@rbk.de

Prof. Dr. Matthias Michal
Universitätsmedizin Mainz
Psychokardiologie und Stressverarbeitung
Klinik für Psychosomatische Medizin und Psychotherapie
Untere Zahlbacher Str. 8
55131 Mainz
Matthias.Michal@unimedizin-mainz.de

Sina Niermann
Klinik für Psychosomatische Medizin und Psychotherapie
Klinikum Stuttgart, Krankenhaus Bad Cannstatt
Prießnitzweg 24
70374 Stuttgart
S.Niermann@klinikum-stuttgart.de

Dr. Björn Nolting
Klinik für Psychosomatische Medizin und Psychotherapie
Klinikum Esslingen
Hirschlandstr. 97
73730 Esslingen
b.nolting@klinikum-esslingen.de

Dr. Wiebke Pape
Rhein-Klinik
Krankenhaus für Psychosomatische Medizin und Psychotherapie
Luisenstr. 3
53604 Bad Honnef
wiebke.pape@johanneswerk.de

Dipl.-Psych. Diana Pesy
Klinik für Neurologie
Krankenhaus St. Franziskus
Viersener Str. 450
41063 Mönchengladbach
diana.pesy@mariahilf.de

Kathlen Priebe
Humboldt-Universität zu Berlin
Lebenswissenschaftliche Fakultät
Lehrstuhl für Psychotherapie und Somatopsychologie
Unter den Linden 6
10099 Berlin
kathlen.priebe@hu-berlin.de

Prof. Dr. Eva Rass
Hochstadtstraße 36
74722 Buchen
drevarass@aol.com

PD Dr. Thomas Reuster
Zentrum für Seelische Gesundheit
Städtisches Klinikum Görlitz
Girbigsdorfer Straße 1–3
02828 Görlitz
reuster.thomas@klinikum-goerlitz.de

Prof. Dr. Vedat Şar
Koç Üniversitesi Tıp Fakültesi
(Medizinische Fakultät)
Rumelifeneri Yolu, Sarıyer TR-34450
TR – Istanbul
vsar@ku.edu.tr

Prof. Dr. Christian Schmahl
Klinik für Psychosomatik und Psychotherapeutische Medizin
Zentralinstitut für Seelische Gesundheit
68159 Mannheim
Christian.Schmahl@zi-mannheim.de

Dr. Karla Schmidt-Riese
Kaiserstr. 61
63065 Offenbach
k-schmidt-riese@gmx.de

Allan N. Schore PhD
David Geffen School of Medicine
10833 Le Conte Ave.
USA – Los Angeles, CA 90096
aschore@ucla.edu

Dr. Martin Schöndienst
Lange Straße 73
33790 Halle
martin.schoendienst@gmail.com

Anika Sierk
Universitätsmedizin Charité Berlin

PD Dr. Angelica Staniloiu
Universität Bielefeld
Postfach 10 01 31
33501 Bielefeld
Oberbergkliniken GmbH
Oberberg 1
78132 Hornberg
angelica.staniloiu@uni-bielefeld.de

PD Dr. Christian Stiglmayr
AWP Berlin
Tempelhofer Damm 227
12099 Berlin
christian.stiglmayr@awp-berlin.de

Prof. Dr. Onno van der Hart
Universiteit Utrecht
Heidelberglaan 8
NL – 3584 CS Utrecht
o.vanderhart@uu.nl

Prof. Dr. Heinz Weiß
Abteilung für Psychosomatische Medizin
Robert-Bosch-Krankenhaus
Auerbachstr. 110
70376 Stuttgart
heinz.weiss@rbk.de

Dr. Dorina Winter
Weiterbildungsstudiengang in Psychologischer Psychotherapie
Klinik für Psychosomatik und Psychotherapeutische Medizin
Zentralinstitut für Seelische Gesundheit
68159 Mannheim
dorina.winter@zi-mannheim.de

Dr. Gustav Wirtz
SRH RPK Karlsbad GmbH
Guttmannstr. 4
76307 Karlsbad
gustav.wirtz@rpk.srh.de

PD Dr. Wolfgang Wöller
Krankenhaus für Psychosomatische Medizin und Psychotherapie
Rhein-Klinik
Luisenstr. 3
53604 Bad Honnef
wolfgang.woeller@johanneswerk.de

Inhalt

Neurobiologie

Psychoanalytische Perspektiven

Kognitionspsychologische Aspekte

II. Klinik
Grundlagen

Dissoziative Störungen

Dissoziation bei anderen psychischen Erkrankungen

III. Therapie

I. Theorie und Grundlagen

Ideengeschichte

1 Die Geschichte der traumabedingten Dissoziation unter besonderer Berücksichtigung der Dissoziativen Identitätsstörung

Onno Van der Hart[1]

Jeanne Fery war eine 25-jährige Dominikanernonne, von der man glaubte, sie sei von Teufeln und Dämonen besessen. Ihre Exorzisten erstellten einen umfassenden Bericht über die Manifestationen dieser »Besessenheit«. Neben der Erwähnung eines Kindheitstraumas machten sie genaue Angaben zu ihrer Behandlung in Form eines Exorzismus, der in der französischen Stadt Mons in den Jahren 1584 und 1585 durchgeführt wurde. Auch Jeanne Fery selbst berichtete über ihre Heimsuchung und die entsprechende Behandlung. Die Beschreibung ihrer Behandlung erschien in Frankreich erstmals im Jahr 1585 und wurde dann Ende des 19. Jahrhunderts von Désiré Bourneville (1886) wiederveröffentlicht, der Arzt an der Pariser Salpêtrière war und Jeannes Störung nicht als Besessenheit, sondern als die schwerste Form von Hysterie diagnostizierte. Diese war charakterisiert durch ein »*dédoublement de la personnalité* [Verdoppelung der Persönlichkeit] … in seiner ausgeprägtesten Form« (S. iii). Neben anderen im Originaltext beschrieben Symptomen nannte Bourneville konvulsive Attacken (pseudo-epileptische Anfälle), visuelle, akustische sowie olfaktorische Halluzinationen, Mutismus, dissoziative Blindheit, Nahrungsverweigerung, Anästhesie, lang anhaltende Ekstasezustände, körperliche Schmerzen sowie viszerale Sensationen, die nach Angaben der Patientin von einer in sie eingedrungenen Schlange herrührten.

Was verstand man nun zu Bournevilles Zeit unter der ausgeprägtesten Form einer doppelten Persönlichkeit? Nichts anderes als die damals unter verschiedenen Bezeichnungen bekannte multiple Persönlichkeitsstörung (MPS). Er stellte Gemeinsamkeiten zwischen Jeanne Ferys Krankheit und den seinerzeit berühmten Fällen von MPS fest, etwa Félida X (Azam 1876) und Louis Vivet (Bourru u. Burot 1885; Faure et al. 1997). Bournevilles MPS-Diagnose basierte vor allem darauf, dass Jeanne Fery in Zustände verfiel, die wir heute auf Kind-Anteile zurückführen würden, wohingegen er ihre Erlebnisse mit Teufeln und Dämonen, die auch durch ihre Kehle und ihren Mund sprechen konnten, einer hysterischen Psychose zuordnete, die heute als dissoziative Psychose bezeichnet wird. Dementsprechend würden wir sie als dissoziative Erfahrungen der Verfolgeranteile oder Täter-ähnlicher Anteile bezeichnen, ihre Halluzinationen der Maria Magdalena hingegen als »inneren Selbsthelfer«. Jeanne Fery gab selbst Hinweise darauf, dass diese dissoziierten Anteile bestimmte Organe bewohnten und behinderten, etwa ihre gotteslästerliche Zunge, ihr blindes Auge und ihre

1 Aus dem Englischen von Dieter Fuchs. Original in: A. P. Van der Merwe & V. Sinason (Hrsg.) (2016). Shattered but unbroken: Voices of triumph and testimony. London: Karnac

schmerzende Kehle. Wenngleich Bourneville eine eindeutige MPS feststellte, erkannte er auch, dass bestimmte Aspekte ihrer dissoziativen Psychose von soziokulturellen Faktoren beeinflusst waren, zum Beispiel der katholischen Kirche mit der Messe, den Geboten und ihrer geheiligten Hierarchie. Ohne dass Bourneville es erwähnt hätte, scheinen bei Jeanne Fery jedoch frühe körperliche Misshandlungen, vielleicht sogar ein sexueller Missbrauch vorgelegen zu haben (Van der Hart et al. 1996).

In gewisser Weise war die im späten 19. Jahrhundert herrschende Betrachtungsweise von Jeanne Ferys MPS, die wir heute als Dissoziative Identitätsstörung (DIS; APA 1994, 2013) bezeichnen würden, ein Vorläufer des wichtigsten Diagnosekriteriums im DSM-5. Dissoziations- und Besessenheitsphänomene vereinend heißt es hier:

> *Störung der Identität, die durch zwei oder mehr unterscheidbare Persönlichkeitszustände gekennzeichnet ist und die in einigen Kulturen auch als das Erleben von Besessenheit beschrieben wird. Die Störung der Identität umfasst eine deutliche Diskontinuität des Bewusstseins des eigenen Selbst und des Bewusstseins des eigenen Handelns, begleitet von damit verbundenen Veränderungen des Affekts, des Verhaltens, des Bewusstseins, des Gedächtnisses, der Wahrnehmung, des Denkens und/oder sensorisch-motorischer Funktionen.*
>
> (DIS; APA 1994, 2013, S. 399)

In diesem Kapitel stellen wir einen kurzen und deshalb nur selektiven Abriss der Dissoziationsgeschichte vor, wie sie sich in den verschiedenen dissoziativen Störungen widerspiegelt, insbesondere in der MPS respektive DIS. Dabei stehen die relevanten Entwicklungen in Europa, v.a. in Frankreich, sowie später in Nordamerika im Vordergrund. Für ausführlichere Darstellungen der Ideengeschichte wird auf andere Publikationen verwiesen (Dorahy u. Van der Hart 2007; Van der Hart u. Dorahy 2009). In beiden Arbeiten wird zwischen zwei konzeptuellen Zugängen zu Dissoziation unterschieden: einem engeren und einem breiteren Konzept. Dem Verständnis von DIS eher entsprechend bezieht sich das engere Konzept auf eine traumabedingte Aufspaltung der Persönlichkeit in dissoziierten (Persönlichkeits-)Anteile (mit etlichen Alternativbezeichnungen), die sich in einer ganzen Reihe von dissoziativen Symptomen äußern. Wurden diese Symptome schon im 19. Jahrhundert entweder dem körperlichen oder dem mentalen Bereich zugeschrieben, bezeichnet man sie heute als somatoforme dissoziative (z.B. Empfindungslosigkeit, Tics) oder psychoforme dissoziative Symptome (z.B. Gedächtnisverlust, das Hören von Stimmen). Diese werden weiter unterteilt in positive (Intrusion) und negative (Funktionsverlust) Symptome (Janet 1894, 1889, 1907; Nijenhuis 2006; Van der Hart et al. 2008). Bourneville (1986a) stellte etliche dieser Symptome bei Jeanne Fery fest. Grundsätzlich kann auch durch Hypnose eine Teilung der Persönlichkeit erreicht werden, wobei fraglich ist, ob oder wie diese temporäre Teilung mit einer traumabezogenen Dissoziation der Persönlichkeit zusammenhängt.

Im Gegensatz dazu umfasst das breite Dissoziationskonzept eine Vielzahl unterschiedlicher und mehr oder weniger als dissoziativ zu klassifizierender Phänomene, ganz unabhängig davon, ob sie aus einer Dissoziation der Persönlichkeit resultieren oder nicht. Beispiele dafür könnten etwa eine Absorption (das »Aufgehen« in einer Tätigkeit) oder ähnliche Veränderungen des Bewusstseins sein. Gemäß der Auffassung des 19. Jahrhunderts bezieht sich dieses Kapitel auf das enge Konzept, das eine Dissoziation der Persönlichkeit voraussetzt.

1.1 Das 19. Jahrhundert

Fast über das gesamte 19. Jahrhundert beschäftigte man sich nicht mit dem Phänomen einer multiplen Persönlichkeit, sondern dem der doppelten Persönlichkeit, auch bekannt als *double conscience* (doppeltes Bewusstsein). Wenngleich erste Berichte über die doppelte Persönlichkeit in Deutschland und den USA bereits Ende des 18. Jahrhunderts erschienen, erlebte die Erforschung von Dissoziation, doppelter Persönlichkeit und DIS ihren maßgeblichen Schub erst im Frankreich des 19. Jahrhunderts. Den Anfang machte allem Anschein nach der Marquis de Puységur, der 1784 bei einem seiner Patienten die Existenz eines *luziden Zustands* oder auch *künstlichen Somnambulismus'* entdeckte, welcher von einer Dissoziation oder Teilung respektive Spaltung des Bewusstseins begleitet war. Er stellte fest, dass ein Mensch, der einen somnambulen Zustand erreichen kann, über zwei separate Ströme des Denkens und des Gedächtnisses verfügt, von denen einer außerhalb des Bewusstseins funktioniert. Wenngleich die Meinungen durchaus auseinandergingen, hielten die meisten Forscher diesen künstlichen Somnambulismus für einen abnormalen, krankhaften Zustand, der ganz klar mit der Hysterie in Verbindung zu bringen war. Ob dieser vermeintlich abnormale Zustand eine Folge traumatischer Erlebnisse war, wurde aber in der Regel nicht erforscht.

Die meisten dissoziativen Fälle wurden gemäß der Auffassung einer gedoppelten Persönlichkeit dargestellt. Selbst wenn bei Patienten Anzeichen für mehr als nur zwei dissoziative Teile erkennbar waren, beschrieb man die Dissoziation der Persönlichkeit mit der Begrifflichkeit dieses Prokrustesbetts. So etwa im weithin bekannten Fall der Nordamerikanerin Mary Reynolds, der ein Doppelbewusstsein zugeschrieben wurde (Mitchell 1816). Ein hervorragendes Beispiel dafür war auch Azams berühmter Fall der Félida X (Azam 1876; vgl. Carlson 1986), wohingegen Breuer und Freud (1893/1987) am Konzept der *double conscience* festhielten.

Durch die Manifestationen der verschiedenen dissoziativen Teile war die Diagnose MPS/DIS allerdings manchmal unumgänglich. Wie bereits erwähnt, war das bei Bournevilles Einschätzung von Jeanne Fery der Fall. Der wohl berühmteste Fall von DIS war Antoine Despines junge Patientin Estelle, die etliche dissoziative Teile und sowohl somatoforme als auch psychoforme dissoziative Symptome aufwies. Sie hatte in der Kindheit einige traumatische Erlebnisse gehabt, die Despine allerdings nicht als ätiologische Faktoren betrachtete. Dennoch konnte er sie heilen, wie sein Buch über diesen Fall belegt (Despine 1840; Ellenberger 1973; Janet 1889; McKeown u. Fine 2008).

In der zweiten Hälfte des 19. Jahrhunderts erregte der Fall Louis Vivet nicht nur in seiner Heimat Frankreich, sondern auch im Ausland große Aufmerksamkeit. Neben anderen somato- und psychoformen dissoziativen Symptomen besaß dieser einen krankhaften Wandertrieb, im Zuge dessen er immer wieder aus psychiatrischen Einrichtungen verschwand, in anderen Teilen des Landes wieder auftauchte und deshalb von ganz unterschiedlichen Ärzten behandelt wurde. Camuset, sein erster Psychiater, diagnostizierte bei ihm eine doppelte Persönlichkeit (Camuset 1882), wohingegen nachfolgende Ärzte Manifestationen einer Multiplizität feststellten (z. B. Bourru u. Burot 1885). Insgesamt entdeckte man bei diesem Patienten zehn verschiedene dissoziative Teile. Da mit und an ihm sehr viele

Experimente durchgeführt wurden, wurde auch der Verdacht geäußert, Louis Vivet sei ein Fall von iatrogen-induzierter DIS (Mersky 1992). Eine sorgfältige Betrachtung der Original-Unterlagen und -Publikationen entkräftet diese Vermutung eindeutig (Faure et al. 1997). Zeitgenössische Berichte und Gutachten deuten darauf hin, dass er als Kind umfassende Traumatisierungen erfuhr, darunter körperliche Misshandlungen, schwerwiegende Vernachlässigung sowie, im Alter von etwa sieben Jahren, Vertreibung aus dem Elternhaus und unstete Wanderschaft, mit dadurch erzwungenem Diebstahl von Essen sowie anschließender Verhaftung und Gefängnisaufenthalt.

Ende des 19. Jahrhunderts fasste Alfred Binet (1891/2000) die Situation im Hinblick auf die doppelte und multiple Persönlichkeit wie folgt zusammen:

Im Allgemeinen haben Forscher bei ihren Beobachtungsobjekten nur zwei verschiedene Daseinszustände festgestellt; wobei diese Zahl zwei weder festgelegt noch prophetisch ist. Es ist vielleicht nicht einmal so unüblich wie weitgehend vermutet; bei genauerem Hinsehen erkennen wir drei Persönlichkeiten im Fall Félida sowie eine noch größere Anzahl bei Louis V… Das genügt, um die Bezeichnung Verdoppelung der Persönlichkeit für diese Phänomene als unzutreffend zu erachten. Es kann eine Verdoppelung geben, genau wie eine Teilung in drei, vier, etc. Persönlichkeiten.

(Alfred Binet 1891/2000, S. 48)

1.1.1 Pierre Janet

Pierre Janet (1859–1947) war zweifelsohne der wichtigste Erforscher der Dissoziation bei Patienten mit Hysterie, worunter man eine ganze Reihe psychischer Störungen versteht, die sich durch eine mehr (wie bei MPS bzw. DIS) oder weniger komplexe Teilung der Persönlichkeit auszeichnen. In seiner frühen klinischen Tätigkeit und Forschung, mit der als Meilenstein zu betrachtenden Dissertation *L'Automatisme Psychologique: Essay de Psychologie Expérimentale sur les Formes Inférieures de l'Activité Humaine* (Janet 1889), untersuchte er systematisch die grundlegenden Eigenschaften der Hysterie. Außer der Dissoziation der Persönlichkeit und entsprechenden negativen dissoziativen (mentale Stigmata) bzw. positiven dissoziativen (mentale Akzidenzien) Symptomen gehört dazu auch eine Verengung des persönlichen Bewusstseinsfeldes, also eine Abnahme der psychologischen Phänomene, die die betroffene Person gleichzeitig wahrnehmen kann (Janet 1894, 1907).

Janet betrachtete sowohl die Dissoziation der Persönlichkeit als auch die Verengung des persönlichen Bewusstseinsfeldes als Folgen eines Integrationsversagens. Die Hysterie war demzufolge eine »Erkrankung der persönlichen Synthese« (Janet 1907, S. 332). Eine konstitutionelle Schwäche konnte eine Rolle spielen, des Weiteren auch körperliche Erkrankungen und Erschöpfungszustände. Die Hauptursache des Integrationsversagens waren für ihn aber heftige Gefühle, die durch traumatische Erlebnisse ausgelöst werden. Je intensiver diese Gefühle sind, je länger sie dauern und je öfter sie wiederholt werden, desto stärker ist ihre desintegrative Wirkung (Janet 1909). Dies bringt je nachdem eine noch komplexere Dissoziation der Persönlichkeit mit sich, also eine zunehmende Anzahl dissoziierter Teile – mit der DIS als komplexester Form von Dissoziation. Janet stellte fest, dass sogenannte hysterische Anfälle auf einer Reaktivierung dieser dissoziierten Anteile – er nannte sie »Systeme von Ideen und Funktionen« oder »Existenzen« – und der damit verbundenen traumatischen Erinnerungen basieren. In diesen Wiederbelebungen tun Patienten, genauer gesagt ihre jeweiligen dissoziierten Anteile, nichts anderes, als »die Handlung fortzusetzen, oder besser, den Handlungsversuch fortzusetzen, der begann, als das Trauma passierte, wobei sie sich bei diesen endlosen Wiederholungen komplett ermüden« (Janet 1919, S. 663).

Janet entwickelte einen phasenorientierten Ansatz und kreierte dabei eine Vielzahl von Methoden für die Behandlung dieser Patienten (Van der Hart et al. 1989), welche sich bis zum heutigen Tag in den gängigen Therapieformen wiederfinden (Brown et al. 1998; ISSTD 2011). Ausschlaggebend für die zunehmende Beachtung von Janets Erkenntnissen bezüglich Trauma und Dissoziation war das Erscheinen von Henri Ellenbergers Meisterwerk *Die Entdeckung des Unbewußten* im Jahr 1970, das auch ein äußerst beeindruckendes Kapitel über Janets Persönlichkeit und Werk enthält.

1.1.2 Sigmund Freud and Joseph Breuer

Freud und Breuer folgten Janet und anderen französischen Zeitgenossen in ihrem Verständnis der Hysterie als Form der Dissoziation, die für sie eine Spaltung des Bewusstseins darstellte. Dementsprechend schrieben sie 1893 in ihrer vorläufigen Mitteilung »Über den psychischen Mechanismus hysterischer Phänomene«:

Die längere Beschäftigung mit diesen Phänomenen machte es uns wahrscheinlich, daß es sich bei jeder Hysterie um ein Rudiment der sogenannten double conscience, des doppelten Bewußtseins handle und daß die Neigung zu dieser Dissoziation und damit zum Auftreten abnormer Bewußtseinszustände, die wir als »hypnoide« bezeichnen wollen, das Grundphänomen der Hysterie sei.

(Breuer u. Freud 1893/1987, S. 195)

Dieses Zitat belegt, dass Breuer und Freud nach wie vor versuchten, dissoziative Fälle in das Prokrustesbett von doppeltem Bewusstsein oder doppelter Persönlichkeit zu zwängen. Obwohl sie davon ausgingen, dass jeder Fall von Hysterie, und damit einer Dissoziation der Persönlichkeit, in einem frühen Trauma wurzelt, wollte Freud Janets Ansicht, das Integrationsversagen sei Ausgangspunkt einer traumainduzierten Dissoziation, nicht teilen. Stattdessen schrieb er ihm die Rolle eines Abwehrmechanismus zu. Bald verabschiedete sich Freud dann nicht nur von der Vorstellung, die Hysterie wurzele im Trauma, sondern auch von der Dissoziationstheorie insgesamt. Bei einer der ganz seltenen Thematisierungen des doppelten Bewusstseins behandelte er es dann »wie eine heiße Kartoffel, streng darauf bedacht, es loszuwerden und so schnell wie möglich komplett zu vergessen« (Zemach 1986, S. 132):

Von der Depersonalisation führt der Weg zu der höchst merkwürdigen »Double Conscience«, die man richtiger »Persönlichkeitsspaltung« benennt. Das ist alles noch so dunkel, so wenig wissenschaftlich bezwungen, daß ich mir verbieten muß, es vor Ihnen weiter zu erörtern.

(Freud 1936/1950, S. 255; Hervorhebung im Original)

Über lange Zeit trug die Psychoanalyse den Stempel dieses unglücklichen und irritierenden Perspektivwechsels. Beispielsweise äußerte sich der englische Arzt William Rivers (1864–1922), der die Psychoanalyse kannte und sehr erfahren in der Behandlung traumatisierter Weltkriegssoldaten war, folgendermaßen zur Hysterie (Rivers 1920):

»Ohne den Beweis eines alternierenden Bewusstseins ist zu bezweifeln, ob durch die Einführung der Hysterie in die Kategorie der Dissoziation etwas gewonnen ist« (S. 134). Ein schockierendes Beispiel dafür, wie ein Befürworter der Dissoziation mit traumatischem Ursprung vorsätzlich zum Schweigen gebracht wurde – und zwar in medizinischer, politischer und persönlicher Hinsicht –, stellte dann ein Jahrzehnt später der Fall Sándor Ferenczi (1873–1933) dar.

Er war ursprünglich einer von Freuds Lieblingsschülern gewesen und hatte Patienten mit Kindheitstraumata behandelt, bevor er wieder den Standpunkt einnahm, Dissoziation und Kindheitstraumata würden zusammenhängen (Ferenczi 1933/2004). In seinem Vortrag auf dem 12. Internationalen Psychoanalytischen Kongress, der 1932 in Wiesbaden stattfand, behauptete er: »Häufen sich im Leben des heranwachsenden Menschen die Erschütterungen, so wächst die Zahl und die Varietät der Abspaltungen« (Ferenczi 1933/2004, S. 311). Damit stellte er einen klaren Zusammenhang her zwischen komplexen Kindheitstraumata und dissoziativen Störungen, darunter auch die DIS. Wegen dieser Rückkehr zum ursprünglichen Konzept und einer Betonung der pathogenen Einflüsse eines Kindesmissbrauchs wurde er in der Folge aus der psychoanalytischen Bewegung verbannt. Glücklicherweise beginnt man sich derzeit wieder für ihn und seine Arbeit zu interessieren (Howell u. Itzkowitz 2016).

1.1.3 William James

In den USA verfolgte der Philosoph und Psychologe William James (1842–1910), Professor an der Harvard University, die in Europa und insbesondere in Frankreich unternommene Forschung zu Hysterie und Dissoziation. Sein präzises Verständnis der Dissoziation ist in seinem Hauptwerk *Principles of Psychology* (James 1890/1950) sowie den 1898 gehaltenen klinischen Vorlesungen über ungewöhnliche geistige Zustände dargelegt (Taylor 1984). Die beste Zusammenfassung seines Ansatzes findet sich wohl in der folgenden Aussage:

> *Man muss zugeben … dass zumindest bei bestimmten Personen das Gesamtbewusstsein in verschiedene Teile gespalten sein kann, welche zwar nebeneinander existieren, sich aber gegenseitig ignorieren und dabei doch die Gegenstände ihres Wissens teilen. Noch bemerkenswerter ist, dass sie in einem komplementären Verhältnis zueinander stehen.*
>
> James 1890/1950, S. 206

James bewunderte Janets Pionierleistung und ging in seinen eigenen Schriften immer wieder auf dessen Fallstudien ein (James 1890/1950; Taylor 1984). Für ihn stellte die oben erwähnte »vorläufige Mitteilung« Breuers und Freuds eine »unabhängige Bestätigung der Ansichten Janets« dar (James 1894, S. 199). Im Verbund mit seinen eigenen Studien zu Hypnose, automatischem Schreiben und doppelter Persönlichkeit – etwa an dem berühmten Fall Ansel Bourne – brachte James das Wissen um die Dissoziation ein ganzes Stück voran.

1.2 Das 20. Jahrhundert

Um die Jahrhundertwende publizierte eine ganze Reihe bekannter Autoren wichtige Studien zur Dissoziation. Der Engländer Frederic Myers (1843–1901) erforschte parapsychologische Phänomene und war Mitbegründer der Society for Psychical Research. Seiner Ansicht nach ist das normale Wachbewusstsein oder das supraliminale Selbst nur ein kleines Segment des unterbewussten oder subliminalen Selbst, was nichts anderes heißt, als dass die Quelle all unserer Fähigkeiten in Sekundärpersönlichkeiten aufgeteilt werden kann. Sein posthum veröffentlichtes Werk *Human personality and its survival of bodily death* (Myers 1903) gibt einen guten Überblick über seine Forschungen. Es stellt eine richtiggehende Schatzkammer all dessen dar, was man zum damaligen Zeitpunkt über dissoziative Phänomene wusste. Boris Sidis (1867–1923) und Morton Prince (1854–1929), beide in den USA ansässig, waren mit die bedeutendsten DIS-Forscher des frühen 20. Jahrhunderts. Sidis beschäftigte sich ursprünglich mit Hypnose und hypnoiden Zuständen und gelangte zu der Erkenntnis, dass jeder Mensch zwei Bewusstseinsströme mit einem jeweils entsprechenden Selbst besitzt: dem wachenden Selbst und einem Selbst außerhalb des Wachbewusstseins[2] (Crabtree 1986; Sidis 1902; Sidis u. Goodhart 1905). Er stellte fest, dass bei bestimmten Personen diese Dissoziation im Bereich des unterbewussten Selbst immer stärker und komplexer wurde. Wenngleich dabei auch andere Faktoren beteiligt waren, spielten traumatische Erlebnisse doch die wichtigste Rolle. Diese Erlebnisse konnten auf unterbewusster Ebene oder auch im Wachzustand stattfinden. Deshalb meinte Sidis (1902) in Bezug auf Letzteres:

> *Das dissoziierte System sinkt in den obskuren, traumartigen, nicht-wachen Bereich des Unterbewusstseins und verursacht von dort aus psychomotorische Störungen im normalen Wachzustand.*
>
> Sidis 1902, S. 273

Jedes derart »dissoziierte« oder unterbewusste Selbst kann eine verstärkte Selbstbewusstheit entwickeln und so zu einer sich selbst bewussten Persönlichkeit werden (Crabtree 1986). Sein wichtigstes Beispiel dafür war die multiple Persönlichkeit, wobei er die »funktionelle Psychose« genauso erklärte. Prince verstand die Dissoziation im Gegensatz zu seinen französischen Kollegen nicht ausschließlich als ein pathologisches Phänomen (Prince 1906). An die Stelle von Janets Konzept des Unterbewussten, das er fast so verwirrend fand wie Freuds Unbewusstes, setzte er das Co-Bewusste. Für Prince bildete die gleichzeitige und bewusste Aktivität von zwei oder mehr Bewusstseinssystemen den zentralen Bestandteil einer Dissoziation (Crabtree 1986).

Die Schweiz war Anfang des 20. Jahrhunderts Schauplatz einer wichtigen und im Hinblick auf die Psychiatrie weitreichenden Entwicklung, als Bleuler (1911) die Konstrukte Spaltung und Dissoziation benutzte, um das Wesen einer psychischen Störung zu beschreiben, die er Schizophrenie nannte. Diese diagnostische Kategorie schien zwei ältere Kategorien zu vereinen: Dementia praecox und Hysterie. Bleuler formulierte es so: »Die Spaltung ist die Vorbedingung der meisten komplizierten Erscheinung der Krankheit« (Bleuler 1911, S. 296). Für ihn bezeichneten Spaltung und Dissoziation mehr oder weniger die gleichen Phänomene (Moskowitz 2008; Ross 2004), wenngleich er dem letztgenannten Konzept eine zusätzliche Bedeutung hinzufügte, nämlich die einer Einschränkung des Bewusstseins. Gegen diesen Zusatz legte Janet in der Folge Widerspruch ein (Janet 1927/2007). Jung, der stark von Janet beeinflusst war, verglich die beiden Konzepte ebenfalls miteinander:

> *Wir haben aus der französischen Psychologie ein ähnliches Konzept übernommen, das*

---

2 Sidis differenzierte zwischen dem »waking self« und dem »subwaking self«, wobei sich der Terminus »subwaking« nicht gut ins Deutsche übersetzen lässt.

anfänglich auch für die Hysterie galt – »die Dissoziation«. Heute bezeichnet sie eine »Spaltung« des Selbst … Die Hysterie ist vornehmlich durch Dissoziation charakterisiert, und weil Dementia praecox eine Spaltung zeigt, scheinen das Konzept der Dissoziation und das Konzept der Schizophrenie »aneinanderzustoßen«.[3]

Jung 1907/1985; übersetzt nach Moskowitz 2008, S. 40

Eine nachteilige Folge dieser Auffassung war und ist bis heute, dass viele Patienten mit DIS fälschlicherweise die Diagnose Schizophrenie erhielten und deshalb nicht richtig behandelt wurden (Ross 2004). Mittlerweile wurde das Konzept der Dissoziation ganz offiziell von der Schizophrenie getrennt, sie wird also nicht mehr als dissoziative Störung angesehen.

Zwar gab es zu Beginn des 20. Jahrhunderts noch ein paar weithin diskutierte Fälle von doppelter Persönlichkeit und DIS, aber was die Erforschung und Behandlung traumainduzierter Dissoziation dann ganz intensiv stimulierte, war aus naheliegenden Gründen der Erste Weltkrieg. (Man sollte sich in Erinnerung rufen, dass Ferenczi in diesem Krieg als Militärpsychiater gearbeitet und eine ganze Reihe dissoziativer Fälle beschrieben hatte.) Mit den größten Einfluss hatten während und im Nachgang des Ersten Weltkriegs Charles Myers (1873–1946) und William McDougall (1871–1938). Myers, der die diagnostische Kategorie »Shell shock« (Granatenschock, Kriegsneurose) einführte und das bald danach wieder bereute, schrieb traumainduzierten Störungen – wie etwa jenen, die man später akute Belastungsreaktion und Posttraumatische Belastungsstörung nannte – einen von Natur aus dissoziativen Charakter zu (Myers 1940). Er konnte bei akut traumatisierten Soldaten den Wechsel von einer sogenannten emotionalen Persönlichkeit (EP; mit dem Wiedererleben oder der Reinszenierung des Kriegstraumas beschäftigt) hin zu einer sogenannten anscheinend normalen Persönlichkeit beobachten (ANP; mehr oder weniger funktionstüchtig im Alltag). Myers empfahl eine Behandlung, die im Wesentlichen die beiden Teile der Persönlichkeit wieder zusammenführen sollte, mitsamt der ursprünglichen traumatischen Erinnerungen der emotionalen Persönlichkeit.

Während sich Myers auf Fälle einer »doppelten Persönlichkeit« konzentrierte, behandelte McDougall die ganze Bandbreite an dissoziativer Komplexität, darunter auch DIS. In seinem Buch *Psychopathologie funktioneller Störungen* (McDougall 1931) schrieb er, die DIS (»die schwereren Fälle«) würde sich besser zur Untersuchung eignen als die »leichteren Fälle« (wie etwa dissoziative Störungen der Bewegung oder Empfindung), wobei allen eine Dissoziation der Persönlichkeit gemein war:

In all solchen Fällen finden wir, daß die dissoziative Tätigkeit nicht etwas ist, was man als Vorstellung oder Gruppe von Vorstellungen bezeichnen könnte, sondern vielmehr das selbstbewußte zweckhafte Denken einer Persönlichkeit. Und wenn wir die leichten Fälle im Lichte der schwereren studieren, dann sehen wir, daß das gleiche von ihnen gilt.

(McDougall 1931, S. 237)

3 Dieses Zitat stammt aus einer Arbeit, die im Umfeld von Jungs Vortrag »Über Dementia präcox« anzusiedeln ist, den er bei dem 1. Internationalen Psychoanalytischen Kongress in Salzburg vom 26.–27. April 1908 gehalten hat; die Arbeit wurde aus unklaren Gründen nie veröffentlicht, aber von Moskowitz im Jung Archiv an der ETH Zürich eingesehen und ins Englische übersetzt und für dieses Kapitel ins Deutsche rückübersetzt.

Im Gegensatz zu der Aufmerksamkeit, die traumainduzierte Dissoziation im Ersten Weltkrieg und in der Folgezeit erfuhr, wurde sie während der 1930er-Jahre sowie schließlich im Zweiten Weltkrieg und in der Folgezeit ein weitgehend vernachlässigter Gegenstand.

Das starke Interesse, das zu Beginn des 20. Jahrhunderts an der Dissoziation bestanden hatte, flaute aus einer ganzen Reihe von Gründen immens ab (Hilgard 1977). Mit der wichtigste Grund war das Vorherrschen der psychoanalytischen Theorie und Praxis. Während es in den 1950er-Jahren Publikationen zu dem berühmten DIS-Fall »Eve« gab (Thigpen u. Cleckley 1957), fand erst in den späten 1960ern ein Anstieg des generellen akademischen, nicht allein klinischen Interesses an der Dissoziation (oder zumindest an dissoziationsartigen Erlebnissen) statt (Van der Hart u. Dorahy 2009).

Möglicherweise war es das Erscheinen von Ellenbergers monumentalem Werk (vgl. Kap. 1.1.1), das das akademische (Hilgard 1977) und klinische Interesse auf Dissoziation und DIS gelenkt hat. Größtes Aufsehen erregte jedoch sowohl in Fachkreisen als auch in der Bevölkerung die Publikation von *Sybil* (Schreiber 1974). Dieser berühmte DIS-Fall war es dann aber auch, der vehement kritisiert wurde (Rieber 1999) und sogar dazu führte, dass man die Gültigkeit der diagnostischen Kategorie DIS infrage gestellt hat (Hacking 1996). Bowers und Kollegen (1971) veröffentlichten einen bemerkenswerten, leider jedoch nur selten zitierten Aufsatz über die Behandlung der multiplen Persönlichkeit. Greaves (1993) bemerkte dazu, dass dieser Aufsatz einen Regelkanon für die Therapie der MPS umreißt, »den jeder Experte auf diesem Gebiet bis zum heutigen Tag fast schon peinlich genau befolgt« (S. 363).

1.3 Die 1980er-Jahre

In den 1970er-Jahren durchgeführte klinische Studien zu MPS und verwandten Störungen kulminierten in der Aufnahme einer Gruppe dissoziativer Störungen in das DSM-III (APA 1980), wobei die MPS hiervon die komplexeste war. Seltsamerweise wurden die somatoformen Manifestationen von Dissoziation nicht als solche erkannt und stattdessen den somatoformen Störungen zugeordnet. Nach dem Erscheinen des DSM-III setzte eine regelrechte Welle klinischen und wissenschaftlichen Interesses ein, speziell bezüglich der DIS. Eine ganze Reihe von Büchern, geschrieben von den damaligen Pionieren, erschienen zur Diagnose und Behandlung der DIS (Bliss 1986; Braun 1986; Kluft 1985; Putnam 2003; Ross 1989). Ross (1989) entwickelte auch ein Diagnose-Instrument für die dissoziativen Störungen des DSM, und zwar in Form des »Dissociative Disorders Interview Schedule« (DDIS). Ab 1988 gab Richard Kluft als Schriftleiter die Zeitschrift *Dissociation: Progress in the Dissociative Disorders* heraus, die dann bis ins Jahr 1997 als offizielles Organ der 1984 gegründeten *International Society for the Study of Multiple Personality and Dissociation* (ISSMP&D) fungierte. Diese Zeitschrift beschäftigte sich intensiv mit der DIS-Forschung. Mit seiner profunden Kenntnis von Hypnose, Psychoanalyse und einer Vielzahl anderer Behandlungsformen wurde Kluft zu einem Meister der Diagnose und Behandlung traumatisierter bzw. dissoziativer Patienten.

Wenngleich die Beschäftigung mit DIS immer noch im Rahmen eines eng gefassten Dissoziationsverständnisses stattfand, folgten andere Forschungen der Zeit einer breiteren Konzeptualisierung. Das wichtigste Beispiel dafür ist die Entwicklung der Dissociative Experiences Scale (DES: Bernstein

u. Putnam 1986; Carlson u. Putnam 1993), die nach wie vor das am meisten benutzte Instrument auf diesem Gebiet darstellt. Eine der hieran beteiligten Autorinnen, Eve Bernstein Carlson, sprach sich auch im Nachgang für dieses breiter gefasste Verständnis aus, dessen Phänomene von einer Dissoziation der Persönlichkeit herrühren können, es aber nicht ausschließlich müssen (Carlson 1994): »Die Definition der *Dissoziation*, wie innerhalb der DES verstanden, war absichtlich breit gefasst … Hier wird nach Dingen wie Gedächtnisverlust, Bewusstseinslücken, Depersonalisation, Derealisation, Absorption und imaginative Erlebnisweisen gefragt« (S. 42).

Wenngleich die DIS während der gesamten 1980er-Jahre weitgehend im Mittelpunkt des wissenschaftlichen Interesses stand, begann man doch zunehmend auch den Wert von Janets ursprünglicher Dissoziationstheorie für das Verständnis und die Behandlung traumatisierter Menschen zu erkennen. Dies zeigte sich nicht zuletzt an den diversen Publikationen zum einhundertsten Jubiläum seiner Dissertation *L'Automatisme Psychologique* (Nemiah 1989; Putnam 1989; Van der Hart u. Friedman 1989; Van der Kolk u. Van der Hart 1989).

1.4 Die 1990er-Jahre

In diesem Jahrzehnt kam es zu weiteren Fortschritten bei der Diagnostik der im DSM-IV aufgeführten dissoziativen Störungen. Marlene Steinberg entwickelte das *Structured Clinical Interview for DSM-IV Dissociative Disorders* (SCID-D; Steinberg 1994), das seither in aller Welt gebräuchlich ist. Loewenstein (1991) veröffentlichte einen glänzenden Aufsatz über eine modifizierte Version der »Mental Status Examination« für komplexe dissoziative Symptome und MPS, an der kein Kliniker vorbeikommt. Höchst einflussreich war Spiegels und Cardeñas Aufsatz (1991) über Dissoziation und dissoziative Störungen. Obschon in Nordamerika kaum wahrgenommen, stellte die Veröffentlichung der *ICD-10* (WHO 1992) hinsichtlich der Klassifizierung dissoziativer Störungen einen echten Meilenstein dar. Zwar war die DIS hier eher schwammig gefasst, doch hat die ICD-10 den Vorteil gegenüber dem mittlerweile erschienenen DSM-III-R, dass der dissoziative Charakter der Konversionsstörung anerkannt wurde. Konversionsstörungen wurden im DSM-III-R und dem nachfolgenden DSM-IV nicht als dissoziativ erachtet und stattdessen den somatoformen Störungen zugeordnet. Auch Spiegel und Cardeña (1991) gingen nicht auf deren dissoziativen Charakter ein. In der ICD-10 erhielten sie die neue Bezeichnung dissoziative Bewegungsstörungen bzw. Sensibilitäts- und Empfindungsstörungen. Weitere Forschungen zu somatoform dissoziativen Phänomenen, wie sie von Nijenhuis und Kollegen durchgeführt wurden, u. a. durch die Entwicklung des *Somatoform Dissociation Questionnaire* (SDQ; Nijenhuis 2006), stärkte das Dissoziationsfeld. Schließlich nahm das DSM-5 (APA 2013) Veränderungen der sensorisch-motorischen Funktionen als Diagnosekriterium für DIS auf – was zwar ein Schritt nach vorne, aber noch lange nicht ausreichend ist.

In der ersten Hälfte der 1990er-Jahre setzte ein sogenannter »Krieg um das Gedächtnis« ein. Mitausgelöst wurde er von Eltern, die sich vor Gericht wegen Missbrauchs zu verantworten hatten, und einige von ihnen entwickelten im Verbund mit Akademikern Strategien, mit denen die Gültigkeit verzögerter Erinnerung an sexuellen Missbrauch in der Kindheit bestritten werden sollte, speziell derjenigen von DIS-Patienten

(Übersicht bei Brown et al. 1998). Damals versuchte man auch, die diagnostische Kategorie DIS insgesamt zu diskreditieren. Die beschuldigten Eltern und ihre Verbündeten unternahmen bösartige rechtliche und persönliche Attacken gegen prominente amerikanische Klinikärzte, die DIS-Patienten behandelten, was dem gesamten Dissoziationsbereich erheblichen Schaden zufügte. Wenngleich der Diskurs zu diesem Thema in Wissenschaftskreisen irgendwann wieder normal geführt wurde, hatte die Reputation einzelner Personen und des Dissoziationskonzepts insgesamt schwer gelitten. Richard Kluft schrieb im Jahr 1996:

> *Die Tatsache, dass ein Aspekt der traumatischen Erinnerungen eines Patienten mit dissoziativer Identitätsstörung widerlegt werden kann, darf nicht dazu führen, dass auch die restlichen Erinnerungen als falsch angesehen werden; ebenso darf auch anhand der Tatsache, dass ein Teil der Erinnerungen womöglich dokumentiert ist, nicht bedingungslos davon ausgegangen werden, dass der Rest des Gesagten stimmt.*
>
> Kluft 1996, S. 105

Ein gefundenes Fressen bei den Versuchen, DIS-Patienten und ihre Therapeuten zu diskreditieren, waren Patientenberichte über rituellen satanischen Missbrauch und Gedankenmanipulation. Nach Ansicht der Skeptiker handelte es sich dabei um Manifestationen einer Massenhysterie und iatrogene Beeinflussbarkeit, was für manche der Geschichten vielleicht zutreffen mochte. Aber auch weiterhin stießen Psychiater, die überall auf der Welt mit DIS-Patienten arbeiteten, auf solche, die von der Sache noch nie gehört hatten und trotzdem Derartiges berichteten. Bei diesen Fällen konnte es sich ja wohl kaum um Massenhysterie oder iatrogene Beeinflussbarkeit handeln (Fraser 1997; Sinason 1994). Was immer diese Berichte auch zu bedeuten haben – es gibt keinen Grund dafür, den Dissoziationsbereich in Misskredit zu bringen, weil er mit Patienten arbeitet, die derlei berichten.

In den 1990er-Jahren erschienen einige der wichtigsten Bücher in diesem Forschungsbereich, darunter *Clinical Perspectives on Multiple Personality* (Kluft u. Fine 1993) und das *Handbook of Dissociation* (Michelson u. Ray 1996). Das Handbuch von Michelson und Ray deckt die meisten Aspekte ab, nur nicht die Dissoziation bei Kindern. Dieses Defizit wurde im Jahr darauf durch das Erscheinen von *Dissociation in Children and Adolescents* (Putnam 1997) behoben. Ross veröffentlichte eine überarbeitete Version seines früheren Buchs zum Thema MPS und ersetzte den bisherigen Titel durch die neue Bezeichnung Dissoziative Identitätsstörung (Ross 1997).

Auch innerhalb der psychoanalytischen Bewegung griff in diesem Zeitraum vermehrt die Meinung um sich, der traumabedingten Dissoziation sei einige Bedeutung beizumessen. Dieses Wiedererwachen basierte auf der Erkenntnis, dass heimkehrende Vietnam-Veteranen stark traumatisiert waren und oft dissoziative Merkmale, also »hysterische« Probleme, aufwiesen. Mit dem Aufkommen der Frauenbewegung wurde auch festgestellt, dass viele Kinder und Frauen durch sexuellen Missbrauch in der Kindheit oder auch in der Ehe traumatisiert worden waren. Inspiriert durch die Pioniere von Dissoziation und DIS, etwa Richard Kluft und David Spiegel, gelangten auch psychoanalytische Autoren zu der Erkenntnis, dass viele Traumaüberlebende dissoziative Züge aufwiesen (Davies u. Frawley 1994). Zu den psychoanalytischen Neuformulierungen gehörten nicht nur die Einsichten, die Breuer und Freud ursprünglich in den Zusammenhang von Trauma und Dissoziation der Persönlichkeit gehabt hatten, sondern auch die ihrer französischen Zeitgenossen, allen voran Janet. Neuere Beispiele dafür sind die Publikationen von Bromberg (1998, 2006, 2011), Chefetz (2000) und Howell (2005, 2011) sowie ein Sammelband zu Psychoanalyse und Dissoziation, herausgegeben von Howell und Itzkowitz (2016).

Ein Aspekt des Aufeinandertreffens von Psychoanalyse und Dissoziationsbereich war eine Diskussion über die Ähnlichkeiten und Unterschiede, die zwischen dem psychoanalytischen Konzept der Verdrängung und dem Konstrukt der Dissoziation bestehen (Singer 1990). Hieraus entwickelte sich die Tendenz, an Stellen, an denen bisher von Verdrängung die Rede gewesen war, ab jetzt vermehrt den Begriff Dissoziation zu verwenden, gerade im Hinblick auf (traumatische) Erinnerungen, für die beim Betroffenen eine Amnesie besteht.

Im Jahr 1991 veröffentlichte Peter Barach einen bahnbrechenden Aufsatz, in dem er die DIS als Bindungsstörung beschrieb. In der Folge (und bis weit ins 21. Jahrhundert hinein) gab es eine ganze Reihe klinischer Studien und Forschungsberichte, die das Verhältnis einer sogenannten desorganisierten Bindung (D-Bindung) zu Dissoziation untersuchten. Giovanni Liotti vertrat die Ansicht, Kinder mit D-Bindungsmustern entwickelten im späteren Leben dissoziative Symptome. Er konnte Parallelen zwischen solchen Mustern und Dissoziation beobachten und ging sogar so weit, der D-Bindung als solcher einen dissoziativen Charakter zuzuschreiben (Liotti 2009). Wie Langzeitstudien tatsächlich ergaben, stellt eine D-Bindung beim Kind den Vorläufer dissoziativer Symptome in der späten Adoleszenz dar (Lyons-Ruth et al. 2006; Ogawa et al. 1997).

1.5 Das 21. Jahrhundert

Im Jahr 2000 erschien erstmals das *Journal of Trauma & Dissociation*, was nichts anderes als der Nachfolger von *Dissociation* und damit das offizielle Organ der *International Society for the Study of Trauma and Dissociation* (ISSTD) ist. Die DIS ist auch in dieser Zeitschrift ein wichtiges Thema geblieben, wenngleich im Gegensatz zum Vorläufer *Dissociation* der Großteil der Beiträge doch den weiter gefassten Bereich von Trauma und Dissoziation repräsentiert, wozu etwa peritraumatische Dissoziation, Psychosen und Kriegstraumata gehören. Spiegel (2005) gab ein Buch heraus, in dem die verschiedenen Forschungsbereiche diskutiert werden, die der Dissoziation eine zentrale Rolle zuweisen. Ogden, Minton und Pain (2009) veröffentlichten ihr bahnbrechendes Buch *Trauma und Körper*, in dem sie unter anderem auf spektakuläre Art und Weise Janets Verständnis von Trauma und Dissoziation mit ihrem eigenen vereinten und für die Körperpsychotherapie fruchtbar machten. Im 21. Jahrhundert fanden auf klinischer wie auch theoretischer Ebene weitere wichtige Entwicklungen im Bereich der Dissoziation statt – einem Bereich, der ansonsten vielleicht weiterhin unter der Vielzahl von Meinungen gelitten hätte, gerade was ihre Definition und damit die Bandbreite ihrer Manifestationen betraf.

Zwei zentrale Konzeptualisierungen scheinen sich herausgeschält zu haben. Die erste, ganz im Einklang mit dem ursprünglichen Ansatz des 19. Jahrhunderts, ist die sogenannte enge Betrachtungsweise der traumabedingten Dissoziation als einer posttraumatischen Teilung der Persönlichkeit (Van der Hart u. Dorahy 2009). Die beste Zusammenfassung dafür bietet wohl die oben zitierte Aussage von McDougall (1931). Ein Buch jüngeren Datums, *Das verfolgte Selbst:*

Strukturelle Dissoziation und die Behandlung chronischer Traumatisierung (Van der Hart et al. 2008), ist diesem Denkansatz verpflichtet und betont die Existenz dissoziierter Anteile, die entweder traumavermeidend oder traumafixiert sind: Diese Betrachtungsweise dürfte außerhalb Amerikas mehr Anklang finden als innerhalb. Das Buch stellt den Versuch dar, Pierre Janets Dissoziationstheorie und seine Psychologie des Handelns mit modernen Entwicklungen im Bereich von Trauma und Dissoziation zu vereinen. Eine wichtige, auf der engen Betrachtungsweise basierende Forschungsrichtung wurde von Ellert Nijenhuis zum Leben erweckt. Von der ersten publizierten Studie von Reinders et al. (2003) bis hin zur jüngsten von Schlumpf et al. (2013) wurden bei DIS-Patienten mittels funktioneller Bildgebung unterschiedliche Reaktionsmuster auf neutrale und trauma-assoziierte Erinnerungen sowie auf neutrale und gefahrenbezogene Reize gefunden, abhängig davon, welche dissoziierte Anteile im Vordergrund waren: der anscheinend normale Persönlichkeitsanteil (ANP; »apparently normal part of the personality«) oder der im Trauma verhaftete emotionale Persönlichkeitsanteil (EP; »emotional part of the personality«). Diese unterschiedlichen Muster konnten von anderen Versuchspersonen ohne Dissoziation nicht simuliert werden.

Bei der anderen Betrachtungsweise handelt es sich um die sogenannte breite Konzeptualisierung (Van der Hart u. Dorahy 2009). Bei diesem bereits in den 1980er-Jahren entstandenen Ansatz – etwa bei der Entwicklung der DES – fasst man eine Vielzahl unterschiedlicher Phänomene, ob auf einer gespaltenen Persönlichkeitsstruktur basierend oder nicht, unter der Bezeichnung Dissoziation zusammen. Deshalb werden auch Veränderungen des Bewusstseins wie Absorption oder imaginative Erlebnisweisen hinzugerechnet, auch wenn sie nicht per se mit einer strukturellen Dissoziation der Persönlichkeit zusammenhängen. *Traumatic dissociation: Neurobiology and Treatment*, herausgegeben von Vermetten, Dorahy und Spiegel (2007), sowie der beeindruckende Sammelband *Dissociation and the Dissociative Disorders*, herausgegeben von Paul Dell und John O'Neil (2009), berücksichtigen beide Konzeptualisierungen und belegen gleichzeitig, dass in Nordamerika sowohl die Forschung als auch insbesondere die praktische Psychiatrie eher dem breiten Ansatz folgt.

Innerhalb der breiten Konzeptualisierung sind vor allem zwei Entwicklungen auszumachen. Bei der ersten geht es um die Erforschung der sogenannten peritraumatischen Dissoziation als einem Prädiktor der posttraumatischen Belastungsstörung (PTBS); sie begann bereits 1994 (Marmar et al. 1994). Obwohl viele, aber keineswegs alle Studien einen signifikanten Zusammenhang nachweisen konnten (Lensvelt-Mulders et al. 2008), bleibt die konzeptuelle Grundlage des peritraumatischen Dissoziationskonstrukts unklar.

Die zweite Entwicklung betrifft eine Forschungsrichtung, bei der ein sogenannter dissoziativer Subtyp der PTBS gesondert betrachtet wird. Dieser wurde schließlich als »PTBS mit dissoziativen Symptomen« ins DSM-5 aufgenommen (APA 2015, S. 371). Wie unterschiedliche Studien gezeigt haben (Lanius et al. 2010), ist dieser dissoziative Subtyp durch schwere Depersonalisation, Derealisation und Untererregung charakterisiert. Diese werden als dissoziative Symptome betrachtet, egal ob sie sich von einer zugrunde liegenden Dissoziation der Persönlichkeit ableiten oder nicht. Der nicht-dissoziative Subtyp der PTBS ist jedoch ebenfalls durch (positive) dissoziative Reaktionen (z. B. Flashbacks) charakterisiert, »bei denen die Person fühlt oder handelt, als ob sich das oder die traumatischen Ereignisse wiederholen würden« (APA 2015, S. 369), und die sich ganz klar von einer Dissoziation der Persönlichkeit ableiten. Die gesonderte Betrachtung eines dissoziativen Subtyps der PTBS scheint Ausdruck eines Missverständnisses des grundsätzlich dissoziativen Charakters der PTBS zu sein (Nijenhuis 2014).

Bezüglich der Diagnostik und Behandlung hat sich Dells *Multidimensionales Inventar dissoziativer Symptome* (Multidimensional Inventory of Dissociation = MID; Dell 2006) als willkommener Beitrag in diesem Bereich erwiesen. Einen Meilenstein stellte auch die Veröffentlichung der dritten Revision der ISSTD-Richtlinien für die Behandlung der DIS im *Journal of Trauma and Dissociation* dar (ISSTD 2011). Des Weiteren wurde eine umfassende naturalistische Langzeitstudie bezüglich der Behandlung von DIS-Patienten begonnen, was zu einer ganzen Reihe wichtiger Publikationen geführt hat (Brand et al. 2013; Brand et al. 2014). Eine zweite Generation dieser Studie ist derzeit im Gange. Kluft veröffentlichte eine Monografie über die Behandlung traumatischer Erinnerungen bei Patienten mit komplexen dissoziativen Störungen (Kluft 2013). Zwischenzeitlich wurde auch bei der Behandlung von dissoziativen Patienten Eye Movement Desensitization and Reprocessing (EMDR) angewandt (Fine u. Berkowitz 2001; Gonzalez u. Mosquera 2012; Twombly 2000). Vermehrte Aufmerksamkeit erfuhren Diagnostik und Therapie dissoziativer Störungen bei Kindern und Jugendlichen (Silberg 2013; Wieland 2014). Wie im DSM-5 (APA 2013) hervorgehoben, wurde auch kulturellen Aspekten der dissoziativen Störungen mehr Aufmerksamkeit zuteil (Van Duijl et al. 2010). Ein Schlaglicht auf die Rolle, die Trauma und Dissoziation im Zusammenhang mit Psychosen spielen, warf schließlich die Publikation von *Psychosis, Trauma and Dissociation: Emerging Perspectives on Severe Psychopathology* (Moskowitz et al. 2008). Speziell hingewiesen sei außerdem auf epidemologische Studien aus der Türkei (Şar 2011; Şar 2007; Şar 2007).

Was die Entwicklung internationaler Institutionen betrifft, so wurde 2006 als Schwester-Organisation der ISSTD die *European Society for Trauma and Dissociation* gegründet, die alle zwei Jahre tagt. Schon viel länger gibt es die *Deutsche Gesellschaft für Trauma und Dissoziation.* Wenngleich nicht alle internationalen Entwicklungen in den jeweiligen Ländern zur Gründung eines Verbands geführt haben, kommt es doch in vielen Teilen der Welt zu ganz unterschiedlichen Aktivitäten im klinischen sowie Forschungsbereich. Eine bedeutende internationale Entwicklung, die 1997 von Peter Barach initiiert wurde und seit 2003 von Richard Chefetz moderiert wird, stellt das stetig anwachsende *Dissociation Disorders Discussion Forum* für Fachleute im Internet dar (http://www.dissoc.icors.org). Auf dieser unschätzbaren, unabhängigen Plattform werden sämtliche Themen diskutiert, die mit Trauma und Dissoziation im Rahmen der psychotherapeutischen Praxis zu tun haben, darunter auch anonyme Fallstudien, die typischerweise von therapeutischen Sackgassen oder Unklarheiten berichten. Im August 2014 verzeichnete das Forum 1180 Mitglieder.

1.5.1 Dissoziative Identitätsstörung und soziokulturelle Einflüsse

Einen Stachel im Fleisch des Dissoziationsfeldes stellen einige merkwürdige Versuche dar, die Gültigkeit der DIS-Diagnose infrage zu stellen. Auch wenn manche Psychiater (Merskey 1992) und Anhänger des sogenannten soziokognitiven DIS-Modells (Lilienfeld et al. 1999) dabei recht vollmundig argumentieren, wurde ihre Ansicht, DIS sei in Wahrheit gar keine psychische Störung, sondern vielmehr ein gesellschaftliches Konstrukt aus Therapeutenimpulsen, Medieneinflüssen und breit angelegten soziokulturellen Erwartungen, durch eine ganze Reihe empirischer Studien widerlegt (Dalenberg et al. 2012, 2014; Brand et al. 2014; Dorahy et al. 2014; Reinders et al. 2003; Schlumpf et al. 2013). Selbstverständlich sind in den Manifestationen der DIS genau wie bei jeder anderen psychischen Störung soziokulturelle Einflüsse feststellbar, was ja der zu Beginn des Kapitels angeführte Fall der Jeanne Fery aus dem 16. Jahrhundert sowie nicht zuletzt auch die Diagnosekriterien des DSM-5 belegen. Sie erklären aber nicht die zugrunde liegende, traumabedingte Dissoziation der Persönlichkeit. Die Behauptungen, so etwas wie DIS gebe es gar nicht, behindern einerseits die richtige Diagnose und Behandlung der Menschen mit komplexen dissoziativen Störungen. Andererseits haben diese fixen Ideen auch den Vorteil, dass sie Notwendigkeit wie Anreiz gleichermaßen liefern, dieses Gebiet noch genauer zu erforschen.

1.6 Zusammenfassung

Dieser kurze Überblick über die Geschichte der Dissoziation sowie insbesondere der DIS konnte notwendigerweise nur punktuell erfolgen. Dennoch zeigt sich, dass komplexe dissoziative Störungen quer durch die Epochen und Kulturen beobachtet worden sind, und zwar unabhängig vom Verständnis ihrer Ätiologie und der jeweils gewählten Bezeichnung. Außerdem hat sich gezeigt, dass in den letzten dreißig Jahren das Interesse an dem Konstrukt der Dissoziation und den dissoziativen Störungen überall auf der Welt rasant zugenommen hat. Man weiß immer mehr über die phänomenologischen und neurobiologischen Eigenschaften sowie außerdem über den Zusammenhang von Trauma und Dissoziation. Diagnoseverfahren und Behandlungsmöglichkeiten wurden verbessert, wobei zunehmend Anwendungsbeobachtungen einer phasenorientierten Behandlung aufgetaucht sind. Dennoch gibt es natürlich noch viel zu tun. Eine weltweite Verbreitung des angesammelten Wissens ist weiterhin unbedingt erforderlich, denn Misshandlung in der Kindheit und damit traumabedingte Dissoziation gibt es in allen Gesellschaften, Ländern und Kulturen. Forschung wie z. B. epidemiologische Studien sollte in viel mehr Ländern durchgeführt werden. Eine große Herausforderung stellt ein begrifflicher »Hausputz« bezüglich der Definition von Dissoziation dar. Dabei sieht es so aus, als würde das – wenn überhaupt jemals – nicht so bald der Fall sein, denn die meisten Wissenschaftler beharren auf ihrer persönlichen Sichtweise, die eben mal mehr, mal weniger mit dem ursprünglichen Verständnis von Dissoziation als Spaltung der Persönlichkeit zu tun hat. Ein besseres Verständnis der Begriffsgeschichte könnte dabei die Akzeptanz eines gemeinsamen konzeptuellen Nenners erleichtern.

Literatur

APA – American Psychiatric Association (1980). Diagnostic and statistical manual of mental disorders (DSM-III). Washington, DC. (Deutsch: Diagnostisches und statistisches Manual psychischer Störungen: DSM-III. Weinheim [u. a.]: Beltz, 1986).

APA – American Psychiatric Association (1994). Diagnostic and statistical manual of mental disorders (DSM-IV). Washington, DC. (Deutsch: Diagnostisches und statistisches Manual psychischer Störungen. Göttingen [u. a.]: Hogrefe, 1996).

APA – American Psychiatric Association (2013). Diagnostic and statistical manual of mental disorders (DSM-5). Washington, DC (Deutsch: Diagnostisches und statistisches Manual psychischer Störungen. Göttingen [u. a.]: Hogrefe, 2015).

Azam, E. (1876). Le dédoublement de la personnalité, suite de l'histoire de Félida X. Revue Scientifique, 18: 265–269.

Barach, P. (1991). Multiple personality disorder as an attachment disorder. Dissociation, 4: 117–123.

Bernstein, E. M., Putnam, F. W. (1986). Development, reliability, and validity of a dissociation scale. Journal of Nervous and Mental Disease, 174: 727–735.

Binet, A. (1891/2000). Les altérations de la personnalité. Paris: L'Harmattan.

Bleuler, E. (1911). Dementia praecox oder Gruppe der Schizophrenien. Leipzig/Wien: Deuticke.

Bliss, E. L. (1986). Multiple personality, allied disorders, and hypnosis. New York: Oxford University Press.

Bourneville, D. (1886a). Préface. In: D. Bourneville (Hrsg.) (1886), La possession de Jeanne Fery (1584) (S. i–v). Paris: Progrès Medical/A. Delahaye et Lecrosnier.

Bourneville, D. (Hrsg.) (1886b). La possession de Jeanne Fery (1584). Paris: Progrès Médical/A. Delahaye et Lecrosnier.

Bourru, H., Burot, P. (1885). Un cas de la multiplicité des états de conscience chez un hystéro-épileptique. Revue Philosophique, 20: 411–416.

Bowers, M., Brecher-Marer, S., Newton, B. W., Piotrowski, Z., Taylor, W., Watkins, J. (1971). Therapy of multiple personality. International Journal of Clinical & Experimental Hypnosis, 22: 216–233.

Brand, B., McNary, S., Myrick, A., Classen, C., Lanius, R., Loewenstein, R., Pain, C., Putnam, F. (2013). A longitudinal naturalistic study of patients with dissociative disorders treated by community clinicians. Psychological Trauma: Theory, Research, Practice, 5: 301–308.

Brand, B. L., Loewenstein, R. J., Spiegel, D. (2014). Dispelling myths about dissociative identity disorder treatment: An empirically based approach. Psychiatry, 77: 169–189.

Braun, B. G. (Hrsg.) (1986). Treatment of multiple personality disorder. Washington, DC: American Psychiatric Press.

Breuer, J., Freud, S. (1893/1987). Über den psychischen Mechanismus hysterischer Phänomene. In: S. Freud, Gesammelte Werke, Nachtragsband, S. 181–195. Frankfurt a. M.: S. Fischer.

Bromberg, P. M. (1998). Standing in the spaces: Essays on clinical process, trauma, and dissociation. Hillsdale, NJ: Analytic Press.

Bromberg, P. (2006). Awakening the dreamer: Clinical journeys. Mahwah, NJ: Analytic Press.

Bromberg, P. M. (2011). In the shadow of the tsunami. New York: Routledge.

Brown, D., Scheflin, A. W., Hammond, D. C. (1998). Memory, trauma treatment, and the law. New York: Norton.

Camuset, L. (1882). Un cas de dédoublement de la personnalité: Période amnésique d'une année chez un jeune homme. Annales Medico-Psychologiques, 40: 75–86.

Carlson, E. B. (1994). Studying the interaction between physical and psychological states with the Dissociative Experiences Scale. In: D. Spiegel (Hrsg.), Dissociation: Culture, mind, and body (S. 41–58). Washington, DC: American Psychiatric Press.

Carlson, E. B., Putnam, F. W. (1993). An update on the Dissociative Experiences Scale. Dissociation, 6: 16–27.

Carlson, E. T. (1986). The history of dissociation until 1880. In: J. Q. Quen (Hrsg.), Split minds/split brains: Historical and current perspectives (S. 7–30). New York: New York University Press.

Chefetz, R. A. (2000). Disorders in the therapist's view of the self: Working with the person with dissociative identity disorder. Psychoanalytic Inquiry, 20, 305–329.

Crabtree, A. (1986). Explanations of dissociation in the First half of the twentieth century. In: J. M. Quen (Hrsg.), Split minds, split brains: Historical and current perspectives (S. 85–107). New York: New York University Press.

Dalenberg, C. J., Brand, B. L., Loewenstein, R. J., Gleaves, D. H., Dorahy, M. J., Cardeña, E., Spiegel, D. (2012). Evaluation of the evidence for the trauma and fantasy models of dissociation. Psychological Bulletin, 138: 550–588.

Dalenberg, C. J., Brand, B. L., Gleaves, D. H., Dorahy, M. J., Loewenstein, R. J., Cardeña, E., Carlson, E. B. (2014). Reality versus fantasy: Reply to Lynn et al. (2012). Psychological Bulletin, 140: 911–920.

Davies, J. M., Frawley, M. G. (1994). Treating the adult survivor of childhood sexual abuse. New York: Basic Books.

Dell, P. F. (2006). The multidimensional inventory of dissociation (MID): A comprehensive measure of pathological dissociation. Journal of Trauma and Dissociation, 7(2): 77–106.

Dell, P.F., O'Neil, J.A. (Hrsg.) (2009). Dissociation and the dissociative disorders: DSM-V and beyond. New York: Routledge.

Despine, A. (1840). De l'emploi du magnétisme animal et des eaux minérals dans le traitement des maladies nerveuses, suivi d'une observation très curieuse de guérison de névropathie. Paris: Germer Ballière.

Dorahy, M.J., Brand, B.L., Şar, V., Krüger, C., Stavropoulus, P., Martínez-Taboas, A., Middleton, W. (2014). Dissociative identity disorders: An empirical overview. Australian & New Zealand Journal of Psychiatry, 48: 402–417.

Dorahy, M., Van der Hart, O. (2007). Relationship between trauma and dissociation. In: E. Vermetten, M.J. Dorahy, D. Spiegel (Hrsg.), Traumatic dissociation: Neurobiology and treatment (S. 3–30). Arlington, VA: American Psychiatric Publishing.

Ellenberger, H.F. (1973). Die Entdeckung des Unbewußten. Bern: Hans Huber (The discovery of the unconscious. New York: Basic Books, 1970).

Faure, H., Kersten, J., Koopman, D., Van der Hart, O. (1997). The 19th century case of Louis Vivet: New findings and re-evaluation. Dissociation, 10: 104–113.

Ferenczi, S. (1933/2004). Sprachverwirrung zwischen den Erwachsenen und dem Kind (Vortrag 1932). In: Schriften zur Psychoanalyse, Bd. 2, S. 303–313. Gießen: Psychosozial-Verlag.

Fine, C.G., Berkowitz, A.S. (2001). The wreathing protocol: The imbrications of hypnosis and EMDR in the treatment of dissociative identity disorder and other dissociative responses. American Journal of Clinical Hypnosis, 43: 275–290.

Fraser, G.A. (Hrsg.) (1997). The dilemma of ritual abuse: Cautions and guides for therapists. Washington, DC: American Psychiatric Press.

Freud, S. (1936/1950). Brief an Romain Rolland. In: S. Freud, Gesammelte Werke, Bd. 16, S. 250–257. Frankfurt a.M.: S. Fischer.

Gonzalez, A., Mosquera, D. (2012). EMDR and dissociation: The progressive approach. Charleston, SC: Amazon Imprint.

Greaves, G.B. (1993). A history of multiple personality disorder. In: R.P. Kluft, C.G. Fine (Hrsg.) (1993), Clinical perspectives on multiple personality disorder (S. 355–380). Washington, DC: American Psychiatric Press.

Hacking, I. (1996). Multiple Persönlichkeit: Zur Geschichte der Seele in der Moderne. München: Hanser (Rewriting the soul: Multiple personality and the sciences of memory. Princeton: Princeton University Press, 1995).

Hilgard, E.R. (1977). Divided consciousness: Multiple controls in human thought and action. New York: Wiley.

Howell, E.F. (2005). The dissociative mind. Hillsdale, NJ: The Analytic Press.

Howell, E.F. (2011). Understanding and treating dissociative identity disorder: A relational approach. New York: Routledge.

Howell, E.F., Itzkowitz, S. (Hrsg.) (2016). The dissociative mind in psychoanalysis. New York: Taylor & Francis.

ISSTD = International Society for the Study of Trauma and Dissociation (2011). [Chu, J.A., Dell, P.F., Van der Hart, O., Cardeña, E., Barach, P.M., Somer, E., Loewenstein, R.J. et al.] Guidelines for treating dissociative identity disorder in adults, third revision. Journal of Trauma & Dissociation, 12: 115–187.

James, W. (1894). Rezension von Breuer und Freud – Ueber den psychischen Mechanismus hysterischer Phänomene. Psychological Review, 1: 199.

James, W. (1950). Principles of psychology (2 Bde.). New York: Dover. (Originalpublikation 1890).

Janet, P. (1889). L'Automatisme psychologique: Essai de psychologie expérimentale sur les formes inférieures de l'activité humaine. Paris: Alcan.

Janet, P. (1894). Der Geisteszustand der Hysterischen. Leipzig/Wien: Deuticke (État mental des hystériques. Paris: Rueff, 1894).

Janet, P. (1907). The major symptoms of hysteria. Fifteen lectures given in the Medical School of Harvard University. London/New York: Macmillan.

Janet, P. (1909). Problèmes psychologiques de l'émotion. Revue Neurologique, 17: 1551–1687.

Janet, P. (1919). Les Médications Psychologiques. Paris: Alcan.

Janet, P. (2007). La pensée intérieure et ses troubles. Paris: L'Harmattan. (Originalpublikation 1927).

Jung, C.G. (1907/1985). Über die Psychologie der Dementia praecox. Ein Versuch. In: C.G. Jung, Gesammelte Werke, Bd. 3: Psychogenie der Geisteskrankheiten. Olten: Walter.

Kluft, R. P. (Hrsg.) (1985). Childhood antecedents of multiple personality. Washington, DC: American Psychiatric Press.

Kluft, R. P. (1996). Treating the traumatic memories of patients with dissociative identity disorder. American Journal of Psychiatry, 153 (Festschrift Supplement): 103–110.

Kluft, R. P. (2014). Pacing in der Traumatherapie. Lichtenau: Probst (Shelter from the storm: Processing the traumatic memories of DID/DDNOS patients with the Fractionated Abreaction Technique. North Charleston, NC: CreateSpace, 2013).

Kluft, R. P., Fine, C. G. (Hrsg.) (1993). Clinical perspectives on multiple personality disorder. Washington, DC: American Psychiatric Press.

Lanius, R. A., Vermetten, E., Loewenstein, R. J., Brand, B., Schmahl, C., Bremner, J. D., Spiegel, D. (2010). Emotion modulation in PTSD: Clinical and neurobiological evidence of a dissociative subtype. American Journal of Psychiatry, 167: 640–647.

Lensvelt-Mulders, G., Van der Hart, O., Van Ochten, J. M., Van Son, M. J. M., Steele, K., Breeman, L. (2008). Relations among peritraumatic dissociation and posttraumatic stress: A meta-analysis. Clinical Psychology Review, 28: 1138–1151.

Lilienfeld, S. O., Lynn, S. J., Kirsch, I., Chaves, J. F., Sarbin, T. R., Ganaway, G. K. (1999). Dissociative identity disorder and the sociocognitive model: Recalling the lessons of the past. Psychological Bulletin, 125: 507–523.

Liotti, G. (2009). Attachment and dissociation. In: P. F. Dell, J. A. O'Neil, J. A. (Hrsg.), Dissociation and the dissociative disorders: DSM-V and beyond (S. 53–65). New York: Routledge.

Loewenstein, R. J. (1991). An office mental status examination for complex chronic dissociative symptoms and multiple personality disorder. Psychiatric Clinics of North America, 14: 567–604.

Lyons-Ruth, K., Dutra, L., Schuder, M. R., Bianchi, I. (2006). From infant attachment disorganization to adult dissociation: Relational adaptations or traumatic experiences? Psychiatric Clinics of North America, 29: 63–86.

Marmar, C. R., Weiss, D. S., Schlenger, W. E., Fairbank, J. A., Jordan, K., Kulka, R. A. et al. (1994). Peritraumatic dissociation and posttraumatic stress in male Vietnam theater veterans. American Journal of Psychiatry, 154: 173–177.

McDougall, W. (1931). Psychopathologie funktioneller Störungen. Leipzig: Barth (An outline of abnormal psychology. London: Methuen & Co, 1926).

McKeown, J. M., Fine, C. G. (Hrsg. u. Übers.) (2008). Despine and the evolution of psychology: Historical and medical perspectives on dissociative disorders. New York: Palgrave Macmillan. (Originalpublikation Despines, 1840)

Merskey, H. (1992). The manufacture of personalities: The production of multiple personality disorder. British Journal of Psychiatry, 160: 327–340.

Michelson, L. K., Ray, W. J. (Hrsg.) (1996). Handbook of dissociation. New York: Plenum.

Mitchell, S. L. (1816). A double case of double consciousness, or a duality of persons in the same individual. Medical Repository, 3: 185–186.

Moskowitz, A. (2008). Association and dissociation in the historical concept of schizophrenia. In: A. Moskowitz, I. Schäfer, M. Dorahy (Hrsg.), Psychosis, trauma and dissociation: Emerging perspectives on severe psychopathology (S. 35–49). London: Wiley.

Moskowitz, A., Schäfer, I., Dorahy, M. (Hrsg.) (2008). Psychosis, trauma and dissociation: Emerging perspectives on severe psychopathology. London: Wiley.

Myers, C. S. (1940). Shell shock in France 1914–1918. Cambridge: Cambridge University Press.

Myers, F. (1903). Human personality and its survival of bodily death (2 Bde.). London: Longmans, Green and Company.

Nemiah, J. C. (1989). Janet redivivus: The centenary of L'automatisme psychologique. American Journal of Psychiatry, 146: 1527–1529.

Nijenhuis, E. R. S. (2006). Somatoforme Dissoziation: Phänomene, Messung und theoretische Apekte. Paderborn: Junfermann (Originalpublikation: Van Gorcum, Assen, Niederlande, 1999)

Nijenhuis, E. R. S. (2014). Ten reasons for conceiving and classifying posttraumatic stress disorder as a dissociative disorder. Psichiatria e Psicoterapia, 1: 74–106.

Ogawa, J. R., Sroufe, L. A., Weinfield, N. S., Carlson, E. A., Egeland, B. (1997). Development and the fragmented self: Longitudinal study of dissociative symptomatology in a nonclinical sample. Development and Psychopathology, 9: 855–879.

Ogden, P., Minton, K., Pain, C. (2009). Trauma und Körper: Ein sensumotorisch orientierter psychotherapeutischer Ansatz. Paderborn: Junfermann (Trauma and the body: A sensorimotor approach to psychotherapy. New York: Norton, 2006).

Prince, M. (1906). The dissociation of a personality. New York: Longmans, Green.

Putnam, F. W. (1989). Pierre Janet and modern views of dissociation. Journal of Traumatic Stress, 2: 413–429.

Putnam, F. W. (1997). Dissociation in children and adolescents: A developmental perspective. New York: Guilford.

Putnam, F. W. (2003). Diagnose und Behandlung der Dissoziativen Identitätsstörung. Ein Handbuch. Paderborn: Junfermann (Diagnosis and treatment of multiple personality disorder. New York: Guilford, 1989).

Reinders, A. A. T. S., Nijenhuis, E. R. S., Paans, A. M., Korf, J., Willemsen, A. T., Den Boer, J. A. (2003). One brain, two selves. Neuroimage, 20: 2119–2125.

Rieber, R. (1999). Hypnosis, false memory and multiple personality: A trinity of affinity. History of Psychiatry, 10: 3–11.

Rivers, W. H. R. (1920). Instinct and the unconscious: A contribution to a biological theory of the psychoneuroses. Cambridge: University Press.

Ross, C. A. (1989). Multiple personality disorder: Diagnosis, clinical features, and treatment. Toronto: Wiley.

Ross, C. A. (1997). Dissociative identity disorder: Diagnosis, clinical features, and treatment of multiple personality. New York: Wiley.

Ross, C. A. (2004). Schizophrenia: Innovations in diagnosis and treatment. New York: Haworth Press.

Şar, V. (2011). Epidemiology of dissociative disorders: An overview. Epidemiology Research International. Article ID 404538; http://dx.doi.org/10.1155/2011/404538

Şar, V., Gamze, A., Dogan, O. (2007). Prevalence of dissociative disorders among women in the general population. Psychiatric Research, 149: 169–176.

Şar, V., Koyuncu, A., Öztürk, E. (2007). Dissociative disorders in the emergency psychiatric ward. General Hospital Psychiatry, 29: 45–50.

Schlumpf, Y. R., Nijenhuis, E., Chalavi c, S., Weder, E. V., Zimmermann, E., Luechinger, L. et al. (2013). Dissociative part-dependent biopsychosocial reactions to backward masked angry and neutral faces: An fMRI study of dissociative identity disorder. NeuroImage: Clinical, 3: 54–64.

Schreiber, F. R. (1974). Sybil. Eine Frau mit vielen Gesichtern. Bern/München: Scherz (Sybil. New York: Warner Paperbacks, 1974).

Sidis, B. (1902). Psychopathological researches: Studies in mental dissociation. New York: G. E. Strachert.

Sidis, B., Goodhart, S. P. (1905). Multiple personality: An experimental investigation into the nature of human individuality. New York: Appleton and Company.

Silberg, J. (2013). The child survivor: Healing developmental trauma and dissociation. New York/London: Routledge.

Sinason, V. (Hrsg.) (1994). Treating survivors of satanist abuse. London: Routledge.

Singer, J. (Hrsg.) (1990). Repression and dissociation: Implications for personality theory, psychopathology, and health. Chicago: University of Chicago Press.

Spiegel, D. (Hrsg.) (1994). Dissociation: Culture, mind, and body. Washington, DC: American Psychiatric Press.

Spiegel, D., Cardeña, E. (1991). Disintegrated experience: The dissociative disorders revisited. Journal of Abnormal Psychology, 100: 366–378.

Steinberg, M. (1994). Structured clinical interview for DSM-IV dissociative disorders, revised. Washington, DC: American Psychiatric Press.

Taylor, E. (1984). William James on exceptional mental states: The 1896 Lowell lectures. Amherst: University of Massachusetts Press.

Thigpen, C. H., Cleckley, H. (1957). Die 3 Gesichter Evas. Hamburg: Rowohlt (The three faces of Eve. New York: Mc-Graw-Hill, 1957).

Twombly, J. H. (2000). Incorporating EMDR and EMDR adaptations into the treatment of clients with dissociative identity disorder. Journal of Trauma & Dissociation, 1(2): 61–80.

Van der Hart, O., Dorahy, M. (2009). Dissociation: History of a concept. In: P. F. Dell, J. A. O'Neil (Hrsg.), Dissociation and the dissociative disorders: DSM-V and beyond (S. 2–26). New York: Routledge.

Van der Hart, O., Friedman, B. (1989). A reader's guide to Pierre Janet on dissociation: A neglected intellectual heritage. Dissociation, 2(1): 3–16.

Van der Hart, O., Brown, P., Van der Kolk, B. A. (1989). Pierre Janet's treatment of posttraumatic stress. Journal of Traumatic Stress, 2: 379–396.

Van der Hart, O. Lierens, R., Goodwin, J. (1996). Jeanne Fery: A sixteenth-century case of dissociative identity disorder. Journal of Psychohistory, 24(1): 18–35.

Van der Hart, O., Nijenhuis, E. R. S., Steele, K. (2008). Das verfolgte Selbst: strukturelle Dissoziation und die Behandlung chronischer Traumatisierung. Paderborn: Junfermann (The haunted self: Structural dissociation and the treatment of chronic traumatization. New York/London: W. W. Norton & Co, 2006).

Van der Kolk, B. A., Van der Hart, O. (1989). Pierre Janet and the breakdown of adaptation in psychological trauma. American Journal of Psychiatry, 146: 1530–1540.

Van Duijl, M., Nijenhuis, E., Komproe, I. H., Gernaat, H. B. P. E., De Jong, J. T. (2010). Dissociative symptoms and reported trauma among patients with spirit possession and matched healthy controls. Culture, Medicine & Psychiatry, 34: 380–400.

Vermetten, E., Dorahy, M., Spiegel, D. (Hrsg.) (2007). Traumatic dissociation: Neurobiology and treatment. Arlington, VA: American Psychiatric Publishing.

Wieland, S. (Hrsg.) (2014). Dissoziation bei traumatisierten Kindern und Jugendlichen. Stuttgart: Klett-Cotta (Dissociation in children and adolescents: Clinical case studies. New York: Routledge, 2011).

WHO – Weltgesundheitsorganisation (1992). The ICD-10 classification of mental and behavioural disorders: ICD-10; clinical descriptions and guidelines. Genf. (Deutsch: Internationale Klassifikation psychischer Störungen: ICD-10. Bern [u. a.]: Huber, 1992)

Zemach, E. (1986). Unconscious mind or conscious minds? Midwest Studies in Philosophy, 10: 121–149.

2 Konversion, Dissoziation und Somatisierung – Abgrenzbare dynamische Modelle mit Schnittmenge

Sven Olaf Hoffmann und Annegret Eckhardt-Henn

Die Hysterie und die Dissoziation sind Krankheits- bzw. Störungskonzepte, die eine zeitgleiche Entstehung in der französischen Psychiatrie am Ende des 19. Jahrhunderts gemein haben. Auch ihre »Blüte« und ihr Veralten im frühen 20. Jahrhundert lassen sich über die gleichen Zeiträume bestimmen. Unterschiede bestanden dahingehend, dass die Ausarbeitung des Dissoziationskonzepts vor allem mit der Person von Pierre Janet (1859–1947) und die des Hysteriekonzepts mehr mit Jean Martin Charcot (1825–1893) verbunden war (Hacking 1995; Van der Hart 1989). Als der aus heutiger Sicht entscheidende historische Unterschied ist allerdings die Renaissance der Dissoziation im DSM-III (1980) anzusehen, während der wohl irreversible Schiffbruch der Hysterie zu verschiedenen neuen und jetzt anders bezeichneten Krankheitsbildern führte (Hoffmann 1996b).

Pierre Janet legte etwa zeitgleich mit Freud eine Theorie der Hysterie vor, in der er den Begriff der *Dissoziation* (désagrégation) in den Mittelpunkt stellte. Dissoziation heißt wörtlich Spaltung, hier verstanden als Spaltung des Bewusstseins (Hoffmann 1994). Janet ging ebenso wie Freud von der Bedeutung nicht-bewusster psychischer Vorgänge für die Entstehung hysterischer Symptome aus, verstand diese nichtbewussten Prozesse jedoch nicht dynamisch – Unbewusstes als Resultat von Verdrängung –, sondern im Sinne seelischer »Automatismen«, die in der Folge von Traumatisierung abgespalten wurden. Er benutzte den Begriff »Dissoziation« beschreibend für »nichtintegrierte Erfahrung« (Cardena 1994).

Der Dissens zwischen Freud und Janet entzündete sich vor allem am Konzept der Verdrängung sowie an den mit dem dynamischen Unbewussten verbundenen Vorstellungen der epigenetischen Wurzeln von mit dem Bewusstsein unvereinbaren Triebimpulsen. In der Theorie Janets gingen die mit dem Bewusstsein unvereinbaren Erfahrungsinhalte vor allem auf traumatische Einwirkungen zurück.

Mit der Rezeption der Psychoanalyse und der Theorie des dynamischen Unbewussten geriet das Dissoziationskonzept dann vorübergehend in Vergessenheit. Hilgard (1987) berichtet, dass das Stichwort »Dissoziation« zwischen den 1930er- und 1960er-Jahren insgesamt nicht mehr als 13-mal in den Psychological Abstracts auftauchte. Dies änderte sich schlagartig ab dem Beginn der 1980er-Jahre. Das wachsende Interesse an der Diagnose der Posttraumatischen Belastungsstörung und der Multiplen Persönlichkeit, aber auch die Untersuchung der Zusammenhänge zwischen dissoziativen Störungen und frühkindlicher Traumatisierung führten ab diesem Zeitpunkt zu einer Renaissance des Dissoziationskonzeptes und seiner impliziten Aufnahme in das DSM-III. Neben den spezifischen klinischen Phänomenen, auf die sich das Konzept bezieht, spielte wohl auch die Weichenstellung der psychiatrischen Klassifikation in Richtung auf eine atheoretische, beschreibende Klassifikation eine Rolle. Im Gegensatz zur Konversion, die eng mit dem psychoanalytischen Konzept der Abwehr und der Annahme unbewusster Prozesse verknüpft ist, erschien der Begriff der Dissoziation vielen Autoren beobachtungsnäher und theoretisch »neutraler« (z. B. Spiegel u. Cardena 1991).

Schwieriger abzugrenzen sind die konzeptuellen Überschneidungen von Hysterie und Dissoziation. Diese lassen sich am besten im für den Hysteriebegriff so folgenreichen Werk Sigmund Freuds (1856–1939) aufzeigen. In einem zusammen mit J. Breuer verfassten Fragment aus dem Jahre 1892 heißt es, dass die Autoren »die Annahme einer Dissoziation – einer Spaltung des Bewusstseinsinhaltes – für unentbehrlich zur Erklärung hysterischer Phänomene erachten« (Freud 1940, S. 9). In dieser zu Lebzeiten unpublizierten Mitteilung wird im frühen Konzept Freuds deutlich, dass die Dissoziation eine erklärerische Untereinheit im Verständnis der Hysterie darstellt. Später hat Freud klargestellt, dass er in diesem Verständnis Janet direkt gefolgt sei (Freud 1909). Letztmalig taucht bei Freud der Begriff – immer im Sinne von Bewusstseinsspaltung – in den »Studien zur Hysterie« (»wie es der Neigung der Hysterie zur Dissoziation des Bewusstseins entspricht« [Freud 1895, S. 10]) auf. Danach vermeidet Freud den Begriff der Dissoziation auf das peinlichste und spricht, wo es denn unvermeidlich ist, von »Aufsplitterung des Ich« (»indem sich die einzelnen Identifizierungen durch Widerstände gegeneinander abschließen« [Freud 1923, S. 258 f.]) oder von Bewusstseinsspaltung, was sich teilweise sehr gequält liest (»Auf diese Abwehr habe ich die Spaltung – oder wie man damals sagte: die Bewusstseinsspaltung – der Hysterie zurückgeführt« [Freud 1906, S. 155]).

Drei unterschiedliche Gründe sind für diese Unterdrückung des Dissoziationsbegriffs bei Freud wahrscheinlich:

- Inhaltlich passte das eher undynamische Spaltungsverständnis (was bei genauerer Rezeption so undynamisch dann gar nicht ist; Van der Hart u. Friedman 1989) im janetschen Begriff der Dissoziation nicht mehr zu seinem dynamischen Verständnis der Bewusstseinsspaltung bei der Hysterie, die nicht Folge einer primären Schwäche des Zusammenhalts (wie bei Janet), sondern das Ergebnis eines Konflikts konkurrierender Vorstellungen und Affekte war. Freud führt dies z. B. 1906 ausführlich aus.
- Darüber hinaus hatte Freud den Bewusstsein spaltenden Aspekt der Dissoziation stillschweigend in sein neues Konzept der Verdrängung integriert, das zum leitenden Abwehrmechanismus der Hysterie wurde. Nach der Einführung dieses Begriffs (Freud 1896; das Verb »verdrängen« und vor allem das Konzept der »Abwehr« treten schon früher auf) entfällt bei ihm die Dissoziation in der beschriebenen Weise. Verdrängung beinhaltet über die zwingende Amnesie immer ein Mitwirken dissoziativer, d. h. bewusstseinsspaltender Prozesse.
- Schließlich lag Freud erheblich am Primat von Konzepten. So meinte er z. B. die »Schizophrenie« Bleulers, für die ebenfalls die »Spaltung« (frz. dissociation) ein zentrales Konzept darstellte, in »Paraphrenie« umbenennen zu müssen. Freuds Rivalität mit Pierre Janet ist unübersehbar, und es spricht viel dafür, dass es nicht nur die inhaltlichen Gründe waren, die ihn, der sich immer als Schüler von Charcot verstand, von den Begriffen des schon seinerzeit bedeutendsten (und gleichaltrigen) Schülers

des fernen Pariser Meisters abrücken ließ (▸ Kap. 1 in diesem Band).

Neben den konzeptuellen Überschneidungen von Hysterie und Dissoziation gibt es auch zahlreiche phänomenologische, die im Anschluss ausgeführt werden sollen.

2.1 Die phänomenologische Überschneidung des Hysteriekonzepts mit dem der Dissoziation

Hoben die geschichtlichen Ausführungen im Wesentlichen auf die Unterscheidung eines dynamischen (Freud) und eines eher statischen (Janet) Hysteriekonzepts ab, so sind bereits auf der rein deskriptiven, der phänomenologischen Ebene zahlreiche Überschneidungen auszumachen.

Dissoziation, so wie der Begriff derzeit im Konzept der dissoziativen Störungen verwandt wird, beinhaltet bei näherer Analyse folgende Teilkonzepte:

- zentrale Definitionselemente
  - mnestische Störungen, vor allem in der Form von Amnesien
  - Bewusstseinsstörungen im engeren Sinne, vor allem in der Form von Bewusstseinsveränderungen, wie sie bei Trancen, Dämmerzuständen u. a. auftreten
  - Identitätsstörungen, die ein Spektrum vom gestörten, aber erhaltenen Personerleben bei der Depersonalisation bis hin zum Auftreten unterschiedlicher, wechselseitig für einander amnestischer Anteile der personalen Identität bei der Dissoziativen Identitätsstörung umfassen
- periphere Definitionselemente
  - dysfunktionale Affektzustände
  - Somatisierungsstörungen

Alle diese Phänomene (und weitere) sind auch in den letzten gründlichen Bearbeitungen des Hysteriekonzeptes (Hoffmann 1979; 1996c; Mentzos 1980) – die nicht zufällig bereits über 30 Jahre alt sind – für die *Hysterie* festgehalten worden:

- körperliche Störungen, vor allem als motorische Dysfunktionen und Ausfälle
- pseudoepileptische Anfälle verschiedenster Ausprägung, in der Mehrzahl entweder durch eine paroxysmale Hypermotorik (»Bewegungssturm«) oder durch stuporöse Ruhe (»Totstellreflex«) gekennzeichnet
- Störungen der Wahrnehmung und Sinnesempfindung, vor allem sensible/perzeptive Dysfunktionen und Ausfälle bis hin zu massiven Perzeptionsstörungen wie Pseudohalluzinationen
- Amnesien unterschiedlichen Ausmaßes
- Bewusstseinsstörungen, vor allem Dämmerzustände, Trancen, Ohnmachten
- Störungen der Identität und der Ich-Wahrnehmung im Sinne hysterischer Ich-Spaltungen, »falschem Selbst«, »Als-ob-Persönlichkeit«, profuser Suggestibilität u. a.
- emotionale Dysfunktionen, die als Hyper-Emotionalität, Emotionalisierung, Affektualisierung konzeptualisiert wurden und ihren Ausdruck in Dramatisierung, Theatralik, »hysterischen Szenen«, »Nervenzusammenbrüchen« u. Ä. finden

Jedem Unbefangenen können diese ins Auge springenden Überscheidungen nur auffallen. Sie sind natürlich nicht zufällig, und das traditionelle Hysteriekonzept vereinigte explizit die dissoziativen psychischen und die konversiven somatischen Symptome unter einem übergeordneten nosologischen Dach. Die ICD-10 folgt dieser Logik noch immanent, indem sie dissoziative und konversive Symptomatik unter dem neu definierten Oberbegriff »dissoziative Störung« zusammenfasst bzw. im Sinne der Tradition zusammen belässt. Anders ist die Lösung des DSM-III bzw. DSM-IV, in dem den dissoziativen Bewusstseinsstörungen eine eigene und von den somatoformen Störungen abgegrenzte Gültigkeit zugewiesen wird. Gleiches gilt auch für das DSM-5 (2013), nur dass die somatoformen Störungen jetzt »Somatic Symptom Disorders« heißen (da die deutsche Übersetzung »Symptombelastungsstörungen« nicht unwidersprochen blieb, belassen wir den englischsprachigen Begriff). Im DSM-IV wird dazu als Begründung ausgeführt, dass man die pseudoneurologischen Konversionsstörungen von den dissoziativen Störungen abgrenzen müsse, um die Wichtigkeit der differenzial-diagnostischen Abgrenzung neurologischer Krankheitsbilder zu betonen. Dieses Argument erweist sich bei näherer Betrachtung als sehr schwach, da für die dissoziativen Bewusstseinsstörungen die neurologischen Krankheitsbilder ebenfalls das wichtigste Differenzialdiagnostikum darstellen. So stellte eigentlich nur für das DSM-IV die Überschneidung der Definitionen von dissoziativer und hysterischer Symptomatik ein Problem dar – wenn nicht gerade in diesem Manual das Hysteriekonzept noch konsequenter als in der ICD-10 unterdrückt worden wäre.

2.2 Die Dissoziation und der »hysterische Modus«

Der amerikanische Psychoanalytiker John Nemiah (1980) unterstellte in einer wenig beachteten exemplarischen Veröffentlichung bei allen hysterischen Abläufen und Konversionsabläufen eine basale Beteiligung von dissoziativen Vorgängen (wobei er noch gar nicht die Verwirrung ahnen konnte, die 17 Jahre später mit der ICD-10 durch die nomenklatorische Gleichsetzung konversiver und dissoziativer Phänomene ausgelöst wurde). Den Vorgang der Dissoziation verstand er als einen *integrierenden und basalen Mechanismus* bei allen hysterischen Erscheinungsbildern, einschließlich der Konversionsstörungen.

Van der Kolk et al. (1996) zitieren auch aus einer unveröffentlichten Arbeit von Nemiah, in der dieser die nachhaltige Sorge äußert, dass die oberflächliche und symptombezogene Klassifizierungsstruktur des DSM-III bzw. DSM-IV, die zudem noch vorgebe, atheoretisch zu sein, eine Unabhängigkeit klinischer Syndrome voneinander vortäusche, die tatsächlich dynamisch eng verbunden seien. Nemiah verdeutlicht dies an der Posttraumatischen Belastungsstörung, der dissoziativen Störung und der Konversionsstörung: Klinisch seien sie durch den zugrunde liegenden Prozess der Dissoziation eng verbunden, im DSM würden sie aus prinzipiellen Gründen als voneinander unabhängig klassifiziert, auch wenn aus psychodynamischer Sicht und aufgrund von Forschungsüberlegungen ausreichende Berechtigung bestünde, sie »unter einem gemeinsamen Schirm« zusammenzufassen. Mit dieser Auffassung liegt Nemiah auf einer ähnlichen Linie wie die referierte Arbeit von Van der Kolk et al. – allerdings mit dem Unterschied, dass diese Autoren die Dissoziation als ein Phänomen neben anderen in der Folge früher traumatischer Belastungen sehen, während Nemiah der Dissoziation eine integrierende und basale dynamische Rolle für die auch von Van der Kolk genannten Störungsbilder zuweist.

1980, zum Zeitpunkt von Nemiahs Veröffentlichung, war zwar schon erhebliche Kritik an einem einheitlichen Hysteriekonzept geäußert worden, das DSM-III, im gleichen Jahr erschienen, hatte aber noch nicht seine eigentliche Wirkung im Sinne der nosologischen Auflösung der Hysterie erreicht. In Deutschland hatte Mentzos (1980) nach früheren Vorarbeiten dafür plädiert, einen dynamischen Modus der Lösung innerer Konflikte konkret zu beschreiben, der dann sekundär zu der als hysterisch charakterisierten Symptomatik führt. 1982 weitete Mentzos das Konzept der *neurotischen Modi* auch auf andere neurotische Störungen aus. Angesichts viel konzeptueller Verwirrung in der Psychoanalyse, in der seit Freud vergeblich versucht worden war, die hysterische Symptomatik direkt aus der Fehlverarbeitung des Ödipuskomplexes abzuleiten, stellte dieser Schritt eine erhebliche Verbesserung dar. Mentzos definiert den hysterischen Modus dahingehend, dass es über eine situative Inszenierung zu einer Veränderung des Selbstbildes kommt, die den Patienten nach außen anders erscheinen lässt, als er sich selbst wahrnimmt. Während er sich selbst als hilflos, schwach, unfähig zum Gehen, Stehen oder Arbeiten, als blind, taub, nichts fühlend, gelähmt usw. fühlt und darstellt, wird nicht diese körpersprachliche Botschaft von außen wahrgenommen, sondern eine Übertreibung, etwas »Aufgesetztes«, »Unechtes«, »Inszeniertes«, »Gespieltes« usw.

Der *Dissoziation* kommt in diesem Zusammenhang keine spezifische, sondern eine begünstigende Funktion zu (Mentzos 1982). Man kann die Auffassung vom dynamischen Modus bei Nemiah und Mentzos im Prinzip durchaus gleichsetzen, allerdings besteht über das eigentlich dynamische Agens eine unterschiedliche Auffassung; für Nemiah manifestiert es sich in der Dissoziation. Heute, zwei Jahrzehnte nach dieser Einführung und einer sehr viel besseren Kenntnis der dissoziativen Störungsbilder – ohne Frage eine Folge der Einführung des DSM-III – spricht zunehmend mehr dafür, dass Nemiah mit seiner Einschätzung richtig liegt. Der Zeitgeist ist für eine Rezeption dieses Verständnisses allerdings nicht besonders günstig.

2.3 Dissoziation und Konversion

Als *Konversion* wird nach Sigmund Freud die Umwandlung seelischer Energie (eines »Affektbetrages«) in eine somatische Innervation unter gleichzeitiger Verdrängung der zugehörigen konflikthaften unbewussten Vorstellungsinhalte bezeichnet. Freud führte den Begriff der Konversion in den »Studien über Hysterie« (1895) ein, in der Annahme, damit einen Modus der Symptombildung zu beschreiben, der spezifisch für die bei der Hysterie auftretenden psychogenen körperlichen Symptome sei. Zugleich war für Freud das Konzept der Konversion mit dem des dynamischen Unbewussten verbunden: Konversionssymptome sind ein Resultat der Verdrängung und der in der Körpersymptomatik zu bewältigen versuchten unbewussten Konflikte. Auf die Bearbeitung des Konversionskonzepts durch Kößler und Scheidt (1997) und einen Versuch der Operationalisierung von Hoffmann (1996a) wird hier nur verwiesen.

Mehrere Gründe sprechen dafür, Konversion und Dissoziation heute nicht mehr als alternative, sondern als *komplementäre Konzepte* anzusehen. (Wir kommen am Ende dieses Kapitels auf diesen für uns entscheidenden Punkt zurück.) Der wichtigste Grund ist ohne Zweifel der, dass Konversion und Dissoziation in der Entstehung einer Reihe von klinischen Phänomenen eng miteinander verwoben sind. Am deutlichsten erkennbar ist diese Verflechtung am Beispiel der psychogenen Anfälle: Die Verdrängung und körpersprachlich-szenische Erinnerung unbewusster Konflikte ist hier fast regelhaft auf das Engste mit dissoziativen Störungen des Bewusstseins und der Erinnerung verknüpft. Das wird am nachstehenden Fallbeispiel in charakteristischer Weise deutlich.

Fallbeispiel

Frau B. ist eine 23-jährige Studentin. Sie hat einen Freund, mit dem sie zusammenziehen möchte. Einige Tage vor dem geplanten Umzug wacht sie morgens aus Albträumen mit sich steigernder Angst auf. Sie wird immer unruhiger und fängt an, Arme und Beine wild zu bewegen, worauf sie von den Eltern sofort ins Krankenhaus gebracht wird. Bei der neurologischen Untersuchung ist sie psychomotorisch erregt und zeigt bizarr anmutende Bewegungen, vor allem der oberen Extremitäten, sowie heftige Bewegungen von Lippen und Zunge. Im EEG finden sich keine epilepsietypischen Potenziale. Nach einer Diazepam-Injektion klingt die gesamte Symptomatik rasch ab und sie kann am Folgetag in anscheinend gutem Allgemeinzustand wieder entlassen werden. Diagnostisch vermutet man einen psychomotorischen Erregungszustand im Rahmen einer akuten, bislang einmaligen Panikattacke. Therapeutische Empfehlungen werden nicht gegeben. Wiederum einen Tag später gerät Frau B. in einen Streit mit ihrem Vater, der wenig von ihren Zukunftsplänen gelten lässt. Sie will sich wehren, verspürt einen Kloß im Hals und kann nicht mehr sprechen. Sie wird immer unruhiger, beginnt rechtsbetont tonisch-klonisch zu zucken und macht Schmatzbewegungen. Der Anfall als solcher kann vom Vater beobachtet und beschrieben werden. Frau B. erinnert sich später, dass sie – kurz bevor sich ihr Bewusstsein einschränkte bzw. die Amnesie einsetzte – den Wunschgedanken hatte, der Vater möge sie doch wenigstens jetzt einmal in den Arm nehmen. Im weiteren Verlauf des Anfalls beschimpft sie den Vater, woran sie sich nicht mehr erinnern kann und was sie sich – ihren eigenen Worten nach – im Wachzustand nie erlauben würde. Die erneute Klinikaufnahme führt nach EEG-Ableitung im Anfall und vertiefter Anamnese zur Diagnose »psychogene Anfälle« und zur Empfehlung einer psychotherapeutischen Behandlung.

Auch bei anderen schweren Konversionsstörungen sind dissoziative Phänomene nicht selten. Dies gilt dann umso mehr, wenn die Konversionsstörung in einem Zusammenhang mit traumatischen Erfahrungen steht (Scheidt u. Hoffmann 2000). Umgekehrt, wenn vielleicht bisher auch weniger beachtet, sind dissoziative Phänomene ein nicht seltenes Begleitsymptom der Histrionischen/Hysterischen Persönlichkeitsstörung. Versucht man diese Zusammenhänge auf die zugrunde liegenden psychischen Prozesse zurückzuführen, so kann man wohl beide Vorgänge, Konversion wie Dissoziation, als *Ausdruck einer Störung der integrierenden Funktion des Bewusstseins* verstehen. Jede Verdrängung enthält – so gesehen – ein Stück Dissoziation, so wie umgekehrt jede Dissoziation die Abfuhr und Umwandlung seelischer Prozesse in körperliche Innervationen bahnen kann. Zumindest in psychodynamischer Betrachtung, in der das Konzept der Konversion immer ein zentrales blieb, gibt es also einen eindeutigen *Überschneidungsbereich* zwischen den beiden Konstrukten. Es stellt sich die Frage, ob es auch Unterschiede gibt, die jenseits historischer Divergenzen heute noch eine Begründung haben.

In der Klassifikation des DSM-IV/DSM-5 ist vorgegeben, den Begriff der Dissoziation auf die psychogenen Störungen des Bewusstseins und des Gedächtnisses und – in Abgrenzung hierzu – das Konzept der Konversion (im Rahmen der »Somatic Symptom Disorders«) auf die psychogenen Störungen der Sensibilität und der Motorik anzuwenden. Diese Abgrenzung erscheint uns sinnvoll, und sie steht nicht im Widerspruch zu der Tatsache, dass die zugrunde liegenden Prozesse der Symptombildung einander überlappen können. Auch die Tatsache, dass dissoziative Störungen des Bewusstseins und konversive Störungen von Wahrnehmung und Motorik gehäuft zusammen vorkommen (worauf auch das DSM-5 hinweist), spricht aus unserer Sicht erst einmal nicht gegen die abgegrenzte Betrachtung beider Prozesse.

Darüber hinaus zeichnet sich die Tendenz ab, den Begriff der Dissoziation stärker mit Formen der Psychopathologie in Verbindung zu bringen, denen Ich-strukturelle Störungen und Störungen der Persönlichkeitsentwicklung zugrunde liegen, und den Begriff der Konversion eher für Symptombildungen zu reservieren, die im neurotischen Spektrum angesiedelt sind (z. B. Mentzos neigt zu dieser Ansicht). Dem liegt die Vorstellung der Konversion als eines hoch strukturierten Abwehrvorganges zugrunde, der entsprechend eher eine Symbolisierungsleistung als ein Defizit an Ich-Funktionen anzeigt. In der Geschichte des Konversionskonzeptes nach Freud ist zwar eine Tendenz erkennbar, die ursprüngliche Verbindung der Konversion mit der Abwehr ödipaler Konfliktinhalte zu erweitern. Abraham sprach bereits 1921 in seinem Beitrag über den Tic von einem »Konversionssymptom auf der analsadistischen Stufe« (Abraham 1921). Fenichel prägte wenig später – in dieselbe Richtung einer Ausweitung des Konversionskonzeptes argumentierend – den Begriff der »prägenitalen Konversion« (Fenichel 1945). Trotz dieser Ausweitungen des Konzeptes auf epigenetisch frühere Konfliktinhalte dürfte heute weitgehend Übereinstimmung darüber herrschen, dass es sich bei der *Konversion* um einen eher hoch strukturierten Abwehrprozess unbewusster Impulse handelt, an dem unterschiedliche, jedoch überwiegend »reife« Abwehrmechanismen wie Verdrängung, Verleugnung, Verschiebung und Identifizierung beteiligt sind. Wir verweisen hier auf die Abbildung 2-4 (▸ S. 40), bei der versucht wird, die hierarchische Beziehung der unterschiedlichen Konzepte anhand des Ausmaßes der Strukturiertheit darzustellen.

Bei der *Dissoziation* handelt es sich dagegen – unseren Erfahrungen nach – um einen Prozess, der oft mit schweren Ich-strukturellen Störungen verbunden ist. Diese Sichtweise der Dissoziation widerspricht zunächst scheinbar der *Kontinuum-Hypothese*, der zufolge sich dissoziative Phänomene interindividuell auf einem Kontinuum zwischen »Normalität« und »Störung« anordnen lassen (Fiedler 1999). Tatsächlich ist in Felduntersuchungen (Ross et al. 1990) eine hohe Häufigkeit dissoziativer Phänomene in der Bevölkerung ermittelt worden. Über 5 % der Bevölkerung erreichten in der Studie von Ross et al., in der über 1000 Probanden in Kanada befragt wurden, auf der Dissociative Experience Scale Werte, die eine klinisch relevante dissoziative Störung markieren. Dies belegt, dass es im Bereich des »normalen« Erlebens (d. h. bei nichtklinischen Stichproben) relativ häufig Wechsel der integrativen Funktionen des Bewusstseins gibt. Phänomene dieser Art können sich bei unterschiedlicher Wachheit, infolge eines Substanzgebrauches, durch gezielte Steuerung der Aufmerksamkeit etc. induzieren lassen oder aber unter bestimmten emotionalen Belastungen auftreten. Trotzdem scheint das Konzept der Dissoziation aufgrund der Häufigkeit dissoziativer Phänomene bei schweren Persönlichkeitsstörungen und wegen der Beziehungen der Dissoziation zu den Posttraumatischen Störungen heute (zumindest von psychodynamisch orientierten Autoren) eher als Ausdruck eines Ich-strukturellen Defizits bewertet zu werden. Inwieweit sich diese Zuordnung der Begriffe »Konversion« und »Dissoziation« zu unterschiedlichen Ebenen des psychischen Strukturniveaus durchsetzen wird, bleibt abzuwarten. Zum psychodynamischen Konzept des Strukturniveaus sei auf die exzellente Monografie von Rudolf et al. (2002) verwiesen.

Die Entstehungsbedingungen von Konversion und Dissoziation wurden angesichts der unterschiedlichen theoretischen Kontexte, aus denen die Konzepte stammen, ebenfalls unterschiedlich gesehen. In neue-

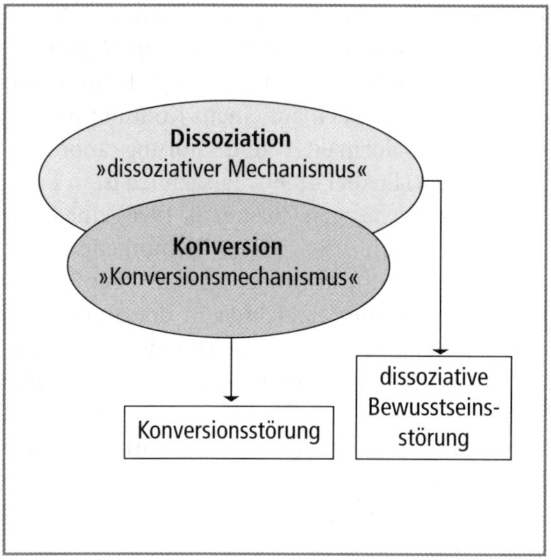

Abb. 2-1 Ein integratives Modell der Entstehung dissoziativer Bewusstseins- und Konversionsstörungen: Das Modell versucht den wahrscheinlichen Hintergrundmechanismus »Dissoziation« mit dem Vordergrundmechanismus »Konversion« zu verbinden. Das generellere Geschehen läge bei der Dissoziation, das speziellere bei der Konversion. So wäre eine pathogenetische Abgrenzung der »somatoformen dissoziativen Störung« (Nijenhuis) von der Konversionsstörung möglich, was uns erforderlich scheint, denn multiforme Somatisierungserscheinungen sind keine Konversionssymptome. Die Bewusstseinsstörungen hingegen, mit Konversionsphänomenen kombiniert oder allein auftretend, sind nach unserem Verständnis fast ausschließlich durch den »dissoziativen Mechanismus« bedingt.

rer Zeit wird die Dissoziation zunehmend in den Zusammenhang neurobiologischer Theorien (▸ Kap. 6-8 in diesem Band) und der Gedächtnistheorien eingeordnet: Unter extremen emotionalen Belastungen können implizite und explizite Gedächtnissysteme parallel, also unabhängig voneinander lernen. Die jeweils abgespeicherten Informationen bleiben in den beiden Gedächtnissystemen des impliziten und des expliziten Gedächtnisses unverbunden und können später auch getrennt voneinander reaktiviert werden (▸ Tab. 2-1). So kann beispielsweise die Erinnerung an ein Trauma im episodischen Gedächtnis repräsentiert sein, ohne dass die zugehörigen Emotionen und physiologischen Reaktionen durch integrierte Bewusstseinsprozesse zugänglich (und steuerbar) sind. Umgekehrt können später einzelne Wahrnehmungsfragmente, die Ähnlichkeit mit der traumatischen Situation aufweisen, quasi automatisch (unbewusst) Prozesse des prozeduralen Gedächtnisses und der mit diesem verkoppelten physiologischen Reaktionen in Gang setzen. Diese Zusammenhänge wurden insbesondere am Beispiel der psychischen Reaktionen auf Traumatisierung untersucht. Sie weisen der Dissoziation eine spezifische Rolle bei der Speicherung von Gedächtnisinhalten traumatischer Erfahrungen zu (▸ Abb. 2-1).

2.4 Das Konzept der Somatisierung

Der Begriff der Somatisierung oder Somatisation entstammt ohne Frage dem psychodynamischen Umfeld. Erstmals und ohne weitergehenden Anspruch benutzt S. Kroll 1932 in der Zeitschrift »Psychoanalytische Praxis« den Begriff, wobei er einem körperlichen Symptom eine unbewusste Todesproblematik unterstellt. Diese Zeitschrift, das Organ der »aktiven Psychoanalyse«, erlebte nur zwei Jahrgänge, aber noch im gleichen Band veröffentlichte W. Stekel (1932) ebenfalls eine Kasuistik zur Somatisation, und fast erscheint dies wie eine Illustration der von Stekels Kollegen an ihm monierten Kritik-

Tab. 2-1 Determinanten der Konzepte von Konversion und Dissoziation abhängig vom gewählten Referenzsystem

Ebene der Betrachtung	Konversion	Dissoziation
Phänomenal (~ deskriptiv)	Körperlich nicht begründbare Dysfunktionen der Willkürmuskulatur und der Sinnesfunktionen (»pseudoneurologische Störungen«)	Körperlich nicht begründbare Dysfunktionen des Bewusstseins, der Mnestik und der Identität
kommunikativ	Körpersprachlicher Ausdrucksgehalt teilweise im Vordergrund (»Ausdruckserkrankungen«),	Averbaler Ausdrucksgehalt eher im Hintergrund
psychodynamisch	Funktionsstörungen als Versuche der Lösung eines unbewussten Konflikts (»Symbol- und Kompromissbildungen«)	Unbewusstes Fernhalten unerträglicher Spannungen (oft als Traumafolgen) aus dem Bewusstsein im Sinne einer archaischen Schutzfunktion

losigkeit und Neigung zur raschen »Nostrifizierung« der Entdeckungen anderer. Stekel (1908) hatte allerdings schon früher den Begriff der Organsprache eingeführt, womit er die Symbolik psychisch determinierter körperlicher Symptome meinte. Noch ein Jahr früher hatte A. Adler (1907) bereits von Organjargon geredet, und die beiden stritten sich fleißig um die Priorität. Auch die Verwendung des Begriffs durch W.C. Menninger (1947) in einer Arbeit über »somatization reactions« bleibt eindeutig dynamisch.

Von großem Einfluss für die weitere Verwendung des Somatisierungskonzepts war das Erscheinen des Lehrbuchs der Psychosomatischen Medizin von F. Alexander (1950). Auch wenn Alexander selbst auf die Verwendung dieses Begriffs verzichtete, bürgerte es sich in der Folge ein, die Fehlinnervation vegetativ versorgter Organe (bei Alexander werden die so entstehenden Krankheitsbilder »Vegetative Neurosen« genannt) als Somatisierung zu bezeichnen. Dies geschah sicher eher auf der Ebene des klinischen Jargons (»der Patient somatisiert«), als dass es sich um ein Ergebnis weitergehender Reflexion handelte. Die Grundidee Alexanders verstand die »Vegetativen Neurosen« als somatische Folgen einer chronischen sympathischen oder parasympathischen Fehlinnervation.

Die ausführlichste psychoanalytische Studie zur Somatisation stammt dann von M. Schur (1955) und versucht, die Somatisation metapsychologisch als einen komplexen Abwehrvorgang zu umreißen. (Die stringenten Konzepte der »Desomatisierung« und »Resomatisierung«, die viel zitiert wurden, haben wohl ihrerseits auch zur Popularisierung des Begriffs der Somatisierung selbst beigetragen.) Bewusste und unbewusste Affekte werden über den Weg der Resomatisierung zu vegetativen Spannungen und leiten in somatische Dysfunktionen über. Im gleichen Jahr verwendet der sonst nicht näher bekannte Bhaskaran (1955) den Begriff im Zusammenhang von »somatization patterns« reaktiver Depressionen. Unseres Wissens ist dies das erste Mal in der Literatur, dass der eigentlich dynamische Begriff auch und überwiegend deskriptiv verwandt wird, was der heute gängig gewordenen Praxis entspricht.

Diese Praxis ist so allgegenwärtig, dass man sie nicht weiter durch Beispiele aus der Literatur belegen muss. Stellvertretend genannt seien die bekannt gewordene Arbeit von Z. J. Lipowski (1988) über die Somatisierung, das entsprechende Konzept und seine klinische Anwendung. Gegenüber der Lipowski noch bekannten dynamischen Konzeption definiert er selbst die Somatisierung als »eine Tendenz, körperliche Beschwerden und Symptome, die nicht durch pathologische Befunde erklärt werden, zu erleben und auszudrücken, sie körperlichen Krankheiten zuzuschreiben und medizinische Hilfe für sie in Anspruch zu nehmen« (S. 1359, Übs.: S. O. Hoffmann). Reste eines dynamischen Verständnisses finden sich bei Lipowski und damit in der gegenwärtigen Verwendung des Somatisierungsbegriffs in der Betonung eines gesicherten Zusammenhangs zu den Affekten von Angst und Depression. Dabei entfällt natürlich die Vorstellung einer spezifischen Affektverdrängung. Die Variation der Somatisierungsphänomene beschreibt Lipowski in seiner weiterhin sehr lesenswerten Übersicht über vier Dimensionen:

- die Dauer
- das Ausmaß begleitender Hypochondrie
- das Ausmaß von Emotionalität in Bezug auf den körperlichen Befund
- das Ausmaß der Fähigkeit, Gefühle und Fantasien zu beschreiben

Sowohl der Ansatz von Alexander wie der von Schur, so sinnfällig sie auch prima vista erscheinen und für den Einzelfall Gültigkeit haben mögen, – als generelle Erklärung für Vorgänge der Somatisierung reichen sie nicht aus (Henningsen u. Martin 2016). Letztlich fehlt beiden Ansätzen wesentlich ein die Pathogenese erklärendes dynamisches Konzept. Es bleibt bei der – im Kern nicht eigentlich erklärenden – Aussage, dass psychische Konflikte als Abwehr zu körperlichen Symptomen führten. Gleiches gilt auch für das Konzept der Alexithymie. Dieses ursprünglich aus Frankreich stammende, dann aber vor allem durch Sifneos (1973; Übersicht: 1996) bekannt gemachte Modell unterstellt, dass es bei einer Untergruppe von Menschen eine primäre Persönlichkeitsstruktur gebe, die sich durch eine Unzugänglichkeit gegenüber den eigenen Emotionen und Empfindungen auszeichne. Diese Struktur repräsentiere die typischen somatisierenden Patienten. Kritisch hatte schon T. von Uexküll zu dieser Hypothese geäußert, dass sie aus psychosomatischen Patienten »Zombies« mache (mündl. Mitt., S. O. Hoffmann) und dadurch den therapeutischen Zugang zum Patienten erschwere.

Ein schlüssiges interpersonales Modell der Somatisierung, das neben kognitiven und behavioralen Elementen vor allem die dynamische Entwicklungsperspektive einbezieht, wird von Henningsen und Martin (2016) vorgestellt. Dieses Modell geht von biografisch frühen Störungen der Mutter-Kind-Beziehung aus, die sich als maladaptive Körperumgangserfahrungen niederschlagen. Aufgrund eines Nichtverstehens der basalen infantilen Bedürfnisse und körperlich-emotionalen Erfahrungen (Hunger, Müdigkeit, Schmerzen, Fieber etc.) kommt es zu einem Versagen der frühen Beelterung. Das Kind lernt vor allem nicht, eine Fähigkeit zur Selbstberuhigung zu verinnerlichen, da die Bezugspersonen selbst es nicht beruhigen können. Die sich entwickelnde Körperbeziehungsstörung, die aus der Beeinträchtigung der frühen Versorgungsstruktur resultiert, kann tiefe Spuren in der sich entwickelnden Persönlichkeit hinterlassen. Ähnliche Störungen können auch in der Folge schwerer oder lang dauernder Erkrankungen zu einer Störung der Entwicklung des emotionalen und körperlichen Selbstverständnisses führen. Es wird deutlich, dass die frühe emotionale Reifung des Kindes mit der kognitiven Reifung seines Bildes vom eigenen Körper eng verbunden und somit für Störungen anfällig ist. Dieses Entwicklungsmodell wurde wesentlich von G. Rudolf im Zusammenhang der Entstehung psychischer Strukturen in der frühen Biografie erarbeitet (z. B. 2010, S. 168 ff.).

In der Darstellung von Henningsen und Martin werden folgende Beobachtungen als Folgen der genannten frühen Entwicklungsstörungen aufgeführt:

- Körperlich-emotionale Abläufe können in der Wahrnehmung nicht daraufhin differenziert werden, was primär körperliche Missempfindung und was primär affektiver Spannungszustand ist.
- Sie können nicht durch eigenes adäquates Handeln beruhigt werden (Hilflosigkeit), sie können nicht durch Unterstützung anderer gebessert werden (fehlendes/inadäquates Hilfesuchverhalten).
- Sie veranlassen zu inadäquaten Denkanstrengungen (somatische Krankheitsüberzeugung), die ihrerseits Angst auslösen (katastrophisierende Bewertungen) und eine verstärkte Selbstaufmerksamkeit und Rückzug aus der Objektwelt beinhalten.
- Diese dysfunktionalen Entwicklungsfolgen werden durch eine Reihe von Verhaltensweisen im weiteren Ablauf verstärkt und führen zunehmend zu Störungsbildern in der Folge von Somatisierungsvorgängen. Es sind dies vor allem:
  - Der **Abzug des Interesses** von der Außenwelt und die Hinwendung zum eigenen Körper. Teilaspekte dieses Vorgangs hatte Freud (1919) schon als Narzissmus beschrieben, wobei damals der Begriff der Somatisierung noch nicht zur Verfügung und der Körper auch nicht im Vordergrund von Freuds Arbeit stand.
  - Verstärkung der **enterozeptiven Wahrnehmung** – der Patient wird »körperfühlig«. Der alte Begriff der Enterozeption (Sherrington 1906) beschreibt diesen sich selbst verstärkenden Vorgang präzise. Missempfindungen, die mehrheitlich normale Ereignisse sind, bleiben nicht mehr neutrale Signale aus dem Körper, sondern sie erfahren eine Bedeutung, die beunruhigend wirkt. Schilder formuliert dies so: »Missempfindungen sind für den Patienten ein Zeichen, dass er krank ist und eine Krankheit hat« (1950, S. 144).
  - Bei der **Hypochondrischen Störung** (DSM-5: Krankheitsangststörung) verbindet sich die Missempfindung mit dem Erleben von Angst und generiert mit zunehmendem Störungsverlauf die Gewissheit einer bedrohlichen Erkrankung. Das Wesen dieser Dynamik hatte Schilder schon Jahrzehnte früher stringent beschrieben: In der Hypochondrie werde »Empfindung zur Wahrnehmung gemacht« (1925, S. 34), aus dem Subjektiven wird etwas scheinbar Objektives. Es kommt zu einer kognitiv-emotionalen Fehlinterpretation des Körpers und seiner Äußerungen.
  - Ebenfalls auf Schilder geht die Annahme zurück, dass Störungen des Körperbildes für die **Somatisierung** eine entscheidende Rolle spielen. In seiner Monografie »The Image and Appearance oft the Human Body« (1950) finden sich zahlreiche Beispiele für die Bedeutung eines gestörten Körperbildes zur Entstehung von (ante terminum) Somatoformen Störungen.
  - Das neuere Konzept der **somatosensorischen Amplifikation** (Barsky u. Wyshak 1990; Barsky 1992) meint die Ausweitung der Bedeutungshaltigkeit

enterozeptiver Sensationen im Sinne des bisher Ausgeführten. Sie ist nicht nur bei der Hypochondrie, sondern auch bei der Somatisierungsstörung signifikant erhöht. Möglicherweise ist mit somatosensorischer Amplifikation die generellste Formel für die Folgen einer Entwicklungsstörung, wie sie Henningsen und Martin oben beschreiben, vorgegeben.
- **Identifizierung/Modell-Lernen** (vor allem Eltern und Familie), **Soziale Verstärkung** (z. B. symptomorientierte Schonung durch Partner, Ärzte oder Institutionen) spielen über die genannten Faktoren hinaus bei der Ausbildung der Somatisierungsstörung eine teilweise richtungsweisende Rolle.

Das Konzept der Somatisierung findet erst in der Mitte des 20. Jahrhunderts im psychoanalytischen Umfeld eine weitergehende Beachtung. Es ist somit deutlich jünger, weniger ausgearbeitet und uneinheitlicher als die älteren Konstrukte von Konversion und Dissoziation. Dies ist bis heute sichtbar.

2.5 Dissoziative Störung, Dissoziative Identitätsstörung, Histrionische Persönlichkeitsstörung, Borderline-Persönlichkeitsstörung und chronische Posttraumatische Belastungsstörung – ein Topf oder viele Störungen?

Wenn biografische Traumatisierungen so etwas wie eine *intervenierende Variable* für verschiedene mit der Dissoziation mehr oder minder eng verbundene Störungsbilder darstellen, dann stellt sich die Frage, wo aus klinischer Sicht die zu unterstellenden Überschneidungen am ehesten zu erwarten sind. Dies scheint vor allem im Bereich der Persönlichkeitsstörungen der Fall zu sein.

Wahrscheinlich, um Überschneidungen gerade zu vermeiden, hat das DSM-IV die *Histrionische Persönlichkeitsstörung* (im DSM-5 ist diese Störung nicht mehr aufgenommen, was nach unserer Vermutung mehr mit gesellschaftspolitischer Rücksichtnahme als mit unzureichender Validität zu tun hat) auf einen einfachen Persönlichkeitstyp mit extravertiertem, egozentrischem und aufmerksamkeitsheischendem Verhalten reduziert. Das ist alles. Um die Abbildungsschärfe zu erhöhen, macht diese Strategie natürlich Sinn. Für eine bessere Konstruktvalidität hingegen spräche nachhaltig die Einbeziehung der »vergessenen Alternativen: kognitiver Stil, Emotionalität als Abwehr, Identitätsstörung, Dissoziation und das negative Selbst« (Hoffmann u. Eckhardt-Henn 2000). Insbesondere das Konzept der neurotischen Stile (Shapiro 1991) und die weiteren von Hoffmann und Eckhardt-Henn ausgeführten Punkte führten auch zu sozial weniger abwertenden Bestimmungskriterien, als dies im DSM-IV der Fall ist. Der Preis wäre die schlechtere Trennschärfe gegenüber den dissoziativen Störungen gewesen. Indem z. B. amnestische Störungen nurmehr ausschließlich als Symptom dissoziativer Störungen klassifiziert werden können – und nicht als Teilelement eines spezifischen Verarbeitungsstils im Rahmen einer Persönlichkeitsstörung –, entfallen alle noch so sinnvollen Alternativen zur Erklärung eines motivierten Vergessens: ein später Sieg von Janet über Freud bzw. der klassifikatorischen Reliabilität über die konstruktgerechte Validität (s. dazu auch Nemiah 1989).

Die ICD-10, die hier dem DSM-IV folgt, hat immerhin zusätzlich die dysfunktionale Affektivität und die Suggestibilität aufgenommen. Des Weiteren drängt sich der Eindruck auf, dass die überzeugtesten Verfechter

Abb. 2-2 Differente Endzustände übereinstimmender Trauma-Ätiologie: Affektstörungen und Identitätsprobleme werden in diesem Modell als »Generalnenner« verschiedener Störungsbilder angesehen, an deren Entstehung traumatische Erlebnisse in unterschiedlichem Ausmaß beteiligt sind. Das Modell folgt einem Entwurf von Van der Kolk et al. (1996), auf den im Text näher eingegangen wird. Die nähere Bestimmung der Störungen über die Phänomene »Identitätsstörung« und »affektive Dysregulation« entstammt einem Diskussionsvorschlag von Paul Mullen (2001), der auch noch die Borderline-Persönlichkeitsstörung einbezog.

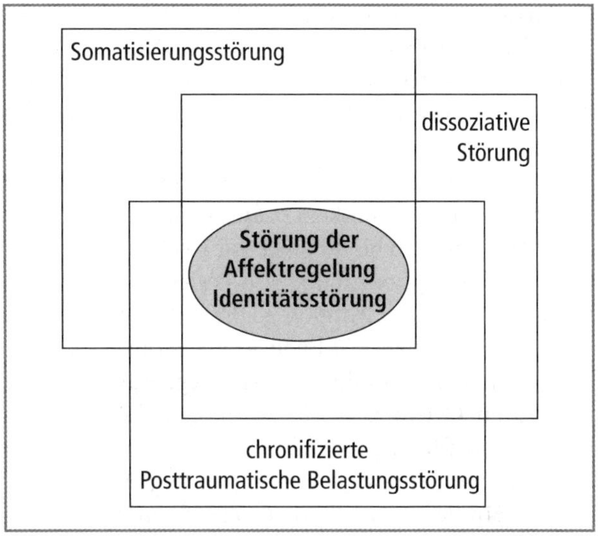

des Konzepts der Dissoziativen Identitätsstörung die möglicherweise sehr viel häufiger gleichzeitig erforderliche Diagnose einer Histrionischen Persönlichkeitsstörung als Komorbidität oder Achse-II-Störung nachhaltig vermeiden. Zu erinnern ist daran, dass ohnehin gute Argumente dafür sprechen, die Dissoziative Identitätsstörung als Persönlichkeitsstörung (früher »Multiple Persönlichkeit«) und nicht als Symptomstörung einzustufen.

Man kann das Problem auch von der Pathogenese her angehen. In einer wegweisenden Arbeit haben Van der Kolk et al. (1996) durch einen sorgfältigen Vergleich der die Diagnosen begründenden Symptom-Cluster versucht, Somatisierungsstörungen, chronische Belastungsstörungen und dissoziative Störungen über den Gesichtspunkt der Pathogenese neu zu ordnen. Aus ihrer Sicht stellen die genannten Störungen »ein Spektrum von Anpassungen an Traumen« dar, wobei die Dysregulation der Affekte (definiert als Probleme der Modulation, Ärger, Autodestruktivität, Suizidverhalten und unkontrolliertes Sexualverhalten) so etwas wie ein »genus proximum« darzustellen scheint. Das Konzept der Komorbidität könne der Komplexität der adaptiven Prozesse an traumatische Ereignisse in keiner Weise gerecht werden. Erst über die Einführung eines pathogenetischen Konzepts ergebe sich eine klinisch und wissenschaftlich befriedigende Alternativklassifikation. Bezieht man sich auf Begriffe, die in anderem Zusammenhang eingeführt wurden, dann schlagen die Autoren vor, die unterscheidbaren Störungsbilder (zumindest wird in den Glossaren behauptet, sie seien unterscheidbar) als *differente Endstrecken einer für alle geltenden biografischen Traumatisierung* anzusehen. Das neue Konzept der DESNOS (Disorders of Extreme Stress Not Otherwise Specified), das bereits sehr weit ausgearbeitet ist (aber dennoch nicht in das DSM-5 aufgenommen wurde), würde diese sehr unterschiedlichen »Ausgänge« von komplexen Traumatisierungen endlich über die einheitliche Genese zusammenfassen (▸ Abb. 2-2).

Die *Somatisierungsstörung* hat ihrerseits eine enge Beziehung zur alten Hysterie. Die Vorgeschichte des Konzepts lässt sich vergleichsweise gut aufzeigen, auch wenn die Begriffe wechselten. 1962 erschien im »New England Journal of Medicine« eine Arbeit von Perley und Guze, die einen Symptomkatalog für die polysymptomatische Hysterie vorlegte, der seinerseits wiederum auf den Arbeiten des Pariser Klinikers Briquet aus dem Jahre 1859, also 30 bis 40 Jahre vor Charcot, fußte. Der Symptomkatalog von Perley und Guze war in zehn Gruppen gegliedert und beschrieb ein weites Feld von Konversionssymptomen an zentralnervös und vegetativ versorgten Organen sowie Störungen des Allgemeinbefindens.

Auf der Linie dieser Definitionen folgten weitere Studien von Woodruff (1968) und Woodruff et al. (1971), in denen das Bild einer polysymptomatischen Störung, die »Hysteria« genannt wurde, Kontur annahm. Es handelte sich um ein Krankheitsbild, das ganz überwiegend junge Frauen vor dem 35. Lebensjahr und nur selten Männer betraf. In weiteren Beiträgen setzten sich dann Guze et al. (1972) und Guze (1975) energisch für das empirisch gut belegbare polysymptomatische Syndrom ein, welches weiter als »Hysterie« oder jetzt auch »Briquet-Syndrom« bezeichnet wurde. Die Autoren plädierten sogar für die Bezeichnung »Briquet-Syndrom«, um den Namen aus dem historischen Kontext der Hysterie und damit aus seinem Kontext von Abwertung und Nosologie herauszulösen. Es ist diese Beschreibungskategorie des Briquet-Syndroms bzw. der »Hysteria«, die ab 1980 im DSM-III mit der dann neuen Bezeichnung *Somatisierungsstörung* (somatization disorder) auftaucht. Die Somatisierungsstörung im Sinne Lipowskis entspricht der Definition des Krankheitsbildes im DSM-III, also des polysymptomatischen funktionellen Beschwerdebildes junger Frauen mit eher ungünstiger Prognose.

Die Somatisierungsstörung und auch die Definition von Hysterie, wie sie Guze fast 15 Jahre propagiert hatte, sind tatsächlich nur Teile des hysterischen Syndroms, nämlich der polysymptomatische Untertyp. Die ganze Masse hysterischer Phänomene, die den »Schiffbruch des Hysteriekonzepts« (Lipowski) überlebte, findet sich unter dem 1980 urplötzlich und ohne Vorläufer auftretenden neuen Begriff der *somatoformen Störungen* (s. auch Hyler u. Spitzer 1978). Gleichzeitig muss diese Aussage von der Restmasse der Hysterie aber auch eingeschränkt werden, weil im DSM-IV die dissoziativen Störungen, wie wiederholt ausgeführt, eine den somatoformen Störungen gleich gestellte Kategorie bilden – und diese gehörten ja nun ganz fraglos in den Bereich klassischer hysterischer Symptome.

Es gibt eine scharfsinnige Argumentation von Bass und Murphy (1995), die dafür plädieren, Somatisierungsstörungen, da sie dem in der ICD-10 für die Persönlichkeitsstörungen geforderten Kriterium »Entwicklungsbedingungen« entsprächen, konsequent auch als solche zu klassifizieren. Dieser Ansatz zur Äthiopathogenese wird u. a. von Henningsen und Martin (2016) aufgegriffen. Die Pathogenese der Somatoformen Störungen wird aktuell als eine multifaktorielle verstanden. Neben ursächlichen individuellen, genetischen, biografischen und psychobiologischen Faktoren wird die Ätiologie der somatoformen Störung als ein interpersonell angelegtes Modell verstanden (vgl. Henningsen u. Martin 2016).

Eine in der frühen Mutter-Kind-Beziehung entstandene Beziehungsstörung, die durch maladaptive Körperumgangserfahrungen entstanden ist, führt zu weiteren Störungen. Die Wahrnehmung körperlicher Abläufe ist gestört. Die Betroffenen können nicht differenzieren, was primäre körperliche Missempfindungen und was affektive Spannungen sind. Sie können sich in solchen Zuständen nicht durch ihr eigenes Handeln oder durch die Suche nach der Unterstützung anderer Menschen selbst beruhigen. Sie gelangen immer mehr zu der Überzeugung, an einer schweren körperlichen Krankheit zu leiden, entwickeln eine ständig erhöhte Selbstaufmerksamkeit und geraten schließlich immer mehr in einen sozialen Rückzug. Henningsen und Martin (2016) sprechen von »Störungen des Körpers im Kopf«. Dabei handelt es sich um eine Störung der sensorischen Verbindung mit der affektiven und kognitiven Körperrepräsentanz. Solche Störungen können auch durch schwere körperliche Erkrankungen und invasive medizinische Eingriffe ausgelöst werden.

Für Van der Kolk et al. (1996) ist klar, dass die besondere und gesicherte Neigung des Körpers, traumatisierende Stresserlebnisse zu »speichern« (»The body keeps the score«), den Zusammenhang zwischen aversiven infantilen Erfahrungen und Somatisierung ausreichend belegt.

Die *Borderline-Persönlichkeitsstörung* ist manchmal schwer von der Dissoziativen Identitätsstörung und der komplexen Dissoziativen Störung abzugrenzen. Zahlreiche dissoziative Phänomene, vor allem Depersonalisationsstörungen, Identitätsstörungen, Realitätsverlust u. a., treten auch bei der Borderline-Persönlichkeitsstörung auf. Bei einem Drittel der Patienten mit einer Dissoziativen Identitätsstörung kann auch die Diagnose einer Borderline-Persönlichkeitsstörung im Sinne der Komorbidität gestellt werden. Eine neuere Studie von Ross et al. (2014) betont die häufige Komorbidität dieser Störungen. Borderline-Patienten nehmen in der Regel einzelne Persönlichkeitsanteile nicht so differenziert war wie Patienten mit einer DIS.

Howell und Blizard (2009) schlugen vor, die Borderline-Störung als eine Dissoziative Spektrumsstörung anzusehen. Es gibt viele Überschneidungen zwischen der Symptomatik der Borderline-Störung, der Posttraumatischen Belastungsstörung und der komplexen Dissoziativen Bewusstseinsstörung. Andere Autoren schlagen vor bei der Borderline-Störung und auch bei der Dissoziativen Identitätsstörung einen histrionischen Subtyp abzugrenzen (vgl. Eckhardt-Henn 2016). Zur genaueren Differenzialdiagnostik dieser Störungen sei auf ▸ Kap. 27 in diesem Band verwiesen.

Der Zusammenhang zwischen der Dissoziation als Prozess und der Dissoziation als Symptom, d. h. den dissoziativen Bewusstseinsstörungen und den *Posttraumatischen Belastungsstörungen* (nach ICD-10- und DSM-Nomenklatur), ist offensichtlich. Die Dissoziation als Prozess bzw. auch als Ausdruck spezifischer, durch schwere Traumatisierung bedingter Erinnerungsstörungen, welche ein neurobiologisches Korrelat haben, aber auch psychodynamisch verstanden werden können (▸ Kap. 4, 5, 9, 10, 11 in diesem Band), ist ein wesentlicher Mechanismus der spezifischen klinischen Symptomatik posttraumatischer Störungen.

Dissoziative Störungen, insbesondere dissoziative Amnesien, aber auch der dissoziative Stupor, sind zentrale Symptome der Posttraumatischen Belastungsstörungen. Auch Flashbacks, intrusive Bilder und Albträume, wie sie für diese Störungsbilder pathognomonisch sind, haben dissoziativen Charakter. Bei leichteren posttraumatischen Störungen wie der *akuten Belastungsreaktion* (ICD-10: F43.0) treten häufig Depersonalisationszustände, Zustände von Detachment (▸ Kap. 26 in diesem Band) oder auch dissoziative stuporöse Zustände auf.

Für die dissoziativen Bewusstseinsstörungen ist mittlerweile empirisch vielfach belegt worden, dass wiederholte schwere traumatische Erlebnisse für die Pathogenese eine zentrale Bedeutung haben. Umgekehrt gibt es Hinweise dafür, dass das Ausmaß des

Auftretens dissoziativer Symptome während eines traumatischen Erlebnisses (peritraumatische Dissoziation) ein Prädiktor für das spätere Auftreten einer Posttraumatischen Belastungsstörung darstellt. Allerdings gibt es hier auch widersprüchliche Befunde (vgl. Eckhardt-Henn 2016; ▸ Kap. 26 in diesem Band).

2.6 Konvergierende Modellvorstellungen zu den Konzepten von Dissoziation, Konversion und Somatisierung

In der vorangehenden Übersicht war vielfach von Überschneidungen sowohl hinsichtlich der *Modellvorstellungen* als auch hinsichtlich der *klinischen Phänomene* die Rede.

Beides macht wahrscheinlich, dass es sich bei den Konzepten von Dissoziation, Konversion und Somatisierung um mehr oder weniger dicht beieinanderliegende handelt. Auf der Basis des aktuell gesicherten Wissens und der gesicherten »Schnittmengen« zwischen den drei Konzepten soll der Versuch unternommen werden, ein übergeordnetes Modell zu entwickeln.

- Vergleicht man die drei Konzepte Dissoziation, Konversion und Somatisierung auf der Dimension psychischer (kognitiver) versus somatischer Prozesse, so ergibt sich eine Hierarchie, die von der Dissoziation als einer Störung der Bewusstseinsfunktionen über die Konversion (Störung von Bewusstseinsfunktionen und körperlichen Funktionen) bis zur Somatisierung als einer Störung ausschließlich körperlicher Funktionen reicht (▸ Abb. 2-3). Nähe zum Bewusstsein und Nähe zum Körper sind hier als Endpunkte einer dimensional verstandenen Beziehung von Geist und Körper, Psyche und Soma gemeint.
- Legt man an die gleichen Vorgänge die Skala »Grad der psychischen Strukturiertheit« an, dann steht die Konversion als hoch strukturierter Abwehrprozess über der Dissoziation. Das Ende dieser Hierarchie bildete die Somatisierung (▸ Abb. 2-4). Psychische Strukturiertheit wird dabei als Dimension verstanden, welche die Differenziertheit des psychischen Funktionsniveaus (einschließlich der Fähigkeit zur Symbolisierung) beschreibt.
- Der bisher bestbegründete Vorschlag geht vom Vorliegen eines dissoziativen Vorgangs sui generis aus. Diese Annahme wird z. T. durch neuroanatomische, neurophysiologische und (im weiteren Sinne) psychobiologische Befunde gedeckt (▸ Kap. 6, 7, 8 in diesem Band), auch wenn die biologische Validierung des Konzepts noch erheblich weniger weit gediehen ist, als manche optimistischen Äußerungen nahezulegen scheinen.
- Von diesem dissoziativen Mechanismus abzugrenzen sind **dissoziative Zustände** – eben die dissoziativen Phänomene und Störungsbilder –, die als Folge des Wirksamwerdens eines dissoziativen Prozesses entstehen. Es ist also grundsätzlich zu unterscheiden zwischen Dissoziation als Zustand und Dissoziation als Prozess. Beides wird regelhaft vermengt.
- **Dissoziative Störungen des Bewusstseins** haben eine hohe Komorbidität mit den Konversionssymptomen (und den Symptomen der alten Hysterie). Störungen des Bewusstseins stellen somit einen integrierenden Faktor von in ihrer jeweiligen Symptomatik unterschiedlichen Störungsbildern dar.
- Die Pathodynamik dissoziativer Bewusstseinsstörungen ist am sparsamsten mit der Annahme des gleichen zugrunde liegenden Mechanismus zu erklären. Dieser stellt einen Hintergrundprozess für eine Reihe

von unterschiedlichen Störungen dar. Von hier aus ergeben sich zwei Konzeptionslinien des basalen dissoziativen Vorgangs: eine stärker psychodynamische (Freud) und eine stärker deskriptive (Janet):

- Die Konzeption der **Dissoziation im Sinne Janets** stellt – stark verkürzt – so etwas wie einen peri- und/oder posttraumatischen Automatismus dar. Es ist fraglos das einfachere und damit leichter generalisierbare Modell. Die so orientierten therapeutischen Ansätze zielen in erster Linie auf die Aufhebung der Dissoziation, in zweiter Linie auf die Überwindung der die Dissoziation aufrechterhaltenden Phobie (▸ Kap. 31, 33).
- Dem zur Seite steht das **psychodynamische Konzept** (▸ Kap. 10 in diesem Band), das in der Dissoziation einen spezifischen und eher komplexen Abwehrvorgang sieht, der die gleiche Schutzfunktion intendiert, die auch im janetschen Konzept eine Rolle spielt. Die so orientierten therapeutischen Ansätze zielen (nicht nur) auf die Aufhebung der Dissoziation, sondern versuchen zugleich, den Konfliktzusammenhang, innerhalb dessen die Dissoziation funktionalisiert wird, aufzulösen.

- Beide **Ansätze** betrachten wir als legitime Perspektiven, die nicht als konträre, sondern als **komplementäre** betrachtet werden sollen. Was das janetsche Verständnis durch Rudimentierung komplexer Zusammenhänge verliert, verliert das freudsche durch Komplizierung einfacher. Umgekehrt ließe sich der jeweilige Gewinn definieren. Die »Wahrheit« liegt irgendwo in der Mitte.
- Das Bündel der über die Dissoziation integrierbaren **Störungsbilder** (Konversionssymptome, dissoziative Symptome bis zur Dissoziativen Identitätsstörung) ist durch die Einbeziehung einer einheitlichen Genese im Sinne der Trauma-Ätiologie um eine Reihe weiterer Störungen zu erweitern.
- Dabei handelt es sich – neben den dissoziativen Störungen – vor allem um die Posttraumatischen Belastungsstörungen, die komplexe Posttraumatische Belastungsstörung, die Borderline-Persönlichkeitsstörung und die Somatisierungsstörung.
- Die unterschiedlichen Störungsbilder (trauma related disorders) stellen dabei so etwas wie eine **phänomenologisch differente Endstrecke** unterschiedlicher, über eine gemeinsame Ätiologie entstandener nosologischer Untereinheiten dar, bei denen das Ausmaß des traumatischen Anteils allerdings variiert.
- Wichtig erscheint festzuhalten, dass die Annahme einer Trauma-Ätiologie sehr viel weniger Generalität beanspruchen kann als die Annahme eines dissoziativen Hintergrundmechanismus. Die der Annahme vom Vorliegen eines dissoziativen Vorgangs sui generis innewohnende Logik (s. o.) erlaubt es, alle dissoziativen Bewusstseinsstörungen über den Dissoziationsmechanismus entstanden zu erklären, aber nicht alle über eine traumatische Ätiologie. Die Klinik macht deutlich, dass es am Rande der Normalphänomene zahlreiche dissoziative Erscheinungen auch ohne Trauma gibt.
- Bei einem Zusammenvorkommen könnte die zu den dissoziativen Phänomenen hinzukommende Traumagenese diagnostisch eine *differentia specifica* (bestimmender Unterschied) für die schwereren Störungen darstellen, während die dissoziativen Bewusstseinsstörungen an sich so etwas wie ein *genus proximum* (verbindendes Gemeinsames) darstellten.

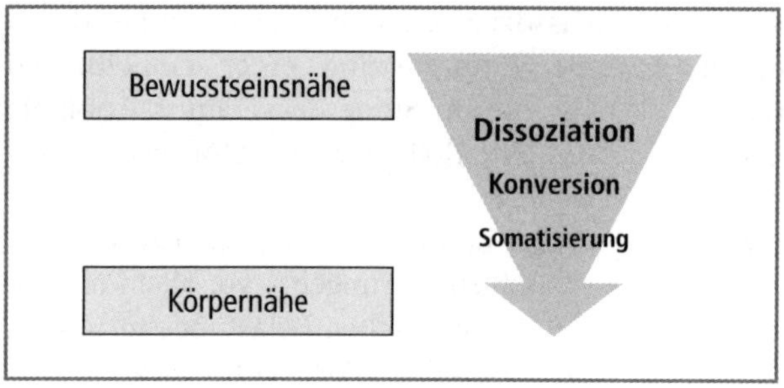

Abb. 2-3 Ein hierarchisches Modell der Vorgänge von Dissoziation, Konversion und Somatisierung hinsichtlich ihrer Beziehung zu psychischen und somatischen Vorgängen: Das Modell versucht, die Vorgänge von Dissoziation, Konversion und Somatisierung hinsichtlich ihrer Bewusstseinsnähe und ihrer Körpernähe in eine hierarchische Funktion zu bringen.

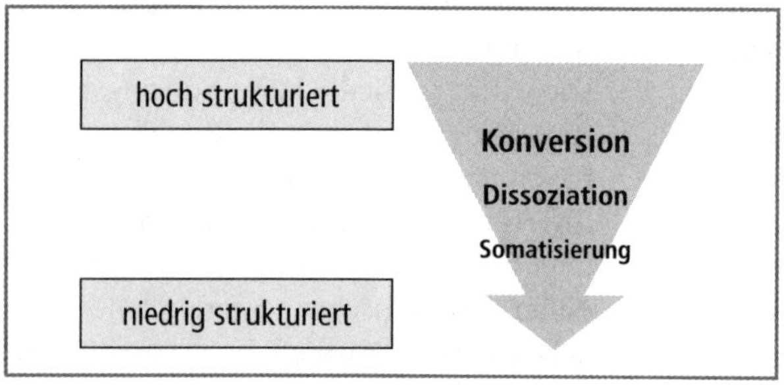

Abb. 2-4 Ein hierarchisches Modell der Vorgänge von Dissoziation, Konversion und Somatisierung hinsichtlich des Niveaus ihrer Strukturiertheit: Das Modell versucht, die Vorgänge von Dissoziation, Konversion und Somatisierung hinsichtlich des Niveaus ihrer Strukturiertheit in eine hierarchische Funktion zu bringen.

- Konversionsstörungen und dissoziative Störungen – im Hysteriekonzept undifferenziert miteinander verknüpft – ließen sich so entweder als separate oder als einfach miteinander vorkommende (komorbide) oder als über eine gemeinsame Trauma-Ätiologie eng miteinander verbundene Störungen (mit sehr unterschiedlicher Prognose) konzipieren.
- Ähnlich wären die Somatisierungsstörungen zu betrachten: Sie können von dissoziativen Erscheinungen unabhängig auftreten – was wohl meistens der Fall sein wird – oder *neben* ihnen bestehen – wahrscheinlich wohl eher die Ausnahme –, oder sie sind mit dissoziativen Phänomenen über eine gemeinsame Trauma-Ätiologie eng verbunden – wahrscheinlich eine nicht zu vernachlässigende Untergruppe.

Das in Abb. 2-5 zu sehende Modell versucht, die möglichen Überschneidungen zwischen Störungen mit und ohne Bewusstseinsstörungen und solchen mit und ohne Trauma-Ätiologie zu erfassen. So betrachtet, werden dissoziative Erscheinungen nicht automatisch zu Belegen einer Traumagenese, wie eine gesicherte Trauma-Ätiologie nicht selbstverständlich eine dissoziative Bewusstseinsstörung nach sich ziehen muss. Beides kann hinzukommen, kommt oft hinzu und oft zusammen hinzu, stellt aber pathogenetisch eine intervenierende Variable dar und keine sich unmittelbar ableitende Konsequenz. Die »Bündelung« einer Reihe von Störungen als *Trauma Related Disorders* ist sinnvoll und berechtigt, zugleich gilt aber, dass einzelne von ihnen – wie vor allem die Somatisierungsstörung – regelhaft auch traumaunabhängig vorkommen können. Und auch für alle dissoziativen Störungen gilt, dass die leichteren Formen – z. B. die Dissoziativen Amnesien – traumaunabhängig vorkommen können und in der Mehrzahl der Fälle wohl auch so vorkommen. Die chro-

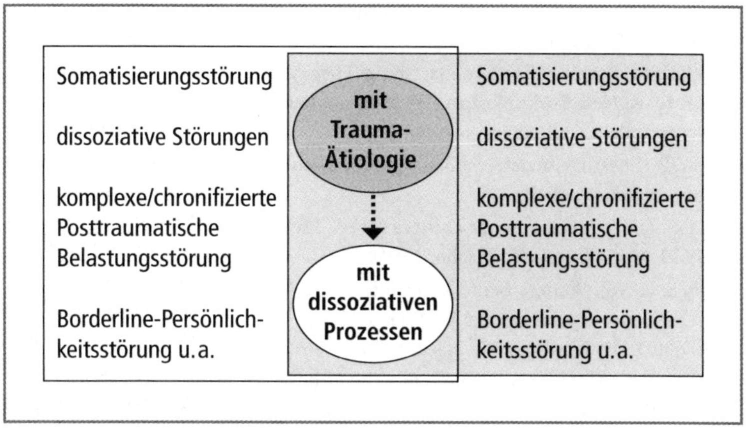

Abb. 2-5 Dissoziative Prozesse und Trauma-Ätiologie als intervenierende Variable bei schweren psychischen Störungen.

nische Posttraumatische Belastungsstörung schließlich ist per definitionem natürlich traumabedingt, und hier weisen definitionsgemäß alle Fälle dissoziative Phänomene auf. Kommen Trauma-Ätiologie und dissoziative Symptomatik in dieser Form zusammen, so handelt es sich ausnahmslos um schwere psychische Störungen.

Literatur

Abraham, K. (1921). Beitrag zur Tic-Diskussion. GW Bd. I. Frankfurt a.M.: Fischer; 344–8.

Adler, A. (1907). Studie über Minderwertigkeit von Organen. München: Bergmann 1927.

Ainsworth, M.D.S., Blehar, M., Waters, E., Wall, S. (1978). Patterns of Attachment. Hillsdale: Lawrence Erlbaum Associates.

Alexander, F. (1950). Psychosomatische Medizin. Berlin, New York: De Gruyter 1971.

Allen, D.F., Postel, J. (2000). Des origines françaises de la dissociation a partir des travaux de Francois Leuret. Évol Psychiat, 65: 55–66.

American Psychiatric Association (Hrsg.) (1994). Diagnostic and Statistical Manual of Mental Disorders. 4th ed. Washington, DC: American Psychiatric Association.

American Psychiatric Association (Hrsg.) (2013). Diagnostic and Statistical Manual of Mental Disorders. 5th ed. Washington, DC: American Psychiatric Association.

Barsky, A. (1992). Amplification, somatization, and the somatoform disorders. Psychosom., 33: 28–34.

Barsky, J., Wyshak, G. (1990). Hypochondriasis and somatosensory amplification. British J Psychiat, 157: 404–409

Bass, C., Murphy, M.C. (1995). Review. Somatoform and personality disorders: syndromal comorbidity and overlapping developmental pathways. J Psychosom Res, 39: 403–28.

Bhaskaran, K. (1955). Some somatization patterns in reactive depression. A preliminary report. J Nerv Ment Dis, 121: 444–51.

Cardena, E. (1994). The domain of dissociation. In: S.J. Lynn, J.W. Rhue (Hrsg.), Dissociation. Clinical and theoretical perspectives (S. 15–31). New York, London: Guilford Press.

Eckhardt-Henn, A. (2016) Dissoziative Störungen. In: K. Köhle, W. Herzog, P. Joraschky, J. Kruse, W. Langewitz, W. Söllner (Hrsg.), Uexküll, Psychosomatische Medizin – Theoretische Modelle und klinische Praxis (S. 669–682). 8. Aufl. München, Jena: Urban & Fischer.

Eckhardt-Henn, A. (2016) Zum Zusammenhang von Hysterie, Konversion und Dissoziation. PTT – Persönlichkeitsstörungen: Theorie und Therapie, 20(3): 191–200.

Erdelyi, M. (1985). Freuds Cognitive Psychology. New York: Freeman.

Erdelyi, M. (1990). Repression, reconstruction and defense: History and integration of psychoanalytic experimental frameworks. In: J. Singer (Hrsg.), Repression and Dissociation (S. 1–31). Chicago: University of Chicago Press.

Fenichel, O. (1945). The Psychoanalytic Theory of Neurosis. New York: Norton (Psychoanalytische Neurosenlehre. Olten: Walter, 1975).

Fiedler, P. (1999). Dissoziative Störungen und Konversion. Weinheim: Beltz.

Freud, S. (1895). Studien über Hysterie. In: S. Freud, GW, I. Frankfurt, a. M.: Fischer 1969.

Freud, S. (1896). Weitere Bemerkungen über die Abwehr-Neuropsychosen. In: S. Freud, GW, I (S. 379–403). Frankfurt, a. M.: Fischer 1969.

Freud, S. (1906). Meine Ansichten über die Rolle der Sexualität in der Ätiologie der Neurosen. In: S. Freud, GW, V (S. 147–159). Frankfurt a. M.: Fischer 1961.

Freud, S. (1909). Über Psychoanalyse. In: S. Freud, GW, VIII. Frankfurt a. M.: Fischer 1969.

Freud, S. (1914). Zur Einführung des Narzissmus. In: S. Freud, GW X, (137–170). Frankfurt a. M.: Fischer.

Freud, S (1923). Das Ich und das Es. In: S. Freud, GW, XIII., S. 235–289. Frankfurt a. M.: Fischer, 1967.

Freud, S., Breuer, J. (1892). Zur Theorie des hysterischen Anfalls. Schriften aus dem Nachlaß 1892–1939. In: S. Freud, GW, 17 (S. 7–13). Frankfurt a. M.: Fischer 1966.

Guze, S. B. (1975). The validity and significance of the clinical diagnosis of hysteria (Briquet Syndrome). Am J Psychiatry, 132: 138–41.

Guze, S. B., Woodruff, R. A., Clayton, P. J. (1972). Sex, age, and the diagnosis of hysteria (Briquet-Syndrome). Am J Psychiatry, 129: 745–8.

Hacking, J. (1995). Rewriting the Soul: Multiple Personality and the science of memory. Princeton, NJ: Princeton University Press.

Henningsen, P., Martin A. (2016) Somatoforme Störungen, somatische Belastungsstörung. In: S. Herpertz, F. Caspar, K. Lieb (Hrsg.), Psychotherapie – Funktions- und störungsorientiertes Vorgehen (S. 473–492). München: Elsevier.

Herman, J. L., Perry, J. C., Van der Kolk, B. A. (1989). Childhood trauma in borderline personality disorder. Am J Psychiatry, 146: 490–495.

Hilgard, E. R. (1987). Psychology in America: A historical survey. San Diego, CA: Harcourt Brace Jovanovich.

Hoffmann, S. O. (1994). Die Dissoziation. Neue Aktualität für ein altes klinisches Konzept. In: G. Kockott, H. S. Möller (Hrsg.), Sichtweisen der Psychiatrie (S. 16–24). München, Bern, Wien, New York: Zuckschwerdt.

Hoffmann, S. O. (1996a). Der Konversionsmechanismus. Vorschlag zur operationalen Definition eines für die Psychosomatische Medizin grundlegenden Konzepts. Psychotherapeut, 41: 88–94.

Hoffmann, S. O. (1996b). Die alte Hysterie in den neuen diagnostischen Glossaren. In: G. H. Seidler (Hrsg.), Hysterie heute (S. 1–9). Stuttgart: Enke.

Hoffmann, S. O. (1996c). Charakter und Neurose. Ansätze zu einer psychoanalytischen Charakterologie. Frankfurt, a. M.: Suhrkamp.

Hoffmann, S. O., Eckhardt-Henn, A. (2000). Von der Hysterie zur Histrionischen Persönlichkeitsstörung: ein historischer und konzeptueller Überblick. Persönlichkeitsstörungen, 3: 128–37.

Howell E. F., Blizard R. A. (2009) Chronic relational trauma disorder: A new diagnostic scheme for borderline personality and the spectrum of dissociative disorders. In: P. F. Dell, J. A. O'Neil (Hrsg.), Dissociation and the Dissociative Disorders. DSM-V and beyond (S. 487–493). New York: Routledge.

Hyler, S. E., Spitzer, R. L. (1978). Hysteria split asunder. Am J Psychiatry, 135: 1500–4.

Kößler, M., Scheidt, C. E. (1997). Konversionsstörungen. Diagnose, Klassifikation, Therapie. Stuttgart, New York: Schattauer.

Kroll, S. (1932). Eine ungewöhnliche Somatisation. Eine geheime Todesklausel. Psychoanal Praxis, 2: 53.

Lipowski, Z. J. (1988). Somatization: the concept and its clinical application. Am J Psychiatry, 145: 1358–68.

Ludwig, A. M. (1983). The psychobiological functions of dissociation. Am J Clin Hypnosis, 26: 9.

Main, M., Hesse, E. (1990). Parent's unresolved traumatic experiences are related to infant disorganized attachment status: Is frightened and/or frightening parental behavior the linking mechanism? In: M. T. Greenberg, D. Cicchetti, E. M. Cummings (Hrsg.), Attachment in the Preschool Years (S. 161–182). Chicago: University of Chicago Press.

Menninger, W. C. (1947). Psychosomatic medicine: somatization reactions. Psychosom Med, 9: 92–7.

Mentzos, S. (1980). Hysterie. Zur Psychodynamik unbewusster Inszenierungen. München: Kindler.

Mentzos, S. (1982). Neurotische Konfliktverarbeitung. München: Kindler.

Mullen, P. (2001). Diskussionsbemerkung auf der Internationalen Konferenz Adverse Childhood Experiences and Adult Health am 20./21.10.2001 in Mainz.

Nemiah, J.C. (1980). Dissociative disorders. In: H.J. Kaplan, A.M. Freedman, B.J. Sadock, (Hrsg.), Comprehensive Textbook of Psychiatry, Vol. 2. 3rd ed (S. 1544–1561). Baltimore, London: William & Wilkins.

Nemiah, J.C. (1989). Janet Redivivus – the centenary of l'automatisme-psychologique. Am J Psychiatry, 146: 1527.

Oldham, J.M., Phillips, K.A., Gabbard, G.O., Goin, M.K., Gunderson, J., Soloff, P., Spiegel, D., Stone, M. (Wo.G.o.B.PD.) (2001). APA: Practice Guideline for the Treatment of Patients With Borderline Personality Disorder. Am J Psychiatry, Suppl 158: 1–52.

Perley, M.J., Guze, S.B. (1962). Hysteria – the stability and usefulness of clinical criteria. N Engl J Med, 266: 421–6.

Pribor, E.F., Yutzky, S.H., Dean, J.T. et al. (1993). Briquet's syndrome, dissociation, and abuse. Am J Psychiatry, 150: 1507–1511.

Ross, C.A., Joshi, S., Currie, R. (1990) Dissociative experience in the general population. Am J Psychait, 147: 1547–1552.

Ross, C.A., Ferrell, L., Schroeder, E. (2014). Co-occurence of dissociative identity disorder in borderline personality disorder. J Trauma Dissoc, 15: 79–90.

Rudolf G. (2010) Psychodynamische Psychotherapie. Stuttgart: Schattauer.

Rudolf, G., Grande, T., Henningsen, P. (Hrsg.) (2002). Die Struktur der Persönlichkeit. Stuttgart, New York: Schattauer.

Saxe, G.N., Chinman, G., Berkowitz, R. et al. (1994). Somatization in patients with dissociative disorders. Am J Psychiatry, 151: 1329–34.

Scheidt, C.E., Hoffmann, S.O. (2000). Konversionsstörungen. In: Egle, U.T., Hoffmann, S.O., Joraschky, P. (Hrsg). Sexueller Mißbrauch, Mißhandlung, Vernachlässigung. Erkennung und Therapie psychischer und psychosomatischer Folgen früher Traumatisierung. 2. Aufl. (S. 213–224). Stuttgart, New York: Schattauer.

Scheidt, C.E., Waller, E. (1999). Bindungsrepräsentation, Affektregulation und psychophysiologische Reaktionsbereitschaft. Anmerkungen zur Bedeutung neuerer Ergebnisse der Bindungsforschung für die Psychosomatik. Z Psychosom Med, 45: 313–332.

Schilder, P. (1925). Entwurf zu einer Psychiatrie auf psychoanalytischer Grundlage. Frankfurt a.M.: Suhrkamp.

Schilder, P. (1950). The image and appearance of the human body. New York: Int. Univ. Press, 1970

Schuengel, C., Bakermans-Kranenburg, M.J., Van IJzendoorn, M.H. (1999). Frightening maternal behavior linking unresolved loss and disorganized infant attachment. J Consult Clin Psychol, 67: 54–65.

Schur, M. (1955). Comments on the metapsychology of somatization. Psychoanal Study Child, 10: 119–164.

Shapiro, D. (1991). Neurotische Stile. Göttingen: Vandenhoeck & Ruprecht.

Sherrington, C. (1906). The Integrative Action of the Nervous System. New York: Charles Scribner's Sons.

Sifneos, P. (1973). The Prevalence of ›Alexithymic‹ Characteristics in Psychosomatic Patients. Psychother. Psychosom., 22: 255–262.

Sifneos, P. (1996). Alexithymia: Past and Present. Am.J.Psychiat. (Spec. Suppl.), 153 (7) : 137–142.

Spiegel, D., Cardena, E. (1991). Disintegrated experience: the dissociative disorders revisited. J Abnorm Psychol, 100(3): 366–378.

Stekel, W. (1908). Nervöse Angstzustände und ihre Behandlung. 4. Aufl. Wien, Berlin: Urban & Schwarzenberg.

Stekel, W. (1932). Eine interessante Somatisation. Ein peinliches Versprechen. Psychoanal Praxis, 2: 148.

Van der Hart, O. (1996). Ian Hacking on Pierre Janet. A critique with further observations. Dissociation, 9: 80–84.

Van der Hart, O., Friedman, B. (1989). A reader's guide to Pierre Janet on dissociation: A neglected intellectual heritage. Dissociation, 2: 3–16.

Van der Kolk, B.A. (1996). The body keeps the score. Approaches to the psychobiology of Post Traumatic Stress Disorder. In: B.A. Van der Kolk, A.C. McFarlane, L. Weisaeth (Hrsg.), Traumatic Stress.

The effects of overwhelming experience on mind, body, and society (S. 214–241). New York, London: Guilford.

Van der Kolk, B. A., Pelcovitz, D., Roth, S., Mandel, F. S., McFarlane, A., Herman, J. L. (1996). Dissociation, somatization, and affect dysregulation: the complexity of adaptation to trauma. Am J Psychiatry, 153 (Suppl): 83–93.

Woodruff, R. A. (1968). Hysteria. An evaluation of objective diagnostic criteria by the study of women with chronic medical illness. Br J Psychiatry, 114: 115–119.

Woodruff, R. A., Clayton, P. J., Guze, S. B. (1971). Hysteria. Studies of diagnosis, outcome, and prevalence. JAMA, 215: 425–428.

3 Dissoziation aus Sicht der anthropologischen Psychiatrie

Eckhard Frick

3.1 Was ist »anthropologische Psychiatrie«?

Anthropologisch (auf den Menschen bezogen) ist die Psychiatrie insofern, als sie Human-, nicht Veterinär-Psychiatrie ist. Was also trägt die Tradition der »Anthropologischen Psychiatrie« über diese Selbstverständlichkeit hinaus zur Praxis der Psychiatrie und Psychotherapie bei? Ihr Beitrag ist zugleich methodologisch und allgemeinärztlich. In der Pluralität von Methoden, die den psychisch kranken Menschen zum Gegenstand machen (von der neurobiologischen Forschung über die Sozialpsychiatrie bis zur Psychotherapie) erinnert die Anthropologische Psychiatrie an das Wesen des Menschen, der immer mehr ist als Gegenstand einer bestimmten Forschungs-, Untersuchungs- und Behandlungsmethode: nämlich ein Gegenüber im Arzt-Patienten-Dialog. In der Relativierung des nosologischen Zugangs, in der Aufgeschlossenheit gegenüber der Individualität des einzelnen Kranken, seiner Lebensgeschichte und seiner sozialen Einbindung bezieht sich der Beitrag der Anthropologischen Psychiatrie auf jegliches ärztlich-therapeutisches Handeln (Blankenburg 1978).

»Anthropologie« wird in den Nachbarsprachen des Deutschen in der Bedeutung von Kultur-Anthropologie und Ethnologie gebraucht oder auch in der Bedeutung von Human-Biologie. Die Anthropologische Psychiatrie ist hingegen von der Philosophischen Anthropologie (z. B. Plessner 1928/2003) geprägt, die keine neuen empirischen Fakten über den Menschen sammelt, sondern nach dem Wesen des Menschen fragen will. Plessners Theorem der »exzentrischen Positionalität« besagt: Einerseits lebt, nimmt wahr und bewegt sich der Mensch wie das Tier selbstverständlich aus seiner Mitte heraus. Andererseits wird diese Selbstverständlichkeit durch Lachen, Weinen und andere Affekte, durch Reflexion, Selbstobjektivierung usw. unterbrochen. Insbesondere das Schamerleben macht deutlich: Der Mensch ist nicht nur der von außen Angeschaute, sondern er verinnerlicht diesen Blick des Anderen als eine internalisierte (exzentrische) Außenperspektive (Frick 2015). Das für den Menschen charakteristische Oszillieren zwischen zentrischer Positionalität (mit den Tieren geteilt) und der exzentrischen (menschliches Alleinstellungsmerkmal) ist nicht krankhaft, stellt jedoch die Sollbruchstelle der Dissoziation dar. Der exzentrische positionierte Mensch trägt immer den »Keim der Spaltung« in sich (Heinz 2015). Heinz zeigt dies am Beispiel psychotischer Ich-Störungen: Fremdbeeinflussungserlebnisse lassen sich …

»[…] als Verabsolutierung der exzentrischen Position verstehen, bei der der Rückbezug auf die eigenen Artikulationen misslingt. Damit steht aber die Zurechnungsfähigkeit der eigenen Gedanken und Ansichten in Frage. Sie treten mir als fremd, oft sogar als ausgesprochen bedrohlich entgegen und können mich

zu Handlungen antreiben, die ich im nicht-psychotischen Zustand keinesfalls ausführen würde. Aus dem üblicherweise gleichzeitigen Positionieren im Zentrum des Geschehens und im Nirgendwo wird also eine Oszillation, die sich in Richtung der exzentrischen Positionalität verabsolutiert.«

(Heinz 2015, S. 38)

In Bezug auf die Dissoziation und andere psychopathologische Phänomene bleibt die anthropologische Sichtweise nicht beim Aspekt der Defizienz bestimmter, dem Menschsein als wesenseigen zugesprochener Strukturen und Funktionen stehen. Vielmehr führt sie eine »dialektische Betrachtungsweise« ein, etwa wenn der Wahn »positiv aus einer Verselbstständigung einzelner integrierender und beim Gesunden zugleich integrierter Radikale der menschlichen Wirklichkeit begriffen wird« (Kraus 1999, S. 581). Umgekehrt gilt laut Kraus (wiederum am Beispiel des Wahns), »die normale Vorstellungs- und Urteilsbildung« müsse »sich darstellen lassen als eine fortwährend im statu nascendi aufgehobene Wahnbildung«. Allgemeiner ausgedrückt: Aufgrund des mit dem Menschsein gegebenen Oszillierens zwischen (Hyper-) Reflexion und natürlicher Selbstverständlichkeit (Fuchs 2010), zwischen exzentrischer und zentrischer Positionalität leben wir jederzeit im Zustand der Dissoziabilität.

Scharfetters schmales, aber nachdenkliches Buch »Dissoziation – Split – Fragmentation: Nachdenken über ein Modell« (1999) wird in der deutschsprachigen Literatur zur Dissoziation oft zitiert. Allerdings bleiben seine anthropologischen und wissenschaftstheoretischen Hinweise zur Modellvorstellung »Dissoziation« dabei meist ebenso ausgespart wie die Einbeziehung des schizophrenen Erlebens in das dissoziative Spektrum. Auch die mit der Sichtung des Spektrums einhergehenden kritischen begriffsgeschichtlichen Anmerkungen werden in der Diskussion kaum berücksichtigt. Der vorliegende Beitrag will in diesem von Scharfetter in visionärer Weise aufgespannten Horizont für die Einordnung dissoziativen Erlebens weiterdenken.

Die Entdeckung der Dissoziation und der Tiefenpsyche im ausgehenden 19. Jahrhundert gehen Hand in Hand: Ein Zwischenbereich zwischen der Materie (man versuchte seelische Störungen auf Krankheiten des Gehirns zurückzuführen) und dem Geist (Besessenheitstheorien zur Erklärung seelischer Störungen) wird erforscht; das Leid der Nervösen trifft auf Ärzte, die nicht nur klassifizieren und hospitalisieren, sondern auch behandeln. Janet, Freud mit Breuer und Jung kamen auf getrennten Wegen zu dem Ergebnis, dass ein unerträglicher, durch ein Trauma verursachter Affekt zur Dissoziation in der Psyche führte.

3.2 Assoziation – Dissoziation

In der Geschichte der Menschheit ist die Viel-Seelen-Lehre (Polypsychismus) die ursprüngliche Auffassung vom menschlichen Inneren, die bis in heutige schamanistische und andere archaisierende Vorstellungen nachwirkt. Die Facetten des menschlichen Inneren werden zunächst im Außen erlebt, als Exkursions-Seelen, als göttliche oder in der Natur wirkende Mächte. In der westlichen Tradition sind es v.a. der Monopsychismus der griechischen Philosophie und die biblische Entdeckung des inneren Menschen (Theißen 2007), die zu einer einheitlichen Vorstellung von der Seele führen.

In der Neuzeit stellt der englische Empirismus (J. Locke, D. Hume) eine wichtige Gegenbewegung zum philosophisch-theologisch begründeten Monopsychismus dar. In Analogie zu Chemie und Physik wird das

Seelische als zusammengesetzt, verbunden, »assoziiert« aus Elementen gedacht. »*Darin liegen die Keime der Assoziationspsychologie und mit ihr des implizierten Dissoziations-Modells« (Scharfetter 2009, S. 157). »Dass daraus das Compositum Mind entstand, erklärte man sich durch die physikalistische Metapher Assoziation« (Scharfetter 2009, S. 158).*

Das Assoziationsexperiment (Galton, Ebbinghaus, Wundt, Ricklin, Jung) stellt eine frühe psychologisch-experimentelle Methodik dar, mit deren Hilfe gefühlsbetonte Komplexe, Zusammenballungen auffälliger Assoziationen diagnostiziert werden konnten. Die Einheit der Psyche wurde als vorläufig und bedroht angesehen, als abhängig von einigenden Kräften, die beim Absinken des energetischen Tonus die Dissoziation nicht mehr aufhalten können. Jung verwendet dafür häufig den von P. Janet geprägten Begriff »abaissement du niveau mental«. Eine ähnliche Metapher gebraucht der Tübinger Psychiater E. Kretschmer: »*Die alten Komplexe sind wie große Steine im Flußbett, die bei tiefem Wasserstand störend über die Oberfläche kommen. Steigt der Pegelstand, so liegen dieselben bedeutungslos auf dem Grunde und die Schiffe fahren ruhig oben weg« (zitiert nach Tölle 1982, S. 234).*

Janet nennt die Fähigkeit zur Assoziation *puissance de synthèse psychique* und die Dissoziation *désagrégation*. Er benutzt das Modell für die Hysterie – Konversion – »dissoziative Störung«, macht jedoch klar, dass dissoziatives Erleben nicht pathognomonisch für Hysterie ist:

»*Wenn diese vollkommene Gesundheit nicht besteht, ist die Fähigkeit zur psychischen Synthese geschwächt und bringt außerhalb der persönlichen Wahrnehmung eine mehr oder minder beträchtliche Zahl psychologischer Phänomene hervor: Dies ist der Zustand der Dissoziation. Ich nenne dies nicht ›hysterischen Zustand‹, obwohl dieser Zustand ständig bei der Hysterie besteht; denn ich glaube, dass der Zustand der Dissoziation etwas Allgemeineres ist als die Hysterie und dass er in noch vielen anderen Umständen vorkommen kann, so im Zustand der Ablenkungen, der systematisierten Anästhesien, der allgemeinen Anästhesien, der Suggestionen, die bewusst durch das Subjekt ausgeführt werden. Aber die dissoziierten Phänomene bleiben noch inkohärent, derart isoliert, dass sie – außer für einige, die noch einige sehr einfache Reflexe nach sich ziehen – meist keinerlei Auswirkung auf das Verhalten des Individuums haben. Sie sind so, als existierten sie nicht.«*[1]

(Janet 1889, S. 82; Übersetzung E. Frick)

In seiner voranalytischen Phase beschäftigte sich Freud intensiv mit der Hypnose. Er hospitierte bei Liébault und Bernheim in Nancy, v. a. jedoch bei Charcot an der Salpêtrière in Paris. Brouillets Gemälde »Une leçon clinique à la Salpêtrière« schmückte als eine Ikone der Dissoziation und ihrer Behandlung Freuds Behandlungszimmer. Es zeigt den Neurologen Charcot bei der

---

1 »Quand cette santé parfaite n'existe pas, *la puissance de synthèse psychique est affaiblie et laisse échapper, en dehors de la perception personnelle, un nombre plus ou moins considérable de phénomènes psychologiques: c'est l'état de désagrégation.* Je n'appelle pas cela l'état hystérique, quoique cet état existe constamment pendant l'hystérie, car je crois que l'état de désagrégation est quelque chose de plus générale que l'hystérie et qu'il peut exister encore dans bien d'autres circonstances. C'est le moment des distractions, des anesthésies systématisées, des anesthésies générales, des suggestions exécutées consciemment par le sujet. Mais les phénomènes désagrégés restent encore incohérents, tellement isolés que, sauf pour quelques-uns qui amènent encore des réflexes très simples, ils n'ont, pour la plupart, aucune action sur la conduite de l'individu, ils sont comme s'ils n'existaient pas« (Janet 1889, S. 82).

Demonstration eines großen hysterischen Bogens, den er durch Hypnose auslösen und durch Desuggestionierung beenden konnte. Im Hintergrund ziert eine Abbildung dieser hysterischen Symptomatik den Seminarraum. Bis auf die Patientin und die Krankenschwester, die ihre Hände schützend vor die nach hinten gebeugte Patienten hält, sind nur Männer abgebildet (Signoret 1983). »Une leçon clinique à la Salpêtrière« illustriert sowohl Suggestibilität als auch Dissoziabilität und Fähigkeit zur Selbsthypnose hysterischer Menschen.

Das ein Jahrhundert später formulierte *autohypnotische Modell* geht davon aus, dass traumatisierte Menschen angeborene selbsthypnotische Fähigkeiten als Abwehr und Coping (peritraumatische Dissoziierung als evolutionsbiologisch verankerter Überlebensmechanismus; ▸ Kap. 10 in diesem Band) nutzen, was zur Ausbildung einer multiplen Persönlichkeitsstörung führen kann (Putnam u. Carlson 1998).

Auch wenn zwischen Hypnotisierbarkeit und Dissoziation nur ein loser Zusammenhang besteht, kann im Sinne einer heuristischen Metapher Hypnose für Dissoziation und Suggestibilität für Dissoziabilität stehen. Allerdings ist laut Putnam und Carlson noch weitere Forschung erforderlich, um nicht der Gefahr eines simplifizierenden Pseudo-Verständnisses der Dissoziation zu erliegen oder gar den betroffenen Patienten durch unsensible hypnotherapeutische Interventionen zu schaden.

In ihren »Studien zur Hysterie« greifen Freud und Breuer zwar anfangs therapeutisch die Hypnose und terminologisch das Vokabular der Dissoziation auf (▸ Kap. 11 in diesem Band). Innerhalb des psychoanalytischen Neurosemodells wird jedoch Dissoziation durch Verdrängung ersetzt. Dissoziation wird zum »blinden Fleck der Psychoanalyse« (▸ Kap. 10 in diesem Band). An die Stelle der Lehre von der Syntheseleistung/vom pathogenen *affaiblissement du niveau mental* tritt die Lehre vom seelischen Konflikt:

> *»Sie sehen nun, worin der Unterschied unserer Auffassung von der Janetschen gelegen ist. Wir leiten die seelische Spaltung nicht von einer angeborenen Unzulänglichkeit des seelischen Apparates zur Synthese ab, sondern erklären sie dynamisch durch den Konflikt widerstreitender Seelenkräfte, erkennen in ihr das Ergebnis eines aktiven Sträubens der beiden psychischen Gruppierungen gegeneinander.«*
>
> (Freud 1910, S. 23)

Die Alltagssprache ist hinsichtlich des Konfliktmodells häufig nicht präzise genug: »Spaltung« kann in der Erste-Person-Perspektive des Betroffenen für das Bewusstwerden einer Konfliktspannung stehen. Spaltung im Sinne der Dissoziation ist (im Gegensatz zu »dissoziativen« Symptomen) ein tief unbewusster, vor Traumatisierung schützender Abwehrmechanismus:

> *»The double nature of splitting: structuring or pathogenic. When it is in the service of psychic differentiation, of establishing internal and external limits and separations, it makes repression possible and, secondarily, it allows the ego to find compromises. It establishes distinctions between the reality principle and the pleasure principle.«*
>
> (Sechaud 2015, S. 143)

Trotz der oft wiederholten Gegenüberstellung von Janets Psychologie und Psychoanalyse muss an eine Kontinuität erinnert werden: Janets Syntheseleistung lebt in der einheitsstiftenden Funktion weiter, die Freud dem Ich zuschreibt.

3.3 C. G. Jung

Jungs spezifischer Zugang zur Dissoziation ist ein doppelter: (1) Dissoziation ist relational, kann nur innerhalb der Arzt-Patient-Beziehung geheilt werden; (2) dissoziierte Anteile des persönlichen Erlebens manifestieren sich als Komplexe in Bildern, Fantasien, Träumen: Bilder *personifizierter* Affekte können als Projektionen erkannt, verstanden, zurückgenommen und re-integriert werden. Die mythopoietische Potenz der Psyche zeigt sich nicht nur im kollektiven Unbewussten und in den großen Überlieferungen der Menschheit, sondern auch in der Psyche des Individuums (Kalsched 2016). Personifizierte Komplexe weisen dem Einzelnen einen Weg der Entwicklung: Es kommt nicht nur auf die Internalisierung äußerer Objekte an (Objektbeziehungstheorie). Vielmehr sind die »Mythen« des Traumes Schöpfungen des inneren Traumregisseurs. Jung nannte die Deutung von Beziehungen zu Personen des Traumes »objektstufige Deutung«, wenn Beziehungen nach außen, zu den jetzigen oder früheren Objekten der träumenden Person interpretierend herangezogen werden. Hingegen geht die »subjektstufige Deutung« von dem Grundsatz aus: Alles was ich träume, bin ich selbst.

»Die ganze Traumschöpfung ist im Wesentlichen subjektiv, und der Traum ist jenes Theater, wo der Träumer Szene, Spieler, Souffleur, Regisseur, Autor, Publikum und Kritiker ist. Diese einfache Wahrheit ist die Grundlage jener Auffassung des Traumsinnes, die ich als Deutung auf der Subjektstufe bezeichnet habe. Diese Deutung faßt […] alle Figuren des Traumes als personifizierte Züge der Persönlichkeit des Träumers auf.«

(Jung GW 8, § 509)

Jungs subjektstufiges Theatermodell des Traumes ist sehr nah an Kohuts *self-state-dreams* und an Brombergs (2013) »postmoderner« Dissoziationstheorie. Bromberg sieht die Psyche als Compositum aus vielen diskontinuierlichen Selbst-Zuständen, die im Erleben des Augenblicks aktualisiert und im nächsten Moment von einem anderen Selbst-Zustand abgelöst werden, ohne dass das Individuum dies bemerkt. Mit anderen Worten: Wir leben in einer raschen Abfolge dissoziierter »Einzelbilder«, die uns jedoch nicht als solche bewusst werden, weil wir nur das Fließen des »Films« wahrnehmen. Bromberg vergleicht diese nicht wahrgenommene Dissoziation der Selbst-Zustände mit den Schauspielern einer großen Theater-Truppe: Zu einem gegebenen Augenblick sind nur wenige Schauspieler auf der Bühne. Andere halten sich jedoch hinter oder neben der Bühne auf und können jederzeit auftreten.

Im Wort-Assoziationstext, den Jung vorfand und weiterentwickelte, gelingt ein Einblick in die seelische Bühne des Wachzustandes: »Komplexe«, Zusammenballungen von Vorstellungen konstellieren sich, wenn Affekte dissoziieren. Komplexe sind rechtshirnig enkodierte implizite prozedurale Erinnerungen (Schore) bzw. somatoforme Symptome (Hart et al. 2006; Howell 2013)

Jung bezieht die Dissoziabilität zunächst auf die Spaltbarkeit der Psyche in einen bewussten und in einen unbewussten Teil. Die psychiatrische Erfahrung zeige, dass »es nur wenig braucht, um die im Laufe der Entwicklung mühsam erreichte Einheit des Bewußtseins zu sprengen und sie wieder in ihre ursprünglichen Elemente aufzulösen« (Jung 1922/1967, § 365). Für das normale seelische Leben zeigt Jung durch das Assoziationsexperiment sowohl die Einheit des Bewusstseinsflusses (unauffällige Wortassoziationen, Fehlen physiologischer Besonderheiten) als auch die plötzlich sich konstellierenden, dissoziativen Auffälligkeiten: gefühlsbetonte Komplexe, die mit physiologischen Besonderheiten wie Erhöhung der Herzfrequenz, Erniedrigung des Hautwiderstandes einhergehen können. Die Konstellation der Komplexe in der (diagnostischen) Beziehung hat ihre Entsprechung darin, dass auch die Reintegration der Dissoziation ihren Platz in der Arzt-Patient-Beziehung hat (Kalsched 2016).

Jung nimmt – inspiriert durch Janet – ein unterschwelliges sekundäres Subjekt an, welches vom Ich-Bewusstsein getrennt sei. Diese Dissoziation könne durch Verdrängung (im Sinne Freuds) unbewusst werden. Jung rechnet mit »noch nicht bewussten, das heißt als subjektiv realisierten Inhalten«, die nicht verdrängt seien: »die Dämonen und Götter der Primitiven oder die fanatisch geglaubten -ismen der Moderne. Dieser Zustand ist weder pathologisch noch sonst wie absonderlich, sondern der *ursprüngliche Normalzustand*, während die in der Einheit des Bewußtseins zusammengefaßte Ganzheit der Psyche ein ideales und nie erreichtes Ziel darstellt« (§ 366).

Wie Scharfetter schließt Jung das schizophrene Erleben in das dimensionale Spektrum der Dissoziation ein, am meisten entfernt von dem gesunden Pol des hypnotischen oder absorptiven Erlebens. Mit Eugen Bleuer hält er Störungen des Assoziationsvorgangs (neben Bleulers anderen drei »A«s: Autismus, Ambivalenz, Affektivität) für *das* primäre Symptom der Schizophrenie (von griechisch σχίζειν *schizein* »spalten« und φρήν *phrēn* »Zwerchfell, Seele, Geist«). Dieser von Bleuler geprägte Name für die früher als »Dementia praecox« bezeichnete Psychosegruppe ist im allgemeinen Sinn ein Gegenbegriff zu Assoziation, also ein Synonym für Dissoziation als Bezeichnung für eine funktionelle Störung, die Jung mit Pierre Janet »abaissement du niveau mental« nennt (Jung 1939/1979, § 506). Jung betont einerseits die Kontinuität der Dimension »Dissoziation« vom Gesunden über die Neurose bis zur Schizophrenie. Andererseits hebt er den in der »Erhaltung der potenziellen Einheit der Persönlichkeit« (bei der Neurose, nicht bei der Schizophrenie) liegenden Unterschied hervor (§ 506). Die schizophrene Dissoziation sei …

> »*[…] nicht mehr flüssig und wechselhaft wie bei einer Neurose, sondern mehr wie ein zersplitterter Spiegel. Die Einheit der Persönlichkeit, die, im Falle von Hysterie, ihren eigenen sekundären Persönlichkeiten einen menschlich verständlichen Charakter verleiht, ist endgültig in Stücke geschlagen. In einer hysterischen multipeln Person gibt es eine ziemlich ruhige, sogar taktvolle Zusammenarbeit zwischen den verschiedenen Persönlichkeiten, die ihre einzelnen Rollen haben und sich nach Möglichkeit gegenseitig nicht belästigen. Man spürt die Anwesenheit eines spiritus rector, einer Zentralfigur, die die Bühne auf fast rationale Weise für die verschiedenen Personen arrangiert, oft in Form eines mehr oder weniger sentimentalen Dramas*«.
>
> (§ 507)

Dissoziation *kann* Jung zufolge ein Symptom sein, ist jedoch in erster Linie Disposition und Ausgangssituation des seelischen Lebens. Forscher, die sich auf Freuds Konzeption des Unbewussten berufen, sehen die Dissoziation vorwiegend unter pathologischen Gesichtspunkten. Jungs komplexe Psychologie hingegen sieht die Psyche primär aus Fragmenten zusammengesetzt, die erst sekundär eine Einheit bilden. Auch beim Gesunden bleibt diese Einheit brüchig. Die Sollbruchstellen werden sichtbar, wenn sich ein gefühlsbetonter Komplex konstelliert (Knox 2013). Zu diesen Komplexen gehört auch das »Ich« als Zentrum des Bewusstseinsfeldes.

3.4 Dissoziation: metaphorische Rede auf zwei Ebenen

Die (chemische) Dissoziation des zusammengesetzten Stoffes XY in seine Bestandteile X und Y ist messbar und beobachtbar. In gewisser Weise gilt dies auch für menschliches Sprechen und für Texte, deren »Assoziationen« sich als Zusammenhänge und inhaltliche Brücken darstellen. Gedankliche »Dissoziation« zeigt sich vielmehr durch logische Brüche, fehlende oder jedenfalls nicht auf den ersten Blick nachvollzierbare Zusammenhänge. Dissoziation heißt »Dis-assoziation« (Blass 2015).

Wird menschliches Verhalten oder Erleben als »dissoziativ« oder »dissoziiert« bezeichnet, so liegt ein metaphorischer Sprachgebrauch vor. Die »einheitliche« Gestalt der Persönlichkeit, ihre Sollbruchstellen und ihr Zerbrechen lassen sich nicht beobachten wie der einheitliche Stoff XY und sein Zerfallen in die Komponenten X und Y. Die Wahrnehmung der Persönlichkeit in ihrer mehr oder minder großen Einheitlichkeit ist ein Beziehungsgeschehen, das sich aus mehreren Quellen speist:

- Beobachtung des Verhaltens in der Beziehung, insbesondere der (Dis-)Kontinuität in Aufmerksamkeit, Wahrnehmung, Zugewandtheit, Gedanken- und Gesprächsführung
- Beschwerdeschilderung: Z. B. besteht bei funktionellen (pseudo-)neurologischen Störungen, etwa nicht-epileptischen Anfällen, ein Missverhältnis zwischen unwillkürlichen Bewegungen und der bewussten Beobachterposition des Patienten: »In my attacks I am conscious but I can't react to things« (Lehn et al. 2015). In emotionaler Hinsicht entspricht dem die *belle indifférence* der französischen Psychopathologie.
- Anamnese (eigen und fremd)
- Testdiagnostik
- Übertragungs- und Gegenübertragungsdynamik

Der Eindruck einer einheitlichen Persönlichkeit (Bleulers »Assoziation«) ergibt sich (negativ) aus dem Fehlen dissoziativer Störungen oder (positiv) aus der Übereinstimmung unserer Annahmen und Vorstellungen über eine einheitliche Persönlichkeitsgestalt mit der Beziehungserfahrung. Die *belle indifférence*, mit der die französische Schule hysterische Patientinnen charakterisierte, meint das Missverhältnis zwischen Lähmungen, Bewusstseinsstörungen und anderen »dissoziativen« Phänomenen einerseits und der unbekümmerten, vielleicht sogar heiteren Stimmung der Patientinnen. In diesem Falle ist es das Missverhältnis zwischen der eindrucksvollen (pseudo-)neurologischen Symptomatik auf der einen Seite und der dazu nicht passenden Emotion auf der anderen, das den meist männlichen Beobachtern nicht zusammenpassend, dissoziiert erschien. Brouillets »leçon clinique à la Salpêtrière« hält diese gender- und emotionenbezogene Dissoziation in einer zeittypischen Momentaufnahme fest.

Es ist dieses Missverhältnis zwischen der global wahrgenommenen Persönlichkeitsgestalt und dem dazu nicht passenden, isoliert erscheinenden hysterischen Symptom, das mit der Metapher »Dissoziation« beschrieben wird. Wir können dies die erste Ebene des metaphorischen Redens von der Dissoziation nennen. Eine zweite Ebene besteht darin, dass für den Eindruck eines dissoziativen Geschehens bildhafte Vergleiche gebraucht werden wie Jungs »zersplitterter Spiegel«. Mithilfe dieser Sekundärmetapher wird der Ausdruck »Dissoziation« unterstrichen und anschaulicher gemacht. Außerdem deutet der Vergleich den Schweregrad der Dissoziation und ihre mögliche Irreversibilität an. So besagt der Vergleich einer nicht pathologischen und vollständig reversiblen Trance mit einem »Wegdämmern« oder »Benebeltsein«, dass diese seelischen »Witterungsverhältnisse« flüchtig und vorübergehend sind.

Häufige sekundäre Metaphern betreffen das personale (eigene oder fremde) *Handeln* in der Dissoziation, z. B. die Vorstellung einer Rollen-Übernahme innerhalb eines Theatermodells oder *mechanistische/Automaten-Konzepte*, z. B. Metaphern im Computer-Kontext. Wichtig erscheint es, diese Metaphern als Metaphern zu verwenden, je nach Patient auch Metaphern intentionalen Handelns mit solchen eines Automatismus zu kombinieren und die Vergleiche nicht zu verdinglichen (Segall 1996).

> *»[...] metaphors can say the unsayable, can reach across gaps in memory, or permit expression where speech has been directly or indirectly forbidden. Both clinicians and patients reach for metaphor to explain and contain the aftereffects of unconstruable experience. In trying to conceptualize posttraumatic dissociation, mental health professionals have created several metaphoric domains.«*
>
> (Way 2006, S. 28)

Metaphern für Dissoziation beruhen auf Metaphern für das Selbst, die in zwei Klassen eingeteilt werden können (Way 2006, S. 29):

1. Das Selbst als ein Ding (»reified thing«), auf das äußere Kräfte einwirken, sodass es gespalten, zersplittert, vervielfacht ... wird. Die Metaphern dieser ersten Gruppe leiten sich von Substantiven ab.
2. Das Selbst als handelndes Wesen, dessen Aufmerksamkeit, Blick, Wachheit usw. eingeschränkt und »nach innen« gerichtet ist. Die Metaphern dieser zweiten Gruppe leiten sich von Verben ab.

Physikalistische Metaphern vom Typ 1 enthalten zwei Elemente: a) die Psyche als Raum, Feld, Kompositum von Bereichen (spatiales Element); b) »Anziehung (Aggregation, Kohäsion, Konnektion) und Auseinandergeraten (Zerbrechen, Dissoziation, Fragmentation) als physikalisches Geschehen (Dynamik) nach dem Muster der Schwerkraft-Anziehung, der magnetischen Anziehung von Körpern« (Scharfetter 2009, S. 194).

Metaphern von Dissoziation und Trauma können die passivierende, verdinglichende, reifizierende Erfahrung der Traumatisierung ausdrücken und vertiefen. Sie können jedoch auch die Handlungs- und Beziehungsressourcen von Patient und Therapeut fördern. Ganz allgemein kann das Vokabular von Trauma und Dissoziation für den Schweregrad der Belastung, für die Überforderung des Patienten, für die Gefahr der Grenzverletzung durch den Therapeuten stehen – auch außerhalb von traumatischen Situationen im spezifischen Sinn.

> *»Von den Menschen mit Multipler Persönlichkeit, heute Dissoziative Persönlichkeitsstörung genannt, lernen wir, wie das Ich-Selbst kaleidoskopartig wechseln kann, wie sehr unterschiedliche Subselves, Subholons von Kontrast- und Ergänzungsteilpersönlichkeiten bestehen können. Wie Quecksilberkügelchen bleiben sie oft lange ›ganz‹, rund und wie diese können sie auch ohne Fragmentation des Ich wieder zu einem grösseren Holon zusammen kommen. Dies zeigt den Unterschied zur ›schizophrenen‹ Ich-Störung. Auch da ist Diskonnektivität, Dissoziation, Kohärenzverlust – manchmal bis zur Auslöschung des Ich in der Devitalisierung. Die Kohärenz-Zerstörung wird mit dem Dissoziations-Modell interpretiert: Das Ich fragmentiert wie ein Glasstück in verschieden große Splitter, die nicht (wie*

beim Quecksilber) leicht wieder zusammen kommen.«

(Scharfetter 2009, S. 136 f.)

Scharfetters Metaphorik (Quecksilber und zersplittertes Glas) hilft bei der Unterscheidung zwischen *kohäsiven* und *nicht-kohäsiven* Störungen innerhalb des dissoziativen Spektrums: Kohäsive Störungen, von denen in ICD und DSM viele unter die »dissoziativen Störungen« subsummiert werden, betreffen nicht das Ich-Selbst, sondern benennen die Abspaltung einzelner Funktionen (Gedächtnis, Sensorik, Motorik) oder das Abtauchen in andere Bewusstseinszustände (Trance, Ekstase usw.). Die non-kohäsiven Störungen veranschaulicht er je nach Schweregrad und Restitutionsmöglichkeit mit »Quecksilber und zersplittertem Glas«.

Auch im therapeutischen Dialog zwischen Arzt und Patient werden sowohl substantivische Metaphern der 1. als auch verbale der 2. Gruppe gebraucht. Der therapeutische Prozess bewegt sich von den technisch-verdinglichenden Metaphern weg und zu den »embodied metaphors« (Leuzinger-Bohleber u. Pfeifer 2013) hin. Die Erlebens- und Ausdrucksmöglichkeiten des lebendigen Leibes, der mehr ist als verdinglichter Körper (Frick 2015) sind Mittel und Ziel des therapeutischen Prozesses.

Metaphorisches Sprechen über Dissoziation kann hilfreich sein, um sich unter Fachleuten und mit dem Patienten zu verständigen. Geht aber im positivistisch-feststellenden Denken (»so ist es« anstatt: »ich stelle es mir vor wie …«) das Bewusstsein für die Metaphorik verloren, dann werden Metaphern spekulativ als Realitätsabbildung ausgegeben (Scharfetter 2009, S. 201).

3.5 Das Nominalismus-Problem

Mithilfe der Metapher »Dissoziation« benennen wir kategorial eine durch diagnostische Kriterien bestimmbare nosologische Gruppe »Dissoziativer Störungen« oder dimensional ein Erlebensspektrum, das von künstlerischer oder spiritueller Versunkenheit bis zur schizophrenen Spaltung reicht. Weder Bleuler als Um-, nicht Erstbenenner der Schizophrenie noch wir befinden uns in dem semantischen Paradies, psychopathologische Entitäten als Erste benennen oder entdecken zu können. Vielmehr handelt es sich in der Psychopathologie durchwegs um Neuklassifikationen und Umbenennungen.

Die Position eines naiven (semantischen) *Realismus* geht demgegenüber davon aus, dass wir wie ein biologischer oder chemischer Forscher in der Natur präexistente Entitäten »entdecken«, benennen und klassifizieren. So präexistiert Mendeljevs Periodensystem der Elemente in der Natur, möglicherweise kommt noch das eine oder andere (instabile) Element hinzu. Aber im Großen und Ganzen hängt ein vollständiges und getreues Bild der Natur in den Schulsälen dieser Welt. Aus der Nummer im Periodensystem können wesentliche Merkmale eines Elementes vorhergesagt werden: Schmelzpunkt, Dichte, Assoziierbarkeit mit anderen Elementen. Im Unterschied dazu haben innerhalb des zweiten Realismus-Paradigmas, der Biologie, die Arten keine klaren Grenzen. Auch ist es nicht möglich, wesentliche Eigenschaften von biologischen Arten aus der Klassifikation vorherzusagen. Innerhalb des semantischen Realismus ähnelt psychiatrisches Klassifizieren mehr dem biologischen Paradigma als dem chemischen (Kendler 2016).

Die Gegenposition zum Realismus ist der Nominalismus, dem zufolge die Dinge nicht in der Welt prä-, sondern erst durch unser

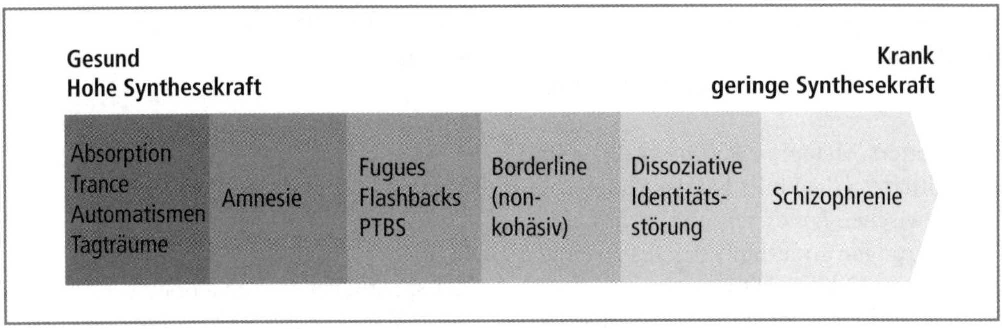

Abb. 3-1 Das dissoziative Spektrum in Abhängigkeit von der Synthesekraft (modifiziert nach Scharfetter 1999, S. 101)

Benennen existieren. Im Unterschied zum Periodensystem sind DSM, ICD und das psychopathologische Urteil des einzelnen Diagnostikers Nominalismen, genauer gesagt: uneingestandene Nominalismen, weil das Bemühen um Objektivität und um diagnostischen Konsens hohe Priorität genießt. Wenn wir den nominalistischen Charakter der Diagnose (in unserem Fall: der Diagnose »Dissoziation«) thematisieren, so heißt dies, einen Mittelweg zwischen zwei Extremen zu finden: auf der einen Seite Verleugnung des Nominalismusproblems, auf der anderen Seite Ablehnung jeglicher diagnostischer Bemühung, z. B. aus antipsychiatrischen Beweggründen (Verhaeghe 1992).

Wenn psychopathologische Sprache selbstreflexiv wird, verwirft sie zunächst den naiven Alltagsrealismus und gerät in eine nominalistische Position. Auch diese ist letztlich haltbar, da »krank« und »gesund« keine beliebigen Namen sein können, im Interesse des Patienten nicht unentschieden nebeneinander stehen können. Auswege aus diesem Dilemma sieht Feer (1987) im Gebrauch von Metaphern und in Kripkes (1972) Theorie der Namensgebung. Kripke zufolge werden nicht Bündel von Eigenschaften, sondern Dinge der natürlichen Welt ein für alle Mal »getauft«. Beispiel einer derartigen Taufe ist die (Um-)Benennung der Schizophrenie durch Bleuler. Entscheidend ist die Referenz des Namens, also der Bezug auf eine Person oder Personengruppe, die vom »taufenden« Namensgeber durch soziale Kooperation weitergegeben wird.

In der Medizin werden Krankheiten dadurch benannt, dass paradigmatische Fälle gezeigt oder gelehrt werden. In diesem Zusammenhang werden auch Symptome benannt und deren Kenntnis weitergegeben. Experten kennen das Referenzobjekt eines Namens genau, die anderen haben nur ungefähre Vorstellungen (»Stereotype«). Mit Kripke können wir Bleuler einen Experten nennen. Damit Diagnose gelingt, müssen die Stereotype aller beteiligten Personen einige Gemeinsamkeiten haben, die den paradigmatischen Fällen zukommen (Feer 1987, S. 26).

»Dissoziation« ist eine derartige Eigenschaft, die zum Stereotyp der Hysterie zu Zeiten Charcots, Freuds, Breuers und Janets gehörte, und die heute eng mit dem Stereotyp »Traumatisierung« verknüpft ist. Allerdings ist Dissoziation nicht pathognomonisch für posttraumatische Störungen: Vom Vorliegen der Dissoziation lässt sich nicht eindeutig auf eine bestimmte nosologische Kategorie schließen, sondern nur der Bezug zum (dimensionalen) dissoziativen Spektrum herstellen (▸ Abb. 3-1).

Im Gegensatz zu anderen medizinischen Diagnosen beziehen sich psychopathologische Diagnosen nicht auf Ursachen, sondern auf Symptomcluster (Syndrome) (Maung 2016). Wünschenswert ist die Entwicklung von der deskriptiven zur kausalen Diagnostik. Der zugleich dimensional und kategorial verwendete Ausdruck »dissoziativ« kommt allerdings kaum für diese Begriffsentwicklung infrage.

»Nach neuerem psychodynamischen Verständnis (Eckhardt-Henn u. Hoffmann 2004; Mentzos 2004) sind dissoziative Symptome und Störungen einerseits als unspezifische Reaktionsmodi auf intrapsychische und interpersonelle Konflikte, welche die Ich-Integrität massiv bedrohen, zu interpretieren. Andererseits können sie ebenso als Folge schwerer Realtraumatisierungen verstanden werden. Grundlegend ist dabei die Annahme, dass die kognitive und emotionale Reizverarbeitungskapazität überschritten wird, unabhängig davon, ob es sich um innere Reize (z. B. intrapsychische Konflikte) oder äußere Stimuli (etwa traumatische Erfahrungen) handelt.«

(Freyberger u. Spitzer 2012, S. 259)

3.6 Normative Dissoziation in der Postmoderne

Die späte Moderne ist durch ein eigentümliches Schwanken zwischen Gottes- und Selbstverlust gekennzeichnet, »als geriete das Subjekt auf dem Weg zu sich selbst aus dem Regen der Nichtexistenz Gottes in die Traufe des nichtexistenten Selbst. Eine fatale Symmetrie des Fehlens zeichnet sich ab« (Lesmeister 2014, S. 57). Das Projekt der klassischen Moderne hatte die Welt säkular, institutionen- und vor allem: religionskritisch gestaltet. Das aufgeklärte und aufklärende Subjekt der Moderne entstand geradezu in der Auseinandersetzung mit aufklärungsfeindlichen Mächten, Personen und Inhalten. Freud ist ein später Exponent der klassischen Moderne, und sein Begriff des »Unbehagens in der Kultur« steht für Höhepunkt und Krise der Moderne. Sowohl Charles Taylor als auch Zygmunt Bauman greifen den Topos des Unbehagens auf, um die Nachzeitigkeit der klassischen Moderne zu konzeptualisieren, die vielerlei Namen trägt: flüchtige oder flüssige Moderne, Postmoderne, reflexive Moderne, Postsäkularität, Spiritual Turn usw.

Aufklärungsfeindliche, die Subjektivität und Subjektwerdung bedrohende Einflüsse hatte die klassische Moderne entweder im Außen, interpersonal bekämpft, z. B. durch Erstreiten von bürgerlichen Rechten, Laizismus oder Regelung eines herrschaftsfreien Diskurses. Dem entsprach intrapsychisch der psychoanalytische Kampf um die Bearbeitung von Konflikten, um Ich-Werdung, wo Es war. Das werdende Ich, das sich gegen seine »Zwingherren« Es und Über-Ich durchsetzte, wurde idealiter als einheitliches Zentrum der Persönlichkeit gedacht.

Im Gegensatz zum aufklärerischen Einheits- und Rationalitätsstreben dekonstruiert die Postmoderne das einheitlich gedachte Subjekt, setzt wieder einen Polypsychismus an die Stelle des Monopsychismus. Gegen die Subjektivität als »Wesen« der Persönlichkeit setzt die Postmoderne (anti-essentialistisch) die Dezentrierung der Psyche, die prozesshaft konzipiert wird.

Die anti-essentialistische Postmoderne sieht das Selbst kontextuell, abhängig von den jeweiligen Beziehungen (Stern 2002) und multizentrisch, als »Theatertruppe« mit wechselnden »Auftritten« (Bromberg 2013).

3.7 Dissoziation als anthropologische Konstante

Scharfetter bezeichnet den schizophrenen Menschen als *Sýmbolon anthrōpou*, als Symbol des Menschen, der in seiner Zerbrechlichkeit für das menschliche Streben nach Einheitlichkeit steht. Die Existenz des schizophren genannten Menschen ist »eine gelebte [...] Hermeneutik des Menschen überhaupt. Die basalen Ich-Krankheiten, genannt Schizophrenien, sind ein Sýmbolon anthrópou« (Scharfetter 1987, S. 2).

Am anderen Ende des Spektrums können zur »normativen Dissoziation« alltägliche/allnächtliche Phänomene wie Traum, Tagtraum, hypnotische Trance, meditative Versenkung gezählt werden (Butler 2006). Das dissoziative »Neben-sich-Stehen« unter dem Einfluss der traumatischen Situation und ihres Wiedererlebens, aber auch als Coping-Versuch kennen wir aus dem Bereich der Pathologie. Zugleich ist Dissoziabilität eine Grundvoraussetzung seelischen Erlebens. Dissoziation ist eine »fundamentale und universale Komponente der menschlichen Psychologie« (Eckhardt-Henn 2014, S. 190).

Wie ist dies zu verstehen? Helmuth Plessner zufolge haben Mensch und Tier eine zentrische, geschlossene Organisationsform gemeinsam. Mensch und Tier können sich gegenüber ihrer Umwelt abgrenzen, können ihre Grenze realisieren. Sie bewegen sich aus ihrer Mitte heraus. Diese Selbstverständlichkeit des eigenen Leibes und seiner Bewegung im Raum wird solange nicht thematisiert, bis »Beschwerden« auftreten oder der eigene Leib aus anderen Gründen zum objektivierten Körper wird: in der medizinischen Diagnostik, im sportlichen Drill, in der ästhetischen Manipulation. Die lebensnotwendige Selbst-Distanzierung kann zur Dissoziation werden, wenn die von Janet beschriebene Synthesefunktion versagt (Ingerslev 2013).

Den Menschen zeichnet die Fähigkeit aus, neben der weiterhin verfügbaren »animalischen« Leiblichkeit eine kritische, distanzierte Beobachterposition zu sich einnehmen zu können, eine Art habitueller Dissoziation. Die »exzentrische Positionalität« (Plessner 1928/2003) macht den Menschen heimatlos, suchend, reflektierend, fragend. Er muss Natürliches und Künstliches verbinden, um Mensch zu sein. Dies macht es ihm möglich, wie ein Theaterregisseur verschiedene Anteile seiner selbst auf die intrapsychische Bühne und in das interpersonale Feld der Beziehungen treten zu lassen. Gehorchen die »Schauspieler« dem »Regisseur« nicht mehr, kann dieser sich abwenden wie ein Zuschauer, den das Geschehen auf der Bühne nichts anzugehen scheint.

Der professionelle Schauspieler, den wir in seinem Handeln auf der Bühne beobachten, führt uns ein anthropologisches Experiment vor (Plessner 1948/1982): Er ist ganz »in« seiner Rolle, vielleicht mit »echten« Tränen und anderen Affekten. Gleichzeitig aber beobachtet er sich, kontrolliert sich, kann über die Bühne hinausdenken und sein Schauspiel reflektieren. Einem guten Schauspieler gelingt beides: die Dissoziation *und* das Im-Spiel-Sein.

In Erinnerung an Christian Scharfetter – im Jahr seines achtzigsten Geburtstags

Literatur

Blankenburg, W. (1978). Was heißt ›anthropologische Psychiatrie‹? In: A. Kraus (Hrsg.), Leib, Geist, Geschichte. Brennpunkte anthropologischer Psychiatrie (S. 15–28). Heidelberg: Hüthig.

Blass, R. B. (2015). Conceptualizing splitting: On the different meanings of splitting and their implications for the understanding of the person and the analytic process. International Journal of Psychoanalysis, 96: 123–139.

Bromberg, P. M. (2013). Awakening the dreamer: Clinical journeys. New York: Routledge.

Butler, L. D. (2006). Normative dissociation. Psychiatric Clinics of North America, 29: 45–62.

Eckhardt-Henn, A. (2014). Dissoziation. In: W. Mertens (Hrsg.), Handbuch psychoanalytischer Grundbegriffe (S. 188–193). Stuttgart: Kohlhammer.

Feer, H. (1987). Die Sprache der Psychiatrie: Eine linguistische Untersuchung. Berlin, Heidelberg: Springer.

Freud, S. (1910). Über Psychoanalyse. In: A. Freud, E. Bibring, W. Hoffer, E. Kris, O. Isakower (Hrsg.), Gesammelte Werke. Bd. 8 (S. 1–60). London: Imago.

Freyberger, H. J., Spitzer, C. (2012). Dissoziative Störungen. In: Ch. Reimer, U. Rüger (Hrsg.), Psychodynamische Psychotherapien (S. 257–267). Berlin, Heidelberg: Springer.

Frick, E. (2015). Psychosomatische Anthropologie. Ein Lern- und Arbeitsbuch für Unterricht und Studium. 2. Aufl. Stuttgart: Kohlhammer.

Fuchs, T. (2010). The psychopathology of hyperreflexivity. Journal of Speculative Philosophy 24: 239–255.

Hart, O., Nijenhuis, E. R., Steele, K. (2006). The haunted self: Structural dissociation and the treatment of chronic traumatization. New York, London: Norton.

Heinz, A. (2015). Minimale anthropologische Grundannahmen zur Definition psychischer Krankheit. Internationales Jahrbuch für philosophische Anthropologie, 5: 33–40.

Howell, E. F. (2013). The dissociative mind. London New York: Routledge.

Ingerslev, L. R. (2013). My body as an object: self-distance and social experience. Phenomenology and the Cognitive Sciences, 12: 163–178.

Janet, P. (1889). L'Automatisme psychologique. Paris: Félix Alcan.

Jung, C. G. (1922/1967). Theoretische Überlegungen zum Wesen des Psychischen. In: M. Niehus-Jung, L. Hurwitz-Eisner, F. Riklin, L. Jung-Merker, E. Rüf (Hrsg.), Die Dynamik des Unbewussten. Gesammelte Werke 8 (S. 187–267). Zürich, Stuttgart: Rascher.

Jung, C. G. (1939/1979). Über die Psychogenese der Schizophrenie. In: C. G. Jung, Gesammelte Werke. (Bd. 3). Olten, Freiburg: Walter.

Kalsched, D. E. (2016). Jung and dissociation. In: E. Howell, S. Itzkowitz (Hrsg.), The Dissociative Mind in Psychoanalysis: Understanding and Working With Trauma (S. 85–96). London, New York: Routledge.

Kendler, K. S. (2016). The nature of psychiatric disorders. World Psychiatry, 15: 5–12.

Knox, J. (2013). The mind in fragments: The neuroscientific, developmental, and traumatic roots of dissociation and their implications for clinical practice. Psychoanalytic Inquiry, 33: 449–466.

Kraus, A. (1999). Phänomenologisch-anthropologische Psychiatrie. In: H. Helmchen, F. Henn, H. Lauter, N. Sartorius (Hrsg.), Psychiatrie der Gegenwart 1: Grundlagen der Psychiatrie (S. 577–603). Berlin, Heidelberg: Springer.

Kripke, S. A. (1972). Naming and necessity. In: G. Harman, D. Davidson (Hrsg.), Semantics of natural language (S. 253–355). Dordrecht: Reidel.

Lehn, A., Gelauff, J., Hoeritzauer, I., Ludwig, L., McWhirter, L., Williams S. et al. (2015). Functional neurological disorders: mechanisms and treatment. Journal Of Neurology, 623: 611–620.

Lesmeister, R. (2014). Selbst und Transzendenz – Überlegungen zur Stellung des Subjektes bei C. G. Jung im Kontext des »Spiritual Turn«. In: E. Frick, A. Hamburger (Hrsg.), Freuds Religionskritik und der »Spiritual Turn« (S. 53–63). Stuttgart: Kohlhammer.

Leuzinger-Bohleber, M., Pfeifer, R. (2013). Psychoanalyse und Embodied Cognitive Science in Zeiten revolutionären Umdenkens. Erinnern, Übertragung, therapeutische Veränderung und »embodied metaphors«. In: M. Leuzinger-Bohleber, R. N. Emde, Pfeifer, R. (Hrsg.), Embodiment – ein innovatives Konzept für Entwicklungsforschung und Psychoanalyse (S. 39–74). Göttingen: Vandenhoeck & Ruprecht.

Maung, H. H. (2016). To what do psychiatric diagnoses refer? A two-dimensional semantic analysis of diagnostic terms. Studies in History and Philosophy of Science Part C: Studies in History and Philosophy of Biological and Biomedical Sciences 55: 1–10.

Plessner, H. (1928/2003). Die Stufen des Organischen und der Mensch. Einleitung in die philosophische Anthropologie. (Bd. 4). Frankfurt am Main: Suhrkamp.

Plessner, H. (1948/1982). Zur Anthropologie des Schauspielers. (Bd. 7). Frankfurt am Main: Suhrkamp.

Putnam, F.W., Carlson, E.B. (1998). Hypnosis, dissociation, and trauma: Myths, metaphors, and mechanisms. In: J.D. Bremner, C.R. Marmar (Hrsg.), Trauma, memory, and dissociation (S. 27–55). Arlington, VA: American Psychiatric Association.

Scharfetter, C. (1987). Defintion, Abgrenzung, Geschichte. In: K. Kisker, H. Lauter, J-E. Meyer, C. Müller, E. Strömgren. (Hrsg.), Schizophrenien. (Psychiatrie der Gegenwart 4) (S. 1–38). Berlin, Heidelberg: Springer.

Scharfetter, C. (1999). Dissoziation – Split – Fragmentation: Nachdenken über ein Modell. Bern, Göttingen, Toronto, Seattle: Huber.

Scharfetter, C. (2009). Vom Lebensleid zu psychischen Krankheiten: auf den Spuren der »Assoziation« von Syndromen zu psychischen Krankheiten. (Nosopoiesis) und ihrer »Dissoziation« in multiple »Störungstypen«. Sternenfels: Verlag Wissenschaft & Praxis.

Sechaud, E. (2015). The double nature of splitting. International Journal of Psychoanalysis, 96: 141–143.

Segall, S.R. (1996). Metaphors of agency and mechanism in dissociation. Dissociation: Progress in the Dissociative Disorders, 9: 154–159.

Signoret, J.L. (1983). »Une leçon clinique à la Salpêtrière«. (1887). Revue Neurologique, 139: 687–701.

Stern, S. (2002). The self as a relational structure: A dialogue with multiple-self theory. Psychoanalytic Dialogues, 12: 693–714.

Theißen, G. (2007). Erleben und Verhalten der ersten Christen. Eine Psychologie des Urchristentums. Gütersloh: Gütersloher Verlags-Haus.

Tölle, R. (1982). Psychiatrie. (6. Aufl.). Heidelberg: Springer.

Verhaeghe, P. (1992). Nosographies et diagnostics. L'impasse du nominalisme et une réponse psychanalytique. = Nosographies and diagnostics: The impasse of nominalism and a psychoanalytic response. Communication & Cognition, 25: 41–51.

Way, K.G. (2006). How metaphors shape the concept and treatment of dissociation. Psychiatric Clinics of North America, 29: 27–43.

Entwicklungspsychologische Perspektiven

4 Bindung, Bindungstrauma und Dissoziation

Eva Rass, Carsten Spitzer und Allan N. Schore

»Ich male gerne Leute, die am Sterben sind. Wenn jemand stirbt, dann geht das Licht aus und man hat kein Gefühl mehr. Mehr weiß ich nicht.«

M. aus dem Iran (Kriegsflüchtlingskind; zitiert nach Bittenbinder 2015)

4.1 Einleitung

Bereits Pierre Janet, der unser heutiges Dissoziationskonzept maßgeblich geprägt hat (▸ Kap. 1 in diesem Band), hat mit seiner Beobachtung eines Zusammenhangs von frühem Trauma und dessen potenziellen Auswirkungen auf eine entwicklungspsychologische Dimension dissoziativer Phänomene und Störungen hingewiesen. Er nahm an, dass traumatisierte Individuen scheinbar ihre Fähigkeit, neue Erfahrungen zu assimilieren, verloren haben, sodass die persönliche Entwicklung an einem bestimmten Punkt zum Ende kommt und sich nicht durch andere neue Elemente erweitern lässt (Janet 1911).

Während die Relevanz von (biografisch frühen) Traumatisierungen für späteres dissoziatives Erleben vielfältig und intensiv aus den unterschiedlichsten Perspektiven aufgegriffen, untersucht und bestätigt worden ist, sind bindungstheoretische Ansätze zu einem vertieften Dissoziationsverständnis erst seit den frühen 1990er-Jahren fruchtbar gemacht worden (Barach 1991; Liotti et al. 1991). Dabei wurde v. a. die Dissoziative Identitätsstörung (DIS) als eine Variante einer Bindungsstörung konzipiert (Barach 1991). Gerade der Mangel an emotionaler Bindung und Beziehung bezüglich des Gegenübers und der eigenen Person (detachment) von Patienten mit einer DIS sowie ihre fehlende affektive Responsivität wurde mit den Auffälligkeiten von Kindern verglichen, die früh ihre primäre Bindungsfigur – meist ihre Mutter – verloren haben (Barach 1991).

Dies läutete eine fruchtbare interdisziplinäre Auseinandersetzung ein, die aus entwicklungspsychologischer, v. a. bindungstheoretischer Perspektive unter Einbeziehung der Neurowissenschaften und Stressforschung ein vertieftes Verständnis pathologischer Dissoziation erbracht hat (Schore 2012a). Dieses Kapitel fokussiert auf die ontogenetischen Spuren ge- und misslingender Bindungserfahrungen und ihre Auswirkungen auf die spätere Dissoziationsdisposition; dabei werden sowohl theoretische Modellvorstellungen als auch empirische Befunde sowie die zugrunde liegenden neurobiologischen Mechanismen und präventiv-therapeutische Aspekte dargestellt.

4.2 Die Bindungstheorie

4.2.1 Grundlagen

Die Bindungstheorie wurde von John Bowlby formuliert; sie entstand im ethologischen Denken der 1960er-Jahre und verbindet klinisch-psychoanalytisches Wissen mit evolutionsbiologischen Ansätzen (Grossmann u. Grossmann 2014). In ihr sind phylogenetisch-ethologische, psychologische, ontogenetische und klinische Perspektiven miteinander verwoben, die in den vergangenen Jahren um eine neurowissenschaftliche Dimension erweitert worden sind. Ausführliche Darstellungen der Bindungstheorie finden sich an anderer Stelle (Grossmann u. Grossmann 2014; Rass 2011); hier können nur die Kernelemente dargestellt werden, die für das Verständnis der weiteren Ausführungen relevant sind.

Zentrale Annahmen und Begriffe der Bindungstheorie

- Es besteht ein universelles, primäres menschliches Bedürfnis, enge emotionale Beziehungen aufzubauen, das neurobiologisch verankert ist.
- Zunächst entsteht diese Beziehung zwischen Säugling und Bindungsperson, d.h. dem Menschen, mit dem das Kind die häufigsten sozialen Interaktionen hat.
- Die Bindungsbeziehung dient der Sicherheit und dem Schutz vor Stress; ihre Güte hängt stark von der Feinfühligkeit und dem Bindungsverhalten der Bindungsfigur ab.
- Die individuelle sozio-emotionale und persönliche Entwicklung wird wesentlich von der Bindungsbeziehung beeinflusst, die damit auch seelische Gesundheit respektive Krankheit determiniert. Die frühen Bindungsbeziehungen und -erfahrungen sind entscheidend für die Entwicklung von Emotionsregulation, von Selbstberuhigung und Stressverarbeitung.
- Das Bindungssystem kann als »zielkorrigiertes Verhaltenssystem« verstanden werden, das durch Defiziterfahrungen wie Unsicherheit, Trennungen, innere und äußere Gefahren sowie Reizüberflutung und Überstimulation aktiviert wird und dann ein (meist organisiertes) Bindungsverhalten induziert, das der Herstellung von Sicherheit dient.
- Die Erfahrungen, die ein Mensch mit Bindungsfiguren macht, führen zu bestimmten mentalen Repräsentanzen von sich selbst und anderen in nahen Beziehungen, die als innere Arbeitsmodelle (IAM) bezeichnet werden; diese prägen spätere Erwartungen und Annahmen hinsichtlich der eigenen und anderer Personen.
- Bereits im Säuglings- und Kleinkindalter sind typische Bindungsmuster feststellbar, bei denen zwischen einem organisiertem und einem desorganisierten Bindungsstatus unterschieden wird. Innerhalb des organisierten Bindungsstatus finden sich folgende Bindungsmuster:
  - Sicher gebundene Kinder
  - Unsicher-vermeidend gebundene Kinder
  - Unsicher-ambivalent gebundene Kinder
- Bindung im Säuglings- und Kleinkindalter gilt dann als desorganisiert, wenn sich kein konsistentes, sondern vielmehr ein widersprüchliches Verhalten bei der Annäherung an die zuvor getrennte Bindungsperson zeigt oder aber die Verhaltensstrategien völlig zusammenbrechen.
- Auch im Erwachsenenalter können typische Muster von Bindungsrepräsentanzen identifiziert werden:
  - Autonome (sichere) Bindungsrepräsentation
  - Unsicher-distanzierte Bindungsrepräsentation
  - Unsicher-verstrickte Bindungsrepräsentation
- Der desorganisierten Bindung des Kleinkindes entspricht beim Erwachsenen ein unverarbeitetes Trauma oder ein ungelöster Verlust.

4.2.2 Die Mutter-Kind-Beziehung und das Konzept der Feinfühligkeit

Spätestens mit der Geburt beginnt der »interaktive Tanz« zwischen Mutter und Säugling, dessen Konstanz, Güte und Flexibilität die kindliche Bindungsentwicklung prägt. Die Abstimmungsprozesse in Kommunikation und Handlungsdialog sind dabei zentral. Im günstigsten Fall repräsentiert eine sichere Bindungsbeziehung eine entwicklungsfördernde Umwelt für die erfahrungsabhängige Reifung komplexerer regulatorischer Fähigkeiten, die den Übergang von externer zu interner Regulation ermöglichen. Erregung wird notwendigerweise zunächst durch andere reguliert. Im Verlauf der Ontogenese werden sie als Ergebnis neuropsychologischer Entwicklungsprozesse jedoch zunehmend selbst reguliert. Die Interaktion zwischen dem Säugling und seiner Mutter dient somit als Regulator seiner inneren Homöostase. Nur eine abgestimmte psychobiologische Kommunikation mit der Fürsorgeperson vermittelt dem Säugling Sicherheit.

Diese Vorgänge spielen darüber hinaus durch ihre intrinsische psychobiologische Natur für die gesamte menschliche Entwicklung über die Lebensspanne hinweg eine grundlegende Rolle (Rass 2011). In jener ganz frühen Phase existenzieller Abhängigkeit und Koexistenz zweier Organismen übernimmt die Fürsorgeperson im Sinne eines Hilfs-Ich die Zustandsregulierung und andere lebenserhaltende Funktionen des Säuglings, die erst nach und nach von ihm internalisiert werden können (Gergely 2002). Der Säugling ist somit in Erregungszuständen jeder Art auf die zustandsmodulierende Interaktion mit der Pflegeperson angewiesen, um die psychobiologische Homöostase wieder herstellen zu können. Er ist einem Milieu ausgeliefert, das ihn im günstigsten Fall mit einem stabilen psychobiologischen Fundament ausstattet. Die Regulation des inneren physiologischen Milieus wird somit an die Interaktion zwischen Kind und Pflegeperson delegiert. Erst wenn das Kind gewisse Erfahrungen physiologischer Zustände mit den dazu gehörigen Affekten verlässlich gespeichert hat, vermag es die zunächst von außen beeinflusste Binnenregulierung in eigener Regie zu übernehmen. Regulierte affektive Interaktionen mit einer kontinuierlich anwesenden Bezugsperson, deren Verhalten vorhersehbar ist, schaffen nicht nur das Gefühl von Sicherheit, sondern auch die positiv aufgeladene Neugier, die es dem Kind ermöglicht, die sozioemotionale und physikalische Umwelt zu erforschen (Rass 2011). Die entwicklungsgeschichtliche Errungenschaft eines wirksamen Selbstsystems, das verschiedene Erregungs- und psychobiologische Zustände regulieren kann, entsteht nur in einer emotional stützenden Umgebung (Winnicott 1974). Diese regulierenden Momente fördern die Erweiterung der Anpassungsfähigkeit des Kindes und diese Sicherheit der Bindungsbeziehung ist der größte Schutz gegen eine traumabedingte Psychopathologie (Schore 2007).

Entscheidend für die Entwicklung einer sicheren Bindung ist die Feinfühligkeit der Fürsorgeperson. Mit diesem von Mary Ainsworth geprägten Konzept ist die empathische Fähigkeit gemeint, die Befindlichkeit des Kindes richtig zu erfassen und verlässlich, prompt, angemessen und emotional zugewandt darauf zu reagieren. Das impliziert eine aufmerksame Bezugsperson, die auch nonverbale Äußerungen des Kindes wie Mimik und Verhalten wahrnimmt und dann der Bedürfnislage des Kindes entsprechend interpretiert. Eine kontingente Antwort signalisiert dabei, dass das Kind wahrgenommen wird und sein Verhalten wirksam ist; eine angemessene Antwort bedeutet z. B. bei Angst Beruhigung oder bei Langeweile Anregung.

4.3 Bindungstrauma, desorganisierte Bindung und Dissoziation

4.3.1 Beziehungs- und Bindungstrauma

Während eine ausreichend gut abgestimmte psychobiologische Kommunikation zwischen Mutter und Kind, bei der auch Brüche, Unterbrechungen und Fehler adäquat repariert werden, für eine gesunde Entwicklung entscheidend ist, haben schwere und längerfristige Dysregulationen im Mutter-Kind-Dialog potenziell deletäre Auswirkungen. In einer wachstumseinschränkenden Bindungsumgebung induziert die Fürsorgeperson im Kind dramatische Zustände mit andauernden negativen Affekten. Bei diesem Szenario kann die Bindungsfigur in der Not nicht aufgesucht werden, da sie auf den Gefühlsausdruck des Kindes und seinen Stress unangemessen oder gar abwehrend regiert und nur minimale oder unvorhersehbare Teilnahme an unterschiedlichen erregungsregulierenden Prozessen zeigt. Statt angemessener Modulation erzeugt sie Extremvarianten von Erregung – hoch bei Misshandlung oder niedrig bei Vernachlässigung, häufig im sehr schnellen Wechsel und immer entgegen den psychobiologischen Bedürfnissen des Kindes. Da die Fürsorgeperson keine interaktive Wiederherstellung leistet und es auch dem Kind über seine initiale Alarmreaktion nicht gelingt, die Bindungsfigur in eine angemessene, auf Ausgleich und Wiederherstellung der kindlichen Homöostase abzielende Kommunikation zu bringen, dauern die negativen Zustände beim Säugling lange an und hinterlassen ihn in einem dysregulierten und äußerst gefährlichem psychobiologischen Zustand, der jenseits seiner unreifen Bewältigungsmöglichkeiten liegt und auf den er mit Bindungsdesorganisation und Dissoziation reagiert (Schore 2012b).

Neben sogenannten makrotraumatischen Ereignisse wie physische Misshandlungen, sexuelle Übergriffe oder körperliche Vernachlässigung kann auch eine Vielzahl sogenannter Mikrotraumen wie Entwertungen, Überforderungen, Alleinsein und fehlende Geborgenheit, emotionaler Missbrauch und emotionale Vernachlässigung sowie Trennungen, Verluste oder einfach mangelnde Verfügbarkeit solche Zustände herbeiführen. Für diese Form der Traumatisierungen ist wiederholt der Begriff »Beziehungs- oder Bindungstrauma« vorgeschlagen worden (Schore 2007; 2009). Damit wird zum einen das hohe Schädigungspotenzial dieser Einflüsse angemessen zum Ausdruck gebracht; andererseits wird deutlich, dass es hier um ein interpersonelles Geschehen und eine spezifische Form einer deletären Beziehungskonstellation geht.

Ein Bindungstrauma zeichnet sich somit durch folgende Charakteristika aus:

- Die Bindungsfigur ist gleichermaßen die Quelle von Angst, Bedrohung und anderen negativen Affekten wie sie auch das Potenzial hat, diese aversiven psychobiologischen Zustände im Kind durch eine angemessene Reaktion zu beenden.
- Diese widersprüchliche Konstellation führt beim Kind zu einem Dilemma zwischen Annäherung und Suche nach Beruhigung einerseits und Abkehr, gar Flucht andererseits.
- Dieses Dilemma können der Säugling, das Klein- und das heranwachsende Kind nicht adäquat lösen, da sie überlebensnotwendig auf die Fürsorge durch und auf die Bindung an diese Person angewiesen sind.
- Weil die Bindungsfigur gleichzeitig die Quelle und die Lösung des kindlichen Stresses darstellt, kommt es zu einem »Schrecken ohne Lösung«. Das bereits stark aktivierte Bindungssystem wird durch die Bindungsfigur nicht angemessen reguliert, sondern immer weiter aktiviert, bis es – im Extremfall – zusammenbricht.

Dissoziation kann in diesem Kontext als eine Distanzierungsstrategie von einer unerträglichen Situation verstanden werden (Mollon 1996) oder als »Flucht, wo es kein Entkommen gibt« (Putnam 1997). Eine andere, phänomenologisch ähnliche Folge dieser Bindungs- und Beziehungstraumatisierungen besteht darin, dass keine systematisierten, sondern desorganisierte Bindungsmuster und -repräsentanzen entstehen, auf die im Folgenden näher eingegangen wird.

4.3.2 Desorganisierte Bindung bei Kindern

Das Bindungssystem und stabile Bindungsmuster entwickeln sich in den ersten 18 bis 24 Lebensmonaten; bereits mit 12 Monaten kann bei Kleinkindern ein kohärentes Bindungsverhalten beobachtet werden, das typischerweise mittels einer standardisierten Laboruntersuchung erfasst wird. Diese sogenannte Fremde Situation beinhaltet Trennungen und Wiedervereinigungen mit der Mutter. Zunächst wurden dabei die drei organisierten Varianten kindlicher Bindung identifiziert, nämlich die sichere sowie die unsicher-vermeidende und die unsicher-ambivalente Form (Grossmann u. Grossmann 2014).

Die Reaktionen einiger Kinder bei der Wiedervereinigung mit der Mutter konnten jedoch nicht zugeordnet werden, da ihr Verhalten sehr widersprüchlich und wechselhaft war oder gar völlig zusammenbrach. Aufgrund des ungeordneten, inkonsistenten Verhaltens wird von desorganisierter Bindung gesprochen, bei der häufig mimische Anzeichen von Angst vor der Bezugsperson, Verwirrung und Leere zu beobachten sind (Main u. Solomon 1986): Ein Säugling »wurde für einen Moment völlig reglos, starrte in den Raum, ohne jeden Kontakt mit sich, mit der Umgebung und den Eltern« (Main u. Solomon 1986, S. 120). Ein anderer hatte »einen Gesichtsausdruck als wäre er betäubt ... begleitet von einem Stillstand aller Körperbewegungen und gelegentlich ein Erstarren der Glieder, die vorher in Bewegung waren«. Und noch ein anderer »fiel kurz vor der Trennung mit dem Gesicht in einer deprimierten Körperhaltung auf den Boden und stellte alle Körperbewegungen ein«. Diese klinischen Beschreibungen von Bindungsdesorganisation ähneln dissoziativen Zuständen (Main u Morgan 1996) und es spricht viel dafür, dass in solchen Situationen die organisierenden Funktionen von Bewusstsein, Aufmerksamkeit und Gedächtnis aufseiten des Kindes erheblich gestört sind, gar versagen (Liotti 2006; 2009). Bei desorganisiert gebundenen Kleinkindern findet sich häufig eine Unterbrechung ihrer Bewegungen, die zunächst zielgerichtet wirken und eine Interaktion mit der Fürsorgeperson bewirken sollen; diese Unterbrechungen können bis zu 30 Sekunden dauern und werden meist von einem tranceartigen Gesichtsausdruck begleitet. Auch hinsichtlich der Aufmerksamkeitslenkung finden sich Ähnlichkeiten mit dissoziativen Zuständen: Sicher gebundene Kinder können ihre Aufmerksamkeit flexibel der Bindungsperson und ihrer Umgebung schenken; hingegen richten unsicher-vermeidend gebundene Kinder ihre Aufmerksamkeit unflexibel weg von der Mutter auf die Umgebung und bei der unsicher-ambivalenten Bindung richtet sich die Aufmerksamkeit ausschließlich auf die Bindungsperson. Ein desorganisiert gebundenes Kind zeigt keine konsistenten Aufmerksamkeitsstrategien, weder gegenüber seiner Mutter noch gegenüber der Umgebung – vielmehr scheint es zu einer abrupten und unfreiwilligen Aufmerksamkeitsverschiebung nach innen zu kommen (Liotti 2006; 2009). Bindungsdesorganisation bei Säuglingen und Kleinkindern kann somit als ein sehr früher dissoziativer Prozess verstanden werden (Main u. Morgan 1996). Zudem wird angenommen, dass sie einen wichtigen Vorläufer und zentralen Risikofaktor für eine spätere Dissoziationsneigung darstellt (Lyons-Ruth et al. 2006; Liotti 2009).

4.3.3 Desorganisierte Bindung bei Erwachsenen

Die Bindungsforschung an Erwachsenen belegt ebenfalls einen Zusammenhang mit

Dissoziation und dissoziativen Störungen (Liotti 2006; 2009). Methodisch wird dabei ganz überwiegend das Adult Attachment Interview (AAI) eingesetzt, ein strukturiertes Interview zu biografisch frühen Beziehungserfahrungen und deren Beurteilung aus heutiger Sicht, sodass im Grunde Bindungsrepräsentanzen erfasst werden. Ähnlich wie die Fremde Situation trennt das Verfahren zwischen einer autonomen (sicheren), einer abweisenden (vermeidenden) und einer verstrickten (ambivalenten) Bindungsrepräsentation. Als Analogon zur desorganisierten Bindung bei Kleinkindern finden sich im AAI zwei Klassifikationen, die als »U-Status« für unverarbeitete Verluste und unverarbeitete Traumatisierungen und als »CC« für nicht klassifizierbar (Cannot Classify) bezeichnet werden (Bakermans-Kranenburg u. Van IJzendoorn 2009; Behringer 2017).

Personen mit einem unverarbeiteten Trauma oder Verlust neigen im AAI zu Fehlleistungen, in denen der Interviewte den Überblick und die Kontrolle über seine logische Argumentation, über die Art seiner Sprache und seines Diskurses und über sein Verhalten verliert bzw. verloren hat. Als Indizien dafür werden widersprüchliche zeitliche und räumliche Angaben für das betreffende Ereignis gewertet sowie sprachliche Verwechslungen zwischen der toten Person und dem Erzähler. Weitere Hinweise sind eine im bisherigen Verlauf des Interviews nicht erkennbare extreme Detailgenauigkeit, die das Narrativ dominiert oder poetische Umschreibungen oder Lobreden auf den Verstorbenen; enorm lange Sprechpausen (mehr als 30 Sekunden) können darauf hinweisen, dass die interviewte Person in einen anderen Bewusstseinszustand eingetreten ist (Hesse 2008).

Bei Probanden, die als »Cannot Classify« gewertet werden, finden sich Passagen, die eindeutig der unsicher-vermeidenden Bindungsklassifikation *und* auch solche, die einer unsicher-präokkupierten Bindungsrepräsentation zuzuordnen sind. Es treten also zwei kontrastierende »states of mind« in ein und demselben Interview auf. Die Überschneidung des »U-Status« und der »CC«-Kategorie ist hoch.

In klinischen Populationen, v.a. bei erwachsenen Patienten mit dissoziativen, posttraumatischen Belastungs- und Borderline-Störungen, finden sich überzufällig häufig desorganisierte Bindungsrepräsentationen, d.h. Zuordnungen mittels des AAI zur U- bzw. CC-Klassifikation (Stovall-McClough u. Cloitre 2006; Bakermans-Kranenburg u. Van IJzendoorn 2009), oder eine diagnose-unabhängige Assoziation zwischen Bindungsdesorganisation und Dissoziation (Liotti 2009). So zeigte sich bei adoleszenten Psychotherapiepatienten, dass jene mit desorganisierter Bindungsrepräsentation mehr dissoziative Symptome berichteten als die Kontrollgruppe, die andere Bindungsrepräsentanzen hatte (West et al. 2001). Werden Patienten mit einer Dissoziativen Identitätsstörung mit dem AAI untersucht, wird nicht nur überzufällig häufig eine Bindungsdesorganisation in Form des »CC«-Status festgestellt, sondern es sind auch immer wieder multiple Narrative zu finden, die mit unterschiedlicher Stimm- und Tonlage erzählt werden, was wiederum als Hinweis auf distinkte Ich- respektive Selbst-Zustände interpretiert wird (Steele u. Steele 2003). Auch bei Patienten mit einer Borderline-Persönlichkeitsstörung, bei der dissoziative Phänomene von hoher Relevanz sind (▸ Kap. 27 in diesem Band), wird ganz überwiegend eine desorganisierte Bindung beobachtet, die bei bis zu 75 % der Untersuchten festzustellen ist (Bakermans-Kranenburg u. Van IJzendoorn 2009; Buchheim 2011).

4.3.4 Prädiktoren von Bindungsdesorganisation und transgenerationale Transmission von Dissoziation

Einer der stabilsten Befunde der Bindungsforschung verweist auf die enge Assoziation zwischen Bindungsdesorganisation der Mutter und desorganisierter Bindung ihres Kindes (Madigan et al. 2006; Van IJzendoorn et al. 1999). Neben offen beängstigendem Verhalten, etwa in Form von Missbrauch oder Misshandlung, ist ein wichtiger Prädiktor für die Bindungsdesorganisation des Kindes auch ängstliches und hilfloses Verhalten der Fürsorgeperson, das auf eigene unverarbeitete Verluste und Traumatisierungen zurückgeführt wird (Main u. Solomon 1990). Eine empirische Studie konnte zeigen, dass dieses Modell für unsicher gebundene Mütter zutrifft, aber ein unverarbeiteter Verlust sicher gebundener Mütter nicht zur Bindungsdesorganisation ihrer Kinder führte (Schuengel et al. 1999). Auch hier zeigt sich abermals die hochprotektive Funktion einer sicheren Bindung.

Bei der gestörten Mutter-Kind-Interaktion sind über nur geringe oder inkonsistente Verfügbarkeit sowie mangelnde Feinfühligkeit der Fürsorgeperson hinaus folgende Aspekte hoch relevant (Lyons-Ruth et al. 2006):

- Fehler in der affektiven Kommunikation: widersprüchliche affektive Signale an das Kind oder ungenügende Responsivität auf eindeutige Affekte des Kindes
- Verwirrung: durch das Kind bzw. die gemeinsame Interaktion wird die Fürsorgeperson geängstigt oder verliert ohne äußeren Anlass jeglichen emotionalen Ausdruck
- Intrusives Verhalten: verbal in Form von Verspotten oder körperlich durch unangemessen hartes Berühren
- Rollenunsicherheit: Sexualisierung oder Rollenumkehr, bei der die Fürsorgeperson auf Bestätigung und Beruhigung durch das Kind aus ist
- Rückzug: Es wird tatsächlicher Abstand zum Kind hergestellt oder szenisch die Distanzierung deutlich gemacht

Dieses »abweichende oder atypische Elternverhalten« zeigt nicht nur große Ähnlichkeit mit dem Konzept der Bindungs- oder Beziehungstraumatisierung, sondern ist auch einer der wichtigsten Risikofaktoren für Bindungsdesorganisation bei ihren Kindern (Madigan et al. 2006; Lyons-Ruth 2003).

Unter der Annahme, dass Bindungsdesorganisation der wichtigste kindliche Vorläufer dissoziativer Psychopathologie im Erwachsenenalter ist, wird verständlich, nach welchen Mechanismen die transgenerationale Weitergabe der Disposition, auf spätere Belastungen und Traumatisierungen dissoziativ zu reagieren, verläuft: Ein offen feindseliges bis schädigendes Fürsorgemuster führt ebenso wie ein ängstliches, inkonsistent-widersprüchliches Verhalten dazu, dass das Kind keine organisierte Bindung entwickeln kann. Wenn dann später das Bindungssystem bei inneren oder äußeren Bedrohungen und Verlusten aktiviert wird, steht dem Betroffenen kein organisiertes kognitives, emotionales und behaviorales Antwortmuster zur Verfügung, mit dem er adaptiv die Belastungen bewältigen kann – er entwickelt klinisch relevante Dissoziation (Liotti 2006; 2009). Dieses Modell kann auch erklären, warum nicht bei allen dissoziativen Störungen schwere Traumatisierungen in der Vorgeschichte zu finden sind.

4.3.5 Innere Arbeitsmodelle und Entwicklungslinien desorganisier gebundener Kinder

Die inneren Arbeitsmodelle (IAM), die als kondensierte Selbst-Bindungsfigur-Beziehungserfahrung im impliziten Gedächtnis gespeichert werden, sind bei desorganisiert gebundenen Kindern dadurch charakterisiert, dass sie widersprüchliche, multiple und sich wechselseitig ausschließende Repräsentanzen über die eigene und die Bindungsperson umfassen und somit eine subklinische Parallele zur DIS des Erwachsenen darstellen (Liotti 2006; 2009). Zur Illustration wird dabei auf das »Dramadreieck« zurückgegriffen, ein psychologisches und soziales Modell aus der Transaktionsanalyse, das zuerst von Stephen Karpman beschrieben wurde und ein Beziehungsmuster zwischen mindestens zwei Personen charakterisiert, die darin die Rollen von Opfer, Verfolger und Retter einnehmen. Das IAM des bindungstraumatisierten Kindes lässt sich dann wie folgt beschreiben: Die schädigende, vernachlässigende Bindungsfigur eines hilflosen Selbst wird als Opfer-Verfolger-Beziehungserfahrung verarbeitet; gleichzeitig bietet die Bindungsfigur aber auch Schutz und Trost und es kommt zu einer verinnerlichten Opfer-Retter-Beziehung. Im Zusammenspiel mit diesen widersprüchlichen Repräsentanzen der Bindungsfigur als Verfolger und Retter, die auf ein verletzliches Opfer-Selbst treffen, entsteht jedoch auch eine wirkmächtige negative Selbstrepräsentanz dadurch, dass das Selbst als Verfolger für die Fragilität, Angst und Dissoziation der Bindungsfigur verantwortlich ist und es somit zu einer Umkehr der Beziehungserfahrung kommt. Weiterhin kann das Kind zum Retter der verängstigten und hilflosen Fürsorgeperson werden, wenn es sie tröstet und beruhigt (Retter-Opfer-Beziehungserfahrung). Das IAM des desorganisiert gebundenen Kindes mit den Rollenwechseln zwischen Retter, Verfolger und Opfer sowohl aufseiten des Kindes als auch der Bindungsfigur hat vielfältige Ähnlichkeiten mit den dominierenden Ich-Zuständen von DIS-Patienten, die ebenfalls als Retter, Täter und Opfer imponieren (Liotti 2006; 2009).

Weil IAMs sich beziehungs- und erfahrungsabhängig entwickelnde, also dynamische Repräsentationen darstellen (Behringer 2017), führt ein desorganisiertes IAM des Kleinkindes nicht zwangsläufig zu einer DIS; vielmehr können drei unterschiedliche Entwicklungslinien angenommen werden (Liotti 2006; 2009):

- Kommt es aufseiten der Bindungsfigur zu einer zunehmenden Integration (z. B. durch Psychotherapie) und damit Verbesserung ihres Dialoges mit dem Kind und macht es in seiner weiteren Entwicklung keine traumatischen Erfahrungen, wird der Heranwachsende psychisch gesund oder allenfalls leicht vulnerabel gegenüber späteren Belastungen.
- Bei »mäßigen« Traumatisierungen oder ungünstiger biologischer Ausstattung kann es zur Manifestation relativ milder dissoziativer Psychopathologie und Störungen kommen.
- Wiederholte und lang dauernde sexuelle, körperliche und emotionale Grenzverletzungen, gerade wenn sie von Bindungspersonen verübt werden, haben erhebliches pathogenes Potenzial in Richtung einer DIS, weil hier die grundlegenden frühen Bindungserfahrungen, die zur Bindungsdesorganisation geführt haben, wiederholt und damit quasi festgeschrieben werden.

Insgesamt geht dieses Modell davon aus, dass additive, kumulative und interaktive Effekte zwischen traumatischen Erfahrungen und Bindungsdesorganisation zur Entwicklung klinisch-pathologischer Dissoziation führen (Liotti 2009).

4.4 Empirische Befunde und Langzeitstudien

Die oben dargestellten Überlegungen und Modelle sind verschiedentlich empirischen Überprüfungen unterzogen worden. Beispielsweise wurde der Relevanz von Verlusten, welche die Eltern von Patienten mit dissoziativen Störungen um deren Geburt herum erlebt haben, nachgegangen. In einer ersten kleineren Fall-Kontroll-Studie konnte dieser Zusammenhang bestätig werden (Liotti et al. 1991). Eine multizentrische Replikationsuntersuchung (Pasquini et al. 2002) untersuchte 52 Patienten mit einer gesicherten dissoziativen Störung und 146 Kontrollprobanden mit anderen psychischen Erkrankungen sowie deren Mütter auf Verluste naher Angehöriger und anderer Belastungen in den zwei Jahren vor und nach der Geburt ihres Kindes. Annähernd zwei Drittel (63,5 %) der Mütter dissoziativ gestörter Patienten hatten Verluste und andere Belastungen um die Geburt ihres Kindes herum erlebt; in der Kontrollgruppe waren es 39,7 %. Traumatische Erfahrungen in der Kindheit wurden in der Indexgruppe von 88,5 % berichtet, von den Kontrollen in 52,1 %. Dies wurde in dem Sinne interpretiert, dass unsichere, v. a. desorganisierte Bindung die Anfälligkeit für traumatische Erfahrungen und spätere dissoziative Störungen erhöhen könnte (Pasquini et al. 2002).

Auch in zwei nicht-klinischen Populationen junger Erwachsener (N = 136 und N = 308) konnte ein Zusammenhang zwischen einem Verlust, den die Eltern der Probanden in den zwei Jahren nach deren Geburt erlebt hatten, und erhöhten Werten in einem Fragebogen, der veränderte Bewusstseinszustände erfasst, gesichert werden (Hesse u. Van IJzendoorn 1998). Dieser Befund konnte jüngst an einer großen Stichprobe von Bachelor-Studenten (N = 927) repliziert und dahingehend erweitert werden, dass ein Verlust aufseiten des Vaters nicht mit erhöhten Werten auf der entsprechenden Skala einherging, ein Verlust aufseiten der Mutter hingegen schon, aber dass die höchsten Werte jene Probanden erzielten, bei denen beide Elternteile einen Verlust zu beklagen hatten (Bahm et al. 2016).

Verschiedene prospektive Langzeitstudien liefern ein noch differenzierteres Bild. In der Minnesota Longitudinal Study (MLS) wurden 168 Mütter und ihre Kinder bei deren Geburt, alle drei bis sechs Monate in den folgenden 3,5 Jahre und zu vielen weiteren Zeitpunkten in der Kindheit, Schulzeit und Jugend bis zum Alter von 19 Jahren untersucht (Carlson 1998; Ogawa et al. 1997). In dem Ansatz von Ogawa und Kollegen (1997) wurde als primäres Ergebnismaß auf dissoziative Psychopathologie im Alter von 19 Jahren fokussiert, die mittels der Dissociative Expriences Scale (DES; vgl. ▸ Kap. 16 in diesem Band) erhoben wurde. Als Prädiktoren analysiert wurden Traumatisierungen, die Qualität der frühen Mutter-Kind-Beziehung, Temperament des Kindes und seine Intelligenz, die jeweils zu vier Messzeitpunkten erfasst wurden. Sowohl Dauer als auch Schwere der Misshandlungen sowie das Alter des Kindes bei Beginn der Misshandlungen waren hochgradig interkorreliert und trugen zum Ausmaß der Dissoziation im jungen Erwachsenenalter bei; stärkere Prädiktoren waren jedoch mangelhafte mütterliche Verfügbarkeit und desorganisierte Bindung im Alter von 24 Monaten (Ogawa et al. 1997). Unter Berücksichtigung aller Faktoren zeigte sich, dass Traumatisierungen über den Einfluss von desorganisierter Bindung und Verfügbarkeit der Mutter hinaus keinen relevanten Beitrag zur Schwere dissoziativer Psychopathologie leisteten (Ogawa et al. 1997). Dies wird als empirischer Beleg für Liottis Annahme gewertet, dass Bindungsdesorganisation der zentrale kindliche Vorläufer von Dissoziation im Erwachsenenalter ist (Lyons-Ruth et al. 2006).

In einer anderen Auswertung der MLS konzentrierte sich Carlson (1998) auf Risikofaktoren und Auswirkungen von Bindungsdesorganisation (erhoben mit der Fremden Situation im Alter von 12 und 18 Monaten). Als deren Vorläufer identifizierte sie den mütterlichen Beziehungsstatus, ihre Fürsorgefähigkeiten sowie Misshandlungen, die der Säugling erfuhr (Carlson 1998). Als Konsequenz der Bindungsdesorganisation konnte gezeigt werden, dass diese mit dissoziativen Symptomen bei allen Untersuchungszeitpunkten während der Grund- und weiterführenden Schulzeit und im Alter von 19 Jahren signifikant korreliert war (Carlson 1998). Außerdem fanden sich in Strukturgleichungsmodellen Hinweise darauf, dass desorganisierte Bindung den Zusammenhang zwischen frühen traumatischen und Beziehungserfahrungen und dissoziativer Psychopathologie im Alter von 19 Jahren vermittelt (Carlson 1998).

Eine jüngere Langzeitstudie untersuchte 56 Kinder und ihre Mütter aus einer nichtklinischen Hoch-Risikogruppe (Familieneinkommen unterhalb der Armutsgrenze) bei Geburt, nach 12 und 18 Monaten sowie erneut nach knapp 20 Jahren (Dutra et al. 2009) und widmete sich noch ausführlicher der Qualität der frühen Mutter-Kind-Interaktion im Zusammenhang mit der Entwicklung dissoziativer Symptome. Auch hier ergaben die methodisch hochwertigen Auswertungen, dass mangelnde mütterliche Responsivität in der Kindheit in Form einer gestörten Kommunikation und fehlender affektiver Interaktion die dissoziative Symptomatik im jungen Erwachsenenalter prädizierte, während diese von Traumatisierungen nicht beeinflusst wurde (Dutra et al. 2009).

Zusammenfassend lässt sich festhalten, dass die empirische Befundlage die hohe Relevanz von frühen Bindungserfahrungen, v. a. der Qualität der Fürsorge und affektiven Kommunikation zwischen Bindungsperson und Kind, für die spätere Manifestation von dissoziativen Symptomen und Störungen untermauert; diese Faktoren scheinen möglicherweise sogar wichtiger zu sein als traumatische Erfahrungen (Lyons-Ruth et al. 2006).

4.5 Neurobiologie von Bindung und Bindungstrauma

Die neurobiologische Verankerung des Bindungssystems kann als gesichert gelten und die weitläufigen Netzwerke, Schaltkreise und zugrunde liegenden Mechanismen, über die Bindung und Bindungsverhalten vermittelt werden, sind mittlerweile gut bekannt (Ditzen u. Heinrichs 2017; Grossmann u. Grossmann 2014). Auch weist das Bindungssystem vielfältige Verbindungen zu anderen, neurobiologisch fundierten motivationalen und Stresssystemen auf, was die weitreichenden Auswirkungen des Bindungsmusters auf die verschiedensten psychischen Funktionen im Kontext von Erleben, Denken und Verhalten erklärt.

Hier wird vorrangig auf die neurobiologischen Prozesse und Konsequenzen von Bindungstraumatisierungen eingegangen, soweit sie für das Verständnis von Dissoziation relevant sind; dabei wird im Wesentlichen auf die Befunde und Theorie von Allen Schore fokussiert, der die Entwicklung des Bindungssystems mit der Hirnreifung, v. a. der rechten Hemisphäre, in Verbindung gebracht hat (Schore 2003; 2009). Seine besonderen Schwerpunkte sind dabei die Entwicklung eines impliziten Selbstsystems und der Fähigkeit zur Affektregulation.

Sowohl das Bindungssystem als auch corticale, limbische und autonomen Strukturen des (rechten) Gehirns entwickeln sich in den ersten 18 Lebensmonaten rasant; der enorme Wachstumsschub des Gehirns (rund 500 g bei der Geburt bis über 1000 g im Alter von 12 Monaten), insbesondere die früh reifende sozioemotionale rechte Gehirnhälfte ist sehr abhängig von (Beziehungs-)Erfahrungen, die sich in den synaptischen Verschaltungen, der Ausbildung von Netzwerken und der Gehirnarchitektur niederschlagen.

Zwei neurobiologische Reaktionsmuster als Antwort auf ein akutes Trauma werden immer wieder beschrieben: Hyperarousal und Dissoziation, wobei zunächst und initial das Hyperarousal auftritt, dem unter Umständen Dissoziation folgt, wobei angenommen wird, dass Dissoziation immer eine Folge des Hyperarousals ist (Schore 2007; 2009).

Auch Beziehungstraumata initiieren eine Schreck- oder Alarmsituation im Kind, die sehr wahrscheinlich über rechtshemisphärische und limbische Prozesse gesteuert und bei der die sympathische Komponente des autonomen Nervensystems (ANS) intensiv aktiviert wird (Schore 2009). Dieses Hyperarousal beeinflusst nachhaltig negativ die Hirnreifung und -plastizität, nicht zuletzt über Ausschüttung zytotoxischer Dosen von Stresshormonen wie Cortisol. Während beim Erwachsenen die Alarmreaktion u. a. die notwendigen neurobiologischen Voraussetzungen für eine Kampf- oder Fluchtreaktion schafft, ist diese beim Kind, das aufgrund seiner unreifen biopsychosozialen Ausstattung weder kämpfen noch fliehen kann, darauf ausgerichtet, die Bindung (wieder) herzustellen und damit Sicherheit zu gewinnen. Zum Kern des Bindungstraumas gehört jedoch, dass genau dies nicht gelingt und damit der Zustand des hypermetabolen Hyperarousals mit all seinen deletären Konsequenzen für das Zentralnervensystem weiter intensiviert und zu einer Hochrisikosituation wird. Dieser Zustand erfordert eine Gegenregulation, die auf der Verhaltensebene folgendermaßen beschrieben wurde: »Wenn die Versuche der Säuglinge, die Interaktion wiederherzustellen, misslingen, verlieren diese Kinder oft die Kontrolle über die Körperhaltung. Sie ziehen sich zurück und versuchen eine Selbstberuhigung. Die Zurücknahme ist selbst bei einer kurzen Unterbrechung des wechselseitigen Regulierungsprozesses und bei einer Unterbrechung der Intersubjektivität grundlegend« (Tronick u. Weinberg 1997, S. 66). Die Kinder verlieren nicht nur die Kontrolle über ihre Körperhaltung, sondern auch den Bezug zu sich und zu ihrer Umwelt. Dies scheint der Kern von Dissoziation zu sein: Ein Bindungsrückzug bis Bindungsabbruch sowohl nach außen als auch nach innen (Sachsse 2004), bei dem auch die Verbindung zur eigenen Affektivität, zur Aufmerksamkeit für interne und externe Stimuli und zu dem sich entwickelnden Selbst- und Identitätsgefühl eingeschränkt bis unterbrochen ist.

Neurobiologisch dient diese Gegenregulation des hypermetabolen Hyperarousals dem Zweck, »Energien zu bewahren, … das Überleben zu sichern … und erschöpfte Ressourcen durch Bewegungslosigkeit wieder herzustellen« (Powles 1992, S. 213). Der Zustandswechsel des traumatisierten Kindes von dem anfänglich hypererregten Hypermetabolismus in den dissoziativen Hypometabolismus ist ein parasympathischer Mechanismus (Perry et al. 1995; Schore 2007; 2009). Dieser wird über den dorsalen Vaguskomplex in der Medulla oblongata in Gang gesetzt (Sachsse 2004; Schore 2009) und führt neben einer Vielzahl neurobiologischer Veränderungen im Dienste der Konservierung von Energieressourcen zu einer Immobilisierung – was klinisch dann häufig als »tonic immobility«, »freezing« und Stupor imponiert (Kozlowska et al. 2015). Hier werden vielfältige Analogien zum Totstellreflex und dessen phylo- und ontogenetischer Bedeutung gesehen (Nijenhuis et al. 1998).

Die gleichzeitige Hyperaktivierung des sympathischen wie des dorsalen parasympathischen Systems wirkt sich nachhaltig negativ auf rechtsseitig lateralisierte Netzwerke aus, die orbitale, präfrontale, limbische und autonome Strukturen umfassen (Schore 2007; 2009). Diese sich im kindlichen Gehirn gerade erst differenzierenden Regelkreise sind zentral für die Affektregulation und das Selbstsystem, sodass wiederholte oder dauerhafte Bindungstraumatisierungen dazu führen, dass sich die genannten Strukturen nicht angemessen und für die weitere Entwicklung gesund vernetzen konnten (Schore 2007; 2009). Im heranreifenden Gehirn werden erfahrungsabhängige innere Zustände zu neuronalen Verknüpfungen und so werden die Auswirkungen des frühen Beziehungstraumas im Kern der sich entwickelnden Persönlichkeit verankert als Störungen im Selbstsystem, der Emotionsregulation und der Disposition, inadäquat und mit Dissoziation auf Stressoren zu reagieren.

4.6 Prävention und therapeutische Implikationen

4.6.1 Prävention

Weil die postnatal einsetzenden dyadischen Bindungsbeziehungen zwischen dem Kind und seinen Fürsorgepersonen unmittelbare und andauernde Auswirkungen auf das Verhalten des Kindes, die Entwicklung seines Gehirns und damit auf seine Gesundheit respektive Krankheitsdisposition haben, sind diese sowohl für die familiäre Umgebung als auch für das pädiatrische Arbeitsfeld von größter Bedeutung (Rass 2012).

In Deutschland kommen fast alle Eltern den regelmäßigen Vorsorgeuntersuchungen beim Pädiater in den ersten 24 Lebensmonaten des Kindes nach, sodass diesem eine Schlüsselqualifikation bei der Diagnostik und Intervention von frühen Bindungsdysregulationen und daraus resultierenden Störungsbildern zukommt. Sehr viele Eltern wenden sich in ihrer Not – sei es bei Verhaltensstörungen, bei emotionalen oder körperlichen Problemen – in erster Linie an ihren Kinderarzt, der Dank der ihm meist zukommenden Idealisierung mehr als jeder andere in der frühen Zeit die Möglichkeit zur Einleitung stützender Interventionen hat. Er erlebt das untröstlich schreiende ebenso wie das auffallend ruhige Kleinkind und ist Zeuge der regulatorischen (oder ausbleibenden) Bemühungen und Bewältigungsstrategien der Eltern. Sein bindungsorientierter, psychoedukativ-unterstützender Zugang – oder wo notwendig – die Zuweisung zu Facheinrichtungen kann der kindlichen Entwicklung günstigere Chancen eröffnen (Ziegenhain et al. 2008; Cierpka 2014). Dies unterstreicht, dass vertiefte Kenntnisse über normale und gesunde Entwicklungsprozesse zum grundlegenden Wissensfundus eines Kinderarztes gehören sollten. Der diesbezüglich geschulte Pädiater kann ein vertieftes Verständnis für das System der nonverbalen Kommunikation und der interaktiven Regulation entwickeln, das der Mutter-Kleinkind-Beziehung zugrunde liegt, in das er häufig Einblick gewinnen kann, zumal die Vorstellung beim Kinderarzt meist mit Stress einhergeht. Eine die frühe Beziehung stützende Rolle könnte auch einer affektregulierend geschulten und bindungsausgerichteten Hebamme zukommen, die unmittelbaren Zugang in der häuslichen Umgebung hat und daher mittels einfühlsamer Psychoedukation und fürsorglicher »Bemutterung« der Entstehung ungünstiger

Regelkreise entgegentreten könnte (Cierpka 2015).

Aber nicht nur in der Kinderarztpraxis, sondern auch in allen Formen der Kindertagesstätten und in den Schulen – ebenfalls Lebensfelder, in denen sich Kinder im großen Zeitumfang bewegen (Rass 2010) – können die betreuenden Erwachsenen ebenso wie die ihnen anvertrauten Kinder von den Erkenntnissen der Bindungsforschung und deren Transfer in den Alltag sehr profitieren. Diese sollte unbedingt fester Bestandteil der theoretischen und praktischen Ausbildung sein.

In den Entwicklungsjahren des Menschen gibt es immer wieder »offene Fenster«, wo sich gesunde (Nach-)Reifungs- und Veränderungsprozesse einleiten lassen. Das Hineinwachsen in die Elternrolle (Ornstein u. Ornstein 1994) gehört zweifelsohne dazu. So können gut funktionierende Erwachsene in ihrer Rolle als Eltern bisher unauffällige Defizite in ihrer Selbstentwicklung zeigen. Da das Kind verschiedene Stufen der Entwicklung durchläuft, sind die Eltern immer wieder auch auf diesen verschiedenen Entwicklungsstufen gefordert, sodass evtl. kindliche Krisen, die in spezifischen Zeitfenstern ablaufen, bei den Eltern auf eigene diesbezügliche Vulnerabilitäten treffen können. Möglicherweise muss sich die Bindungsperson emotional vom Kind dissoziieren, da es sich nicht in das eigene System der Regulation einfügt, sondern vielmehr an Angst besetzte eigene Erfahrung rührt. Wie Bindungs(des)organisation und Dissoziationsdiathese transgenerational weitergegeben werden können, wurde weiter oben dargestellt (▸ Kap. 4.3.4).

Hier kommt gerade der Säuglings- bzw. Kleinkind-Elterntherapie eine enorme Bedeutung zu, die seit Ende 2002 zu den krankenkassenfinanzierten Leistungen gehört, und die es ermöglicht, ein schwieriges Beziehungsgefüge auf einen entwicklungsgünstigeren Weg zu bringen. Hierbei gilt es in Form eines »doppelten Containments« sowohl die Bedürfnisse des Kindes als auch die Nöte der Bindungsperson in den Behandlungsfokus aufzunehmen (Rass 2016).

4.6.2 Therapeutische Implikation

Weil die rechte Hemisphäre nicht nur in den ersten 18 Monaten wesentliche Reifungsschritte durchläuft, sondern auch im weiteren Leben die Möglichkeit für Wachstum beibehält (Schore 2007; 2009), ermöglicht eine wachstumsfördernde Umgebung die erfahrungsabhängige Reifung eines effizienteren und flexibleren regulatorischen Systems, etwa in Form einer affektregulierenden therapeutischen Beziehung. Eine bindungsausgerichtete Eltern-Kind-Therapie kann der Mutter zu containenden und regulatorischen Erfahrungen verhelfen, was ihr einen abgestimmteren Umgang mit ihrem Kind ermöglicht. Alle Eltern wollen gute Eltern sein, doch können die meisten transgenerational nur dann etwas Gutes weitergeben, wenn es ihnen »in die Wiege gelegt« wurde.

Zur Illustration wird die kindzentrierte Mutter-Tochter-Behandlung eines 10-jährigen Mädchens berichtet, die dissoziiert und in der Folge psychosomatische Bauchschmerzen sowie Schulvermeidung und Schlafstörungen »benutzt«, um ihre abgespaltene Bedürfniswelt ins Bild zu setzen. Das Mädchen passte sich in den ersten vier Jahren, ohne in irgendeiner Form für die Mutter zur Belastung zu werden, den hoch problematischen Ereignissen klaglos an: die Mutter geriet nach der Geburt in eine schwere postpartale Depression und konnte keinen affektregulierenden und Bindungssicherheit gebenden Kontakt zu ihrer Tochter aufnehmen, die »scheinbar« trotz dieses Mangels zufrieden war. Als die Patientin drei Jahre alt war, verstarb plötzlich der Vater, was die psychische Lage der Mutter weiter verschlechterte. Erst als die Tochter vier Jahre alt und der mütterliche Zustand durch psychosomatische Beschwerden und Zwangsgedanken bedrohlich war, begab sich die Mutter in Psychotherapie, was ihr dazu verhalf, rückblickend und zumindest kognitiv ihre Situation und ihren psychischen Zustand besser zu verstehen. Immer noch zeigte die funktionell eigenständige und keine Unterstützung und Nähe suchende Tochter keine Auffälligkeiten. Mit beginnendem Grundschulalter traten dann jedoch psychosomatische Beschwerden auf, die vom Kinderarzt als solche wahrgenommen wurden und er zu einer Psychotherapie riet, die als Kindertherapie mit begleitenden Elterngesprächen durchgeführt wurde, aber wenig Entlastung brachte. Im Vorfeld der sich anbahnenden Pubertät kam es daher zu einer erneuten Zuweisung zu dem jetzt laufenden Behandlungsprozess, der intensiv am unmittelbaren Beziehungsdialog arbeitet. Nun ist es die Mutter, in deren Erleben sich eine Kontaktaufnahme zu leidvollen Erfahrungen anbahnt, während die Tochter »kaltschnäuzig« – d. h. dissoziierend – die regulatorisch-bindungsbemühten Annäherungen der Mutter mit dem Kommentar abweist: »Brauche ich nicht, will ich nicht!« Bei gemeinsamen Sitzungen werden jedoch für die Therapeutin bei dem Mädchen immer wieder Affektsplitter des Nähe-Bedürfnisses der Mutter gegenüber erfassbar und können – zumindest während der Therapiestunden – von der Patientin dankbar geteilt (im Sinne von »affect sharing«) werden. Die verunsicherte und durch die Zurückweisung verletzte Mutter nimmt in diesen kurzen Interaktionssequenzen die nähesuchenden Signale der Tochter nicht auf und erlebt mit großer Dankbarkeit die »Übersetzungshilfe« der Therapeutin, um einen abgestimmteren Beziehungsdialog zu versuchen. Anfangs tauchte kurz vor dem abendlichen Ins-Bett-Gehen plötzlich großer Hunger auf, der von der Therapeutin dahingehend gedeutet wurde, dass die Patientin im Alleingang im Laufe des Tages unterschwellig doch Bindungsbedürfnisse erlebte, die am Abend vor dem Schlafengehen aktiviert wurden und sich in versteckter Form in Hungergefühlen äußerten. Als diese Dynamik Mutter und Tochter eröffnet wurde, reagierte die Patientin mit großer Dankbarkeit und die Mutter fand ein liebevolles Abendzeremoniell. Inzwischen ist eine weitere abendliche Kontaktsuche hinzugekommen: Die Patientin ist unentwegt am Reden, der Inhalt spielt überhaupt keine Rolle und es geht nur noch darum, durch diese »Nabelschnur am Ohr« mit der Mutter Kontakt zu halten. Auch diese Interpretation wurde entlastend erlebt und diese Nähe-Suche-Splitter konnten in das affektive Erleben des Mädchens integriert werden.

Da das reife Gegenüber (d. h. die Mutter) sich mit dem Prozess und dem abgespaltenen frühen Leid der Tochter identifiziert hat, ist der weitere Verlauf nicht gefährdet und eine günstige Prognose (noch dazu in der beginnenden Adoleszenz als der zweiten großen reorganisierenden Entwicklungschance) kann angenommen werden.

Literatur

Bahm, N. I., Duschinsky, R., Hesse, E. (2016). Parental loss of family members within two years of offspring birth predicts elevated absorption scores in college. Attach Hum Dev, 18: 429–442.

Bakermans-Kranenburg, M. J., Van IJzendoorn, M. H. (2009). The first 10,000 Adult Attachment Interviews: distributions of adult attachment representations in clinical and non-clinical groups. Attach Hum Dev, 11: 223–63.

Barach, P. M. (1991). Multiple personality disorder as an attachment disorder. Dissociation, 4: 117–123.

Behringer, J. (2017). Das Innere Arbeitsmodell von Bindung bei Erwachsenen. In: B. Strauß, H. Schauenburg (Hrsg.), Bindung in Psychologie und Medizin. Grundlagen, Klinik, Forschung – Ein Handbuch (S. 54–7). Stuttgart: Kohlhammer.

Bittenbinder, E. (2015). Trauma und Flucht: Chaos und Bindungsabbrüche und die Auswirkungen auf Kinder- und Familiensysteme. Vortrag beim 8. Symposium der Kinder-und Jugendpsychiatrie Leopoldina. 17.10.2015, Schweinfurt.

Buchheim, A. (2011). Borderline-Persönlichkeitsstörung und Bindungserfahrungen. In: B. Dulz, S.C. Herpertz, O.F. Kernberg, U. Sachsse (Hrsg.), Handbuch der Borderline-Störungen (S. 156–167). 2. Aufl. Stuttgart: Schattauer.

Carlson, E.A. (1998). A prospective longitudinal study of attachment disorganization/disorientation. Child Dev, 69: 1107–1128.

Cierpka, M. (Hrsg.) (2014). Frühe Kindheit 0–3 Jahre. 2. Aufl. Berlin: Springer.

Cierpka, M. (Hrsg.) (2015). Regulationsstörungen. Berlin: Springer.

Ditzen, B., Heinrichs, M. (2017). Neurobiologie der Bindung. In: B. Strauß, H. Schauenburg, H. (Hrsg.), Bindung in Psychologie und Medizin. Grundlagen, Klinik, Forschung – Ein Handbuch (S. 122–136). Stuttgart: Kohlhammer.

Dutra, L., Bureau, J.F., Holmes, B., Lyubchik, A., Lyons-Ruth, K. (2009). Quality of early care and childhood trauma: A prospective study of developmental pathways, to dissociation. J Nerv Ment Dis, 197: 383–390.

Gergely, G. (2002). Ein neuer Zugangzu Margaret Mahler: normaler Autismus, Symbiose, Spaltung und libidinöse Objektkonstanz aus der Perspektive der kognitiven Entwicklungstheorie. Psyche, 56: 809–838.

Grossmann, K., Grossmann, K.E. (2014). Bindungen – das Gefüge psychischer Sicherheit. 6. Aufl. Stuttgart: Klett-Cotta.

Hesse, E., Van IJzendoorn, M.H. (1998). Parental loss of close family members and propensities towards absorption in offspring. Dev Sci, 1: 299–305.

Hesse, E. (2008). The Adult Attachment Interview: Protocol, method of analysis, and empirical studies. In: J. Cassidy, P.R. Shaver (Hrsg.), Handbook of attachment. Theory, method, and clinical applications (S. 552–598). New York, London: Guilford Press.

Janet, P. (1911). L'etat mental des hystérique. Paris: Alcan.

Kozlowska, K., Walker, P., McLean, L., Carrive, P. (2015). Fear and the defense cascade: Clinical implications and management. Harv Rev Psychiatry, 23: 263–287.

Liotti, G. (2006). A model of dissociation based, o.n. attachment theory and research. J Trauma Dissociation, 7: 55–73.

Liotti, G. (2009). Attachment and dissociation. In: P.F. Dell, J.A. O'Neill (Hrsg.), Dissociation and the dissociative disorders. DSM-V and beyond (S. 53–65). New York: Routledge.

Liotti, G., Intreccialagli, B., Cecere, F. (1991). Esperienza di lutto della madre e predisposizione ai disturbi dissociativi nella prole: uno studio caso-controllo [Losses in the mother's life and predisposition to the dissociative disorders in the offspring: A case-control study]. Rivista di Psichiatria, 26: 283–291.

Lyons-Ruth, K. (2003). Dissociation and the parent-infant dialogue: A longitudinal perspective from attachment research. J Am Psychoanal Assoc, 51: 883–911.

Lyons-Ruth, K., Dutra, L., Schuder, M.R., Bianchi, I. (2006). From infant attachment disorganization to adult dissociation: relational adaptations or traumatic experiences? Psychiatr Clin North Am, 29: 63–86.

Madigan, S., Bakermans-Kranenburg, M.J., Van IJzendoorn, M.H., Moran, G., Pederson, D.R., Benoit, D. (2006). Unresolved states of mind, anomalous parental behavior, and disorganized attachment: A review and meta-analysis of a transmission gap. Attach Hum Dev, 8: 89–111.

Main, M., Hesse, E. (1990). Parents' unresolved traumatic experiences are related to infant disorganized attachment status: Is frightened and/or frightening parental behaviour the linking mechanism? In: M.T. Greenberg, D. Cicchetti, E.M. Cummings (Hrsg.), Attachment in the preschool years (S. 161–182). Chicago: Chicago University Press.

Main, M., Morgan, H. (1996). Disorganization and disorientation in infant Strange Situation behavior: Phenotypic resemblance, t.o. dissociative states? In: L. Michelson, L., Ray, W. (Hrsg.), Handbook of Dissociation (S. 107–137). New York: Plenum Press.

Main, M., Solomon, J. (1986). Discovery of an insecure-disorganized/disoriented attachment pattern: Procedures, findings and implications for the classification of behavior. In: T.B. Brazelton, M.W. Yogman (Hrsg.), Affective development in infancy (S. 95–124). Norwood, NJ: Ablex.

Mollon, P. (1996). Multiple selves, multiple voices: working with trauma, violation and dissociation. Chichester: John Wiley.

Nijenhuis, E.R.S., Vanderlinden, J., Spinhoven, P. (1998). Animal defensive reactions as a model for trauma-induced dissociative reactions. J Trauma Stress, 11: 242–260.

Ogawa, J.R., Sroufe, L.A., Weinfield, N.S., Carlson, E.A., Egeland, B. (1997). Development and the fragmented self: longitudinal study of dissociative symptomatology in a nonclinical sample. Dev Psychopathol, 9: 855–879.

Ornstein, A., Ornstein, P. (1994). Elternschaft als Funktion des Erwachsenenselbst. Kinderanalyse, 3: 351–376.

Pasquini, P., Liotti, G., Mazzotti, E., Fassone, G., Picardi, A. (2002). Italian Group for the Study of Dissociation Risk factors in the early family life of patients suffering from dissociative disorders. Acta Psychiatr Scand, 105: 110–6.

Perry, B.D., Pollard, R.A., Blakely, T.L., Baker, W.L., Vigilante, D. (1995). Childhood trauma, the neurobiology of adaptation, and ›use-dependent‹ development of the brain: how ›states‹ become ›traits‹. Infant Ment Health J, 16: 271–291.

Powles, W.E. (1992). Human Development and homeostasis. Madison, CT: International Universities Press.

Putnam, F.W. (1997). Dissociation in children and adolescents: A developmental perspective. New York: Guilford Press.

Rass, E. (2010). Bindungssicherheit und Affektregulation im pädagogischen Handlungsfeld – Der Lehrer als Beziehungs- und Kulturarbeiter. In: R. Göppel, A. Hirblinger, H. Hirblinger, A. Würker (Hrsg.), Schule als Bildungsort und »emotionaler Raum« (S. 111–124). Opladen, Farmington Hills: Barbara Budrich.

Rass, E. (2011). Bindung und Sicherheit im Lebenslauf. Stuttgart: Klett-Cotta.

Rass, E. (Hrsg.) (2012). Allan Schore: Schaltstellen der Entwicklung. Stuttgart: Klett-Cotta.

Rass, E. (2016). Unterwegs zu einer eigenständigen psychodynamischen Psychotherapie mit Säuglingen, Kindern, Jugendlichen und ihren Eltern aus der Perspektive der Affektregulations- und Bindungstheorie sowie der analytischen Selbstpsychologie. In: P. Bründel, M. Endres, S. Hauser (Hrsg.), Elternschaft: klinische und entwicklungspsychologische Perspektiven; Jahrbuch der Kinder-und Jugendlichen-Psychoanalyse, Band V (S. 165–193). Frankfurt: Brandes & Apsel.

Sachsse, U. (2004). Traumazentrierte Psychotherapie. Theorie, Klinik und Praxis. Stuttgart: Schattauer.

Schore, A.N. (2007). Affektregulation und die Reorganisation des Selbst. Stuttgart: Klett-Cotta.

Schore, A.N. (2009). Attachment trauma and the developing right brain: Origins of pathological dissociation. In: P.F. Dell, J.A. O'Neill (Hrsg.), Dissociation and the dissociative disorders. DSM-V and beyond (S. 107–141). New York: Routledge.

Schore, A.N. (2012a). The Science of the Art of Psychotherapy. New York: Norton.

Schore, A.N. (2012b). Die Dysregulation des rechten Gehirns: Grundlegende Mechanismen einer traumatischen Bindung und die Psychopathogenese der posttraumatischen Belastungsstörungen. In: E. Rass (Hrsg.), Allan Schore: Schaltstellen der Entwicklung (S. 111–151). Stuttgart: Klett-Cotta.

Schuengel, C., Bakermans-Kranenburg, M.J., Van IJzendoorn, M.H. (1999). Frightening maternal behavior linking unresolved loss and disorganized infant attachment. J Consult Clin Psychol, 67: 54–63.

Steele, H., Steele, M. (2003). Clinical uses of the Adult Attachment Interview. In: M. Cortina, M. Marrone (Hrsg.), Attachment theory and the psychoanalytic process (S. 107–126). London: Whurr.

Stovall-McClough, K.C., Cloitre, M. (2006). Unresolved attachment, PTSD, and dissociation in women with childhood abuse histories. J Consult Clin Psychol, 74: 219–228.

Tronick, E.Z., Weinberg, M.K. (1997). Depressed mothers and infants: Failure to form dyadic states of consciousness. In: L. Murray, P.J. Cooper (Hrsg.), Postpartum depression in child development (S. 54–81). New York: Guilford Press.

Van IJzendoorn, M.H., Schuengel, C., Bakermans-Kranenburg, M.J. (1999). Disorganized attachment in early childhood: Meta-analysis of precursors, concomitants, and sequelae. Dev Psychopathol, 11: 225–49.

West, M., Adam, K., Spreng, S., Rose, S. (2001). Attachment disorganization and dissociative symptoms in clinically treated adolescents. Can J Psychiatry, 46: 627–31.

Winnicott, D. (1974). Die Frage des Mitteilens und des Nicht-Mitteilens führt zu einer Untersuchung gewisser Gegensätze. In: Ders., Reifungsprozesse und fördernde Umwelt (S. 234–252). München: Kindler.

Ziegenhain, U., Gebauer, S., Ziesel, B., Künster, A., Fegert, J. (2008). Die Chance der ersten Monate. Ulm: Schirmer.

5 Allgemeines zur pathologischen Dissoziation – strukturelle Dissoziation

Annegret Eckhardt-Henn

5.1 Einleitung

Die Dissoziation und die Möglichkeit eines dissoziativen Erlebens gehört zum psychischen Erlebensspektrum des Menschen. Noch vor einigen Jahren wurde viel darüber diskutiert, ob es sich bei der sog. physiologischen und pathologischen Dissoziation um ein Kontinuum oder aber ein Spektrum dissoziativen Erlebens und dissoziativer Störungen handeln könnte. Heute unterscheiden wir physiologische dissoziative Zustände, die alle Menschen kennen, von pathologischen dissoziativen Erlebenszuständen, die bei akuter Belastung (z. B. stark angespannten Situationen, akuten belastenden Ereignissen, wie Unfällen) oder in der direkten Folge von schweren Belastungsreaktionen oder im weiteren Zeitverlauf nach schwerer Traumatisierung im Sinne einer posttraumatischen Störung auftreten und sich zu einer schweren dissoziativen Bewusstseinsstörung entwickeln können, die zunehmend zu einer Beeinträchtigung der Alltags- und Berufsaktivitäten führt.

Dissoziatives Erleben kann den Bereich der Selbstwahrnehmung, z. B. als Depersonalisation, oder die Wahrnehmung der Außenwelt, z. B. als Derealisation, betreffen (▸ Kap. 23 in diesem Band). Häufig finden wir hier auch die Bezeichnung »detachment« oder »numbing«, wenn es sich um Störungen, die während akuter Belastung, z. B. im Rahmen von Unfallereignissen auftreten, handelt. Dies wird als *peritraumatische Dissoziation* bezeichnet.

Aktuell verstehen wir die Dissoziation als einen komplexen psychophysiologischen Prozess, bei dem es zu einer teilweisen oder völligen Desintegration psychischer Funktionen (z. B. der Erinnerung, des Identitätsbewusstseins, der unmittelbaren Empfindungen, der Wahrnehmung des Selbst und der unmittelbaren Umgebung) und körperlicher Bewegungsabläufe kommt. Es handelt sich um eine Störung des Bewusstseins i. S. einer kurzzeitigen Unterbrechung der eigenen Bewusstheit. Dissoziation kann also als eine neuropsychische Funktionsveränderung verstanden werden, welche die normalen Beziehungen und Bezogenheiten der neuropsychischen Prozesse unterbricht und diese Trennung weiter aufrechterhält (vgl. auch ExtraktionAttheß 2013).

Psychodynamisch betrachtet, beinhaltet die Dissoziation in gleicher Weise Aspekte eines Abwehrmechanismus, eines Selbstheilungsversuches oder einer Rekonstruktion oder eines Folgezustandes zurückliegender Belastungen im Sinne eines psychopathologischen Symptoms. Janet beschrieb die Dissoziation als eine nicht-intentionale Autoregulation von Belastungserfahrungen, d. h. als einen pathologischen Zustand, der in der Folge schwerer Traumatisierung auftreten kann. Freud verstand die Dissoziation als einen regressiven Abwehrvorgang, d. h. als einen psychodynamischen Prozess.

Van der Kolk und Fisler (1995) beschrieben vier unterschiedliche Phänomene, um den Begriff der »Dissoziation« zu umschreiben. Alle Phänomene stehen jeweils miteinander in Beziehung:

1. Die sensorische und emotionale Fragmentation der Erfahrung/des Erlebens
2. Die »peritraumatische Dissoziation« oder das »spacing out«: Derealisation und Depersonalisation während des traumatischen Ereignisses
3. Fortgesetzte Depersonalisation und »spacing out« während des täglichen Lebens
4. Traumatische Erinnerungen sind mit verschiedenen Ich-Zustände verbunden

Aufgrund unterschiedlicher Klassifikationskonzepte in der ICD-10 und im DSM-5 herrscht aktuell bezüglich der Frage, wie dissoziative Symptome, die sich auf körperlicher Ebene abspielen, einzuordnen sind, nicht immer Klarheit (vgl. Eckhardt-Henn 2015).

Die aktuelle Klassifikation der ICD-10 und des DSM-5 werden in Tab. 5-1 gegenübergestellt.

Im DSM-5 werden dissoziative körperliche Symptome unter der Kategorie »Somatic Symptom and Related Disorders« aufgeführt. In der Kategorie »Trauma and Stress-Related Disorders« (Trauma- und stressbezogene Störung – 309.81) wird die Posttraumatische Belastungsstörung kategorisiert. Es gibt als Unterpunkt die weitere Spezifizierung der »posttraumatischen Belastungsstörung« mit dissoziativen Symptomen wie Depersonalisation und Derealisation.

Die dissoziative Amnesie wird hier nicht aufgeführt, aber unter dem Abschnitt »Komorbidität« wird darauf hingewiesen, dass es viele Betroffene mit dissoziativen Amnesien gibt, die später in ihrem Leben eine Posttraumatische Belastungsstörung entwickeln und zwar insbesondere dann, wenn die traumatischen Erinnerungen, die eine Amnesie auslösen, ins Bewusstsein kommen. Bei der Beschreibung der Dissoziativen Identitätsstörung (300.14) wird darauf hingewiesen, dass einige traumatisierte Menschen sowohl eine Posttraumatische Belastungsstörung als auch eine Dissoziative Identitätsstörung haben können (▸ Kap. 22 in diesem Band). Patienten mit Dissoziativen Identitätsstörungen haben aber auch dissoziative Symptome, die nicht als eine Manifestation einer Posttraumatischen Belastungsstörung eingeordnet werden können, wie z. B. Amnesien für tägliche Ereignisse, nicht-traumabezogene, dissoziative Flashbacks mit folgender Amnesie für den Inhalt des Flashbacks, disruptive Intrusionen, die mit den dissoziativen Identitätszuständen verbunden sind, sowie unregelmäßige, teils voll ausgeprägte dissoziative Symptome, die zwischen den verschiedenen Identitätszuständen auftreten können. Andererseits zeigen Patienten mit Posttraumatischer Belastungsstörung auch dissoziative Symptome, wie z. B. eine Amnesie für bestimmte Aspekte des Traumas, dissoziative Flashbacks, Symptome von Intrusion und Vermeidung, negative Veränderungen der Kognition und Stimmung und ein Hyperarousal, das sich auf das traumatische Ereignis bezieht.

Die ICD-10 bleibt in ihrer Klassifikation sehr unklar. Hier werden die dissoziativen Bewusstseinsstörungen, die dissoziativen Störungen der Persönlichkeit, wie die Dissoziative Identitätsstörung mit der eher unscharfen Kategorie der dissoziativen Störung der Bewegung und Sinnesempfindung zusammengefasst. Unter Letzterer werden wiederum die dissoziativen Krampfanfälle subsummiert. Der Begriff der »Konversionsstörungen« wird in Klammern gesetzt. Dabei werden die Konversionsstörungen nicht, wie ursprünglich verstanden, als eine psychodynamische Kategorie beschrieben, sondern wie sonst auch in der ICD-10 ausschließlich üblich als eine pathogenetische Kategorie (▸ Kap. 2 in diesem Band). Die dissoziativen Störungen auf körperlicher Ebene werden in der ICD-10 mit den Konversionsstörungen äquivalent beschrieben.

Tab. 5-1 Klassifikation der ICD-10 und des DSM-5

ICD-10		DSM-5	
F44	Dissoziative Störungen (Konversionsstörungen)		Dissociative disorders
F44.0	Dissoziative Amnesie	300.14	Dissociative identity disorder
F44.1	Dissoziative Fugue	300.12	Dissociative amnesia
F44.2	Dissoziativer Stupor	300.6	Depersonalization/Derealization disorder
F44.3	Trance und Besessenheitszustände	300.15	Other specified dissociative disorders
F44.4 bis F44.7	Dissoziative Störungen der Bewegung und der Sinnesempfindung	315	Unspecified dissociative disorder
F44.4	Dissoziative Bewegungsstörung		
F44.5	Dissoziative Krampfanfälle		
F44.6	Dissoziative Sensibilitäts- und Empfindungsstörungen		
F44.7	Dissoziative Störungen (Konversionsstörungen), gemischt		
F44.8	Sonstige dissoziative Störungen (Konversionsstörungen)		
F44.80	Ganser-Syndrom		
F44.81	Multiple Persönlichkeit(sstörung)		
F44.82	Transitorische dissoziative Störungen (Konversionsstörungen) in Kindheit und Jugend		
F44.88	Sonstige näher bezeichnete dissoziative Störungen (Konversionsstörungen)		
F44.9	Nicht näher bezeichnete dissoziative Störung (Konversionsstörung)		

Klinische Symptomatik

Viele dissoziative Störungen werden über lange Zeit nicht erkannt. Die Patienten berichten oft nicht spontan darüber. Dies hängt damit zusammen, dass sie oft die Symptome gar nicht als pathologisch empfinden oder dass sie die Symptome als ich-synton erleben oder sich für die Symptome schämen bzw. davon geängstigt sind, weil sie Angst haben, verrückt zu werden oder als verrückt eingestuft zu werden. Viele betroffene Patienten leiden zudem an komorbiden, nicht-dissoziativen Symptomen und Erkrankungen, die eine zugrunde liegende dissoziative Störung maskieren können (Steinberg 2004; Dell u. O'Neil 2009). Die Symptome manifestieren sich bei zwei Dritteln der Patienten zwischen dem Beginn der Adoleszenz und dem 3. Lebensjahrzehnt. Aber auch im Kindheits- und Jugendalter könnten dissoziative Symptome vorkommen (▸ Kap. 25 in diesem Band).

Patienten, die komplex traumatisiert sind, also über viele Jahre, entwickeln überdurchschnittlich häufig im Alter zwischen 35 und 45 Jahren schwere dissoziative Symptome, wenn es zur Dekompensation bis dahin angewandter Coping-Strategien kommt. Weibliche Patienten sind hier deutlich häufiger betroffen.

Dell und O'Neil (2009) unterscheiden eine *partielle* von einer *vollständigen pathologischen Dissoziation*. Dissoziative Störungen werden von den Betroffenen, aber auch von Beobachtern als eine Unterbrechung oder Diskontinuität der normalen Integration des Bewusstseins, der Identität, der Erinnerung, der Emotionalität, der Wahrnehmung, der Körperrepräsentation, des Verhaltens und der motorischen Kontrolle empfunden und beschrieben. Dabei kann psychologische und körperliche Funktion betroffen sein.

Die peritraumatische Dissoziation tritt häufig unmittelbar nach oder während eines stark belastenden oder traumatischen Erlebnisses auf.

Zum Beispiel kommt es vor, dass Unfallteilnehmer »unter Schock stehen« und auf der Autobahn umherirren. Das kann als eine Form der peritraumatischen Dissoziation verstanden werden. Es handelt sich um eine direkte massive Abwehr der Psyche gegen unerträgliche und momentan nicht integrierbare Belastungserfahrungen. Wie eine Art »Totstellreflex« wird gar nichts mehr realisiert und wahrgenommen. Dies kann in manchen Fällen aber auch die Handlungsfähigkeit vorübergehend erhalten.

Fallbeispiel

Eine 40-jährige Patientin, die mit ihrem Ehemann einen sehr schweren Autounfall erlebt hatte, berichtete: »Es gab einen Riesenknall und es ging alles verdammt schnell. Wir lagen auf dem Dach. Mein Mann war bewusstlos zwischen Lenkrad und Sitz eingeklemmt. Es rauchte aus dem Motorraum. Ich dachte, es explodiert gleich, ich muss ihn rausholen, sonst stirbt er. Ich weiß nicht, wie ich es fertig gebracht habe, aber ich habe ihn rausgezogen und als wir auf dem Feld lagen, explodierte der Wagen und ging in Flammen auf. Erst als der Notarztwagen kam und sie mich behandelten, bemerkte ich, dass ich eine tiefe Fleischwunde am Oberarm hatte und offenbar viel Blut verloren hatte. Ich habe erst danach wieder Schmerzen empfunden und dann erst kam der riesige Schreck und ich bin heulend zusammengebrochen. Aber mein Mann hat es überlebt.«

Eine erhöhte Bereitschaft, mit einer peritraumatischen Dissoziation zu reagieren, wird aktuell als ein Risikofaktor für die Entwicklung einer chronischen Posttraumatischen Belastungsstörung angesehen; es sagt diese besser vorher als andere Symptombereiche (Marchand et al. 2015).

Aktuell wird in Anlehnung an die Schneider'schen Negativ- und Positiv-Symptome der Schizophrenie zwischen fehlenden Funktionen, wie z. B. Erinnerungen, Gefühlszuständen, Körperempfindungen, »negativen Symptomen« und sogenannten »positiven dissoziativen Symptomen«, die sich durch ein nicht steuerbares, als intrusiv erlebtes »Zuviel« charakterisieren lassen, unterschieden. Hierzu gehören als überwältigend erlebte und willentlich nicht beeinflussbare Gefühle, plötzlich auftretende visuelle Bilder, plötzlich auftretende Flashbacks, intrusive Gedanken oder Erinnerungen und auch Erinnerungen auf körperlicher Ebene, die sich in Form von somatischen Beschwerden äußern können. Von diesen Symptomen können die subjektive Wahrnehmung und die subjektive Fähigkeit zur Bewältigung alltäglicher Lebensanforderung sehr stark bis maximal beeinträchtigt werden. Wenn es zum Auftreten intrusiver Erinnerungen und Flashbacks kommt, treten in der Folge davon oft dissoziative Amnesien auf, die gewissermaßen die Funktion haben, die belastenden und ängstigenden Inhalte der Flashbacks wieder aus der subjektiven bewussten Wahrnehmung zu löschen. Dell und O'Neil (2009) beschreiben Intrusionen, die nur teilweise vom Bewusstsein ausgeschlossen sind, und Intrusionen, die vollständig vom Bewusstsein ausgeschlossen sind. Diese Unterscheidung ist auf Janet (1889) zurückzuführen.

Bei der vollständigen pathologischen Dissoziation, wie z. B. der Amnesie oder der Fugue, ist dem Individuum in diesem Moment nicht mehr zugänglich, was es während der amnestischen Periode fühlte oder tat. Bei der partiellen pathologischen Dissoziation hingegen ist sich der Betroffene gleichzeitig der unfreiwilligen, ich-fremden Intrusion in seiner exekutiven Funktion und seinem Selbstgefühl bewusst. Betroffene Patienten haben immer ein bewusstes Erleben aller anderen dissoziativen Intrusionen außer bei der dissoziativen Amnesie. Nach Dell und O'Neil (2009) kommen partielle pathologische dissoziative Symptome sehr viel häufiger vor als dissoziative Amnesien.

Sie unterscheiden sechs Symptomcluster als allgemeine Symptome pathologischer Dissoziation:

- Generelle Erinnerungsprobleme
- Depersonalisation und Derealisation
- Posttraumatische Flashback-Erlebnisse
- Somatoforme Symptome
- Trance-Zustände
- Intrusionen anderer Selbst-Zustände, die bewusst wahrgenommen werden
- Amnesien
- Fugue-Zustände

Hier wird das Spektrum sehr viel weiter gefasst, als es dann bei der Beschreibung der eigentlichen dissoziativen Störungen der Fall ist. Wichtig erscheint mir vor allem, dass die Autoren immer wieder betonen, dass aufgrund der partiellen dissoziativen Symptome, die oft schon einige Jahre vor einer voll ausgeprägten, dissoziativen, abgrenzbaren Störung auftreten, häufige Fehldiagnosen gestellt werden.

Generelle Erinnerungsprobleme können sich in schlechten Erinnerungen an den Vortrag, in häufiger Vergesslichkeit, in dem subjektiven Erleben, dass wichtige Ereignisse vergessen wurden, in dem Gefühl, dass eine schwache Erinnerung eine Quelle von Schwierigkeiten im täglichen Leben ist und eine Belastung darstellt, ausdrücken. **Somatoforme Symptome** können sehr vielfältig sein und sich auf ganz unterschiedliche körperliche Empfindungen beziehen. Es können z. B. sonderbare Veränderungen der körperlichen Funktion auftreten, die nicht durch eine physische oder medizinische Ursache zu erklären sind. Hier kommen vor allem funktionelle neurologische Symptome vor in Form von Bewegungsstörungen, Lähmungserscheinungen, Gefühlsstörungen, Problemen bei der Harnentleerung, Schluckstörungen, aber auch unerklärbaren Schmerzzuständen oder anästhetischen Zuständen (Minderung oder Ausfallen der Schmerzempfindung) sowie Sehstörungen (z. B. Tunnelblick) oder einer akustischen Distanzierung (z. B. das Gefühl, taub zu sein) oder von physischen Sensationen, nichts mehr empfinden zu können. Ebenfalls können Zitteranfälle und Anfälle, die epileptischen Anfällen sehr ähnlich sein können, vorkommen. Die Anfälle wären m. E. (vgl. Eckhardt-Henn 2015 und Kap. 20 in diesem Band) eher den dissoziativen Bewusstseinsstörungen zuzuordnen.

Depersonalisation- und Derealisationszustände können vorkommen, diese werden ausführlich im Kap. 23 in diesem Band beschrieben. Bei den somatoformen Symptomen sollten Konversionssymptome, die auch unbewusste, teilweise konflikthafte Inhalte haben können, von partiellen posttraumatischen flashbackartigen Körpererinnerungen, die mit dem Trauma in spezifischen Zusammenhang stehen und dem impliziten Erinnerungssystem zuzuordnen sind, unterschieden werden. Wenn ein Patient einen **Trance-Zustand** hat, wird er lange Zeit – manchmal Stunden – als abwesend empfunden. Er kann beispielsweise immer auf einen Punkt starren und nicht mehr reagieren. Die umgebenden Menschen können diese Zustände sehr gut beobachten, allerdings fallen sie ihnen manchmal erst verzögert auf.

Auftretende Intrusionen anderer Selbst-Zustände, die bewusst wahrgenommen werden, können die folgenden sein (vgl. Dell 2009; Eckhardt-Henn 2015):

- das Hören unterschiedlicher Stimmen, z. B. Kinderstimmen
- das Hören zweier oder mehrerer Stimmen, die Kontroversen haben, die streiten
- verfolgende Stimme, die negative Kommentare oder Drohungen aussprechen oder aber auch zu selbstverletzenden Handlungen aufrufen
- sprachliche Entwürfe, die nicht intendiert sind oder aber auch Äußerungen, die nicht zu sich selbstgehörig empfunden werden, so als ob sie selbstständig aus dem eigenen Mund herauskommen
- das Auftreten von Gedanken oder der Abzug von Gedanken
- gemachte oder intrusive Gefühle und Emotionen
- gemachte oder intrusive Impulse
- gemachte oder intrusive Handlungen
- vorübergehender Verlust eigentlich gut etablierten Wissens oder Fertigkeiten
- beunruhigende Wahrnehmungen einer Veränderung des Selbst
- profunde und chronische Verwirrung über das eigene Selbst

Vollständig dissoziierte Intrusionen, die in die exekutiven Funktionen und das Selbst einbrechen, sowie Amnesien kommen oft vor, manchmal auch für kurze Abschnitte des Tages. So können Patienten plötzlich nicht mehr wissen, wie sie von A nach B gekommen sind oder in bestimmte Situationen kamen, können das Gefühl des Zeitverlustes haben, können sich plötzlich an Orten oder in Räumen finden, wo sie nicht wissen, wie sie dort hingekommen sind (▸ Kap. 17 in diesem Band).

Es können auch selbstverletzende Handlungen oder artifizielle selbstverletzende Handlungen vorkommen. Die Betroffenen wissen dann nicht, warum sie Verletzungen haben oder bluten, sie stellen plötzlich fest, dass sie bestimmte Handlungen durchführen, sich aber nicht daran erinnern können, dass sie diese Handlungen beabsichtigt und begonnen haben.

Klassische **Fugue-Zustände** (▸ Kap. 17 in diesem Band), die eher selten auftreten, kommen häufiger bei der DIS (▸ Kap. 22 in diesem Band) vor. Sie müssen von kleineren, schwächeren Alltags-Fugue-Zuständen unterschieden werden. Letzteres kann z. B. eine Situation sein, in der man aus einem Albtraum erwacht und sich plötzlich woanders als im Bett befindet oder man befindet sich plötzlich unter dem Bett, in einer Ecke, in einer Abstellkammer usw. Häufig kommt es vor, dass Handlungen von anderen berichtet werden, aber der Betroffene sich selbst nicht daran erinnern kann, oder dass er plötzlich Gegenstände findet, deren Herkunft er nicht erinnern kann. Oft erkennen die Betroffenen plötzlich Folgen von bestimmten Handlungen, aber können sich nicht mehr daran erinnern, diese Handlungen selbst durchgeführt zu haben.

Die folgenden abgegrenzten wichtigen dissoziativen Störungsbilder werden je nachdem, welche der Symptome im Vordergrund stehen oder wie viele Symptome in welcher Qualität und Häufigkeit auftreten, unterschieden:

- Depersonalisations- und Derealisationszustände
- Dissoziative Amnesie und Fugue-Zustände
- Dissoziative Identitätsstörung
- Komplexe dissoziative Störung, nicht anders spezifiziert (Not Otherwise Specified, DDNOS)
- Somatoforme dissoziative Symptome/Konversionssymptome

Die dissoziative Fugue, der dissoziative Stupor, Trance- und Besessenheitszustände kommen eher seltener vor. Zur Beschreibung ▸ Kap. 17–22 in diesem Band.

5.2 Pathogenetische Modelle

Wir wissen heute, dass schwerere dissoziative Bewusstseinsstörungen in der Folge von komplexen Traumafolgestörungen auftreten. Hierzu gibt es mittlerweile zahlreiche empirische Arbeiten (Dell und O'Neil 2009; Spitzer et al. 2015 u. v. m.). Wenn ein Kind, ein Jugendlicher oder ein Erwachsener einer chronischen, über lange Zeit anhaltenden komplexen Traumatisierung ausgesetzt ist, kann die Herausbildung eines zentralen integrierenden Bewusstseins erschwert oder gar verhindert werden. Komplexe dissoziative Störungen werden gegenwärtig als *»Diathese-Stressmodell«* konzeptualisiert (vgl. Carlson et al. 2009; ▸ Kap. 6–9 in diesem Band).

Sie werden als eine psychobiologische Antwort auf schwere, in einem bestimmten Zeitfenster der frühen Kindheit erlittene Traumatisierungen verstanden (Schore 2003; ▸ Kap. 22 in diesem Band). Ähnlich wie bereits von Pierre Janet wird die Dissoziation gewissermaßen als eine *autoregulative Verarbeitungsstörung belastender Erfahrungen* verstanden. Es kommt aufgrund neurobiologischer Veränderungen und struktureller sowie funktioneller ZNS-Veränderungen sehr wahrscheinlich zu spezifischen Störungen bestimmter Funktionen, wie der Regulation von Affektzuständen und Spannungszuständen und weiter zu einer Einschränkung der Fähigkeit zur Emotionsdifferenzierung (▸ Kap. 6–8, 12 und 13 in diesem Band). Aufgrund mittlerweile mehrfach replizierter empirischer Ergebnisse wissen wir, dass Patienten, die komplexen traumatischen Erlebnissen über lange Zeit ausgesetzt waren, eine *ständige zentrale Aktivierung in ihren neuroendokrinen humoralen Stressachsen* zeigen, womit die teilweise sehr quälenden vegetativen Symptome erklärt werden können. Die Betroffenen geraten auch bereits durch Reize, die *unter der bewussten Wahr-*

nehmungsschwelle dargeboten werden, in schwere Spannungszustände. Man kann dies als einen permanenten Zustand des *Hyperarousal*, einen systemischen Alarmzustand, beschreiben. Mit zunehmender Spannung können dissoziative Symptome sich verstärken und umgedreht, kann es nach dissoziativen Zuständen zu einer Verstärkung der Spannungszustände kommen. Diese Phänomene bedingen sich offenbar gegenseitig. Solche Spannungszustände führen zu einer *Verminderung der Emotionsidentifizierung und -differenzierung*. In der Folge fühlen sich die Patienten sehr überfordert und können sich nur schlecht von bestimmten Belastungen und von diesen innerlich als überschwemmend erlebten Gefühlszuständen distanzieren. Die Fähigkeit, Probleme oder Konflikte zu lösen, vermindert sich damit noch weiter, sie geraten in einen *Zustand der Hilflosigkeit*, der zu einem erhöhten Drang führt, eine unmittelbare Lösung zu finden. Von vielen Autoren und Klinikern wurde beobachtet, dass Patienten mit dissoziativen Störungen auch bei nicht traumaassoziierten Reizen im weiteren Verlauf der Erkrankung immer schneller dissoziative Symptome in unspezifischen Spannungs- und Belastungszuständen entwickeln können. Ihre Ich-Fähigkeit und ihre Bewältigungsfähigkeit nehmen weiter ab. Oft kann es dann zum Auftreten selbstverletzender Verhaltensweisen, die manchmal die dissoziativen Zustände, vor allem Depersonalisations- und Derealisationszustände, beenden können, kommen.

Das Modell der strukturellen Dissoziation

Charles Samuel Myers beschrieb in einer vielfach zitierten Arbeit »Shell Shock in France 1914–1918« bereits 1940 eine Grundform der strukturellen Dissoziation bei akut traumatisierten Soldaten des Ersten Weltkrieges. Auf diesem Hintergrund entwickelten Van der Hart und Nijhenhuis (2008) aus Holland und Steele et al. (2009; USA) das Modell der »Strukturellen Dissoziation« (Nijenhuis et al. 2003; Van der Hart et al. 2008; Nijenhuis und Den Boer 2007). Dieses Modell hat sich als Verständnismodell schwerer dissoziativer Störungen, wie der komplexen Dissoziativen Identitätsstörung und der komplexen dissoziativen Störung (DDNOS), etabliert. Unterschieden werden die *primäre* strukturelle Dissoziation, die *sekundäre* strukturelle Dissoziation und die *tertiäre* strukturelle Dissoziation.

Unterschiedliche Grade der Aufmerksamkeit/Bewusstheit, wie z. B. Tagträume, imaginatives Erleben, starke Konzentration auf ganz bestimmte Inhalte und damit Zurücktreten des direkten Erlebens, Konzentrationsstörungen bei Krankheitszuständen, Müdigkeit und auch Zustände von Derealisation und Depersonalisation – wenn sie nicht in pathologischem Ausmaß auftreten – gehen mit einem unterschiedlichen Ausmaß der Qualität und Quantität erinnerbaren Erlebens einher. Diese Zustände müssen von der strukturellen Dissoziation unterschieden werden. In früheren Arbeiten wurden solche Zustände oft als physiologische Dissoziation oder leichte, unspezifische Dissoziation beschrieben. Aktuell werden sie nicht mehr zu den eigentlichen pathologischen dissoziativen Störungen des Bewusstseins gerechnet.

Den oben beschriebenen »veränderten« Bewusstseinszuständen und den Zuständen der primären, sekundären und tertiären strukturellen Dissoziation liegen sehr wahrscheinlich verschiedene Mechanismen zugrunde, die allerdings gegenwärtig noch nicht wirklich aufgeklärt sind.

Viele Menschen, die häufiger veränderte Bewusstseinszustände erleben, haben keine strukturelle Dissoziation, aber umgekehrt zeigen Menschen mit struktureller Dissoziation immer auch wiederholt auftretende veränderte Bewusstseinszustände (vgl. Steele et al. 2009).

Primäre strukturelle Dissoziation

Die Autoren verstehen in Anlehnung an Panksepp (1998) die traumabezogene strukturelle Dissoziation als ein psychobiologisches Überlebenssystem, als ein »emotional arbeitendes System«, das die Aufgabe hat, adaptive Aktionen zu regeln. Diese Systeme wurden vor allem von Panksepp beschrieben und in *Verteidigungssysteme*, die als Reaktion auf Bedrohungen entstehen, und in *Alltagssysteme*, die das Überleben der Spezies sichern, aufgeteilt. Zu Letzteren gehören z. B. das Bindungssystem, Fürsorge, Neugier, Spielen, Regulation des Energiehaushaltes (Schlafen, Wachen, Nahrungsaufnahme etc.), gesellschaftlicher Umgang sowie Fortpflanzung und Sexualität. Der »Emotionale Persönlichkeitsanteil« (EP) wird nach diesem Modell als eine Entsprechung des animalischen Verteidigungssystems, das angeborene Subsysteme (Hypervigilanz, Flucht, Einfrieren, Anästhesie/Analgesie, Kampf und totale Unterwerfung) beinhaltet, verstanden (Schore 2003; Toates 1986; Frewen u. Lanius 2006; Howell 2006; Holmes et al. 2005).

Mit der Aktivierung der Emotionalen Persönlichkeitsanteile ist eine extreme, unwillkürlich auftretende Begrenzung des Bewusstseinsbereiches verbunden. Es kommt zu einer Einschränkung des Aufmerksamkeitsfokus, der sich nur auf eine Bedrohung, die als existenziell erlebt wird und an Erlebtes anknüpft (Wiedererleben), bezieht.

Beim Menschen kann es dann zu komplexen biologischen Reaktionen und »verhaltensbestimmten, geistigen Aktionstendenzen« kommen (vgl. auch Van der Hart et al. 2006, S. 157 ff.). Das Einfrieren/der Totstellreflex, wie man es aus der Tierwelt kennt, kann sich z. B. als Zustand von Erstarrung bei gleichzeitiger extremer Erregung und der fokussierten Konzentration auf mögliche Signale und Fluchtwege zeigen. Akute Selbstverletzungen können auftreten, die entweder als Spannungsregulation oder als völlige Unterwerfung unter den Täter (»Schau ich bekenne mich schuldig und zeige dir dies, indem ich mich selbst verletze, weil ich es verdient habe!«) im Dienste der Abwehr (psychoanalytisch verstanden) und als Versuch zu überleben eingesetzt werden.

Fallbeispiel

Eine junge Patientin, die ich vor vielen Jahren behandelt habe, litt an immer wiederkehrenden schweren Selbstverletzungen, die sie teilweise in äußerst bedrohliche Zustände mit großem Blutverlust brachten. Erst nach längerer Behandlung wurde deutlich, dass ganz bestimmte Auslöser (Trigger, wie z. B. der Geruch von Orangen oder ein bestimmter Schweißgeruch von Männern) sie in plötzliche, veränderte, dissoziative Bewusstseinszustände katapultierten, denen dann meist unmittelbar impulshafte Selbstverletzungen folgten. Lange Zeit konnte sie und auch ich als Therapeutin (A. E.-H.) dieses Verhalten nicht einordnen. Die Patientin sagte immer wieder, dass sie das Gefühl hätte, es absolut verdient zu haben. Die Selbstverletzung hatte also einmal die Funktion, die dissoziativen Zustände zu beenden. Anderseits hatte sie auch die unbewusste Motivation, sich selbst zu bestrafen und damit das Schuldgefühl auch gegenüber dem Täter bzw. der verinnerlichten Täterfigur einzugestehen, um wieder innere Ruhe zu finden.

Nach Steele et al. (2009) gibt es bei der primären strukturellen Dissoziation eine einzige EP, die mit dem Wiedererleben des Traumas verbunden ist, und eine einzige ANP, die die Integration des Traumas verfehlt hat. Bei der sekundären strukturellen Dissoziation kann eine EP durch Flucht, wie z. B. bei der dissoziativen Fugue gekennzeichnet sein, während eine andere EP durch ein Einfrieren und wieder andere EPs durch Kampf oder totale Unterwerfung gekennzeichnet sein können. Das heißt, die verschiedenen EPs können mit unterschiedlichem Erleben, das an das traumatische Ereignis geknüpft ist, verbunden sein, ebenso mit unterschiedlichen erinnerten Orten, an denen das Trauma stattfand, und auch mit der Erinnerung an unterschiedliche Täter. Das bedeutet, dass es sich bei der sekundären strukturellen Dissoziation um einen schwerer gestörten Zustand, der mit einer noch geringeren Integrationsfähigkeit einhergeht, handelt.

Sekundäre strukturelle Dissoziation

Unter der langfristigen, wiederholten Einwirkung schwerer Traumatisierungen kann es auch zu einer weiteren Aufspaltung der Emotionalen Persönlichkeitsanteile kommen. Dies führt dann zur Entstehung komplexer dissoziativer Bewusstseinsstörungen und entsprechender Persönlichkeitsveränderungen, wie der NNBDS oder der DIS. Die »Anscheinend normale Persönlichkeit« (ANP) bleibt bei der sekundären strukturellen Dissoziation erhalten und ermöglicht so ein weiteres normales Funktionieren im Alltag. Häufig beschreiben die Betroffenen aber eine deutlich eingeschränkte Selbstwahrnehmung. Starke emotionale und somatische Reaktionen können schlecht ausgehalten werden. Es gibt nur »entweder« (EP) – »oder« (ANP). Aufgrund dieser Dissoziation in verschiedene innere Persönlichkeitszustände ist es trotz teilweise schwerer Traumatisierung möglich, weiter zu funktionieren. Von der Umgebung wird dies oft lange Zeit nicht wahrgenommen. Aber die innere Gefühlswelt des Betroffenen bleibt blass und wie gedämpft. Es bildet sich ein innerer Zustand heraus, indem alle emotionalen Reaktionen, die die Funktionalität einschränken, »dissoziiert« werden, d.h. nicht als eigene zugehörige Reaktionsweisen wahrgenommen werden. Daneben gibt es ich-dyston erlebte Persönlichkeitsanteile (EPs), in denen die Betroffenen Gefühle und Gedanken ungefiltert und uneingeschränkt empfinden und daher andere wichtige Dinge in ihrem Leben nicht mehr wahrnehmen und dann auch den Alltagsanforderungen nicht mehr nachkommen können. In wieder anderen Zuständen werden die Gefühle wahrgenommen, aber als bedrohlich und unaushaltbar und unkontrollierbar erlebt. Sie werden oft impulshaft ausagiert, z. B. durch Selbstverletzungen. Bei den EPs handelt es sich also um nicht integrierte und nicht vereinbare physiologische und psychische Zustände (vgl. Steele et al. 2009; Steele u. Mattheß 2013).

Fallbeispiel

Eine Patientin mit einer komplexen dissoziativen Störung (DDNOS), die an unterschiedlichen Symptomen wie Amnesien, Fugue-Zuständen, Trance- und stuporartigen Zuständen sowie dissoziativen Anfällen litt, beschrieb dies im Verlauf einer mehrjährigen Therapie, die aus mehreren stationären Intervalltherapien in Kombination mit einer ambulanten Therapie bestand, folgendermaßen: »Es ist, als ob diese Gefühle keinesfalls aushaltbar seien. Ich hatte immer größte Angst davor, dass ich dann verrückt werde, dass es einfach nicht gehen kann.«
Die integrative psychische Kapazität versagte. Sobald nicht nur traumaassoziierte Trigger auftraten, sondern irgendeine Art von Gefühlszustand, der oft zunächst gar nicht wahrgenommen werden konnte, auftrat, glitt die Patientin in dissoziative Zustände. Während der ersten Abschnitte der stationären Behandlung konnte dies z. B. in Visiten auftreten oder nach Einzeltherapien oder auch während anderer Therapieveranstaltungen, wie Musiktherapie, aber auch in »kleinen, zwischenmenschlichen Interaktionen«, die für die anderen überhaupt

nicht als spannungsreich wahrnehmbar waren. Auch wenn sie positive Gefühle wie freudige Erwartung erlebte, konnte das passieren. Dies war für sie selbst und auch für die Therapeutin über längere Zeit nur schwer verstehbar. Im Verlauf der Therapie war es zunehmend möglich, Gefühle differenzierter wahrzunehmen und besser zu tolerieren. In der psychoanalytischen Fokaltherapie konnten wichtige Übertragungs-/Gegenübertragungssituationen, die mit spezifischen unbewussten Konflikten verbunden waren, nach und nach schrittweise bearbeitet werden. Schließlich traten dissoziative Zustände immer seltener auf. Neben der Arbeit an den unbewussten Konflikten ging es auch um eine traumatherapeutische Arbeit, d. h. mit der Patientin wurde an den Wahrnehmungsmöglichkeiten vorangehender Zeichen vor Dissoziation gearbeitet und an dem Aufbau von Möglichkeiten des Dissoziationsstopps.

Im weiteren Verlauf, wenn der ANP letztlich ein schlechtes Funktionsniveau zeigt, können sich mehrere neue ANPs entwickeln, um gewissermaßen den Alltag weiter bewältigen zu können. Diese Neuentwicklung von ANPs als Reaktion auf fortgesetzte Traumatisierung kann sich schließlich zu einer Art *Abwehrstil*, gewissermaßen zu einer »dann normalen Lebensweise« entwickeln. Neben der Aufspaltung der EPs umfasst die tertiäre strukturelle Dissoziation noch die der ANPs und liefert so ein sinnvolles Modell zum Verständnis der multiplen Persönlichkeitsstörung bzw. Dissoziativen Identitätsstörung.

Tertiäre strukturelle Dissoziation

Die tertiäre strukturelle Dissoziation ist dadurch gekennzeichnet, dass es aufgrund der Schwere der Traumatisierung oder der gar weiter anhaltenden Traumatisierung zu einer immer größeren Aufspaltung der Persönlichkeit in mehrere EPs und ANPs kommt. Dieser Zustand lässt sich am besten als *Dissoziative Identitätsstörung* beschreiben. Die Aufspaltung in unterschiedliche ANPs kann sich nach bestimmten Rollen und Aufgaben im Alltagsleben des Betroffenen richten. Dabei können alltägliche Ereignisse mit den Traumaerinnerungen assoziiert sein, was zunächst nicht nachvollziehbar erscheint. Die der verschiedenen EPs kann nach unterschiedlichen traumaassoziierten Rollen des Betroffenen und des Täters, wie z. B. einer Kindpersönlichkeit, einer Täterpersönlichkeit sowie Kindpersönlichkeiten in unterschiedlichen Alters- und Entwicklungsstufen usw. erfolgen.

Fallbeispiel

Eine junge Frau, die sich immer wieder schwerste Selbstverletzungen mit schweren Blutungen und Blutverlusten zufügte, beschrieb, dass sie verschiedene »Personen« ins sich trage: Melanie, Myriam und Race und andere. Melanie sei sehr angepasst und brav, sie sei ganz unauffällig, komme immer ihren Aufgaben nach etc.; Myriam sei die Freche, die Geschminkte, die Aufgemachte, die Männer aufreißende usw.; Race sei der Rächer; wenn er »herauskomme«, wüte er gegen alles und jeden und so auch gegen sie/sich. Er bringe sich auch in Gefahr, rücksichtlos. Wenn er wieder »weggehe«, könne sie, Melanie, sich aber nicht daran erinnern. Ihr Lebenspartner berichtete, dass es immer wieder vorkomme, dass sie in ganz entspannten, alltäglichen Situationen, z. B. wenn sie losgehen wollten, um Pizza zu essen, plötzlich noch einmal verschwinde – sie müsse noch kurz etwas aus dem Bad holen – und er sie dann in Blutlachen wiederfinde in merkwürdig verändertem tranceartigem Zustand. Er bestätigte, dass sich seine Freundin sehr unterschiedlich verhalte und kleide; er könne es nicht einordnen, es mache ihm Angst, aber er versuche, damit umzugehen.

Hier handelt es sich um die schwerste dissoziative Bewusstseinsstörung (▸ Kap. 22 in diesem Band), weil es zu einer immer weiteren Aufspaltung der Persönlichkeit kommt. Ein normales Alltagsleben mit einer subjektiv empfunden und auch von der Umgebung empfundenen gelebten Kohärenz und Konsistenz ist schließlich gar nicht mehr gegeben. Die Patienten sind von ihren Gefühlszuständen auch in ihrem Alltagsleben abgeschnitten, weswegen sie von Angehörigen oft als auf eigentümliche Weise nicht erreichbar, nicht wirklich präsent beschrieben werden.

5.3 Fazit

Bei dem Modell der strukturellen Dissoziation handelt es sich um ein Modell, das zunächst bestimmte Phänomene beschreibbar und besser verstehbar machen kann, aber letztlich auch viele Fragen offenlässt. Aus psychoanalytischer Sicht wird die Dissoziation aktuell als eine komplexe Abwehrfunktion verstanden (vgl. Eckhardt-Henn 1993, 2015). Sie kann einerseits als Konfliktpathologie und andererseits als Strukturpathologie konzipiert werden. Um diese komplexen Phänomene wirklich tiefergehend zu verstehen, müssen m. E. neben psychoanalytisch-psychodynamischen Verstehensmodellen (▸ Kap. 9–11 in diesem Band) ebenso bindungstheoretische (▸ Kap. 4 in diesem Band) und kognitionspsychologische Verstehensmodelle (▸ Kap. 12–14 in diesem Band) herangezogen werden.

Steele et al. (2009) gehen ausführlicher auf die »Defizite der integrativen Kapazität«, die sich auf zwei wesentliche mentale Aktionen, nämlich »die Synthese und die Realisation« begründet, ein. Dabei wird durch die Synthese versucht, eine sinnvolle Verbindung von Erfahrungen und Funktionen herzustellen. Dieser Prozess wird als grundlegend für die persönliche Entwicklung und sich immer weiterentwickelnde Persönlichkeit gesehen. Die *Realisation* ist der Prozess, durch den Fakten und persönliche Erfahrungen analysiert und verarbeitet werden und sich ein Individuum all der Implikationen von Fakten und Erfahrungen seines Lebens voll bewusst wird (Van der Hart et al. 2006; Steele et al. 2009). Daher ist eine adaptive gesunde Antwort auf extreme, belastende traumatische Ereignisse an die Fähigkeit, die eigene Wahrnehmung sowie emotionale, kognitive und verhaltensmäßige Reaktionen mit einer kohärenten mentalen Struktur zu verbinden, gebunden. Um diesen Prozess in einer guten Weise weiterentwickeln zu können, sind zwei komplexe mentale Aktionen – nämlich die der »Personalisierung *(personifikation)*« und die der »Vergegenwärtigung (*presentifikation)*« (vgl. Steele et al. 2009 und Steele et al. 2004) – grundlegend nötig. Die *Personalisierung* ist eine mentale Fähigkeit und Handlung, durch die jemand eine Erfahrung als zu sich selbst gehörig empfinden kann. Die *Vergegenwärtigung* ist eine mentale Aktion, die dazu führt, dass die eigene Vergangenheit, die Gegenwart und die Zukunft integriert werden können und damit auch aktuelle Handlungen in diesem Moment verstanden werden können. Wenn diese Fähigkeiten nicht funktionieren, wird das Erlebte nicht zu einer integrierten persönlichen Eigenschaft und die strukturelle Dissoziation kann sich nicht auflösen. Steele et al. (2004) beziehen sich hier vor allem auf Janet (1935, 1945) und Tulving 1972.

Bereits Janet (1889) wies daraufhin, dass die Unfähigkeit eines Betroffenen, das psychische Trauma und seine Folgen zu realisieren und anzuerkennen, dadurch bedingt ist, dass der Betroffene eine existenzielle Angst davor hat, sich auf den zunächst nicht-realisierbaren traumatischen Inhalt erneut mental einzulassen. Das hat damit zu tun, dass durch das Wieder-Einlassen bisher keine abschließende Verarbeitung erreicht werden konnte. Es entstehen dann immer wieder heftige, als existenziell bedrohlich und als überflutend und unaushaltbar erlebte Gefühle wie Horror, Wut, Scham, Hilflosigkeit usw. Diesen können oft impulsive Handlungen folgen, wenn es zu intrusiven, meist durch Trigger ausgelöste Erinnerungen kommt. Im Zustand der ANP wird das Trauma so empfunden als ob es »nicht mir« geschah, im Zustand der EP ist es so, als ob das Trauma noch anhalte, nicht zu Ende sei. Die Fähigkeit zur Vergegenwärtigung fehlt im Zustand der EP. Sowohl ANP als auch EP zeigen eine selektive Aufmerksamkeit für bestimmte Reize, die dem Überleben dienen. Eine wirkliche Verarbeitung des Traumas und damit eine Integration und Heilung wird verhindert. Im Verlauf kann die Alltagstauglichkeit der ANP abnehmen und es kommt zu einer immer weiteren Aufspaltung der Persönlichkeit und ein Leben im Hier und Jetzt ist nicht wirklich möglich.

Charakteristisch für die strukturell dissoziierten Teile der Persönlichkeit ist das *intrusive Erleben*, also zu viel zu erleben, und das *Erleben eines gewissen Mangels*, also zu wenig zu erleben. Im weiteren Verlauf werden die dissoziativen Teile mehr an die traumatische Erinnerung fixiert und es kommt dazu, dass der Betroffene zunehmend mehr in der Vergangenheit als in der aktuellen Zukunft lebt. Es handelt sich also bei dissoziativen Abwehrprozessen um eine anhaltende mangelnde integrative Fähigkeit, die dazu führt, dass die betroffene Persönlichkeit in zwei unterschiedliche oder auch mehr unterschiedliche psychobiologische Systeme aufgeteilt bleibt. Es handelt sich um einen chronischen Zustand.

Literatur

Carlson, E. A., Yates, T. M., Sroufe, L. A. (2009). Dissociation and Development of the Self. In: Dell, P. F., O´Neil, J. A. (Hrsg.), Dissociation and the dissociative disorders. DSM-5 and beyond (S. 39–52). London: Routledge.

Dell, P. F. (2009). The Phenomena of Pathological Dissociation. In: P. F. Dell, J. A. O´Neil (Hrsg.), Dissociation and the Dissociative Disorders. DSM-5 and Beyond (S. 225–237). London: Routledge.

Dell, P. F., O'Neil J. A. (Hrsg.) (2009). Dissociation and the dissociative disorders. London: Routledge.

Eckhardt-Henn, A. (2015). Dissoziative Störungen. Klinik – Neurobiologie und Psychodynamik-therapeutische Aspekte Psychotherapie 20. Jg. Bd 20-1. München: CIP-Medien.

Eckhardt, A., Hoffmann, S. O. (1993). Depersonalisation und Selbstbeschädigung. Psychosom Med, 39: 284–306.

Frewen, P. A., Lanius, R. A. (2006). Neurobiology of dissociation: Unity and disunity in mind-body-brain. Psychiatric Clinic of North America, 29: 113–128.

Holmes, E., Brown, R. J., Mansell, W., Fearon, R. P., Hunter, E., Frasquilho, F., Oakley, D. A. (2005). Are there two qualitively distinct forms of dissociation? A review and some clinical implications. Clin Psychol Rev, 25: 1–23.

Howell, E. F. (2006). The dissociative mind. Mahwah, NJ: Analytic Press.

Janet, P. (1889). L'automatisme psychologique. Paris: Felix Alcan.

Janet, P. (1935). Réalisation et interpretation. Annales Medico-Psychologiques, 93: 329–366.

Janet, P. (1945). La croyance délirante. Schweiz Z. Psychol, 4: 173–187.

Marchand, A., Nadeau, C., Beaulien-Prévost, D., Boyer, R., Martin, M. (2015). Predictors of posttraumatic stress disorder among police officers. Psychol.Trauma: 212–221.

Mattheß, H. (2013). Strukturelle Dissoziation der Persönlichkeit. Störungsbilder mit schwerer dissoziativer Persönlichkeitsdesintegration mit der Wertigkeit einer Persönlichkeitsstörung. In: W. Wöller (Hrsg.), Trauma und Persönlichkeitsstörungen. Ressourcenbasierte Psychodynamische Therapie (RPT) traumabedingter Persönlichkeitsstörungen, 2. Aufl. (S. 113–134). Stuttgart: Schattauer.

Myers, C. S. (1940). Shell Shock in France 1914–1918. Cambridge: Cambridge University Press.

Nijenhuis, E. R. S., Van der Hart, O., Steele, K. (2003). Strukturelle Dissoziation der Persönlichkeit, traumatischer Ursprung, phobische Residuen. In: L. Reddemann, A. Hofmann, U. Gast (Hrsg.), Psychotherapie der dissoziativen Identitätsstörungen. Stuttgart: Thieme.

Nijenhuis, E. R. S., Den Boer, J. A. (2007). Psychobiology of traumatization ansd structural dissociation of the personality. In: E. Vermetten, M. J. Dorahy, D. Spiegel (Hrsg.), Traumatic dissociation: Neurobiology and treatment (S. 219–236). Washington DC, Am Psychiatric Publ.

Panksepp, J. (1998). Affective Neuroscience: The foundations of human and animal emotions. New York: Oxford University Press.

Schore, A. N. (2003). Affect dysregulation and disorders of the self. New York: Norton.

Spitzer, C., Wibisono, D., Freyberger, H. F. (2015). Theorien zum Verständnis von Dissoziation. In: G. H. Seidler, H. F. Freyberger, A. Maercker (Hrsg.), Handbuch der Psychotraumatologie (S. 22–37). 2. Aufl. Stuttgart: Klett-Cotta.

Steele, K., Van der Hart, O., Nijenhuis, E. R. S. (2004). Phasenorientierte Behandlung komplexer: dissoziativer Störungen: die Bewältigung traumabezogener Phobien. In: A. Eckhardt-Henn, S. O. Hoffmann, (Hrsg.), Dissoziative Bewusstseinsstörungen. Theorie, Symptomatik, Therapie (S. 357–394). Stuttgart: Schattauer.

Steele, K., Van der Hart, O., Nijenhuis, E. R. S. (2009). The theory of trauma-related structural dissociation of the personality. In: P. F. Dell, J. A. O'Neil (Hrsg.), Dissociation and the dissociative disorders. DSM-5 and Beyond (S. 239–258). London: Routledge.

Toates, F. M. (1986). Motivational Systems. Cambridge: Cambridge University Press.

Tulving, E. (1972). Episodic and semantic memory. In: E. Tulving, W. Donaldson (Hrsg.), Organization of Memory (S. 381–403). New York: Academic Press.

Van der Hart, O., Steele, K., Nijenhuis, E. R. S., Mattheß, H. (2006). Strukturelle Dissoziation der Persönlichkeit und die Behandlung traumatischer Erinnerungen. In: A. Maercker, R. Roser (Hrsg.), Psychotherapie der posttraumatischen Belastungsstörungen (S. 156–173). Stuttgart: Thieme.

Van der Hart, O., Nijenhuis, E. R. S., Steele, K. (2008). Das verfolgte Selbst. Strukturelle Dissoziation und die Behandlung chronischer Traumatisierung. Paderborn: Junfermann.

Van der Kolk, B. A., Fisler, R. E. (1995). Dissociation and the fragmentary nature of traumatic memories – review and experimental confirmation. J Trauma Stress; 8: 505–525.

Neurobiologie

6 Strukturelle und funktionelle Veränderungen des zentralen Nervensystems bei Dissoziation

Dorina Winter und Christian Schmahl

6.1 Einführung

Dissoziation wird definiert als »Unterbrechung der normalerweise integrativen Funktion des Bewusstseins, des Gedächtnisses, der Identität, der Emotion, der unmittelbaren Wahrnehmung von sich und der Umwelt, der Körperwahrnehmung, der Körperkontrolle und des Verhaltens« (American Psychiatric Association 2013). Obwohl oder gerade weil es sich dabei um Symptome handelt, die psychisch (und nicht durch eine körperliche Erkrankung) verursacht sind, wird in zunehmendem Ausmaß die Frage beforscht, welche neurobiologischen Veränderungen mit Dissoziation einhergehen oder sie sogar verursachen. Dieses Kapitel fasst den aktuellen Forschungsstand zu strukturellen und funktionellen Veränderungen des zentralen Nervensystems bei dissoziativen Symptomen und Störungen zusammen, während in anderen Kapiteln dieses Buches speziell Befunde zur Schmerzverarbeitung (▸ Kap. 7 in diesem Band) und neurochemischen und endokrinologischen Veränderungen (▸ Kap. 8 in diesem Band) dargestellt werden. Dazu soll zunächst auf strukturelle Veränderungen des Gehirns von Personen mit hoher Dissoziationsneigung eingegangen werden, bevor funktionelle Veränderungen unter Ruhe, nach Symptomprovokation sowie bei der Verarbeitung emotionaler Reize und bei Aufgaben zu den Themen Aufmerksamkeit und Arbeitsgedächtnis zusammengefasst werden. Dabei ist anzumerken, dass hier Dissoziation als störungsübergreifendes Phänomen betrachtet wird, sodass die neuronalen Korrelate der Dissoziation bei verschiedenen psychischen Erkrankungen zusammengefasst werden. Dazu zählen unter anderem die Posttraumatische Belastungsstörung (PTBS) oder die Borderline-Persönlichkeitsstörung (BPS), bei denen sich das Ausmaß der dissoziativen Symptomatik als besonders relevant erwiesen hat (Schmahl et al., eingereicht).

6.2 Strukturelle Veränderungen

Strukturelle Hirnveränderungen sind neben einem möglichen Zusammenhang mit funktionellen Veränderungen insofern von Bedeutung, als sich die Frage nach einer möglichen irreversiblen Schädigung im Rahmen von bestimmten psychopathologischen Zuständen stellt. Inzwischen gibt es eine überschaubare Anzahl von Studien, die morphologische Veränderungen des Gehirns, quantifiziert durch die Masse der grauen Substanz, bei Personen mit hoher Dissoziationsneigung untersucht haben. Bei Personen mit **Depersonalisationsstörung** (▸ Kap. 23 in diesem Band) konnte dabei im Vergleich zu gesunden Kontrollprobanden ein reduziertes Volumen der grauen Substanz im rechten Nucleus Caudatus, Thalamus und Cuneus sowie ein erhöhtes Volumen der grauen Substanz im linken dorsomedialen

Präfrontalcortex und in rechten somatosensorischen Regionen festgestellt werden (Daniels et al. 2015). Die Autoren sehen bei den genannten Regionen eine Assoziation mit dem bewussten Gewahrwerden von Informationen. Dass diese Hirnregionen auch eine Rolle in der sensorischen und der motorischen Verarbeitung spielen, passt mit dem Erleben von Betroffenen zusammen, die sich selbst, ihre Wahrnehmungen oder auch ihre Gefühle als fremd wahrnehmen.

Bei der **Dissoziativen Identitätsstörung** (▸ Kap. 22 in diesem Band) wurden bisher vor allem Hirnregionen, die emotionale Erregung anzeigen, wie die Amygdala, und solche, die an Gedächtnisprozessen beteiligt sind, wie der Hippocampus und parahippocampale Bereiche, untersucht, da diese für die Psychopathologie als relevant angesehen wurden. Dabei zeigten sich im Vergleich zu gesunden Kontrollprobanden kleinere Volumina in Amygdala (Ehling et al. 2008; Vermetten et al. 2006), Hippocampus (Ehling et al. 2008; Vermetten et al. 2006) und Parahippocampus (Ehling et al. 2008; aber nicht bei Weniger et al. 2008). Bei einer Gruppe von Personen mit PTBS und Dissoziativer Identitätsstörung ging eine schwerere Dissoziationssymptomatik mit einem größeren Volumen der grauen Substanz im Putamen und Pallidum (mit Bewegungsfunktionen assoziiert) sowie kleinerem Volumen der grauen Substanz im inferioren Parietalcortex (mit räumlicher Vorstellung und Emotionsregulation assoziiert) einher (Chalavi et al. 2015).

Bei der **PTBS** (▸ Kap. 26 in diesem Band) weisen Metaanalysen auf geringere Volumina der grauen Substanz im Hippocampus und dem anterioren Cingulum, nicht aber in der Amygdala hin (O'Doherty et al. 2015; Woon u. Hedges 2009). Dies legt nahe, dass bei der PTBS insgesamt eher Areale, die mit Gedächtnisleistung oder Aufmerksamkeitslenkung assoziiert sind, beeinträchtigt sein könnten. Dies ist besonders interessant, da innerhalb dieser Personengruppe wiederum eine Assoziation von Dissoziationsneigung und größerem Volumen der grauen Substanz in Arealen, die mit Emotionsregulation in Verbindung gebracht wurden, gefunden wurde – nämlich im medialen und lateralen Präfrontalcortex, Orbitofrontalcortex, parahippocampalen Gyrus, Temporalpol und inferioren Partietallappen (Nardo et al. 2013). In einer neueren Studie konnte dann die Assoziation einer höheren Dissoziationsneigung mit einem größeren Volumen der grauen Substanz im rechten mittleren Frontallappen bestätigt werden (Daniels et al. 2016). In dieser Studie zeigten Personen, die den dissoziativen Subtyp der PTBS aufwiesen, im Vergleich zu Personen mit PTBS ohne diesen Subtyp, außerdem ein geringes Volumen der grauen Substanz im rechten inferioren Temporallappen, und ein höheres Volumen der grauen Substanz im präzentralen Gyrus und Gyrus fusiformis. Aktivität in diesen Arealen wird neben der Verarbeitung von (emotionalen) Reizen mit ganz unterschiedlichen Aufgaben in der Informationsverarbeitung in Verbindung gebracht. Interessanterweise zeigten sich aber zwischen den beiden PTBS-Subtypen keine Volumenunterschiede in Amygdala, Hippocampus und Parahippocampus, deren Rolle bei der Dissoziativen Identitätsstörung diskutiert worden ist.

Bei Personen mit **BPS** (▸ Kap. 27 in diesem Band) ergab eine Metaanalyse, das bei der Erkrankung verringerte Volumina der grauen Substanz im rechten Hippocampus und inferioren Frontallappen und beiden Temporallappen vorliegen (Schulze et al. 2016). In einer Arbeit wurde darüber hinaus der Zusammenhang von Dissoziationsneigung und strukturellen Veränderungen berichtet (Niedtfeld et al. 2013). Hier war eine stärkere Dissoziationsneigung mit größerem Volumen der grauen Substanz im mittleren Temporallappen assoziiert. Aktivität in diesem Hirnareal wurde mit Sprache und semantischem Gedächtnis sowie mit multimodaler sensorischer Integration in Verbindung gebracht. Dies bestätigt, dass strukturelle Veränderungen bei hoher Dissoziationsneigung wahrscheinlich nicht auf spezifische Areale der Emotions- oder Gedächtnisverarbeitung zu beschränken sind.

Neben den genannten Studien zu Veränderungen in der grauen Substanz gibt es erste Hinweise auf eine spezifische Rolle von Veränderungen der **weißen Substanz** im Kontext von Dissoziation. Eine Einzelfallstudie deutete auf einen Zusammenhang zwischen Läsionen des Fasciculus longitudinalis inferiores, der den Temporal- mit dem Occipitallappen verbindet, und einem subjektiv berichteten Entfremdungsgefühl hin (Fischer et al. 2016). Bei Personen mit dissoziativen Störungen ergaben sich zudem Veränderungen (geringere fraktionelle Anisotrophie) in der rechten anterioren Corona Radiata als von den Basalganglien aus projizierenden Bahnen (Basmaci Kandemir et al. 2015). Bei Personen mit BPS und Aufmerksamkeits-Defizits-Hyperaktivitäts-Störung zeigte sich ein Zusammenhang zwischen einer stärkeren Diffusionsrate im inferioren Frontallappen und (unter anderem) ausgeprägteren Dissozationssymptomen (Rüsch et al. 2007). Genauere Zusammenhänge zu Symptomen bedürfen allerdings weiterer Forschung.

Zusammengefasst fällt auf, dass bei hoher Dissoziationsneigung häufig Areale, deren Aktivität mit Emotionsverarbeitung und -regulation in Verbindung gebracht werden, Volumenveränderungen in der grauen Substanz aufwiesen. Abb. 6-1 gibt einen Überblick über die bei Gesunden an der Emotionsverarbeitung beteiligten Hirnareale, um eine Orientierung zu ermöglichen. Da Dissoziation bei Personen mit hoher Dissoziationsneigung häufig während Hochstress-Situationen auftreten, könnten diese Veränderungen in Arealen, deren Aktivität mit Emotionsverarbeitung und -regulation in Verbindung gebracht werden, strukturelle Korrelate sein. In einigen Studien wiesen aber auch solche Hirnareale Veränderungen auf, deren Rolle bei der sensomotorischen Verarbeitung oder bei Gedächtnisprozessen diskutiert wird. Dies kann je nach dissoziativer Symptomatik (z. B. Depersonalisation oder Amnesie) auch spezifischere Zusammenhänge von Symptomen und strukturellen Veränderungen nahelegen.

Bei all diesen Studien sei darauf hingewiesen, dass aufgrund struktureller Veränderungen nicht darauf geschlossen werden kann, ob diese zu einer dissoziativen Störung oder entsprechenden Symptomen prädisponieren oder aber ob die Veränderungen als deren Folge zu verstehen sind. Diesbezüglich wären prospektive Studien nötig, bei denen im Längsschnitt über die Entwicklung und den Verlauf von dissoziativen Symptomen bzw. Störungen hinweg strukturelle Veränderungen erfasst werden.

6.3 Funktionelle Veränderungen der Hirnaktivität unter Ruhe

Zum Verständnis der neuronalen Veränderungen bei dissoziativen Störungen ist neben den genannten strukturellen Befunden interessant, ob bei Betroffenen schon Veränderungen der Hirnaktivität vorliegen, wenn sie »unter Ruhe« (*resting-state*) untersucht werden. Das heißt, dass die Probanden während der Untersuchung keine bestimmte Aufgabe haben und auch keine speziellen Reize dargeboten bekommen. Solche Veränderungen unter Ruhe könnten auf generell veränderte

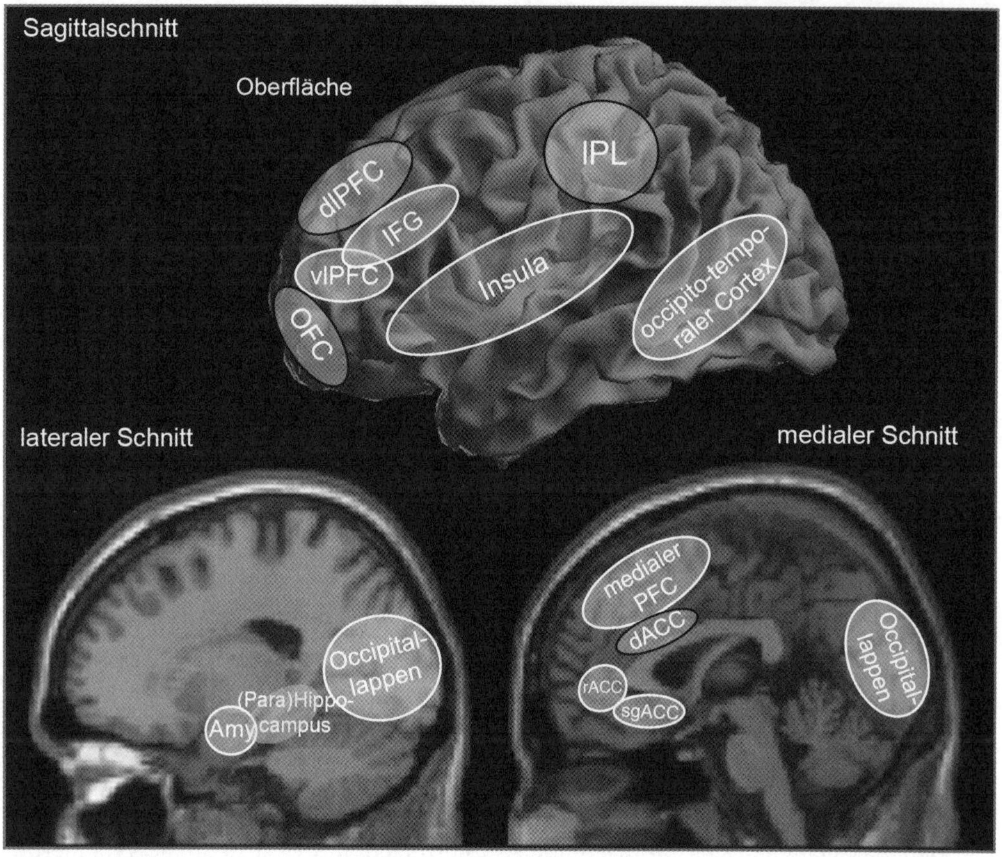

Abb. 6-1 Schematische Darstellung von Hirnregionen, deren Aktivität mit Emotionsverarbeitung und Ablenkung durch emotionale Reize in Zusammenhang gebracht wurden (angelehnt an Iordan et al. 2013). Weiß umrandete Areale gehören zu einem ventralen affektiven System, schwarz umrandete Areale zu einem dorsalen System, das auch mit Exekutivfunktionen assoziiert ist. Der Bereich im Temporallappen (Hippocampus) ist im Kontext der Emotionsverarbeitung oft relevant, wird aber, da er vor allem mit Gedächtnisfunktionen assoziiert wird, keinem der anderen Systeme zugeordnet. Abkürzungen: Amy = Amygdala; dACC = dorsales anteriores Cingulum; dlPFC = dorsolateraler Präfrontalcortex; IFG = inferiorer Frontallappen; IPL = lateraler Parietallappen; OFC = Orbitofrontalcortex; rACC = rostrales anteriores Cingulum; sgACC = subgenuales anteriores Cingulum; vlPFC = ventrolateraler Präfrontalcortex

Aktivitätsmuster schließen lassen, die auf veränderte Voraussetzungen für die Verarbeitung von Informationen oder Aufgaben hinweisen könnten (Northoff et al. 2010).

In einer Studie, in der mittel Positronenemissionstomografie der Metabolismus durch Glucoseverbrauch im Gehirn bestimmt wurde, zeigten Personen mit **Depersonalisationsstörung** eine geringere metabolische Aktivität im rechten superioren und mittleren Temporallappen und höheren Metabolismus im rechten Parietallappen und linken Occipitallappen (Simeon et al. 2000). Die Funktion dieser Areale kann mit der sensorischen Verarbeitung von visuellen und auditorischen Reizen sowie sensorischer

Integration zusammengefasst werden. Das Ausmaß der Dissoziations- und Depersonalisationsneigung war darüber hinaus mit metabolischer Aktivität des inferioren Parietallappens in einem Bereich assoziiert, welcher sowohl mit somatosensorischer Verarbeitung als auch mit Exekutivfunktionen in Zusammenhang gebracht wurde. Bei Personen mit **Dissoziativer Identitätsstörung** deutete eine Studie mittels Einzelphotonen-Emissionscomputertomografie (SPECT) auf eine verstärkte Aktivität im superioren und medialen Frontallappen und Occipitallappen und eine geringere Aktivität im orbitofrontalen Bereich unter Ruhe hin (Sar et al. 2007) – Hirnareale, die bei der Verarbeitung emotionaler Reize auf eine verstärkte emotionale Prozessierung bzw. einen geringeren Einsatz von Umbewertungsstrategien hinweisen können.

Zur Analyse der Hirnaktivität unter Ruhe wird oft das mittels funktioneller Magnetresonanztomografie aufgenommene Aktivitätssignal des Gehirns in gemeinsam im Signal variierende (= funktionell verbundene) Netzwerke unterteilt (Independent Component Analyse, ICA) und diese wiederum zwischen Gruppen verglichen. Da diesen Netzwerken teilweise Funktionen zugeordnet wurden, haben sie oft entsprechende Bezeichnungen erhalten. Bei der ICA der neuronalen Aktivität unter Ruhe zeigte sich bei Personen mit **dissoziativen Anfällen** im Vergleich zu gesunden Kontrollprobanden eine verstärkte Beteiligung von mehreren Hirnregionen in unterschiedlichen Netzwerken (orbitofrontaler Cortex, Insula, subcollosaler Cortex im fronto-parietalen Netzwerk; Cingulum und Insula im exekutiven Kontrollnetzwerk; Cingulum, superiorem Parietallappen, prä- und postzentralem Gyrus und supplementär-motorischem Areal im sensomotorischen Netzwerk; Precuneus und paracinguläre Bereiche im »Default-mode«-Netzwerk; Van der Kruijs et al. 2014), was auf eine ganze Reihe veränderter neuronaler Verarbeitungsmodi hindeutet.

Bei Personen mit **PTBS** wurden drei ausgewählte, funktionell verbundene Netzwerke unter Ruhe auf Zusammenhänge mit Symptomclustern untersucht (Tursich et al. 2015). Hier ging die Schwere der Depersonalisations- und Derealisationssymptomatik mit verringerter Aktivität des perigenualen anterioren Cingulums respektive ventromedialen Präfrontalcortex (mit emotionaler Verarbeitung assoziiert) innerhalb des »Default-Mode«-Netzwerks einher. Dieses Netzwerk reagiert mit einer Verringerung seiner Aktivität, wenn das Gehirn Informationen verarbeiten muss – unabhängig von deren Natur oder Inhalt. Dieses Netzwerk zeigte bei Personen mit PTBS und Depersonalisations- und Derealisationssymptomatik zudem eine geringere Synchronizität mit einem Netzwerk, das mit exekutiven Funktionen in Verbindung gebracht wird. In weiteren Studien wurde der Ansatz gewählt, zu überprüfen, in welchen Hirnarealen der Verlauf der Aktivität unter Ruhe der einer aufgrund ihrer Funktion relevanten Zielregion ähnelt (funktionelle Konnektivität einer Zielregion). Für die PTBS werden als Zielregion oft die Amygdala gewählt, die verstärkt bei emotionaler Erregung wie bei Angst aktiv sind. Für Personen mit PTBS mit oder ohne dissoziativen Subtyp wurde die gemeinsame Hirnaktivität in den basolateralen und zentromedialen Kernen der Amygdala untersucht, da die Funktion dieser Kerne gegenläufig sein kann (Nicholson et al. 2015). Personen mit PTBS vom dissoziativen Subtyp zeigten dabei eine größere funktionelle Konnektivität zwischen Amygdala und präfrontalen Regionen, die in die Emotionsregulation (bilaterale basolaterale und linke centromediale Amygdala zum mittleren Frontallappen; bilaterale centromediale Amygdala zum medialen Frontallappen) bzw. Bewusstsein, Aufmerksamkeit und Propriozeption (linke basolaterale Amygdala zum superioren Parietallappen und Culmen [Cerebellum]; linker centromedialer Kern zum dorsalen posterioren Cingulum und Precuneus) involviert sind, als Personen mit PTBS ohne dissoziativen Subtyp.

Bei Personen mit **BPS** ergab sich mit einem globalen Analyseansatz, dass mit erhöhter Dissoziationsneigung eine erhöhte funktionelle Konnektivität der Insula und des Precuneus mit weiteren Hirnarealen einherging (Wolf et al. 2011). Beide Areale sind u. a. für ihre Rolle in der sensorischen Verarbeitung bekannt. Schließlich ergab sich bei Personen mit BPS und höherer Dissoziationsneigung eine erhöhte funktionelle Konnektivität der Amygdala (als zentraler Region der emotionalen Erregungsverarbeitung) mit dem dorsolateralen Präfrontalcortex und dem Gyrus fusiformis (Krause-Utz et al. 2014). Während die Aktivität im dorsolateralen Präfrontalcortex mit der Emotionsregulation in Zusammenhang gebracht wird, wird dem Gyrus fusiformis eine zentrale Rolle in der Gesichts-, aber auch in der Emotionsverarbeitung zugeschrieben. Eine erhöhte funktionelle Konnektivität dieser Areale mit der Amygdala während Ruhe kann also auf schon unter Ruhe veränderte Emotionsverarbeitungsnetzwerke bei hoher Dissoziationsneigung hinweisen.

Zusammengefasst zeigen sich je nach Symptomatik bei erhöhter Dissoziationsneigung verstärkte funktionelle Kopplungen zwischen Hirnarealen, die die Emotionsverarbeitung und -regulation, aber auch andere Bereiche der Informationsverarbeitung wie die sensorische Verarbeitung betreffen. Solche funktionellen Veränderungen können Hinweise auf grundlegend veränderte Informationsverarbeitungsprozesse geben. Diese Verbindung zwischen Veränderung der Hirnaktivität unter Ruhe im Vergleich zu aktiver Informationsverarbeitung ist aber bei Personen mit dissoziativen Störungen unserem Wissen nach noch nicht berichtet worden. Auf solche Studien, die die neuronalen Korrelate von spezifischen Informationsverarbeitungsprozessen wie die Verarbeitung emotionaler Reize oder die Aufmerksamkeitslenkung isoliert untersuchten, soll im Folgenden eingegangen werden. Zunächst sollen aber die funktionellen Korrelate von dissoziativen Symptomen, welche durch spezifische Methoden hervorgerufen werden, zusammengefasst werden.

6.4 Symptomprovokation

Ein zentraler Ansatz zur Untersuchung der neuronalen Korrelate von Dissoziation ist die Symptomprovokation mittels Skriptbasierter Imagination. Bei dieser werden die Probanden gebeten, sich in für die Symptome relevante, autobiografische Erlebnisse hineinzuversetzen. Mittels solcher personalisierter Skripte traumatischer Lebensereignisse, die bei Personen mit **PTBS** während funktioneller Bildgebung verwendet wurden, entstand das aktuellste Modell zu neuronalen Korrelaten von Dissoziation von Lanius und Mitarbeitern (Lanius et al. 2001, 2002). Hier wurden akut dissoziierende Personen und solche, die während der Skript-Präsentation ein Wiedererleben der traumatischen Ereignisse angaben, getrennt analysiert: Während die Probanden mit Wiedererleben eine Zunahme der Herzfrequenz aufwiesen, war die Herzfrequenz bei den dissoziierenden Probanden unverändert bzw. leicht erniedrigt. Auf neuronaler Ebene ergab sich bei den dissoziierenden Probanden im Vergleich zu Kontrollprobanden (mit traumatischen Erfahrungen, aber ohne Diagnose einer psychischen Störung) eine stärkere Aktivierung

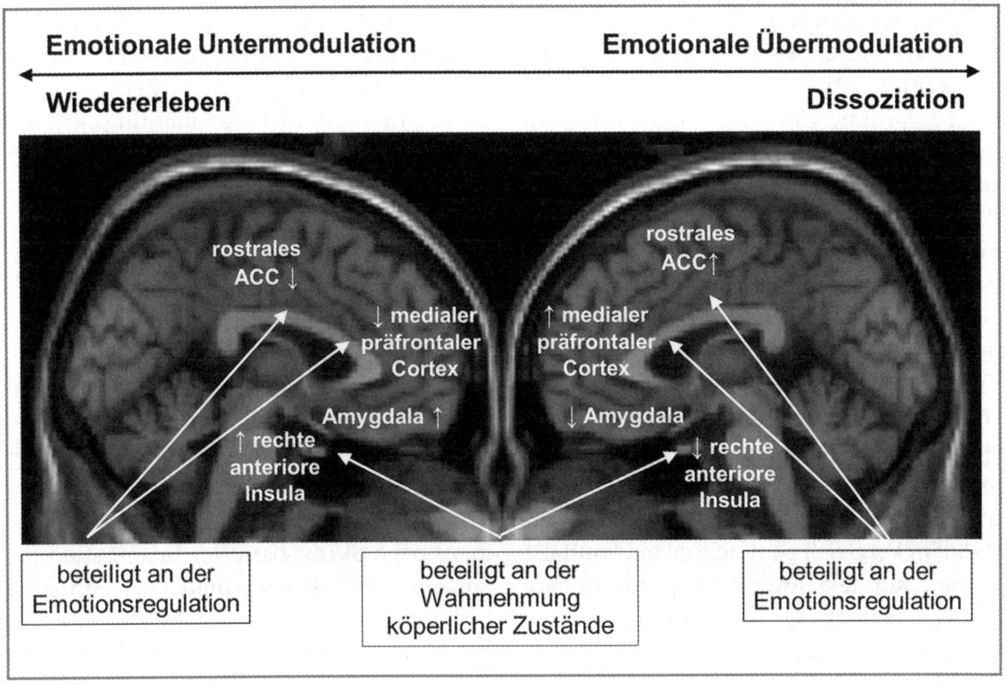

Abb. 6-2 Neuronale Muster von Wiedererinnerung (links) und Dissoziation (rechts) aus Lanius et al. (2010) und Hopper et al. (2007). ACC = anteriores Cingulum. Copyright © 2007 International Society for Traumatic Stress Studies. Mit Einverständnis des Verlags abgedruckt.

im Temporallappen, im Precuneus, im medialen und ventrolateralen präfrontalen Cortex sowie im mittleren und anterioren Cingulum. In einer Folgepublikation (Lanius et al. 2005) zur Konnektivität der beteiligten Hirnareale ergab sich im Vergleich zur Kontrollgruppe in der Gruppe der dissoziativen Probanden unter anderem eine verstärkte Konnektivität zwischen dem Thalamus und der rechten Insula. Dies wurde im Sinne einer Betonung interozeptiver Prozesse interpretiert, welche während Dissoziation im Gegensatz zu exterozeptiven Prozessen verstärkt seien.

Aus diesen Arbeiten ergab sich das in Abb. 6-2 dargestellte Modell zur Dissoziation bei der PTBS, das bei dissoziativer Symptomatik eine »Übermodulation« der emotionalen Verarbeitung annimmt. Als neuronale Mechanismen werden hier eine erhöhte Aktivität im Frontallappen und anterioren Cingulum angenommen, welche mit einer exzessiven Inhibition und damit reduzierter Aktivität der Amygdala einhergehen. Im Gegensatz dazu komme es bei Wiedererleben eher zu einer »Untermodulation« der emotionalen Reaktion, die sich unter anderem in einer verringerten Aktivität im Frontallappen und anterioren Cingulum und damit verbundener, verringerter Inhibition der Amygdala zeigt, die in einer Hyperaktivität des limbischen Systems resultiert (Lanius et al. 2010, 2012). Die Unterscheidung eines verstärkt Dissoziation aufweisenden PTBS-Subtyps konnte auch in den Analysen der Symptomcluster der PTBS bestätigt werden (Steuwe et al. 2012; Wolf et al. 2012) und ist in der aktuellen Version des Klassifikationssystems der American Psychiatric Association auch kodierbar (American Psychiatric Association, 2013).

Eine Gruppe von Autoren, die Patienten mit **Dissoziativer Identitätsstörung** untersuchten, interessierte sich für den Vergleich der Hirnaktivität (gemessen mittels $H_2{}^{15}O$-Positronenemissionstomografen) auf ein neutrales und ein Trauma-Skript während eines sogenannten Trauma-Identitätszustandes (= mit Zugriff auf die Erinnerung an das Trauma) oder eines neutralen Identitätszustands (Bezeichnungen der Autoren), in die sich die Probanden bewusst versetzen konnten (Reinders et al. 2006, 2014). Sie fanden u. a., dass Patienten im Trauma-Identitätszustand im Vergleich zum neutralen Identitätszustand auf das Trauma-Skript hin höhere Aktivität in der Insula und Amygdala zeigten – beides Areale, die höhere Erregung anzeigen können. Dies entsprach den gleichzeitig erhobenen subjektiven und physiologischen Daten. Gleichzeitig wiesen die Patienten in diesem Trauma-Identitätszustand während der Trauma-Skripte eine geringere Aktivität in cingulären und parietalen Cortices und Parahippocampus auf, also in Arealen, die u. a. mit Emotionsregulation, Aufmerksamkeitslenkung, sensomotorischer Integration oder Gedächtnisprozessen in Verbindung gebracht werden. Insgesamt deuten diese Befunde auf eine erhöhte emotionale Verarbeitung traumarelevanter Erinnerungen mit geringerem Bezug auf Reize aus dem »Hier und Jetzt« im Identitätszustand hin, der auf das Trauma Zugriff hat. Ähnlich sind auch Ergebnisse aus neuronaler Aktivität unter Ruhe in diesen Identitätszuständen interpretierbar (Schlumpf et al. 2014). In Anlehnung an das Modell von Lanius und Kollegen deuteten die Autoren dieser Studie ihre Befunde des Trauma-Identitätszustandes als der emotionalen Untermodulation (Wiedererleben) entsprechend und der neutralen Identität (ohne Zugriff auf Trauma-Erinnerungen) als dem dissoziativen »Übermodulationstyp« entsprechend (Reinders et al. 2014). Insgesamt ist hier allerdings kritisch anzumerken, dass sich diese Studien einer objektiven Überprüfbarkeit und Replizierbarkeit dadurch entziehen, dass die genannten, spezifischen Zustände lediglich von den Studienteilnehmern selbst herbeigeführt und festgelegt sowie von den Therapeuten der Patienten als solche festgestellt wurden. Standardisierte Dissoziationsmaße wurden nicht verwendet.

Hinweise auf eine Übermodulation der emotionalen Verarbeitung während dissoziativer Zustände zeigte sich darüber hinaus nach Skript-basierter Imagination bei Personen mit **BPS** im Sinne einer erhöhten Aktivität des linken inferioren Frontallappens, der unter anderem mit der Regulation emotionaler Ablenkung und emotionaler Reaktionen in Zusammenhang gebracht wurde (Ludäscher et al. 2010). Ebenfalls für einen verstärkten emotionalen Regulationsversuch spricht die in dieser Studie gefundene Assoziation des Ausmaßes der vorliegenden Dissoziation mit höherer Aktivität im superioren Frontallappen und geringerer Aktivität in mittleren und inferioren temporalen Arealen eingeordnet werden. Es sei darauf verwiesen, dass sich bei einer Subgruppe von Probanden mit BPS und komorbider PTBS nach dem dissoziationsinduzierenden Skript außerdem eine erhöhte Aktivität im anterioren Cingulum fand, was zusammen mit geringerer parahippocampaler Aktivität und verbunden mit höherer akuter Dissoziation das Modell von Lanius et al. (2010) stützt. Zu ähnlichen Schlüssen bzgl. einer Übermodulation während dissoziativer Zustände gelangten auch Studien zu physiologischen Korrelaten der Dissoziation, die eine Reduktion von Herzrate und Startle-Reaktion unter Dissoziation fanden (Barnow et al. 2012; Ebner-Priemer et al. 2005; Schmahl et al. 2006). Ähnlich wird das Modell durch Befunde aus der Schmerzverarbeitung gestützt (▸ Kap. 7 in diesem Band).

Zusammengefasst deuten die Befunde zur Provokation dissoziativer Zustände also auf eine erhöhte Aktivität von Hirnarealen hin, die mit Emotionsregulation assoziiert sind, und eine geringere Aktivität von solchen, die mit erhöhter emotionaler Erregung oder Verarbeitung in Verbindung gebracht werden.

6.5 Emotionsverarbeitung

Für die Funktion im Alltag, aber auch für die Genese von dissoziativen Symptomen stellt die Verarbeitung emotionaler Reize einen sehr relevanten Informationsverarbeitungsprozess dar. Ohne bereits über Erkenntnisse aus der funktionellen Bildgebung zu verfügen, stellten Sierra und Berrios (1998) diesbezüglich ein neuroanatomisches Modell für die **Depersonalisation** auf, welches sich aber auch auf andere Bereiche der dissoziativen Symptomatik, wie z. B. die Derealisation, übertragen lässt.

Die Autoren postulierten eine inhibitorische Aktivität des rechten präfrontalen Cortex mit daraus resultierender Hemmung des anterioren Cingulums, einer Region, die u. a. mit der Schmerzverarbeitung und der Aufmerksamkeitssteuerung befasst ist. Daneben vermuteten sie wie später Lanius und Kollegen (2010) eine inhibitorische Aktivität des medialen präfrontalen Cortex (MPFC) mit resultierender Hemmung der Amygdala. Die ebenfalls vermutete Inhibition limbischer Regionen soll dabei zu einer reduzierten sympathischen Aktivierung führen. Zu beachten ist, dass die Autoren eine sehr breite Definition des klinischen Phänomens der Depersonalisation benutzten und in ihr Modell zusätzlich die Phänomene emotionale Leere, Gedankenleere und Analgesie integrierten.

Sierra und Mitarbeiter (Sierra et al. 2002) untersuchten später bei Personen mit dissoziativer Störung (primär Depersonalisation) sowie gesunden und klinischen Kontrollprobanden Hautleitfähigkeitsreaktionen als Parameter sympathischer Aktivierung bei der Betrachtung emotionaler Reize. Dazu wurden angenehme, unangenehme und neutrale Bilder sowie physikalische Reize (lautes Händeklatschen, tiefes eigenes Einatmen) dargeboten. Personen mit Depersonalisationsstörung zeigten bei unangenehmen Bildern signifikant reduzierte Hautleitfähigkeitsreaktionen, nicht jedoch bei den angenehmen, neutralen und physikalischen Reizen. Die Zeit bis zum Auftreten der Hautleitfähigkeitsreaktionen war bei den unangenehmen Bildern verlängert und bei den physikalischen Reizen verkürzt. Die Autoren schlussfolgern eine gehemmte emotionale Reaktivität bei gleichzeitiger verstärkter Aufmerksamkeit im Sinne ihres Modells.

In einer Studie, die mit der funktionellen Magnetresonanztomografie in der Arbeitsgruppe um Sierra (Phillips et al. 2001) durchgeführt wurde, fand sich bei Personen mit chronischer Depersonalisationsstörung im Vergleich zu gesunden Kontrollen während des Betrachtens aversiver Szenen unter anderem weniger Aktivität im anterioren Cingulum und in der Insula sowie erhöhte Aktivität im ventralen präfrontalen Cortex. Die Szenen wurden von den Patienten dabei als deutlich weniger emotional belastend eingestuft als von den Kontrollen. Dies könnte mit der dissoziationsbedingt geringeren neuronalen Aktivität in anteriorem Cingulum und Insula zusammenhängen. Neuronal konnten Sierra und Mitarbeiter also bezüglich ihres Modells nur eine geringere Aktivierung des anterioren Cingulums nachweisen. Dies deckt sich aber nicht mit den von der Arbeitsgruppe um Lanius (2010) postulierten Mechanismen zu Dissoziation bei der PTBS, bei denen bei akuter Dissoziation erhöhte Aktivität in der Insula und verringerte Aktivität im anterioren Cingulum bzw. bei Wiedererleben das genau entgegengesetzte Aktivitätsmuster vorhergesagt würde. Diese Unterschiede könnten neben den unterschiedlichen Stichproben (Depersonalisation vs. PTBS) auch im Untersuchungsgegenstand (Symptomprovokation vs. Verarbeitung emotionaler Bilder) oder im Fokus auf unterschiedlichen Subregionen liegen.

Bei Personen mit **PTBS** und akuter Dissoziation zeigte sich im Vergleich zu Personen mit geringer akuter Dissoziation eine erhöhte Aktivität im ventralen Präfrontalcortex und eine geringerer in dorsomedialen Bereichen auf Angstreize, die bewusst wahrnehmbar waren (Felmingham et al. 2008). Im Gruppenvergleich zeigte sich ebenfalls für Personen mit akuter Dissoziation eine erhöhte Aktivität in Amygdala, Insula und Thalamus als Reaktion auf Angststimuli, die unter der bewussten Wahrnehmungsschwelle präsentiert wurden. Dies wurde von den Autoren so interpretiert, dass Dissoziation eine kontrollierte Strategie im Sinne eines Regulationsprozesses darstelle, die bei unbewussten Prozessen eine andere neuronale Ausprägung habe.

Bei Personen mit **BPS** wurde mittels funktioneller Magnetresonanztomografie bisher bei der Verarbeitung emotionaler Reize auf die Amygdala fokussiert – hier zeigte sich wiederum eine reduzierte Amygdala-Aktivität auf wiederholt dargebotene aversive Reize bei höherer akuter Dissoziation (Hazlett et al. 2012).

Zusammengefasst zeigt sich, dass nicht nur die Modellvorstellungen zu den neuronalen Mechanismen der Dissoziation, sondern auch die Befunde zu neuronalen Korrelaten der Emotionsverarbeitung sehr heterogen und abhängig von der untersuchten Stichprobe und von den dargebotenen Reizen sind. Deutlich wird aber insgesamt, dass die Befunde zur Verarbeitung emotionaler Reize in allen berichteten Gruppen auf eine Modulation der an der Informationsverarbeitung, aber vor allem der Emotionsverarbeitung beteiligten Areale im Sinne einer emotionalen Übermodulation bei Dissoziation hindeuten.

6.6 Aufmerksamkeit und Arbeitsgedächtnis

Für die erfolgreiche Informations- und Emotionsverarbeitung ist die Fähigkeit zentral, die Aufmerksamkeit auf relevante Informationen zu lenken sowie diese im Arbeitsgedächtnis zu behalten. Besonders schwierig ist dies, wenn (emotionale) Reize bei der Ausführung einer Aufgabe ablenkend wirken.

Unabhängig von der Valenz ablenkender Reize zeigten psychisch gesunde Personen mit **hoher Dissoziationsneigung** genauso wie Personen mit **dissoziativen Störungen** Schwierigkeiten, bei Ablenkung weiterhin gezielt Aufgaben durchzuführen (Chiu et al. 2010, 2012; DePrince u. Freyd 1999; Elzinga et al. 2000, 2003; Freyd et al. 1998). Dies wurde als Kehrseite einer erhöhten Arbeitsgedächtniskapazität diskutiert (de Ruiter et al. 2004; Elzinga et al. 2007), die sich außerdem durch bessere Leistung in Aufgaben, die geteilte Aufmerksamkeit oder Dual-Tasking (DePrince u. Freyd 1999) oder Flexibilität erfordern (Chiu et al. 2009), gezeigt habe. Damit übereinstimmend zeigten Personen mit dissoziativen Störungen in einer Studie zur Arbeitsgedächtnisfunktion nicht nur geringere Fehlerraten, sondern auch eine erhöhte Aktivität in Hirnarealen, die unter anderem mit Exekutivfunktionen in Zusammenhang gebracht wurden, wie dem anterioren und dorsolateralen Präfrontalcortex und dem Parietallappen (Elzinga et al. 2007).

Bei Personen mit **BPS** mit hoher Dissoziationsneigung wurden Defizite in den Bereichen Aufmerksamkeit, Arbeitsgedächtnis, Exekutivfunktionen sowie Langzeitgedächtnis beobachtet, während solche mit geringer Dissoziationsneigung ausschließlich Defizite in den Exekutivfunktionen aufwiesen (Haaland u. Landro 2009). Eine Studie unserer Arbeitsgruppe untersuchte die neuronalen Korrelate dieser Defizite bei der BPS in einer relevanten Aufgabe mittels funktioneller Magnetresonanztomografie (Winter et al. 2015). Diese Aufgabe, der emotionale Stroop Test, bestand darin, so schnell wie möglich die Farbe von Wörtern zu benennen, die entweder negativ, neutral oder positiv sein konnten. Verlängerte Reaktionszeiten in dieser Aufgabe zeigen eine (für die Bearbeitung der Aufgabe hinderliche) verlängerte Verarbeitung des Wortinhalts an. Nach Skript-induzierter Dissoziation zeigten Probanden mit BPS im Vergleich zu Probanden mit BPS ohne Dissoziationsinduktion unabhängig vom Wortinhalt eine verringerte Aktivität in Hirnarealen, die mit sensorischer (Gyrus fusiformis) und semantischer (inferiorer Parietallappen, inferiorer Temporallappen) Verarbeitung sowie Exekutivfunktionen (superiorer Parietallappen) in Verbindung gebracht wurden. Da diese Gruppe im Vergleich außerdem verlängerte Reaktionszeiten und erhöhte Fehlerraten zeigte, könnte die verringerte neuronale Aktivität in den oben genannten Arealen als neuronales Korrelat verschlechterter Leistung in dieser Aufgabe gelten.

Bezüglich der **Ablenkbarkeit durch emotionale Reize** zeigte sich bei Personen mit BPS in einer Arbeitsgedächtnisaufgabe zudem ein Zusammenhang von höheren Dissoziationswerten mit einer reduzierten Aktivität in der Amygdala, der Insula, dem anterioren Cingulum und Hippocampus (gemessen mit funktioneller Magnetresonanztomografie; Krause-Utz et al. 2012). Außerdem war beim Vorliegen stärkerer akuter Dissoziation auch die funktionelle Konnektivität zwischen Amygdala und dem rechten anterioren Cingulum stärker. In der oben genannten Studie mit dem emotionalen Stroop Test zeigten Personen mit BPS nach Dissoziationsinduktion im Vergleich zu Personen mit BPS ohne Dissoziationsinduktion außerdem erhöhte Aktivität im dorsolateralen und inferioren Frontallappen während der Benennung von negativen im Vergleich zu neutralen Wörtern (Winter et al. 2015). Dies ging mit verlängerten Reaktionszeiten einher, was auf stärkere Interferenz der negativen Wörter bei der Farbbenennung hindeutet. Zusammengenommen können die Ergebnisse ebenfalls mit der Annahme einer emotionalen Übermodulation (hier: verringerte limbische Aktivität, erhöhte präfrontale Inhibition) im Sinne von Lanius und Kollegen (2010) vereinbart werden.

Zusammengefasst weisen die Befunde zu Aufmerksamkeit und Arbeitsgedächtnis bei Dissoziation auf eine generell verschlechterte Fähigkeit hin, Inhalte, die für Aufgaben irrelevant sind, zu unterdrücken, sowie auf geringere neuronale Aktivität in den entsprechenden Hirnarealen. Gleichzeitig ergaben sich bei Personen mit dissoziativen Störungen Hinweise auf eine erhöhte Arbeitsgedächtniskapazität und verstärkte Rekrutierung relevanter Hirnareale. Bei der Ablenkung durch aversive Reize deuten die Befunde auf neuronaler Ebene eine verstärkte präfrontale Aktivität bei verminderter limbischer Aktivität an. Relevant ist dabei zu berücksichtigen, dass die Ergebnisse vor allem auf Dissoziation bei der BPS basieren.

6.7 Zusammenfassung und Ausblick

Insgesamt zeigten sich bei dissoziativen Symptomen und Störungen strukturelle und funktionelle Veränderungen in einer Reihe von Hirnarealen und Netzwerken, die eine erfolgreiche Informations- und insbesondere Emotionsverarbeitung und Emotionsregulation gewährleisten. Diese können mögliche Ursachen oder Folgen, aber auch parallel auftretende Phänomene darstellen, was bei der Interpretation berücksichtigt werden muss. Es wurde deutlich, dass je nach psychischer Erkrankung die Befunde einen Schwerpunkt im betroffenen Bereich haben können, z. B. bei Personen mit Depersonalisationsstörung in neuronalen Netzwerken der sensorischen Verarbeitung oder bei Personen mit PTBS oder BPS in solchen der Emotionsverarbeitung. Insgesamt erweisen sich die Befunde aber als heterogen, was neben Unterschieden in den verwendeten Methoden noch verschiedene andere Gründe haben kann.

Erstens beziehen sich die Befunde und Modelle (Sierra u. Berrios 1998) teilweise auf Personen mit hoher Dissoziationsneigung ohne den spezifischen Zustand zu erfassen, während andere Befunde und Modelle (Lanius et al. 2010) gerade auf unterschiedliche Zustände fokussieren. So kann es sein, dass Personen mit hoher Dissoziationsneigung prinzipiell strukturelle und funktionelle Veränderungen des zentralen Nervensystems aufweisen, die zusätzlich von unterschiedlicher Aktivität und Vernetzung von Hirnarealen während bei hoher Dissoziation im Vergleich zu geringer Dissoziation begleitet sind.

Zweitens ist es bei dissoziativen Störungen relevant, welche Ursachen für die dissoziative Symptomatik ausgemacht werden können. Hier ist zum einen wichtig, ob Dissoziation traumaassoziiert ist oder ausschließlich aufgrund hoher Dissoziationsneigung vorliegt. Zum anderen könnte es einen Einfluss haben, ob Dissoziation unabhängig von akutem Stress erlebt wird (z. B. Berichte von Personen mit Depersonalisations- und Derealisationserleben) oder stark abhängig davon (z. B. Personen mit BPS und PTBS). Bisher ist unklar, inwieweit diese Aspekte spezifische strukturelle und funktionelle Korrelate im zentralen Nervensystems aufweisen.

Drittens und wie schon angedeutet, können mit unterschiedlichen dissoziativen Symptomen durchaus unterschiedliche strukturelle oder funktionelle Veränderungen einhergehen. Da aber Personen mit hoher Dissoziationsneigung oft unterschiedliche dissoziative Symptome berichten (z. B. Derealisation gemeinsam mit Depersonalisation), bedarf eine genaue Zuordnung von neuronalen Korrelaten zu Symptomen weiterer Forschung. Diese Forschung wird von der Weiterentwicklung von Verfahren zur strukturellen (z. B. bei der Diffusions-Tensor-Bildgebung zur Erfassung der Projektionen der weißen Substanz) und funktionellen Bildgebung (z. B. Arterial Spin Labeling zur absoluten Quantifizierung der Hirnfunktion) profitieren. Besonders wichtig wird es unabhängig davon sein, gut charakterisierte und ausreichend große Stichproben zu untersuchen. So könnte es in naher Zukunft möglich sein, die vorhandenen Modelle zu strukturellen und funktionellen Veränderungen des zentralen Nervensystems bei Dissoziation zu überprüfen und dabei Variablen wie den aktuellen Zustand und Trauma-Assoziation zu berücksichtigen.

Literatur

American Psychiatric Association (2013). Diagnostic and statistical manual of mental disorders: DSM-5. Arlington, VA: American Psychiatric Association.

Barnow, S., Limberg, A., Stopsack, M., Spitzer, C., Grabe, H. J., Freyberger, H. J., Hamm, A. (2012). Dissociation and emotion regulation in borderline personality disorder. Psychol Med, 42: 783–794.

Basmaci Kandemir, S., Bayazit, H., Selek, S., Kilicaslan, N., Kandemir, H., Karababa, I. F., Kati, M., Cece, H. (2015). Tracking down the footprints of bad paternal relationship in dissociative disorders: A DTI study. Journal of Trauma & Dissociation [Epub ahead of print].

Chalavi, S., Vissia, E. M., Giesen, M. E., Nijenhuis, E. R., Draijer, N., Barker, G. J., Veltman, D. J., Reinders AA. (2015). Similar cortical but not subcortical gray matter abnormalities in women with posttraumatic stress disorder with versus without dissociative identity disorder. Psychiatry Res, 231 (3): 308–319.

Chiu, C. D., Lin, C. C., Yeh, Y. Y., Hwu, H. G. (2012). Forgetting the unforgotten affective autobiographical memories in nonclinical dissociators. Emotion, 12 (5): 1102–1110.

Chiu, C. D., Yeh, Y. Y., Huang, Y. M., Wu., Y. C., Chiu, Y. C. (2009). The set switching function of nonclinical dissociators under negative emotion. J Abnorm Psychol, 118 (1): 214–222.

Chiu, C. D., Yeh, Y. Y., Huang, C. L., Wu., Y. C., Chiu, Y. C., Lin, C. C. (2010). Unintentional memory inhibition is weakened in non-clinical dissociators. J Behav Ther Exp Psychiatry, 41 (2): 117–124.

Daniels, J. K., Frewen, P., Theberge, J., Lanius RA. (2016). Structural brain aberrations associated with the dissociative subtype of post-traumatic stress disorder. Acta Psychiatr Scand, 133 (3): 232–240.

Daniels, J. K., Gaebler, M., Lamke, J. P., Walter H. (2015). Grey matter alterations in patients with depersonalization disorder: a voxel-based morphometry study. J Psychiatry Neurosci, 40 (1): 19–27.

DePrince, A. P., Freyd, J. J. (1999). Dissociative tendencies, attention, and memory. Psychological Science, 10 (5): 449–452.

de Ruiter, M. B., Phaf, R. H., Elzinga, B. M., Van Dyck, R. (2004). Dissociative style and individual differences in verbal working memory span. Conscious Cogn, 13 (4): 821–828.

Ebner-Priemer, U. W., Badeck, S., Beckmann, C., Wagner, A., Feige, B., Weiss, I., Lieb, K., Bohus, M. (2005). Affective dysregulation and dissociative experience in female patients with borderline personality disorder: a startle response study. J Psychiatr Res, 39 (1): 85–92.

Ehling, T., Nijenhuis, E. R., Krikke, A. P. (2008). Volume of discrete brain structures in complex dissociative disorders: preliminary findings. Prog Brain Res, 167: 307–310.

Elzinga, B. M., Ardon, A. M., Heijnis, M. K., De Ruiter, M. B., Van Dyck, R., Veltman, D. J. (2007). Neural correlates of enhanced working-memory performance in dissociative disorder: a functional MRI study. Psychol Med, 37 (2): 235–245.

Elzinga, B. M., de Beurs, E., Sergeant, J. A., Van Dyck, R., Phaf, R. H. (2000). Dissociative style and directed forgetting. Cognitive Therapy and Research, 24 (3): 279–295.

Elzinga, B. M., Phaf, R. H., Ardon, A. M., Van Dyck R. (2003). Directed forgetting between, but not within, dissociative personality states. J Abnorm Psychol, 112 (2): 237–243.

Felmingham, K., Kemp, A. H., Williams, L., Falconer, E., Olivieri, G., Peduto, A., Bryant, R. (2008). Dissociative responses to conscious and non-conscious fear impact underlying brain function in post-traumatic stress disorder. Psychol Med, 38 (12): 1771–1780.

Fischer, D. B., Perez, D. L., Prasad, S., Rigolo, L., O'Donnell, L., Acar, D., Meadows, M. E., Baslet, G., Boes, A. D., Golby, A. J., Dworetzky, B. A. (2016). Right inferior longitudinal fasciculus lesions disrupt visual-emotional integration. Social Cognitive and Affective Neuroscience [Epub ahead of print].

Freyd, J. J., Martorello, S. R., Alvarado, J. S., Hayes, A. E., Christman, J. C. (1998). Cognitive environments and dissociative tendencies: performance on the standard Stroop task for high versus low dissociators. Applied Cognitive Psychology, 12: 91–103.

Haaland, V. O., Landro, N. I. (2009). Pathological dissociation and neuropsychological functioning in borderline personality disorder. Acta Psychiatr Scand, 119 (5): 383–392.

Hazlett, E. A., Zhang, J., New, A. S., Zelmanova, Y., Goldstein, K. E., Haznedar, M. M., Meyerson, D., Goodman, M., Siever, L. J., Chu, K. W. (2012). Potentiated amygdala response to repeated emotional pictures in borderline personality disorder. Biol Psychiatry, 72 (6): 448–456.

Hopper, J.W., Frewen, P.A., Van der Kolk, B.A., Lanius, R.A. (2007). Neural correlates of reexperiencing, avoidance, and dissociation in PTSD: symptom dimensions and emotion dysregulation in responses to script-driven trauma imagery. J Trauma Stress, 20 (5): 713–725.

Iordan, A.D., Dolcos, S., Dolcos, F. (2013). Neural signatures of the response to emotional distraction: a review of evidence from brain imaging investigations. Frontiers in Human Neuroscience, 7: 200.

Krause-Utz, A., Elzinga, B.M., Oei, N.Y., Paret, C., Niedtfeld, I., Spinhoven, P., Bohus, M., Schmahl, C. (2014). Amygdala and dorsal anterior cingulate connectivity during an emotional working memory task in borderline personality disorder patients with interpersonal trauma history. Frontiers in Human Neuroscience, 8: 848.

Krause-Utz, A., Oei, N.Y., Niedtfeld, I., Bohus, M., Spinhoven, P., Schmahl, C., Elzinga, B.M. (2012). Influence of emotional distraction on working memory performance in borderline personality disorder. Psychol Med, 42 (10): 2181–2192.

Lanius, R.A., Brand, B., Vermetten, E., Frewen, P.A., Spiegel, D. (2012). The dissociative subtype of posttraumatic stress disorder: rationale, clinical and neurobiological evidence, and implications. Depress Anxiety, 29 (8): 701–708.

Lanius, R.A., Vermetten, E., Loewenstein, R.J., Brand, B., Schmahl, C., Bremner, J.D., Spiegel, D. (2010). Emotion modulation in PTSD: clinical and neurobiological evidence for a dissociative subtype. Am J Psychiatry, 167 (6): 640–647.

Lanius, R.A., Williamson, P.C., Bluhm, R.L., Densmore, M., Boksman, K., Neufeld, R.W., Gati, J.S., Menon, R.S. (2005). Functional connectivity of dissociative responses in posttraumatic stress disorder: a functional magnetic resonance imaging investigation. Biol Psychiatry, 57 (8): 873–884.

Lanius, R.A., Williamson, P.C., Boksman, K., Densmore, M., Gupta, M., Neufeld, R.W., Gati, J.S., Menon, R.S. (2002). Brain activation during script-driven imagery induced dissociative responses in PTSD: a functional magnetic resonance imaging investigation. Biol Psychiatry, 52 (4): 305–311.

Lanius, R.A., Williamson, P.C., Densmore, M., Boksman, K., Gupta, M.A., Neufeld, R.W., Gati, J.S., Menon, R.S. (2001). Neural correlates of traumatic memories in posttraumatic stress disorder: a functional MRI investigation. Am J Psychiatry, 158 (11): 1920–1922.

Ludäscher, P., Valerius, G., Stiglmayr, C., Mauchnik, J., Lanius, R.A., Bohus, M., Schmahl, C. (2010). Pain sensitivity and neural processing during dissociative states in patients with borderline personality disorder with and without comorbid posttraumatic stress disorder: a pilot study. J Psychiatry Neurosci, 35 (3): 177–184.

Nardo, D., Hogberg, G., Lanius, R.A., Jacobsson, H., Jonsson, C., Hallstrom, T., Pagani, M. (2013). Gray matter volume alterations related to trait dissociation in PTSD and traumatized controls. Acta Psychiatr Scand, 128 (3): 222–233.

Nicholson, A.A., Densmore, M., Frewen, P.A., Theberge, J., Neufeld, R.W., McKinnon, M.C., Lanius, R.A. (2015). The dissociative subtype of posttraumatic stress disorder: unique resting-state functional connectivity of basolateral and centromedial amygdala complexes. Neuropsychopharmacology, 40 (10): 2317–2326.

Niedtfeld, I., Schulze, L., Krause-Utz, A., Demirakca, T., Bohus, M., Schmahl, C. (2013). Voxel-based morphometry in women with borderline personality disorder with and without comorbid posttraumatic stress disorder. Public Library of Science, 8 (6): e65824.

Northoff, G., Duncan, N.W., Hayes, D.J. (2010). The brain and its resting state activity – Experimental and methodological implications. Prog Neurobiol, 92 (4): 593–600.

O'Doherty, D.C., Chitty, K.M., Saddiqui, S., Bennett, M.R., Lagopoulos, J. (2015). A systematic review and meta-analysis of magnetic resonance imaging measurement of structural volumes in posttraumatic stress disorder. Psychiatry Res, 232 (1): 1–33.

Phillips, M.L., Medford, N., Senior, C., Bullmore, E.T., Suckling, J., Brammer, M.J., Andrew, C., Sierra, M., Williams, S.C., David, A.S. (2001). Depersonalization disorder: thinking without feeling. Psychiatry Res, 108 (3): 145–160.

Reinders, A.A., Nijenhuis, E.R., Quak, J., Korf, J., Haaksma, J., Paans, A.M., Willemsen, A.T., den Boer, J.A. (2006). Psychobiological characteristics of dissociative identity disorder: a symptom provocation study. Biol Psychiatry, 60 (7): 730–740.

Reinders, A.A., Willemsen, A.T., den Boer, J.A., Vos, H.P., Veltman, D.J., Loewenstein, R.J. (2014). Opposite brain emotion-regulation patterns in identity states of dissociative identity disorder: a PET study and neurobiological model. Psychiatry Res, 223 (3): 236–243.

Rüsch, N., Weber, M., Il'yasov, K. A., Lieb, K., Ebert, D., Hennig, J., Van Elst, L. T. (2007). Inferior frontal white matter microstructure and patterns of psychopathology in women with borderline personality disorder and comorbid attention-deficit hyperactivity disorder. Neuroimage, 35 (2): 738–747.

Sar, V., Unal, S. N., Ozturk, E. (2007). Frontal and occipital perfusion changes in dissociative identity disorder. Psychiatry Res, 156 (3): 217–223.

Schlumpf, Y. R., Reinders, A. A., Nijenhuis, E. R., Luechinger, R., Van Osch, M. J., Jancke, L. (2014). Dissociative part-dependent resting-state activity in dissociative identity disorder: a controlled FMRI perfusion study. Public Library of Science, 9 (6): e98795.

Schmahl, C., Bohus, M., Esposito, F., Treede, R. D., Di Salle, F., Greffrath, W., Ludaescher, P., Jochims, A., Lieb, K., Scheffler, K., Hennig, J., Seifritz, E. (2006). Neural correlates of antinociception in borderline personality disorder. Arch Gen Psychiatry, 63 (6): 659–667.

Schmahl, C., Lyssenko, L., Weidner, L., Bohus, M., Kleindienst N (eingereicht). Dissociation in psychiatric disorders – a meta-analysis of studies using the Dissociative Experience Scale.

Schulze, L., Schmahl, C., Niedtfeld, I. (2016). Neural correlates of disturbed emotion processing in borderline personality disorder: a multimodal meta-analysis. Biol Psychiatry, 79 (2): 97–106.

Sierra, M., Berrios GE. (1998). Depersonalization: neurobiological perspectives. Biol Psychiatry, 44 (9): 898–908.

Sierra, M., Senior, C., Dalton, J., McDonough, M., Bond, A., Phillips, M. L., O'Dwyer, A. M., David, A. S. (2002). Autonomic response in depersonalization disorder. Arch Gen Psychiatry, 59 (9): 833–838.

Simeon, D., Guralnik, O., Hazlett, E. A., Spiegel-Cohen, J., Hollander, E., Buchsbaum, M. S. (2000). Feeling unreal: a PET study of depersonalization disorder. Am J Psychiatry, 157 (11): 1782–1788.

Steuwe, C., Lanius, R. A., Frewen, P. A. (2012). Evidence for a dissociative subtype of PTSD by latent profile and confirmatory factor analyses in a civilian sample. Depress Anxiety, 29 (8): 689–700.

Tursich, M., Ros, T., Frewen, P. A., Kluetsch, R. C., Calhoun, V. D., Lanius, R. A. (2015). Distinct intrinsic network connectivity patterns of post-traumatic stress disorder symptom clusters. Acta Psychiatr Scand, 132 (1): 29–38.

Van der Kruijs, S. J., Jagannathan, S. R., Bodde, N. M., Besseling, R. M., Lazeron, R. H., Vonck, K. E., Boon, P. A., Cluitmans, P. J., Hofman, P. A., Backes, W. H., Aldenkamp, A. P., Jansen, J. F. (2014). Resting-state networks and dissociation in psychogenic non-epileptic seizures. J Psychiatr Res, 54: 126–133.

Vermetten, E., Schmahl, C., Lindner, S., Loewenstein, R. J., Bremner, J. D. (2006). Hippocampal and amygdalar volumes in dissociative identity disorder. Am J Psychiatry, 163 (4): 630–636.

Weniger, G., Lange, C., Sachsse, U., Irle, E. (2008). Amygdala and hippocampal volumes and cognition in adult survivors of childhood abuse with dissociative disorders. Acta Psychiatr Scand, 118 (4): 281–290.

Winter, D., Krause-Utz, A., Lis, S., Chiu, C. D., Lanius, R. A., Schriner, F., Bohus, M., Schmahl, C. (2015). Dissociation in borderline personality disorder: disturbed cognitive and emotional inhibition and its neural correlates. Psychiatry Res, 233 (3): 339–351.

Wolf, E. J., Miller, M. W., Reardon, A. F., Ryabchenko, K. A., Castillo, D., Freund, R. (2012). A latent class analysis of dissociation and posttraumatic stress disorder: evidence for a dissociative subtype. Arch Gen Psychiatry, 69 (7): 698–705.

Wolf, R. C., Sambataro, F., Vasic, N., Schmid, M., Thomann, P. A., Bienentreu, S. D., Wolf, N. D. (2011). Aberrant connectivity of resting-state networks in borderline personality disorder. J Psychiatry Neurosci, 36 (6): 402–411.

Woon, F. L., Hedges, D. W. (2009). Amygdala volume in adults with posttraumatic stress disorder: a meta-analysis. J Neuropsychiatry Clin Neurosci, 21 (1): 5–12.

7 Stressinduzierte Analgesie – Dissoziation – Selbstverletzung

Petra Ludäscher

7.1 Dissoziation, Stress und selbstverletzende Verhaltensweisen

Dissoziative Symptome stehen in engem Zusammenhang mit emotionalem Stress. Im Rahmen eines Diathese-Stress-Modells wird angenommen, dass dissoziative Zustände eine komplexe Reaktion auf spezifische Belastungssituationen darstellen. Diese tritt vor allem bei erhöhter Dissoziationsneigung auf und erhöht die Wahrscheinlichkeit, langfristig auch auf unspezifische Belastungen mit Dissoziation zu reagieren (Stiglmayr 2010; Gold u. Seibel 2009; Jang et al. 1998; ▸ Kap. 9 u. 13 in diesem Band). Das wesentliche Merkmal von Dissoziation besteht nach dem DSM-5 dabei in einer »Unterbrechung der normalen Integration von Bewusstsein, Gedächtnis, Identität, Emotionen, Wahrnehmung, Körperbild, Kontrolle motorischer Funktionen und Verhalten« (APA 2015). Auch die ICD-10 bezieht den Integrationsverlust auf die neurophysiologischen Funktionen der Sensorik, Sensibilität und Motorik.

Während die Prävalenzraten schwerer dissoziativer Symptome in der Allgemeinbevölkerung zwischen 2–4 % liegen, zeigen ca. 15 % ambulanter und zwischen 14–30 % stationärer Patienten klinisch relevante dissoziative Phänomene (Priebe et al. 2013). Vor allem stressassoziierte Erkrankungen wie die Posttraumatische Belastungsstörung (PTBS) und die Borderline-Persönlichkeitsstörung (BPS) zeigen häufig dissoziative Symptome. Während zentrales Symptom der PTBS das häufige Wiedererleben der traumatischen Situation ist, zeigen sich bei beiden Erkrankungen eine Störung der Emotionsregulation, dissoziative Symptome in Verbindung mit (traumatischem) Stresserleben, wie vor allem Depersonalisation und Derealisation, sowie insbesondere bei der BPS eine Störung der Verhaltenskontrolle. Bei beiden Erkrankungen findet man außerdem sehr häufig selbstverletzende Verhaltensweisen in Form einer Verletzung des eigenen Körpers ohne suizidale Absicht wie z. B. Schneiden, Verbrennen oder Verätzungen der Hautoberfläche. Empirische Studien zeigen Prävalenzraten selbstverletzender Verhaltensweisen von 70–80 % bei der BPS (Kleindienst et al. 2008) und 60 % bei der PTBS (Zlotnick et al. 1999). Auch 30–40 % der Patientinnen mit Dissoziativer Identitätsstörung zeigen selbstverletzende Verhaltensweisen (Fiedler 2001). In einer frühen Studie von Van der Kolk und Mitarbeitern (1991) zeigten sich sexuelle und körperliche Misshandlungen in der Kindheit als Prädiktoren für späteres selbstverletzendes Verhalten, Selbstmordversuche und dissoziatives Erleben. Auch weitere Studien konnten einen Zusammenhang zwischen Kindheitstraumata, dissoziativen Symptomen und Selbstverletzungen zeigen (Mina u. Gallop 1998). Außerdem konnte in einer Metaanalyse von Van Ijzendoorn und

Schuengel (1996) eine mittlere Effektstärke von d = 0.58 für den Zusammenhang zwischen dissoziativen Symptomen und früheren Missbrauchserlebnissen gezeigt werden.

Stiglmayr und Mitarbeiter (2001, 2005, 2008) konnten in mehreren Studien zeigen, dass starke dissoziative Symptome sehr häufig mit unangenehmen Zuständen innerer Anspannung einhergehen. Anspannung wird dabei als »ein aversiver emotionaler Erregungszustand, der das Bedürfnis mit sich bringt, diesen möglichst schnell zu beenden« definiert. Der Zusammenhang zwischen Dissoziation und Anspannung war bei der BPS am stärksten, konnte aber auch bei Patientinnen mit Panik- und depressiven Störungen sowie bei gesunden Kontrollprobandinnen gezeigt werden. In Einklang damit stehen zahlreiche Studien, welche die Motivation selbstverletzender Verhaltensweisen bei BPS – aber auch bei heterogenen Patientengruppen – untersucht haben. Danach werden diese vor allem als Bewältigungsstrategie eingesetzt, um verschiedene unangenehme Zustände zu beenden (Kleindienst et al. 2008; Herpertz et al. 1995; Leibenluft et al. 1987). In einer Studie von Kleindienst und Kollegen (2008) gab die Mehrzahl von insgesamt 101 Borderline-Patientinnen eine Mischung verschiedener Motive für selbstverletzende Verhaltensweisen an. Als wichtigstes Motiv wurde die Reduktion von aversiver innerer Anspannung angegeben, gefolgt von der Reduktion unangenehmer Gefühle und dem Motiv der Selbstbestrafung und schließlich der Beendigung dissoziativer Zustände. Selbstverletzungen führen Patientenberichten zufolge zu einer schnellen und effektiven Beendigung dissoziativer Zustände und dazu, dass die Betroffenen ihren Körper »wieder spüren«.

7.2 Neurobiologie von Dissoziation und Selbstverletzungen: stressinduzierte Analgesie

Zu den neurobiologischen Mechanismen von Dissoziation und Selbstverletzungen gibt es derzeit noch wenige Studien. Evolutionsbiologisch wird Dissoziation als stressassoziiertes Phänomen verstanden, welches dem vor allem aus der Tierforschung bekannten Flucht-Kampf-System zuzuordnen ist. Tiere reagieren bei Konfrontation mit einem Angreifer entweder mit Flucht oder Angriff. Wenn beides nicht möglich erscheint, setzt eine stressinduzierte Analgesie ein, die sich auf motorischer Ebene durch ein sogenanntes Freezing-Verhalten zeigt (tonische Immobilität, »Totstellreflex«; Van der Kolk 1985, 1989; s. auch ▸ Kap. 18 in diesem Band). Sensorisch ist sie durch eine Unempfindlichkeit gegenüber Schmerzen gekennzeichnet (Analgesie). Diese Reaktion auf unterschiedlichen Ebenen ist in bedrohlichen Situationen biologisch sinnvoll und überlebensnotwendig: Sie gewährleistet, dass die Handlungsfähigkeit auch in gefährlichen Situationen erhalten bleibt. Bei Generalisierung dieser Reaktion auf unterschiedliche, Stress auslösende Situationen, die nicht bedrohlich sind, kann sie allerdings zu einem Kontrollverlust über die Wahrnehmung des eigenen Körpers und der Umwelt führen und damit zu einer eigenständigen Belastung werden (Depersonalisation und Derealisationserleben).

Eine entscheidende Rolle im Rahmen der stressinduzierten Analgesie spielt das Endogene Opioid-System (EOS), indem es die Schmerzwahrnehmung auf verschiedenen Ebenen des ZNS dämpft (Madden et al. 1977; Flor et al. 2002). Ein vielversprechender Untersuchungsansatz beschäftigt sich entsprechend mit der sensorischen Komponente von Dissoziation, der Schmerzunempfindlichkeit, die wiederum von vielen BPS-Patientinnen während selbstverletzender Verhaltensweisen berichtet wird (Kempermann et al. 1997; Russ et al. 1992). Die stressinduzierte Analgesie ist ein für BPS-Patientinnen typisches Phänomen, welches in mehreren Studien gezeigt werden konnte. Bohus und Mitarbeiter (2000) untersuchten die Schmerzwahrnehmung bei BPS-Patientinnen unter subjektiv intensiver innerer Anspannung und unter einer Ruhebedingung mittels des Cold Pressor Tests. Dabei wird die Hand in 10 °C kaltes Wasser getaucht und anschließend das subjektive Schmerzempfinden auf einer Visuellen Analogskala erfasst. Die Kontrollgruppe bildeten gesunde Probandinnen. Es zeigte sich ein signifikant geringeres Schmerzempfinden der BPS-Gruppe im Vergleich zu den Kontrollprobandinnen. Zusätzlich zeigte sich, dass dieselben Patientinnen in einem subjektiv intensiven inneren Anspannungszustand im Vergleich zur Ruhebedingung noch weniger schmerzempfindlich waren. In einer weiteren Studie wurde der direkte Zusammenhang zwischen der intensiven inneren Anspannung und dem Schmerzempfinden bei der BPS untersucht (Ludäscher et al. 2007). Die Schmerzschwellen (elektrische Stimulation am Zeigefinger) waren bei den Patientinnen im Vergleich zu den gesunden Kontrollprobandinnen ebenfalls signifikant erhöht. Innerhalb der Patientengruppe zeigten sich außerdem signifikante Korrelationen zwischen Schmerzschwellen und der Ausprägung der dissoziativen Symptomatik sowie zwischen den Schmerzschwellen und der inneren Anspannung. Diese Zusammenhänge zeigten sich in der Kontrollgruppe nicht.

Eine wichtige Rolle des EOS liegt außerdem bei den neurobiologischen Mechanismen von Selbstverletzungen durch seine zentrale Rolle bei der Schmerzverarbeitung nahe. Hierzu gibt es bisher ebenfalls nur wenige Studien. Allerdings gibt es zwei Annahmen, denen verschiedene Autoren nachgehen: die Schmerzhypothese und die Abhängigkeitshypothese. Bei der Schmerzhypothese wird davon ausgegangen, dass eine erhöhte EOS-Aktivität zu einer Hypoalgesie führt. Betroffene würden sich demnach selbst verletzen, um wieder eine normale Schmerzwahrnehmung zu erlangen, also um sich wieder zu spüren (Barron u. Sandmann 1983, 1985; Brunner u. Schmahl 2012). Die Abhängigkeitshypothese hingegen besagt, dass Betroffene sich selbst verletzen, um das EOS zu stimulieren, und dass dies einen Abhängigkeitscharakter annehmen kann (Thomson 1995; Sandmann u. Hetrick 1995). Die bisherigen Studien dazu fanden folgende, z. T. widersprüchliche Befunde: Coid und Mitarbeiter (1983) fanden einen erhöhten Met-Enkephalin-Spiegel im Plasma bei Patientinnen mit BPS. Pickar und Mitarbeiter (1982) hingegen fanden einen niedrigeren Opioid-Spiegel im Liquor, was in einer Studie von Stanley und Mitarbeitern (2010) repliziert werden konnte. In einer Studie von Russ und Mitarbeitern (1994) wurde das Schmerzempfinden von BPS-Patientinnen mit aktuellen Selbstverletzungen unter der Gabe von 2 mg Naloxon, einem Opioidantagonisten, mittels des oben beschriebenen Cold Pressor Tests untersucht. Es fand sich kein statistischer Nachweis für eine Aufhebung der Hypoalgesie unter Naloxon. BPS-Patientinnen, die angaben, während Selbstverletzungen Schmerzen zu spüren, zeigten unter der Placebo-Bedingung tendenziell höhere Schmerzintensitätsratings im Vergleich zur Naloxon-Bedingung, während BPS-Patientinnen, die angaben, während Selbstverletzungen keine Schmerzen zu spüren, tendenziell höhere Intensitätsratings in der Naloxon-Bedingung im Vergleich zur

Placebo-Bedingung zeigten. Hierbei handelte es sich allerdings nur um eine Tendenz, die Effekte zeigten keine Signifikanz, was möglicherweise auf die geringe Stichprobengröße zurückzuführen ist. In weiteren Studien mit BPS-Patientinnen konnte durch die Gabe des länger wirkenden Opioidantagonisten Naltrexon eine Reduktion von dissoziativer Symptomatik und Selbstverletzungen erzielt werden (Bohus et al. 1999; Roth et al. 1996; Sonne et al. 1996; Simeon et al. 2005; Schmahl et al. 2012). Die zentrale Rolle des EOS bei selbstverletzenden Verhaltensweisen konnte außerdem bei Untersuchungen mit anderen Patientengruppen belegt werden. In einer Studie von Barrera und Kollegen (1994) zeigten sich erniedrigte β-Endorphin-Spiegel bei Patienten mit geistiger Behinderung und selbstverletzenden Verhaltensweisen. In einer weiteren Studie an Patienten mit Selbstverletzungen zeigte sich kein direkt veränderter β-Endorphin-Spiegel, allerdings eine Dysregulation des Proopiomelanocortins (POMC). Es zeigte sich erhöhtes β-Endorphin im Zusammenhang mit der Ausschüttung des POMC-Fragments Adrenocorticotropin ACTH (Sandman et al. 2008).

7.3 Zusammenfassung

Dissoziation ist nach dem Diathese-Stress-Modell ein Phänomen, das sehr stark mit emotionalem Stress gekoppelt ist. Studien unterstützen weitgehend einen Zusammenhang von frühkindlichen Missbrauchserlebnissen und späteren dissoziativen Symptomen sowie selbstverletzenden Verhaltensweisen. Die meisten Betroffenen berichten, sich selbst zu verletzen, um emotional belastende Zustände wie beispielsweise starke unangenehme Anspannungszustände oder auch dissoziative Zustände zu beenden. Stressassoziierte Erkrankungen wie die Posttraumatische Belastungsstörung und Borderline-Persönlichkeitsstörung zeigen häufig sowohl dissoziative Zustände – vor allem Depersonalisation und Derealisation – unter emotional belastenden Situationen als auch Selbstverletzungen, um diese Zustände wiederum zu beenden.

Neurobiologisch gibt es derzeit noch wenige Untersuchungen, welche die grundlegenden Mechanismen von Dissoziation und Selbstverletzungen erklären können. Ein vielversprechender Ansatz für beide klinischen Phänomene ist die Untersuchung des Endogenen Opioidsystems (EOS), welches eine zentrale Rolle bei der stressinduzierten Analgesie bzw. Schmerzverarbeitung spielt. Bisherige Studien, vor allem mit BPS-Patientinnen, sprechen für eine Beteiligung des EOS bei dissoziativen Symptomen und selbstverletzenden Verhaltensweisen. Diese Befunde müssen allerdings durch zukünftige Studien mit größeren Stichproben und heterogenen Patientengruppen untermauert werden.

Literatur

American Psychological Association (2015). Diagnostisches und Statistisches Manual Psychischer Störungen DSM-5®. Deutsche Ausgabe herausgegeben von Falkai, P., Wittchen HU. Göttingen: Hogrefe.

Barrera, F. J., Teodor, J. M., Selmeci, T., Madappuli A. (1994). Self-injury, pain, and the endorphin theory. Journal of Developmental and Physical Disabilities, 6: 169–192.

Barron, J., Sandman, C. A. (1983). Relationship of sedative-hypnotic response to self-injurious behavior and stereotypy by mentally retarded clients. American Journal of Mental Deficits, 8: 177–186.

Barron, J., Sandman, C. A. (1985). Paradoxical excitement to sedative-hypnotics in mentally retarded clients. American Journal of Mental Deficits, 90: 124–129.

Bohus, M. J., Landwehrmeyer, G. B., Stiglmayr, C. E., Limberger, M. F., Böhme, E. R., Schmahl, C. G.

(1999). Naltrexone in the treatment of dissociative symptoms in patients with borderline personality disorder: an open-label trial. Journal of Clinical Psychiatry; 60: 598–603.

Bohus, M., Limberger, M., Ebner, U., Glockner, F.X., Schwarz. B., Wernz, M., Lieb, K. (2000). Pain perception during self-reported distress and calmness in patients with borderline personality disorderand self-mutilating behavior. Psychiatry Research, 95: 251–260.

Brunner, R., Schmahl, C. (2012). Nicht suizidale Selbstverletzung (NSSV) bei Jugendlichen und jungen Erwachsenen. Kindheit und Entwicklung, 21: 5–15.

Coid, J., Allolio, B., Rees, L.H. (1983). Raised plasma metenkephalin in patients who habitually mutilate themselves. Lancet, 2: 545–546.

Fiedler, P. (2001). Dissoziative Störungen und Konversion. Trauma und Traumabehandlung. 2. Auf. l., Weinheim: Beltz.

Flor, H., Birbaumer, N., Schulz, R., Grüsser, S.M., Muncha, R.F. (2002). Pavlovian conditioning of opioid and nonopioid pain inhibitory mechanisms in humans. European Journal of Pai, 6 (5): 395–402.

Gold, S.N., Seibel, S.S. (2009). Treating dissociation: A contextual approach. In: P.F. Dell, J.A. O'Neil (Hrsg.), Dissociation and the dissociative disorders. DSM-IV and beyond (S. 625–636). New York: Routledge,

Herpertz, S. (1995). Self-injurious behaviour. Psychopathological and nosological characteristics in subtypes of self-injurers. Acta Psychiatrica Scandinavica, 91: 57–68.

Jang, K.L., Paris, J., Zweig-Frank, H., Livesley, W.J. (1998). Twin study of dissociative experience. Journal of Nervous and Mental Disease, 186: 345–351.

Kempermann, I., Russ, M.J., Shearin, E.N. (1997). Self-injurious behavior and mood regulation in borderline patients. Journal of Personality Disorders, 11: 146–157.

Kleindienst, N., Bohus, M., Ludäscher, P., Limberger, M.F., Kuenkele, K., Ebner-Priemer, U.W. et al. (2008). Motives for nonsuicidal self-injury among women with borderline personality disorder. Journal of Nervous and Mental Disease, 19: 230–236.

Leibenluf, E., Gardner, D.L., Cowdry, R.W. (1987). The inner experience of the borderline self-mutilator. Journal of Personality Disorders, 1: 317–324.

Ludäscher, P., Bohus, M., Lieb, K., Philipsen, A., Jochims, A., Schmahl, C. (2007). Elevated pain thresholds correlate with dissociation and aversive arousal in patients with borderline personality disorder. Psychiatry Research, 149: 291–296.

Madden, J., Akil, H., Patrick, R.L., Barchas, J.D. (1977). Stress-induced parallel changes in central opioid levels and pain responsiveness in the rat. Nature, 265: 358–360.

Mina, E.E., Gallop, R.M. (1998). Childhood sexual and physical abuse and adult self-harm and suicidal behavior: a literature review. Canadian Journal of Psychiatry, 43: 793–800.

Pickar, D., Cohen, M.R., Naber, D., Cohen, R.M. (1982). Clinical studies of the endogenous opioid system. Biological Psychiatry, 17: 1243–1276.

Priebe, K., Schmahl, C., Stiglmayr, C. (2013). Dissoziation. Theorie und Therapie. Berlin, Heidelberg: Springer.

Roth, A.S., Ostroff, R.B., Hoffmann, R.E. (1996). Naltrexone as a treatment for repetitive self-injurious behaviour: An open-label trial. Journal of Clinical Psychiatry, 57: 233–237.

Russ, M.J., Roth, S.D., Lerman, A., Kakuma, T., Harrison, K., Shindledecker, R.D., Hull, J., Mattis, S. (1992). Pain Perception in self-injurious patients with borderline personality disorder. Biological Psychiatry, 32: 501–511.

Russ, M.J., Roth, S.D., Kakuma, T., Harrison, K., Hull, J.W. (1994). Pain perception in self-injurious borderline patients: naloxone effects. Biological Psychiatry, 35: 207–209.

Sandman, C.A., Hetrick, W.P. (1995). Opiate mechanisms in self-injury. Mental Retardation and Developmental Disabilities Research Reviews, 1, 130–136.

Sandman, C.A., Touchette, P.E., Marion, S.D., Chicz-DeMet, A. (2008). The role of proopiomelanocortin (POMC) in sequentially dependent self-injurious behavior. Developmental Psychobiology, 50: 680–689.

Schmahl, C., Kleindienst, N., Limberger, M., Ludäscher, P., Mauchnik, J., Deibler, P., Brünen, S., Hiemke, C., Lieb, K., Herpertz, S., Reicherzer, M., Berger, M., Bohus, M. (2012). Evaluation of Naltrexone for dissociative symptoms in borderline personality disorder. International Clinical Psychopharmacology, 27 (1): 61–68.

Simeon, D., Knutelska, M. (2005). An open trial of naltrexone in the treatment of depersonalization disorder. Journal of Clinical Psychopharmacology, 25: 267–70.

Sonne, S., Rubey, R., Brady, K., Malcolm, R., Morris, T. (1996). Naltrexone treatment of self-injurious thoughts and behaviors. Journal of Nervous and Mental Disease, 184: 192–195.

Stanley, B., Sher, L., Wilson, S., Eckman, R., Huang, Y., Mann, J. J. (2010). Non-suicidal self-injurious behavior, endogenous opioids, and monoamine neurotransmitters. Journal of Affective Disorders, 124 (1–2): 134–40.

Stiglmayr, C. E. (2010). Spannung und Dissoziation. Persönlichkeitsstörungen, 14 (2): 91–103.

Stiglmayr, C. E., Shapiro, D. A., Stieglitz, R. D., Limberger, M. F., Bohus, M. (2001). Experience of aversive tension and dissociation in female patients with borderline personality disorder – a controlled study. Journal of Psychiatry Research, 35: 111–118.

Stiglmayr, C. E., Grathwohl, T., Linehan, M. M., Ihorst, G., Fahrenberg, J., Bohus, M. (2005). Aversive tension in patients with borderline personality disorder: a computer-based controlled field study. Acta Psychiatrica Scandinavica, 111: 372–379.

Stiglmayr, C. E., Ebner-Priemer, U. W., Bretz, J., Behm, R., Mohse, M., Lammers, C.-H., Angelescou, I., Schmahl, C., Schlotz, W., Kleindienst, N., Bohus, M. (2008). Stress-Relatedness of dissociative symptoms in Borderline Personality Disorder – a study in everyday life. Acta Psychiatrica Scandinavica, 117: 139–147.

Thompson, T. (1995) Self-injurious behavior as endogenous neurochemical self-administration. Mental Retardation and Developmental Disabilities Research Reviews, 1: 137–48.

Van der Kolk, B. A., Greenberg, M., Boyd, H., Krystal, J. (1985). Inescapable shock, neurotransmitters, and addiction to trauma: toward a psychobiology of post traumatic stress. Biological Psychiatry, 20: 314–325.

Van der Kolk, B. A., Greenberg, M. S., Orr, S. P., Pitman, R. K. (1989). Endogenous opioids, stress induced analgesia, and posttraumatic stress disorder. Psychopharmacological Bulletin, 25: 417–421.

Van der Kolk, B. A., Perry, J. C., Herman, J. L. (1991). Childhood origins of self-destructive behavior. American Journal of Psychiatry, 148: 1665–71.

Van IJzendoorn, M. H., Schuengel, C. (1996). The measurement of dissociation in normal and clinical populations: meta-analytic validations of the Dissociative Experiences Scale (DES). Clinical Psychological Reviews, 16: 365–382.

Zlotnick, C., Mattia, J. L., Zimmermann, M. (1999). Clinical correlates of self-mutilation in a sample of general psychiatric patients. Journal of Nervous and Mental Disease, 187: 296–301.

8 Neurochemie und neuroendokrinologische Befunde

Caroline Gebauer und Judith K. Daniels

Die neurochemischen Korrelate der dissoziativen Symptomatik sind zum gegenwärtigen Zeitpunkt noch ungenügend untersucht (Priebe et al. 2014; Dell u. O'Neil 2009; Lanius et al. 2014). Während Studien aus der präklinischen Grundlagenforschung noch sehr rar sind, lassen sich indirekt Erkenntnisse aus kleinen klinischen Studien und Fallberichten ableiten. Die bisherigen Befunde werden im Folgenden anhand der beobachteten Effekte in verschiedenen Neurotransmittersystemen beschrieben. In der Zusammenschau zeigt sich, dass dissoziative Symptome möglicherweise durch multiple neurochemische Mechanismen ausgelöst werden können und verschiedene Transmittersysteme involviert sind. Dabei ist das Ineinandergreifen dieser Subsysteme bisher nur teilweise erforscht.

8.1 Glutamatsystem

Das im Zentralnervensystem als wichtigster, exzitatorischer Aminosäuretransmitter geltende Glutamat spielt vermutlich eine wichtige Rolle bei der Induktion von dissoziativen Symptomen. Glutamat vermittelt die Aktivierung in kortikalen Projektionen zum Hippocampus, Thalamus und den Basalganglien, welche an der Vermittlung von Sinneswahrnehmungen, der Modulation von Motorik und höheren kognitiven Funktionen wie Lernen und Gedächtnis beteiligt sind. Glutamat wird dabei von verschiedenen Rezeptortypen gebunden, wobei vor allem die N-Methyl-D-Asparat-Rezeptoren (NMDA-Rezeptoren) für die Genese von Dissoziation relevant zu sein scheinen. Eine durch NMDA-Antagonisten induzierte Reduktion der Glutamat-Neurotransmission kann vermutlich zu dissoziativen Symptomen führen. So berichten verschiedene Autoren, dass NMDA-Antagonisten wie Ketamin und Phenylcyclidin bei subanästhetischer Dosierung Wahrnehmung und Gedächtnis empfindlich stören und Derealisation wie Depersonalisation verursachen können (für eine Übersicht s. Priebe et al. 2014). Diphenidin (1-(1,2-diphenylethyl) Piperidin) und dessen Derivat Methoxphenidin (MXP, 2-MeO-diphenidin), sogenannte »neue psychoaktive Substanzen«, induzieren ebenfalls in ihrer Funktion als NMDA-Antagonisten dissoziative Symptomatik (Helander et al. 2015). Auch Cannabis-induzierte dissoziative Effekte, im Besonderen die Depersonalisation, sind durch die antagonistische Wirkung von Cannabinoiden an den NMDA-Rezeptoren zu erklären (Feigenbaum et al. 1989). Umgekehrt spricht die Studienlage dafür, dass sich die Ketamin-induzierte Dissoziation möglicherweise abschwächen lässt, indem der Freisetzungsprozess von Glutamat inhibiert wird. So ergaben drei Studien, dass das Antikonvulsivum Lamotrigin, welches spannungsabhängige Natrium- und Calciumkanäle blockiert und die Freisetzung von Glutamat inhibiert, zu einer Reduktion des Depersonalisationserlebens führt (Sierra et al. 2001; Sierra et al. 2006; Aliyev u.

Aliyev 2011), dies konnte jedoch in einer placebokontrollierten Studie nicht bestätigt werden (Sierra et al. 2003). In einem aktuellen Fallreport wurde zudem die erfolgreiche Behandlung einer Major Depression mit komorbider Depersonalisation mit Lamotrigin und einem selektiven Serotonin-Wiederaufnahmehemmer berichtet (Belli et al. 2014). Als möglicher Wirkmechanismus wird dabei ein verändertes Funktionsprofil ionotroper Glutamatrezeptoren diskutiert, also die gesteigerte Neurotransmission an Non-NMDA-Rezeptoren, welche ebenso als ursächlich für die Ketamin-induzierte Dissoziation gilt (Krystal et al. 1994; Abel et al. 2003; Pikwar 2011). Allerdings konnte mit dem Antikonvulsivum Oxcarbazepin, einem Derivat von Carbamazepin, welches die Erregbarkeit der Nervenzellen durch Stabilisierung der Natriumkanäle verringert und so ebenfalls die Glutamatfreisetzung inhibiert, keine signifikante Reduktion der dissoziativen Symptomatik bei Patienten mit Borderline-Persönlichkeitsstörung verzeichnet werden (Bellino et al. 2005).

Eine globale Amnesie scheint durch die Gabe von Riluzol induzierbar zu sein (Cardoos et al. 2013). Zwei weitere Fallberichte beschreiben zudem einen zeitversetzt eintretenden, persistierenden Gedächtnisverlust (Haaxma et al. 2006) und antero- wie retrograde Amnesie mit Beeinträchtigung der Aufmerksamkeit und des Kurzzeitgedächtnisses nach einer Überdosis des Medikaments (Bodner et al. 2001). Als ursächlich hierfür diskutieren die Autoren verschiedene Ansätze – so verweisen sie unter anderem auf die inhibierte Glutamatfreisetzung durch eine Blockade der präsynaptischen Natriumkanäle, eine gesteigerte Aufnahme von Glutamat durch Gliazellen sowie eine veränderte Aktivierung der NMDA-Rezeptoren gegenüber AMPA-Rezeptoren (α-Amino-3-Hydroxy-5-Methyl-4-Isoxazolpropionsäure-Rezeptoren). In der Zusammenschau kann also festgehalten werden, dass zwar eine Vielzahl von Studien einen Zusammenhang zwischen dem glutamenergen System und dissoziativen Symptomen beschreiben konnte, die Studienlage jedoch noch uneinheitlich ist.

8.2 Serotonerges System

Auch serotonerge Mechanismen scheinen eine wichtige Rolle bei der dissoziativen Symptomatik zu spielen. So vermögen serotonerge Halluzinogene wie Lysergsäurediethylamid (LSD), Mescalin, Psilocybin und Dimethyltryptamin (DMT) durch ihre Stimulation spezifischer Rezeptoren dissoziative Symptome zu verursachen (Freedman 1968; Klee 1963; Simeon 2004). Es darf davon ausgegangen werden, dass diese Substanzen dabei als Agonisten der 5-HT2a- und 5-HT2c-Rezeptoren fungieren. Dies wird u. a. durch eine Bildgebungsstudie gestützt: In einer Positronenemissionstomografie-Studie führte die Gabe des 5HT1a/2a-Agonisten Psilocybin zu einem deutlichen Anstieg von Dopamin im Striatum gesunder Probanden. Diese Veränderung korrelierte signifikant mit der Schwere der erzeugten Depersonalisation (Vollenweider et al. 1998).

In neurochemischen Versuchsstudien ließen sich durch den 5-HT2c-Rezeptor-Agonisten meta-Chlorphenylpiperazin (m-CPP) ebenfalls dissoziative Symptome und Flashbacks bei Patienten mit verschiedenen psychiatrischen Störungsbildern induzieren (Simeon et al. 1995). Die Autoren fanden eine hohe Korrelation zwischen der Induktion von Depersonalisation und Paniksymptomen, was die Frage aufwirft, ob die Depersonalisation direkt auf die Rezeptorstimulation zurückzuführen ist oder vielmehr als eine sekundäre Reaktion auf die induzierte Paniksymptomatik zu betrachten ist.

Auch Cannabis, welches vorangehend als potenter NMDA-Antagonist vorgestellt wurde, ist dafür bekannt, die serotonerge Neurotransmission empfindlich zu stören. So konnten elektrophysiologische Studien aufzeigen, dass die Aktivierung der präsynaptischen Cannabinoidrezeptoren (CB1) zu einer erniedrigten Freisetzung durch 5-HT-Rezeptoren im Neocortex führen. Die Induktion von Depersonalisation dürfte mit einer entsprechenden Wahrscheinlichkeit mit der Störung der serotonergen Neurotransmission in Zusammenhang stehen (Nakazi et al. 2000). Umgekehrt hat die artifiziell induzierte, pharmakologische Erhöhung von Serotonin durch eine selektive Inhibition der Wiederaufnahme aus dem synaptischen Spalt nach bisheriger Studienlage nicht immer einen reduzierenden Effekt auf die dissoziative Symptomatik.

Während sich Fluoxetin, welches diesem Wirkmechanismus folgt, in einzelnen Fallberichten als erfolgreich in der Behandlung von Depersonalisation erwies (Fichtner et al. 1992; Hollander et al. 1990; Ratliff u. Kerski 1995), konnten jüngere randomisiert-kontrollierte Studien keine Überlegenheit gegenüber einem Placebo aufzeigen (Simeon et al. 2004; Simpson et al. 2004). Auch durch den selektiven Serotonin-Wiederaufnahmehemmer Citalopram konnte in einer klinischen Studie mit Kriegsveteranen keine signifikante Reduktion der dissoziativen Symptomatik verzeichnet werden (English et al. 2006), während Paroxetin, ein anderer selektiver Serotonin-Wiederaufnahmehemmer, in einer Studie zu einer signifikanten Verbesserung der dissoziativen Symptomatik bei Patienten mit Posttraumatischer Belastungsstörung führte (Marshall et al. 2007).

8.3 Adrenerges System und vegetatives Nervensystem

Die vegetativ nervöse Funktion scheint bei dissoziativer Symptomatik herabgesetzt, was sich in einigen Studien in einer verringerten Herzrate und Hautleitfähigkeit manifestiert. Im Vergleich zu Patienten mit Angststörungen, zu gesunden Probanden und zu PTBS-Patienten ohne dissoziative Symptomatik wiesen Patienten mit dissoziativen Symptomen einen reduzierten Herzschlag und eine höhere Latenz hinsichtlich ihrer Hautleitfähigkeit in Reaktion auf einen aversiven Stimulus auf (Übersichten bei Simeon, in Dell u. O'Neil 2009; Sack et al. 2012). Allerdings konvergieren auch in diesem Bereich nicht alle Studienergebnisse zu einer einheitlichen Charakterisierung der Psychophysiologie.

Überdies konnte eine negative Korrelation zwischen der Intensität von Depersonalisation und dem Vorkommen von Noradrenalin im Urin identifiziert werden. So korrelierte das Catecholamin stark invers mit der erlebten Schwere von Depersonalisation bei Patienten mit Depersonalisierungsstörung (Simeon et al. 2003; 2001). In einer ähnlichen Untersuchung korrelierte Noradrenalin im Urin negativ mit der Schwere der peritraumatischen Dissoziation bei verunglückten Motorradfahrern (Delahanty et al. 2003).

Eine Studie konnte zudem zeigen, dass sich bei PTBS-Patienten die bestehende dissoziative Symptomatik pharmakologisch durch einen Konzentrationsanstieg von Noradrenalin selektiv provozieren lässt. Während PTBS-Patienten ohne dissoziative Symptomatik auch unter der pharmakologischen Behandlung ausschließlich intrusives Wiedererleben berichteten, zeigten sich bei Patienten mit einer PTBS vom dissoziativen Subtypus verstärkt dissoziative Reaktionen (Krystal et al. 1998).

8.4 Endogenes Opioid-System

Dem endogenen Opioid-System kommt eine tragende Rolle innerhalb der Mediation und Regulation von Stress zu (▸ Kap. 8). Auch die dissoziative Symptomatik darf als eine Form der Stressantwort betrachtet werden. Dabei finden sich die entsprechenden Opioid-Rezeptoren sowohl im zentralen Nervensystem als auch im Gastrointestinaltrakt. Endogene Peptide fungieren als Liganden und lassen sich drei Substanzklassen zuordnen: Endorphine, Enkephaline und Dynorphine. Wie auch exogene Opioid-Agonisten setzen sie die zentralnervöse Aktivität herab und sedieren. Zudem vermögen sie die sensorische Erregungsleitung im Rückenmark zu unterbinden. So führt die Aktivierung von Opioid-Rezeptoren im limbischen System zu einem deutlichen Abfall des Blutflusses (Liberzon et al. 2002). Die bekannten κ-Opioidrezeptor-Agonisten Ketocyclazocin, MR-2033, Enadolin sowie Salvinorin A bedingen dissoziationsähnliche Veränderungen der Wahrnehmung, was Depersonalisation und Derealisation einschließt (Kumor 1986; Pfeiffer 1986; Walsh 2001; MacLean et al. 2013). Während induzierter Trancezustände ist zudem eine Erhöhung von Opioiden im Plasmaspiegel zu beobachten (Kawai et al. 2001).

Auch die stressinduzierte Schmerzfreiheit (Analgesie) ist durch die Freisetzung von Opioiden verursacht (Madden et al. 1977). Das Vorliegen einer erhöhten Schmerzschwelle sowohl bei Patienten mit chronischer Depersonalisation als auch bei gesunden Probanden bei hypnotisch-induzierter Depersonalisation gibt Hinweise auf ein überaktives Opioidsystem in diesem Zusammenhang (Moroz et al. 1990; Abugova 1996; Röder et al. 2007). Die dissoziative Schmerzanalgesie war bei Patienten mit Posttraumatischer Belastungsstörung in einer bildgebenden Studie zudem assoziiert mit einer verstärkten Aktivierung des Caudatum, welches Teil des Opiat-basierten Schmerzregulationssystems ist (Mickleborough et al. 2011).

Dissoziative Immobilität scheint ebenso über Opioide gesteuert zu sein. So führt direkt in das periaquäduktales Grau injiziertes beta-Endorphin zu einer Katatonie. Die umschriebene Symptomatik verschwindet durch den Einsatz von entsprechenden Rezeptorantagonisten (Übersicht bei Lanius et al. 2014). Opioid-Antagonisten binden ebenfalls an Opioidrezeptoren und blockieren diese, sodass die Wirkung von Opioiden unterbunden wird. Mit Naloxon und Naltrexon sind zwei nicht-selektive Opioid-Antagonisten verfügbar. Sie binden an μ-, λ- und κ-Opioid-Rezeptoren im Gehirn. Klinische Studien mit Patienten, welche verschiedene dissoziative Symptome aufwiesen, belegen eine deutliche Reduktion bis Remission der Symptome unter der Verabreichung der Medikamente (▸ Kap. 36 in diesem Band). Bereits eine niedrige Dosis des antagonistisch arbeitenden Naltrexon führt teilweise zu einer Verbesserung der Alltagsbewältigung einschließlich einer Verminderung der dissoziativen Symptomatik (Pape u. Wöller 2015).

8.5 Hypothalamus-Hypophysen-Nebennierenrinde

Ausgehend von der Hypothese, dass Depersonalisation eine stressbezogene inhibitorische Reaktion ist, kommt der Hypothalamus-Hypophysen-Nebennierenrindenachse vermutlich eine besondere Rolle in der Regulation der Stressantwort zu (Sierra 2008). Generell muss die Studienlage zu den Zusammenhängen zwischen der Hypothalamus-Hypophysen-Nebennierenrindenachse und der dissoziativen Symptomatik aber als widersprüchlich angesehen werden. So fanden sich im Speichel von Patienten mit Depersonalisierungsstörung keine signifikant veränderten Cortisolwerte gegenüber gesunden Probanden, jedoch signifikant niedrigere Werte gegenüber depressiven Patienten (Stanton et al. 2001). In einer weiteren Untersuchung an Patienten mit Depersonalisierungsstörung ließen sich keine Unterschiede der Cortisolkonzentration im 24-Studen-Urin nachweisen, jedoch fand sich eine signifikant erhöhte morgendliche Cortisolausschüttung nach dem Aufwachen sowie eine erhöhte Rate an Non-Suppression im Dexamethason-Hemmtest (Simeon et al. 2001). In einer Studie, welche Patienten mit verschiedenen dissoziativen Störungen, Patienten mit PTBS und gesunde Kontrollpersonen verglich, zeichneten sich die Patienten mit dissoziativen Störungen durch erhöhte Cortisolkonzentrationen im 24-Stunden-Urin aus, jedoch zeigte sich in dieser Gruppe zugleich eine negative Korrelation zwischen der Dissoziationsschwere und der Ausschüttung von Cortisol in Reaktion auf einen Stresstest (Simeon et al. 2007). Die divergenten Ergebnisse in diesen drei Studien könnten auf den Unterschied in der Zusammensetzung der Stichprobe zurückzuführen sein – eventuell ist die Depersonalisierungsstörung durch eine andere Neurochemie charakterisiert als die restlichen dissoziativen Störungen. Andererseits korrelierte bei zwei traumaexponierten Stichproben die Schwere von Dissoziation invers mit der morgendlichen Ausschüttung von Cortisol nach dem Aufwachen (Basu et al. 2013; Simeon et al. 2008), unabhängig davon, ob eine Traumafolgestörung vorlag oder nicht. Dies würde eher darauf hindeuten, dass niedrige Cortisolwerte kein diagnostischer Marker für pathologische Formen von Dissoziation sind, sondern möglicherweise mit dissoziativem Copingverhalten, welches in einer Traumasituation entwickelt wurde, assoziiert sind.

8.6 Neuropeptid Y

Neuropeptid Y (NPY) ist eine Aminosäure, die im zentralen und im autonomen Nervensystem als Transmitter agiert. Es bindet an sechs verschiedene Rezeptortypen (Y1–Y6), die in unterschiedlicher Dichte im Gehirn zu finden sind. Eine besonders hohe Dichte von Rezeptoren findet sich in der Amygdala. Die zentrale Noradrenalinausschüttung wird durch NPY reguliert, welches mit Noradrenalin ko-lokalisiert ist. NPY ist unter anderem an der Stressbewältigung, der Entwicklung von Angstverhalten und an der Regulation des Körpergewichts beteiligt. Es spielt eine zentrale Rolle beim Extinktionslernen, also einem Prozess der vielen traumatherapeutischen Verfahren zugrunde liegt. Vermittelt über seinen anxiolytischen Effekt scheint Neuropeptid Y mit der Resilienz gegen Traumafolgestörungen assoziiert zu sein. So wiesen traumaexponierte Veteranen ohne PTBS eine signifikant erhöhte Konzentration von Neuropeptid Y im Blutplasma auf (Yehuda et al. 2006). Interessanterweise scheint im Tiermodell frühkindliche Vernachlässigung zur Ausbildung von weniger NPY-Rezeptoren im limbischen System und somit verringerter Resilienz zu führen (Bertocchi et al. 2011). Auch beim Menschen scheint das Erleben von Traumata mit Veränderungen im NPY-System assoziiert zu sein. So zeigten zwei Studien (Morgan et al. 2003; Yehuda et al. 2006) eine negative Korrelation zwischen Traumadosis und verfügbarem NPY im Blutplasma. Eine Bildgebungsstudie konnte beim Menschen einen divergenten Effekt von physischer Kindesmisshandlung auf die Aktivierung der Amygdala identifizieren: Nur jene Menschen, die eine genetische NPY-Risikovariante trugen, welche mit einer niedrigeren NPY-Ausschüttung einhergeht, zeigten eine verstärkte Aktivierung der Amygdala bei der Betrachtung von Angstgesichtern (Opmeer et al. 2014).

Aus Tiermodellen leitet sich zudem eine relevante Rolle des NPY-Systems in der Entstehung von sogenannten Freezing-Reaktionen ab, welche beim Menschen ihre Entsprechung in dissoziativen Symptomen finden. Im Tiermodell wird die Freezing-Reaktion über ein Netzwerk aus Amygdala und periaquäduktalem Grau vermittelt, welches durch die Konzentration des verfügbaren NPY lokal reguliert wird. Bisher wurden drei empirische Studien publiziert, die zeigen, dass auch das Auftreten von dissoziativen Symptomen beim Menschen mit einer Dysregulation des NPY assoziiert ist. Rasmusson und Mitarbeiter (2000) fanden bei Vietnamveteranen mit PTBS eine negative Korrelation zwischen der stressinduzierten NPY-Ausschüttung und Dissoziationswerten in entsprechenden Fragebogenverfahren. Unter pharmakologisch erhöhter Noradrenalin-Konzentration zeigte sich zudem eine verringerte NPY-Ausschüttung. Morgan und Kollegen (Morgan et al. 2001; Morgan et al. 2002) replizierten diesen Befund in zwei Studien, indem sie zeigten, dass die stressinduzierte Ausschüttung von NPY, vermittelt über die Ausschüttung von Cortisol, 22 % der Varianz der Dissoziationswerte aufklärte.

8.7 Zusammenfassung

Zusammenfassend kann gesagt werden, dass sich die dissoziative Symptomatik mit unterschiedlichen neuroendokrinologischen Mechanismen und Transmittersystemen vergesellschaftet zeigt. Um ein umfassenderes Verständnis der beteiligten Prozesse zu gewinnen, bedarf es jedoch dringend einer eingehenden, präklinischen Grundlagenforschung. Gerade das Zusammenspiel der verschiedenen endokrinen Subsysteme sollte fokussiert betrachtet werden, um nicht zuletzt auch die uneinheitlich erscheinenden Befunde klären zu können. Für die klinische Praxis sind aus dem aktuellen Stand der Grundlagenforschung keine eindeutigen Handlungsempfehlungen ableitbar. Auch wenn verschiedene Psychopharmaka bei einzelnen Patienten anscheinend signifikante Symptomreduktionen befördern können (▶ Kap. 36 in diesem Band) ist aus der Grundlagenforschung bisher kein einheitliches Wirkmodell ableitbar, welches diese umfassend erklären und prädizieren könnte.

Literatur

Abel, K. M., Allin, M. P., Kucharska-Pietura, K., Andrew, C., Williams, S., David, A. S., Philips, M. L. (2003). Ketamine and fMRI BOLD signal: distinguishing between effects mediated by change in blood flow versus change in cognitive state. Human Brain Mapping, 18 (2): 135–145.

Abugova, M. A. (1996). Indices of pain threshold as a method of objective assessment of depersonalization therapy efficacy. Bekhterev. Rev. Psychiatry Med. Psychol., 4, 120–122.

Aliyev, N. A., Aliyev, Z. N. (2011). Lamotrigine in the immediate treatment of outpatients with depersonalization disorder without psychiatric comorbidity: randomized, double-blind, placebo-controlled study. J Clin Psychopharmacol., 31 (1): 61–65.

Basu, A., Levendosky, A. A., Lonstein, J. S. (2013). Trauma sequelae and cortisol levels in women exposed to intimate partner violence. Psychodyn Psychiatry, 41 (2): 247–75.

Belli, H., Akbudak, M., Ural, C., Aslaner, D. (2014). A case of depersonalization with treatment- resistant depression successfully treated with Sertraline-Lamotrigine combination. West Indian Med J., 63 (1): 115.

Bellino, S., Paradiso, E., Bogetto, F. (2005). Oxcarbazepine in the treatment of borderline personality disorder: a pilot study. J Clin Psychiatry, 66 (9): 1111–1115.

Bertocchi, I., Oberto, A., Longo, A., Mele, P., Sabetta, M., Bartolomucci, A., Palanza, P., Sprengel, R., Eva, C. (2011). Regulatory functions of limbic Y1 receptors in body weight and anxiety uncovered by conditional knockout and maternal care. Proc Natl Ac Sci USA, 108 (48), 395–400.

Bodner, T., Jenner, C., Benke, T., Ober, A., Seppi, K., Fleischhacker, W. W. (2001). Intoxication with riluzole in Huntington's disease. Neurology, 57 (6): 1141–1143.

Cardoos, A., Inamori, A., Sanacora, G., Fava, M., Mischoulon, D. (2013). Delayed amnesic syndrome after riluzole use in major depressive disorder: a case report. Psychosomatics, 54 (5): 488–492.

Delahanty, D. L., Royer, D. K., Raimonde, A. J., Spoonster, E. (2003). Peritraumatic dissociation is inversely related to catecholamine levels in initial urine samples of motor vehicle accident victims. Journal of Trauma and Dissociation, 4 (1): 65–79.

Dell, P. F., O'Neil, J. A. (Hrsg.). (2009). Dissociation and the dissociative disorders. DSM-V and beyond. New York: Routledge.

English, B. A., Jewell, M., Jewell, G., Ambrose, S., Davis, L. L. (2006). Treatment of chronic posttraumatic stress disorder in combat veterans with citalopram: an open trial. J Clin Psychopharmacol, 26 (1): 84–88.

Feigenbaum, J. J., Bergmann, F., Richmond, S. A., Mechoulam, R., Nadler, V., Kloog, Y., Sokolovsky, M. (1989). Nonpsychotropic cannabinoid acts as a functional N-methyl-D-aspartate receptor blocker. Proc Natl Acad Sci USA, 86 (23): 9584–9587.

Fichtner, C. G., Horevitz, R. P., Braun, B. G. (1992). Fluoxetine in depersonalization disorder. Am J Psychiatry, 149 (12): 1750–1751.

Freedman, D. X. (1968). On the use and abuse of LSD. Arch Gen Psychiatry, 18 (3): 330–347.

Haaxma, C. A., Kremer, H. P., Van de Warrenburg, B. P. (2006). Delayed amnesic syndrome after riluzole autointoxication in Huntington disease. Neurology, 66 (7): 1123–1124.

Helander, A., Beck, O., Bäckberg, M. (2015). Intoxications by the dissociative new psychoactive substances diphenidine and methoxphenidine. Clinical Toxicology, 53 (5): 446–453.

Hollander, E., Liebowitz, M. R., DeCaria, C., Fairbanks, J., Fallon, B., Klein, D. F. (1990). Treatment of depersonalization with serotonin reuptake blockers. J Clin Psychopharmacol, 10 (3): 200–203.

Kawai, N., Honda, M., Nakamura, S., Samatra, P., Sukardika, K., Nakatani, Y., Shimojo, N., Oohashi, T. (2001). Catecholamines and opioid peptides increase in plasma in humans during possession trances. Neuroreport, 12 (16), 3419–3423.

Klee, G. D. (1963). Lysergic acid diethylamide (LSD-25) and ego functions. Arch Gen Psychiatry, 8, 461–474.

Krystal, J. H., Karper, L. P., Seibyl, J. P., Freeman, G. K., Delaney, R., Bremner, J. D., Heninger, G. R., Browers, M. B. Jr., Charney, D. S. (1994). Subanesthetic effects of the noncompetitive NMDA antagonist, ketamine, in humans. Psychotomimetic, perceptual, cognitive, and neuroendocrine responses. Arch Gen Psychiatry 51 (3): 199–214.

Krystal, J. H., Bremner, J. D., Southwick, S. M., Charney, D. S. (1998). The emerging neurobiology of dissociation: Implications for treatment of posttraumatic stress disorder. In: J. D. Bremner, C. R. Marmar (Hrsg.), Trauma, memory, and dissociation (S. 321–363). Washington DC: American Psychiatric Press.

Kumor, K. M., Haertzen, C. A., Johnson, R. E., Kocher, T., Jasinski, D. (1986). Human psychopharmacology of ketocyclazocine as compared with cyclazocine, morphine and placebo. J Pharmacol Exp Ther, 238 (3): 960–968.

Lanius, U. F., Paulsen, S. L., Corrigan, F. M. (Hrsg.). (2014). Neurobiology and Treatment of Traumatic Dissociation: Towards an Embodied Self. New York: Springer.

Liberzon, I., Zubieta, J. K., Fig, L. M., Phan, K. L., Koeppe, R. A., Taylor, S. F. (2002). μ-opioid receptors and limbic responses to aversive emotional stimuli. Proc Natl Acad Sci, 99 (10), 7084–7089.

MacLean, K. A., Johnson, M. W., Reissig, C. J., Prisinzano, T. E., Griffiths, R. R. (2013). Dose-related effects of salvinorin A in humans: dissociative, hallucinogenic, and memory effects. Psychopharmacology, 226 (2): 381–392.

Madden, J., Akil, H., Patrick, R. L., Barchas, J. D. (1977). Stress-induced parallel changes in central opioid levels and pain responsiveness in the rat. Nature, 265 (5592), 358–360.

Marshall, R. D., Lewis-Fernandez, R., Blanco, C., Simpson, H. B., Lin, S. H., Vermes, D., Garcia, W.,

Schneier, F., Neria, Y., Sanchez-Lacay, A., Liebowitz, M. R. (2007). A controlled trial of paroxetine for chronic PTSD, dissociation, and interpersonal problems in mostly minority adults. Depress Anxiety, 24 (2): 77–84.

Mickleborough, M. J., Daniels, J. K., Coupland, N. J., Kao, R., Williamson, P. C., Lanius, U. F., Hegadoren, K., Schore, A., Densmore, M., Stevens, T., Lanius, R. A. (2011). Effects of trauma-related cues on pain processing in posttraumatic stress disorder: an fMRI investigation. J Psychiatry Neurosci, 36 (1): 6–14.

Morgan, A. C., Wang, S., Rasmusson, A. M., Hazlett, G., Anderson, G., Charney, D. S. (2001). Relationship among plasma cortisol, catecholamines, neuropeptide Y, and human performance during exposure to uncontrollable stress. Psychosomatic Medicine, 63 (3): 412–422.

Morgan, C. A., Rasmusson, A. M., Wang, S., Hoyt, G., Hauger, R. L., Hazlett, G. (2002). Neuropeptide-Y, cortisol, and subjective distress in humans exposed to acute stress: replication and extension of previous report. Biological Psychiatry, 52 (2): 136–142.

Morgan, C. A., Rasmusson, A. M., Winters, B., Hauger, R. L, Morgan, J., Hazlett, G., Southwick, S. (2003). Trauma exposure rather than posttraumatic stress disorder is associated with reduced baseline plasma neuropeptid-Y levels. Biological Psychiatry, 54 (10), 1087–1091.

Moroz, B. T., Nuller, I. L., Ustimova, I. N., Andreev, B. V. (1990). Study of pain sensitivity based on the indicators of electro-odontometry in patients with depersonalization and depressive disorders. Z Nevropatol Psikhiatr Im S S Korsakova, 90 (10), 81–82.

Nakazi, M., Bauer, U., Nickel, T., Kathmann, M., Schlicker, E. (2000). Inhibition of serotonin release in the mouse brain via presynaptic cannabinoid CB1 receptors. Naunyn- Schmiedeberg's Arch. Pharmacol, 361 (1): 19–24.

Opmeer, E. M., Kortekaas, R., Van Tol, M. J., Van der Wee, N. J., Woudstra, S., Van Buchem, M. A., Penninx, B. W., Veltman, D. J., Aleman, A. (2014). Interaction of neuropeptide Y genotype and childhood emotional maltreatment on brain activity during emotional processing. Soc Cog Affect Neuroscience, 9 (5): 601–609.

Pape, W., Wöller, W. (2015). Niedrig dosiertes Naltrexon in der Behandlung dissoziativer Symptome. Nervenarzt, 86 (3): 346–351.

Pfeiffer, A., Brantl, V., Herz, A., Emrich, H. M. (1986). Psychotomimesis mediated by kappa opiate receptors. Science, 233 (4765), 774–776.

Pikwar, A. (2011). Depersonalization disorder may be related to glutamate receptor activation imbalance. Medical Hypothese, 77 (4): 593–594.

Priebe, K., Schmahl, C., Stiglmayr, C. (Hrsg.) (2014). Dissoziation. Theorie und Therapie. Heidelberg: Springer.

Rasmusson, A. M., Hauger, R. L., Morgan, C. A., Bremner, J. D., Charney, D. S., Southwick, S. M. (2000). Low baseline and yohimbine-stimulated plasma neuropeptide Y (NPY) levels in combat-related PTSD. Biological Psychiatry, 47 (6): 526–539.

Ratliff, N. B., Kerski, D. (1995). Depersonalization treated with fluoxetine. The American Journal of Psychiatry, 152(11), 1689–1690.

Röder, C. H., Michal, M., Overbeck, G., Van de Ven, V. G., Linden, D. E. (2007). Pain response in depersonalization: a functional imaging study using hypnosis in healthy subjects. Psychother Psychosom, 76 (2): 115–121.

Sack, M., Cillien, M., Hopper, J. W. (2012). Acute dissociation and cardiac reactivity to script-driven imagery in trauma-related disorders. European Journal of Psychotraumatology, 2012, 3: 17419. http://dx.doi.org/10.3402/ejpt.v3i0.17419.

Sierra, M., Phillips, M. L., Lambert, M. V., Senior, C., David, A. S., Krystal, H. J. (2001). Lamo-trigine in the treatment of depersonalization disorder. J Clin Psychiatry, 62 (10), 826–827.

Sierra, M., Phillips, M. L., Ivin, G., Krystal, J., David, A. S. (2003). A placebo-controlled, cross-over trial of lamotrigine in depersonalization disorder. J Psychopharmacol, 17 (1): 103–105.

Sierra, M., Baker, D., Medford, N., Lawrence, E., Patel, M., Phillips, ML., David, A. S. (2006). Lamotrigine as an add-on treatment for depersonalization disorder: a retrospective study of 32 cases. Clin Neuropharmacol, 29 (5): 253–258.

Sierra, M. (2008). Derpersonalization disorder: pharmacological approaches. Expert Rev. Neurotherapeutics, 8 (1): 19–26.

Simeon, D. (2004). Depersonalisation disorder: a contemporary overview. CNS drugs, 18 (6): 343–354.

Simeon, D., Hollander, E., Stein, D. J, DeCaria, C., Cohen, L. J., Saoud, J. B., Islam, N., Hwang, M. (1995). Induction of depersonalization by the serotonin agonist meta-chlorophenylpiperazine. Psychiatr Res, 58 (2): 161–164.

Simeon, D., Guralnik, O., Knutelska, M., Hollander, E., Schmeidler, J. (2001). Hypothalamic-pituitary-adrenal axis dysregulation in depersonalization disorder. Neuropsychopharmacology, 25 (5): 793–795.

Simeon, D., Guralnik, O., Knutelska, M., Yehuda, R., Schmeidler, J. (2003). Basal norepinephrine in depersonalization disorder. Psychiatry Research, 121 (1): 93–97.

Simeon, D., Guralnik, O., Schmeidler, J., Knutelska, M. (2004). Fluoxetine therapy in depersonalisation disorder: randomized controlled trial. Br J Psychiatry, 185, 31–36.

Simeon, D., Knutelska, M., Yehuda, R., Smith Kilpela, L. (2007). Hypothalamic-Pituitary-Adrenal axis function in dissociative disorders, post-traumatic stress disorder, and healthy volunteers. Biological Psychiatry, 61 (8): 966–973.

Simeon, D., Yehuda, R., Knutelska, M., Schmeidler, J. (2008). Dissociation versus posttraumatic stress: Cortisol and physiological correlates in adults highly exposed to the World Trade Center attack on 9/11. Psychiatry Research, 161 (3): 325–329.

Simpson, E. B., Yen, S., Costello, E., Rosen, K., Begin, A., Pistorello, J., Pearlstein, T. (2004). Combined dialectical behavior therapy and fluoxetine in the treatment of borderline personality disorder. J Clin Psychiatry, 65 (3): 379–385.

Stanton, B. R., David, A. S., Cleare, A. J., Sierra, M., Lambert, M. V., Phillips, M. L. Porter, R. J., Gallagher, P., Young, A. H. (2001). Basal activity of the hypothalamic-pituitary-adrenal axis in patients with depersonalization disorder. Psychiatr Res, 104 (1): 85–89.

Vollenweider, F. X., Maguire, R. P., Leenders, K. L., Mathys, K., Angst, J. (1998). Effects of high amphetamine dose on mood and cerebral glucose metabolism in normal volunteers using positron emission tomography (PET). Psychiatry Res Neuroimaging, 83 (3): 149–162.

Walsh, S. L., Geter-Douglas, B., Strain, E. C., Bigelow, G. E. (2001). Enadoline and butor-phanol: evaluation of kappa-agonists on cocaine pharmacodynamics and cocaine self-administration in humans. J Pharm Exp Ther, 299 (1): 147–158.

Yehuda, R., Brand, S., Yang, R. K. (2006). Plasma Neuropeptide Y Concentrations in Combat Exposed Veterans: Relationship to Trauma Exposure, Recovery from PTSD, and Coping. Biological Psychiatry, 59 (7): 660–663.

Psychoanalytische Perspektiven

9 Dissoziation als spezifische Abwehrfunktion schwerer traumatischer Erlebnisse – eine psychoanalytische Perspektive

Annegret Eckhardt-Henn

9.1 Einleitung

Dissoziative Bewusstseinsstörungen gelten nach gegenwärtigem Forschungsstand als eine spezifische Folge schwerer chronischer Traumatisierung in der Kindheit und auch im Erwachsenenalter. Schwere chronische Traumatisierung kann bei fehlenden psychischen und sozialen Verarbeitungsmechanismen zu psychischen Strukturveränderungen und komplexen intrapsychischen Konflikt- und Abwehrkonstellationen sowie zu neurobiologischen und kognitiven Störungen führen. Im Folgenden versuche ich einige Modelle zum psychodynamischen Verständnis der Dissoziation (dissoziativen Bewusstseinsstörung) als einer spezifischen Abwehrformation in der Folge schwerer traumatischer Erlebnisse zu entwickeln.

Ein Zusammenhang zwischen dissoziativen Symptomen und vorangegangenen traumatischen Erlebnissen wurde bereits am Ende des 19. Jahrhunderts bzw. am Beginn des 20. Jahrhunderts erkannt. Die Dissoziation wurde als eine psychische Reaktion verstanden, die dazu dient, unerträgliche, überfordernde Erlebnisse, Emotionen, Affektzustände zu bewältigen oder zunächst psychisch zu überstehen.

Der französische Psychiater Pierre Janet ging von einem »Defizitmodell« aus: Er glaubte, dass jeder Mensch konstitutionell mit einem bestimmten Maß an psychischer Energie ausgestattet sei, welches alle mentalen Prozesse und Funktionen zusammenhalte und steuere. Durch traumatische Erlebnisse könne es zu einem übermäßigen Verbrauch dieser psychischen Energie (la misère psychologique) kommen. Dies bewirke eine Störung der normalen Integrationsfähigkeit der Persönlichkeit, der Koordination mentaler Funktionen innerhalb einer einheitlichen psychischen Struktur unter der Kontrolle des Selbst, und könne in der Folge zu dissoziativen Symptomen führen. Sigmund Freud verstand die Dissoziation eher als Abwehr eines intrapsychischen Konfliktes (zur Kontroverse zwischen Janet und Freud: ▸ Kap. 1 und 2 in diesem Band). Freud, der ursprünglich davon ausging, dass hysterische Erkrankungen auf sexuelle Verführungen im Kindesalter zurückzuführen seien, entwickelte Zweifel an seiner »Verführungstheorie«, weil er im Verlauf der Behandlung seiner Patienten zu der Erkenntnis kam, dass eine Fantasie als Realität wahrgenommen werden kann und er Zweifel an der historischen Wahrheit seiner eigenen Assoziationen und Rekonstruktionen hatte. Er entdeckte die Übertragung und in diesem Zusammenhang den Ödipuskonflikt und relativierte die »Verführungstheorie«, die er aber nie ganz verwarf; er war hingegen bezüglich des sexuellen Missbrauchs immer ambivalent, und es finden sich in seinem Spätwerk Aussagen über den möglichen schweren pathogenen

Effekt sexueller Kindesmisshandlungen. Zur Geschichte der Verführungstheorie und ihres weiteren Schicksals verweise ich auf die diesbezügliche psychoanalytische Literatur (Blass u. Simon 1994; Freud 1923; Ehlert-Balzer 2014).

Gegenwärtig wird die Dissoziation in Anlehnung an die Positionen von Janet und Freud wie folgt angesehen:

- als ein intrapsychischer Verarbeitungsmechanismus einer nichtintentionalen Autoregulation von Belastungserfahrungen[1]
- als eine spezifische Abwehrfunktion, die in einem besonderen Zusammenhang mit schweren traumatischen Erlebnissen steht und bei der andere Abwehrmechanismen wie Spaltung, Verleugnung, Affektisolierung, Projektion, Identifikation beteiligt sind

Van der Kolk und Fisler (1995) sehen vier unterschiedliche Phänomene, die der Begriff »Dissoziation« umschreibt und die jeweils miteinander in Beziehung stehen:

- die sensorische und emotionale Fragmentation der Erfahrung/des Erlebens
- »peritraumatische Dissoziation« oder »Spacing out«: Derealisation und Depersonalisation/Dissoziation während des traumatischen Ereignisses
- fortgesetzte Depersonalisation/Dissoziation und »Spacing out« während des täglichen Lebens
- spätere, mit spezifischen traumaassoziierten Auslösern verbundene dissoziative Störungen
- dissoziative Störungen, die auch bei nicht mit dem Trauma assoziierten Belastungs- und Konfliktsituationen im Sinne einer Abwehrreaktion eingesetzt werden

Die Bereitschaft, auf eine traumatische Belastungssituation mit dissoziativen Symptomen und Störungen zu reagieren, wird von verschiedenen Faktoren beeinflusst:

- vom Alter und Entwicklungsstand des betroffenen Menschen
- von konstitutionell-genetischen Faktoren
- von der zugrunde liegenden Persönlichkeits- und der damit verbundenen vorhandenen Abwehrstruktur
- von der Qualität der Objektbeziehungen
- von psychosozialen Faktoren
- von der Quantität des Traumas (Ausmaß und Schwere der traumatischen Belastung)
- von der Qualität des Traumas (Handelt es sich um eine Naturkatastrophe [Erdbeben, Hurrikan o. Ä.] oder um eine körperliche oder sexuelle Misshandlung durch nahe Angehörige oder durch anonyme Personen?)

Dissoziative Zustände können einerseits durch **äußere** Trigger/Auslöser, die mit dem Trauma assoziiert sind, andererseits durch **intrapsychische** Trigger ausgelöst werden: bedrohliche und überflutende Affektzustände, die mit intrapsychischen, mit dem Trauma assoziierten Konflikten und Fantasien verbunden sind. Die Dissoziation führt zunächst effektiv zur Angstreduktion, wenn andere Abwehrmechanismen nicht ausreichen. Manche Menschen entwickeln schließlich auch in Situationen, die nicht mit dem Trauma assoziiert sind, dissoziative Symptome. Bei einer bestehenden Ich-Schwäche bzw. Ich-strukturellen Störung – an der Menschen mit schweren wiederholten Traumatisierungen in der Vorgeschichte oft leiden – werden bedrohliche Gefühle und Affekte oft als überflutend, überwältigend,

1 Vgl. die Zwei-Komponenten-Theorie nach Janet: »konstitutionelle Prädisposition« und spezifische Antwort auf den mit einem Trauma verbundenen Stress (»la misère psychologique«).

unaushaltbar erlebt. Wenn die Dissoziation bei einem Menschen einen wesentlichen Abwehrmodus darstellt, der auch in nicht mit dem Trauma assoziierten Konflikt- und Belastungssituationen eingesetzt wird, besteht ein »dissoziativer Abwehrstil oder Modus« (analog zu Shapiros Bezeichnung der verschiedenen Abwehrstile, zum »hysterischen Modus« von Mentzos oder dem »dissoziativen Charakter« von Brenner; Mentzos 1980).

Steele et al. (2004) verstehen die Dissoziation als eine **phobische Abwehr**, eine Art Vermeidungsstrategie, die zu entsprechenden Beeinträchtigungen im Alltagsleben führt. Wie alle Symptome ist die Dissoziation ein **Kompromiss**, der eine weitere Bedrohung schafft, die in der Gefahr der zunehmenden Schwächung und Zerstörung des Ich durch Verletzung seiner Integrität besteht.

In »Hemmung, Symptom und Angst« beschrieb Freud (1926) die »absolute Hilflosigkeit des Ich in der traumatischen Situation«. Die Funktion der Angst als Signal und damit Schutzmechanismus ist ausgeschaltet, weil das Ich von Angst überflutet wird, die es nicht bewältigen, nicht »binden« kann. Das Ich regrediert in einer traumatischen Situation auf eine »primitivere passiv-rezeptive Art der Realitätsbewältigung« (vgl. Bohleber 2000, S. 802). Die Dissoziation stellt eine Abwehr gegen massive innere Triebimpulse und Affekte, die in realistischer oder neurotischer Weise als existenziell bedrohlich erlebt werden, dar. In Anlehnung an Freuds zweite Angsttheorie, wo vertreten wird, dass das Ich auf eine innere Gefahr, die durch mobilisierte Triebimpulse entsteht, so reagiert wie auf eine äußere Gefahr, vor der es sich durch die Vermeidung schützen kann (Freud 1926), können neben der Angst auch Schuld- und Schamaffekte als Signalaffekte einen dissoziativen Zustand auslösen. Vorbewusste Gedanken und Fantasien sollen an der Bewusstwerdung gehindert werden, damit das Ich nicht von bedrohlichen Affekten überflutet wird. Auch in Situationen, in denen es bereits zum Auftreten bedrohlicher Affekte gekommen ist, kann sich die Dissoziation einstellen, um eine weitere Bedrohung bzw. den völligen Zusammenbruch des Ich zu verhindern. Dissoziation bewirkt vorübergehend eine effektive Angstreduktion. Aber dissoziative Zustände – insbesondere Zustände schwerer Depersonalisation – führen ihrerseits wiederum zu Angst, meist in Form einer Angst, verrückt zu werden, aus der Realität herauszurutschen, nie mehr zu einem einheitlichen Selbsterleben zurückkehren zu können. Bei einigen Patienten kommt es in Depersonalisationszuständen und anderen dissoziativen Zuständen (z. B. Trancezuständen) zu Selbstverletzungen, welche ihrerseits vorübergehend den Depersonalisationszustand beenden können. Menschen, die schweren Traumatisierungen mit entsprechenden Folgen ausgesetzt waren, neigen einerseits zu einer vermehrten Dissoziationsbereitschaft und andererseits zu einer erhöhten Angstbereitschaft in unterschiedlichsten Situationen. Die Dissoziation, die früher im Zusammenhang mit der traumatischen Situation das psychische Überleben ermöglichte, führt jetzt dazu, dass letztlich die Ich-Struktur und damit auch die Fähigkeit, mit ängstigenden Situationen adäquat umzugehen, immer mehr geschwächt wird. Die psychischen Symptome Angst und Dissoziation bedingen sich gewissermaßen gegenseitig und stehen in einer wechselseitigen Beziehung zueinander.

Die Dissoziation stellt daher eine **misslungene Abwehrformation** dar, die zunächst psychisches Überleben ermöglicht, aber im weiteren Verlauf eine Entwicklung und Stärkung der Ich-Funktion verhindert und schwächt. Durch die dissoziativen Bewusstseinsstörungen – z. B. rezidivierende dissoziative Anmnesie- oder Fugueepisoden – kommt es zu einer sich ständig wiederholenden Verletzung des Gefühls von Selbstkohärenz, -kontinuität und -konstanz; dies führt u. a. zu spezifischen Störungen in zwischenmenschlichen Beziehungen.

Fallbeispiel

Eine 34-jährige Patientin, bei der es im Zusammenhang mit einer Trennungssituation zum Ausbruch einer zunehmenden pathologischen dissoziativen Störung mit Episoden von Stuporzuständen, Amnesien und kurzen Fuguezuständen kam, verlor zunächst ihre Stelle, weil sie als Buchhändlerin einer großen Buchhandlung im Kundenkontakt auffällig und seltsam wurde. Es unterliefen ihr Fehler, sie konnte sich an Kunden nicht mehr erinnern und schien schließlich nicht mehr tragbar. Wiederholt kam es zu weiteren Problemen: Sie sei plötzlich von Leuten auf bestimmte Gesprächsinhalte und Begegnungen, an die sie sich nicht erinnern konnte, angesprochen worden, sie fand Kleidungsstücke, deren Herkunft sie sich nicht erklären konnte, und ihre Kinder sprachen sie auf Verhaltensweisen an, von denen sie nichts mehr wusste. Sie entwickelte zunehmende Ängste in sozialen Kontakten, aber auch eine diffuse innere Verunsicherung, zog sich immer mehr sozial zurück, glaubte, ihrem Leben nicht mehr gewachsen zu sein, und entwickelte schließlich neben der Angstsymptomatik eine schwere Depression mit Suizidalität. In der folgenden psychoanalytischen Therapie wurde ein Bezug zu einer traumatisierenden biografischen Entwicklung mit sexuellen Misshandlungen durch den Vater, die der Mutter und anderen Familienangehörigen bekannt waren und die diese tolerierten, deutlich.

Die Qualität und die Quantität der traumatischen Erlebnisse sind dabei sehr relevant. Terr (1984) unterscheidet zwischen Typ-I- und Typ-II-Traumata. Ein **Typ-I-Trauma** wäre ein einmaliges Ereignis, das plötzlich und unerwartet auftritt und verheerend ist; es können Vergewaltigungserlebnisse, Naturkatastrophen und Unfälle sein. **Typ-II-Traumata** sind variable, multiple und lang andauernde Traumata, z. B. andauernder physischer oder sexueller Missbrauch oder Kampf. Das initiale Ereignis wird als Typ-I-Trauma erlebt, wenn sich das Trauma aber entfaltet, entwickeln sich die Furcht vor der Wiederkehr des Traumas und das Gefühl der Hilflosigkeit und der Ohnmacht, es zu verhindern. Das Selbstgefühl – vor allem in Bezug zu anderen – verändert sich profund. Häufig entwickeln sich Gefühle von Wertlosigkeit, Schuld, Scham und Resignation – bis hin zur Selbstaufgabe[2].

Der Traumabegriff wird oft für sehr unterschiedliche Phänomene und Erlebnisse gebraucht. Diese Thematik würde ein eigenes Buch erforderlich machen. Ich beziehe mich hier vor allem auf sexuelle und andere körperliche Misshandlungen in der Kindheit und im frühen Erwachsenenalter.

Van der Kolk et al. (2001) fassen die **Folgen schwerer Traumatisierung** überblicksartig zusammen (ergänzt durch die Autorin):

- eine Vielfalt von Problemen bei der Regulation affektiver Zustände, wie Aggressivität, Angst und Sexualität
- eine Affektdysregulation, die die Betroffenen für pathologische Versuche der Selbstregulation wie Selbstverletzungen, Essstörungen und Substanzmissbrauch anfällig macht

2 Die sogenannten »Muselmänner« in Konzentrationslagern waren Menschen, die sich völlig aufgaben und schließlich im Zustand von Marasmus verstarben. Bezüglich der vielfältigen psychischen Folgen, die Holocaust-Überlebende und andere Folteropfer zu erleiden hatten, verweisen wir auf die umfangreiche Literatur, z. B. auf die Arbeiten von Henry Krystal (2000) oder Dory Laub (1993), Varvin (2000), Amati (1990), Fischer und Riedesser (1998) u. v. a.

- starke Erregung, die zu Dissoziation und dem Verlust der Fähigkeit, Gefühle in Worte zu fassen (Alexithymie, Somatisierung), führt
- das Misslingen, ein Gefühl der Sicherheit und Geborgenheit herzustellen, das zu charakterologischen Anpassungen führt
- Probleme in Bezug auf die Selbstwirksamkeit
- Scham und Selbsthass
- Probleme im Umgang mit zwischenmenschlichen Konflikten
- Störungen der Bindungsfähigkeit in Form des Vorherrschens eines desorganisierten Bindungsstils mit entsprechenden Problemen in der Regulation von Nähe und Distanz (vgl. auch Molnar et al. 2001; Mullen et al. 1996; Oliner 2000; Felitti 2002).

9.2 Störungen der Affektregulation

Störungen der Affektregulation haben eine ständige Fehlinterpretation auch harmloser Reize als bedrohlich zur Folge; aktuelle Belastungen werden mit einer emotionalen und affektiven Intensität erlebt, als ob sie mit der traumatisierenden Situation verbunden wären, können dieser aber oft nicht bewusst zugeordnet werden (Konditionierung und Fehlattribution).[3] Die Betroffenen werden innerlich von heftigen, unaushaltbaren Affekten überflutet. Diese Patienten werden oft nicht verstanden, ihre Reaktionen als »hysterisch« oder »dramatisierend« abgewiesen, entwertet oder belächelt. Es kommt zu einer weiteren Steigerung der Angst, der Verunsicherung, zu Misstrauen, sozialem Rückzug und heftiger Scham – und Schuldaffekten, die ihrerseits z. B. auch Selbstverletzungen oder impulshafte Handlungen nach sich ziehen können.

Fallbeispiel

Eine 38-jährige Patientin, die in einer sadomasochistischen Partnerbeziehung schwersten körperlichen, sexuellen und emotionalen Misshandlungen ausgesetzt war (sie war u. a. über Wochen in einen Keller gesperrt, gefesselt, geschlagen und sexuell missbraucht worden), entwickelte u. a. eine schwere Posttraumatische Belastungsstörung: Sie gehe z. B. in einem Supermarkt einkaufen, und dann komme ein schreiendes Kind plötzlich um die Ecke geschossen. Sie gerate in einen sich blitzartig einstellenden inneren massiven Erregungszustand mit sensitiven Wahrnehmungen, alle Reize steigerten sich ins Unerträgliche, sie könne das nicht kontrollieren und sich nur noch voller Angst auf dem Boden zusammenkauern, wimmern und warten, bis es vorübergehe. Sie wisse, dass andere das erschrecke, was sie dann zusätzlich verwirre und ängstige und ihr unerträglich peinlich sei. Da sie nie wisse, ob so etwas auf sie zukomme, getraue sie sich phasenweise überhaupt nicht mehr, ihre kleine Wohnung, den einzigen Ort, an dem sie sich wirklich sicher fühle, zu verlassen. Manchmal stelle sie das Telefon ab, weil sie sich durch unvorhergesehene Anrufe überfordert und geängstigt fühle. Sie zwinge sich gelegentlich, mit ihrem Freund in die Stadt zu gehen, was sie aber jedes Mal eine unglaubliche Kraft koste. Sie kenne seit Jahren keinen Zustand von Gelassenheit oder Entspannung mehr. Vorübergehend habe sie versucht, sich mit Alkohol und Tranquilizern zu helfen, was nur neue Probleme mit sich brachte, weshalb sie damit aufgehört habe. Vielfältigste medikamentöse Behandlungsversuche (Antidepressiva und Neuroleptika) waren erfolglos geblieben. Beim ersten Gespräch schreckte die Patientin jedes Mal auf, wenn sie ein Geräusch vom Flur her hörte, ständig schaute sie zur Tür,

3 Aus kognitionspsychologischer Sicht sind auch Habituationsprozesse für diese »Fehlattribution« und die folgende phobische Vermeidungsreaktion verantwortlich zu machen.

als ob sie jeden Moment damit rechnen müsse, dass jemand hereinkomme, der ihr Gewalt antun wolle. Mir wurde sehr spürbar, wie geplagt und gequält sich diese Patientin fühlen musste, denn ich selbst reagierte mit einer vegetativen Anspannung.

9.3 Entwicklungs- und selbstpsychologische Perspektiven

Auf frühen Entwicklungsstufen scheinen noch viele psychische Abläufe nebeneinander zu existieren; die Integrationsfähigkeit entwickelt sich erst später. Bei Kindern ist ein erhöhtes dissoziatives Potenzial normal, d. h. physiologisch bedingt. Kinder zeigen z. B. eine bestimmte Art von Vergesslichkeit, einen rapiden Wechsel ihrer Aufmerksamkeit und ein, je nach situativem Kontext, wechselndes Identitätsbewusstsein, ähnlich den Phänomenen, die man bei Erwachsenen mit dissoziativen Störungen beobachten kann (▸ Kap. 25 in diesem Band). So könnte man die Dissoziation als einen **regressiven Vorgang**, als einen Rückgriff auf Erlebnisweisen früherer Entwicklungsstufen, der unter bestimmten Bedingungen eintritt, verstehen.

Aus **selbstpsychologischer Sicht** wird angenommen, dass sich die Kohäsion des Selbst typischerweise durch kontinuierliche Selbst-Objekt-Erfahrungen während des Lebens entwickelt. Bei traumatisierten Kindern werden Teile des Selbst abgespalten, bevor diese Kohäsion erreicht ist; diese Selbstanteile koexistieren, ohne in das übrige Selbst integriert zu werden, und können sich in schweren Fällen, d. h. unter der chronischen Einwirkung schwerer traumatischer Erlebnisse, schließlich unabhängig bis hin zu eigenen abgespaltenen Persönlichkeitszuständen entwickeln. Schwere und chronisch einwirkende Traumata, wie körperlicher oder sexueller Missbrauch, schwere Vernachlässigung oder wiederholte Verlusterlebnisse können die menschlichen Bewältigungsmöglichkeiten überfordern und insbesondere dann zu bleibenden Schäden führen, wenn die psychosexuelle Entwicklung noch nicht abgeschlossen ist und wenn nicht genügend protektive Faktoren vorhanden sind, die das Kind bei der Bewältigung dieser Traumata unterstützen (▸ Kap. 4 und 5 in diesem Band).

9.4 Die Zerstörung der Wirklichkeit: das Trauma in der Objektbeziehung

Sexuelle und andere körperliche Misshandlungen durch einen Elternteil, andere Familienangehörige oder nahe stehende Menschen bedeuten einen zerstörerischen Angriff auf das basale und lebensnotwenige Bedürfnis, einem Menschen zu vertrauen, ihm nahe zu sein, sich von ihm abhängig zu fühlen, sich auf ihn einzulassen, sich an ihn zu binden. Besonders die fatale Verbindung von Schmerz und Zuwendung, von Grenzverletzung, Ausbeutung und Zärtlichkeit schafft eine unerträgliche, verrückt machende Verwirrung und bringt das Kind in ein unaushaltbares inneres Dilemma. Auch für Erwachsene, die schwerer Traumatisierung in Form körperlicher, psychischer (sadistischer) und sexueller Misshandlung ausgesetzt werden, sind das die zentralen schädigenden Faktoren.

Darin liegt nach meiner klinischen Erfahrung (und der Erfahrung vieler anderer Autoren, die mit solchen Patienten arbeiten oder gearbeitet haben) der Hauptschaden, den solche Erfahrungen bei einem Menschen verursachen können. Von psychoanalytischen Autoren wurden diese Aspekte vielfach und frühzeitig beschrieben (Ferenczi 1933; Balint 1969; Shengold 1989). In seiner klassischen Arbeit »Sprachverwirrung zwischen dem Erwachsenen und dem Kind« beschrieb Ferenczi (1933), dass nicht nur das traumatische Erlebnis, sondern besonders die damit verbundenen widersprüchlichen und verwirrenden Erfahrungen in der Objektbeziehung von Bedeutung für die Entwicklung seelischer Störungen sind.

Die Zuweisung von Schuld an dem sexuellen Übergriff durch den misshandelnden Erwachsenen und das Erleben, dass der geliebte und für das Kind existenziell wichtige Erwachsene dem hilflosen Kind die Hilfe versagt, tragen zu den schweren Schäden bei, die solche Erfahrungen bewirken können. Das Gefühl »primärer Hilflosigkeit« kann ein Leben lang bestehen bleiben und immer wieder reaktiviert werden. Diese Aspekte sind bis heute Gegenstand der Missbrauchsforschung. Es gilt als belegt, dass intrafamiliäre Misshandlungen, also die Misshandlung durch die Menschen, die dem Schutz und der Fürsorge des Kindes dienen, am gravierendsten sind; dazu gehören auch die Duldung des Missbrauchs durch die Mutter oder andere Angehörige, Schweigegebote oder Zurückweisung, indem der Missbrauch als »normal« gerechtfertigt oder aber als ungeschehen erklärt oder dem Kind die Schuld daran zugewiesen oder es zusätzlich bedroht wird (»Dann kommst du ins Heim!« »Du bist schuld, wenn Papa ins Gefängnis kommt!«).

Körperliche oder sexuelle Misshandlung durch einen Elternteil oder einen anderen vertrauten und geliebten Menschen bedeutet einen Verrat an der Erwartung des Kindes auf kontinuierliche, verlässliche Verantwortlichkeit. Je nach der spezifischen Dynamik erleben diese Kinder, dass die Menschen, die sie versorgen, die sie lieben, sie gleichzeitig verraten, verletzen und existenziell bedrohen. Es kommt zu einer traumatischen Erfahrung in Form des Bruchs der Selbst-Objekt-Verbindungen zwischen dem Kind und den Eltern; das Trauma unterbricht die Verbindung zwischen dem Selbst und dem empathischen anderen, eine Verbindung, die zuerst durch die Erwartung gegenseitiger Verantwortlichkeit in der Mutter-Kind-Dyade etabliert wurde (Laub u. Auerhahn 1991; Droga 1997). Die Gefahr des Objektverlustes, des Verlustes der Objektliebe hat existenziellen Charakter. Je nach Alter der Kinder und entwicklungspsychologischer Situation kann es zu einer Pathologisierung bestimmter Konflikte kommen. Die psychosexuelle Entwicklungsphase, auf die das Trauma trifft, und das damit verbundene seelische Erleben beeinflussen die weitere intrapsychische Verarbeitung, d. h., dass bestimmte normale, für die jeweilige Entwicklungsphase charakteristische innerpsychische Konflikte perpetuiert werden oder eine pathologische Fixierung/Verarbeitung erfahren können.

Wenn z. B. ein kleines Mädchen den Wunsch hat, den Vater als Partner für sich zu gewinnen und die Rache der ödipalen Mutter fürchtet und es in dieser Phase zu einem sexuellen Missbrauch durch den Vater kommt, dann werden diese Wünsche Realität. Daraus resultieren Schuldgefühle und Ängste, die sich mit den durch das Trauma bedingten Ängsten und Affekten mischen und kaum bewältigbar sind. Selbstdestruktive Symptome, wie z. B. selbstverletzende Verhaltensweisen, können resultieren und in einer komplexen Beziehung mit dissoziativen Störungen stehen (vgl. Eckhardt u. Hoffmann 1993, Eckhardt-Henn 2016; Messler Davies 1997).

Es ist von wesentlicher Bedeutung, ob das Kind eine andere empathische und unterstützende Bezugsperson hat, die seine Bedürfnisse nach Schutz und empathischem Verständnis beantwortet, seinen Schmerz, seine Verletzung erkennt und schätzt und ihm dabei hilft, seine verwirrenden und heftigen Affekte im Sinne eines Containment (Bion) zu modulieren, zu integrieren und damit zu verarbeiten. Die meisten Kinder, die intrafamiliären Misshandlungserfahrungen ausgesetzt sind, erleben, dass ihre Erfahrungen verleugnet oder geduldet werden und dass man ihnen die Schuld daran zuschreibt.

Es werden keine Worte gebraucht und wenn, dann werden sie verwirrend gebraucht: Sie passen nicht zu dem, was das Kind empfindet (»Das, was wir machen, ist schön, das tut dir gut. Kleine Mädchen haben das gern. Ich zeig dir mal was ganz Tolles, das du anfassen darfst.« »Das ist unser Geheimnis« oder »Du wolltest das doch. Ich tue das nur, weil du das willst!«). Nicht nur die Sprachverwirrung, sondern auch die Gefühlsverwirrung schafft das Gefühl der Verzerrung, der Zerstörung der Wirklichkeit und der Symbolisierungsfähigkeit, was von vielen psychoanalytischen Autoren bereits frühzeitig beschrieben wurde. Grubrich-Simitis (1984) spricht von einem »schwarzen Loch« in der psychischen Struktur, andere Metaphern fasst Bohleber in seiner Übersicht (2000) zusammen: »Fremdkörper und Lücke« (Cohen 1985; Kinston u. Cohen 1986), »Krypta im Ich« (Abraham u. Torok 1976), »leerer Kreis« (Laub 1993).

Eine betroffene Patientin erzählt: »Das Schlimme war, dass ich dachte, es ist alles nur ein böser Traum gewesen. Am Tag war alles wie sonst auch; sie (die Eltern) waren so, als ob nichts passiert sei – ich habe mich immer gefragt, warum sie (die Mutter) das zulässt, dachte dann, dass sie es auch will, dass ich es für sie tun muss. Aber wenn ich mich dann stolz in meinem Kleidchen zeigte, wurde er auf einmal ganz böse und schrie mich an, dass ich mich nicht so aufführen soll. Ich fühlte mich völlig verwirrt und habe mich unglaublich geschämt. In der Nacht kam er dann wieder. Ich dachte, ich sei verrückt, ich bildete mir das alles nur ein.«

Die Artikulation von Nöten, Ängsten, Wut etc. führt in der traumatischen Objektbeziehung zu Zurückweisung, Bestrafung und der Drohung, ausgestoßen und verlassen zu werden. Nicht nur das Trauma, sondern auch die Veränderung der familiären Welt des Kindes und des Bildes der eigenen Geschichte ist wesentlich und wirkt sich auf die Etablierung einer neuen persönlichen Realität aus. Das Kind wird in diesen Familien mit einer Art Double-Bind-Situation konfrontiert. Es darf die Widersprüchlichkeit des Verhaltens der missbrauchenden Elternfiguren nicht ansprechen. Es spürt die Tabuisierung dieser Situation. Die Umgebung verlangt von ihm, dass es sich ganz unterschiedlich verhält. Das Kind ist völlig verwirrt, weil es nicht weiß, was die eigentliche Wirklichkeit ist. Es befindet sich in einem unlösbaren und unerträglichen inneren Dilemma. Es erlebt (wie die oben zitierte Patientin) den Vater einerseits als versorgende, Sicherheit gebende und unterstützende Figur und andererseits als jemanden, der seine Position ausnutzt und es verletzt und ausbeutet.

Insbesondere dieser **psychische Verlust** der missbrauchenden Elternfigur, der enorme Verrat, den es empfindet, die Hilflosigkeit und die Ohnmacht, die traumatische Sexualisierung und Überstimulation überfordern seine Bewältigungsmöglichkeiten und führen zu vielfältigen Störungen. Die Entwicklung unterschiedlicher Persönlichkeitszustände (wie bei der Dissoziativen Identitätsstörung) wird durch diese Situation notwendigerweise gefördert und kann auch als eine genuine Leistung der Psyche angesehen werden, ohne die es zu noch schlimmeren Schädigungen käme. Die erwähnte Patientin entwickelte zum ersten Mal in den Missbrauchssituationen Zustände von Depersonalisation, die es ihr ermöglichten, die notwendige Bindung an den Vater zu erhalten. Sie hatte das Gefühl, dass es gar nicht mit ihr geschah – sie war eigentlich nicht anwesend.

Bowlby (1984) beschrieb, wie missbrauchte Kinder gegenüber den missbrauchenden

Eltern durch eine Überwachheit und Überaufmerksamkeit reagieren, wie sie ihre Affekte gewissermaßen »einfrieren« (frozen watch-fulness), um ihre Aufmerksamkeit ganz auf die Umgebung, d. h. potenzielle neue Übergriffe richten zu können.

9.5 Dissoziation und Bindungsstörungen

Schore (2000; 2001) spricht in Bezug auf den Zusammenhang von Dissoziation, Trauma und Bindungsstörungen von einem »Beziehungs- oder Bindungstrauma« (attachment-, relational trauma) und unterscheidet zwei Typen von Beziehungstraumatisierungen:

- Misshandlung/Missbrauch (abuse), die/der zu Überstimulation und zu Hyperarousal führt
- Vernachlässigung (neglect), die zu einer Unterstimulation und in der Folge zu Überstimulation und zur Down-Regulation führen kann

Die Dissoziation kann als eine Art Notfallreaktion, die zu einem Rückzug von der Außenwelt, also von äußeren bedrohlichen Reizen, aber auch von der Innenwelt, also inneren bedrohlichen Reizen und überflutenden Affekten führt, verstanden werden.

Schore versteht Bindung als eine Regulation interaktioneller Synchronizität, als einen regulatorischen Prozess der Affektsynchronizität, der einen Zustand eines positiven Arousals schafft und damit eine innerpsychische Basis für die Fähigkeit, negative Affektzustände zu modulieren. Damit bietet eine sichere Bindungserfahrung und Bindungsfähigkeit das Fundament für die Widerstandsfähigkeit gegenüber Stresserfahrungen und Belastungssituationen.

Ein **desorganisierter Bindungsstil** wurde von Liotti (1991), Liotti und Pasquini (2000) sowie von Main (1995) als ein frühes Analogon zur Dissoziation und als Prädisposition zum späteren Auftreten dissoziativer Störungen verstanden. Ein desorganisierter Bindungsstil wurde bei bis zu 80 % der Kinder, die sexuellen und anderen körperlichen Misshandlungen sowie Deprivationssituationen ausgesetzt waren, nachgewiesen (Lyons-Ruth et al. 2002; Fonagy 1998a; 1998b). Misshandlungserfahrungen bringen das Kind in einen unerträglichen, unlösbaren Konflikt zwischen Annäherung und Vermeidung (Main u. Hesse 1990). Nach Main (1995) zeigen Kinder mit desorganisiertem Bindungsstil eigentümliche und widersprüchliche Verhaltensweisen in Anwesenheit der Bezugsperson: Sie entfernen sich z. B. bei Angst vor einem Fremden von der Bezugsperson, lehnen ihren Kopf an die Wand, blicken während der Trennung zur Tür und schreien nach der Bezugsperson, um sich dann aber bei der Wiedervereinigung still abzuwenden (vgl. auch Dornes 2000; Lyons-Ruth 1999; MacCarthy u. Taylor 1999).

Das Zentrale eines **desorganisierten Bindungsstils** besteht in einem Zusammenbruch der Aufmerksamkeits- und Verhaltensstrategien. Diese Kinder werden durch verängstigende oder selbst verängstigte Bindungsfiguren verunsichert, haben daher keine Handlungen oder Verhaltensstrategien zu Verfügung. Sie sind anders als Kinder mit anderem Bindungsstil nicht in der Lage, Angst und Kummer in Schach zu halten und sich bei Angst an die Bezugsperson zu wenden. Ihr Verhalten hat »Albtraum-Qualität« (Solomon u. George 1991; Brisch 2003; Anderson u. Alexander 1996; Hesse u. Main 2000).

Desorganisiertes Bindungsverhalten kann als eine direkte Auswirkung traumatischer Erlebnisse verstanden werden, kann aber auch als ein »Zweite-Generation-Phänomen« bei Kindern von traumatisierten Eltern, die ihrerseits an dissoziativen Störungen litten, auftreten. Ein hoher Prozentsatz (62 %) von Patienten mit dissoziativen Störungen hatten Mütter, die zwei Jahre vor oder nach der Geburt des Patienten selbst ein zentrales Verlusterlebnis durchgemacht hatten (Liotti 1991). In neueren Untersuchungen mit dem Bindungsinterview (Lyons-Ruth et al. 2002; Main 2002) fand man, dass die betroffenen Patienten bestimmte Abbrüche im Kontakt zeigen, z. B.:

- plötzlich den Sprachfluss für mehrere Sekunden unterbrechen
- Gedankenabbrüche zeigen
- unlogische Kombinationen und Verwechslungen von Raum, Zeit und Personen zeigen
- den Blickkontakt vermeiden

Diese Phänomene werden auch in sprachlichen Analysen von klinischen Interviews mit Patienten mit dissoziativen Anfällen von Schöndienst (vgl. Kap. 21 in diesem Buch) beschrieben. Es ist leicht vorstellbar, welcher Verunsicherung in der Objektbeziehung ein Kind ausgesetzt ist, das mit einer solchen Elternfigur, die selbst an einer dissoziativen Störung leidet, konfrontiert ist. Die Interaktion bedeutet einerseits eine Quelle von Sicherheit und andererseits von Angst und potenzieller Verunsicherung.

Diese klinischen Beobachtungen werden durch neuere neurobiologische und kognitionspsychologische Ergebnisse untermauert: So wurden Störungen der narrativen Kohärenz bei Kindern, die traumatisierenden Erfahrungen ausgesetzt waren, beschrieben (Pynoos et al. 2001). Spezifische Störungen der Erinnerung können diese Phänomene erklären: Bei kleinen Kindern werden, wenn die Sprachentwicklung aufgrund der noch nicht abgeschlossenen Reifung bestimmter Hirnregionen noch nicht beendet ist, Erinnerungen vorwiegend implizit gespeichert, d. h. traumatische Erlebnisse, die in dieser Zeit stattfinden, können nicht in Form von Sprachbildern verarbeitet werden (▸ Kap. 2 in diesem Band).

Pynoos et al. (2001) betonen die Bedeutung der »traumabezogenen Erwartungen«. Durch die traumatischen Erfahrungen kommt es zu einer Verzerrung der Erwartungen des Kindes in Bezug auf die Welt, das persönliche Integrationsgefühl, die Sicherheit, Geborgenheit und Verlässlichkeit in zwischenmenschlichen Beziehungen. Pynoos et al. fassen die Störungen der entwicklungsentsprechenden Erwartungen im Zusammenhang mit der Einschätzung von Gefahren und des Umgangs damit wie folgt zusammen:

- das Ausbleiben von Alarmreaktionen
- das Versagen des sozialen Umfeldes
- die Zerstörung eines vorhandenen Schutzschildes
- die Unfähigkeit, Übergriffe abzuwehren
- der Verrat an grundlegenden Bindungserwartungen
- die Unfähigkeit, die entstandenen katastrophischen Gefühle bzw. die Gefahr abzuwenden
- der Verlust des Glaubens an eine menschliche Welt
- das Gefühl der Resignation darüber, dass man sich einem unvermeidlichen Gefahrenmoment unterwerfen musste

Die Dissoziation stellt eine Möglichkeit dar, die lebensnotwendige Bindung und Liebe zu den missbrauchenden Eltern zu erhalten (vgl. Spiegel 1986 u. a.). Es gibt zwei oder mehrere Wirklichkeiten und die enormen inneren Affekte, die zu bedrohlichen intrapsychischen Konflikten führen, können mit dem Abwehrmodus der Dissoziation in Schach gehalten werden – vorübergehend. Später kann das Kind bzw. der Erwachsene den dissoziativen Mechanismus einsetzen, um auch anderen ängstigenden, konflikthaften realen Lebenssituationen zu begegnen, zu entkommen. Ein Vorgang, der in einem Lebensabschnitt einen **Bewältigungsversuch traumatischer Belastung** darstellt, führt – repetitiv eingesetzt – in späteren Lebenssituationen zu einer klinischen Symptomatik, d. h. zu einer Verschlechterung der Anpassung. Die Dissoziation kann als eine im Ansatz **sinnvolle Überlebensstrategie**, als eine entgleiste Abwehrfunktion des Ich verstanden werden. Sie ermöglicht einerseits, dass das übrige Selbst weiter funktioniert und nicht durch die unerträglichen Affekte, die mit der Erinnerung an die traumatischen Ereignisse verbunden sind, bedroht ist; andererseits kommt es aber zu einer kontinuierlichen, fortschreitenden Schwächung der Identität. Ein Gefühl für ein kohärentes Selbst, eine kohärente Identität kann sich nicht entwickeln, weil wesentliche autobiografische Faktoren nicht zugänglich sind und weil es durch die dissoziativen Zustände immer wieder zu einem Bruch des Identitätsgefühls kommt.

Davies und Frawley (1994) weisen darauf hin, dass »nicht das traumatische Ereignis allein von Bedeutung ist, sondern die Erfahrung und die Repräsentation des Selbst des Kindes während der Missbrauchserlebnisse und ihr Erleben und die Verinnerlichung der anderen in ihrer Welt, wie sie in den Missbrauchssituationen repräsentiert sind, von ebenso wichtiger Bedeutung sind«. Es entwickelt sich ein »dissoziiertes Kind-Selbst«, d. h. eine **spezifische Organisation von Selbst- und Objektrepräsentanzen**, die zu den Missbrauchserlebnissen gehört und die affektiven, kognitiven, physiologischen und fantasierten Ausgestaltungen dieser Ereignisse in einem abgespaltenen Ich-Zustand enthält, der für die übrige Persönlichkeit nicht zugänglich ist. Dieses dissoziierte Selbst ermöglicht es dem übrigen Selbst, u. a. auch durch die kathartische Abfuhr bestimmter Affekte, relativ unauffällig zu funktionieren (► Kap. 5 in diesem Band). Solche Kinder entwickeln oft frühzeitig dissoziative Störungen, die ihnen das Überleben in dieser widersprüchlichen und bedrohlichen Umgebung ermöglichen. Diese Anpassungsversuche des Kindes dienen dazu, die ursprüngliche, existenziell wichtige Bindung an die Eltern zu erhalten.

Fallbeispiel

Eine junge Frau, die seit mehreren Jahren an einer schweren Selbstverletzung, an depressiven Zuständen und Depersonalisationssymptomen litt, beschrieb ihren Vater, der sie seit ihrem 6. Lebensjahr zu oralem Geschlechtsverkehr gezwungen hatte, lange Zeit als lieben und fürsorglichen Mann. »Er war doch auch so zärtlich und hat sich dann nur mit mir beschäftigt und gehörte mir dann ganz. Wenn es dann so eklig war und ich das Gefühl hatte zu ersticken und in mir dieses eklige Zeug war, wovon ich nicht wusste, was es in mir macht und von dem ich mich innerlich beschmutzt fühlte und Würge- und Brechreiz bekam, dann kamen diese Zustände, und ich konnte wie ein Vögelchen aus mir herausfliegen. Mein Kopf war abgetrennt, und das, was da passierte, passierte nicht mir. Ich fand es auch toll, dass er so zärtlich war, und es war doch in Ordnung. Ich war seine Tochter, und Väter tun das mit ihren Töchtern, das ist ganz normal, hat er immer gesagt, und ich habe es auch geglaubt. Und so ist es schließlich auch. Und wenn, dann bin ich dran schuld.«

Durch die Verinnerlichung der traumatischen Objektbeziehungen kommt es zu einem innerpsychischen Erleben des Bedrohtseins und der damit verbundenen massiven schmerzhaften Affekte und Emotionen, die nicht »gebunden«, nicht »verarbeitet« werden können. Diese Erfahrung ist ebenso traumatisch, und das hat eine wichtige Bedeutung für die spätere Behandlung dieser Patienten, weil es – wenn sich eine Posttraumatische Belastungsstörung ausbildet – immer wieder zu Erlebnissen der inneren Überflutung mit belastenden Emotionen und Affekten kommt, die nicht kontrolliert werden können; der Betroffene fühlt sich diesen Zuständen ungeschützt ausgeliefert, und sie wirken deshalb zusätzlich traumatisierend. Es kann aufgrund der komplexen neurobiologischen, kognitiven und psychodynamischen Störungen nicht zu einer innerpsychischen Verarbeitung kommen, sondern zu einer unbewussten Wiederholung dieser Erfahrungen in den späteren Beziehungen, was auch für die psychotherapeutische Beziehung (Übertragungs-Gegenübertragungsbeziehung) von wichtiger Bedeutung ist.

9.6 Traumatische Introjektion – Trauma in der Objektbeziehung

Das traumatische Erlebnis durchbricht das persönliche Bedeutungsnetz und kann daher nicht in einen persönlichen Bedeutungszusammenhang gestellt werden. Durch die Unfähigkeit, das Trauma zu integrieren, kommt es u. a. zu einer Tendenz, immer wieder in die Vergangenheit zu versinken, aus der Realität herauszurutschen (Van der Kolk 2001). Amati (1977), der mit Folteropfern aus Südamerika gearbeitet hat, weist darauf hin, dass der Gefangene darum kämpft, weiterhin die äußere und innere Realität unterscheiden zu können. Daran entscheide sich, ob man als Person überlebe oder in einen Zustand totaler Verwirrung verfalle (vgl. auch Whelan 1995).

Ehlert und Lorke (1988) und Ehlert-Balzer (1996) sprechen in ihren Arbeiten über Verfolgungstraumata von der »traumatischen Introjektion«, die den traumatisierenden Aspekten des Täters gilt:

»Sie zielt auf die Wiederherstellung der lebensnotwendigen Liebe, stellt also den Versuch dar, den aktuellen Verlust des guten Objektes und den damit verbundenen psychischen Mangelzustand zu kompensieren. Dies geschieht durch die totale Unterwerfung unter den Misshandler und dessen Wünsche. Der zentrale Angriffspunkt dabei ist das Ichideal des Opfers, indem sich das vom Misshandler propagierte Feindbild als Selbstbild festsetzt.«

(Grubrich-Simitis 1979)

Auf der Ebene der Objektbeziehungsfantasien wird der Täter mit dem Primärobjekt verwechselt, weil die völlige narzisstische Entleerung nur durch die narzisstische Verschmelzung mit der omnipotenten Täterfigur umgangen werden kann. Ehlert-Balzer bezeichnet dies als die traumatische Introjektion, deren Ziel es ist, die Einheit mit dem Primärobjekt wiederherzustellen. Das traumatische Introjekt bleibt aber ein feindlicher Fremdkörper, der von den noch nicht befallenen Teilen der Persönlichkeitsstruktur isoliert werden muss. Der Versuch, das Trauma aus dem Alltag herauszuhalten, gelingt aber nur partiell; immer mehr Teile der Persönlichkeit werden »infiziert« und Abwehrmanöver, wie z. B. dissoziative Prozesse, führen zu einer zunehmenden Schwächung des Ich und der Persönlichkeit. Eine erschütternde Selbstdestruktivität, die sich in sehr unterschiedlicher Weise äußern kann, ist oft vorhanden. Nicht selten kommt es zu einer geheimen Idealisierung des Traumas und einer damit verbundenen pathologischen Quelle des Selbstgefühls, wie es Wurmser (1993), Novick und Novick (1988) und andere Autoren eindrücklich beschrieben haben. Ähnlich wie die von Ehlert-Balzer beschriebene traumatische Introjektion kann der Abwehrmechanismus als »Identifikation mit dem Aggressor« verstanden werden.

Elemente der traumatischen Beziehung werden internalisiert/introjeziert, was von den Betroffenen teilweise hoch beschämend erlebt wird; Fantasien, Impulse, die als fremd wie ein inneres fremdes malignes Objekt empfunden werden, z. B. heftigste autoaggressive Impulse, auch aggressive sadistische Impulse und wiederkehrende, sich aufdrängende Erinnerungen: als ob der Täter weiterhin untrennbar mit ihnen verbunden wäre, von ihnen Macht und Besitz ergriffen habe, sie mit ihm eins geworden seien (Eckhardt 1996; Eckhardt-Henn 2000).

Das Konzept der Dissoziativen Identitätsstörung kann daher als ein spezifisches Abwehrkonzept für schwerste Traumatisierung verstanden werden. Diese Anteile der traumatischen Objektbeziehung werden anderen Persönlichkeitsanteilen zugeschrieben, die als dissoziiert erlebt und damit der zentralen Persönlichkeit nicht mehr zugerechnet werden. Es ist gewissermaßen eine geniale Leistung des Ich, eine Strategie, um die unerträglichen und zerreißenden inneren Konflikte zu überleben. Aber diese introjizierten Teile, die mit der traumatischen Objektbeziehung verbunden sind, sich aus ihr entwickelt haben, bleiben weiter in dissoziierter Form erhalten. Die Integration kann wegen heftiger Affekte, Schuldgefühle und der Angst vor Impulskontrollverlusten nicht erfolgen. In einem solchen dissoziierten Persönlichkeitszustand kann es zu Impulskontrollverlusten und zur kathartischen Abfuhr von heftigen aggressiven und autoaggressiven Impulsen kommen, die dann aber nicht bewusst erlebt werden und damit auch nicht zu heftigen unerträglichen Konflikten führen. Es wirkt fasst »platt«, aber es hat die Funktion, diese als fremd erlebten Anteile »eigenen« Persönlichkeitsanteilen zuzuordnen, die jeweils nichts mit der Grundpersönlichkeit zu tun haben (▶ Kap. 5 in diesem Band).

9.7 Mentalisierungsfähigkeit

Fonagy et al. (2002) entwickelten gut bekannte psychoanalytische Konzepte (Winnicott, Bion) mit ihrem Konzept der Mentalisierungskapazität weiter.

Wenn das Kleinkind im Gesicht der Mutter/des primären Objekts (der zentralen Bindungsperson) erlebt, dass sein eigener innerer Zustand, sein Gefühl, seine Stimmung nicht mit dem Zustand im Gesicht der Mutter affektiv korrespondiert, es keine Reaktion auf seinen inneren Zustand erlebt, kann sich ein Keim für einen potenziell verfolgenden anderen entwickeln, der im Selbst eingeschlossen ist, aber als fremd und unassimilierbar erlebt wird. Eine Separationsbestrebung führt immer nur hin zu einer Fusion, weil das Objekt Teil seiner Selbst-Struktur ist. In Entwicklungskrisen, in denen die Separationsbestrebungen immer drängenderen Charakter haben, werden nicht selten selbstzerstörerische und suizidale Verhaltensweisen als einzige Lösungsmöglichkeit für ein inneres unlösbares Dilemma empfunden: die Befreiung des Selbst vom Anderen durch die Zerstörung des Anderen innerhalb des Selbst. In misshandelnden Beziehungen kann sich das Kind von der Vorstellung des inneren Zustandes des Anderen/des Täters im Sinne einer Abwehr abwenden, um sich nicht mit der unerträglichen Tatsache zu konfrontieren, dass der Andere – der zugleich sein Versorger ist – es schädigen, ausbeuten, verletzen will. Das kann zu einer Vermeidung des Anerkennens, des Wahrnehmens mentaler Zustände im Anderen und im Selbst führen und damit zu einer weiteren Verminderung der Möglichkeit der Identifizierung und des Einlassens auf intime Bindungen mit einem empathischen Objekt.

Patienten mit dissoziativen Bewusstseinsstörungen sind häufig Opfer von Kindesmisshandlungen. Sie versuchen diese traumatischen Erlebnisse zu bewältigen, indem sie sich weigern, den für sie unaushaltbaren psychischen Anteil des Anderen (des Täters), der sie misshandeln und schädigen will, zu realisieren. Es kommt zu einer defensiven Unterbrechung ihrer Fähigkeit, Gefühle und Gedanken in sich selbst und im Gegenüber wahrzunehmen. Damit bleiben sie in diffusen inneren Zuständen verhaftet und sind in allen intimen Beziehungen verletzbar; sie benötigen die reale Präsenz eines Gegenübers zur Projektion ihrer inneren Impulse und Fantasien und fühlen sich dann von diesen verfolgt. Das begründet ihre »Bedürftigkeit«, die aber zu Konfusion und Chaos führt, wenn es zu näheren Beziehungen kommt, weil diese Menschen nicht mehr zwischen der eigenen mentalen Repräsentanz und der des Anderen unterscheiden können. Sie werden terrorisiert durch die Gedanken über die Anderen via Projektion in den Anderen, besonders durch die Projektion ihrer aggressiven Impulse und Fantasien; diese werden lähmend, und sie inszenieren eine Zurückweisung durch den Anderen und weisen selbst andere zurück.

Kinder, die über eine gute, vertrauensvolle Bindung zu einem Menschen verfügen, der ihnen bei der Verarbeitung der traumatischen Erfahrungen hilft, zeigen weniger psychische Folgeschäden. Bei Kindern, die keine vertrauensvolle Beziehung zu einem anderen Menschen hatten, kann sich in der Folge eine Grundhaltung von Argwohn und Misstrauen entwickeln, die ihrerseits immer mehr die Möglichkeit beeinträchtigt, eine gute, auf Empathie begründete Objektbeziehungserfahrung zu machen und solche Beziehungen aufzubauen. Die scheinbare Entkopplung vom Mentalisierungsmodell beraubt diese Menschen schließlich jeden zwischenmenschlichen intimen Kontaktes.

Dissoziierte Erfahrung ist nach Fonagy et al. (2002) **unmentalisierte Erfahrung**, die an einem anderen, von den übrigen psychischen Funktionen separierten Ort existiert.

Sie dient dazu, unerträgliche Affektzustände, Gefühle, psychischen Schmerz abzuwehren; gerade das sind Zustände, die ein dringendes Bedürfnis nach Bindung an einen empathischen Anderen bedingen. Wenn das reflektierte Containment nicht vorhanden ist und das Kind notwendigerweise auf einen metakognitiven Aspekt der Selbstbeschwichtigung zurückgreifen muss, steigert das die psychische Abwehr (wie oben dargestellt) und führt zu einer Störung des Identitätsgefühls und der Mentalisierungskapazität, wie sie für die Dissoziative Identitätsstörung charakteristisch ist.

Literatur

Abraham, N., Torok, M. (1976). Kryptonymie. Das Verbarium des Wolfsmannes. Frankfurt a.M.: Ullstein 1979.

Amati, S. (1977). Reflexionen über die Folter. Psyche, 31: 228–245.

Amati, S. (1990). Die Rückgewinnung des Schamgefühls. Psyche, 44: 724–740.

Anderson, C.L., Alexander, P.C. (1996). The relationship between attachment and dissociation in adult survivors of incest. Psychiatry, 59: 240–254.

Balint, M. (1969). Trauma und Objektbeziehung. Psyche, 24: 346–358.

Blass, R.B., Simon, B. (1994). The value of the historical perspective, to contemporary psychoanalysis: Freud's »seduction hypothesis«. Int J Psych-Anal, 75: 677–694.

Bohleber, W. (2000). Die Entwicklung der Traumatheorie in der Psychoanalyse. Psyche, 9/10: 797–839.

Bowlby, J. (1984). A secure base: Clinical implications of attachment theory. London: Routledge.

Brisch, K.H. (2003). Bindungsstörungen und Trauma. In: K.H. Brisch, T. Hellbrügge (Hrsg.), Bindung und Trauma. Risiken und Schutzfaktoren für die Entwicklung von Kindern (S. 105–135). Stuttgart: Klett-Cotta.

Cohen, J. (1985). Trauma and repression. Psychoanal Inq, 5: 163–189.

Davies, J., Frawley, M. (1994). Treating the Adult Survivor of Childhood Sexual Abuse: A psychoanalytic perspective. New York: Basic Books.

Dornes, M. (2000). Vernachlässigung und Misshandlung aus der Sicht der Bindungstheorie. In: U.T. Egle, S.O. Hoffmann, P. Joraschky (Hrsg.), Sexueller Missbrauch, Misshandlung, Vernachlässigung. Erkennung und Therapie psychischer und psychosomatischer Folgen früher Traumatisierungen (S. 70–83). 2. Aufl. Stuttgart, New York: Schattauer.

Droga, J.T. (1997). Realities lost and found: trauma, dissociation, and somatic memories in a survivor of childhood sexual abuse. Psychoanal Inq, 17: 173–191.

Eckhardt, A. (1996). Die Dissoziation – Klinische Phänomenologie, Ätiologie und Psychodynamik. In: G. Seidler (Hrsg.), Hysterie heute – Metamorphosen eines Paradiesvogels (S. 71–101). 2. Aufl. Gießen: Psychosozial-Verlag 2001.

Eckhardt, A., Hoffmann, S.O. (1993). Depersonalisation und Selbstbeschädigung. Z Psychsosom Med, 39: 284–306.

Eckhardt-Henn, A. (2014). Dissoziation. In: W. Mertens, B. Waldvogel (Hrsg.), Handbuch psychoanalytischer Grundbegriffe (S. 141–145). 4. Aufl. Stuttgart: Kohlhammer.

Eckhardt-Henn, A. (2016). Dissoziation und Selbstverletzung. In: Sachsse U., Herbold W. (Hrsg.), Selbst-Verletzung. Ätiologie, Psychologie und Behandlung von selbstverletzendem Verhalten. Stuttgart: Schattauer.

Ehlert, M., Lorke, B. (1988). Zur Psychodynamik der traumatischen Reaktion. Psyche, 6: 502–532.

Ehlert-Balzer, M. (1996). Das Trauma als Objektbeziehung. Forum Psychoanal, 12: 291–314.

Ehlert-Balzer, M. (2014). Verführungstheorie. In: W. Mertens, B. Waldvogel (Hrsg.), Handbuch psychoanalytischer Grundbegriffe (S. 781–785). 4. Aufl. Stuttgart: Kohlhammer.

Eissler, K.R. (1993). Comments on erroneous interpretations of Freud's seduction theory. J Am Psychoanal Assoc, 41: 571–583.

Felitti, V.J. (2002). Kindheitsbelastungen und Gesundheit im Erwachsenenalter. Z Psychosom Med Psychoanal, 48: 359–369.

Ferenczi, S. (1933). Sprachverwirrung zwischen dem Erwachsenen und dem Kind. Die Sprache der Zärtlichkeit und der Leidenschaft. In: Schriften zur Psychoanalyse. Bd. 2. Frankfurt a.M.: Fischer 1972, 303–313.

Fischer, G., Riedesser, P. (1998). Lehrbuch der Psychotraumatologie. München: Reinhardt.

Fonagy, P. (1998a). An attachment theory approach to treatment of the difficult patient. Bull Menn Clin, 62: 147–169.

Fonagy, P. (1998b). Metakognition und Bindungsfähigkeit des Kindes. Psyche, 4: 349–368.

Fonagy, P., Target, M. (1995). Dissociation and trauma. Curr Opin Psychiatry, 8: 161–216.

Fonagy, P., Gergely, G., Jurist, E.L., Target, M. (2002). Affect Regulation, Mentalization and the Development of the Self. New York: Other Press.

Freud, S. (1923). Jenseits des Lustprinzips. G.W. XIII. Frankfurt a.M.: Fischer, S. 1–69.

Freud, S. (1926). Hemmung, Symptom und Angst. G.W. XIV. Frankfurt a.M.: Fischer, 111–205.

Grubrich-Simitis, I. (1979). Extremtraumatisierung als kumulatives Trauma. Psychoanalytische Studien über seelische Nachwirkungen der Konzentrationslagerhaft bei Überlebenden und ihren Kindern. Psyche, 33: 991–1023.

Grubrich-Simitis, I. (1984). Vom Konkretismus zur Metaphorik. Gedanken zur psychoanalytischen Arbeit mit Nachkommen der Holocaust-Generation – anläßlich einer Neuerscheinung. Psyche, 38: 1–28.

Janet, P. (1889). L'automatisme psychologique. Paris: Alcan.

Kinston, W., Cohen, J. (1986). Primal repression: clinical and theoretical perspectives. Int J Psycho-Anal, 67: 337–355.

Krystal, H. (2000). Psychische Widerständigkeit. Anpassung und Restitution bei Holocaust-Überlebenden. Psyche, 9/10: 840–859.

Laub, D. (1993). Knowing and not knowing massive psychic trauma: forms of traumatic memory. Int J Psychoanal, 74: 287–302.

Laub, D., Auerhahn, N.C. (1991). Zentrale Erfahrung des Überlebenden: Die Versagung von Mitmenschlichkeit. In: H. Stoffels (Hrsg.), Schicksale der Verfolgten. Psychische und somatische Auswirkungen von Terrorherrschaft (S. 254–276). Berlin: Springer.

Liotti, G. (1991). Disorganization of attachment, a. s., a. model for understanding dissociative psychopathology. In: J. Solomon, C. George (Hrsg.), Attachment Disorganization (S. 291–317). New York: Guilford.

Liotti, G., Pasquini, P. (2000). Predictive factors for borderline personality disorder: patients' early traumatic experiences and losses suffered by the attachment figure. Acta Psychiatr Scand, 102: 282–289.

Lyons-Ruth, K. (1999). Attachment disorganization: unresolved loss, relationship violence, and lapses in behavioral and attentional strategies. In: J. Cassidy, P. R. Shaver (Hrsg.), Handbook of Attachment: Theory, Research, and Clinical Applications (S. 520–554). New York: Guilford.

Lyons-Ruth, K., Melnick, S., Bronfman, E. (2002). Organisierte Bindungskategorien von Säugling, Kind und Erwachsenem. Modelle feindselig-hilfloser Beziehungen. In: K. H. Brisch, K. E. Grossmann, L. Köhler (Hrsg.), Bindung und seelische Entwicklungswege – Grundlagen, Prävention und klinische Praxis (S. 249–276). Stuttgart: Klett-Cotta.

MacCarthy, B. (1992). Countertransference difficulties in the treatment of incest victims. In: I. Behrens, F. Berger, T. Plänkers (Hrsg.), Gegenübertragung. Congress 069. Deutsche Psychoanalytische Vereinigung. Arbeitstagung Gegenübertragung (S. 73–82). Frankfurt a. M.: Geber & Reusch.

MacCarthy, G., Taylor, A. (1999). Avoidant/ambivalent attachment style as a mediator between abusive childhood experiences and adult relationship difficulties. J Child Psychol Psychiatry, 40: 465–477.

Main, M. (1995). Desorganisation, im Bindungsverhalten. In: G. Spangler, P. Zimmermann (Hrsg.), Die Bindungstheorie. Grundlagen, Forschung und Anwendung (S. 120–139). Stuttgart: Klett-Cotta.

Main, M. (2002). Organisierte Bindungskategorien von Säugling, Kind und Erwachsenem. Flexible bzw. unflexible Aufmerksamkeit unter bindungsrelevantem Stress. In: K. Brisch, K. E. Grossmann, L. Köhler (Hrsg.), Bindung und seelische Entwicklungswege – Grundlagen, Prävention und klinische Praxis (S. 127–159). Stuttgart: Klett-Cotta.

Main, M., Hesse, E. (1990). Parents' unresolved traumatic experiences are related to disorganized attachment status: Is frightened and/or frightening parental behavior the linking mechanism? In: M. T. Greenberg, D. Cicchetti, E. M. Cummings (Hrsg.), Attachment in the Preschool Years (S. 161–182). Chicago: University of Chicago Press.

Mentzos, S. (1980). Hysterie. Zur Psychodynamik unbewusster Inszenierungen. München: Kindler.

Messler Davies, J. (1997). Dissociation, therapeutic enactment, and transference-countertransference processes: A discussion of papers on childhood sexual abuse by S. Grand and J. Sarnat. Gender Psychoanal, 2: 241–259.

Molnar, B. E., Buka, S. L., Kessler, R. C. (2001). Child sexual abuse and subsequent psychopathology: results from the National Comorbidity Survey. AmJ Public Health, 91: 753–760.

Mullen, P. E., Martin, J. L., Anderson, J. C., Romans, S. E., Herbison, G. P. (1996). The long-term impact of the physical, emotional, and sexual abuse of children: A community study. Child Abuse Negl, 20: 7–21.

Novick, K. K., Novick, J. (1988). Some comments, o. n. masochism and the delusion of omnipotence from, a. developmental perspective. J Am Psychoanal Assoc, 39: 307–331.

Oliner, M. M. (2000). The unsolved puzzle of trauma. Psychoanal Q, LXIX: 41–61.

Pynoos, R. S., Steinberg, A. M., Goenjian, A. (2001). Traumatische Belastung in Kindheit und Jugendalter. Neue Entwicklungen und aktuelle Kontroversen. In: B. A. Van der Kolk, A. C. McFarlane, L. Weisaeth (2001). Traumatic Stress. Grundlagen und Behandlungsansätze (S. 265–288). Paderborn: Junfermann.

Schore, A. N. (2000). Attachment and the regulation of the right brain. Attachm Hum Dev, 2: 23–47.

Schore, A. N. (2001). Dysregulation of the right brain: A fundamental mechanism of traumatic attachment and the psychopathogenesis of posttraumatic stress disorder. Austr N Zeal J Psychiatry, 36: 9–30.

Shengold, L. (1989). Soul murder. The effects of childhood abuse and deprivation. New York: Fawcett Columbine.

Solomon, J., George, C. (Hrsg.) (1991). Attachment disorganization. New York: Guilford.

Spiegel, D. (1986). Dissociating damage. Am J Clin Hypn, 29: 123–131.

Steele, K., Van der Hart, O., Nijenhuis, E. R. S. (2004). Phasenorientierte Behandlung komplexer dissoziativer Störungen: die Bewältigung traumabezogener Phobien. In: A. Eckhardt-Henn, S. O. Hoffmann

(Hrsg.), Dissoziative Bewusstseinsstörungen. Theorie, Symptomatik, Therapie (S. 357–394). Stuttgart: Schattauer.

Terr, L. C. (1984). Time and trauma. Psychoanal Study Child, 39: 633–665.

Van der Kolk, B. A. (2001). Die Vielschichtigkeit der Anpassungsprozesse nach erfolgter Traumatisierung: Selbstregulation, Reizdiskriminierung und Entwicklung der Persönlichkeit. In: B. A. Van der Kolk, A. C. Mc-Farlane, L. Weisaeth (Hrsg.), Traumatic Stress. Grundlagen und Behandlungsansätze (S. 169–194). Paderborn: Junfermann.

Van der Kolk, B. A., Fisler, R. (1995). Dissociation and the fragmentary nature of traumatic memories: overview and exploratory study. J Trauma Stress, 8: 505–525.

Van der Kolk, B. A., McFarlane, A. C., Weisaeth, L. (2001). Traumatic Stress. Grundlagen und Behandlungsansätze. Paderborn: Junfermann.

Varvin, S. (2000). Die gegenwärtige Vergangenheit. Extreme Traumatisierung und Psychotherapie. Psyche, 9/10: 895–930.

Whelan, M. (1995). The loss of the sense of reality in incest and child sexual abuse: A psychoanalytic perspective. Austr N Zeal J Psychiatry, 29: 415–423.

Wurmser, L. (1993). Das Rätsel des Masochismus. Heidelberg, New York: Springer.

10 Dissoziation – Abwehr – Spaltung: Psychoanalytische Konzeptionen

Werner Bohleber

10.1 Einleitung

Lange Zeit blieb die Traumatheorie ein Desiderat der psychoanalytischen Forschung und die Beschäftigung mit politischer und sozialer Gewalt sowie mit ihren Folgen hatte nicht den Stellenwert, der ihr eigentlich hätte zukommen müssen. Dass die Psychoanalyse mit dem theoretischen und klinischen Verständnis des Traumas so lange Schwierigkeiten hatte, war in ihren theoretischen Präferenzen begründet, durch die die psychische Realität in eine Frontstellung gegenüber der äußeren Wirklichkeit geraten war. Das Feld der Psychoanalyse war die innere Welt des Menschen, das Unbewusste und die unbewussten Fantasien. Die äußere Wirklichkeit adäquat miteinzubeziehen, erschien vielen Analytikern als Angriff auf die psychische Realität und auf die Bedeutung des Unbewussten. Am deutlichsten manifestierte sich diese Einstellung am Verständnis des sexuellen Missbrauchs.

Die klinische und theoretische Vernachlässigung des Traumas änderte sich seit den 1980er-Jahren. Es waren die Überlebenden des Holocaust, die eine erneute und nachhaltige Beschäftigung mit der Theorie und Klinik des Traumas erzwungen hatten. Nach dem Vietnamkrieg wurde 1980 die Diagnose PTSD in die psychiatrische Nomenklatur aufgenommen, wodurch eine umfängliche Forschung zu Traumatisierungen in Gang kam. Ebenfalls in den 1980er-Jahren kam – initiiert durch die erstarkte feministische Bewegung – der sexuelle Missbrauch von Kindern und dessen Folgen ins öffentliche Bewusstsein.

Traumatische Erfahrungen sind heute ein wesentlicher Bestandteil der Theorie und Klinik der Psychoanalyse. Das gilt aber nicht für die mit dem Trauma verbundenen Phänomene der Dissoziation. Zwar werden dissoziative Phänomene, hypnoide Zustände und die Dissoziative Identitätsstörung in der psychiatrischen Forschung untersucht, aber in der Psychoanalyse sind sie als klinisches und theoretisches Problem immer noch nicht im Mainstream der Diskussion angekommen. Nachdem Freud sich von der Dissoziation als Erklärung hysterischer Phänomene abgewandt hatte und sie als konflikthafte Abwehrphänomene verstand, die er mit dem Konzept der Verdrängung zu verstehen suchte, war die Dissoziation – von Ausnahmen abgesehen – lange kein Thema mehr in der Psychoanalyse. Die Erforschung der Dissoziation fand größtenteils außerhalb der Psychoanalyse statt, innerhalb blieb ihre Behandlung und theoretische Konzeptualisierung auf speziell daran interessierte Psychoanalytiker begrenzt.

Ein weiterer Grund für das Desinteresse mag auch darin liegen, dass die dissoziativen Phänomene sich zwar klinisch mit der Verdrängung, Verleugnung und der Spaltung überlappen, konzeptuell aber nicht wirklich in den bisherigen Theorierahmen der Psychoanalyse passen. Sie tauchten zwar in den Behandlungen der Psychoanalytiker immer wieder auf, konnten dann aber, da die Konzepte fehlten, gar nicht oder nur unzureichend erkannt werden. Angesichts dieser Situation bleibt die Wiedereingliederung des Konzepts der Dissoziation in den Corpus psychoanalytischer Theorie immer noch ein *work in progress*.

Im Folgenden werde ich die Theorieentwicklung zunächst kurz skizzieren, um dann ausgehend von der Traumaforschung Konzeptionen der Dissoziation zu beschreiben und sie mit anderen psychoanalytischen Begriffen zu vergleichen.

10.2 Dissoziation als blinder Fleck der Psychoanalyse

Bei der Untersuchung von Fällen traumatisch determinierter Hysterie stießen Breuer und Freud auf hypnoide Bewusstseinszustände mit abgespaltenen Vorstellungsgruppen, die mit dem übrigen Bewusstseinsinhalt nicht assoziativ in Verbindung gebracht werden konnten (Breuer u. Freud 1893). Die Neigung zur Dissoziation war für sie das Grundphänomen der Hysterie. Schon Janet war in seiner Untersuchung »L'automatisme psychologique« von 1889 von einer Spaltung des Bewusstseins (desaggregation) ausgegangen: Bei hysterischen Patienten bestehe eine psychische Schwäche, die ihr Bewusstseinsfeld einenge. Dadurch könnten nicht mehr alle Phänomene wahrgenommen werden. Sie entwickelten sich nach Janet selbstständig und bildeten ein zweites psychische System, das Unterbewusste. Die dort zu findenden »fixen Ideen« seien dissoziierte Persönlichkeitsanteile, die die Tendenz hätten, automatisch, unwiderstehlich und unerwünscht wiederaufzutauchen. Breuer und Freud lagen mit ihrer Konzeption zunächst durchaus auf der Linie von Janets Auffassung, sie wiesen aber die Annahme einer »psychischen Minderleistung« des Ich oder einer »angeborenen Schwäche der Fähigkeit zur psychischen Synthese« zurück. Im Gegensatz dazu betont Freud den »Willensakt des Kranken«, unverträgliche Vorstellungen zu verdrängen (Freud 1894, S. 61). Er bescheinigte seinen Patientinnen, abgesehen von den »hysterisch organisierten Gruppen« ein leistungsfähiges normales Ich (Breuer u. Freud 1895, S. 161).

Freud verstand die Dissoziation als eine dynamische Reaktion auf einen Konflikt und das Motiv der Abwehr sah er in allen Formen der Hysterie als wirksam an. Die pathogene Erfahrung ist für das Ich unerträglich, sodass es sie abzuwehren versucht. Das heißt, das Ich des Hysterikers ist nicht schwach, sondern besitzt genügend Stärke, um traumatische Erinnerungen und Affekte aktiv zu verdrängen. »Die verdrängte Vorstellung bleibe als eine schwache (wenig intensive) Erinnerungsspur bestehen, der ihr entrissene Affekt werde für eine somatische Innervation verwendet: Konversion der Erregung« (ebd., S. 288). Jetzt liegt für ihn das bestimmende Moment der Hysterie nicht mehr in der Bewusstseinsspaltung wie bei Janet oder Breuer, sondern in der Fähigkeit zur Konversion. Freud gibt den Begriff der Dissoziation auf und baut in der Folge seine psychologische Theorie auf dem Konzept der Verdrängung weiter aus. Die Verdrängungslehre wird zum »Grundpfeiler, auf dem das Gebäude der Psychoanalyse ruht« (Freud 1914, S. 54). Aus der Bewusstseinsspaltung werden »Spaltungen der Seelentätigkeit«, die entlang der Systeme »bewusst – vorbewusst – unbewusst« verlaufen, später dann im Strukturmodell entlang der Strukturen Ich – Über-Ich – Es, wobei sich die Dinge hierbei noch dadurch komplizieren, dass Teile des Ich und Über-Ich tief im Es verankert sind und nie bewusst werden. In diesen psychologischen Modellen erscheint der seelische Apparat als ein horizontal dreifach übereinander geschichteter Raum, bei dem sich in der Tiefe das Unbewusste befindet. Die vertikale Spaltung des Ich bzw. des Selbst verschwand damit für eine lange Zeit aus dem klinischen und theoretischen Horizont der Psychoanalyse. Hoffmann, Eckhardt-Henn und Scheidt (2004) wiesen darauf hin, dass Freud den bewusstseinsspaltenden Aspekt der Dissoziation stillschweigend in sein neues Verdrängungskonzept integriert habe, denn bei der Verdrängung wirkten durch die Amnesie immer dissoziative Prozesse mit. Dies weist zudem darauf hin, dass zwischen Verdrängung und Dissoziation keine scharfe Dichotomie bestehen kann, vor allem wenn man sie unter dem Gesichtspunkt der Verhinderung der Integration von seelischem Material betrachtet. Aber dennoch haben sich beide Konzepte historisch gesehen unterschiedlich entwickelt. In der Psychoanalyse rückten mehr und mehr die Psychoneurosen, bei denen die Verdrängung ein zentraler Mechanismus ist, ins Zentrum der Aufmerksamkeit, während die dissoziativen Phänomene im Gefolge von Janet von nichtpsychoanalytisch arbeitenden Forschern und Klinikern weiter untersucht und theoretisch weiterentwickelt wurden.

Infolge dieser Entwicklung seines klinischen und theoretischen Denkens fand Freud auch Breuers Konzeptualisierung hypnoider Zustände als »hemmend und überflüssig« (Freud 1910, S. 16) und ließ sie fallen. Breuers hypnoide Zustände passten nicht mehr in seinen sich weiterentwickelnden Denkrahmen. »Ich hingegen vermutete eher ein Kräftespiel, die Wirkung von Absichten und Tendenzen, wie sie im normalen Leben zu beobachten sind. So stand ›Hypnoidhysterie‹ gegen ›Abwehrneurose‹« (Freud 1925, S. 47 f.).

Aber so ganz sind die dissoziativen Zustände nicht aus Freuds Wahrnehmung und seinem Denken verschwunden. Bei seinem psychoökonomischen Modell entsteht das Trauma durch eine das Ich überwältigende Erregungsmenge, die den Reizschutz des psychischen Apparates durchbricht. Die Wucht anstürmender Quantitäten von Erregung setzt die »höheren Schichten des seelischen Apparates« (Freud 1920, S. 36) außer Kraft, sodass die Erregung psychisch nicht gebunden werden kann. Der psychische Apparat regrediert auf die primitiveren Reaktionsweisen des Wiederholungszwangs und ermöglicht dadurch dem Ich, die traumatische Erregung nachträglich psychisch zu binden. In »Hemmung, Symptom und Angst« (1926) greift Freud auf das Konzept der automatischen Angst zurück, wie er es für die Aktualneurosen entwickelt hat. Durch die übergroße Erregungsmenge in der traumatischen Situation entsteht eine massive automatische Angst. Sie überflutet das Ich, das ihr ungeschützt ausgesetzt ist und die es absolut hilflos macht. Die automatische Angst hat einen unbestimmten Charakter und ist objektlos. Die traumatische Erfahrung bildet gegenüber den normalen psychischen Reaktions- und Verarbeitungsweisen einen in die innere Dynamik einbrechenden Fremdkörper, der anderen seelischen Gesetzen und Abläufen unterliegt. In einem ersten Bewältigungsversuch versucht das Ich die automatische Angst in Signalangst zu verwandeln, indem es die absolute Hilflosigkeit in eine Erwartung zu transformieren sucht. Im Grunde findet sich in dieser Konzeption eine Weiterentwicklung der ursprünglichen Vorstellung vom Trauma, die Breuer und Freud entwickelt hatten. Dort sprachen sie davon, dass das Trauma »nach Art eines Fremdkörpers wirkt, welcher noch lange Zeit nach seinem Eindringen als gegenwärtig wirkendes Agens gelten muss« (Breuer u. Freud 1895, S. 85). Was wir aber in der neuen Konzeption nicht mehr finden, ist die »Neigung zur Dissoziation«, die mit dem Auftreten abnormer hypnoider Bewusstseinszustände verbunden ist. Ein Rückgriff auf die Dissoziation hätte sich bei der traumatisch wirkenden automatischen Angst klinisch und theoretisch geradezu angeboten. Weil Freud ihn nicht machte, konnte ein wesentliches Element traumatischer und dissoziativer Phänomene innerhalb der Psychoanalyse für lange Zeit nicht mehr wahrgenommen bzw. nicht mehr angemessen konzeptualisiert werden.

Auch Ira Brenner (2014) vermutet, dass Freud aufgrund seiner theoretischen Ausrichtung seine Beobachtung von spontanen autohypnotischen Zuständen nicht als solche gelten lassen konnte bzw. dass er sie übersehen hat. Ich möchte allerdings eine Stelle aus »Der Mann Moses und die monotheistische Religion« (Freud 1939) nicht unerwähnt lassen, an der Freud noch einmal an seine frühe Konzeption von Dissoziation, Spaltung und Trauma anknüpft: Das Trauma der Kindheit durchläuft eine Phase der Latenz, bis sich danach die Wirkung des Traumas in der neurotischen Erkrankung manifestiert. »Man darf diese Erkrankung auch als Heilungsversuch ansehen, als Bemühung, die durch den Einfluss des Traumas abgespaltenen Anteile des Ich wieder mit den übrigen zu versöhnen und zu einem gegen die Außenwelt machtvollen Ganzen zu vereinigen. Aber ein solcher Versuch gelingt nur selten … und er endet häufig genug in einer völligen Verwüstung und Zersplitterung des Ich oder in einer Überwältigung durch den frühzeitig abgespaltenen, vom Trauma beherrschten Anteil« (ebd., S. 182 f.).

In der weiteren Entwicklung der Psychoanalyse hat das Konzept der Spaltung vor allem durch die Untersuchung früher psychischer Prozesse eine herausragende Bedeutung erlangt. Es ist auf unterschiedliche Phänomene angewandt worden und hat sehr differente Ausprägungen erfahren. Ich werde mich im Folgenden nur auf die Konzeptionen der Spaltung konzentrieren, die direkt oder indirekt dissoziative Phänomene mit einbeziehen.

Sandor Ferenczi (1933) hat die traumatischen Folgen sexuellen Missbrauchs von Kindern beschrieben. Durch den Schock des sexuellen Angriffs des Erwachsenen setzt beim Kind eine Persönlichkeitsspaltung ein. Es bleibt ihm nichts anderes übrig, als sich dem Willen des Angreifers unterzuordnen und sich mit ihm zu identifizieren. Dadurch kann das Kind intrapsychisch in der traumatischen Trance die traumatische Situation halluzinatorisch verwandeln, was ihm ermöglicht, die frühere Zärtlichkeitssituation aufrechtzuerhalten und das Trauma ungeschehen zu machen. Außerdem versucht das Kind, sich vor den Gefahren des unkontrollierten Angreifers zu schützen, indem es in sich selbst »alle Empfindungen eines ausgereiften Menschen unter dem Druck der traumatischen Notwendigkeit plötzlich zur Entfaltung zu bringen« versucht (ebd., S. 311). Diese Selbstanteile können sich danach wie gesonderte Persönlichkeiten verhalten. »Häufen sich im Leben des heranwachsenden Menschen die Erschütterungen, so wächst die Zahl und die Varietät der Abspaltungen, und bald wird es einem recht schwer gemacht, den Kontakt mit den Fragmenten, die sich alle wie gesonderte Persönlichkeiten betragen, einander aber meist nicht kennen, ohne Konfusion aufrechtzuerhalten« (ebd.). Diese Beschreibungen zeigen, dass Ferenczi sowohl das Phänomen der peritraumatischen Dissoziation als auch die Dissoziative Identitätsstörung erfasst hat.

Wie Ferenczi nahm auch Ronald Fairbairn (1952; 2000) gegenüber dem Mainstream der psychoanalytischen Theorieentwicklung eine Sonderstellung ein. Im Rückgriff auf Freud (»Back to Hysteria«) präferierte er dessen frühe Konzeptionen der Hysterie mit den sich im Unbewussten formierenden »zweiten psychischen Gruppen« (Freud 1894, S. 64). Freud habe seine Untersuchungen vom Verdrängten auf die verdrängende Instanz verlagert, wodurch die Hysterie zugunsten der mit der Melancholie zusammenhängenden Fragen (Ich – Über-Ich – Schuldgefühl) an Bedeutung einbüßte. Fairbairn geht von einem zentralen Ich als dynamischer Struktur aus. Das Ich kann nicht Triebregungen verdrängen, sondern nur Teile des strukturierten Ich. Das zentrale Ich spaltet Neben-Ichs von sich ab und verdrängt sie. Sie bilden ein libidinöses Ich, das mit einem erregenden Objekt, und ein aggressives verfolgendes Ich, das mit einem zurückweisenden Objekt verbunden ist (innerer Saboteur). Diese Ich-Strukturen haben einen infantileren Charakter und sind sowohl geringer organisiert als auch weniger realitätsangepasst als das zentrale Ich. Im Grunde handelt es sich hierbei um personifizierte Ich-Zustände, wie sie später bei der Dissoziativen Identitätsstörung konzeptualisiert werden. Fairbairn unterscheidet nicht zwischen Verdrängung und Spaltung, sie sind für ihn im Wesentlichen dasselbe Phänomen. Die Therapie sucht die Spaltung des ursprünglichen Ichs zu vermindern und damit eine stärkere Integration zu ermöglichen, indem das zentrale Ich »ein Maximum der an das libidinöse Ich und den inneren Saboteur abgetretenen Territorien zurückerobert« (Fairbairn 2000, S. 163).

Die Ausarbeitung des Spaltungskonzepts durch die kleinianische Psychoanalyse (▸ Kap. 11 in diesem Band) vollzog sich entlang der binären Spaltung des Ich bzw. der Objekte in gute und böse Teil-Objekte. Das Kind projiziert in der paranoid-schizoiden Position gute und schlechte Teile seines Selbst in gute bzw. schlechte Teil-Objekte, die dann introjiziert werden. Dissoziative Phänomene, bei denen sich Spaltungen auch nach anderen inhaltlichen Gesichtspunkten vollziehen können, blieben dabei aber außerhalb des Fokus. Inwieweit sich in der projektiven Identifizierung dissoziative Mechanismen manifestieren, muss hier eine offene Frage bleiben. Anschlussfähiger scheint die Konzeption innerer Objekte zu sein. In ihnen verkörpert sich eine unbewusste Erfahrung oder die Fantasie eines konkreten Objekts, das seine eigenen Motive und Intentionen gegenüber dem Ich und gegenüber anderen Objekten hat (Hinshelwood 1991). Eine solche Konzeption hat Anklänge an dissoziierte Alter-Persönlichkeitsanteile.

Heinz Kohut (1973) beschrieb eine größere Gruppe von narzisstischen Persönlichkeitsstörungen, bei denen ein weitgehend unmodifiziertes Größen-Selbst vom realitätsorientierten Bereich der Psyche, vom Real-Ich, durch eine vertikale Spaltung abgetrennt ist. Dadurch existieren unvereinbare Persönlichkeitsanteile Seite an Seite, die aber in sich kohärente Reaktionsweisen, Luststrebungen und Wertvorstellungen haben. Verleugnung und massive Schamgefühle halten die Spaltung aufrecht. Obwohl von Kohut nicht explizit so benannt, trägt diese Art von Spaltung dissoziative Züge. Therapeutisch geht es darum, das zentrale Selbst mit dem archaischen Selbst und seinen Größenvorstellungen und perversen Fantasien in Kontakt zu bringen.

Otto Kernberg (1978) fand bei Patienten mit einer Borderline-Persönlichkeitsstruktur konträre Selbst- und Objektvorstellungen, die sich in der Entwicklung durch intensive Affekte zu guten bzw. schlechten Einheiten von Selbst- und Objektvorstellungen herausbilden. Sie können sich zu völlig konträren Ich-Zuständen verfestigen, die durch Spaltung bzw. Dissoziation aktiv auseinandergehalten werden, um das Aufkommen von Angst zu vermeiden.

In all diesen Konzeptualisierungen wird der Dissoziationsbegriff – wenn überhaupt – relativ unspezifisch verwendet und nie wirklich definiert. Außerdem scheint er mit dem Spaltungsbegriff austauschbar zu sein. Die Spaltungskonzeptionen sind relativ generell gehalten und die dissoziative Abspaltung eines Selbst- bzw. Persönlichkeitsanteils aufgrund eines Traumas bildet – abgesehen von Ferenczi – keinen eigenen Topos.

10.3 Grundzüge moderner psychoanalytischer Konzeptionen dissoziativer Prozesse

Das Feld pathologischer dissoziativer Phänomene ist vielfältig und heterogen. Dell (2009) zählt fünf verschiedene Arten von Phänomenen auf, die stark dissoziativ sind:

1. Eine durch Dissoziation potenzierte Verdrängung von unerträglichen Realitäten bzw. Erfahrungen. Dadurch entstehen dissoziative Strukturen, die u. a. klinisch lokalisierbare Amnesien für Traumata der Vergangenheit, dissoziierte Selbst-Zustände (Ego-States), dissoziative Fugue-Zustände sowie Dissoziative Identitätsstörungen beinhalten.
2. Intrusionen dieser nicht integrierten Selbst-Anteile und dissoziierter Erinnerungen ins Bewusstsein. Sei haben eine automatische Qualität und brechen unerwartet, unwillkürlich und nicht kontrollierbar ein.
3. Peritraumatische Dissoziation als evolutionär verankerter Überlebensmechanismus
4. Depersonalisationsstörungen. Sie bestehen aus einem veränderten Bewusstseinszustand. Der unmittelbare »normale« Zugang zum emotionalen Erleben des eigenen Selbst, des Körpers und der umgebenden Welt ist abgetrennt und nicht zugänglich
5. Konversionsstörungen. Somatoforme dissoziative Symptome.

Dissoziative Störungen wurden in erster Linie als Folgen sexuellen Missbrauchs, körperlicher Misshandlung oder schwerer emotionaler Vernachlässigung in der Kindheit untersucht. Klinisch fanden sich aber auch Dissoziationsphänomene infolge andersartiger Traumatisierungen, wie z. B. nach Operationen oder bei fortgesetzten Kränkungen und Erniedrigungen des Kindes. In extremen Belastungssituationen dient der Mechanismus der Dissoziation dazu, eine Überstimulation des Bewusstseins und seine Überflutung mit unerträglichen Angst- und Schmerzgefühlen zu verhindern. Weil die Fähigkeit des Ich, Selbst-Zustände affektiv und mental zu verarbeiten, in solchen Situationen zusammenbricht, zerreißt die psychische Textur des Selbst. Die traumatisch verursachte affektive Übererregung aktiviert einen veränderten Bewusstseinszustand. Vermetten et al. (1998) sehen in der plötzlichen Aktivierung des veränderten Bewusstseinszustandes das zentrale, die Dissoziation organisierende Paradigma. Dieser dissoziative Zustand wird mit der traumatischen Szene und den mit ihr assoziierten Affekten im Gedächtnis registriert und abgekapselt. So kann die Erinnerung nicht mit anderen mentalen Inhalten assoziiert und mit Bedeutung versehen werden. Amnesie schafft häufig eine zusätzliche Barriere. Werden die traumatischen Erinnerungen durch assoziative Trigger plötzlich aktiviert, so löst ihr Einbrechen ins Bewusstsein meist einen dissoziativ veränderten Selbst-Zustand aus. Die Erinnerungen manifestieren sich auch in posttraumatischen Albträumen, in Reenactments, in intrusiven Bildern, Gedanken, Gefühlen oder Impulsen.

Die Auffassung, dass dissoziative Prozesse den Kern einer Posttraumatischen Belastungsstörung (PTBS) bilden und sie insofern eine dissoziative Störung ist, wird von einer großen Reihe von Forschern vertreten, ist aber nicht unumstritten. Unumstritten scheint zu sein, dass eine peritraumatische Dissoziation der stärkste Prädiktor einer PTBS ist (Ginzburg et al. 2009).

Bildet man die dissoziativen Phänomene auf einem Kontinuum ab, dann reicht es von traumatisch erzeugten abgekapselten Selbst-Zuständen, bei denen sich der Betroffene der unfreiwilligen ichfremden Intrusion in sein Selbstgefühl bewusst ist (partielle pathologische Dissoziation; Dell 2009), bis zu den desaggregierten Selbst-Zuständen der Dissoziativen Identitätsstörung (DIS), deren Bildung komplexe psychische Vorgänge zugrunde liegen. Wie Kluft (2000) hervorhebt, kommt es dabei zu einer Desidentifizierung mit einer unerträglichen Erfahrung. Erfahrungsanteile werden auf desaggregierte Selbst-Zustände verteilt – eine psychische Aufteilung, die nach ganz unterschiedlichen Mustern verlaufen kann. Sie manifestiert sich dann in multiplen Identitäten, die für einander mehr oder weniger amnestisch unzugänglich sind. Die Ausgliederung von Selbstanteilen in solche getrennten Selbst-Zustände ist viel umfänglicher und massiver als bei anderen traumatischen Erfahrungen.

10.3.1 Dissoziation als Abwehrprozess

Nachdem die dissoziativen Phänomene wieder ein Thema in der psychoanalytischen Diskussion geworden sind, werden sie im Gefolge von Freud in erster Linie als dynamischer, aber misslingender Abwehrprozess aufgefasst (so u. a. Brenner 2001; 2014; Davies u. Frawley 1992; 1994; Eckhardt-Henn 2004; 2015; Gullestad 2005; Kluft 2000). Davies und Frawley (1992) weisen darauf hin, dass wir neben ihrer Funktion als Abwehr die Dissoziation auch als einen Prozess sehen sollten, der in abgespaltener Form die ganze innere Objektwelt des missbrauchten Kindes bewahrt und schützt. Die Dissoziative Identitätsstörung kann eine lebensrettende kreative Antwort auf grauenvolle Situationen sein.

Drei verschiedene Gruppen dissoziativer Abwehrformen können unterschieden werden:

1. Die peritraumatische Dissoziierung ist ein evolutionsbiologisch verankerter Überlebensmechanismus. Das bedeutet, dass die unmittelbare dissoziative Reaktion in einer lebensbedrohlichen Gefahrensituation mit traumatischer Angst, Schmerz und Hilflosigkeit eine »normale« Abwehrreaktion auf diese traumatische Situation ist. Sie kann Phänomene beinhalten wie: sich vom Geschehen entfernt zu fühlen; ein Gefühl der Unwirklichkeit; das Empfinden, automatisch zu reagieren; das Gefühl seinen Körper zu verlassen und über ihm zu schweben (out of body experience) und ein verändertes Zeitempfinden.
2. Mit der sekundären Dissoziation wehrt der Traumatisierte die weiterwirkende überwältigend traumatische Erfahrung dadurch ab, dass er sie im Gedächtnis als traumatischen Selbst-Zustand abkapselt oder sie in personifizierte Selbst-Zustände aufspaltet. Obwohl diese abwehrmotivierte Dissoziation eine Fortsetzung der ersten automatisch einsetzenden Reaktion ist, sollte sie aber davon unterschieden werden. In ihrer ausgeprägtesten Form, vor allem als Folge schwerer in der Kindheit erlittener Traumata, spaltet sich die Persönlichkeit in mehrere Personifikationen, die verschiedene Anteile einer überwältigten psychischen Realität und die damit verbundenen Identifizierungen in sich aufnehmen. Brenner beschreibt den Prozess der Aufspaltung als eine »pseudohafte-externalisierende Verschiebung«, mit der die Traumatisierten ihre unerträglichen Erfahrungen und Affekte aus dem Bewusstsein verbannen und jemand an-

derem zuschreiben (»das bin nicht Ich«). Dieser andere ist aber keine andere Person, sondern ein inneres anderes Selbst (Brenner 2014, S. 45).

3. Verfügt das Individuum über den Mechanismus der psychischen Dissoziation, so kann es ihn auch in anderen nichttraumatischen Konfliktsituationen als Abwehr von unerwünschten Gefühlen und Triebregungen einsetzen.

Das in die Psychoanalyse wieder eingeführte Konzept der Dissoziation formuliert psychische Prozesse, die sich zumindest teilweise mit anderen Abwehrmechanismen überschneiden. Auch ist verschiedentlich beschrieben worden, wie Verdrängung, Spaltung, Isolierung und Verleugnung, obwohl sie keine traumainduzierten seelischen Vorgänge sind, als psychische Mechanismen mit dissoziativen Prozessen zusammenwirken und sie in der Wirkung unterstützen. Das macht Abgrenzungen schwierig und lässt sie vielfach vage bleiben. Kluft (2011) weist darauf hin, dass die Probleme, die sich für die psychoanalytische Theoriebildung daraus ergeben, bei Weitem noch nicht gelöst sind. Vor allem die Konzepte des dynamischen Unbewussten, der Spaltung und der Verdrängung sind hier im Vergleich zur Dissoziation neu zu bedenken.

10.3.2 Spaltung

In der frühen Entwicklung kann das Kind verschiedene Bewusstseinszustände noch nicht in einem Kernselbstgefühl zusammenführen, dadurch können kindliche primitive Spaltungsprozesse der Bildung eines stabilen Kernselbst vorausgehen. Darin gründet auch die Fähigkeit des Kindes zur Dissoziation. Zwar ist Dissoziation auch eine Art von Spaltung, aber sie unterscheidet sich doch vom psychoanalytischen Konzept der polaren Spaltung in mehreren Hinsichten. Dissoziation ist zunächst eine spezifische Reaktion des kindlichen Ich auf ein schweres Trauma, die ihm als Schutz dient, um mit den traumatischen Erfahrungen umzugehen, erst danach entwickelt sie sich zu einem pathologischen Prozess. Bei Patienten mit multiplen Persönlichkeiten vollzieht sich die Dissoziation der unterschiedlichen Persönlichkeitsteile nicht entlang polarisierter gegensätzlicher Ich-Zustände. Um die ingeniöse Kreativität vieler DIS-Patienten bei der Strukturierung dissoziativer Abwehren zu verstehen, denkt Loewenstein eher an eine Regression im Dienste des Ich (Kris) und Kluft hält die Metaphern von Reduplikation oder Rekonfiguration dafür für weitaus angemessener als den Spaltungsbegriff (Loewenstein u. Ross 1992, S. 14). Die dissoziierten personifizierten Selbst-Zustände sind so hoch organisiert, dass sie, wenn sie bewusst sind, das psychische Funktionieren der Person übernehmen können. Das Konzept der polaren Spaltung in der Objektbeziehungstheorie zielt dagegen darauf, Objekte und Selbst-Zustände entlang von psychischen Polaritäten zu beschreiben.

10.3.3 Verdrängung

Die Abwendung Freuds von der hypnoiden Hysterie und seine Hinwendung zu einer vom Ich gesteuerten Verdrängung war eine entscheidende Wende in der Geschichte der Psychoanalyse. Freud konzeptualisierte die Hysterie als Abwehrphänomen und setzte dabei die Abwehr mit Verdrängung gleich. Für die Dissoziation war dann kein konzeptueller Platz mehr vorhanden. O'Neill fragt zu Recht, warum Freud die Dissoziation nicht auch als Abwehr erfassen konnte (O'Neill 2009, S. 308). Vermutlich hat Freuds kompromisslose Opposition gegen Janet dabei eine wichtige Rolle gespielt (Berman 1981).

Um dissoziative Phänomene begrifflich zu erfassen, reicht das Konzept der Verdrängung und des Unbewussten, in das hinein verdrängt wird, nicht aus.

Verdrängung ist ein aktiver psychischer Prozess, durch den das Ich versucht, konflikthafte (Trieb-)Wünsche, Vorstellungen und Ziele aus dem Bewusstsein ins Unbewusste zu verbannen und sie dort verdrängt zu halten, um dadurch frei von ihnen zu werden. Gelingt es, so kann das Ich sein Empfinden einer Einheit bewahren. Mithilfe der Dissoziation dagegen werden nicht wie bei der Verdrängung bestimmte Wünsche bzw. die Erinnerung daran abgewehrt, sondern Dissoziation ist ein Versuch, eine überwältigende externe traumatische Realität psychisch zu überleben. Sie ist eine Abwehr gegen die traumatische Erfahrung selbst. Die Dissoziation ist zum einen ein letzter Verteidigungsversuch eines überwältigten Ich, um Teile eines normalen mentalen Funktionierens zu retten (Davies u. Frawley 1994; Mollon 1996), zum anderen ein Mechanismus zur Reorganisation. Die Psyche wird in mehrere dissoziative Selbst-Zustände aufgespalten, die durch autohypnotische und amnestische Prozesse gesichert werden. Sie wiederum können als eine mächtige und schwer zu überwindende Verdrängungsschranke funktionieren. Insofern ist die Dissoziation nicht nur eine Notfallreaktion, sondern entwickelt sich zu einem aktiven seelischen Vorgang, der durch den Schutz des Selbst motiviert ist (Dell 2009).

Ein zentrales Charakteristikum dissoziativer Prozesse, das sie von der Verdrängung unterscheidet, ist ihre »switch«- und »on-off«-Qualität, mit der die veränderten Bewusstseinszustände auftreten. Beide Mechanismen, Dissoziation und Verdrängung, können auch zusammenwirken, so z. B. bei der dissoziativen Amnesie, bei der wir kaum in der Lage sind, zwischen den Mechanismen der Dissoziation und der Verdrängung zu unterscheiden. Bei einer überwältigenden traumatischen Erfahrung spaltet die Dissoziation die Persönlichkeit in unterschiedliche Anteile, während die Verdrängung danach eingesetzt werden kann, um das Bewusstwerden des Traumas in der spezifischen Alter-Persönlichkeit abzuwehren (O'Neill 2009).

Für Vertreter der relationalen Psychoanalyse wie Bromberg (1998; 2009), Howell (2005; 2011) und Donnel Stern (1997) ist nicht nur die traumatisierte Psyche, sondern die menschliche Psyche an sich von dissoziativer Natur. Sie verstehen Dissoziation als einen psychischen Basisprozess, der es ermöglicht, dass individuelle Selbst-Zustände, indem sie getrennt gehalten werden, optimal funktionieren können. Menschen sind dadurch in der Lage, mit ihrem Selbst, ihren Affekten und ihrer Aufmerksamkeit ganz in spezifische Situationen einzutauchen. Diese Autoren wenden sich von dem Konzept der Verdrängung und damit auch von der Vorstellung eines einheitlichen Selbst ab. Selbsterfahrungen sind diskontinuierlich und aus unterschiedlichen Selbst-Objekt-Konfigurationen zusammengesetzt. »Das Selbst ist plural, vielfältig, polyphon und vielstimmig« (Howell 2005, S. 38). Die Dissoziation hält die Grenzen zwischen den einzelnen Selbst-Einheiten autohypnotisch aufrecht. Sie avanciert damit zu einem seelischen Hauptmechanismus und ersetzt die Verdrängung. Ein einheitliches Selbst erscheint dagegen als eine in der Entwicklung erworbene adaptive Illusion, die Leerstellen füllt und Verbindungen herstellt. Bromberg (2009) versteht die normale Dissoziation auch als eine Fähigkeit, Traumatisierungen abzuwehren, indem sie die Psyche davon abschirmt, das wahrzunehmen, was sie nicht mehr ertragen kann. Kann eine Traumatisierung in entsprechenden Situationen nicht abgewehrt werden, so führt dies zu dissoziierten Gebieten der mentalen

Struktur, die nicht mehr als innere Konflikte prozessiert werden können. Aus einer dynamisch flexiblen Abwehrstruktur entsteht eine dissoziativ rigide Struktur von autohypnotisch abgetrennten Selbst-Zuständen.

10.3.4 Das Unbewusste

Das Konzept der Verdrängung involviert ein relativ stabiles Ich, das in der Lage ist, psychische Inhalte, die ihm unannehmbar erscheinen, vom Bewusstsein abzuhalten und sie ins Unbewusste zu verbannen. Metaphorisch gesehen besteht zwischen dem Bewussten und dem Unbewussten eine horizontale Spaltung. Dissoziation dagegen umfasst eine Bedrohung der Einheit des Bewusstseins und kann zu einer vertikalen Spaltung in unterschiedliche Bewusstseinszustände führen. Traumatisch dissoziierte Selbst-Zustände sind nicht unbewusst, sie sind eigentlich bewusst zugänglich, sind aber in einem Bereich gespeichert, der dem Bewusstsein zu diesem Zeitpunkt nicht zugänglich ist. Durch bestimmte Reize getriggert, können sie jederzeit wieder ins Bewusstsein einbrechen. Sie werden nicht von einem unbewussten Ich gesteuert, sondern es sind chronifizierte autonome Intrusionen ins psychische Funktionieren und ins Selbstgefühl. Howell und Itkowitz (2016, S. 38) sprechen von einem dissoziativen Unbewussten. Kluft (2011, S. 66) nennt diesen Bereich »das anderswo Bewusste«. Er versteht dissoziative Prozesse als parallel ablaufende Prozesse, die sich nicht mit der traditionellen Trennung zwischen bewusst, vorbewusst und unbewusst decken. Dissoziative Strukturen und Prozesse sind seiner Ansicht nach mit diesen topischen Konzepten nicht angemessen zu erklären. Obwohl die vertikale Spaltung ihnen konzeptuell besser entspricht, gibt Kluft zu bedenken, dass auch diese Form des Splitting nicht das volle Spektrum der dissoziativen Spaltung umfasst und erklärt (Kluft 2011).

10.3.5 Einheitliches Selbst oder multiple Selbst-Zustände

Alle traditionellen psychoanalytischen Konzeptionen operieren mit einem Ich/Selbst, das – wie immer geschwächt es durch zerklüftende Fragmentierungen auch sein mag – letztlich doch als einheitlich aufgefasst wird. Aber um die dissoziierten personifizierten Alters begrifflich zu erfassen, kommen wir mit der Vorstellung eines einheitlichen Selbst nicht weiter. Kluft (2011) betont, dass bei einer Dissoziativen Identitätsstörung (DIS) das Charakteristikum der Persönlichkeit gerade darin besteht, multiple Identitäten oder Persönlichkeitsanteile zu haben. Wünsche, Abwehren, Anpassungen, (internalisierte) Objektbeziehungen und Selbstanteile werden zu Personifikationen zusammengefügt und subjektiviert. Zwar findet sich bei einer DIS ein Selbst, ein sog. »host«, eine »Alltags-Persönlichkeit«, die für die meiste Zeit eine ausführende Kontrolle über das Individuum übernimmt (Gast 2004, S. 213), aber es kann konzeptuell nicht mehr als ein einheitliches Selbst konfiguriert werden. So stellt sich die Frage, welche psychoanalytischen Konzepte könnten geeignet sein, um auf diese unintegrierten Selbstanteile bzw. dissoziierten Personifikationen angewendet zu werden. Auf Ähnlichkeiten zwischen einem sich aggressiv und sadistisch gebärdenden Über-Ich und einer aggressiven Alter-Persönlichkeit wurde schon verschiedentlich hingewiesen. Kluft lehnt sich bei seiner beschreibenden Definition an Kohuts Selbstkonzepte an: »Ein desaggregierter Selbstzustand ist ein relativ stabiles und dauerhaftes Muster von selektiv mobilisierten mentalen Inhalten und Funktionen. Er kann sich im Verhalten mit bemerkenswerten Rollen-Übernahmen in

Szene setzen. … Er hat wichtige psychodynamische Inhalte und kann Wahrnehmungen und Erfahrungen rezipieren, verarbeiten und mit vergangenen als auch gegenwärtigen und antizipierten Ereignissen und Gedanken verbinden. Er hat ein Identitätsgefühl und ist fähig, Denken und Handeln zu initiieren« (Kluft 2000, S. 266). O'Neill befragt das Kleinianische Konzept des inneren Objekts, ob abgespaltene innere Objekte bzw. Introjekte, die als real erlebt werden, sekundär mit *agency* bzw. mit Subjektivität erfüllt werden können (O'Neill 2009, S. 304). Auch hier bleiben Fragen offen, die sich für die psychoanalytische Theorie stellen.

10.4 Fazit

Die Untersuchung der Praxis eines Analytikers zeigt, dass Theorien stets individuell angeeignet und angewandt werden. Er ruft sie in der konkreten Behandlungssituation nicht einfach aus seinem Gedächtnis ab, sondern es ist ein vom klinischen Material ausgehender Prozess der Wiederentdeckung der passenden Konzepte und Theorien. Sie bestimmen die Perspektive, unter der das klinische Phänomen betrachtet wird. Wir können vermuten, dass ein Teil von behandlungsresistent erscheinenden Patienten in psychoanalytischen Behandlungen an nicht erkannten dissoziativen Problemen leidet. Die nur langsam verlaufende Rückkehr des Konzepts der Dissoziation in die psychoanalytische Diskussion erschwert eine breiter werdende Wahrnehmung der dissoziativen Phänomene. Ihre differenzierte Beschreibung und eine darauf basierende konzeptuelle und behandlungstechnische Diskussion sind aber notwendig, um die Ausarbeitung einer klinischen Theorie der Dissoziation in der Psychoanalyse voranzubringen.

Literatur

Berman, E. (1981). Multiple personality: psychoanalytic perspectives. Int J Psychoanal, 62: 283–300.

Brenner, I. (2001). Dissociation of trauma: Theory, phenomenology, and technique. Madison CT: International Universities Press.

Brenner, I. (2014). Dark matters. Exploring the realm of psychic devastation. London: Karnac.

Breuer, J., Freud, S. (1893). Über den psychischen Mechanismus hysterischer Phänomene. Vorläufige Mitteilung. In: S. Freud Gesammelte Werke, Bd. 1 (S. 81–98).

Breuer, J., Freud, S. (1895). Studien über Hysterie. In: S. Freud, Gesammelte Werke, Bd. 1 (S. 75–312); Nachtrags-Band: S. 217–310.

Bromberg, P. M. (1998). Standing in the spaces: Essays on clinical process, trauma and dissociation. Hillsdale, NJ: The Analytic Press.

Bromberg, P. M. (2009). Multiple self-states, the relational mind, and dissociation: A psychoanalytic perspective. In: P. F. Dell, J. A. O'Neill (Hrsg.), Dissociation and the dissociative disorders. DSM-5 and beyond (S. 637–652). New York, London: Routledge.

Davies, J. M., Frawley, M. G. (1992). Dissociative processes and transference-countertransference paradigms in the psychoanalytically oriented treatment of adult survivors of childhood sexual abuse. Psychoanal Dialogues, 2: 5–36

Davies, J. M., Frawley, M. G. (1994). Treating the adult survivor of childhood sexual abuse: a psychoanalytic perspective. New York: Basic Books.

Dell, P. F. (2009). Understanding dissociation. In: P. F. Dell, J. A. O'Neill (Hrsg.), Dissociation and the dissociative disorders. DSM-5 and beyond. New York and London: Routledge, 709–825.

Eckhardt-Henn, A. (2004). Dissoziation als spezifische Abwehrfunktion schwerer traumatischer Erlebnisse – eine psychoanalytische Perspektive. In: A. Eckhardt-Henn, S. O. Hoffmann (Hrsg.), Dissoziative Bewusstseinsstörungen. Theorie, Symptomatik, Therapie (S. 276–294). Stuttgart: Schattauer.

Eckhardt-Henn, A. (2015). Dissoziative Störungen. Klinik – Neurobiologie und Psychodynamik – therapeutische Aspekte. Psychotherapie, 20: 92–113.

Fairbairn, W. R. D. (1952). Psychoanalytic studies of personality. London: Routledge & Kegan Paul.

Fairbairn, W. R. D. (2000). Das Selbst und die inneren Objektbeziehungen. Eine psychoanalytische Objektbeziehungstheorie. Hrsg. von B. F. Hensel, R. Rehberger. Gießen: Psychosozial.

Ferenczi, S. (1933/1972). Sprachverwirrung zwischen den Erwachsenen und dem Kind. In: S. Ferenczi, Schriften zur Psychoanalyse, Bd. 2 (S. 303–313). Frankfurt a. M.: Fischer.

Freud, S. (1894). Die Abwehr-Neuropsychosen. Versuch einer psychologischen Theorie der acquirierten Hysterie, vieler Phobien und Zwangsvorstellungen und gewisser hallucinatorischer Psychosen. In: S. Freud, Gesammelte Werke, Bd. 1 (S. 59–74). Frankfurt a. Main: S. Fischer

Freud, S. (1910). Über Psychoanalyse. In: S. Freud, Gesammelte Werke, Bd. 8 (S. 1–60).

Freud, S. (1914). Zur Geschichte der psychoanalytischen Bewegung. In: S. Freud, Gesammelte Werke, Bd. 10 (S. 43–113).

Freud, S. (1920). Jenseits des Lustprinzips. In: S. Freud: Gesammelte Werke, Bd. 13 (S. 1–69).

Freud, S. (1925). Selbstdarstellung. In: S. Freud: Gesammelte Werke, Bd. 14 (S. 31–96).

Freud, S. (1926). Hemmung, Symptom und Angst. In: S. Freud: Gesammelte Werke, Bd. 14 (S. 111–205).

Freud, S. (1939). Der Mann Moses und die monotheistische Religion: Drei Abhandlungen. In: S. Freud: Gesammelte Werke, Bd. 16 (S. 103–246).

Gast, U. (2004). Der psychodynamische Ansatz zur Behandlung komplexer dissoziativer Störungen. In: A. Eckhardt-Henn, S. O. Hoffmann (Hrsg.), Dissoziative Bewusstseinsstörungen. Theorie, Symptomatik, Therapie (S: 395–422). Stuttgart: Schattauer.

Ginzburg, K., Butler, L. D., Saltzman, K., Koopman, C. (2009). Dissociative reactions in PTSD. In: P. F. Dell, J. A. O'Neill (Hrsg.), Dissociation and the dissociative disorders. DSM-5 and beyond (S. 457–469). New York and London: Routledge.

Gullestad, S. (2005). Who is ›who‹ in dissociation? A plea for psychodynamics in a time of trauma. Int J Psychoanal, 86: 639–656.

Hinshelwood, R. D. (1991). A dictionary of Kleinian thought. Second edition. London: Free Association Books.

Hoffmann S. O., Eckhardt-Henn, A., Scheidt, C. (2004). Konversion, Dissoziation und Somatisierung: historische Aspekte und Entwurf eines integrativen Modells. In: A. Eckhardt-Henn, S. O. Hoffmann (Hrsg.), Dissoziative Bewusstseinsstörungen – Theorie, Symptomatik, Therapie (S. 114–130). Stuttgart: Schattauer.

Howell, E. F. (2005). The dissociative mind. Hillsdale, NJ: The Analytic Press.

Howell, E. F. (2011). Understanding and treating dis-occiative Identity disorder. London: Routledge.

Howell E. F., Itkowitz, S. (2016). The dissociative mind in psychoanalysis. London: Routledge.

Kernberg, O. (1978). Borderline-Störungen und pathologischer Narzissmus. Übers. H. Schultz. Frankfurt a. M.: Suhrkamp.

Kluft, R. P. (2000). The psychoanalytic psychotherapy of dissociative identity disorder in the context of trauma therapy. Psychoanal Inquiry, 20: 259–286.

Kluft, R. P. (2011). Behandlung der dissoziativen Identitätsstörung aus psychodynamischer Sicht. In: L. Reddemann, A. Hofmann, U. Gast, (Hrsg.), Psychotherapie der dissoziativen Störungen. Krankheitsmodelle und Therapiepraxis – störungsspezifisch und schulenübergreifend. 3. Aufl. (S. 64–90). Stuttgart: Georg Thieme.

Kohut, H. (1973). Narzißmus. Eine Theorie der psychoanalytischen Behandlung narzißtischer Persönlichkeitsstörungen. Übers. L. Rosenkötter. Frankfurt a. M.: Suhrkamp 1976.

Loewenstein, R., Ross, D. (1992). Multiple personality and psychoanalysis: an introduction. Psychoanal Inquiry, 12: 3–48.

Mollon, P. (1996). Multiple selves, multiple voices. Working with trauma, violation and dissociation. Chichester: John Wiley & Sons.

O'Neill, J. A. (2009). Dissociative multiplicity and psychoanalysis. In: P. F. Dell, J. A. O'Neill (Hrsg.), Dissociation and the dissociative disorders. DSM-5 and beyond (S. 287–325). New York, London: Routledge.

Stern, D. B. (1997). Unformulated experience: From dissociation to imagination in psychoanalysis. Hillsdale, NJ: The Analytic Press.

Vermetten, E., Bremner, J. D., Spiegel, D. (1998). Dissociation and hypnotizability: A conceptual and methodological perspective on two distinct concepts. In: J. D. Bremner, C. R. Marmar (Hrsg.), Trauma, memory, and dissociation (S. 107–160). Washington DC, London: American Psychiatric Press.

11 Dissoziation und Spaltung aus Sicht der kleinianischen Psychoanalyse

Heinrich Merkt und Heinz Weiß

11.1 Einleitung

Kleinianische Psychoanalytiker haben die psychischen Ursachen dissoziativer Bewusstseinszustände intensiv untersucht. Dieses Kapitel möchte aufzeigen, welche psychischen Vorgänge und Mechanismen aus Sicht der kleinianischen Psychoanalyse der Ausprägung dissoziativer Zustände zugrunde liegen. Ein besonderes Augenmerk kommt dabei dem Konzept der Spaltung zu, da dissoziative Phänomene nach kleinianischer Auffassung aus komplexen Spaltungsvorgängen resultieren. Im Folgenden wird der Zusammenhang von Dissoziation und Spaltung zunächst bei Freud betrachtet und daraufhin, etwas ausführlicher, im Werk von Melanie Klein untersucht. Weitere Abschnitte wenden sich auf dieser Grundlage Rosenfelds Analyse psychotischer Verwirrtheitszustände, Bions Beschreibung kleinteiliger Spaltungen und Meltzers Unterscheidung von aktiver und passiver Spaltung zu. Darüber hinaus werden das Konzept pathologischer Persönlichkeitsorganisationen, Steiners Beschreibung von Orten seelischen Rückzugs sowie neuere Entwicklungen kleinianischer Theoriebildung in Bezug auf Dissoziation und Spaltung beleuchtet.

11.2 Dissoziation und Spaltung bei Freud

In seinen frühen Arbeiten über Hysterie gebraucht Freud die Begriffe Spaltung und Dissoziation synonym (Freud 1893). Als das zentrale Merkmal der Hysterie beschreibt er die »Spaltung des Bewusstseins« (ebd., S. 182), womit er das Vorhandensein verschiedener, nicht integrierter Bewusstseinszustände meint, die abwechselnd im Vordergrund des Erlebens und Verhalten stehen. Freuds früher Spaltungsbegriff bezeichnet somit noch keinen aktiven Abwehrmechanismus, sondern vielmehr einen pathologischen, durch Traumata verursachten dissoziativen Bewusstseinszustand. Nachdem Freud die Verdrängung als maßgeblichen Abwehrmechanismus entdeckt hatte, trat das Konzept der Spaltung zunächst in den Hintergrund, verlor aber nicht ganz an Bedeutung. So erscheint Spaltung zeitweise als »Mechanismus (…) der Verdrängung« (Freud 1911, S. 302), der eine »Entzweiung des Ich mit einem seiner Organe« (Freud 1915, S. 425) bewirkt.

Auf der Grundlage der später entwickelten Strukturtheorie gewann das Konzept der Spaltung wieder an Bedeutung (Freud 1923). Nun lag der Fokus auf Spaltungen im Ich, die, wie Melanie Klein bereits in den 1950er-Jahren ausführte (Klein 1952, S. 145; 1958, S. 384), entweder frühe Ich-Zustände betreffen oder jenen von Freud als Verdrängung beschriebenen Vorgang, der lediglich eine Spaltung zwischen Bewusstem und

Unbewusstem bewirkt. Während Erstere im pathologischen Fall eine Desintegration des Selbst bewirken können, bleiben Letztere meist ohne nachhaltige Auswirkung auf die Integration des Ich. Kohut (1971) sprach später von horizontaler und vertikaler Spaltung. Eine horizontale Spaltung liegt im Fall einer Spaltung zwischen Bewusstem und Unbewusstem vor. In diesem Sinn bezeichnet Spaltung bei Freud den Gegensatz »zwischen dem zusammenhängenden Ich und dem von ihm abgespaltenen Verdrängten« (Freud 1923, S. 244). Eine vertikale Spaltung liegt demgegenüber vor, wenn im Ich zwei miteinander eigentlich unvereinbare Einstellungen nebeneinander bestehen.

In diesem Sinn wird Spaltung in den Arbeiten *Neurose und Psychose* (Freud 1924), *Über Fetischismus* (Freud 1927) und *Die Ich-Spaltung im Abwehrvorgang* (Freud 1940) als ein Abwehrmechanismus beschrieben, der dazu führt, dass eine wunschgerechte Einstellung neben einer realitätsgerechten erhalten bleibt. »Die beiden entgegengesetzten Regungen«, schreibt Freud, »bleiben als Kern einer Ich-Spaltung bestehen« (Freud 1940, S. 60). Diese Form der Ich-Spaltung ist implizit bereits in *Trauer und Melancholie* (Freud 1917) zugrunde gelegt. Einen weiteren Aspekt enthält die Schrift *Die Verneinung* (Freud 1925), in welcher Freud die beurteilende Funktion von Spaltungen untersucht. Dabei wird deutlich, dass Spaltungsvorgänge ein normaler und notwendiger Teil der seelischen Entwicklung sind, insofern sie etwa die Unterscheidung zwischen Gut und Böse oder Innen und Außen und damit grundlegende psychische Orientierungen ermöglichen. Eine Analyse von Freuds frühem und spätem Spaltungskonzept sowie deren Weiterentwicklungen in verschiedenen psychoanalytischen Strömungen legte in jüngster Zeit Blass (2015) vor.

11.3 Spaltung und projektive Identifizierung bei Klein

Die kleinianische Psychoanalyse knüpft an Freuds späten Spaltungsbegriff an. Klein modifiziert das Konzept der vertikalen Spaltung im Rahmen ihrer theoretischen Neuerungen und verknüpft es mit dem von ihr eingeführten Abwehrmechanismus der projektiven Identifizierung (vgl. Feldman 1992). Dadurch wird Spaltung zu einem primären Schutz- und Abwehrmechanismus, der auch in der weiteren kleinianischen Theoriebildung einen zentralen Stellenwert behält.

Zu den innovativen, theoretisch wie klinisch fruchtbaren Entwicklungen Melanie Kleins gehört ihre Beschreibung von zwei Hauptgruppierungen von Ängsten und Abwehrformen: die paranoid-schizoide (P/S) und die depressive Position (D) (Klein 1952, Segal [1964] 1983). Entwicklungspsychologisch betrachtet, beschreibt die paranoid-schizoide Position die primitiven Ängste, Abwehrmechanismen und Objektbeziehungen, die die ersten Lebensmonate des Säuglings kennzeichnen, und die zeitlich nachfolgende depressive Position einen Fortschritt in der Integration des Selbst. Dennoch dürfen die beiden Positionen nicht als Entwicklungsphasen betrachtet werden, die einmalig durchlaufen und dann überwunden werden könnten. Psychische Entwicklung ereignet sich vielmehr zeitlebens in einem fluktuierenden Durchlaufen beider Positionen (Klein 1935, Joseph [1983] 1994, Segal [1964] 1983). Zur Bezeichnung eines dynamischen Gleichgewichts beider Positionen mit fluktuierenden Entwicklungen in beide Richtungen wählte Bion ([1963] 1992) die Formel P/S ↔ D. Spaltungsprozesse spielen sowohl in der paranoid-schizoiden wie in der depressiven Position eine Rolle bei der Abwehr der jeweils auftauchenden Ängste. Dies soll im Folgenden näher betrachtet werden.

11.3.1 Spaltung in der paranoid-schizoiden Position

Eine erste umfassende Beschreibung der paranoid-schizoiden Position legte Klein in ihrer Arbeit *Bemerkungen über einige schizoide Mechanismen* (Klein 1946) vor. Ausgangspunkt ihrer Überlegungen ist hier die früheste Phase der Ich-Entwicklung, in welcher primitive Verfolgungsängste im Vordergrund des Erlebens stehen. Quelle dieser Ängste sind die aggressiven und destruktiven Impulse, die aus dem Todestrieb (Freud 1920) herrühren und vom Säugling als Kräfte erlebt werden, die ihn aus seinem Inneren heraus zu zerstören drohen. Um diese Ängste abzuwehren, wird eine Reihe von elementaren Spaltungen, Projektionen, Identifizierungen und Idealisierungen in Gang gesetzt. Diese Abwehrmechanismen treten, da das psychische Leben aus kleinianischer Sicht von Anfang an in Objektbeziehungen, d. h. zwischenmenschliche Beziehungen, eingebettet ist, in der Beziehung des Säuglings zu seinem ersten Objekt, der mütterlichen Brust, zutage.

Der Säugling erlebt nach Kleins Überzeugung die Brust seiner Mutter von Beginn an so, »als sei sie in eine gute (befriedigende) und eine böse (versagende) Brust gespalten« (Klein 1946, S. 8). Mit der Spaltung des Objekts geht auch eine Spaltung der Gefühle einher. Einerseits werden die bedrohlichen aggressiven Impulse teils gegen die böse Brust gerichtet und teils in diese projiziert, wodurch der »Prototyp einer aggressiven Objektbeziehung« (ebd., S. 17) entsteht, in welcher das Individuum das böse Objekt hasst und gleichzeitig dessen Hass fürchtet. In entsprechender Weise richtet der Säugling seine primitiven Liebesregungen auf die gute Brust, wodurch sich das Urbild einer liebevollen Objektbeziehung formt. Durch die strikte Trennung von »guten« und »bösen« Objekten, von Liebe und Hass sowie von idealisierten und feindseligen Objektbeziehungen wechseln sich in der paranoid-schizoiden Position Zustände von Idealisierung und Verfolgung ständig ab. Die Spaltung in gute und böse Objekte, Gefühle und Objektbeziehungen wird als *primäre Spaltung* bezeichnet (Klein 1935). Sie ist die Grundlage der paranoid-schizoiden Position und die Grundvoraussetzung für die Entwicklung psychischen Lebens, weil sie die Voraussetzung für alle späteren Differenzierungen und Integrationsbewegungen schafft.

Im Detail betrachtet, ist die primäre Spaltung in der paranoid-schizoiden Position mit einer Reihe von weiteren Vorgängen verknüpft, die Klein unter der Bezeichnung projektive Identifizierung zu einem komplexen Abwehr- und Bewältigungsmechanismus zusammenfasst. Feindselige Objektbeziehungen entstehen nämlich durch einen Vorgang, in dem schädliche und gefürchtete Teile des Ich zunächst abgespalten und daraufhin ausgestoßen und »*in* die Mutter projiziert« (Klein 1946, S. 17) werden. Schließlich wird das Objekt mit den ausgestoßenen, bösen Selbstanteilen identifiziert. Auf diese Weise entsteht eine narzisstische Form von Objektbeziehung, denn »insofern die Mutter die bösen Selbstanteile enthält, wird sie nicht als getrenntes Individuum, sondern als das *böse* Selbst empfunden« (ebd.). Der im Individuum verbliebene Hass, der eigentlich den schädlichen Teilen des Selbst gilt, richtet sich nun gegen das Objekt, in welchem diese Selbstanteile mittels projektiver Identifizierung deponiert wurden. Der beschriebene Spaltungsmechanismus ist demnach als eine Form vertikaler Spaltung zu betrachten, bei der abgespaltene destruktive Selbstanteile aus der Psyche ausgestoßen und in das Objekt verlagert werden.

Ein Merkmal dieser Verbindung von Spaltung und projektiver Identifizierung ist, dass die exzessive Anwendung solcher Vorgänge eine »erhebliche Schwächung« des Ich zur Folge haben kann. Dafür führt Klein zwei Gründe an: Zum einen geht mit der Ausstoßung destruktiver Selbstanteile auch ein Verlust begehrter, das Ich stärkender Eigenschaften wie Potenz, Stärke oder Wissen einher, da solche Eigenschaften »in der Vorstellung aufs engste mit der aggressiven Komponente der Gefühle und der Persönlichkeit verknüpft« (beide Zitate ebd., S. 18) sind. Zum anderen können mittels projektiver Identifizierung auch idealisierte, liebevolle Selbstanteile abgespalten und im Objekt deponiert werden. Zwar ist die Projektion guter Gefühle und Selbstanteile die Grundlage empathischer Kommunikation und somit entscheidend »für die Fähigkeit des Säuglings, gute Objektbeziehungen zu entwickeln« (ebd.). Geschehen solche Projektionen allerdings im Übermaß, so kann das Gefühl entstehen, »als seien gute Teile der Persönlichkeit verloren gegangen« (ebd.). Eine derartige Verarmung des Ich kann zu einer übergroßen Abhängigkeit von äußeren Repräsentanten der eigenen guten Anteile oder auch zum Verlust der Fähigkeit führen, die mittels projektiver Identifizierung ausgestoßenen Selbstanteile wieder in sich aufzunehmen.

Aus kleinianischer Sicht entwickeln sich Objektbeziehungen in einem permanenten Wechselspiel von Projektion und Introjektion, was bedeutende Konsequenzen für den Versuch des Ich hat, sich von seinen aggressiven und destruktiven Selbstanteilen durch deren Abspaltung und Projektion zu befreien. Im günstigen Fall können diese mit guten, liebevollen Erfahrungen verbunden und in einer Weise reintrojiziert werden, die zur Entwicklung des Selbst beiträgt und dessen Realitätsbezug stärkt. Gerät das Wechselspiel von Projektion und Introjektion jedoch aus dem Gleichgewicht, dann verwandeln sich die bösen äußeren Objekte »in innere Verfolger und verstärken auf diese Weise die Furcht vor dem destruktiven Impuls im eigenen Inneren« (ebd., S. 12). Auf diese Bedrohung reagiert das Ich unter Umständen mit weiteren Spaltungen des bösen – äußeren und inneren – Objekts in immer kleinere Fragmente, mit dem Ziel, eine »Zersplitterung des destruktiven Impulses« (ebd., S. 13) zu erwirken. Allerdings zieht die Fragmentierung des Objekts auch den Zustand des Ich in Mitleidenschaft, da mit der Spaltung eines Objekts auch die Spaltung einer Objektbeziehung einhergeht. Somit ist »das Ich nicht in der Lage, das – innere und äußere – Objekt zu spalten, ohne daß zugleich auch eine entsprechende Spaltung im Ich selbst stattfindet« (ebd., S. 14).

Fragmentierende Spaltungen böser Objekte beeinträchtigen daher die Kohärenz des Ich. Im äußersten Fall führen sie zu psychotischen Desintegrationszuständen, in denen das Gefühl vorherrscht, dass »das Ich in Stücke zerfallen sei« (ebd., S. 20). Klein vermutet, dass den »Depersonalisations- und schizophrenen Dissoziationszuständen erwachsener Patienten (…) eine Regression auf diese infantilen Desintegrationszustände« (ebd.) zugrunde liegt. Im Verlauf der normalen Entwicklung haben derartige Desintegrationszustände vorübergehenden Charakter, weil der Tendenz zur Fragmentierung der Objekte und des Ich die Introjektion des guten Objekts entgegenwirkt, da dieses, solange es nicht selbst zum Ziel von destruktiven Angriffen wird, als ganz oder vollständig empfunden wird. Aufgrund dieser Eigenschaft »wirkt das erste innere gute Objekt den Spaltungs- und Zersplitterungstendenzen entgegen, sorgt für Kohärenz und Integration und trägt zum Aufbau des Ich bei« (ebd., S. 13, vgl. auch ▸ Kap. 29 in diesem Band).

11.3.2 Spaltung in der depressiven Position

Die depressive Position, die Klein in ihren Arbeiten *Beitrag zur Psychogenese der manisch-depressiven Zustände* (1935) und *Die Trauer und ihre Beziehung zu manisch-depressiven Zuständen* (1940) konzeptualisierte, ergibt sich aus einer zunehmenden Fähigkeit zur Integration. Nun können ganze Objekte wahrgenommen werden, wodurch der Säugling erkennt, dass es dieselbe Brust ist, die ihn sowohl befriedigt als auch frustriert. In Folge dessen werden Liebe und Hass nun auf ein und dasselbe Objekt gerichtet. Mit der realistischeren Wahrnehmung des Objekts und dem Erleben ambivalenter Gefühle geht die Fantasie einher, das ursprüngliche, idealisierte Liebesobjekt verloren oder beschädigt zu haben. Somit verlagert sich das Grundinteresse in der depressiven Position vom Überleben des Selbst auf die Sorge um das Objekt, von dem das Individuum abhängig ist. Das innere gute Objekt wird als beschädigt, sterbend oder tot empfunden, weshalb Gefühle von Verlust und Schuld zusammen mit dem Wunsch nach Wiedergutmachung wesentlich zur depressiven Position gehören.

Spaltungsmechanismen werden in dieser Position eingesetzt, wenn die schmerzlichen Gefühle, die mit dem Verlust des guten Objekts einhergehen, unerträglich werden. Ziel dieser Spaltungen ist es, das gute Objekt zu bewahren und es vor destruktiven Angriffen zu schützen. Durch eine bestimmte Form von projektiver Identifizierung, die Freud implizit bereits in *Trauer und Melancholie* (Freud 1917) beschrieb, wird das innere gute Objekt durch Identifizierung in Besitz genommen, sein Verlust verleugnet und jegliches Interesse, das nicht mit ihm verknüpft ist, aufgegeben. Die vordringliche Aufgabe im Trauervorgang besteht daher darin, die Kontrolle des Objekts aufzugeben, ein Gefühl von Getrenntheit zwischen Selbst und Objekt zuzulassen und die Realität des Objektverlusts anzuerkennen (Freud 1917, Klein 1940). Das Durcharbeiten des Trauerprozesses kann als eine Umkehrung der projektiven Identifizierung betrachtet werden, da im Trauerprozess jene Teile des Selbst, die zuvor dem Objekt zugeschrieben worden waren, wieder zurückgewonnen werden können (Steiner 1990b).

11.4 Rosenfelds Theorie psychotischer Verwirrtheitszustände

An Kleins Theorien zu Spaltungsvorgängen in der paranoid-schizoiden und der depressiven Position anknüpfend, untersucht Rosenfeld Zustände extremer Verwirrtheit bei chronisch psychotischen Patienten. In seinem Aufsatz *Zur Psychoanalyse von Verwirrtheitszuständen bei chronisch Schizophrenen* (Rosenfeld 1950) führt er das Auftreten solcher Zustände auf einen misslingenden Übergang von der paranoid-schizoiden zur depressiven Position zurück. Im Übergang P/S → D lässt die strikte Spaltung der Objekte, Gefühle und Objektbeziehungen nach, die Objekte werden realistischer und umfassender wahrgenommen, Liebe und Hass rücken näher zusammen. Für gewöhnlich helfen die liebevollen Gefühle und Regungen dabei, die von den aggressiven und destruktiven Impulsen ausgehenden Gefahren zu mildern, sodass es im Durcharbeiten der depressiven Position zu einer wachsenden Integration der zersplitterten inneren und äußeren Objekte sowie des fragmentierten Ich kommen kann.

Wenn beim Einsetzen der depressiven Position allerdings feindselige Gefühle vorherrschen oder ein Übermaß an Neid zu destruktiven Angriffen auf das gute Objekt führt (Klein [1957] 1975), kann es zur Aufhebung der normalen Spaltung guter und böser Objekte, Gefühle und Objektbeziehungen kommen, was die einsetzenden Wiedergutmachungsprozesse in einer fatalen Weise beeinträchtigt. Im schlimmsten Fall werden die Objekte und das Ich in einer fehlerhaften Weise so zusammengefügt, dass überhaupt nicht mehr zwischen liebevollen und destruktiven Regungen und Gefühlen oder zwischen guten und bösen Objekten unterschieden werden kann. Die resultierenden Verwirrtheitszustände sind häufig mit unerträglicher Angst sowie Depersonalisations- und Derealisationserlebnissen verbunden. Werden zur Überwindung solcher Zustände weitere Spaltungen vorgenommen, so verschwinden zwar Verwirrtheit und Angst, der Zusammenhang des Ich wird aber weiter geschwächt.

Anhand eines Traumes, den ein schizophrener Patient während einer Behandlungsphase erzählte, in der er an ausgeprägten paranoiden Ängsten und Verwirrtheitszuständen litt, illustriert Rosenfeld die dargestellten Mechanismen (Rosenfeld 1950). Sein Patient berichtete, dass er im Traum zwei Hummer beobachtet habe. Plötzlich sei einer der Hummer auf den anderen gekrabbelt, dann habe er diesen vollständig verschluckt. Beide Hummer hätten sich daraufhin in ein grauenvolles Wesen verwandelt, das wie ein Skelett oder ein Thorax aus Knochen ausgesehen habe. Dieses Wesen habe unerträgliche Angst in ihm hervorgerufen und den Impuls in ihm geweckt, es zu töten.

In der analytischen Arbeit brachte der Patient die beobachteten Hummer mit sich selbst in Verbindung. Es konnte verstanden werden, dass er das Gefühl hatte, ein böser Teil seines Selbst habe einen guten Selbstanteil verschlungen. Der Versuch, die grauenvolle Kreatur zu töten, schien einen schizoiden Spaltungsmechanismus zu symbolisieren, der dazu dienen sollte, die hoffnungslos vermischten Selbstanteile zu eliminieren. Durch weitere Assoziationen des Patienten wurde darüber hinaus deutlich, dass die grauenvolle Kreatur nicht allein Selbstanteile des Patienten repräsentierte, die nach dem Zusammenbrechen der normalen Spaltung nicht länger unterschieden werden konnten. Vielmehr standen bestimmte Teile jener Kreatur für ein Objekt, das introjiziert und anschließend durch destruktive Impulse zerstört worden war, d. h. für die in der Fantasie verschlungene und zerstückelte Brust.

Rosenfeld betont in diesem Zusammenhang, dass abgespaltene gute oder böse Selbstanteile häufig in introjizierte gute oder böse Objekte projiziert und mit diesen identifiziert werden. Darüber hinaus beschreibt er Vorgänge willkürlicher Spaltung, die nicht entlang der natürlichen Trennlinien von Gut und Schlecht erfolgen, sondern zu einer pathologischen Vermischung von liebevollen und destruktiven Selbst- und Objektanteilen führen, mit der Folge, dass destruktive Objekte idealisiert werden (Rosenfeld 1971b). Die Bildung solcher Objekte kommt insbesondere bei destruktivem Narzissmus und Borderline-Organisationen vor, liegt aber auch pathologischen Persönlichkeitsorganisationen zugrunde, die in einem späteren Abschnitt genauer beschrieben werden.

11.5 Bions Theorie pathologischer kleinteiliger Spaltung

Eine elaborierte Beschreibung von pathologischen, fragmentierenden Spaltungen, wie sie innerhalb der paranoid-schizoiden Position (Klein 1946) oder als Reaktion auf psychotische Verwirrtheitszustände (Rosenfeld 1950) auftreten können, legte Bion in seiner Arbeit *Zur Unterscheidung von psychotischen und nicht-psychotischen Persönlichkeiten* ([1957] 1990) vor. Darin folgt er der Auffassung Freuds, dass die Psychose eine

Zurückweisung der Realität darstellt (Freud 1924). Da die Realität als solche nicht zerstört werden kann, dienen kleinteilige (»minute«) Spaltungen dazu, das Bewusstsein für die Realität zu zerstören.

Sämtliche psychische Funktionen, die die äußere und innere Realität bewusst machen, wie etwa die Aufmerksamkeit, das Gedächtnis, die Urteilsfähigkeit oder das Denken (Freud 1911), können vom psychotischen Persönlichkeitsanteil in »äußerst winzige Fragmente« (Bion [1957] 1990, S. 79) gespalten und anschließend durch gewaltsame projektive Identifizierungen aus der Persönlichkeit ausgestoßen und mit fragmentierten Objektpartikeln verbunden werden. Auf diese Weise entstehen jene »bizarren Objekte« (ebd., S. 80), von denen sich psychotische Patienten umgeben und verfolgt fühlen. Der Vorgang der Spaltung betrifft hier also nicht nur Gefühlszustände und/oder Selbst- bzw. Objektanteile, sondern auch komplexe psychische Funktionen wie die Aufmerksamkeit, das Verbinden von Gedanken oder die Aufbewahrung von Erinnerungen.

Die Eigenschaften bizarrer Objekte hängen jeweils z. T. vom Charakter eines realen Objekts und z. T. vom Charakter eines Persönlichkeitspartikels ab. Anhand eines Gedankenexperiments, das ein Grammophon (reales Objekt) mit ausgestoßenen Ich-Funktionen verbindet, erläutert Bion: »*Hat der [ausgestoßene] Persönlichkeitsanteil etwas mit dem Sehen zu tun, glaubt der Patient, daß das Grammophon ihn beobachtet, wenn es spielt, hängt der Persönlichkeitsanteil mit dem Hören zusammen, dann hat er das Gefühl, das spielende Grammophon höre ihm zu*« (ebd., S. 80). Bion beschreibt anhand dieses Beispiels eindrücklich, inwiefern ausgestoßene Ichpartikel in der Fantasie schizophrener Patienten eine unabhängige und unkontrollierte Existenz führen. Sie üben ihre Funktion in den bizarren Objekten, in die sie projiziert werden, weiter aus, nun allerdings so, als wären sie durch Abspaltung und Ausstoßung zu Feinden der Psyche geworden.

Bions besonderes Interesse gilt neben der Abspaltung und projektiven Identifizierung von psychischen Funktionen dem Mechanismus, der der pathologischen Fragmentierung von Objekten zugrunde liegt. Dieser Mechanismus ist nach seiner Auffassung in Spaltungen zu sehen, die sich gegen das Denken richten, und zwar sowohl auf der präverbalen als auch auf der verbalen Ebene. Die Funktion des präverbalen Denkens besteht darin, einzelne Objekteindrücke zu Ideogrammen zu verbinden (entsprechend Freud 1911). Diese Ideogramme bilden das Material für das verbale Denken, welches sich den Verbindungen zwischen Objekten zuwendet und die Grundlage der Symbolbildung darstellt. Pathologische Spaltungen zerstören die Verbindungen auf beiden Ebenen des Denkens, wodurch sich weder das Bewusstsein von Objekten noch die Fähigkeit zur Symbolisierung entwickeln kann. Die Abspaltung psychischer Funktionen und die Angriffe auf die Matrix des Denkens führen zusammen mit der projektiven Identifizierung der Bruchstücke schließlich dazu, dass sich der Patient »*in dem nun einmal erreichten Bewußtseinszustand gefangen und unfähig [fühlt], ihm zu entfliehen, weil er merkt, daß ihm der Bewußtseinsapparat für die Realität fehlt*« (Bion [1957] 1990, S. 84).

Zudem unterscheidet Bion (1962) zwischen entwicklungsfördernder und pathologischer projektiver Identifizierung, wobei Erstere die Fähigkeit zu Austausch, Empathie und seelischem Wachstum ermöglicht, wohingegen Letztere dazu führt, dass abgespaltene Selbstanteile auf Dauer im Objekt verbleiben und seelische Entwicklung blockieren. Den Einfluss pathologischer Spaltung und pathologischer projektiver Identifizierung auf Symbolisierungsprozesse hat insbesondere Segal (1957, 1974, 1978, [1964] 1983, 1991) untersucht.

11.6 Meltzers Unterscheidung aktiver und passiver Spaltung

Meltzer ([1984] 1988) folgt Freud (1925) in der Annahme, dass Spaltung ein normaler Aspekt seelischer Entwicklung ist und dazu dient, grundlegende Unterscheidungen zu treffen, wodurch Konflikte geklärt und häufig gemindert werden können (Meltzer [1984] 1988, S. 66). Wie Klein und Bion geht Meltzer davon aus, dass Spaltung eine entwicklungsfördernde, aber auch eine pathologische und damit entwicklungshemmende Bedeutung haben kann (ebd., S. 59 f.). Auf Bions Untersuchungen zu Spaltungsvorgängen bei schizophrenen Patienten bezugnehmend, hebt er hervor, dass Spaltungsprozesse als aktiv oder als passiv erlebt werden können, womit er Kleins Beschreibungen von aktiven Spaltungsmechanismen um einen weiteren Gesichtspunkt ergänzt.

Als aktiv wird Spaltung seiner Auffassung nach erlebt, wenn eine vorausgehende Spaltung des Selbst eine Spaltung des Objekts nach sich zieht. Wird hingegen zuerst das Objekt gespalten und infolgedessen das Selbst, so wird dieser Vorgang vom Individuum als eine Spaltung erlebt, die es passiv erleidet. In solcher Weise erlebt der Säugling auch tatsächliche Spaltungen seiner Objekte. Als Beispiele hierfür nennt Meltzer Trennungen zwischen Mutter und Großmutter, Mutter und Kinderschwester oder Mutter und Tante. Darüber hinaus kann auch ein verfrühtes, disziplinierendes Verhalten – etwa im Zuge einer unangemessen frühen Sauberkeitserziehung – zu einer Spaltung des ersten Objekts führen, die dem Erleben nach passiv erlitten wird. Passive Spaltungen haben nach Meltzers Beobachtung zumeist pathologischen Charakter, da sie als äußerst verfolgend empfunden werden.

11.7 Spaltung und das Konzept der pathologischen Persönlichkeitsorganisationen

Ein weiteres Element kleinianischer Theoriebildung, das auf Spaltung und projektiver Identifikation basiert, ist das Konzept der pathologischen Persönlichkeitsorganisationen. Zahlreiche kleinianische Autoren untersuchten, wie sich durch eine pathologische Integration von kleinteiligen, aus desintegrierenden Spaltungen hervorgegangenen Selbst- und Objektpartikeln komplexe Abwehrformationen bilden, die in der klinischen Praxis zu langandauernden und schwer überwindbaren Phasen von Stagnation führen.

Die hoch organisierte Struktur dieser Abwehrformationen, ihren rigiden Abwehrcharakter sowie unterschiedliche klinische Ausdrucksformen derselben beschreiben Riviere (1936), Segal (1972), Riesenberg-Malcolm (1981) und O'Shaughnessy (1981). Rosenfeld ([1964] 1989, 1971a, 1971b), Meltzer (1968) und Sohn (1985) konzentrieren sich auf den narzisstischen und perversen Charakter sowie die bandenartige oder mafiaähnliche Struktur pathologischer Organisationen, während Steiner (1979, [1987] 1990a, 1990b, [1993] 2013) sie als seelische Rückzugsorte modelliert, die im Grenzbereich zwischen der paranoid-schizoiden und der depressiven Position angesiedelt sind.

Eine pathologische Persönlichkeitsorganisation entsteht, wenn aus pathologischen Spaltungsprozessen hervorgegangene, fragmentierte Persönlichkeitsanteile in Objekte projiziert und diese in ein kompliziertes Netzwerk von Objektbeziehungen eingebunden werden. Eine solche narzisstische Gruppierung von inneren Objekten wird häufig als Bande, Gang oder Mafia repräsentiert, die von einem omnipotenten und besonders rücksichtslosen Anführer zusammengehalten wird. Mithilfe sadistischer oder perverser Methoden bringt die Organisation die abhängigen und bedürftigen Selbstanteile unter ihre Kontrolle und hält sie gefangen. Ihre Hauptfunktion besteht darin, primitive destruktive Impulse zu binden oder zu neutralisieren. Sie vermittelt ein narzisstisches Gefühl von Überlegenheit (Rosenfeld 1971a) und bietet Schutz vor den Verfolgungs- oder Fragmentierungsängsten der paranoid-schizoiden Position und den Verlust- und Schuldgefühlen der depressiven Position (Steiner [1987] 1990a). Der Preis für diesen Schutz ist allerdings der Verlust des Kontakts zur inneren wie äußeren Wirklichkeit und eine Blockade von Wachstum und psychischer Entwicklung.

Rosenfeld (1971a) sieht in pathologischen Persönlichkeitsorganisationen eine »pathologische Mischung« von destruktiven und libidinösen Anteilen der Persönlichkeit. Seiner Auffassung nach werden destruktive Selbstanteile in die Organisation projiziert, die, als eine von der restlichen Persönlichkeit abgespaltene psychische Struktur, die verbliebenen libidinösen, bedürftigen und beziehungsfähigen Selbstanteile verführt, gefangen nimmt und missbraucht. Der destruktive Teil des Selbst überwältigt, mit anderen Worten, die libidinösen Anteile der Persönlichkeit und übernimmt die Kontrolle über diese. Das Modell einer solchen pathologischen Mischung kann im oben berichteten Traum eines schizophrenen Patienten gesehen werden, in welchem ein Hummer, der für den destruktiven Teil des Selbst steht, einen anderen Hummer, der die bedürftigen Selbstanteile repräsentiert, vollständig verschlingt.

11.8 Steiners Konzept der Orte seelischen Rückzugs

Steiner ([1993] 2013) bezieht sich in wesentlichen Punkten auf Rosenfelds konzeptionelle Arbeit zu pathologischen Persönlichkeitsorganisationen. Über Rosenfeld hinausgehend beschreibt er jedoch eine pathologische Vermischung von guten und bösen Bruchstücken in der Organisation wie auch im abhängigen, bedürftigen Selbst: Insofern die Organisation bemüht ist, das Individuum vor Angst und Schmerz zu schützen, sind gute Anteile in ihr erkennbar. Umgekehrt lassen sich in der Bereitschaft des abhängigen Selbst, einen perversen Schutz zu akzeptieren, perverse Anteile ausmachen. Die Trennlinie zwischen guten und schlechten Persönlichkeitsanteilen verläuft demnach nicht zwischen den Mitgliedern einer mafiösen Bande, d. h. der pathologischen Organisation, auf der einen Seite und den abhängigen und bedürftigen Anteilen des Selbst auf der anderen Seite. Gute und schlechte Anteile sind vielmehr auf beiden Seiten unentwirrbar miteinander verstrickt. Steiner versinnbildlicht diese Situation mit dem Beispiel einer Salami, die nicht in Fleisch- und Fettscheiben zerschnitten werden kann, Fleisch- und Fettteilchen hängen in jeder abgeschnittenen Scheibe auf klebrige Weise aneinander fest (ebd., S. 164).

Perverse Mechanismen spielen bei pathologischen Persönlichkeitsorganisationen nach Auffassung zahlreicher Autoren eine maßgebliche Rolle (Rosenfeld 1971a, Meltzer 1968, Sohn 1985). So tragen die Verbindungen, durch welche die Objekte innerhalb der Organisation zusammengehalten werden, häufig sadomasochistische Züge. Und nicht selten ist es eine masochistische Befriedigung, die das abhängige Selbst daran hindert, sich aus seiner süchtigen Abhängigkeit von der tyrannischen Organisation zu lösen. Steiner (1985, [1987] 1990a, [1993]

2013) versteht den perversen Charakter pathologischer Organisationen darüber hinaus in einem umfassenderen Sinn als Missrepräsentationen der Wirklichkeit, bei denen die Realität zugleich angenommen und verleugnet wird. Im Unterschied zu Freuds spätem Spaltungsbegriff, der das auf einer Ich-Spaltung beruhende Nebeneinanderbestehen widersprüchlicher Auffassungen bezeichnet, bezieht sich Steiners Perversionsbegriff allerdings eher auf die Art und Weise, wie widersprüchliche Sichtweisen miteinander in Einklang gebracht werden, beispielsweise durch gleichzeitiges Wissen und Nicht-Wissen-Wollen (»turning a blind eye«).

Pathologische Persönlichkeitsorganisationen bzw. pathologische seelische Rückzüge verhindern psychisches Wachstum und Fortschritte in der Therapie, indem sie die bedürftigen und beziehungsfähigen Anteile des Patienten davon abhalten, Kontakt mit der Realität oder dem Therapeuten aufzunehmen und dessen Hilfe bei der Bewältigung paranoider oder depressiver Ängste in Anspruch zu nehmen. Die rigide Verankerung abgespaltener Selbstanteile in einer komplexen, narzisstischen bzw. perversen Organisation stört die Reversibilität der projektiven Identifizierungen und beeinträchtigt die Wiedererlangung von Teilen des Selbst, die durch projektive Identifizierung verloren gingen. In behandlungstechnischer Hinsicht hat es sich als hilfreich erwiesen, den Fokus darauf zu richten, die Funktionsweise der Organisation möglichst genau zu verstehen, um dadurch die Macht zu verringern, die sie über die Persönlichkeit hat.

11.9 Neuere Entwicklungen

Bereits Steiner wies darauf hin, dass sich Spaltungsvorgänge, wie sie z. B. bei bestimmten narzisstischen und Borderline-Organisationen anzutreffen sind, von jenen Spaltungsmechanismen unterscheiden, welche zu einer einfachen Spaltung in »gute« und »schlechte« Objekte führen. Dies hängt z. T. damit zusammen, wie die Spaltungen wieder zusammengefügt und dadurch fast unkenntlich werden. Steiner führt hier die Rolle narzisstischer und perverser Verknüpfungen auf, die wie Kitt zu einer »Verklebung« zuvor aufgespaltener Selbstanteile führen. Eine zentrale Rolle spielen hierbei »perverse Argumente«, durch die Widersprüche so miteinander versöhnt werden, dass sie scheinbar keinen Gegensatz mehr darstellen – z. B. wenn Eltern sagen, sie schlügen ihr Kind gerade deshalb, weil sie es so sehr liebten (Steiner [1993] 2013, vgl. a. Weiß 2010). Diese Art der Verdrehung und Agglutination bewirkt die Beständigkeit pathologischer Organisationen wie auch die süchtige Abhängigkeit von ihnen, weil sie es dem Individuum ermöglichen, Schuld und seelischem Schmerz aus dem Wege zu gehen.

Zum Teil liegt der Unterschied aber auch darin begründet, dass es sich um besondere Formen von Spaltung handelt, wie sie Steiner als »Zerschneidung« der Beziehung zur Wirklichkeit charakterisierte. Diese Art des »Zerschneidens« (»slicing«) wurde von verschiedenen Autoren beschrieben, wie z. B. von Riesenberg-Malcolm (1990), die darlegt, wie einer ihrer Patienten ihre Deutungen in flache Segmente zerschnitt, sodass sie nur noch als schwaches Echo dessen, was sie gemeint hatte, wiederkehrten. Solche Spaltungen können die Verbindung zwischen Gedanken und Gefühlen oder auch das Zeiterleben betreffen, sodass die Kontinuität der Lebensgeschichte z. B. in eine idealisierte Vergangenheit, eine grausame Gegenwart und eine ersehnte Zukunft zerschnitten wird. Auf diese Weise entstehen Utopien und Dystopien (Weiß 2012). Am Beispiel einer depressiven Patientin beschrieb Weiß

(2008), wie diese seine Kommentare in die sinnliche Präsenz der Stimme und die davon abgespaltene Bedeutung des Inhalts zerlegte. Hörte sie nur auf die »Stimme«, so empfand sie Deutungen als »Liebe ohne Worte«. Hörte sie dagegen die Bedeutung, so empfand sie »Worte ohne Liebe«. Auf diesem Weg wurde eine abwechselnd romantische oder grausame Beziehung installiert, ohne dass ein Gefühl von Getrenntheit entstehen konnte.

Komplexe Spaltungen der ödipalen Situation wurden insbesondere von Britton (1989, 1998) beschrieben. Auch er betont, wie sinnliche Präsenz und gedankliches Verstehen auseinandergehalten werden, so als bildeten sie ein Elternpaar, das nicht zusammenkommen darf. Dass komplexe Spaltungen auch bei posttraumatischen Zuständen eine Rolle spielen, hat Brown (2005) in seinen Untersuchungen zu »traumatischen Abwehrorganisationen« dargelegt. Diese stellen einen Schutzschirm gegenüber Bedrohungs- und Desintegrationszuständen dar, legen sich aber zugleich wie ein Kokon um die verletzte Psyche, der zur endlosen Wiederkehr des Gleichen führt, aber keine wirkliche psychische Entwicklung zulässt.

11.10 Zusammenfassung

Dieses Kapitel untersuchte den Zusammenhang von Dissoziation und Spaltung, da aus der Sicht der kleinianischen Psychoanalyse dissoziative Bewusstseinszustände aus komplexen Spaltungsvorgängen hervorgehen. Melanie Klein entwickelte Freuds späten Spaltungsbegriff, der sich auf Spaltungen im Ich bezieht (Freud 1917, 1923, 1924, 1925, 1927, 1940), zu einem primären Schutz- und Abwehrmechanismus weiter. Die »primäre Spaltung« in gute und böse Objekte, Gefühle und Objektbeziehungen ist aus kleinianischer Sicht die Grundvoraussetzung für die Entwicklung psychischen Lebens, weil sie die Voraussetzung für alle späteren Differenzierungen und Integrationsbewegungen schafft (Klein 1935). Darüber hinaus sind aus der Perspektive kleinianischer Psychoanalytiker Spaltung und projektive Identifizierung eng miteinander verbunden (Klein 1946). Bei dem Versuch des Individuums, sich von bedrohlichen, destruktiven Selbstanteilen zu befreien, werden diese Anteile abgespalten, aus der Psyche ausgestoßen und in ein Objekt projiziert. Schließlich wird das Objekt mit den ausgestoßenen Selbstanteilen identifiziert. Durch Introjektion verwandeln sich die bösen äußeren Objekte in innere Verfolger, worauf das Ich unter Umständen mit weiteren Spaltungen des bösen – äußeren und inneren – Objekts in immer kleinere Fragmente reagiert. Solche pathologischen, fragmentierenden Spaltungen beeinträchtigen die Kohärenz des Ich und führen im äußersten Fall zu psychotischen Desintegrations- und Dissoziationszuständen.

Rosenfeld (1950) sieht psychotische Verwirrtheitszustände als Folge eines Zusammenbrechens der normalen primären Spaltung. Betroffene Patienten können in diesen Zuständen, die häufig mit unerträglicher Angst sowie Depersonalisations- und Derealisationserlebnissen verbunden sind, nicht mehr zwischen liebevollen und destruktiven Gefühlen oder zwischen guten und bösen Objekten unterscheiden. Bion ([1962] 1990) wiederum betont, dass der Vorgang der Spaltung nicht nur Gefühlszustände oder Selbst- bzw. Objektanteile betreffen kann, sondern auch komplexe psychische Funktionen wie die Aufmerksamkeit, das Verbinden von Gedanken oder die Aufbewahrung von Erinnerungen. Sämtliche psychische Funktionen können in »kleinteilige Fragmente« gespalten und durch gewaltsame projektive Identifizierungen aus der Persönlichkeit ausgestoßen und mit fragmentierten Objektpartikeln verbunden werden, wodurch jene »bizarren Objekte« entstehen, von denen sich psychotische Patienten umgeben und verfolgt fühlen. Meltzer ([1984] 1988) ergänzt, dass Spaltungsprozesse als aktiv oder als passiv erlebt werden können, wobei passive Spaltungen zumeist pathologischen Charakter haben, da sie als äußerst verfolgend empfunden werden.

Dissoziation und Spaltung spielen schließlich auch bei pathologischen Persönlichkeitsorganisationen – komplexen Abwehrformationen, die aus einer pathologischen Integration von kleinteiligen, aus desintegrierenden Spaltungen hervorgegangenen Selbst- und Objektpartikeln resultieren – eine zentrale Rolle (Riviere 1936, Meltzer 1968, Rosenfeld 1971a, 1971b, Segal 1972, O'Shaughnessy 1981, Riesenberg-Malcolm 1981, Sohn 1985, Steiner 1979, [1987] 1990a, 1990b, [1993] 2013). Mithilfe sadistischer oder perverser Methoden bringen pathologische Persönlichkeitsorganisationen die abhängigen und bedürftigen Selbstanteile unter ihre Kontrolle und halten sie gefangen, was zum Verlust des Kontakts zur inneren wie äußeren Wirklichkeit sowie zur Blockade von Wachstum und psychischer Entwicklung führen kann. Steiner (1985, [1987] 1990a, [1993] 2013) versteht den perversen Charakter pathologischer Organisationen in einem umfassenderen Sinn als Missrepräsentationen der Wirklichkeit, bei denen die Realität zugleich angenommen und verleugnet wird. Zu den neueren Entwicklungen gehören Untersuchungen einer besonderen Form von Spaltung, die als eine »Zerschneidung« der Beziehung zur Wirklichkeit charakterisiert werden kann und von verschiedenen Autoren beschrieben wurde (z. B. Riesenberg-Malcolm 1990, Weiß 2008, 2012).

Literatur

Bion, W. R (1957): The differentiation of the psychotic from the non-psychotic personalities. International Journal of Psychoanalysis, 38: 266–75. (Reprinted in: Second Thoughts. London: Heinemann (1967). Dt.: Zur Unterscheidung von psychotischen und nicht-psychotischen Persönlichkeiten. In: E. Bott Spillius (Hrsg.) (1990). Melanie Klein Heute. Entwicklungen, in Theorie und Praxis. Bd. 1 (S. 75–99). Beiträge zur Theorie. München, Wien: Verlag Internationale Psychoanalyse.)

Bion, W. R (1962). Learning from Experience. London: Heinemann. (Dt.: Lernen durch Erfahrung. Frankfurt a. M.: Suhrkamp 1990.)

Bion, W. R (1963). Elements of Psychoanalysis. London: Heinemann. (Dt.: Elemente der Psychoanalyse. Frankfurt a. M.: Suhrkamp 1992.)

Blass, R. (2015). Conceptualizing splitting: on the different meanings of splitting and their implications for the understanding of the person and the analytic process. International Journal of Psychoanalysis, 96: 123–139.

Britton, R. (1989). The missing link: parental sexuality, in the Oedipus complex. In: J. Steiner (Hrsg.), The Oedipus complex today (S. 83–101). London, New York: Karnac.

Britton, R. (1998). Glaube, Phantasie und psychische Realität. Psychoanalytische Erkrankungen. Stuttgart: Klett-Cotta.

Brown, L. J. (2005). The cognitive effects of trauma: Reversal of alpha function and the formation of a beta screen. The Psychoanalytic quarterly, 74 (2): 397–420.

Feldman, M. (1992). Splitting and projective identification. In: R. Anderson (Hrsg.), Clinical Lectures on Klein and Bion (S. 74–88). London, New York: Tavistock/Routledge. (Dt.: Spaltung und projektive Identifizierung. In: C. Frank, H. Weiß (Hrsg.) (2007). Projektive Identifizierung. Ein Schlüsselkonzept der psychoanalytischen Therapie (S. 27–46). Stuttgart: Klett-Cotta.)

Freud, S. (1893). Studien über Hysterie: Krankengeschichten. In: S. Freud, Gesammelte Werke I (S. 99–251). Frankfurt a. M.: S. Fischer.

Freud, S. (1911). Psychoanalytische Bemerkungen über einen autobiografisch beschriebenen Fall von Paranoia (Dementia paranoides). In: S. Freud,

Gesammelte Werke VIII (S. 240–316). Frankfurt a. M.: S. Fischer.

Freud, S. (1915). Metapsychologische Ergänzungen zur Traumlehre 1. In: S. Freud, Gesammelte Werke X (S. 412–426). Frankfurt a. M.: S. Fischer.

Freud, S. (1917). Trauer und Melancholie. In: S. Freud, Gesammelte Werke X (S. 428–446). Frankfurt a. M.: S. Fischer.

Freud, S. (1920). Jenseits des Lustprinzips. In: S. Freud, Gesammelte Werke XIII (S. 3–69). Frankfurt a. M.: S. Fischer.

Freud, S. (1923). Das Ich und das Es. In: S. Freud, Gesammelte Werke XIII (S. 237–289). Frankfurt a. M.: S. Fischer.

Freud, S. (1924). Neurose und Psychose. In: S. Freud, Gesammelte Werke XIII (S. 387–391). Frankfurt a. M.: S. Fischer.

Freud, S. (1925). Die Verneinung. In: S. Freud, Gesammelte Werke XIV (S. 11–15). Frankfurt a. M.: S. Fischer.

Freud, S. (1927). Fetischismus. In: S. Freud, Gesammelte Werke XIV (S. 311–317). Frankfurt a. M.: S. Fischer.

Freud, S. (1940). Die Ich-Spaltung, im Abwehrvorgang. In: S. Freud, Gesammelte Werke XVII (S. 59–62). Frankfurt a. M.: S. Fischer.

Joseph, B. (1983) On understanding and not understanding: some technical issues. International Journal of Psychoanalysis, 64: 291–298. (Reprinted in: M. Feldmann, E. Bott Spillius (Hrsg.) (1989). Psychic Equilibrium and Psychic Change: Selected Papers of Betty Joseph. London: Routledge. (Dt.: Über Verstehen und Nicht-Verstehen. Einige technische Fragen. In: E. Bott Spillius, M. Feldmann (Hrsg.) (1994). Psychisches Gleichgewicht und psychische Veränderung (S. 207–224). Stuttgart: Klett-Cotta.)

Klein, M. (1935). A contribution to the psychogenesis of manic-depressive states. International Journal of Psychoanalysis, 16: 145–74. (Reprinted in: The Writings of Melanie Klein. Vol. 1 (S. 262–289). London: Hogarth Press 1975. Dt.: Beitrag zur Psychogenese der manisch-depressiven Zustände. In: Gesammelte Schriften. Bd. 1. Teil 2 (S. 29–75). Stuttgart-Bad Cannstadt: Frommann-Holzboog 1996.)

Klein, M. (1940). Mourning and its relation to manic-depressiv states. International Journal of Psychoanalysis, 21: 125–53. (Reprinted in: The Writings of Melanie Klein. Vol. 1 (S. 344–369). London: Hogarth Press 1975. Dt.: Die Trauer und ihre Beziehung, zu manisch-depressiven Zuständen. In: M. Klein, Gesammelte Schriften. Bd. 1. Teil 2 (S. 159–199). Stuttgart-Bad Cannstadt: Frommann-Holzboog 1996.)

Klein, M. (1946). Notes, on some schizoid mechnisms. The International Journal of Psychoanalysis, 27: 99–110. (Reprinted in: The Writings of Melanie Klein. Vol. 3 (S. 1–24). London: Hogarth Press 1975. Dt.: Bemerkungen über einige schizioide Mechanismen. In: M. Klein, Gesammelte Schriften. Bd. 3 (S. 1–41). Stuttgart-Bad Cannstadt: Frommann-Holzboog 2000.)

Klein, M. (1952). Some theoretical conclusions regarding the emotional life of the infant. In: The Writings of Melanie Klein. Vol. 3 (S. 61–93). London: Hogarth Press 1975. (Dt.: Theoretische Betrachtungen über das Gefühlsleben des Säuglings. Gesammelte Schriften. Bd. 3 (S. 105–155). Stuttgart-Bad Cannstadt: Frommann-Holzboog 2000.)

Klein, M. (1957). Neid und Dankbarkeit. Psyche – Z. Psychoanal., 11: 241–255. (Reprinted in: The International Psycho-Analytical Library. London: Hogarth Press 1975, 104: 176–235.)

Klein, M. (1958), On the development of mental functioning. International Journal of Psychoanalysis, 39: 84–90. (Dt.: Zur Entwicklung psychischen Funktionierens. In: M. Klein, Gesammelte Schriften. Bd. 3 (S. 369–386). Stuttgart-Bad Cannstadt: Frommann-Holzboog 2000.)

Kohut, H. (1971). The Analysis of the Self: A systematic approach to the psychoanalytic treatment of narcissistic personality disorders. Chicago, London: The University of Chicago Press.

Meltzer, D. (1968). Terror, persecution and dread. International Journal of Psychoanalysis, 49: 396–401. Reprinted in: Sexual States of Mind. Perthshire: Clunie Press 1973, 99–106. (Dt.: Panik, Verfolgungsangst, Furcht – Zur Differenzierung paranoider Ängste. In: Bott Spillius, E. (Hrsg.) (1990). Melanie Klein Heute. Entwicklungen, in Theorie und Praxis. Bd. 1. Beiträge zur Theorie. München, Wien: Verlag Internationale Psychoanalyse, 288–298.)

Meltzer, D. (1984). Dream-Life. A re-examination of the psychoanalytical theory and technique. Perthshire: Clunie Press. (Dt.: Traumleben: Eine

Überprüfung der psychoanalytischen Theorie und Technik. München, Wien: Verlag Internationale Psychoanalyse 1988.)

O`Shaughnessy, E. (1981). A clinical study of a defensive organization. International Journal of Psychoanalysis, 62: 359–69. (Dt.: Klinische Untersuchung einer Abwehrorganisation. In: E. Bott Spillius (Hrsg.) (1990). Melanie Klein Heute. Entwicklungen, in Theorie und Praxis. Bd. 1 (S. 367–390). Beiträge zur Theorie. München, Wien: Verlag Internationale Psychoanalyse.)

Riesenberg-Malcolm, R. (1981). Expiation as a defence. International Journal of Psychoanalytic Psychotherapy, 8: 549–570.

Riesenberg-Malcolm, R. (1990). As-if: the phenomenon of not learning. International Journal of Psychoanalysis, 71: 385–392. (Dt.: Als-ob. Das Phänomen des Nicht-Lernens. In: P. Roth (Hrsg.) (2003). Unerträgliche seelische Zustände erträglich machen (S. 168–182). Stuttgart: Klett-Cotta.)

Riviere, J. (1936). A contribution to the analysis of the negative therapeutic reaction. International Journal of Psychoanalysis, 17: 304–320. (Reprinted in: A. Hughes (Hrsg.) (1991). The Inner World and Joan Riviere: Collected Papers 1920–1958 (S. 134–153). London: Karnac. Dt.: Beitrag zur Analyse der negativen therapeutischen Reaktion. In: L. Gast (Hrsg.), Joan Riviere. Ausgewählte Schriften (S. 138–158). Tübingen: edition diskord 1996.)

Rosenfeld, H. (1950). Notes, on the psychopathology of confusional states in chronic schizophrenia. International Journal of Psychoanalysis, 31: 132–7. (Reprinted in: Psychotic States, London: Hogarth Press 1965. Dt.: Zur Psychopathologie von Verwirrtheitszuständen bei chronisch Schizophrenen. In: Zur Psychoanalyse psychotischer Zustände (S. 58–71). Frankfurt a. M.: Suhrkamp 1989.)

Rosenfeld, H. (1964). On the psychopathology of narcissism: a clinical approach. International Journal of Psychoanalysis, 45: 332–337. (Reprinted in: Psychotic States, London: Hogarth Press (1965). Dt.: Zur Psychopathologie des Narzißmus – Ein klinischer Beitrag. In: Zur Psychoanalyse psychotischer Zustände (S. 196–208). Frankfurt a. M.: Suhrkamp 1989.)

Rosenfeld, H. (1971a). A clinical approach to the psychoanalytic theory of the life and death instincts: an investigation into the aggressive aspects of narcissism. International Journal of Psychoanalysis, 52: 169–178. (Dt.: Beitrag zur psychoanalytischen Theorie des Lebens- und Todestriebes aus klinischer Sicht: Eine Untersuchung der aggressiven Aspekte des Narzißmus. In: E. Bott Spillius (Hrsg.) (1990), Melanie Klein Heute. Entwicklungen, in Theorie und Praxis. Bd. 1. Beiträge zur Theorie (S. 299–319). München, Wien: Verlag Internationale Psychoanalyse.)

Rosenfeld, H. (1971b). Contributions to the psychopathology of psychotic patients: the importance of projective identification, in the ego structure and object relations of the psychotic patient. In: P. Doucet, C. Laurin (Hrsg.), Problems of Psychosis. Amsterdam: Excerpta Medica. (Reprinted in: E. Bott Spillius (Hrsg.) (1988), Melanie Klein Today. Vol. 1. Mainly Theory. London: Routledge. Dt.: Zur Psychopathologie psychotischer Zustände: Die Bedeutung der projektiven Identifizierung für die Ich-Struktur und die Objektbeziehungen des psychotischen Patienten. In: E. Bott Spillius (Hrsg.) (1990), Melanie Klein Heute. Entwicklungen, in Theorie und Praxis. Bd. 1. Beiträge zur Theorie (S. 148–173). München, Wien: Verlag Internationale Psychoanalyse.)

Segal, H. (1957). Notes on symbol formation. International Journal of Psychoanalysis, 38: 391–397. (Dt.: Bemerkungen zur Symbolbildung. In: E. Bott Spillius (Hrsg.) (1990), Melanie Klein Heute. Entwicklungen, in Theorie und Praxis. Bd. 1. Beiträge zur Theorie (S 202–224). München, Wien: Verlag Internationale Psychoanalyse.)

Segal, H. (1964). Introduction to the Work of Melanie Klein, London: Hogarth Press. (Dt.: Melanie Klein. Eine Einführung, in ihr Werk. München: Kindler 1974.)

Segal, H. (1972). A delusional system as a defence against the re-emergence of a catastrophic situation. The International Journal of Psychoanalysis, 53: 393–401.

Segal, H. (1974). Delusion and artistic creativity: some reflexions, on reading ›The Spire‹, by William Golding. International Review of Psychoanalysis, 1: 135–141.

Segal, H. (1978). On symbolism. International Journal of Psychoanalysis, 59: 315–319.

Segal, H. (1991). Dream, phantasy and art. London: Routledge. (Dt.: Traum, Phantasie und Kunst. Über die Bedingungen menschlicher Kreativität. Stuttgart: Klett-Cotta 1996.)

Sohn, L. (1985). Narcistic organisation, projective identification and the formation of the identificate. International Journal of Psychoanalysis, 66: 201–14. (Reprinted in: E. Bott Spillius (Hrsg.) (1988), Melanie Klein Today. Vol. 1. Mainly Theory. London: Routledge. Dt.: Narzißtische Organisationen, projektive Identifizierung und die Bildung des Identifikanten. In: E. Bott Spillius (Hrsg.) (1990), Melanie Klein Heute. Entwicklungen in Theorie und Praxis. Bd. 1. Beiträge zur Theorie (S. 339–366). München, Wien: Verlag Internationale Psychoanalyse.)

Steiner, J. (1979). The border between the paranoid-schizoid and the depressive positions, in the borderline patient. British Journal of Medical Psychology, 52: 385–391.

Steiner, J. (1985). Turning a blind eye: the cover-up for Oedipus. International Review of Psychoanalysis, 12: 161–172.

Steiner, J. (1987). The interplay between pathological organisations and the paranoid-schizoid and depressive positions. International Journal of Psychoanalysis, 68: 69–80. (Reprinted in: E. Bott Spillius (Hrsg.) (1988), Melanie Klein Today. Vol. 1. Mainly Theory. London: Routledge. (Dt.: Die Wechselwirkungen zwischen pathologischen Organisationen und der paranoid-schizoiden und depressiven Position. In: E. Bott Spillius (Hrsg.) (1990a), Melanie Klein Heute. Entwicklungen, in Theorie und Praxis. Bd. 1. Beiträge zur Theorie (S. 408–431). München, Wien: Verlag Internationale Psychoanalyse.)

Steiner, J. (1990b). Pathological organisations, as obstacles to mourning: the role of unbearable guilt. International Journal of Psychoanalysis, 71: 87–94.

Steiner, J. (1993). Psychic retreats. Pathological organisations in psychotic, neurotic and borderline patients. London: Routledge. (Dt.: Orte des seelischen Rückzugs. Pathologische Organisationen bei psychotischen, neurotischen und Borderline-Patienten. 4. Aufl. Stuttgart: Klett-Cotta 2013.)

Weiß, H. (2008). Romantic perversion: the role of envy, in the creation of a timeless universe. In: P. Roth, A. Lemma (Hrsg.), Envy and Gratitude Revisited (S. 152–167). London: International Psychoanalytic Association.

Weiß, H. (2010). Perverse Verknüpfungen: Realitätsbezug und argumentative Struktur. Jahrbuch der Psychoanalyse, 60: 101–121.

Weiß, H. (2012). Utopien und Dystopien als Orte des seelischen Rückzugs. Psyche – Z. Psychoanal., 66 (4): 310–330.

Kognitionspsychologische Aspekte

12 Dissoziation und Gedächtnis

Hans J. Markowitsch und Angelica Staniloiu

Unter Dissoziation versteht man ein Auseinanderlaufen, ein Gegengerichtetlaufen oder eine Abspaltung von (Teilen) normalerweise zusammen auftretender Prozesse oder Eigenschaften.

Beim Abruf von Lebenserinnerungen etwa sollten die emotionalen Bewertungen der Ereignisse synchron mit den faktenmäßigen Inhalten abgerufen und miteinander integriert werden. Geschieht dies nicht, so kann beispielsweise eine Posttraumatische Belastungsstörung vorliegen, bei der entweder nur Emotionales im Vordergrund steht oder bei der selbst schreckliche Erlebnisse kalt und scheinbar unbeteiligt erzählt werden.

Dissoziative Zustände verändern also unser Gedächtnis oder zumindest die Gedächtnisinhalte, die emotional besetzt sind. Da diese nur eine Minderheit der Gedächtnisinhalte ausmachen – wenngleich eine für den Menschen sehr bedeutende – werden im Folgenden zeitliche und inhaltliche Unterteilungen des Gedächtnisses vorgestellt und erläutert.

12.1 Zeitliche Unterteilung des Gedächtnisses

Es gibt zwei Ebenen, auf denen Gedächtnis der Zeit nach unterteilt werden kann: Einmal in Kurzzeit- und Langzeitgedächtnis und zum anderen in anterogrades, in die Zukunft, und retrogrades, in die Vergangenheit gerichtetes Gedächtnis.

Patientengruppen mit Hirnschäden in bestimmten Regionen oder Netzwerken wie etwa dem limbischen System weisen in der Regel ein intaktes Kurzzeitgedächtnis auf und sind auf Langzeitgedächtnisebene nur oder primär in dem auf die eigene Person bezogenen Gedächtnisbereich beeinträchtigt (Markowitsch 2008a; 2008b; Markowitsch u. Staniloiu 2012a). **Kurzzeitgedächtnis** wurde lange Zeit und wird z. T. bis heute fehlklassifiziert: So wird beispielsweise von massiven Kurzzeitgedächtnisstörungen bei dementiellen Patienten gesprochen, obwohl sie Störungen des Langzeitgedächtnisses aufwiesen. Da Kurzzeitgedächtnis immer noch häufig zeitlich als viel zu lange anhaltend gesehen wird, wird es in Abb. 12-1 definiert.

Das Kurzzeitgedächtnis umfasst eine Zeitspanne von Sekunden bis maximal wenigen Minuten und Informationsmengen von 4 bis 7 Bits respektive 3–4 »Chunks« (Cowan 2000; 2008; Mathy u. Feldman 2012). Früher wurde im deutschsprachigen Raum dafür auch der Ausdruck Sekundengedächtnis benutzt.

Alan Baddeley führte eine Erweiterung des Kurzzeitgedächtnisses unter dem Terminus **Arbeitsgedächtnis** ein (Baddeley u. Hitch 1974; Baddeley 2012). Wie der Name andeutet, beschreibt das Arbeitsgedächtnis das Arbeiten mit Information, und zwar neuer wie alter, bereits gespeicherter. Einmal geht es darum, neu Aufgenommenes kurz zu speichern, bevor es dem Langzeitgedächtnis zugeführt werden kann. Zum anderen geht es

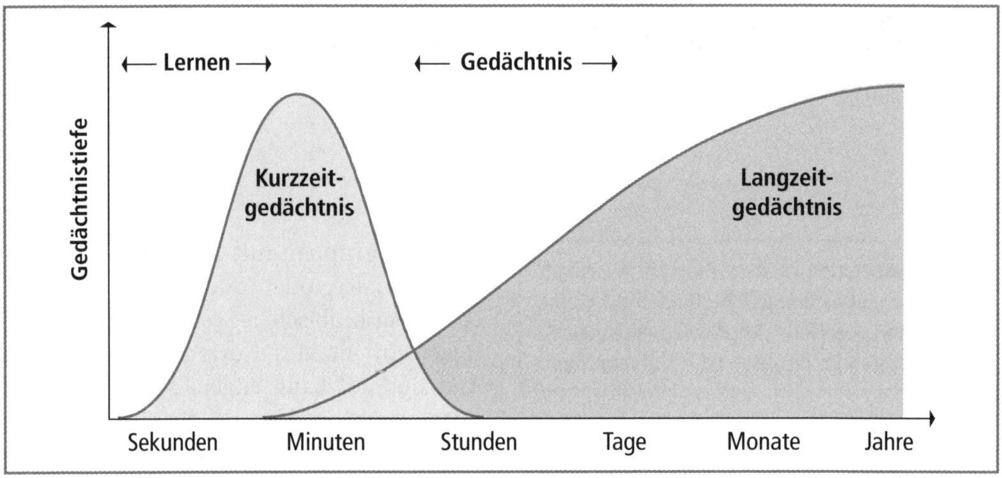

Abb. 12-1 Unterteilung des Gedächtnisses in Kurzzeit- und Langzeitgedächtnis. Die Kurzzeitgedächtnisspanne ist hinsichtlich Dauer und Kapazität begrenzt. Sie beträgt maximal wenige Minuten, meist aber nur Sekunden und umfasst nur wenige Bits oder Chunks (z. B. gemessen als Zahlenspanne).

um das Wiederhervorholen (»Reaktivieren«) von bereits abgelegtem Material; dieses wird dann auch sozusagen bit-gerecht (»mundgerecht«) kurz gespeichert, bevor man es als sinnvolle Einheit ausspricht oder anderweitig nutzt. Das Arbeitsgedächtnis ist zeitlich und der Menge nach ähnlich begrenzt wie das Kurzzeitgedächtnis (Baddeley 2012). Alles, was über die Kapazität und Zeitdauer von Kurzzeit- und Arbeitsgedächtnis hinausgeht, wird dem **Langzeitgedächtnis** zugerechnet (▸ Abb. 12-2). Cowan (2008) liefert eine detaillierte Differenzierung und Beschreibung der Unterschiede zwischen Kurzzeit-, Arbeits- und Langzeitgedächtnis.

Die zweite zeitliche Unterteilung von Gedächtnis bezieht sich auf Lernen und Abrufen.

> Gelingt es nicht, Neues zu erlernen und bleibend zu behalten, spricht man von **anterograder Amnesie**; gelingt es nicht, bereits abgespeicherte Informationen wieder zu reaktivieren, nennt man dies **retrograde Amnesie**.

Abbildung 12-2 veranschaulicht die Unterscheidung in anterogrades und retrogrades Gedächtnis.

12.2 Inhaltliche Unterteilung des Gedächtnisses

Der Biologe Richard Semon betonte schon 1904 die enge Verzahnung zwischen Gedächtnis, Erinnerung und Affekt, die heutzutage als charakteristisch für unsere persönlichen Erinnerungen gilt. Nervenärzte, die Kriegsveteranen aus dem Ersten Weltkrieg zu kurieren trachteten, fanden, dass diese genau in diesem Bereich des autobiografischen Gedächtnisses defizitär waren: Sie konnten nicht mehr ihre Vergangenheit wiedergeben und ihre Zukunft planen, waren aber andererseits in der Lage, Routinen akkurat auszuführen und sich sozial angepasst zu verhalten (Markowitsch 1992; Schneider 1912, 1928). Damit verfügten sie weiterhin über eine Gedächtnisform, die man heute als **prozedurales Gedächtnis** bezeichnet.

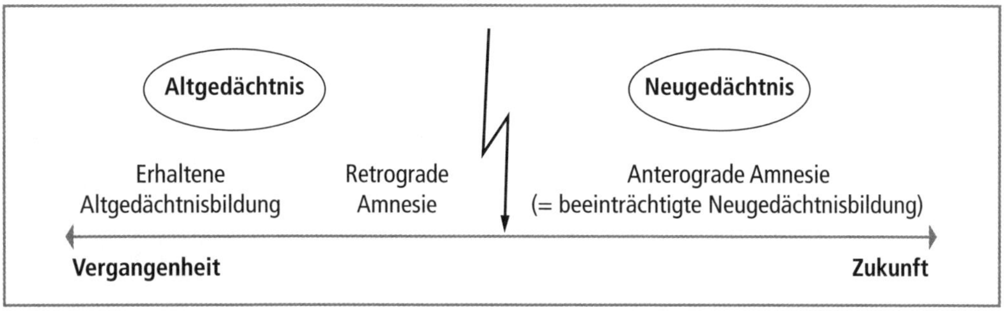

Abb. 12-2 Beziehungen zwischen anterograder und retrograder Amnesie. Das Blitzsymbol repräsentiert den Zeitpunkt eines Hirnschadens oder eines bedeutenden psychotraumatischen Ereignisses, das entweder zu anterograder oder retrograder Amnesie oder zu beiden Formen von Amnesie führt. Retrograde Amnesie folgt häufig einem als »Ribot'sches Gesetz« bezeichneten Gradienten, der besagt, dass weit zurückliegende und damit seit Langem abgespeicherten Gedächtnisinhalte bei retrograd amnestischen Patienten meist erhalten sind, während die nahe am Schadenszeitpunkt liegenden meist nicht mehr abgerufen werden können. Dies hat mehrere Gründe: Lange zurückliegende Episoden wurden in einem gesunden, wenig befrachteten Gehirn eingespeichert, sie sind meist emotional bedeutender konnotiert als neuere gleichartige und sie hatten durch wiederholten Wiederabruf die Chance einer tieferen und breiteren Re-Enkodierung und damit Vernetzung.

In den 1970er- und 1980er-Jahren des letzten Jahrhunderts wurden diese frühen Beobachtungen wieder aufgegriffen, nur dieses Mal von Experimentalpsychologen, die mit Tieren (Mishkin 1982) oder Menschen (Tulving 1972; 1983) arbeiteten. Mishkin und Petri (1984) z. B. unterschieden in ein »habit«- (Routinen, Gewohnheiten; das heutige prozedurale Gedächtnis) und ein »memory«-System. Das »memory«-System wird heutzutage als zusammengesetzt aus **Wissenssystem** (engl. »semantic memory«) und **episodisch-autobiografischem Gedächtnis** betrachtet und manchmal auch als deklaratives Gedächtnis bezeichnet (Tulving u. Markowitsch 1998). Diese Differenzierung wurde dann auch in der Humanforschung aufgegriffen, wo man zwischen im Grunde unbewusst ablaufenden Prozeduren (z. B. Auto- oder Fahrradfahren, Klavier spielen) und bewusst reflektierten Fakten und Erinnerungen unterscheidet (Tulving 2005; Squire u. Zola-Morgan 1988). Tulving (2005) betonte, dass die von ihm vorgeschlagenen und in der Unterteilung in fünf Langzeitgedächtnissysteme von Markowitsch erstmals 2003 veröffentlichten Systeme ontogenetisch und phylogenetisch sich seriell aufeinander aufbauend entwickeln und sie, was die Ablagerung der ihnen jeweils zugeordneten Informationskategorien angeht, unabhängig oder parallel voneinander arbeiten. Dies wurde in dem sogenannten SPI-Modell zusammengefasst: Dabei steht »S« für serielles (*serial*) Einspeichern, »P« für parallele (*parallel*) Ablagerung und »I« für unabhängig (*independent*) vom Einspeichern in verschiedenen Systemen mögliches Abrufen (Tulving 1995).

Die fünf Langzeitgedächtnissysteme, die von uns auch in neuen Übersichtsartikeln zu neurologischen und psychiatrischen, primär das Gedächtnis betreffenden Krankheitsbildern beschrieben wurden (Markowitsch u. Staniloiu 2012a; Staniloiu u. Markowitsch 2014), werden in Abb. 12-3 verdeutlicht. Inhalte aus den beiden ersten Gedächtnissystemen, dem »prozeduralen Gedächtnis« und dem »Priming-Gedächtnis« werden auf

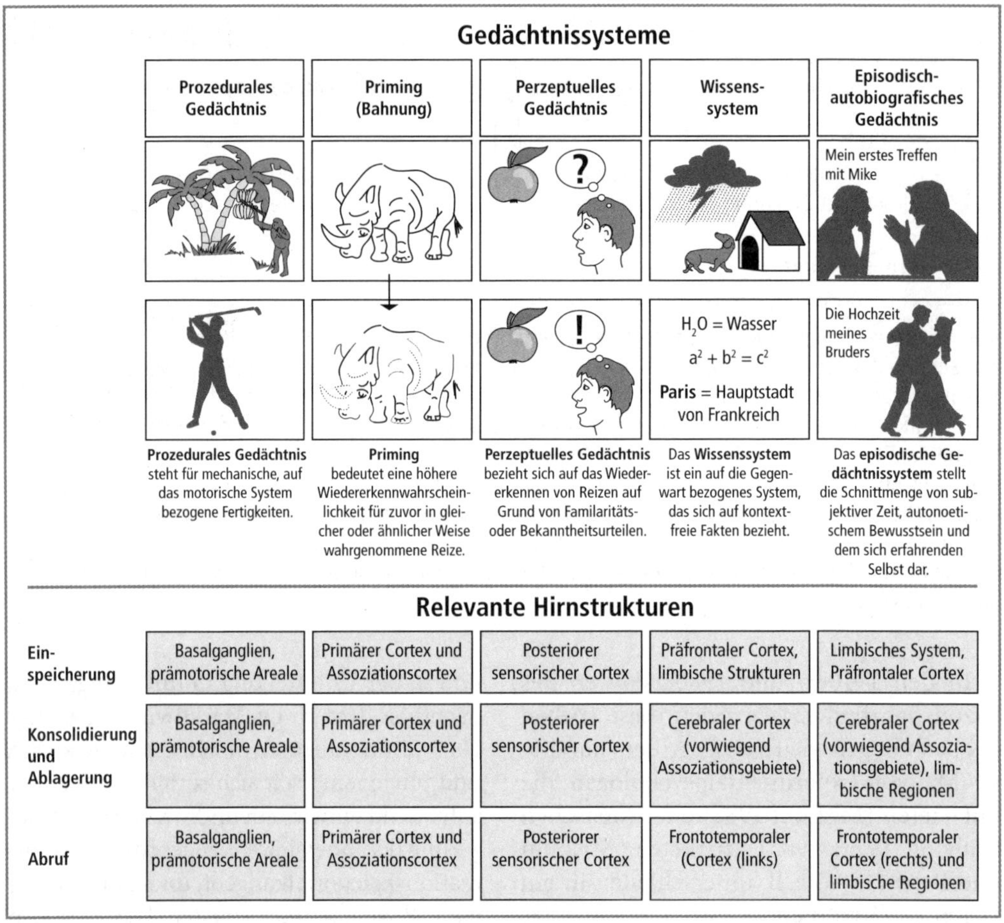

Abb. 12-3 Synopsis zur Funktion der fünf Langzeitgedächtnissysteme. Das prozedurale Gedächtnis und das Priming-System arbeiten grundsätzlich unbewusst (*anoetisch*), das perzeptuelle Gedächtnis und das Wissenssystem (oder semantisches Gedächtnis) bewusst (*noetisch*) und das episodisch-autobiografische Gedächtnis selbst-bewusst (*autonoetisch*). Darunter sind die Hirnregionen genannt, die vor allem mit der Verarbeitung des jeweiligen Systems befasst sind.

dem automatischen, impliziten und unbewussten Niveau abgerufen. Das **prozedurale Gedächtnis** bezieht sich auf Routinen und komplexe kognitive Bewegungsabläufe (z. B. Skifahren, Mühle spielen). **Priming** beschreibt die höhere Wahrscheinlichkeit, mit der ein Reiz ausgewählt wird, der zu einem früheren Zeitpunkt auf dieselbe oder ähnliche Weise wahrgenommen wurde. Ein Beispiel sind die heutzutage häufig ausgestrahlten Werbeblöcke in Radio oder Fernsehen. In den Spielfilmunterbrechungen wird z. B. Werbung für verschiedene Produkte gezeigt. Nach kurzer Zeit wird dann ein zuvor gezeigtes Produkt mit identischem oder ähnlichem Kontext wieder präsentiert. Es wird dabei davon ausgegangen, dass die erste Werbeeinheit auf primär unbewusstem Niveau im Gehirn registriert wird, dort aber prägend wirkt, also einen »Prime« erzeugt, während die Wiederholung derselben oder einer sehr ähnlichen Werbung dieses Wissen auf die bewusste Ebene hebt und damit die Wahrscheinlichkeit erhöht, dass das Produkt später gekauft wird.

Das **perzeptuelle Gedächtnis** ist ein bereits bewusst agierendes System, das allerdings auf der prä-semantischen Ebene verbleibt und die Bekanntheit oder Familiarität von Reizen (Bildern, Gegenständen, Individuen, Objekten) nutzt. Ein Beispiel ist die Identifikation eines Pfirsichs, unabhängig von seiner Farbe oder seinem Verzehrzustand und die Möglichkeit, ihn eindeutig von einem Apfel oder einer Apfelsine zu unterscheiden. Das nachfolgende **Wissenssystem** bezieht sich auf Welt- und Allgemeinwissen (»Fakten«).

> Das phylogenetisch wie ontogenetisch höchststehende Gedächtnissystem, das am stärksten vernetzt ist und eine synchrone Verzahnung zwischen emotiven und kognitiven Anteilen persönlicher Erlebnisse erfordert, ist das episodisch-autobiografische Gedächtnissystem, das Tulving im Jahre 2005 als Schnittmenge von subjektiver Zeit, autonoetischem Bewusstsein und dem sich erfahrenden Selbst definierte.

12.3 Die Hirnebene

> Anterograde Amnesien treten vor allem nach Schädigungen bestimmter Hirnregionen – sogenannter Flaschenhalsstrukturen (Brand u. Markowitsch 2003) – auf (Markowitsch 2008a; 2008b; Siebert et al. 2003), während die Schädigung von Cortex- und Faserstrukturen in Stirnhirn und vorderem Schläfenlappenbereich primär mit dem Auftreten retrograder Amnesien verbunden ist (Calabrese et al. 1996; Kroll et al. 1997; Markowitsch u. Staniloiu 2012a; 2016).

Während das Auftreten von anterograder Amnesie nach Hirnschäden unumstritten ist, gilt dies für Patienten mit retrograder Amnesien weniger uneingeschränkt. Zwar ist unbestritten, dass Patienten mit Demenz aufgrund ihrer massiven corticalen Degenerationen ihre persönliche Vergangenheit unwiderruflich vergessen, für Patienten mit umgrenzteren Hirnschäden oder Hirnrindenschäden, die vorgeben, sich nicht an ihre persönliche Vergangenheit zu erinnern, gilt dies jedoch nicht so sicher. Seit den 1990er-Jahren des letzten Jahrhunderts wurden zunehmend Einzelfälle mit massiver – sogenannter disproportionaler, d. h. in Relation zum Ausmaß des Hirnschadens – retrograder Amnesie beschrieben. Gleichwohl gab es derartige Fälle auch schon in früherer Zeit (Markowitsch u. Staniloiu in Druck). Kopelman (2000; 2002) und Markowitsch (1996a; 1996b) diskutierten, ob und inwieweit es bei diesen Patienten eine Vermengung psychogener und organischer Komponenten gibt und die Amnesie für den Patienten eine Funktion hat (»funktionelle Amnesien«; Lundholm 1932; Markowitsch 2002).

Letztendlich kann man sich zusammen mit Autoren wie Pietrini (2003) auf den schon rund anderthalb Jahrhunderte alten Standpunkt von Maudsley (1870) stellen, der in seinem Buch »Body and Mind« schrieb, dass auch psychische Störungen Krankheiten des Nervensystems seien und dass ihre Trennung den Fortschritt behinderte: *»Mental disorders are neither more nor less than nervous diseases in which mental symptoms predominate, and their entire separation from other nervous diseases has been a sad hindrance to progress …« (Maudsley 1870, S. 41).*

Eine Konvergenz zwischen psychogenen und direkt durch messbare und sichtbare Hirngewebsschädigungen verursachten Amnesiezuständen lässt sich möglicherweise auch dadurch erzielen, dass man annimmt, dass es – insbesondere in der rechten Hemisphäre – eine Kombination von frontotemporalen Hirnregionen gibt, die primär für die Generierung alter episodisch-autobiografischer Erlebnisse relevant sind und die entweder (z. B. durch eine traumatische Hirnschädigung) direkt in ihrer Funktion beeinträchtigt sein können, oder die durch psychisch induzierte biochemische Prozesse wie eine Stresshormonfreisetzung (temporär) funktionsuntüchtig werden (Staniloiu u. Markowitsch 2014). Dass die rechte eher als die linke Hirnhälfte für die Verarbeitung episodisch-autobiografischer Inhalte wichtig ist, zeigen vielfältige Ergebnisse, die diese Hemisphäre als die primäre für die Verarbeitung emotionaler Inhalte ansehen (Schore 2002; 2005; Cimino et al. 1991; Seidl et al. 2006; Anderson et al. 2011; Moriguchi et al. 2006). Korrespondierend dazu vertreten Kihlstrom und Kollegen (2013) die Ansicht, dass nur die rechte Hemisphäre Hypnosezustände mediiert, und Quirin und Mitarbeiter (2013) fanden mit elektrophysiologischen Methoden, dass Emotionen wie Liebe mit der rechten Hirnhälfte verbunden sind. Wie immer wieder betont, verlangt das episodisch-autobiografische Gedächtnis die synchrone Aktivität von Hirnregionen, die Emotionen mit Fakten verbinden (Markowitsch 2013).

12.4 Dissoziative Amnesien – umweltinduzierte Gedächtnisstörungen

Negative Umwelteinflüsse und eine wenig gefestigte oder psychisch außergewöhnlich belastete Persönlichkeit verändern die Informationsverarbeitung. Dies zeigt sich schon in Kindheit und Jugend (Valentino et al. 2009). Im Erwachsenenalter sind vor allem Posttraumatische Belastungsstörungen (Hayes et al. 2012) Standardbeispiele, insbesondere bei Patienten, deren Kindheit oder Jugend unter unglücklichen Bedingungen verlief (de Kloet u. Rinne 2007; Golier et al. 2002; Lupien et al. 2005; 2009; 2011; Lupien u. Maheu 2000; Markowitsch 2003; 2009; Markowitsch u. Staniloiu, 2012a; 2012b; Mock u. Arai 2011; Valentino et al. 2009; Watkins et al. 2000; Williams u. Scott 1988; Williams et al. 1996). Neben der Verhaltensebene können auch Genetik und Epigenetik negative Persönlichkeitskonstellationen beeinflussen (Norrholm et al. 2013; Parsons u Kessler 2013; Babiel et al. 2015; Markowitsch 2015).

Kurzbeschreibung autosuggestiver Krankheitsbilder

Dissoziative Amnesie

Unfähigkeit, autobiografisches Material bewusst abzurufen bei gleichzeitig fehlenden bedeutenden Hirnschäden, die diese Unfähigkeit erklären könnten.

Dissoziative Fugue

Eine retrograde Variante der dissoziativen Amnesie mit Verlust der persönlichen Identität und Verlassen des gewöhnlichen Lebensumfeldes (augenscheinlich gewolltes Reisen oder Wandern).

Psychogene Amnesie

Breiterer Ausdruck als dissoziative Amnesie, der die Amnesie mit einer breiten Palette psychologischer Mechanismen in Zusammenhang bringt (Dissoziation, Suppression, kognitives Vermeiden, motiviertes Vergessen und Symptomübertreibung mit dem Ziel, die Rolle eines Kranken einzunehmen).

Funktionelle Amnesie

Bezeichnung, die dazu gedacht ist, Patienten deren Gedächtnisstörungen nicht unmittelbar auf organische oder psychische Ursachen zurückzuführen sind, zu klassifizieren. Vermutlich für Patienten leichter akzeptierbar als die Diagnose dissoziative Amnesie.

Mnestisches Blockadesyndrom

Retrograde Gedächtnisblockade, die psychisch durch schwerwiegende Stress- oder psychische Traumazustände verursacht wurde.

Negative Umwelteinflüsse können eine ganze Reihe unterschiedlicher sogenannter autosuggestiver Erkrankungen auslösen, wie etwa die in diesem Beitrag im Zentrum stehenden dissoziativen Amnesien. Während alle diese Störungen der Psychiatrie zugeordnet werden, gibt es ein anderes Krankheitsbild – die Transiente globale Amnesie (TGA), die von Neurologen behandelt wird (Markowitsch 1983; 1990). Die TGA ist eine, wie es im Lehrbuch heißt, benigne Störung, die innerhalb von 24 Stunden abklingt und durch eine weitgehende anterograde und teilweise retrograde Amnesie gekennzeichnet ist. In ihrer Übersichtsarbeit zeigten Bartsch und Deuschl (2010) dass die TGA bei rund einem Drittel der Patienten durch ein emotionales Ereignis ausgelöst wird und damit eigentlich dem psychiatrischen Bereich zuzuordnen wäre. Außerdem zeigten die Autoren mittels Magnetresonanztomografie, dass bei Patienten mit TGA Teile des Hippocampus zumindest temporäre Veränderungen aufwiesen, was wiederum rechtfertigte, das Krankheitsbild dem neurologischen Bereich zuzuordnen. Dieses Verschwimmen von Grenzen gilt aber auch für die dissoziative Amnesie, da auch hier mittels Hirnbildgebung – von Positronenemissionstomografie (PET) bis zu Fasern abbildenden Verfahren wie Diffusions-Tensor-Bildgebung – z. T. langfristige Hirnveränderungen nachgewiesen werden konnten (Markowitsch et al. 2000; Staniloiu u. Markowitsch 2010; Staniloiu et al. 2011; ▸ Kap. 6 in diesem Band). Markowitsch (1999a) wies deswegen schon früh darauf hin, dass aufgrund der Existenz moderner bildgebender Verfahren die traditionelle Dichotomie zwischen Neurologie und Psychiatrie bei derartigen Krankheitsbildern nicht länger greift.

Psychisch induzierte Amnesien sind im Grunde länger bekannt und beschrieben als direkt organisch induzierte. Insbesondere im Frankreich des vorletzten Jahrhunderts machten Autoren wie Pierre Janet, Jean-Martin Charcot, Achille Souques das damals Hysterie genannte Krankheitsbild publik, das Sigmund Freud dann auch im deutschsprachigen Raum »populär« machte (Breuer u. Freud 1895; vgl. hierzu auch die geschichtlichen Übersichten von Bogousslavky 2011 sowie Markowitsch u. Staniloiu, in Druck). Mit Ausbruch des Ersten Weltkrieges wurde aus dem ursprünglich weitgehend Frauen zugeschriebenen Krankheitsbild eines, das auch Männer (»Kriegszitterer«) betraf. Und durch die Vielzahl traumatisiert aus dem Vietnamkrieg zurückkehrender Veteranen fand dann Ende der 1960er-Jahre der Terminus »dissoziative Amnesie« auch Eingang in das Diagnostische und Statistische Manual (DSM).

12.5 Traumamodell der dissoziativen Amnesie und Hirnbildgebung

Während der letzten zwei Dekaden untersuchten wir rund 60 Patienten und Patientinnen mit einer lang anhaltenden und schweren dissoziativen Amnesie. Die Patienten zeichneten sich durch das Vorhandensein gravierender negativer Erlebnisse in ihrem »prä-amnestischen« Leben aus. Häufig traten die negativen Erlebnisse schon in der Kindheit auf und hielten teilweise bis zum Zeitpunkt der Manifestation der Amnesie an. Das Wissensgedächtnis und die sozialen Fähigkeiten blieben weitestgehend erhalten, allerdings hatten die Patienten keinen oder nur geringen Zugang zu ihrer persönlichen

Vergangenheit (Markowitsch et al. 1997a; 1997b; 1999a; 1999b). Ein Patient und eine Patientin wiesen das umgekehrte Störungsbild auf: eine Unfähigkeit, sich neue Ereignisse bleibend einzuspeichern bei andererseits erhaltenem persönlichem Altgedächtnis bis zum Zeitpunkt des Traumas (Markowitsch et al. 1999a; Markowitsch u. Staniloiu 2013). Dieses Störungsbild zeigte auch noch ein dritter Patient, der sich aber darüber hinaus noch weitgehend antriebslos verhielt und deswegen nicht eindeutig zu klassifizieren war (Kessler et al. 1997).

Wie auch die meisten anderen auf diesem Gebiet tätigen Wissenschaftler favorisieren wir das Traumamodell zur Erklärung der Entstehung dissoziativer Amnesien (Dalenberg et al. 2012; Spiegel et al. 2011; Osnato 1930; Staniloiu u. Markowitsch 2012c; 2014). Dies bedeutet, dass unzureichend verarbeitete traumatische oder stressreiche Erlebnisse das Gehirn verändern, die Freisetzung von Stresshormonen massiv fördern (O'Brien 1997) und so zu z. T. langfristigen und massiven Abrufblockaden führen (Markowitsch 2003). Diese Idee steht in Übereinstimmung mit Befunden und Ansätzen von Bremner (1999), Sapolski (2000) und O'Brien (1997) und impliziert, dass eine Kaskade von Stresshormonen, v. a. Glucocorticoiden, die Funktion von Regionen wie der Amygdala und des Hippocampus, wo die meisten Glucocorticoidrezeptoren zu finden sind, blockiert und dadurch zu einem Teufelskreis führt – dem anhaltenden »mnestischen Blockadesyndrom« (Markowitsch 2002; Markowitsch et al. 1999b). Die Amygdala ist für die emotionale Colorierung von Episoden und Erlebnissen wichtig, die gleichzeitig über die Hippocampusformation prozessiert werden. Da wir annehmen, dass die Erinnerungen nicht aus dem Gehirn gelöscht sind, sondern nur der Zugang zu ihnen blockiert ist, favorisieren wir den Terminus »mnestisches Blockadesyndrom« (vgl. Spiegel et al. 2011 zu einer Diskussion zukünftiger Klassifikationsänderungen).

Wie schon weiter oben erwähnt, zeigen sich dann, wenn man derartige Patienten mit Hirnbildgebung untersucht, Änderungen im Hirnstoffwechsel, die vor allem anteriore temporale und frontale Strukturen der rechten Hemisphäre betreffen und damit die Strukturen Hippocampus und Amygdala (Markowitsch 1999a; 1999b; Markowitsch et al. 1998, 2000; Reinhold et al. 2006; Staniloiu u. Markowitsch 2010; Staniloiu et al. 2011). Die Annahme ist, dass der temporale Hirnanteil für die Rekonstruktion der episodisch-autobiografischen Gedächtnisinhalte relevant ist und der frontale für die Generierung des »Triggerbefehls«, die Information überhaupt abzurufen (s. hierzu auch die Übersicht von LaBar u. Cabeza 2006 zur Verarbeitung emotionaler Gedächtnisinhalte). Verbunden sind beide Regionen über den Fasciculus uncinatus, der in der rechten Hemisphäre rund ein Drittel größer ist als in der linken (Highley et al. 2002) und offensichtlich als einziger größerer intracorticaler Faserstrang über die Lebensspanne, mindestens aber bis zum 30. Lebensjahr weiterwächst (Lebel et al. 2008). Es gibt eine Einzelfallbeschreibung von einem Patienten, der nach unfallbedingter Durchtrennung des rechten Fasciculus uncinatus im episodisch-autobiografischen Bereich komplett retrograd amnestisch wurde (Levine et al. 1998). Gedächtnis und Selbstwahrnehmung des Patienten wurden später (Levine et al. 2009) noch weiter analysiert, der Fall scheint uns allerdings auch als psychogen amnestisch interpretierbar. Alternativ könnte man argumentieren, dass der Fasciculus uncinatus als Verbindungsstruktur essenziell ist, die den Abruf episodisch-autobiografischer Information synchronisiert.

Wir haben die Ergebnisse des mittels Glucose-PET gemessenen Hirnstoffwechsels von 14 unserer Patienten mit der Diagnose dissoziative Amnesie mit der Fragestellung, welche Hirnregionen gegenüber gesunden Vergleichsprobanden einen veränderten Stoffwechsel aufweisen, reanalysiert (Brand et al. 2009). Gefunden wurde eine verminderte Glucoseaktivität in genau den Regionen, die bei neurologischen Patienten mit retrograder autobiografischer Amnesie geschädigt sind (Markowitsch et al. 1993; Kroll et al. 1997) und die bei Normalprobanden aktiviert sind (Messung mittels Wasser-PET), wenn diese ihre Lebenserinnerungen abrufen (Fink et al. 1996).

12.6 Fazit und Ausblick

In der nordischen Mythologie hatte der Göttervater Odin zwei Raben – Hugin und Munin, Gedanke und Gedächtnis – die ihm täglich den Zustand der Welt berichteten. Somit wurde schon in alter Zeit auf die Bedeutung des Gedächtnisses für ein Verständnis der Welt hingewiesen, was auch später immer wieder getan wurde, um zu betonen, dass nur unser Gedächtnis uns erlaubt, aus der Vergangenheit für die Zukunft zu lernen – also, statt Raben für sich fliegen zu lassen, selbst mentale Zeitreisen anzustellen. Gedächtnisstörungen, wie sie insbesondere mit dissoziativen Störungen einhergehen, stellen somit eine ernste Bedrohung für die Integrität und Aktionsfähigkeit eines Individuums dar. Deswegen ist es essenziell, zum einen die Funktionsweise unseres Gedächtnisses zu verstehen und zum anderen zu analysieren, wodurch dissoziative Krankheitsbilder ausgelöst werden, die sich auf die Identität des Individuums auswirken (Staniloiu et al. 2010).

Dissoziative Störungen werden vermutlich in erster Linie durch psychosozialen Stress und traumatische Erfahrungen ausgelöst (Markowitsch 2009; Dalenberg et al. 2012; Staniloiu u. Markowitsch 2014). Es gibt vielfältige Beschreibungen, die vor allem negative Erlebnisse in Kindheit und Jugend wie Misshandlungen und Missbrauch für die Entstehung dissoziativer Krankheitsbilder verantwortlich machen (Markowitsch 2003; 2009; Arseneault et al. 2011; Mock u. Arai 2011). Hierfür sprechen auch epigenetische Daten (Markowitsch 2015) und Beobachtungen zu neuroendokrinologischer Dysregulation bei sozial deprivierten Kindern (Fries et al. 2005; 2008). Dass sich negative Umwelteinflüsse auf unser Gehirn auswirken und es nachhaltig verändern, zeigen viele Bildgebungsstudien (▸ Kap. 6 in diesem Band). Sie machen damit wahr, was Maudsley (1870), Meynert (1884) und Flechsig (1896) bereits im vorletzten Jahrhundert postulierten, nämlich dass alles Psychische durch Anatomie und Physiologie erklärbar sein müsste.

Literatur

Anderson, N. D., Davidson, P. S. R., Mason, W. P. et al. (2011). Right frontal lobe mediation of recollection- and familiarity-based verbal recognition memory: Evidence from patients with tumor resections. J Cogn Neurosci, 23: 3804–3816.

Arseneault, L., Cannon, M., Fisher, H. L., Polanczyk, G., Moffit, T. E., Caspi, A. (2011) Childhood trauma and children's emerging psychotic symptoms: A genetically sensitive longitudinal cohort study. Am J Psychiatry, 168 (1): 65–72.

Babiel, M., del Monte, D., Buchheim, A. (2015). Epigenetik und Trauma. PPT – Persönlichkeitsstörungen, Theorie und Praxis, 19 (3): 175–186.

Baddeley, A. (2012). Working memory: Theories, models, and controversies. Ann Rev Psychol, 63: 1–29.

Baddeley, A. D., Hitch, G. J. (1974). Working memory. In: G. A. Bower (Hrsg.), Recent advances in learning and motivation, (S. 47–89). New York: Academic Press.

Bartsch, T., Deuschl, G. (2010). Transient global amnesia: functional anatomy and clinical implications. Lancet Neurol, 9: 205–214.

Bogousslavsky, J. (2011). Hysteria after Charcot, back to the future. Front Neurol Neurosci, 29: 137–161.

Brand, M., Eggers, C., Reinhold, N., Fujiwara, E., Kessler, J., Heiss W-D, Markowitsch, H. J. (2009). Functional brain imaging in fourteen patients with dissociative amnesia reveals right inferolateral prefrontal hypometabolism. Psychiatr Res: Neuroimag Sect, 174: 32–39.

Brand, M., Markowitsch, H. J. (2003). The principle of bottleneck structures. In: R. H. Kluwe, G. Lüer, F. Rösler (Hrsg.), Principles of learning and memory (S. 171–184). Basel: Birkhäuser.

Bremner, J. D. (1999). Does stress damage the brain? Biolog Psychiatry, 45: 797–805.

Breuer, J., Freud, S. (1895). Studien über Hysterie. Wien: Deuticke.

Calabrese, P., Markowitsch, H. J., Durwen, H. F., Widlitzek, B., Haupts, M., Holinka, B., Gehlen, W. (1996). Right temporofrontal cortex as critical locus for the ecphory of old episodic memories. J Neurol Neurosurg Psychiatry, 61: 304–310.

Cimino, C. R., Verfaellie, M., Bowers, D. et al (1991). Autobiographical memory: influence of right hemisphere damage on emotionality and specificity. Brain Cognit, 15: 106–118.

Cowan, N. (2000). The magical number 4 in short-term memory: A reconsideration of mental storage capacity. Behav Brain Sci, 24: 87–185.

Cowan, N. (2008). What are the differences between long-term, short-term, and working memory? Prog Brain Res, 169: 323–338.

Dalenberg, C. J., Brand, B. L., Gleaves, D. H. et al. (2012). Evaluation of the evidence for the trauma and fantasy models of dissociation. Psychol Bull, 138: 150–188.

de Kloet, E. R., Rinne, T. (2007). Neuroendocrine markers of early trauma. In: E. Vermetten, M. J. Dorahy, D. Spiegel (Hrsg.), Traumatic dissociation. Neurobiology and treatment (S. 139–156). Arlington, VA: American Psychiatric Publ.

Fink, G. R., Markowitsch, H. J., Reinkemeier, M., Bruckbauer, T., Kessler, J., Heiss, W.-D. (1996). Cerebral representation of one's own past: neural networks involved in autobiographical memory. J Neurosci, 16: 4275–4282.

Flechsig, P. (1896). Gehirn und Seele. Leipzig: Veit & Comp.

Fries, A. B., Ziegler, T. E., Kurian, J. R., Jacoris, S., Pollak, S. D. (2005). Early experience in humans is associated with changes in neuropeptides critical for regulating social behavior. PNAS, 102: 17237–17240.

Fries, A. B. W, Shirtcliff, E. A., Pollak, S. D. (2008). Neuroendocrine dysregulation following early social deprivation in children. Dev Psychobiol, 50: 588–599.

Golier, J. A., Yehuda, R., Lupien, S. J., Harvey, P. D., Grossmann, R., Elkin, A. (2002). Memory performance in holocaust survivors with posttraumatic stress disorder. Am J Psychiatry, 159: 1682–1688.

Hayes, J. P., VanElzakker, M. B., Shin, L. M. (2012). Emotion and cognition interactions in PTSD: a review of neurocognitive and neuroimaging studies. Front Integrat Neurosci, 6: 1–14.

Highley, J. R., Walker, M. A., Esiri, M. M., Crow, T. J., Harrison, P. J. (2002). Asymmetry of the uncinate fasciculus: a post-mortem study of normal subjects and patients with schizophrenia. Cereb Cortex, 12 (11): 1218–1224.

Kessler, J., Markowitsch, H. J., Huber, R., Kalbe, E., Weber-Luxenburger, G., Kolk, P. (1997). Massive and persistent anterograde amnesia in the absence of detectable brain damage – anterograde psychogenic amnesia or gross reduction in sustained effort? J Clin Exp Neuropsychol, 19: 604–614.

Kihlstrom, J. F., Glisky, M. L., McGovern, S. et al. (2013). Hypnosis in the right hemisphere. Cortex, 49: 393–399.

Kopelman, M. D. (2000). Focal retrograde amnesia and the attribution of causality: An exceptionally critical review. Cogn Neuropsychol, 17: 585–621.

Kopelman, M. D. (2002). Disorders of memory. Brain, 125: 2152–2190.

Kroll, N., Markowitsch, H. J., Knight, R., von Cramon, D. Y. (1997). Retrieval of old memories – the tempo-ro-frontal hypothesis. Brain, 120, 1377–1399.

LaBar, K. S., Cabeza, R. (2006). Cognitive neuroscience of emotional memory. Nat Rev Neurosci, 7 (1): 54–64.

Lebel, C., Walker, L., Leemans, A., Phillips, L., Beaulieu, C. (2008). Microstructural maturation of the human brain from childhood to adulthood. Neuroimage, 40 (3): 1044–1055.

Levine, B., Black, S. E., Cabeza, R., Sinden, M., Mcintosh, A. R., Toth, J. P., Tulving, E., Stuss, D. T. (1998) Episodic memory and the self in a case of isolated retrograde amnesia. Brain, 121 (Pt 10): 1951–1973.

Levine, B., Svoboda, E., Turner, G. R., Mandic, M., Mackey, A. (2009). Behavioral and functional neuroanatomical correlates of anterograde autobiographical memory in isolated retrograde amnesic patient M. L. Neuropsychologia, 47 (11): 2188–2196.

Lundholm, H. (1932). The riddle of functional amnesia. J Abnorm Soc Psychol 26: 355–366.

Lupien, S. J., Fiocco, A., Wan, N., Maheu, F., Lord, C., Schramek, T., Tu, M. T. (2005). Stress hormones and human memory function across the lifespan. Psychoneuroendocrinol 30: 225–242.

Lupien, S. J., McEwen, B. S., Gunnar, M. R., Heim, C. (2009). Effects of stress throughout the lifespan on the brain, behavior and cognition. Nature Rev Neurosci, 10: 434–445.

Lupien, S. J., Maheu, F. S. (2000). Memory and stress. In: G. Fink (Hrsg.), Encyclopedia of stress (Vol. 2 F-N). 2. Aufl. (S. 693–699). Amsterdam: Elsevier.

Lupien, S. J., Parent, S., Evans, A. C., Tremblay, R. E., Zelazo, P. D., Corbo, V., Pruessner, J. C., Séquin, J. R. (2011). Larger amygdala but no chance in hippocampal volume in 10-year-old children exposed to maternal depressive symptomatology since birth. PNAS, 108: 14324–14329.

Markowitsch, H. J. (1983). Transient global amnesia. Neurosci Biobehav Rev, 7: 35–43.

Markowitsch, H. J. (Hrsg.) (1990). Transient global amnesia and related disorders. Toronto: Hogrefe & Huber Publs.

Markowitsch, H. J. (1992). Intellectual functions and the brain. An historical perspective. Toronto: Hogrefe u. Huber Publs.

Markowitsch, H. J. (1996a). Organic and psychogenic retrograde amnesia: two sides of the same coin? Neurocase 2: 357–371.

Markowitsch, H. J. (1996b). Retrograde amnesia: Similarities between organic and psychogenic forms. Neurol Psychiatr Brain Res, 4: 1–8.

Markowitsch, H. J. (1999a). Neuroimaging and mechanisms of brain function in psychiatric disorders. Current Opinion of Psychiatry, 12, 331–337.

Markowitsch, H. J. (1999b). Functional neuroimaging correlates of functional amnesia. Memory, 7: 561–583.

Markowitsch HJ (2002). Functional retrograde amnesia – mnestic block syndrome. Cortex, 38: 651–654.

Markowitsch, H. J. (2003). Psychogenic amnesia. NeuroImage, 20: S132–S138.

Markowitsch, H. J (2008a). Anterograde amnesia. In: G. Goldenberg, B. L. Miller (Hrsg.), Handbook of clinical neurology (3rd Series, Vol. 88: Neuropsychology and behavioral neurology) (S. 139–156). New York: Elsevier.

Markowitsch, H. J. (2008b). Autobiographic memory: A biocultural relais between individuum and environment. Eur Arch Psychiatr Clin Neurosci, 258 [Suppl. 5]: 98–103.

Markowitsch, H. J. (2009). Stressbedingte Erinnerungsblockaden. Neuropsychologie und Hirnbildgebung. Psychoanalyse, 13: 246–255.

Markowitsch, H. J. (2013). Memory and self – neuroscientific landscapes. ISRN Neurosci, Art. ID 176027, http://dx.doi.org/10.1155/2013/176027

Markowitsch, H. J. (2015). Dissoziative Amnesien – Ein Krankheitsbild mit wahrscheinlicher epigenetischer Komponente. PPT – Persönlichkeitsstörungen, Theorie und Praxis, 19 (3): 195–211.

Markowitsch, H. J., Staniloiu, A. (2012a). Amnesic disorders. Lancet, 380: 1229–1240.

Markowitsch, H. J., Staniloiu, A. (2012b). Autonoetic consciousness and the self. In: Consciousness: States, mechanisms and disorders. AE Cavanna, A Nani (Hrsg.). New York: Nova Science Publs, 85–110.

Markowitsch, H. J., Staniloiu, A. (2013). The impairment of recollection in functional amnesic states. Cortex, 49: 1494–1510.

Markowitsch, H. J., Staniloiu, A. (2016). Retrograde amnesia. In: M. Hallett, J. Stone, A. Carson (Hrsg.), Functional neurological disorders (Handbook of clinical neurology) (S. 419–445). 3. series, Vol. 139. Amsterdam: Elsevier.

Markowitsch, H. J., Staniloiu, A. (in Druck). History of memory. In: Oxford handbook of the history of clinical neuropsychology. W Barr, LA Bielauskas (Hrsg.). Oxford: Oxford University Press.

Markowitsch, H. J., Calabrese, P., Liess, J., Haupts, M., Durwen, H. F., Gehlen, W. (1993). Retrograde amnesia after traumatic injury of the temporofrontal cortex. J Neurol Neurosurg Psychiatry, 56: 988–992.

Markowitsch, H.J., Fink, G.R., Thöne, A.I.M., Kessler, J., Heiss, W.-D. (1997a). Persistent psychogenic amnesia with a PET-proven organic basis. Cogn Neuropsychiatry, 2: 135–158.

Markowitsch, H.J., Thiel, A., Kessler, J., von Stockhausen H-M, Heiss, W.-D. (1997b). Ecphorizing semi-conscious episodic information via the right temporopolar cortex – a PET study. Neurocase, 3: 445–449.

Markowitsch, H.J., Kessler, J., Van der Ven, C., Weber-Luxenburger, G., Heiss, W.-D. (1998). Psychic trauma causing grossly reduced brain metabolism and cognitive deterioration. Neuropsychologia, 36: 77–82.

Markowitsch, H.J., Kessler, J., Kalbe, E., Herholz, K. (1999a). Functional amnesia and memory consolidation. A case of persistent anterograde amnesia with rapid forgetting following whiplash injury. Neurocase, 5: 189–200.

Markowitsch, H.J., Kessler, J., Russ, M.O., Frölich, L., Schneider, B., Maurer, K. (1999b). Mnestic block syndrome. Cortex, 35: 219–230.

Markowitsch, H.J., Kessler, J., Weber-Luxenburger, G., Van der Ven, C., Heiss. W.-D. (2000). Neuroimaging and behavioral correlates of recovery from ›mnestic block syndrome‹ and other cognitive deteriorations. Neuropsychiatr Neuropsychol Behav Neurol, 13: 60–66.

Maudsley, H. (1870). Body and Mind: An inquiry into their connection and mutual influence, specially in reference to mental disorders. London: Macmillan and Co.

Mathy, F., Feldman, J. (2012). What's magic about magic numbers? Chunking and data compression in short-term memory. Cognition, 122 (3): 346–362. doi: 10.1016/j.cognition.2011.11.003

Meynert, T. (1884). Psychiatrie. Klinik der Erkrankungen des Vorderhirns, begründet auf dessen, Bau, Leistungen und Ernährung. Wien: Braumüller.

Mishkin, M. (1982). A memory system in the monkey. Phil Trans Roy Soc Lond B, 298: 85–95.

Mishkin, M., Petri, H.L. (1984). Memories and habits: Some implications for the analysis of learning and retention. In: Neuropsychology of memory. LR Squire, N Butters (Hrsg.). New York: Guilford Press, 287–296.

Mock, S.E., Arai, S.M. (2011). Childhood trauma and chronic illness in adulthood: mental health and socioeconomic status as explanatory factors and buffers. Front Psychol, 1: 1–6. doi:10.3389/fpsyg.2010.00246.

O'Brien, J.T. (1997). The ›glucocorticoid cascade‹ hypothesis in man. Br J Psychiatry, 170: 199–201.

Osnato, M. (1930). The rôle of trauma in various neuropsychiatric conditions. Am J Psychiatry, 86: 643–660.

Semon, R. (1904). Die Mneme als erhaltendes Prinzip im Wechsel des organischen Geschehens. Leipzig: Wilhelm Engelmann.

Moriguchi, Y., Ohnishi, T., Lane, R.D. et al (2006). Impaired self-awareness and theory of mind: An fMRI study of mentalizing in alexithymia. NeuroImage, 32: 1472–1482.

Norrholm, S.D., Jovanovic, T., Smith, A.K., Binder, E., Klengel, T., Conneely, K., Mercer, K.B., Davis, J.S., Kerley, K., Winkler, J., Gillespie, C.F., Bradley, B., Ressler, K.J. (2013). Differential genetic and epigenetic regulation of catechol-O-methyltransferase is associated with impaired fear inhibition in posttraumatic stress disorder. Front Behav Neurosci, 7: 1–10.

Parsons, R.G., Ressler, K.J. (2013). Implications of memory modulation for post-traumatic stress and fear disorders. Nature Neurosci, 16: 146–153.

Pietrini, P. (2003). Toward a biochemistry of mind? Am J Psychiary, 160: 1907–1908.

Quirin, M., Gruber, T., Kuhl, J., Düsing, R. (2013). Is love right? Prefrontal resting brain asymmetry is related to the affiliation motive. Front Hum Neurosci. 7: 902. doi: 10.3389/fnhum.2013.00902.

Reinhold, N., Kühnel, S., Brand, M., Markowitsch, H.J. (2006). Functional neuroimaging in memory and memory disturbances. Curr Med Imag Rev, 2: 35–57.

Sapolsky, R.M. (2000). Glucocorticoids and hippocampal atrophy in neuropsychiatric disorders. Arch Gen Psychiatry, 57, 925–935.

Schneider, K. (1912). Über einige klinisch-psychologische Untersuchungsmethoden und ihre Ergebnisse. Zugleich ein Beitrag zur Psychopathologie der Korsakowschen Psychose. Z Neurol Psychiatr, 8: 553–615.

Schneider, K. (1928). Die Störungen des Gedächtnisses. In: Handbuch der Geisteskrankheiten (Bd. 1). O Bumke (Hrsg.). Berlin: Springer, 508–529.

Schore, A. N. (2002). Dysregulation of the right brain: a fundamental mechanism of traumatic attachment and the psychopathogenesis of posttraumatic stress disorder. Austral New Zealand J Psychiatry, 36: 9–30.

Schore, A. N. (2005). Back to basics: attachment, affect regulation, and the developing right brain: Linking developmental neuroscience to pediatrics. Pediatr Rev, 26: 204–217.

Seidl, U., Markowitsch, H. J., Schröder, J. (2006). Die verlorene Erinnerung. Störungen des autobiographischen Gedächtnisses bei leichter kognitiver Beeinträchtigung und Alzheimer-Demenz. In: H. Welzer, H. J. Markowitsch (Hrsg.), Warum Menschen sich erinnern können. Fortschritte der interdisziplinären Gedächtnisforschung (S. 286–302). Stuttgart: Klett.

Siebert, M., Markowitsch, H. J., Bartel, P. (2003). Amygdala, affect, and cognition: Evidence from ten patients with Urbach-Wiethe disease. Brain, 126: 2627–2637.

Spiegel, D., Loewenstein, R. J., Lewis-Fernandet, R., Sar, V., Simeon, D., Vermetten, E., Cardena, E., Dell, P. F. (2011). Dissociative disorders in DSM-5. Depress Anxiety 28: 824–852.

Squire, L. R., Zola-Morgan, S. (1988). Memory: brain systems and behavior. TINS, 11: 170–175.

Staniloiu, A., Markowitsch, H. J. (2010). Searching for the anatomy of dissociative amnesia. J Psychol, 218: 96–108.

Staniloiu, A., Markowitsch, H. J. (2012c). Dissociation, memory, and trauma narrative. J Literary Theory, 6: 103–130.

Staniloiu, A., Markowitsch, H. J. (2014). Dissociative amnesia. Lancet Psychiatry, 1: 226–241.

Staniloiu, A., Markowitsch, H. J., Brand, M. (2010). Psychogenic amnesia – A malady of the constricted self. Consciousn Cognit, 19: 778–801.

Staniloiu, A., Vitcu, I., Markowitsch, H. J. (2011). Neuroimaging and dissociative disorders. In: Advances in brain imaging. V Chaudhary (ed.). INTECH – Open Access Publ, 11–34.

Tulving, E. (1972). Episodic and semantic memory. In: E. Tulving, W. Donaldson (Hrsg.), Organization of memory (S. 381–403). New York: Academic Press.

Tulving, E. (1983). Elements of episodic memory. Oxford: Clarendon Press.

Tulving, E. (1995). Organization of memory: quo vadis? In: M. S. Gazzaniga (Hrsg.), The cognitive neurosciences (S. 839–847). Cambridge, MA: MIT Press.

Tulving, E. (2005). Episodic memory and autonoesis: Uniquely human? In: H. S. Terrace, J. Metcalfe (Hrsg.), The missing link in cognition: Self-knowing consciousness in man and animals (S. 3–56). New York: Oxford University Press.

Tulving, E., Markowitsch, H. J. (1998). Episodic and declarative memory: Role of the hippocampus. Hippocampus, 8, 198–204.

Valentino, K., Toth, S. L., Cicchetti, D. (2009). Autobiographical memory functioning among abused, neglected, and nonmaltreated children: the overgeneral memory effect. J Child Psychol Psychiatry, 50: 1029–1038.

Watkins, E., Teasdale, J. D., Williams, R. M. (2000). Decentring and distraction reduce overgeneral autobiographical memory in depression. Psychol Med, 30: 911–920.

Williams, J. M., Scott, J. (1988). Autobiographical memory in depression. Psychol Med, 18: 689–695.

Williams, J. M., Ellis, N. C., Tyers, C., Healy, H., Rose, G., McLeod, A. K. (1996). The specificity of autobiographical memory and imageability of the future. Mem Cognit, 24: 116–125.

13 Peritraumatische Dissoziation und Informationsverarbeitung

Annegret Krause-Utz und Bernet Elzinga

13.1 Einleitung

Unter peritraumatischer Dissoziation wird das Erleben dissoziativer Phänomene unmittelbar während oder in zeitnaher Folge eines traumatischen Ereignisses verstanden (Marmar et al. 1998; Van der Kolk et al. 1996a).

Phänomene wie Entfremdungserleben (Derealisation, Depersonalisation, emotionale Taubheit), veränderte Wahrnehmung von Umgebungsreizen sowie die Unfähigkeit, sich im Nachhinein an bedeutsame Aspekte des Traumas zu erinnern (dissoziative Amnesie) können als Bewältigungsmöglichkeit begriffen werden, um eine innere Distanz zu der bedrohlichen Situation herzustellen und den Umgang mit damit einhergehenden überwältigenden Gefühlen zu erleichtern (Spiegel u. Cardena 1991; Van der Kolk 1987). Während peritraumatische Dissoziation in diesem Sinne als adaptiver Schutzmechanismus angesichts tiefgreifender Belastung verstanden werden kann, weisen zahlreiche Befunde darauf hin, dass diese die Wahrscheinlichkeit für das Auftreten späterer Stresssymptomatik und Traumafolgestörungen erhöht (Candel u. Merckelbach 2004; Marmar et al. 1998; Van der Hart et al. 2008; Van der Velden u. Wittmann 2008).

Welche Mechanismen zur Entstehung dieses Zusammenhangs beitragen, ist bisher noch nicht vollständig geklärt (Van der Hart et al. 2008). Von manchen Autoren wird angenommen, dass peritraumatische Dissoziation die Informationsverarbeitung während der traumatischen Situation so gravierend stört, dass es zur Beeinträchtigung bis hin zur völligen Unterbrechung mentaler Funktionen kommt, die für die Verarbeitung autobiografischer Ereignisse eine essenzielle Rolle spielen (Spiegel 1997; Spiegel u. Cardena 1991; Van der Kolk et al. 1996a). So wird angenommen, dass peritraumatische Dissoziation zu einer Veränderung von Gedächtnisprozessen führt, wodurch es zu einer fehlenden Integration der traumatischen Erfahrungen in das episodische Gedächtnis und im späteren Verlauf zur intrusiven Erinnerung des Gedächtnismaterials kommt (Brewin 2001; Ehlers u. Clark 2000; Ehlers et al. 2004; Elbert et al. 2006).

13.2 Trauma und Dissoziation

Traumatischer Stress scheint eine maßgebliche Rolle bei der Entstehung dissoziativer Zustände zu spielen, wobei von einer Wechselwirkung zwischen anlagebedingten (genetischen, neurobiologischen) Vulnerabilitätsfaktoren und Umwelteinflüssen ausgegangen wird (Lanius et al. 2010; Schauer u. Elbert 2010; Spiegel 1993; Spiegel 1997; Spiegel u. Cardena 1991; Van der Hart et al. 2008; Van der Kolk 1987; Van der Kolk et al. 1996a). So ergaben retrospektive Studien einen engen Zusammenhang zwischen erhöhter Dissoziationsneigung und frühkindlichem Trauma, wie sexuellem Missbrauch (Dutra et al. 2009; Van Den Bosch et al. 2003; Zanarini et al.

2000), körperlichem Missbrauch, elterlichen Bindungsstörungen und schwerer Vernachlässigung (Dalenberg et al. 2012; Zanarini et al. 2000). Dieser Zusammenhang wurde für verschiedene Störungen wie die Borderline-Persönlichkeitsstörung (BPS) (Simeon et al. 2003b; Vermetten u. Spiegel 2014) und Dissoziative Identitätsstörung (DIS) (Putnam et al. 1986) gefunden. Lang anhaltende und wiederholte Missbrauchserfahrungen scheinen mit ausgeprägteren dissoziativen Symptomen in Verbindung zu stehen als isolierte Vorfälle, wobei ein stärkerer Zusammenhang gefunden wurde, wenn der Täter aus dem engeren Umfeld stammt und eine primäre Bezugsperson ist (Marmar et al. 1998; Spiegel u. Cardena 1991).

Mehrere Modelle postulieren, dass peritraumatische Dissoziation eine Schutzfunktion angesichts unausweichlicher und unkontrollierbarer Bedrohungssituationen darstellt, die eine innerliche Distanz zum Traumageschehen und den subjektiven Reaktionen darauf ermöglicht, v. a. wenn anderweitige Bewältigungsstrategien nicht mehr greifen (Lanius et al. 2010; Spiegel 1993; Spiegel 1997; Spiegel u. Cardena 1991; Schauer u. Elbert 2010).

Unter peritraumatischer Dissoziation wird in der Literatur ein breites und komplexes Spektrum an emotionalen, kognitiven und somatoformen Phänomenen verstanden (Holmes et al. 2005; Van der Hart et al. 2004). Viele Betroffene beschreiben den Eindruck, das traumatische Geschehen aus einer Außenperspektive (wie als außenstehende Person) zu beobachten (Depersonalisation). Die Situation gleicht einem Traum oder Film, der keinen Bezug zur Realität zu haben und einen selbst nicht zu betreffen scheint (Derealisation). Das emotionale Erleben wird gedämpft und erscheint wie taub (numbing). Sinneseindrücke erscheinen wie ausgeblendet, in weite Ferne gerückt oder aber überdeutlich. In manchen Fällen ist die Erinnerung an wichtige Aspekte der traumatischen Situation im Nachhinein nur bruchstückhaft vorhanden oder gar nicht mehr abrufbar (dissoziative Amnesie). Körperteile werden häufig als verzerrt, z. B. unnatürlich verlängert oder verkürzt wahrgenommen. Viele Betroffenen berichten zudem einen Zustand der Schmerzunempfindlichkeit (Analgesie) sowie eine subjektive Loslösung vom eigenen Körper (out of body experiences). Der Körper wird nicht mehr als Teil von einem selbst erlebt, erscheint unbeweglich und wie eingefroren (tonische Immobilität, Stupor; ▸ Kap. 18 in diesem Band), sodass z. B. körperliche Übergriffe nicht mehr als so schmerzhaft erlebt werden.

Während sich in manchen Fällen die dissoziative Symptomatik nach dem traumatischen Ereignis spontan zurückbildet, bleibt sie in anderen chronisch bestehen oder tritt im Zusammenhang mit traumabezogenen Auslösern erneut wieder auf, was möglicherweise auf eine erhöhte Veranlagung für dissoziatives Erleben (Lanius et al. 2010) und unzureichend ausgebildete anderweitige Bewältigungsstrategien (Foa u. Kozak 1986) zurückzuführen ist. Es hat sich gezeigt, dass Personen, die höhere peritraumatische Dissoziation berichten, auch im weiteren Lauf ihres Lebens dazu neigen, auf traumaassoziierte Reize und in Belastungssituationen dissoziativ zu reagieren (Bennettet al. 2015).

Kürzlich wurde von Frewen und Lanius (2014) ein Modell zur Klassifizierung traumabezogener dissoziativer Bewusstseinszustände (trauma-related states of consciousness, TRASC) vorgeschlagen, das eine Abgrenzung von normalen Bewusstseinszuständen (normal-waking consciousness) erlaubt. Diesem Modell zufolge lassen sich dissoziative Symptome vier Dimensionen zuordnen: 1) einer zeitlichen Dimension (time), 2) einer gedanklichen

Ebene (thought), 3) einer körperlichen Ebene (body) sowie 4) einer emotionalen Ebene (emotion). Beispiele für dissoziative Symptome, die einem veränderten Zeiterleben entsprechen (time), sind dissoziative Flashbacks, d. h. Rückblenden, die so realistisch erlebt werden, dass sie nicht mehr von dem vergangenen Erleben zu diskriminieren sind. Betroffene beschreiben häufig Bewusstseinsveränderungen im Sinne eines verlangsamten oder beschleunigten Zeitgefühls, was mit einem weiteren Verlust der zeitlichen Orientierung einhergehen kann. Dissoziative Erlebnisse, die der zweiten Dimension (thought) entsprechen, sind das Wahrnehmen von Stimmen in zweiter Person (z. B. »du hast es nicht anders verdient«). Unter der dritten Kategorie (body) werden Depersonalisationszustände und »out of body experiences« gefasst. Emotionale Taubheit (»emotional numbing«, das der letzten Kategorie zugeordnet ist) wird von den Autoren als eine Über-Modulierung überwältigender und unerträglicher Gefühlszuständen wie Ohnmacht, Hilflosigkeit, Terror, Ekel, Schuld und Scham im Rahmen der traumatischen Situation verstanden (Frewen u. Lanius 2014). Diese emotionale »Über-Modulierung« scheint im Gegensatz zu Symptomen der emotionalen »Unter-Modulierung« zu stehen, wie sie als »emotionale Dysregulation« auftritt (z. B. erhöhte emotionale Sensibilität und Instabilität, intensiveres Ansprechen auf emotionale Reize und dysfunktionale Strategien zur Reduktion emotionaler Erregung) (Frewen u. Lanius 2014). Dieser unterschiedliche Umgang mit Emotionen im Rahmen der Dissoziation scheint in Verbindung mit einem veränderten neuronalen Ansprechen auf emotionale Reize zu stehen (► Kap. 6 in diesem Band). So wird angenommen, dass es während der Dissoziation zu einer Dämpfung der Aktivierung in Gehirnregionen kommt, die zentral für Emotionsverarbeitung sind, während es zeitgleich zu einer stärkeren Aktivierung von präfrontalen Gehirnregionen kommt, die an der Modulation von Arousal beteiligt sind (Lanius et al. 2010; Sierra u. Berrios 1998).

Aus neurobiologischer Sicht wird zudem angenommen, dass (peritraumatische) Dissoziation einem evolutionspsychologisch verankerten Schutzmechanismus analog zum sogenannten »freezing« entspricht, wie er auch bei anderen Tierarten in extremen Gefahrensituationen beobachtet werden kann (Schauer u. Elbert 2010; Zelikowsky et al. 2014), wobei keine direkte Übertragung von Tierstudien auf den Humanbereich möglich ist (Hagenaars et al. 2014). Die wahrgenommene Nähe eines Angreifers scheint zunächst eine Orientierungsreaktion auszulösen, die u. U. in einen aktiven Verteidigungsmechanismus übergeht, der den Organismus auf Flucht oder Angriff vorbereitet und mit einer Aktivierung des sympathischen Nervensystems einhergeht (Bradley et al. 2001; Lang et al. 2000). Ist die Erfolgsaussicht auf ein Entkommen gering, steigt die Wahrscheinlichkeit, dass der Organismus in eine passive Verteidigungsstrategie, einen sogenannten Totstellreflex verfällt, der bei unausweichlicher Bedrohung die Chance auf ein Überleben erhöht (z. B. indem der Angreifer das Opfer schwerer entdecken kann oder das Interesse an ihm verliert). Dieser Totstellreflex scheint mit einer stärkeren Aktivierung des parasympathischen Nervensystems einherzugehen, was einem »Herunterfahren« des sympathischen Nervensystems gleicht (Lanius et al. 2010; Schauer u. Elbert 2010; Sierra u. Berrios 1998). In extremen Stresssituationen liegt möglicherweise eine gleichzeitige (Ko-)Aktivierung des sympathischen und parasympathischen Nervensystems vor, d. h. akute Panik- und Stressreaktionen werden von dissoziativen Phänomenen wie tonischer Immobilität, Analgesie und emotionaler Dämpfung begleitet (Schauer u. Elbert 2010).

Zusammengefasst wird peritraumatische Dissoziation als adaptive Schutzreaktion in extremen Gefahrensituationen begriffen, die dem Organismus einen Umgang mit unabwendbaren schmerzhaften Erfahrungen ermöglicht. Auf lange Sicht scheint Dissoziation jedoch eine maladaptive Wirkung zu haben, indem sie die Verarbeitung autobiografischer Erfahrungen in ihrer Ganzheit behindert und u. U. in eine Traumafolgestörung übergehen kann: Die überwiegende Anzahl empirischer Arbeiten spricht dafür, dass sich peritraumatische Dissoziation als Risikofaktor für die Entstehung von posttraumatischer Belastungsstörung (PTBS) (s. Marmar et al. 1998), chronischer Depersonalisation (Simeon et al. 2003a) oder DIS (Van der Kolk et al. 1996a) erweist. Im letzteren Fall kommt es zur Entwicklung unterschiedlicher Ich- bzw. Identitätszustände, die unterschiedliche kognitive und affektive Aspekte (Gedanken, Erinnerungen, Gefühlszustände) und Verhaltensaspekte (z. B. aggressive Impulse) der Traumasituation repräsentieren können (▶ Kap. 22 in diesem Band). Bezüglich der PTBS wurde im DSM-5 ein »dissoziativer Subtyp« spezifiziert, bei dem dissoziative Reaktionen auf traumarelevantes Material besonders stark ausgeprägt sind (American Psychiatric Association 2013; ▶ Kap. 26 in diesem Band). Belastungsabhängige dissoziative Phänomene sind auch ein zentrales Merkmal der BPS (Brand u. Lanius 2014; Korzekwa et al. 2009; Krause-Utz et al. im Druck; Stiglmayr et al. 2008; Vermetten u. Spiegel 2014).

13.3 Peritraumatische Dissoziation als Risikofaktor für die Entwicklung einer PTBS

Der Zusammenhang zwischen peritraumatischer Dissoziation und posttraumatischer Stresssymptomatik ist in einer wachsenden Anzahl an Studien untersucht worden (Bovin u. Marx 2011; Candel u. Merckelbach 2004; Van der Hart et al. 2008; Van der Velden u. Wittmann 2008). Maßgeblich in diesem Zusammenhang waren die anfänglichen Arbeiten von Marmar und Kollegen, die einen Fragebogen zur Erfassung peritraumatischer Dissoziation entwickelten, den Peritraumatic Dissociative Experiences Questionnaire (PDEQ; Marmar et al. 1994; ▶ Kap. 16 in diesem Band). In mehreren Studien dieser Arbeitsgruppe zeigte sich ein signifikanter Zusammenhang zwischen PDEQ-Werten und der Ausprägung posttraumatischer Stresssymptome sowie einer generell erhöhten Dissoziationsneigung: Je stärker die Dissoziation während des traumatischen Ereignisses rückblickend berichtet wurde, desto ausgeprägter die PTBS-Symptome (Marmar et al. 1998). Neben der Stärke peritraumatischer Dissoziation erwiesen sich allerdings auch andere Faktoren, wie das Ausmaß sozialer Unterstützung, Berufserfahrung und externer Kontrollüberzeugung als bedeutsame Prädiktorvariablen für die Stärke posttraumatischer Stresssymptomatik (Marmar et al. 1998). Über die Befunde dieser Querschnittsstudien hinaus konnten prospektive Studien belegen, dass das Ausmaß peritraumatischer Dissoziation einen signifikanten Risikofaktor für die Entwickelung einer PTBS darstellt (Shalev et al. 1996; Shalev et al. 1997). Auch in neueren Studien zeigte sich ein positiver Zusammenhang zwischen selbstberichteter peritraumatischer Dissoziation und PTBS-Symptomatik, wobei sich diese Studien hinsichtlich konzeptueller Gesichtspunkte, untersuchter Stichproben und Art sowie Zeitpunkt des traumatisierenden Ereignisses stark unterscheiden. So ergab sich ein positiver Zusammengang z. B. für Kriegsveteranen (Nash et al. 2015), Polizeibeamte (Galatzer-Levy et al. 2011; Marmar et al. 2006; Martin et al. 2009; McCaslin et al. 2008; Sijbrandij et al. 2012), Unfallopfer (Gabert-Quillen et al. 2011; Hodgson u. Webster 2011; Skogstad et al. 2014), Opfer von Naturkatastrophen (Duncan et al. 2013), Opfer interpersoneller Gewalt (Johansen et al. 2007; Rizvi et al. 2008; Werner u. Griffin 2012) und Massengewalt (Gil et al. 2015; Miron et al. 2014; Razik et al. 2013; Shalev u. Freedman 2005) sowie sexueller Traumatisierung in der Kindheit (Johnson et al. 2001).

Allerdings muss darauf hingewiesen werden, dass der Zusammenhang zwischen peritraumatischer Dissoziation und PTBS-Schwere sich nicht durchgängig und verlässlich replizieren ließ (Birmes et al. 2001; Gershuny et al. 2003; Gil et al. 2016; Mellman et al. 2001; Murray et al. 2002; Simeon et al. 2008; Van der Velden et al. 2006; Van Loey et al. 2012; Wittmann et al. 2006; Yaşan et al. 2009). So verschwand der Effekt von peritraumatischer Dissoziation auf PTBS-Schwere, wenn für initiale PTBS-Symptomatik kontrolliert wurde (Hagenaars et al. 2007; Marshall u. Schell 2002; Marx u. Sloan 2005).

Candel und Merckelbach (2004) weisen in ihrer kritischen Übersichtsarbeit darauf hin, dass sich der Großteil früherer Studien zum Einfluss peritraumatischer Dissoziation auf PTBS-Symptomatik auf retrospektive Angaben von traumatischen Ereignissen stützt, die z. T. schon längere Zeit zurücklagen. Bei retrospektiven Befragungen besteht die Möglichkeit, dass die Probanden bewusst und/oder unbewusst verzerrte Angaben machen. So könnte es sein, dass Personen, die eine PTBS entwickelten, das Ausmaß ihrer Dissoziation zum Zeitpunkt des Traumas rückblickend überschätzen bzw. Betroffene, die keine PTBS entwickelten, sich nicht mehr genau genug an die zurückliegende Dissoziation erinnern (Candel u. Merckelbach 2004). Neben allgemeinen Gedächtniseffekten könnte auch erhöhte Fantasiebereitschaft eine Rolle spielen (Merckelbach et al. 1999; ▸ Kap. 14 in diesem Band).

Van der Hart und Kollegen (2008) weisen in einer späteren Übersichtsarbeit auf konzeptionelle Unterschiede von peritraumatischer Dissoziation hin. In den meisten Studien wurden nur psychoforme Symptome zum Zeitpunkt des Traumas abgefragt, die nicht nur durch Dissoziation, sondern auch durch andere Faktoren beeinflusst worden sein könnten. Somatoforme Symptome (z. B. Analgesie) haben möglicherweise einen anderen Einfluss als psychische Phänomene wie Depersonalisation und Derealisation auf die Entwicklung posttraumatischer Stresssymptome (Van der Hart et al. 2008). Auch Van der Hart und Kollegen weisen auf eine mangelnde Berücksichtigung von Moderator- und Mediatorvariablen hin. Dabei handelt es sich um weitere Faktoren, die das Zustandekommen eines korrelativen Zusammenhangs beeinflussen oder gar erklären können. So könnte das Ausmaß an Neurotizismus und Psychotizismus eine Rolle spielen (Holeva u. Tarrier 2001). Weiterhin scheinen emotionale und kognitive Aspekte der Traumasituation, z. B. subjektiv wahrgenommenes Ausmaß an Bedrohung, Kontrollverlust und weitere traumaassoziierte negative Emotionen eine Rolle zu spielen (Olde et al. 2005; Gershuny et al. 2003; Otis et al. 2012). Bei Feeny und Kollegen (2000) erwies sich das Ausmaß an Depression und emotionaler Taubheit (als mögliche Teilaspekte von Dissoziation), nicht jedoch die grundsätzliche Dissoziationsneigung als Prädiktoren für die Entstehung einer PTBS. Zudem wird diskutiert, dass weniger die Dissoziation zum Zeitpunkt des Traumas als vielmehr das Fortbestehen dissoziativer Symptomatik zur Entstehung und Aufrechterhaltung der PTBS beiträgt (Briere et al. 2005; Lanius et al. 2010).

Aufgrund der wachsenden Anzahl an Studien und teilweise widersprüchlichen Befunde wurden Metaanalysen durchgeführt, die Ergebnisse systematisch zusammenfassen und versuchen, Erklärungen für Diskrepanzen zu finden (Breh u. Seidler 2007; Ozer et al. 2003; Lensvelt-Mulders et al. 2008). In der Metaanalyse von Breh und Seidler (2007) fand sich über alle Studien hinweg eine mittlere positive Korrelation von $r = 0.36$, die auf einen moderaten Effekt peritraumatischer Dissoziation auf PTBS-Schwere hinweist. Auch in einer neueren Metanalyse von Lensvelt-Mulders und Kollegen (2008) ergab sich hierfür über 50 unabhängige empirische Studien (16.547 Probanden) hinweg ein moderater positiver Zusammenhang (mittlere Korrelation von .40). Allerdings schwankten die gefundenen Effektstärken zwischen den Studien erheblich. Dabei trugen methodische Unterschiede zur Erklärung dieser Variabilität bei. Je länger das Trauma zurücklag, umso deutlicher war der Zusammenhang mit PTBS-Symptomatik. Dieser Effekt könnte auf eine Verzerrung durch retrospektive Berichte hindeuten, wie von Candel und Merckelbach (2004) diskutiert. Allerdings war der Zusammenhang zwischen peritraumatischer Dissoziation und PTBS in dieser Metaanalyse auch stärker für Längsschnittuntersuchungen als für retrospektive Studien und es ergab sich ein Hinweis darauf, dass der Zusammenhang stärker war, wenn es sich um eine Traumatisierung in der Kindheit handelte. Dies spricht eher gegen die Annahme, dass der signifikante Zusammenhang ein methodisches Artefakt retrospektiver Befragung darstellt, sondern u. U. für einen stärkeren Effekt früherer Traumatisierung.

Zusammengefasst erweist sich der Zusammenhang zwischen peritraumatischer Dissoziation und PTBS-Symptomatik trotz erheblicher methodischer Unterschiede und Limitationen als relativ robust, wobei kausale Aussagen jedoch erschwert oder gar unmöglich sind. Mehr prospektive Studien sind notwendig, um Aussagen über Faktoren zu treffen, welche die Wahrscheinlichkeit für das Auftreten peritraumatischer Dissoziation erhöhen oder verringern. Bisher deutet einiges darauf hin, dass die Auftretenswahrscheinlichkeit peritraumatischer Dissoziation erhöht wird durch: jüngeres Alter, stärkere Konfrontation mit dem traumatisierenden Ereignis, intensivere subjektive Wahrnehmung von Bedrohung und Angst zum Zeitpunkt des Traumas, schwächere psychosoziale Anpassung und Identitätsausprägung, geringeres Ausmaß an Ehrgeiz, externale Kontrollüberzeugung (Marmar et al. 1996), vorhergehende depressive Episode (Feeny et al. 2000; Fullerton et al. 2000), weibliches Geschlecht (McDonald et al. 2013) sowie maladaptiven Umgang mit bedrohlichen Situationen (Morgan et al. 2001). So könnten ein stärkerer Einsatz von maladaptiven Coping-Strategien (Kumpula et al. 2011; Brousse et al. 2011) und kognitive Verzerrungen eine Rolle beim Zustandekommen peritraumatischer Dissoziation spielen (Fleming u. Resick, im Druck) und wiederum zur Entwicklung einer PTBS beitragen.

13.4 Mögliche zugrunde liegende Mechanismen

Als Mechanismen, die den Zusammenhang zwischen peritraumatischer Dissoziation und posttraumatischer Stresssymptomatik vermitteln könnten, werden in der Literatur sowohl anlagebedingte Vulnerabilitätsfaktoren (z. B. Persönlichkeitsmerkmale, neurobiologische und neuroendokrinologische Veränderungen) als auch Umweltfaktoren (z. B. Merkmale der traumatischen Situation) und lerntheoretische Mechanismen diskutiert (Marmar et al. 1998; Van der Kolk et al. 1996b). Eine gestörte Informationsverarbeitung während akuter Dissoziation wird als ein wesentlicher Mechanismus für die Entstehung posttraumatischer Stresssymptomatik bzw. Traumafolgestörungen angesehen (Spiegel 1993).

13.4.1 Allgemeine kognitionspsychologische Grundlagen

Unter dem Begriff »Informationsverarbeitung« versteht man in der Kognitionspsychologie eine Reihe mentaler Prozesse, die dem Aufnehmen, Auswerten und Speichern von Informationen dienen (Wahrnehmungs- und Gedächtnisprozesse), sowie Lern- und Problemlösungsprozesse. Für eine flexible Anpassung an belastende Lebenssituationen und die Ausreifung einer stabilen Identität ist die kohärente Integration salienter sensorischer, kognitiver und emotionaler Einflüsse in Bewusstsein und Gedächtnis erforderlich (Conway u. Pleydell-Pearce 2000; Rueda et al. 2005). Gedächtnisfunktionen können allgemein in explizites (deklaratives) Gedächtnis und implizites (prozedurales) Gedächtnis unterschieden werden (▸ Kap. 12 in diesem Band). Unter explizite Gedächtnisleistungen fallen der intentionale Abruf von Faktenwissen und die Aufrechterhaltung bzw. Manipulation visueller oder verbaler Informationen im Arbeitsgedächtnis (Baddeley u. Della 1996). Implizite Gedächtnisleistungen schlagen sich in automatisierten Fertigkeiten nieder und beinhalten Priming- und Konditionierungsprozesse (Assoziationslernen), aber auch Intrusionen und Flashbackerinnerungen, wie sie im Rahmen der PTBS auftreten. Weiterhin werden mehrere Phasen der Gedächtnisformierung unterschieden: Enkodierung (Anlegen einer Gedächtnisspur), Konsolidierung (Beibehaltung der Gedächtnisspur über die Zeit hinweg und Überführung ins Langzeitgedächtnis) und Retrieval (Abruf). Es wird angenommen, dass eine kohärente Enkodierung salienter Ereignisse für den intentionalen Abruf wichtig ist bzw. einen nicht-intentionalen Abruf von Gedächtnismaterial verhindert (Conway u. Pleydell-Pearce 2000).

13.4.2 Gestörte Gedächtnisprozesse im Rahmen peritraumatischer Dissoziation

Dissoziation kann an verschiedenen Phasen der Informationsverarbeitung und Gedächtnisformierung ansetzen, die nicht nur für die Verarbeitung belastender Lebenserfahrungen, sondern auch für die weitere Identitätsentwicklung, Selbstkontrolle und Emotionsregulation eine grundlegende Rolle spielen (Brewin 2001; Ehlers u. Clark 2000; Ehlers et al. 2004; Marmar et al. 1994; Shalev et al. 1996; Spiegel u. Cardena 1991; Van der Kolk et al. 1996a). Es wird angenommen, dass während akuter Dissoziation schmerzvolle Erfahrungen nicht in ihrer Ganzheit ins Bewusstsein gebracht und somit nicht integriert verarbeitet, sondern als isolierte somatosensorische Elemente abgespeichert (gestörte Enkodierung) und ins Langzeitgedächtnis überführt werden (gestörte Konsolidierung) (Bremner et al. 1998; Brewin 2001; Brewin et al. 1996; Ehlers u. Clark 2000; Foa u. Riggs 1995; Van der Kolk et al. 1996a). Dies kann eine Desorganisation und Konfusion (veränderte Frequenz, Kohärenz und Inhalt) des autobiografischen Gedächtnismaterials zur Folge haben (Bedard-Gilligan u. Zoellner 2012) und zum Zustandekommen von Intrusionen beitragen, die ein wesentliches Merkmal der PTBS darstellen (Ehlers u. Clark 2000). Intrusionen werden als implizite Erinnerungen verstanden (Ehlers et al. 2004), die sich ungewollt immer wieder aufdrängen und so intensiv wiedererlebt werden, als ereignete sich die entsprechende Erfahrung zum gegenwärtigen Zeitpunkt noch einmal. Die Zuordnung dieser Erfahrung zur Vergangenheit bzw. die Erkenntnis, dass es sich um eine Erinnerung handelt, ist meist nicht mehr möglich, wodurch der Kontakt zur Außenwelt und die Verankerung im momentanen Leben vollkommen verloren gehen kann. Auf diese Weise wird die Integration der traumatischen Erlebnisse ins autobiografische Gedächtnis und deren Verarbeitung weiter erschwert.

13.4.3 Forschung zum Einfluss akuter Dissoziation

Es wird angenommen, dass das verstärkte Maß an Angst- und Stressreaktionen während des Traumas zu neuroendokrinologischen Veränderungen führt (z. B. stärkere Ausschüttung von Stresshormonen wie Noradrenalin und Cortisol), die auf die Informationsverarbeitung einwirken (Bryant u. Panasetis 2005; Bryan et al. 2011; Inslicht et al. 2011; Marmar et al. 1998; Schönenberg et al. 2008). Allerdings wird dies auf der Grundlage neuerer Forschung kontrovers diskutiert, da sich der Zusammenhang zwischen Stress, Cortisol und PTBS-Symptomatik als äußert komplex erweist (Ludäscher et al. 2015; Wingenfeld u. Wolf 2014; Wolf et al. im Druck) und neuere Befunde eher darauf hindeuten, dass geringere (statt höhere) Cortisollevel einen Risikofaktor für PTBS darstellen (Mouthaan et al. 2014).

Auch ein verändertes neuronales Ansprechen auf Stressoren während akuter Dissoziation könnte hierbei eine Rolle spielen (Lanius et al. 2010; Sierra u. Berrios 1998). Allerdings ist es äußert schwer zu untersuchen, inwieweit sich Gehirnprozesse unmittelbar während der Dissoziation verändern. Die Gehirnforschung ist somit darauf angewiesen, peritraumatische Zustände zu modellieren bzw. experimentell so realitätsnah wie möglich abzubilden. Ein verbreitetes Paradigma zur experimentellen Induktion von Zustands-Dissoziation stellt das »Script-driven imagery«-Paradigma (Lanius et al. 2002; Lanius et al. 2005) dar. Dabei wird für jeden Patienten ein individuelles Skript erstellt, das entweder eine autobiografische Situation mit ausgeprägtem dissoziativen Erleben (Dissoziationsskript) oder eine emotional neutrale Situation (neutrales Skript) beschreibt. Während des Experiments werden diese Skripte über Kopfhörer präsentiert und die Probanden angewiesen, sich in diese vergangene Situation hineinzuversetzen und im Falle eines »Dissoziationsskripts« dissoziative Phänomene bewusst wiederzuerleben. Es hat sich gezeigt, dass Patienten nach einem »Dissoziationsskript« einen signifikanten Anstieg dissoziativer Symptome berichten, wohingegen das Ausmaß an Dissoziation infolge des neutralen Skripts unverändert bleibt (Krause-Utz et al., eingereicht; Ludäscher et al. 2010; Winter et al. 2015; Winter et al. 2014).

Im Rahmen eines aversiven Konditionierungsparadigmas erfassten Ebner-Priemer und Kollegen (2009) emotionales Lernen anhand der Hautleitfähigkeitsreaktion und subjektiver Einschätzung der Kontingenz zwischen einem aversiven Reiz und einen ursprünglich neutralen Reiz. Borderline-Patienten, die über eine höhe peri-experimentelle Dissoziation berichteten, lernten diese Kontingenz schlechter und zeigten eine geringere Hautleitfähigkeitsreaktion im Vergleich zu Patienten mit geringer Dissoziation, was auf ein vermindertes emotionales

Erleben während akuter Dissoziation hinweist. Allerdings zeigte sich dieser Einfluss von akuter Dissoziation nur im Vergleich von extremen Subgruppen an Patienten, wohingegen in einer kürzlich durchgeführten Konditionierungsstudie kein korrelativer Zusammenhang zwischen Dissoziation und Hautleitfähigkeit bzw. subjektiven Maßen emotionalen Lernens gefunden werden konnte (Krause-Utz et al., im Druck).

Bei Patienten, die während der Verarbeitung traumarelevanten Materials hohe Dissoziation berichteten, konnte eine signifikant veränderte Gehirnaktivität in Bereichen beobachtet werden, die mit Filterung von Sinneseindrücken, Gedächtnisprozessen und der Integration von Sinneseindrücken, Körperbild und selbstreferentiellen Prozessen in Verbindung stehen – also mit Funktionen, die während Dissoziation gestört oder unterbrochen sind (Krause-Utz et al., im Druck; Krystal et al. 1996; Lanius et al. 2010). Da ein Großteil dieser Forschung bei Patienten mit PTBS durchgeführt wurde, könnte diese veränderte neuronale Informationsverarbeitung in Reaktion auf traumarelevantes Material spezifisch für den dissoziativen Subtyp der PTBS sein (Lanius et al. 2010). Die zugrunde liegenden neurobiologischen Mechanismen von Dissoziation sind jedoch noch nicht hinreichend geklärt. Insbesondere ist noch unzureichend erforscht, ob es sich bei diesem veränderten Ansprechen von Gehirnarealen um eine Prädisposition handelt, die bereits vor dem Trauma besteht und die Entstehung und Aufrechterhaltung von Dissoziation fördert, oder um eine Begleiterscheinung bzw. Folge von Dissoziation (► Kap. 6 in diesem Band).

Aktuelle Bildgebungsstudien bei der BPS versuchten den Einfluss akuter dissoziativer Zustände auf affektiv-kognitive Verarbeitungsprozesse abzubilden, indem sie bei einer Subgruppe an Patienten Dissoziation mit einem Skript induzierten, bevor diese neuropsychologischen Tests durchführten (Winter et al. 2015; Krause-Utz et al., eingereicht). Dabei zeigten Patienten eine signifikant schlechtere Leistung bei der kognitiven Kontrolle von emotionaler Interferenz (emotionaler Stroop Test), nachdem bei ihnen Dissoziation induziert worden war (Winter et al. 2015).

In Übereinstimmung damit stehen weitere Befunde unserer Arbeitsgruppe (Krause-Utz et al., eingereicht), in welcher Patienten mit BPS und interpersoneller Traumatisierung in der Kindheit einem »Dissoziationsskript« (versus neutrales Skript) ausgesetzt wurden und anschließend einen Emotionalen Arbeitsgedächtnistest bearbeiteten. Bei diesem Test sollten die Probanden sich ein Set aus drei Buchstaben einprägen und diese Information während eines kurzen Intervalls im Arbeitsgedächtnis aufrechterhalten, während entweder ablenkende neutrale oder emotionale interpersonelle Bildern versus kein ablenkendes Material gezeigt wurden. Patienten, die zuvor einem Dissoziationsskript exponiert worden waren, zeigten über alle Bedingungen hinweg signifikant mehr inkorrekte Reaktionen und mehr Auslassungen in dem Arbeitsgedächtnistest als gesunde Probanden sowie Patienten, die einem neutralen Skript ausgesetzt worden waren. Borderline Patienten, die infolge des Skripts einen Anstieg von Dissoziation erlebten, wiesen zudem eine signifikant geringere Aktivierung in Gehirngebieten auf, die mit emotionaler Verarbeitung in Verbindung stehen, und zeigten eine stärkere Aktivierung in Gehirnbereichen, die bei der Interferenzkontrolle eine Rolle spielen (Krause-Utz et al., eingereicht). Dies spricht dafür, dass Patienten während akuter dissoziativer Zustände eine gestörte Enkodierung kognitiven Materials zeigen, die sich in mehr Auslassungen, Fehlern und längeren Reaktionszeiten niederschlägt, sowie eine gestörte Enkodierung emotionalen Materials im Sinne einer verminderten Reaktivität auf die ablenkenden Bilder. Ein signifikanter Zusammenhang zwischen höherer Zustands-Dissoziation und geringerer Reaktivität der Amygdala (Krause-Utz et al. 2012) sowie veränderter Kopplung der Amygdala mit frontalen Gehirnregionen während der Präsentation emotionaler Bilder (Krause-Utz et al. 2014a) sowie unter Ruhe (Krause-Utz et al. 2014b) konnte auch in anderen Studien bei der BPS beobachtet werden (▸ Kap. 6 in diesem Band).

13.4.4 Forschung zum Einfluss hoher Dissoziationsneigung auf Gedächtnisprozesse

Andere Studien haben den Einfluss erhöhter Dissoziationsneigung (Trait Dissoziation) auf neuropsychologische Maße des Gedächtnisses in verschiedenen Allgemeinbevölkerungs- und klinischen Populationen untersucht. Eine Möglichkeit, den Einfluss von Dissoziation auf Gedächtnisprozesse zu untersuchen, stellt der »directed-forgetting task« dar – ein Test, bei dem die Probanden instruiert werden, gelernte Worte entweder gezielt wieder zu vergessen oder bewusst zu erinnern. Die Valenz dieser Worte wird dabei variiert, d. h. es werden sowohl emotionale, traumaassoziierte als auch neutrale Worte dargeboten. Diese Forschung zum Einfluss erhöhter Dissoziationsneigung auf Gedächtnisprozesse ist z. T. widersprüchlich und es wird kontrovers diskutiert, inwieweit eine erhöhte Dissoziationsneigung sich maladaptiv oder gar adaptiv auswirkt – indem sie z. B. das »Vergessen« belastender Erinnerungen erleichtert oder das Lernen neuer Zusammenhänge erschwert (Bedard-Gilligan u. Zoellner 2012; Bremner 2010; Giesbrecht et al. 2008; Giesbrecht et al. 2010). Studien in der Allgemeinbevölkerung fanden bei Personen mit hoher Dissoziationsneigung ein besseres selektives Vergessen von emotionalen und traumabezogenen Worten im Vergleich zu neutralen Worten, was als Beleg für die Hypothese gedeutet wurde, dass Dissoziation ein Ausblenden belastender Erinnerungen ermöglicht (DePrince u. Freyd 2004). Diese Befunde konnten jedoch nur z. T. repliziert werden (DePrince et al. 2012). So zeigte sich in anderen Studien eine Valenz-unspezifische Gedächtnisbeeinträchtigung im »directed-forgetting task« (Devilly et al. 2007). Olsen und Beck (2012) fanden bei Studentinnen mit höherer Dissoziationsneigung im Vergleich zu jenen mit niedriger Dissoziationsneigung eine verminderte Aufmerksamkeit sowie einen schlechteren Gedächtnisabruf hinsichtlich eines vorab gezeigten Films über ein traumatisches Ereignis. In anderen Studien zeigten Probanden mit hoher Dissoziation hingegen einen besseren Valenz-unspezifischen (expliziten und impliziten) Abruf (Elzinga et al. 2000) und bessere Leistung in Tests zum Arbeitsgedächtnis (de Ruiter et al. 2004), zum »dualtasking« (DePrince u. Freyd 1999) und zum flexiblen Aufgabenwechsel (Chiu et al. 2009).

Obwohl davon ausgegangen werden kann, dass dissoziative Symptome sich kontinuierlich in der Normalbevölkerung verteilen, wirken sich solche milderen dissoziativen Symptome möglicherweise anders auf kognitive Funktionen aus als pathologische dissoziative Phänomene (Zanarini et al. 2008). In einer Studie von Elzinga und Kollegen (2003) bearbeiteten Patienten mit DIS einen directforgetting task, während sie sich entweder in ihrem »normalen« Identitätszustand oder in einem »amnestischen« Identitätszustand mit ausgeprägten Gedächtnislücken befanden. Während des »amnestischen« Identitätszustands zeigten die Patienten ein besseres selektives »Vergessen« von Worten, die sie der Instruktion zufolge vergessen sollten, jedoch nicht von Worten, die sie bewusst erinnern sollten. Unabhängig von dem jeweiligen Identitätszustand zeigten sie auch ein stärkeres Erinnern emotionaler (versus neutraler) Worte und generelle Defizite im expliziten, jedoch nicht im impliziten Gedächtnis. Eine weitere Studie, die den selektiven Gedächtnisabruf bei Patienten mit DIS untersuchte, fand hingegen keinen Unterschied im Erinnern emotionaler Worte zwischen den Identitätszuständen (Huntjens et al. 2007). In Hinblick auf das (verbale) Arbeitsgedächtnis wurde bei Patienten mit DIS eine bessere Leistung bei erhöhter Aufgabenschwierigkeit gefunden, obwohl die Patienten mehr Konzentrationsprobleme als gesunde Kontrollpersonen berichteten (Elzinga et al. 2007).

Bei der BPS fanden Haaland und Landrø (2009) bei einer Subgruppe, die eine signifikant höhere Dissoziationsneigung berichteten, substanzielle Defizite in mehreren neuropsychologische Bereichen wie Arbeitsgedächtnis, Aufmerksamkeit und Interferenzkontrolle im Gegensatz zu Patienten mit geringerer Dissoziationsneigung.

13.5 Zusammenfassung und klinische Implikationen

Die Befundlage zum Einfluss von Dissoziation auf Informationsverarbeitungsprozesse ist teilweise widersprüchlich, deutet aber auf veränderte Gedächtnis- und Lernprozesse hin, v.a. auf gestörte Enkodierungs- und Konsolidierungsprozesse während akuter dissoziativer Zustände. Bei der BPS zeigten Studien einen bedeutsamen Effekt akuter dissoziativer Zustände auf emotionale und kognitive Verarbeitungsprozesse in Form einer Dämpfung der emotionalen Reaktivität und gleichzeitigen Beeinträchtigung der kognitiven Leistung. Es bleibt jedoch unklar, ob diese Effekte spezifisch für die BPS sind. Es kann zudem angenommen werden, dass Personen, die auch im Anschluss an das Trauma dazu neigen, auf Belastungssituationen mit Dissoziation zu reagieren, Störungen der Informationsverarbeitung aufweisen, was zur Aufrechterhaltung der PTBS beitragen kann (Bedard-Gilligan u. Zoellner 2012; Briere et al. 2005; Lanius et al. 2010).

Im Rahmen der Therapie kann sich persistierende Dissoziation negativ auswirken, indem sie den Abruf traumarelevanten Materials stört und damit die kognitive und emotionale Auseinandersetzung mit dem Trauma und dessen langfristige Verarbeitung verhindert (Lanius et al. 2010). Im Rahmen kognitiver Verhaltenstherapie kann Dissoziation sich z.B. negativ in Expositionssitzungen auswirken, indem sie Habituationsprozesse und das Lernen neuer Zusammenhänge erschwert: Während akuter Dissoziation kann möglicherweise nicht gelernt werden, dass ursprünglich neutrale Reize, die damals in engem zeitlichem und räumlichem Zusammenhang mit dem traumatischen Ereignis standen, heute keine Gefahrensignale mehr darstellen und dass der Organismus in der Lage ist, sich an die extreme emotionale Belastung, die durch das Trauma hervorgerufen wird, zu gewöhnen (Ehlers u. Clark 2000; Foa u. Riggs 1995; Lanius et al. 2010). Aus lernpsychologischer Perspektive kann Dissoziation als gelernter Bewältigungsmechanismus im Umgang mit Stresssituationen verstanden werden, der durch den Wegfall an Belastung (z.B. Dämpfung emotionalen Erlebens, kognitive Distanzierung von schmerzhaften Einsichten) negativ verstärkt wird (Foa u. Kozak 1986; Hagenaars et al. 2007; Hetzel-Riggin u. Wilber 2010; Hetzel-Riggins u. Meads 2016; Pacella et al. 2011). Auch wenn dissoziative Zustände (zumindest initial) weitgehend unbewusst und automatisch einsetzen, kann deren spätere Auftretenswahrscheinlichkeit durch solche Lernmechanismen erhöht werden. Dissoziation kann auf solche Weise generalisieren, d. h. nicht nur in traumabezogenen Situationen, sondern selbst im Zusammenhang mit vergleichsweise »geringen« Stressoren auftreten.

Für die Dialektisch-Behaviorale Therapie (Kleindienst et al. 2011) und Schematherapie der BPS (Arntz et al. 2015), eine psychodynamische Kurzzeit-Therapie mit gemischten Patientengruppen (Spitzer et al. 2007) sowie für die Behandlung von Panikstörung, Agoraphobie (Michelson et al. 1998) und Zwangsstörung (Rufer et al. 2006) konnte bereits ein negativer Effekt dissoziativer Symptomatik auf den Behandlungserfolg gezeigt werden. Mehr Forschung ist nötig, um die zugrunde liegenden Mechanismen von peritraumatischer Dissoziation und deren Bedeutung für den klinischen Kontext zu verstehen.

Literatur

American Psychiatric Association. (2013). Diagnostic and Statistical Manual of Mental Disorders, 5th Ed. Washington, DC: American Psychiatric Association.

Arntz, A., Stupar-Rutenfrans, S., Bloo, J., Van Dyck, R., Spinhoven, P. (2015). Prediction of treatment discontinuation and recovery from Borderline Personality Disorder: Results from an RCT comparing Schema Therapy and Transference Focused Psychotherapy. Behaviour Research and Therapy, 74: 60–71.

Baddeley, A., Della, S. (1996). Working memory and executive control. Philosophical Transactions of the Royal Society of London. Series B, Biological Scienes, 351 (1346), 1397–1403 (discussion 1403–1404).

Bedard-Gilligan, M., Zoellner, L. A. (2012). Dissociation and memory fragmentation in post-traumatic stress disorder: an evaluation of the dissociative encoding hypothesis. Memory, 20 (3): 277–299.

Bennett, D. C., Modrowski, C. A., Kerig, P. K., Chaplo, S. D. (2015). Investigating the dissociative subtype of posttraumatic stress disorder in a sample of traumatized detained youth. Psychological Trauma, 7 (5): 465–472.

Birmes, P., Carreras, D., Ducasse, J., Charlet, J., Warner, B. A., Lauque, D., Schmitt, L. (2001). Peritraumatic dissociation, acute stress, and early posttraumatic stress disorder in victims of general crime. Canadian Journal of Psychiatry, 46 (7): 649–651.

Bovin, M. J., Marx, B. P. (2011). The importance of the peritraumatic experience in defining traumatic stress. Psychological Bulletin 137 (1): 47–67.

Bradley, M. M., Codispoti, M., Cuthbert, B. N., Lang, P. J. (2001). Emotion and motivation I: Defense and appetitive reactions in picture processing. Emotion, 1 (3): 276–298.

Brand, B. L., Lanius, R. A. (2014). Chronic complex dissociative disorders and borderline personality disorder: disorders of emotion dysregulation? Borderline Personality Disorder and Emotion Dysregulation, 1 (13).

Breh, D. C., Seidler, G. H. (2007). Is peritraumatic dissociation a risk factor for PTSD? Journal of Trauma & Dissociation, 8 (1): 53–69.

Bremner, J. D. (2010). Cognitive processes in Dissociation: Comment on Giesbrecht et al., (2008). Psychological Bulletin 136 (1): 1–6, discussion 7–11.

Bremner, J. D., Vermetten, E., Southwick, S. M., Krystal, J. H., Charney, D. S. (1998). Trauma, Memory, and Dissociation: An Integrative Formulation. In: J. D. Bremner, C. R. Marmar (Hrsg.), Trauma, Memory and Dissociation (S. 229–247). Washington, DC: American Psychiatric Press.

Brewin, C. R. (2001). A cognitive neuroscience account of posttraumatic stress disorder and its treatment. Behaviour Research and Therapy, 39 (4): 373–393.

Brewin, C. R., Dalgleish, J. T., Joseph, S. (1996). A dual representation theory of posttraumatic stress disorder. Clinical Psychology Review, 103 (4): 670–686.

Briere, J., Scott, C., Weathers, F. (2005). Peritraumatic and persistent dissociation in the presumed etiology of PTSD. American Journal of Psychiatry 162 (12): 2295–2301.

Brousse, G., Arnaud, B., Roger, J. D., Geneste, J., Bourguet, D., Zaplana, F. et al., (2011). Management of traumatic events: Influence of emotion-centered coping strategies on the occurrence of dissociation and post-traumatic stress disorder. Neuropsychiatric Disease and Treatment, 7: 127–33.

Bryant, R.A., Panasetis, P. (2005). The role of panic in acute dissociative reactions following trauma. The British Journal of Clinical Psychology, 44(Pt 4): 489–494.

Bryant, R.A., Brooks, R., Silove, D., Creamer, M., O'Donnell, M., McFarlane, A.C. (2011). Peritraumatic dissociation mediates the relationship between acute panic and chronic posttraumatic stress disorder. Behaviour Research and Therapy, 49 (5): 346–351.

Candel, I., Merckelbach, H. (2004). Peritraumatic dissociation as a predictor of post-traumatic stress disorder: a critical review. Comprehensive Psychiatry, 45 (1): 44–50.

Chiu, C.D., Yeh, Y.Y., Huang, Y.M., Wu, Y.C., Chiu, Y.C. (2009). The set switching function of nonclinical dissociators under negative emotion. Journal of Abnormal Psychology, 118 (1): 214–222.

Conway, M.A., Pleydell-Pearce, C.W. (2000). The construction of autobiographical memories in the self-memory system. Psychological Review, 107 (2): 261–288.

Dalenberg, C.J., Glaser, D., Alhassoon, O.M. (2012). Statistical support for subtypes in posttraumatic stress disorder: the how and why of subtype analysis. Depression and Anxiety, 29 (8): 671–678.

de Ruiter, M.B., Phaf, R.H., Elzinga, B.M., Van Dyck, R. (2004). Dissociative style and individual differences in verbal working memory span. Consciousness and cognition, 13 (4): 821–828.

DePrince, A.P., Freyd, J.J. (1999). Dissociative tendencies, attention, and memory. Psychological Science, 10 (5): 449–452.

DePrince, A.P., Freyd, J.J. (2004). Forgetting trauma stimuli. Psychological Science, 15 (7): 488–492.

DePrince, A.P. Brown, L.S., Cheit, R.E., Freyd, J.J., Gold, S.N., Pezdek, K., Quina, K. (2012). Motivated forgetting and misremembering: perspectives from betrayal trauma theory. Nebraska Symposium on Motivation, 58: 193–242.

Devilly GJ, Ciorciari J, Piesse A, Sherwell S, Zammit S, Cook F, Turton C. (2007). Dissociative tendencies and memory performance on directed-forgetting tasks. Psychological Science, 18 (3): 212–217.

Duncan, E., Dorahy, M.J., Hanna, D., Bagshaw, S., Blampied, N. (2013). Psychological responses after a major, fatal earthquake: the effect of peritraumatic dissociation and posttraumatic stress symptoms on anxiety and depression. Journal of Trauma & Dissociation, 14 (5): 501–518.

Dutra, L., Bureau, J.F., Holmes, B., Lyubchik, A., Lyons-Ruth, K. (2009). Quality of early care and childhood trauma: a prospective study of developmental pathways to dissociation. Journal of Nervous and Mental Disease 197 (6): 383–390.

Ebner-Priemer, U.W., Mauchnik, J., Kleindienst, N., Schmahl, C., Peper, M., Rosenthal, M.Z., et al. (2009). Emotional learning during dissociative states in borderline personality disorder. Journal of psychiatry & neuroscience, 34 (3): 214–222.

Ehlers, A., Clark, D.M. (2000). A cognitive model of posttraumtic stress disorder. Behaviour Research and Therapy, 38 (4): 319–345.

Ehlers, A., Hackman, A., Michael, T. (2004). Intrusive re-experiencing in post-traumatic stress disorder: phenomenology, theory, and therapy. Memory, 12 (4): 403–415.

Elbert, T., Rockstroh, B., Kolassa, I.T., Schauer, M., Neuner, F. (2006). The influence of organized violence and terror on brain and mind – A co-constructive perspective. In: P. Baltes, P. Reuter-Lorenz, F. Rösler. (Hrsg.). Lifespan development and the brain: The perspective of biocultural co-constructivism (S. 326–349). Cambridge, UK: University Press.

Elzinga, B.M., de Beurs, E., Sergeant, J.A., Van Dyck, R., Phaf, R.H. (2000). Dissociative style and directed forgetting Cognitive Therapy and Research, 24 (3): 279–295.

Elzinga, B.M., Phaf, R.H., Ardon, A.M., Van Dyck, R. (2003). Directed forgetting between, but not within, dissociative personality states. Journal of Abnormal Psychology, 112 (2): 237–243.

Elzinga, B.M., Ardon, A.M., Heijnis, M.K., De Ruiter, M.B., Van Dyck, R., Veltman, D.J. (2007). Neural correlates of enhanced working-memory performance in dissociative disorder: a functional MRI study. Psychological Medicine, 37 (2): 235–245.

Feeny, N.C., Zoellner, L.A., Fitzgibbons, L.A., Foa, E.B. (2000). Exploring the roles of emotional numbing, depression, and dissociation in PTSD. Journal of Traumatic Stress, 13 (3): 489–498.

Fleming, C.J., Resick, P.A. (2016). Predicting three types of dissociation in female survivors of intimate partner violence. Journal of Trauma & Dissociation 17(3): 267–285.

Foa, E. B., Kozak, M. J. (1986). Emotional processing of fear: exposure to corrective information. Psychological Bulletin, 99 (1): 20–35.

Foa, E. B., Riggs, D. S. (1995). Posttraumatic stress disorder following assault: theoretical considerations and empirical findings. Current Directections in Psychological Science, 4: 61–65.

Frewen, P. A., Lanius, R. A. (2014). Trauma-related altered states of consciousness: exploring the 4-D model. Journal of Trauma & Dissociation, 15 (4): 436–456.

Fullerton, C. S., Ursano, R. J., Epstein, R. S., Crowley, B., Vance, K. L., Kao T. C., Baum, A. (2000). Peritraumatic dissociation following motor vehicle accidents. Relationship to prior trauma and prior major depression. Journal of Nervous and Mental Disease, 188 (5): 267–272.

Gabert-Quillen, C. A., Fallon, W., Delahanty, D. L. (2011). PTSD after traumatic injury: an investigation of the impact of injury severity and peritraumatic moderators. Journal of Health Psychology, 16 (4):678–687.

Galatzer-Levy, I. R., Madan, A., Neylan, T. C., Henn-Haase, C., Marmar, C. R. (2011). Peritraumatic and trait dissociation differentiate police officers with resilient versus symptomatic trajectories of posttraumatic stress symptoms. Journal of Traumatic Stress, 24 (5): 557–565.

Gershuny, B. S., Cloitre, M. C., Otto, M. W. (2003). Peritraumatic dissociation and PTSD severity: do event-related fears about death and control mediate their relation? Behaviour Research and Therapy, 41 (2): 157–166.

Giesbrecht, T., Lynn, S. J., Lilienfeld, S. O., Merckelbach, H. (2008). Cognitive Processes in dissociation: An analysis of core theoretical assumptions. Psychological Bulletin, 134 (5): 617–647.

Giesbrecht, T., Lynn, S. J., Lilienfeld, S. O., Merckelbach, H. (2010). Cognitive processes, trauma, and dissociation – Misconceptions and misinterpretations. Reply to Bremner (2010). Psychological Bulletin, 136 (7): 7–11.

Gil, S., Weinberg, M., Or-Chen, K., Harel, H. (2015). Risk factors for DSM 5 PTSD symptoms in Israeli civilians during the Gaza war. Brain and behavior, 5 (4): e00316.

Gil, S., Weinberg, M., Shamai, M., Ron, P., Harel, H., Or-Chen, K. (2016). Risk factors for DSM-5 posttraumatic stress symptoms (PTSS) among Israeli civilians during the 2014 Israel-Hamas war. Psychological Trauma, 8 (1): 49–54.

Haaland, V. O., Landro, N. I. (2009). Pathological dissociation and neuropsychological functioning in borderline personality disorder. Acta psychiatrica Scandinavica, 119 (5): 383–392.

Hagenaars, M. A., Van Minnen, A., Hoogduin, K. A. (2007). Peritraumatic psychological and somatoform dissociation in predicting PTSD symptoms: a prospective study. Journal of Nervous and Mental Disease, 195 (11): 952–954.

Hagenaars, M. A., Oitzl, M., Roelofs, K. (2014). Updating freeze: aligning animal and human research. Neuroscience and Biobehavioral Reviews, 47: 165–176.

Hetzel-Riggin, M. D., Meads, C. L. (2016). Interrelationships Among Three Avoidant Coping Styles and Their Relationship to Trauma, Peritraumatic Distress, and Posttraumatic Stress Disorder. Journal of Nervous and Mental Disease, 204 (2): 123–131.

Hetzel-Riggin, M. D., Wilber, E. L. (2010). To dissociate or suppress? Predicting automatic vs. conscious cognitive avoidance. Journal of Trauma & Dissociation, 11 (4): 444–457.

Hodgson, R. C., Webster, R. A. (2011). Mediating role of peritraumatic dissociation and depression on post-MVA distress: path analysis. Depression and Anxiety, 28 (3): 218–226.

Holeva, V., Tarrier, N (2001). Personality and peritraumatic dissociation in the prediction of PTSD in victims of road traffic accidents. Journal of Psychosomatic Research, 51 (5): 687–692.

Holmes, E. A., Brown, R. J., Mansell, W., Fearon, R. P., Hunter, E. C., Frasquilho, F., Oakley, D. A. (2005). Are there two qualitatively distinct forms of dissociation? A review and some clinical implications. Clinical Psychology Review, 25 (1): 1–23.

Huntjens, R. J., Peters, M. L., Woertman, L., Van der Hart, O., Postma, A. (2007). Memory transfer for emotionally valenced words between identities in dissociative identity disorder. Behaviour Research and Therapy, 45 (4): 775–789.

Inslicht, S. S., Otte, C., McCaslin, S. E., Apfel, B. A., Henn-Haase, C., Metzler, T., et al. (2011). Cortisol awakening response prospectively predicts peritraumatic and acute stress reactions in police officers. Biological Psychiatry, 70 (11): 1055–1062.

Johansen, V. A., Wahl, A. K., Eilertsen, D. E., Weisaeth, L. (2007). Prevalence and predictors of post-traumatic stress disorder (PTSD) in physically injured victims of non-domestic violence. A longitudinal study. Social Psychiatry and Psychiatric Epidemiology, 42 (7): 583–593.

Johnson, D. M., Pike, J. L., Chard, K. M. (2001). Factors predicting PTSD, depression, and dissociative severity in female treatment-seeking childhood sexual abuse survivors. Child Abuse & Neglect, 25 (1): 179–198.

Kleindienst, N., Limberger, M. F., Ebner-Priemer, U. W., Keibel-Mauchnik, J., Dyer, A., Berger, M. et al. (2011). Dissociation predicts poor response to dialectial behavioral therapy in female patients with borderline personality disorder. Journal of Personality Disorders, 25 (4): 432–447.

Korzekwa, M. I., Dell, P. F., Pain, C. (2009). Dissociation and borderline personality disorder; An update for clinicians. Current Psychiatry Reports, 11 (1): 82–88.

Krause-Utz, A., Oei, N. Y., Niedtfeld, I., Bohus, M., Spinhoven, P., Schmahl, C., Elzinga, B. M. (2012). Influence of emotional distraction on working memory performance in borderline personality disorder. Psychological Medicine, 42 (10): 2181–2192.

Krause-Utz, A., Elzinga, B. M., Oei, N. Y., Paret, C., Niedtfeld, I., Spinhoven, P. et al. (2014a). Amygdala and Dorsal Anterior Cingulate Connectivity during an Emotional Working Memory Task in Borderline Personality Disorder Patients with Interpersonal Trauma History. Frontiers in Human Neuroscience, 8: 848.

Krause-Utz, A., Veer, I. M., Rombouts, S. A. R. B., Bohus, M., Schmahl, C., Elzinga, B. M. (2014b). Amygdala and anterior cingulate resting-state functional connectivity in borderline personality disorder patients with a history of interpersonal trauma. Psychological Medicine, 44 (13): 2889–2901.

Krause-Utz, A., Winter, D., Schriner, F., Chiu, C.-D., Lis, S., Spinhoven, P., Bohus, M., Schmahl, C., Elzinga, B. (eingereicht). Reduced Amygdala Activity and Emotional Distractibility during Dissociation in Borderline Personality Disorder. Social Affective and Cognitive Neurscience.

Krause-Utz, A., Frost, R., Winter, D., Elzinga, B. (2017). Dissociation and altered Brain Function and Structure: Implications for Borderline Personality Disorder. Current Psychiatry Reports, 19(1): 1–22.

Krystal, J. H., Bennett, A., Bremner, J. D., Southwick, S. M., Charney, D. S. (1996). Recent developments in the neurobiology of dissociation. Implications for posttraumatic stress disorder. In: L. K. Michelson, W. J. Ray (Hrsg.), Handbook of Dissociation. Theoretical, Empirical, and Clinical Perspectives (S. 163–190). New York, NY: Plenum Press.

Kumpula, M. J., Orcutt, H. K., Bardeen, J. R., Varkovitzky, R. L. (2011). Peritraumatic dissociation and experiential avoidance as prospective predictors of posttraumatic stress symptoms. Journal of Abnormal Psychology, 120 (3): 617–627.

Lanius, R. A., Williamson, P. C., Boksman, K., Densmore, M., Gupta, M., Neufeld, R. W. et al. (2002). Brain activation during script-driven imagery induced dissociative responses in PTSD: a functional magnetic resonance imaging investigation. Biological Psychiatry, 52 (4): 305–311.

Lanius, R. A., Williamson, P. C., Bluhm, R. L., Densmore, M., Boksman, K., Neufeld, R. W. et al. (2005). Functional connectivity of dissociative responses in posttraumatic stress disorder: a functional magnetic resonance imaging investigation. Biological Psychiatry, 57 (8): 873–884.

Lanius, R. A., Vermetten, E., Loewenstein, R. J., Brand, B., Schmahl, C., Bremner, J. D., Spiegel, D. (2010). Emotion modulation in PTSD: Clinical and neurobiological evidence for a dissociative subtype. American Journal of Psychiatry, 167 (6): 640–647.

Lang, P. J., Davis, M., Öhman, A. (2000). Fear and anxiety: Animal models and human cognitive psychophysiology. Journal of Affective Disorders, 61 (3): 137–159.

Lensvelt-Mulders, G., Van der Hart, O., Van Ochten, J. M., Van Son, M. J., Steele, K., Breeman, L. (2008). Relations among peritraumatic dissociation and posttraumatic stress: a meta-analysis. Clinical Psychology Review, 28 (7): 1138–1151.

Ludäscher, P., Valerius, G., Stiglmayr, C., Mauchnik, J., Lanius, R. A., Bohus, M., Schmahl, C. (2010). Pain sensitivity and neural processing during dissociative states in patients with borderline personality disorder with and without comorbid posttraumatic stress disorder: a pilot study. Journal of Psychiatry & Neuroscience, 35 (3): 177–184.

Ludäscher, P., Schmahl, C., Feldmann, R. E. Jr, Kleindienst, N., Schneider, M., Bohus, M. (2015). No evidence for differential dose effects of hydrocortisone on intrusive memories in female patients with complex post-traumatic stress disorder--a randomized, double-blind, placebo-controlled, crossover study. Journal of Psychopharmacology, 29 (10): 1077–1084.

Marmar, C. R., Weiss, D. S., Schlenger, W. E., Fairbank, J. A., Jordan, B. K., Kulka, R. A., Hough, R. L. (1994). Peritraumatic dissociation and posttraumatic stress in Vietnam theater veterans. American Journal of Psychiatry, 151 (6): 902–907.

Marmar, C. R., Weiss, D. S., Metzler, T. J., Delucci, K. (1996). Characteristics of emergency services personnel related to posttraumatic dissociation during critical incident exposure. American Journal of Psychiatry, 153 (7 Suppl): 94–102.

Marmar, C. R., Weiss, D. S., Metzler, T. J. (1998). Peritraumatic Dissociation and Posttraumatic Stress Disorder. In: J. D. Bremner, C. R. Marmar, (Hrsg.), Trauma, Memory and Dissociation (S. 229–247). Washington, DC: American Psychiatric Press.

Marmar, C. R., McCaslin, S. E., Metzler, T. J., Best, S., Weiss, D. S., Fagan, J. et al. (2006). Predictors of posttraumatic stress in police and other first responders. Annals of the New York Academy of Sciences, 1071: 1–18.

Marshall, G. N., Schell, T. L. (2002). Reappraising the link between peritraumatic dissociation and PTSD symptom severity: evidence from a longitudinal study of community violence survivors. Journal of Abnormal Psychology, 111 (4): 626–636.

Martin, M., Marchand, A., Boyer, R., Martin, N. (2009). Predictors of the development of posttraumatic stress disorder among police officers. Journal of Trauma & Dissociation, 10 (4): 451–468.

Marx, B. P., Sloan, D. M. (2005). Peritraumatic dissociation and experiential avoidance as predictors of posttraumatic stress symptomatology. Behaviour Research and Therapy, 43 (5): 569–583.

McCaslin, S. E., Inslicht, S. S., Metzler, T. J., Henn-Haase, C., Maguen, S., Neylan, T. C. et al. (2008). Trait dissociation predicts posttraumatic stress disorder symptoms in a prospective study of urban police officers. Journal of Nervous and Mental Disease, 196 (12): 912–918.

McDonald, P., Bryant, R. A., Silove, D., Creamer, M., O'Donnell, M., McFarlane, A. C. (2013). The expectancy of threat and peritraumatic dissociation. European Journal of Psychotraumatology, 13: 4.

Mellman, T. A., David, D., Bustamante, V., Fins, A., Esposito, K. (2001). Predictors of post-traumatic stress disorder following severe injury. Depression and Anxiety, 14 (4): 226–231.

Merckelbach, H., Muris, P., Rassin, E. (1999). Fantasy proneness and cognitive failures as correlates of dissociative experiences. Personality and Individual Differences, 26 (5): 961–967.

Michelson, L., June, L., Vives, A., Testa, S., Marchione, N. (1998). The role of trauma and dissociation in cognitive-behavioral psychotherapy outcome and maintenance for panic disorder with agoraphobia. Behaviour Research and Therapy, 36 (11): 1011–1050.

Miron, L. R., Orcutt, H. K., Kumpula, M. J. (2014). Differential predictors of transient stress versus posttraumatic stress disorder: evaluating risk following targeted mass violence. Behavior Therapy, 45 (6): 791–805.

Morgan, C. A. 3rd, Hazlett, G., Wang, S., Richardson, E. G., Schnurr, P., Southwick, S. M. (2001). Symptoms of dissociation in humans experiencing acute, uncontrollable stress: a prospective investigation. American Journal of Psychiatry, 158 (8): 1239–1247.

Mouthaan, J., Sijbrandij, M., Luitse, J. S., Goslings, J. C., Gersons, B. P., Olff, M. (2014). The role of acute cortisol and DHEAS in predicting acute and chronic PTSD symptoms. Psychoneuroendocrinology, 45: 179–186.

Murray, J., Ehlers, A., Mayou, A. R. (2002). Dissociation and post-traumatic stress disorder: 2 prospective studies of road traffic accident survivors. The British Journal of Psychiatry, 180: 363–368.

Nash, W. P., Boasso, A. M., Steenkamp, M. M., Larson, J. L., Lubin, R. E., Litz, B. T. (2015). Posttraumatic stress in deployed Marines: prospective trajectories of early adaptation. Journal of Abnormal Psychology, 124 (1): 155–171.

Olde, E., Van der Hart, O., Kleber, R. J., Van Son, M. J. M., Wijnen, H. A. A., Pop, V. J. M. (2005). Peritraumatic Dissociation and Emotions as Predictors of PTSD Symptoms Following Childbirth. Journal of Trauma & Dissociation, 6 (3): 125–142.

Olsen, S. A., Beck, J. G. (2012). The effects of dissociation on information processing for analogue trauma and neutral stimuli: a laboratory study. Journal of Anxiety Disorders, 26: 225-232

Otis, C., Marchand, A., Courtois, F. (2012). Peritraumatic dissociation as a mediator of peritraumatic distress and PTSD: a retrospective, cross-sectional study. Journal of Trauma & Dissociation, 13 (4): 469–477.

Ozer, E. J., Best, S. R., Lipsey, T. L., Weiss, D. S. (2003). Predictors of posttraumatic stress disorder and symptoms in adults: a meta-analysis. Psychological Bulletin, 129 (1): 52–73.

Pacella, M. L., Irish, L., Ostrowski, S. A., Sledjeski, E., Ciesla, J. A., Fallon, W. et al. (2011). Avoidant coping as a mediator between peritraumatic dissociation and posttraumatic stress disorder symptoms. Journal of Traumatic Stress, 24 (3): 317–325.

Putnam, F. W., Guroff, J. J., Silberman, E. K., Barban, L., Post, R. M. (1986). The clinical phenomenology of multiple personality disorder: Review of 100 recent cases. Journal of Clinical Psychiatry, 47 (6): 285-293.

Razik, S., Ehring, T., Emmelkamp, P. M. (2013). Psychological consequences of terrorist attacks: prevalence and predictors of mental health problems in Pakistani emergency responders. Psychiatry Research, 207 (1-2): 80–85.

Rizvi, S. L., Kaysen, D., Gutner, C. A., Griffin, M. G., Resick, P. A. (2008). Beyond fear: the role of peritraumatic responses in posttraumatic stress and depressive symptoms among female crime victims. Journal of Interpersonal Violence, 23 (6): 853–868.

Rueda, M. R., Posner, M. I., Rothbart, M. K. (2005). The development of executive attention: contributions to the emergence of self-regulation. Developmental Neuropsychology, 28 (2): 573–594.

Rufer, M., Held, D., Cremer, J., Fricke, S., Moritz, S., Peter, H., Hand, I. (2006). Dissociation as a predictor of cognitive behavior therapy outcome in patients with obsessive-compulsive disorder. Psychotherapy and Psychosomatics, 75 (1): 40–46.

Schauer, M., Elbert, T. (2010). Dissociation following traumatic stress: Etiology and treatment. Journal of Psychology, 218 (2): 109–127.

Schönenberg, M., Reichwald, U., Domes, G., Badke, A., Hautzinger, M. (2008). Ketamine aggravates symptoms of acute stress disorder in a naturalistic sample of accident victims. Journal of Psychopharmacology, 22 (5): 493–497.

Shalev, A. Y., Freedman, S. (2005). PTSD following terrorist attacks: a prospective evaluation. American Journal of Psychiatry, 162 (6): 1188–1191.

Shalev, A. Y., Peri T, Canetti L, Schreiber S (1996). Predictors of PTSD in injured trauma survivors: a prospective study. American Journal of Psychiatry, 153 (2): 219–225.

Shalev, A. Y., Freedman, S., Peri, T., Brandes, D. (1997). Predicting PTSD in trauma survivors: prospective evaluation of self-report and clinical-administered instruments. The British Journal of Psychiatry, 170: 558–564.

Sierra, M., Berrios, G. E. (1998). Depersonalization: neurobiological perspectives. Biological Psychiatry, 44 (9): 898–908.

Sijbrandij, M., Engelhard, I. M., Opmeer, B. C., Van de Schoot, R., Carlier, I. V., Gersons, B. P., Olff, M. (2012). The structure of peritraumatic dissociation: a cross validation in clinical and nonclinical samples. Journal of Traumatic Stress, 25 (4): 475–479.

Simeon D., Guralnik, O., Knutelska, M., Yehuda R., Schmeidler, J. (2003a). Basal norepinephrine in depersonalization disorder. Psychiatry Research, 121 (1): 93–97.

Simeon, D., Nelson, D., Elias, R., Greenberg, J., Hollander E., (2003b). Relationship of personality to Dissociation and childhood trauma in borderline personality disorder. CNS Spectrums, 8 (10): 755–762.

Simeon, D., Yehuda, R., Knutelska, M., Schmeidler, J. (2008). Dissociation versus posttraumatic stress: cortisol and physiological correlates in adults highly exposed to the World Trade Center attack on 9/11. Psychiatry Research, 161 (3): 325–329.

Skogstad, L., Tøien, K., Hem, E., Ranhoff, A. H., Sandvik, L., Ekeberg, Ø. (2014). Psychological distress after physical injury: a one-year follow-up study of conscious hospitalised patients. Injury, 45 (1): 289–298.

Spiegel, D. (1993). Dissociation and trauma. In: D. Spiegel (Hrsg.), Dissociative Disorders: A clinical review (S. 117–131). Lutherville MD: Sidran Press.

Spiegel, D., (1997). Trauma, dissociation, and memory. In: R. Yehuda, A. McFarlane (Hrsg.), Psychobiology of Posttraumatic Stress Disorder (S. 225–237). New York: The New York Academy of Sciences.

Spiegel, D., Cardena, E. (1991). Disintegrated experience: the dissociative disorders revisited. Journal of Abnormal Psychology, 100 (3): 366–378.

Spitzer, C., Barnow, S., Freyberger, H. J., Grabe, H. J. (2007). Dissociation predicts symptom-related treatment outcome in short-term inpatient psychotherapy. Australian and New Zealand Journal of Psychiatry, 41 (8): 682–687.

Stiglmayr, C. E., Ebner-Priemer, U. W., Bretz, J., Behm, R., Mohse, M., Lammers, C. H. et al. (2008). Dissociative symptoms are positively related to stress in borderline personality disorder. Acta Psychiatrica Scandinavica, 117 (2):139–47.

Van Den Bosch, L. M. C., Verheul, R., Langeland, W., Van Den Brink, W. (2003). Trauma, dissociation, and posttraumatic stress disorder in female borderline patients with and without substance abuse problems. The Australian and New Zealand Journal of Psychiatry, 37 (5): 549–555.

Van der Hart, O., Nijenhuis, E., Steele, K., Brown, D. (2004). Trauma-related dissociation: Conceptual clarity lost and found. The Australian and New Zealand Journal of Psychiatry, 38 (11–12): 906–914.

Van der Hart, O., Van Ochten, J. M., Van Son, M. J., Steele, K., Lensvelt-Mulders, G. (2008). Relations among peritraumatic dissociation and posttraumatic stress: a critical review. Journal of Trauma & Dissociation, 9 (4): 481–505.

Van der Kolk, B. A. (1987). Psychological Trauma. Washington, DC: American Psychiatric Press.

Van der Kolk, B. A. (1994). The body keeps the score: Memory and the evolving psychobiology of posttraumatic stress. Harvard Review of Psychiatry, 1 (5): 253–265.

Van der Kolk, B. A., McFarlane, A. C., Weisaeth, L. (Hrsg.) (1996a). Traumatic stress: The effects of overwhelming experience on mind, body, and society. New York, NY: The Guilford Press.

Van der Kolk, B. A., Van der Hart, O., Marmar, C. R. (1996b). Dissociation and information processing in posttraumatic stress disorder. In: B. A. Van der Kolk, A. C. McFarlane, L. Weisaeth (Hrsg.), Traumatic Stress (S. 303–330). New York, NY: Guilford.

Van der Velden, P. G., Kleber, R. J., Christiaanse, B., Gersons, B. P., Marcelissen, F. G., Drogendijk, A. N. et al. (2006). The independent predictive value of peritraumatic dissociation for postdisaster intrusions, avoidance reactions, and PTSD symptom severity: a 4-year prospective study. Journal of Traumatic Stress, 19 (4): 493–506.

Van der Velden, P. G., Wittmann, L. (2008). The independent predictive value of peritraumatic dissociation for PTSD symptomatology after type I trauma: a systematic review of prospective studies. Clinical Psychology Review, 28 (6): 1009–1020.

Van Loey, N. E., Van de Schoot, R., Faber, A. W. (2012). Posttraumatic stress symptoms after exposure to two fire disasters: comparative study. PLoS One, 7 (7): e41532.

Vermetten, E., Spiegel, D. (2014). Trauma and dissociation: implications for borderline personality disorder. Current Psychiatry Reports, 16 (2): 434.

Werner, K. B., Griffin, M. G. (2012). Peritraumatic and persistent dissociation as predictors of PTSD symptoms in a female cohort. Journal of Traumatic Stress, 25 (4): 401–407.

Wingenfeld, K., Wolf, O. T. (2014). Stress, memory, and the hippocampus. Frontiers of Neurology and Neuroscience, 34: 109–120.

Winter, D., Elzinga, B., Schmahl, C. (2014). Emotions and memory in borderline personality disorder. Psychopathology, 47 (2): 71–85.

Winter, D., Krause-Utz, A., Lis, S., Chiu, C. D., Lanius, R. A., Schriner, F. et al. (2015). Dissociation in borderline personality disorder: Disturbed cognitive and emotional inhibition and its neural correlates. Psychiatry Research: Neuroimaging, 233 (3): 339–351.

Wittmann, L., Moergeli, H., Schnyder, U. (2006). Low predictive power of peritraumatic dissociation for PTSD symptoms in accident survivors. Journal of Traumatic Stress, 19 (5): 639–651.

Wolf, O. T., Atsak, P., de Quervain, D. J., Roozendaal, B., Wingenfeld, K. (2016). Stress and memory: A selective review on recent developments in the understanding of stress hormone effects on memory and their clinical relevance. Journal of Neuroendocrinology, 28(8). doi: 10.1111/jne.12353.

Yaşan, A., Guzel, A., Tamam, Y., Ozkan, M. (2009). Predictive factors for acute stress disorder and posttraumatic stress disorder after motor vehicle accidents. Psychopathology, 42 (4): 236–241.

Zanarini, M. C., Ruser, T. F., Frankenburg, F. R., Hennen, J., Gunderson, J. G. (2000). Risk factors associated with the dissociative experiences of borderline patients. Journal of Nervous & Mental Disorders, 188 (1): 26–30.

Zanarini, M. C., Frankenburg, F. R., Jager-Hyman, S., Reich, D. B., Fitzmaurice, G. (2008). The course of dissociation for patients with borderline personality disorder and axis II comparison subjects: a 10-year follow-up study. Acta Psychiatrica Scandinavica, 118 (4): 291–296.

Zelikowsky, M., Hersman, S., Chawla, M. K., Barnes, C. A., Fanselow, M. S. (2014). Neuronal ensembles in amygdala, hippocampus, and prefrontal cortex track differential components of contextual fear. Journal of Neuroscience, 34 (25): 8462–8466.

14 Kritisches zum Dissoziationskonzept aus neuropsychologischer Perspektive

Diana Pesy und Harald Merckelbach

Die Diagnostik dissoziativer Symptome bezieht sich auf Selbstbeurteilungsverfahren, da es keine objektiven Biomarker für diese Symptomatologie gibt. Der Fragebogen zu dissoziativen Symptomen (FDS; Spitzer et al. 2015) und die Cambridge Depersonalisation-Scale (CDS; deutsche Version: Michal et al. 2004) sind die meist genutzten Selbstbeurteilungsverfahren zur Erhebung dissoziativer Symptome (▸ Kap. 16 in diesem Band). In diesem Kapitel betrachten wir ein Phänomen, das in der Literatur bisher häufig vernachlässigt wurde: Personen, die in diesen Selbstbeurteilungsverfahren sehr hohe pathologische Werte erreichen, neigen dazu, atypische Erfahrungen (z. B. »Einige Menschen erleben gelegentlich, dass sie in den Spiegel schauen und sich nicht erkennen«) überzubewerten. Zunächst werden wir wissenschaftliche Studien betrachten, die sich mit dem Zusammenhang von Dissoziation und einer übermäßigen Symptomdarstellung beschäftigen. Schließlich werden wir die neuropsychologischen Aspekte dieses Zusammenhangs beleuchten.

14.1 Herkunft übermäßiger Symptomdarstellung

In der Neuropsychologie nimmt die Untersuchung des Phänomens der übermäßigen Symptomdarstellung seit vielen Jahren eine besondere Position ein (Merten 2014). Die übermäßige Symptomdarstellung wird oft mit dem Konzept der Simulation gleichgestellt. Es handelt sich hierbei jedoch um zwei unterschiedliche Erklärungsansätze (Merten u. Merckelbach 2013). Simulation ist eine intendierte Vortäuschung von Symptomen, die darauf ausgerichtet ist, einen materiellen oder psychosozialen Vorteil zu gewinnen, wie z. B. eine finanzielle Ausgleichsleistung. Simulation ist eine Form übermäßiger Symptomdarstellung, jedoch nicht umgekehrt: Personen können aus verschiedenen Gründen Symptome angeben, die Übertreibungen beinhalten, somit u. a. auch, um zu versuchen, daraus Profit zu schlagen (▸ Abb. 14-1).

Das muss aber nicht die einzige Erklärung für eine übermäßige Symptomdarstellung sein. In wissenschaftlichen Studien können Artefakte durch Probanden entstehen, die eine »langweilige« Untersuchungsprozedur durchlaufen und infolge dessen Beschwerdenvalidierungsinventare und andere diagnostische Fragebögen in einer nachlässigen Weise bearbeiten. Eine solche, auf Nachlässigkeit beruhende Antwort-Verzerrung ist bei bis zu 10 % der Probanden möglich (Meade u. Craig 2012). Meyer und Kollegen (2013) haben gezeigt, dass die sorglose Bearbeitung von Fragebögen, auch wenn sie in relativ geringem Ausmaß stattfindet, zu Testwertverzerrungen führt, die erheblich sind. So würde beispielsweise eine Person, die aus Nachlässigkeit hauptsächlich die mittleren Skalenwerte auswählt, im FDS und CDS deutlich über dem Cut-off-Wert liegen. Gibt

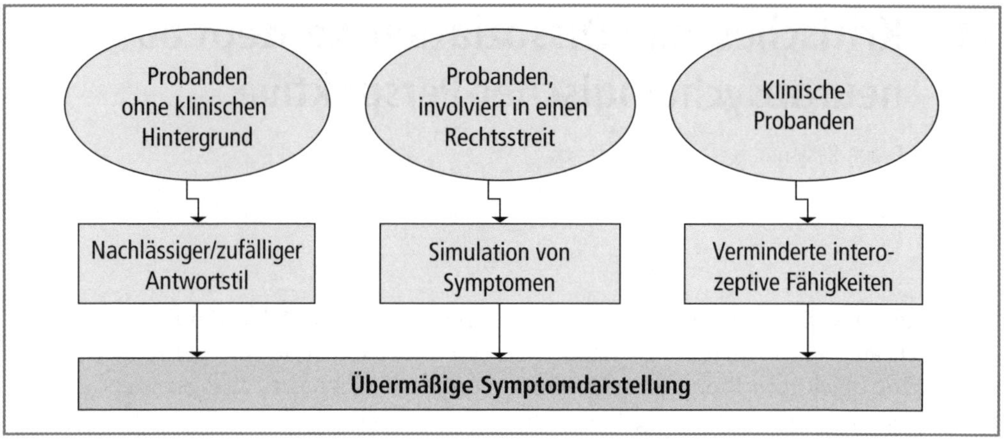

Abb. 14-1 Faktoren, die in unterschiedlichen Settings die Wahrscheinlichkeit einer übermäßigen Symptomdarstellung erhöhen

es in einem solchen Fall keine Validitätsskalen innerhalb der Überprüfung der Symptomatik, fiele das Ergebnis des Probanden als klinisch relevant auf.

Eine andere Form von übermäßiger Symptomdarstellung kann bei Probanden mit fehlender Introspektionsfähigkeit vorkommen. Das bedeutet, solche Probanden können nicht klar bestimmen, ob sie bestimmte Symptome haben oder nicht. Das Unvermögen, Symptome angemessen wahrzunehmen und zu beschreiben, ist bekannt unter dem Konstrukt der Alexithymie. Verschiedene Studien haben gezeigt, dass dissoziative Symptome mit hohen Alexithymie-Werten korrelieren. So haben Evren und Mitarbeiter (2008) alkoholabhängige, entgiftete Patienten ($N = 176$) mit der DES (Dissociative Experience Scale; Bernstein u. Putnam 1986, englische Originalversion des FDS) und der Toronto Alexithymie-Skala (TAS-20; Bagby et al. 1994) untersucht. Letztgenanntes Verfahren enthält eine Subskala, mit welcher Schwierigkeiten bei der Identifikation von Gefühlen objektiviert werden. Die Wissenschaftler fanden eine Korrelation von $r = 0.52$ zwischen der DES und dieser Subskala.

Im Vergleich zu Probanden mit normalen Alexithymie-Werten sind solche mit hohen Werten z. B. weniger zuverlässig beim Erfassen des eigenen Herzschlages und haben geringere Fähigkeiten, multiple sensorische Einflüsse internal zu integrieren (Grynberg u. Pollatos 2015). Außerdem konnten hirnphysiologische Korrelate für Alexithymie nachgewiesen werden, z. B. eine reduzierte frontale Aktivität während der Verarbeitung von Emotionen (Moriguchi et al. 2006). Somit ist es offensichtlich, dass ein Unvermögen, internale Zustände zu verfolgen, zu einer übermäßigen Symptomdarstellung führen kann. Personen mit diesen Schwierigkeiten können Empfindungen nicht genau beschreiben und neigen daher zum Pathologisieren von Symptomen (Aronson et al. 2006). In der Tat haben viele Studien gezeigt, dass Schwierigkeiten bei der Identifikation von Gefühlen mit einer erhöhten Symptomdarstellung verbunden sind (für einen weiteren Überblick s. De Gucht u. Heiser 2003). Interessanterweise fanden Hunter und Kollegen (2004) in ihrer Studie über Symptomattribuierung, dass Patienten mit Depersonalisationsstörungen dazu neigen,

Tab. 14-1 Zusammenfassung der Korrelationsstudien bzgl. des Zusammenhangs zwischen Dissoziation und übermäßiger Symptomdarstellung

Studie		**Dissoziationsindex**
Allen u. Coyne (1995)	*N* = 98 Traumatisierte stationäre Patienten	
	L-Skala (MMPI-2)	**DES** 0.48*
Giesbrecht u. Merckelbach (2006)	*N* = 87 Studentenpopulation	
	SIMS	**DES** 0.51*
Kunst et al. (2011)	*N* = 125 Opfer von Verbrechen	
	SIMS	**PDEQ-10** 0.41*
Stadnik et al. (2013)	*N* = 42 Patienten mit DIS und dissoziativen Störungen (nicht näher bezeichnet)	
	NIM (PAI)	**DES** 0.60*
	MAL (PAI)	**DES** 0.43*
	RDF (PAI)	**DES** -0.41*
Merckelbach et al. (2015)	Studie 1: *N* = 139 Studentenpopulation Wildman Checklist Items (4)	**DES / DES-T** 0.55* / 0.56*
	Studie 2: *N* = 113 Studentenpopulation SIMS	**CDS** 0.45*
	Studie 3: *N* = 21 Psychiatrische stationäre Patienten SIMS	**DES / DES-T / CDS** 0.25* / 0.28* / 0.32*
Van der Heide u. Merckelbach (2016)	*N* = 27 Stationäre Patienten (Asyl-Beantragende)	
	SIMS	**DES** 0.79*
	MENT	**DES** 0.41*

DES = Dissoziative Experience Scale (Deutsche Version: Fragebogen Dissoziativer Störungen, FDS); L-Skala MMPI-2 = Lügen-Skala Minnesota Multiphasic Personality Inventory; SIMS = Structured Inventory of Malingered Symptomatology (Deutsche Version: Strukturierter Fragebogen Simulierter Symptome, SFSS); PDEQ-10 = Peritraumatic Dissociative Experiences Questionnaire; DIS = Dissoziative Identitätsstörung; PAI = Personality Assessment Inventory (Deutsche Version: Verhaltens- und Erlebensinventar, VEI); NIM (PAI) = Negative Impression Management (Deutsche Version: VEI, DEF = Defensiv-Index); MAL = Malingering (Deutsche Version: VEI, MAL = Simulationsindex); RDF = Rogers Discriminant Function (Deutsche Version: VEI, RDF = Rogers Diskriminanzfunktion); DES-T = DES Taxon; CDS = Cambridge Depersonalization Scale; MENT = Moral Emotional Numbing Test for Posttraumatic Stress Disorder katastrophenähnliche Interpretationen für unklare Symptome anzugeben.

14.2 Beschwerdenvalidierungstests

Beschwerdenvalidierungstests decken übermäßige Symptomdarstellungen auf. Ein Beispiel ist die Wildman Symptom Checklist, die u. a. Items mit unglaubwürdigen Symptomen enthält, wie z. B. »Ich habe so heftige Kopfschmerzen, dass meine Füße wehtun.« Mit Items dieser Art lässt sich die Qualität der Selbstbeurteilung in Fragebogenverfahren überprüfen (Merckelbach et al. 2014). Der Strukturierte Fragebogen Simulierter Symptome (SFSS; Cima et al. 2003) beinhaltet auch eine große Bandbreite atypischer Symptome. Der Fragebogen umfasst 75 Items, bei denen jeweils zwischen »wahr« und »falsch« entschieden werden muss. Die Items beinhalten Beschreibungen für ungewöhnliches Erleben (z. B. »Die Stimmen, die ich höre und die andere Menschen nicht hören, sind niemals verstummt«) und sind auf fünf Skalen zu jeweils 15 Fragen aufgeteilt: Niedrige Intelligenz (NI), Affektive Störung (AF), Neurologische Beeinträchtigung (N), Psychose (P) und Amnestische Störung (AM).

Ein anderes, häufig benutztes Verfahren ist das »Strukturierte Interview Berichteter Beschwerden« (Structured Interview of Reported Symptoms, SIRS-2; Rogers et al. 2010, deutsche Adaption von Lanquillon u. Schmidt 2012). Dieser Fragebogen umfasst 172 Items, welche dem Patienten oder dem Probanden mündlich vorgegeben werden. Manche Items beinhalten Symptome, die so absurd sind, dass eine Zustimmung hierzu den Verdacht auf Simulation bzw. übermäßige Symptomdarstellung erhebt. Andere SIRS-Items beschreiben zwar realistische Symptome, aber eine bestimmte Kombination zugestimmter Items kann auf eine übermäßige Symptomdarstellung hinweisen. Außer den beschriebenen Verfahren, wie der Wildman Symptom Checklist, dem SFSS und dem SIRS, gibt es klinische Fragebogeninventare wie das Verhaltens- und Erlebensinventar (VEI; Engel u. Groves 2012) und das Minnesota Multiphasic Persönlichkeits Inventar (MMPI-2; Engel 2000), in welchen bereits Beschwerdenvalidierungsskalen integriert sind. Das VEI untersucht Pathologien wie psychotische Störungen und Aspekte der Borderline-Persönlichkeitsstörung. In dieses Verfahren sind vier Validitätsskalen als Beschwerdenvalidierungsindikatoren integriert: Simulationsindex (MAL), Defensiv-Index (DEF), Rogers Diskriminanzfunktion (RDF) und Cashels Diskriminanzfunktion (CDF).

Einige Autoren diskutieren über die Effektivität dieser Skalen. So stellen Sellbom und Bagby (2008) dar, dass die RDF unter Forschungsbedingungen erfolgreich ist, wenn Probanden instruiert werden, zu simulieren. In der klinischen Praxis würden nicht-instruierte Simulanten jedoch nicht zuverlässig aufgedeckt.

Der MMPI-2 ist, genau wie der VEI, sensitiv für ein breites Spektrum klinischer Bedingungen und enthält auch Validitätsindikatoren (z. B. »Lügenskala«, L-Skala). Es gibt umfangreiche Studien zur Effektivität der verschiedenen MMPI-Indikatoren bezüglich der Aufdeckung von übermäßigen Symptomdarstellungen (Wygant u. Granacher 2015).

14.2.1 Beschwerdenvalidierungstests und dissoziative Symptome

Tab. 14-1 gibt einen Überblick über die Studien, in welchen Fragebögen zu dissoziativen Symptomen mit Beschwerdenvalidierungstests kombiniert wurden, sowie die entsprechenden Korrelationen der beiden Verfahren. Die sechs aufgelisteten Studien enthalten acht Stichproben mit einer Gesamtzahl von $N = 652$ Probanden. Von den 14 Korrelationen waren $10 > 0.40$, was die enge Assoziation zwischen selbst beurteilten dissoziativen Symptomen und der Tendenz, atypischen Symptomen zuzustimmen, nochmals empirisch unterstreicht.

Neben den Korrelationsstudien gibt es auch Studien mit Gruppenvergleichen. Drei Studien verglichen Dissoziationswerte von Personen, die bei Beschwerdenvalidierungstests durchfielen oder unauffällig blieben.

Beispielsweise führten Smith und Frueh (1996) eine der ersten Studien mit Vietnam-Veteranen durch, die die Kriterien für eine Posttraumatische Belastungsstörung (PTBS; $N = 145$) erfüllten. Die Wissenschaftler haben zwei Gruppen bestimmt: Veteranen mit erhöhten Werten im MMPI-2-Index für übermäßige Symptomdarstellung (L-Skala; Offensichtlich-Übertreibende) und Veteranen mit normalen Werten auf der L-Skala (Nicht-Übertreibende). Die Offensichtlich-Übertreibenden hatten signifikant höhere Werte im DES im Vergleich zu den Nicht-Übertreibenden mit einem Mittelwert von 54 ($SD = 18.2$) bzw. 26 ($SD = 14.5$). Die offensichtlich Übertreibenden lagen demnach ganz deutlich im klinischen Bereich.

In anderen Studien mit Gruppenvergleichen wurde eine umgekehrte Strategie angewandt: Probanden mit hohen und niedrigen Ausprägungen dissoziativer Symptome wurden bezüglich ihrer Ergebnisse in Beschwerdenvalidierungstests miteinander verglichen. Beispielsweise erreichten in einer Studie Patienten mit Störungen aus dem dissoziativen Spektrum ($N = 119$) höhere Werte auf der L-Skala des MMPI-2 als eine psychiatrische Kontrollgruppe ($N = 97$; Leavitt 2001).

Gleichermaßen haben Welburn und Mitarbeiter (2003) Patienten mit einer Dissoziativen Identitätsstörung (DIS, $N = 12$), schizophrene Patienten ($N = 9$) und eine gesunde Kontrollgruppe ($N = 10$) verglichen. Die Kontrollgruppe wurde instruiert, eine dissoziative Störung zu simulieren. Sie fanden, dass Patienten mit Schizophrenie die niedrigsten Werte auf der L-Skala erhielten, d. h. Werte im Normalbereich erreichten. Merritt und You (2008) verglichen MMPI-2-Profile von Studenten mit niedrigen Werten in der DES ($N = 476$) und hohen Werten ($N = 201$). Die Studenten mit vielen dissoziativen Symptomen hatten auch höhere Werte auf der L-Skala im Vergleich zu der Kontrollgruppe. Von der Analyse wurden solche Probanden ausgeschlossen, die extreme Werte auf der L-Skala erreichten. Besonders interessant war, dass das Ausmaß invalider Protokolle (L > 90 T) in der Kontrollgruppe bei 7 % lag. Bei den Studenten mit vielen dissoziativen Symptomen waren 14 % der Protokolle invalide und bei jenen Studenten, die hohe Ausprägungen auf pathologischen Items erzielten, sogar 29 %.

Die Arbeitsgruppe um Brand (Brand et al. 2006) wandte den SIRS bei 20 Patienten mit DIS an und zeigten, dass in sieben Fällen (35 %) die Patienten Werte im Bereich einer übermäßigen Symptomdarstellung erreichten. Das Ergebnis interpretierten sie als Hinweis dafür, dass der SIRS möglicherweise Patienten mit einer dissoziativen Störung falsch als Simulanten klassifiziert. Gleichermaßen wandten Rogers und Mitarbeiter (2009) im Rahmen einer größeren Studie den SIRS bei 37 traumatisierten Patienten an. Die meisten dieser Patienten gaben verschiedene dissoziative Symptome an: 31 % dieser Patienten erreichten im SIRS einen Wert, der sie als Simulanten klassifiziert hätte. Die Autoren interpretierten dieses Resultat als falsch positive (falsche Klassifikation ehrlicher Patienten als Simulanten). Schließlich untersuchten Rogers und Kollegen (2011), welche Werte

PTBS-Patienten mit (N = 19) oder ohne (N = 21) komorbider Dissoziativer Identitätsstörung innerhalb der Validitätsskalen des PAI (Personality Assessment Inventory [Morey 2007], englische Originalversion des VEI) erhielten. Patienten mit PTBS und DIS erzielten erheblich höhere Werte auf der DEF-Skala (aber nicht auf der MAL- oder der RDF-Skala) als Patienten mit PTBS, aber ohne DIS. Die Autoren schlussfolgerten, dass die DEF-Skala nicht genau genug sei, um eine Simulation aufzudecken, wenn sie bei PTBS-Patienten eingesetzt wird, die auch dissoziative Symptome zeigen.

Zusammenfassend zeigt sich, dass es eine enge Verbindung zwischen dissoziativen Symptomen und einer übermäßigen Symptomangabe gibt.

14.3 Interpretation des Zusammenhangs zwischen Dissoziation und übermäßiger Symptomdarstellung

Wie lässt sich dieser Zusammenhang erklären? Es gibt drei mögliche Interpretationen:

1. Die Assoziation zwischen übermäßiger Symptomdarstellung und Dissoziation ist ein Artefakt,
2. eine übermäßige Symptomangabe erzeugt erhöhte Werte bei selbst beurteilten dissoziativen Symptomen und
3. dissoziative Pathologie bewirkt per se eine übermäßige Symptomdarstellung.

Wir werden diese drei Interpretationen im Folgenden genauer betrachten.

14.3.1 Übermäßige Symptomdarstellung als Artefakt

Der Zusammenhang zwischen Dissoziation und übermäßiger Symptomdarstellung kann darauf beruhen, dass die Fragebogenverfahren, die die jeweiligen Konstrukte abbilden, sehr ähnliche Items umfassen. Forensische Psychologen haben z. B. entdeckt, dass das Vorbeiantworten auf einfachste Fragen (z. B. 2 + 2 = 5) ein deutlicher Hinweis auf eine bewusste übermäßige Symptomdarstellung ist (Conroy u. Kwartner 2006). Das gleiche Phänomen wird jedoch auch als ein dissoziatives Phänomen im Rahmen des Ganser-Syndroms betrachtet (▸ Kap. 24 in diesem Band).

Ein anderes Beispiel stellen die verschiedenen CDS-Items dar, die auf dissoziative Symptome hinweisen, aber gleichermaßen als »unwahrscheinliche Symptome« im SFSS verwendet werden. So enthält der CDS Items wie: »Der Geschmack von Gerichten gibt mir nicht mehr das Gefühl von Genuss oder Abneigung« (Item 7) und »Ich habe das Gefühl, dass meine Hände oder Füße größer oder kleiner werden« (Item 12). Diese Erfahrungen sind im SFSS in ähnlicher Form enthalten: »Essen schmeckt nicht mehr in gleicher Weise wie in der Vergangenheit« (Item 5) und »Ich habe bemerkt, dass meine Körperform sich verändert hat, obwohl mein Gewicht gleich geblieben ist« (Item 10).

Die Tatsache, dass Beschwerdenvalidierungstests oft dissoziationsähnliche Symptome beinhalten, kann Korrelationen zwischen Messinstrumenten wie dem CDS und dem SFSS erhöhen (Merckelbach et al. 2015). Aber diese Item-Übereinstimmung kann nicht die einzige Erklärung für die hohen Korrelationen zwischen Beschwerdenvalidierungstests und Verfahren zur Messung dissoziativer Psychopathologie sein. So erzielen Studenten mit dissoziativen Symptomen beispielsweise auch hohe Werte in Beschwerdenvaldierungstests, welche hauptsächlich nicht existierende Symptome beschreiben (z. B. »Meine Kopfschmerzen sind so heftig, dass meine Füße schmerzen«; Merckelbach et al. 2015).

14.3.2 Eine übermäßige Symptomdarstellung führt zur Angabe dissoziativer Symptome in der Selbstbeurteilung

Im Falle, dass gesunde Probanden instruiert werden, Gedächtnisdefizite zu simulieren, präsentieren sie radikale Symptome wie Amnesie, Desorientierung und das Vergessen bekannter Namen, z. B. von Freunden (Iverson 1995). In unterschiedlicher Weise gleichen diese Merkmale amnestischen Symptomen, wie sie in verschiedenen Dissoziationsfragebögen enthalten sind. Das Gleiche wurde beobachtet, wenn gesunde Probanden instruiert werden, die Rolle eines Mörders einzunehmen, der während einer Untersuchung mit zahlreichen Beweisen konfrontiert wird. Dann ist die meist gewählte Strategie, eine dissoziative Amnesie bezüglich des kriminellen Aktes darzustellen und einen »internalen Vorgang« zu benennen, der nicht kontrollierbar war (Spanos et al. 1986). Warum bevorzugen gesunde Probanden, die dazu aufgefordert werden zu simulieren, die Angabe dissoziativer Symptome? Basierend auf einer Analyse, die zeigt, wie Simulation in Novellen dargestellt wird, machte Kuperman (2006) folgende Beobachtung: »*Wenn Verrücktheit vorgetäuscht wird, gibt die Exzentrik der Simulation (...) dem Beobachter Aufschluss darüber: Ich bin nicht Herr meiner selbst, also bin ich nicht verantwortlich.*« Folglich haben Laien möglicherweise die Vorstellung, dass dissoziative Symptome (z. B. Amnesie, Depersonalisation) die Eigenverantwortlichkeit beeinträchtigt, was in verschiedenen Situationen eventuell von Vorteil sein könnte, z. B. vor Gericht zur eigenen Exkulpierung (▸ Kap. 30 in diesem Band).

Allgemeiner formuliert: Simulation von Symptomen tritt verstärkt auf, wenn sich Patienten in einem zivil- oder strafrechtlichen Prozess befinden. Tatsächlich haben Elhai und Kollegen (2003) solche Antwortmuster, d. h. mit höchsten Werten auf der L-Skala im MMPI-2 und höchsten Ausprägungen bei dissoziativen Symptomen, gerade bei Veteranen gefunden, die eine finanzielle Ausgleichsleistung fordern. In welchem Maße Simulation oder nachlässige Antwortverzerrungen zur übermäßigen Symptomdarstellung führen, hängt letztendlich von der untersuchten Population ab (▸ Abb. 14-1). Es bedarf demnach systematischer Studien, die berücksichtigen, inwiefern ein Rechtsstreit oder etwa eine lange Untersuchungsprozedur zu einer übermäßigen Symptomdarstellung führt.

14.3.3 Dissoziative Pathologie führt zu einer übermäßigen Symptomdarstellung

Eine beliebte Erklärung für eine übermäßige Symptomdarstellung ist, dass es sich dabei um einen »Hilferuf« handelt (Allen u. Coyne 1995). Diese Betrachtungsweise lässt sich jedoch nur schwer mit Beobachtungen in Einklang bringen, die zeigen, dass in klinischen Stichproben eine Zustimmung zu unwahrscheinlichen Symptome mit einem Mangel an Engagement in der Behandlung und einem frühen Therapieabbruch verbunden sind (Anestis et al. 2014). Zwar sind Therapieabbrüche nicht unbedingt oder unmittelbar, v. a. nicht monokausal auf eine übermäßige Symptomdarstellung zurückzuführen, jedoch liegt die Vermutung nahe, dass es sich hierbei um eine problematische Gruppe handelt, die häufiger Schwierigkeiten mit der Therapie-Compliance zeigt (s. dazu Horner et al. 2014). Insgesamt ist eine übermäßige Symptomdarstellung jedoch mehr als nur eine Komplikation in der psychiatrischen oder psychologischen Diagnostik.

Rogers und Mitarbeiter (2011) schlagen eine traumaorientierte Hypothese vor. In dieser gehen sie davon aus, dass Trauma und Dissoziation zu einer übermäßigen Symptomdarstellung führen. Dabei stellt sich die Frage, welche genauen Mechanismen im Kontext von Trauma und Dissoziation dazu führen. Es ist vorstellbar, dass ein Mangel an interozeptivem Monitoring, welches z. B. im Rahmen von Alexithymie vorkommt, ein führender Mechanismus sein kann, der eine übermäßige Symptomdarstellung hervorruft (Aronson et al. 2006). Dissoziationsskalen beinhalten sowohl dissoziative Symptome (z. B. Teil einer Unterhaltung vergessen) als auch sehr außergewöhnliche Phänomene (z. B. »Ich habe das Gefühl, dass meine Hände oder Füße größer oder kleiner geworden sind«), die ebenfalls in Beschwerdenvaldierungstests vorkommen. Ein Mangel an internalem Monitoring kann eine Erklärung für den Zusammenhang zwischen Dissoziation und einer übermäßigen Symptomdarstellung sein.

Die neuropsychologischen Mechanismen des internalen Monitorings können interessante Aufschlüsse über diesen Zusammenhang geben. Williams und Kollegen (2006) fanden bei traumatisierten Probanden eine beachtliche Verringerung der neuronalen Aktivität im präfrontalen Cortex und dem anterioren Cingulum. Diese Hirnstrukturen sind insbesondere an der Regulation emotionalen Arousals beteiligt (Drevets et al. 2008). Weiterhin wurde eine Übererregung der linken ventralen Amygdala in einer späteren Phase der bewussten Verarbeitung von angstassoziierten Informationen beobachtet (Williams et al. 2006). Diese ging mit einer Diskonnektion zwischen dem anterioren Cingulum und der Amygdala einher. Damit kommt es bei Angst-bezogenen Vorgängen im Rahmen eines aversiven Ereignisses zu einer Unterbrechung der reziproken Verbindungen vom medialen präfrontalen Cortex und der Amygdala. Diese suboptimale präfrontale Steuerung führt zu einem Mangel an Top-down-Prozessen und somit zu einer gestörten emotionalen Regulation. Zusätzlich kommt es zu einem Zusammenbruch der exekutiven Funktionen, welche vom präfrontalen Cortex ausgeht. Das bedeutet, die Einordnung der situationsabhängigen Informationen in eine korrekte Raum-Zeit-Kontext-Dimension ist nicht mehr zuverlässig gegeben. Schließlich kann abgeleitet werden, dass ein Mangel an internalem Monitoring und eine inkorrekte Einordnung von Ereignissen zu Missinterpretationen eigener Empfindungen und somit zur übermäßigen Symptomdarstellung führen.

Diese Beobachtungen führen zu der Überlegung, inwieweit Defizite im internalen Monitoring mit den subjektiven Erfahrungen traumatisierter Patienten interagieren, sodass die aversiven Erlebnisse nicht vollständig in das autobiografische Gedächtnis bzw. in eine korrekte Raum-Zeit-Kontext-Dimension integriert werden können (Kleim u. Ehlers 2008).

14.4 Schlussfolgerung

Unsere Zusammenfassung zeigt, dass der Zusammenhang zwischen dissoziativen Symptomen und einer übermäßigen Symptomdarstellung ein gut nachgewiesenes Phänomen ist, das jedoch bisher häufig missverstanden wird. Sie macht außerdem deutlich, dass es noch an Untersuchungen mangelt, die zeigen, in welchem Ausmaß eine übermäßige Symptomdarstellung eine Ursache, eine Konsequenz und/oder ein Artefakt von Dissoziation darstellt. Außerdem lassen die Fakten vermuten, dass es keine grundsätzlich exklusive Erklärung für diesen Zusammenhang gibt.

Ein wichtiger Aspekt ist die unterschiedliche Bedeutung dieses Zusammenhangs in

Studenten- und klinischen Stichproben. Bei Patienten, die nicht in Gerichtsverfahren eingebunden sind, kann die übermäßige Symptomdarstellung ein integraler Bestandteil ihrer dissoziativen Pathologie sein. Anders kann es im Rahmen wissenschaftlicher Studien mit Studenten aussehen. Hier kann es zu einer übermäßigen Symptomdarstellung kommen, wenn eine nachlässige Antworttendenz vorliegt. Diese Art der Antwortverzerrung kann die signifikanten Fälle von Dissoziation (Merckelbach et al. 2015) sowie den Zusammenhang zwischen dissoziativen Symptomen und ihren potenziellen Parametern künstlich hervorheben.

Untersuchungen zum Zusammenhang zwischen Dissoziation und anderen Funktionsbereichen (z. B. Gedächtnisleistungen, physiologisches Arousal) können zu paradoxen Ergebnissen führen, wenn eine übermäßige Symptomdarstellung nicht erhoben wird. Einige Studien zeigten beispielsweise, dass Studenten mit ausgeprägten dissoziativen Symptomen ein überdurchschnittliches Arbeitsgedächtnis präsentierten (Veltman et al. 2005), während andere Studien mit Studenten keinen solchen Zusammenhang zwischen Dissoziation und Arbeitsgedächtnis fanden oder sogar eine negative Beziehung nachwiesen (Brewin et al. 2013). Demnach könnten kognitive Leistungsprofile dissoziativer Probanden besser differenzierbar und replizierbar werden, wenn in Untersuchungen eine übermäßige Symptomdarstellung objektiviert wird und Probanden ausgeschlossen werden, die eine solche Antwortverzerrung zeigen.

Damit wird deutlich, dass Befunde, die nach einer Korrektur durch Beschwerdenvalidierungstests verbleiben, an Validität gewinnen. Ein positives Beispiel hierfür ist der bekannte Zusammenhang zwischen dissoziativen Symptomen und Schlafstörungen (z. B. wiederkehrende Träume, hypnagoge Halluzinationen), die durch diverse Studien dargestellt wurden (Van der Kloet et al. 2012). Die signifikante und positive Korrelation zwischen Dissoziation und Schlafstörungen bei Studenten bleibt auch dann erhalten, wenn eine Korrektur der Probanden z. B. durch die individuellen SFSS-Werte stattgefunden hat (Giesbrecht u. Merckelbach 2006). Es ist nachvollziehbar, dass gerade Untersuchungen mit nicht-klinischen Probanden zur Ätiologie und Korrelaten von Dissoziation von dieser Korrektur deutlich profitierten.

Bereits vor mehr als einem Jahrzehnt wurde von Jureidini (2004) betont, dass es sehr unwahrscheinlich ist, dass Dissoziation auf nur eine einzige Ursache und eine Art von Erleben reduziert werden kann. Vielmehr zeigt die Vielfalt dissoziativer Symptome, dass es sinnvoll wäre, eine individuelle Prädisposition in Kombination mit dem Erleben und Verhalten des Einzelnen in Verbindung zu setzten und diese als Wirkmechanismen für die Ausbildung dissoziativer Symptome ganzheitlich zu betrachten. Ein solcher Untersuchungsbereich würde von den Netzwerk-Analyse-Techniken, die von Borsboom und Cramer (2013) konzipiert wurden, profitieren. In ihrem innovativen Ansatz werden mehrere Symptome in ihrer multidimensionalen Kausalität zusammengefasst und analysiert, anstatt nur eine einzige verborgene pathologische Ursache zu betrachten.

Es sind Langzeitstudien erforderlich, durch welche Symptome identifiziert werden, die möglicherweise als Moderatoren (z. B. hypothetische Moderatoren in einem aktuellen Kontext können ein Mangel an internalem Monitoring sein) fungieren oder die eine Symptom-Konstellation von einer Ebene (z. B. Kernstücke dissoziativer Symptome) zu einer anderen Ebene (z. B. Kernstücke dissoziativer Symptome und übermäßiger Symptomdarstellung) verschieben.

Wir schlussfolgern, dass Untersuchungen mit Anwendung einer Netzwerk-Analyse den Zusammenhang zwischen dissoziativen Symptomen und einer übermäßigen Symptomdarstellung besser differenzieren könnte. Im Rahmen einer Therapie kann eine solche Analyse dabei unterstützen, den Fokus auf die wirklich relevanten dissoziativen Symptome auszurichten.

Ein anderer, therapeutisch relevanter Untersuchungsansatz liegt in der Analyse der neuropsychologischen Mechanismen von Alexithymie und hierbei insbesondere in der Untersuchung des Mangels an internalem Monitoring. Es ist empirisch gesichert, dass dissoziative Symptome und Alexithymie zusammenhängen und dass Alexithymie mit einer übermäßigen Symptomdarstellung einhergeht (De Gucht u. Heiser 2003). Ebenso gibt es eine gesicherte Verbindung zwischen mangelhaftem internalem Monitoring und einer weniger erfolgreichen emotionalen Regulation (Füstös et al. 2013). Bislang fehlt es jedoch an Untersuchungen, die darstellen, wie diese Zusammenhänge therapeutisch beeinflusst werden können, z. B. mit der Methode des Neurofeedbacks (Samur et al. 2013). Aufbauend auf solche Studien kann die Qualität und Nachhaltigkeit spezifischer therapeutischer Maßnahmen deutlich verbessert werden.

Literatur

Allen, J. G., Coyne, L. (1995). The Dissociative Experiences Scale and the MMPI-2. J Nerv Ment Dis, 183: 615–622.

Anestis, J. C., Finn, J. A., Gottfried, E et al. (2014). Reading the road signs: The utility of the MMPI-2 Restructured Form Validity Scales in prediction of premature termination. Assessment, 22: 279–288.

Aronson, K. R., Feldman Barrett, L., Quigley, K. (2006). Emotional reactivity and the overreporting of somatic symptoms: Somatic sensitivity or negative reporting style? J Psychosom Res, 60: 521–530.

Bagby, R. M., Parker, J. D. A., Taylor, G. J. (1994). The twenty-item Toronto Alexithymia Scale-I. Item selection and cross-validation of the factor structure. J Psychosom Res, 38: 23–32.

Bernstein, E., Putnam, F. W. (1986). Development, reliability and validity of a dissociation scale. J Nerv Ment Dis, 174: 727–735.

Borsboom, D., Cramer, A. O. (2013). Network analysis: An integrative approach to the structure of psychopathology. Annu Rev Clin Psycho. l., 9: 91–121.

Brand, B. L., McNary, S. W., Loewenstein, R. J. et al. (2006). Assessment of genuine and simulated dissociative identity disorder on the Structured Interview of Reported Symptoms. J Trauma Dissociatio, 7: 63–85.

Brewin, C. R., Ma, B. Y. T., Colson, J. (2012). Effects of experimentally induced dissociation on attention and memory. Conscious Cogn, 22: 315–323.

Cima, M., Hollnack, S., Kremer, K. et al. (2003). Strukturierter Fragebogen Simulierter Symptome »Die deutsche Version des ›Structured Inventory of Malingered Symptomatology: SIMS‹«. Nervenarzt, 74: 977–986.

Conroy, M. A., Kwartner, P. P. (2006). Malingering. Applied Psychology in Criminal Justice, 2: 29–51.

De Gucht, V., Heiser, W. (2003). Alexithymia and somatisation: a quantitative review of the literature. J Psychosom Res, 54: 425–434.

Drevets, W. D., Savitz, J., Trimble, M. (2008). The Subgenual Anterior Cingulate Cortex in Mood Disorders. CNS Spectr, 13 (8): 663–681.

Elhai, J. D., Frueh, B. C., Davis, J. L. et al. (2003). Clinical presentations in combat veterans diagnosed with posttraumatic stress disorder. J Clin Psychol, 59: 385–397.

Engel, R. R. (2000). Minnesota Multiphasic Personality Inventory 2 (MMPI-2). Deutsche Adaption. Bern: Huber.

Engel, R. R., Groves, J. (2012). Verhaltens- und Erlebensinventar. Deutschsprachige Adaptation des Personality Assessment Inventory (PAI) von L. C. Morey. Hogrefe: Göttingen.

Evren, C., Sar, V., Evren, B. et al. (2008). Dissociation and alexithymia among men with alcoholism. Psychiat Clin Neuros, 62: 40–47.

Füstös, J., Gramann, K., Herbert, B. M. et al. (2013). On the embodiment of emotion regulation: interoceptive awareness facilitates reappraisal. Soc Cogn Affect Neur, 8: 911–917.

Giesbrecht, T., Merckelbach, H. (2006). Dissociative symptoms and sleep. J Psychiatr, 48: 207–215.

Grynberg, D., Pollatos, O. (2015). Alexithymia modulates the experience of the rubber hand illusion. Front Hum Neurosci, 9: 357.

Horner, M. D., Van Kirk, K. K., Dismuke, C. E. et al. (2014). Inadequate effort on neuropsychological evaluation is associated with increased healthcare utilization. Clin Neuropsychol, 28: 703–713.

Hunter, E. C. M., Sierra, M., David, A. S. (2004). The epidemiology of depersonalisation and derealisation: A systematic review. Soc Psychiatry Psychiatr Epidemiol, 39: 9–18.

Iverson, G. L. (1995). Qualitative aspects of malingered memory deficits. Brain Injury, 9: 35–40.

Jureidini, J. (2004). Does dissociation offer a useful explanation for psychopathology? Psychopathology, 37: 259–265.

Kleim, B., Ehlers, A. (2008). Reduced autobiographical memory specificity predicts depression and posttraumatic stress disorder after recent trauma. J Consult Clin Psychol, 76 (2): 231–242.

Kunst, M., Winkel, F. W., Bogaerts, S. (2011). Recalled Peritraumatic Reactions, Self-Reported PTSD, and the Impact of Malingering and Fantasy Proneness in Victims of Interpersonal Violence Who Have Applied for State Compensation. J Interpers Violence, 11: 2186–2210.

Kuperman, V. (2006). Narratives of psychiatric malingering in works of fiction. Med Humanities, 32: 67–72.

Lanquillon, S., Schmidt, T. (2012). Beschwerdenvalidierung qualitativer psychischer Symptome bei zivil- und strafrechtlicher Begutachtung. In: N. Saimeh. Respekt – Kritik – Entwicklung: Therapeutische Aspekte im Maßregelvollzug. Forensik. Bonn: Psychiatrie Verlag, 137–150.

Leavitt, F. (2001). MMPI profile characteristics of women with varying levels of normal dissociation. J Clin Psychol, 57: 1469–1477.

Meade, A. W., Craig, S. B. (2012). Identifying careless responses in survey data. Psychol Methods, 17: 437–455.

Merckelbach, H., Giesbrecht, T., Van Heugten-Van der Kloet, D. et al. (2015). The overlap between dissociative symptoms and symptom over-reporting. Eur J Psych, 29: 165–172.

Merckelbach, H., Langeland, W., de Vries, G. et al. (2014). Symptom overreporting obscures the dose – response relationship between trauma severity and symptoms. Psychiat Res, 217: 215–219.

Merritt, R. D., You, S. (2008). Is there really a dissociative taxon on the dissociative experiences scale? J Pers Assess, 90: 201–203.

Merten, T. (2014). Beschwerdenvalidierung. Göttingen: Hogrefe.

Merten, T., Merckelbach, H. (2013). Symptom validity testing in somatoform and dissociative disorders: A critical review. Psychological Injury and Law, 6: 122–137.

Meyer, J. F., Faust, K. A., Faust, D. et al. (2013). Careless and random responding on clinical and research measures in the addictions: A concerning problem and investigation of their detection. Int J Ment Health Addiction, 11: 292–306.

Michal, M., Sann, U., Niebecker, M. et al. (2004). Die Erfassung des Depersonalisations-Derealisations-Syndroms mit der deutschen Version der Cambridge Depersonalisation Scale (CDS). Psychother Psych Med, 54 (9/10): 367–374.

Morey, L. (2007). Personality Assessment Inventory (PAI) professional manual. Odessa, FL: Psychological Assessment Resources.

Moriguchi, Y., Ohnishi, T., Lane, R. D. et al. (2006). Impaired self-awareness and theory of mind: An fMRI study of mentalizing in alexithymia. Neuroimage, 32: 1472–1482.

Rogers, R., Gillard, N. D., Wooley, C. N. et al. (2011). The detection of feigned disabilities: The effectiveness of the Personality Assessment Inventory in a traumatized inpatient sample. Assessment, 19: 77–88.

Rogers, R., Payne, J. W., Correa, A. A. et al. (2009). A study of the SIRS with severely traumatized patients. J Pers Assess, 91: 429–438.

Rogers, R., Sewell, K. W., Gillard, N. D. (2010). SIRS-2: Structured Interview of Reported Symptoms: Professional manual. Lutz, FL: Psychological Assessment Resources, Incorporated.

Samur, D., Tops, M., Schlinkert, C. et al. (2013). Four decades of research on alexithymia: moving toward clinical applications. Front Psychol, 4: 861.

Sellbom, M., Bagby, R.M. (2008). Response styles on multiscale inventories. In: R. Rogers (Hrsg.), Clinical assessment of malingering and deception. New York: Guilford, 182–206.

Smith, D.W., Frueh, B.C. (1996). Compensation seeking, comorbidity, and apparent exaggeration of PTSD symptoms among Vietnam combat veterans. Psychol Assess, 8: 3–6.

Spanos, N.P., Weekes, J.R., Bertrand, L.D. (1986). Multiple personality: A social psychological perspektive. Journal of Abnormal Psychology, 94: 362–376.

Spitzer, C., Stieglitz, R.D., Freyberger, H.J. (2015). Der Fragebogen zu Dissoziativen Symptomen (FDS). 3. Aufl. Bern: Huber.

Stadnik, R.D., Brand, B., Savoca, A. (2013). Personality assessment inventory profile and predictors of elevations among dissociative disorder patients. J Trauma Dissociatio, 14: 546–561.

Van der Heide, D., Merckelbach, H. (2016). Validity of symptom reports of asylum seekers in a psychiatric hospital: A descriptive study. Int J Law Psychiatry, 49: 40–46.

Van der Kloet, D., Merckelbach, H., Giesbrecht, T. et al. (2012). Fragmented sleep, fragmented mind: The role of sleep in dissociative symptoms. Perspect Psychol Sci, 7: 159–175.

Veltman, D.J., de Ruiter, M.B., Rombouts SAR. B et al. (2005). Neurophysiological correlates of increased verbal working memory in high-dissociative participants: A functional MRI study. Psychol Med, 35: 175–185.

Welburn, K.R., Fraser, G.A., Jordan, S.A. et al. (2003). Discriminating dissociative identity disorder from schizophrenia and feigned dissociation on psychological tests and structured interview. J Trauma Dissociatio, 4: 109–130.

Williams, L.M., Kemp, A.H., Felmingham, K. et al. (2006). Trauma modulates amygdala and medial prefrontal responses to consciously attended fear. Neuroimage, 29 (2): 347–357.

Wygant, D.B., Granacher, R.P. (2015). Assessment of validity and response bias in neuropsychiatric evaluations. NeuroRehabilitation, 36: 427–438.

II. Klinik

Grundlagen

15 Klassifikatorische Ansätze und Epidemiologie

Carsten Spitzer und Harald J. Freyberger

15.1 Einleitung

Ihre schillernde, von sehr unterschiedlichen theoretischen und klinischen Strömungen beeinflusste Begriffsgeschichte (▸ Kap. 1, 2 und 3 in diesem Band) macht verständlich, warum sich Dissoziation bis heute einer einheitlichen Definition entzieht (Nijenhuis u. Van der Hart 2011; Spiegel et al. 2011). So kann sie gleichermaßen als (Bewusstseins-) Zustand, als Persönlichkeitsdisposition im Sinne einer Dissoziationsneigung, als Sammelbezeichnung für eine heterogene Gruppe psychopathologischer Merkmale sowie als psychophysiologische Antwort auf traumatische Erfahrungen oder als intrapsychischer Abwehrmechanismus verstanden werden (Eckhardt-Henn 2014; Spitzer et al. 2015a). Bereits 1994 machte Cardena auf die »semantische Offenheit« des Terminus aufmerksam und arbeitete die vielfältigen Bedeutungsfelder des Dissoziationsbegriffs heraus, der einerseits deskriptiv, andererseits erklärend verwandt wird. Seine Systematik ist zusammenfassend in Tab. 15-1 dargestellt.

Auch der Versuch, sich über die Phänomenologie einer Definition zu nähern, erweist sich als problematisch, weil die Diskussion darüber, welche Symptome als dissoziativ einzuordnen sind, längst nicht abgeschlossen ist (Cardena 1994; Dell 2009; Holmes et al. 2005; Nijenhuis u. Van der Hart 2011). Dies gilt beispielsweise für bestimmte Bewusstseinsveränderungen, Entfremdungsgefühle, Flashbacks als Ausdruck einer willentlich nicht beeinflussbaren Hypermnesie oder aber auch für bestimmte Körpersymptome. Zudem können der beschreibende und der erklärende Aspekt des Dissoziationsbegriffs nicht immer eindeutig voneinander getrennt werden. Vergleichsweise gut gelingt dies zum Beispiel bei der dissoziativen Amnesie, denn hier finden sich genügend klinische Merkmale, die auf der phänomenologischen Ebene eine Differenzierung zu organisch begründeten Amnesien erlauben (etwa der Fokus auf das autobiografische Gedächtnissystem). Hingegen ist bei einem Stupor klinisch zunächst nicht eindeutig zu unterscheiden, ob dieser als dissoziativ oder etwa als organischer, schizophrener oder depressiver Stupor einzuordnen ist. Die Klassifikation als dissoziativ rekurriert dabei – implizit oder explizit – auf ein ätiopathogenetisches Modell, das psychosozialen Belastungen im weiteren Sinne bzw. traumatischen Erlebnissen im engeren Sinne eine wichtige Rolle zuweist.

Die hohe konzeptuelle Komplexität von Dissoziation sowie ihre heterogene, bis heute umstrittene Phänomenologie und Funktionalität im psychischen Geschehen spiegeln sich nicht nur in einer wechselvollen Geschichte ihrer nosologischen Stellung (Kihlstrom 1994), sondern auch in deutlichen Diskrepanzen der aktuellen Klassifikationssysteme der Weltgesundheitsorganisation und der American Psychiatric Association sowie in alternativen Systematiken.

Tab. 15-1 Übersicht über die Bedeutungsfelder von Dissoziation (nach Cardena 1994)

I.	**Dissoziation als nicht-bewusste oder nicht integrierte mentale Module oder Systeme**
A.	*Dissoziation als fehlende bewusste Perzeption von Wahrnehmungsreizen oder von Verhalten* • Registrieren subliminaler Stimuli • automatisierte motorische Handlungen
B.	*Dissoziation als Koexistenz getrennter mentaler Systeme, die normalerweise im phänomenalen Bewusstsein integriert sind* • zustandsabhängige Amnesie • zustandsabhängiges Lernen • Existenz des versteckten Beobachters in Hypnoseexperimenten
C.	*Dissoziation als Inkonsistenz der Verhaltens- und Wahrnehmungsebene und der Körperkontrolle* • »repressiver« Copingstil mit mangelnder Übereinstimmung zwischen verbalem Bericht und objektivierbarer körperlicher Reaktionslage • Hypnose • Konversionssyndrome
II.	**Dissoziation als verändertes Bewusstsein mit einer Entfremdung von Selbst und Umwelt**
	• Depersonalisation und Derealisation • Ekstaseerlebnisse, mystische Erfahrungen • autoskopische Phänomene
III.	**Dissoziation als Abwehrmechanismus**
	• funktionale Abwehr oder grundlegender mentaler Rückzugsmodus vor einer überwältigenden physiologischen oder psychologischen Bedrohung

15.2 Klassifikation in ICD und DSM

Die **Weltgesundheitsorganisation (WHO)** formuliert in der 10. Revision ihrer **Internationalen statistischen Klassifikation der Krankheiten und verwandter Gesundheitsprobleme (ICD-10)** in Kapitel V über psychische und Verhaltensstörungen als »*allgemeines Kennzeichen der dissoziativen oder Konversionsstörungen … [einen] teilweisen oder völligen Verlust der normalen Integration der Erinnerung an die Vergangenheit, des Identitätsbewusstseins, der Wahrnehmung unmittelbarer Empfindungen sowie der Kontrolle von Körperbewegungen*« (Dilling u. Freyberger 2015).

Sie sieht bei allen dissoziativen Störungen eine »*enge zeitliche Verbindung mit traumatisierenden Ereignissen, unlösbaren oder unerträglichen Konflikten oder gestörten Beziehungen. … Körperliche Untersuchung und Befragungen geben keinen Hinweis auf eine bekannte somatische oder neurologische Krankheit.*«

Die konkreten diagnostischen Merkmale der Diagnostischen Leitlinien und der Forschungskriterien (Dilling u. Freyberger 2015) sind nachfolgend aufgeführt.

Diagnostische Leitlinien und Forschungskriterien der dissoziativen Störungen nach ICD-10

Diagnostische Leitlinien

- Klinische Charakteristika, wie sie für die einzelnen Störungen (Amnesie, Fugue, Anfälle, Paresen etc.) typisch sind.
- Keine körperliche Erkrankung, welche die Symptome ausreichend erklären könnte.
- Nachweis einer psychogenen Verursachung, d. h. zeitlicher Zusammenhang mit einer psychosozialen Belastung (auch wenn diese vom Patienten selbst geleugnet werden).

Forschungskriterien

- Kein Nachweis einer körperlichen Krankheit, welche die für diese Störung charakteristischen Symptome erklären könnte (es können jedoch körperliche Störungen vorliegen, die andere Symptome verursachen).
- Überzeugender zeitlicher Zusammenhang zwischen den dissoziativen Symptomen und belastenden Ereignissen, Problemen oder Bedürfnissen.

Konversionsstörungen, d. h. Erkrankungen mit einer Körpersymptomatik, die eine neurologische Ursache nahelegt, ohne dass sich diese bestätigen lässt, werden von der WHO in der ICD-10 zu den dissoziativen Störungen gezählt, und die Begriffe Dissoziation und Konversion quasi synonym gebraucht. Im Einzelnen werden folgende Störungen aufgelistet (vgl. auch Tab. 15-2):

- Dissoziative Amnesie
- Dissoziative Fugue
- Dissoziativer Stupor
- Trance- und Besessenheitszustände
- Dissoziative Bewegungsstörungen
- Dissoziative Krampfanfälle
- Dissoziative Sensibilitäts- und Empfindungsstörungen
- Dissoziative Störungen, gemischt
- Andere dissoziative Störungen
  - Ganser-Syndrom
  - Multiple Persönlichkeitsstörung
  - Transitorische dissoziative Störungen in Kindheit und Jugend
  - Sonstige andere dissoziative Störungen (z. B. psychogener Dämmerzustand oder psychogene Verwirrtheit)
- Nicht näher bezeichnete dissoziative Störungen

Die **American Psychiatric Association (APA)** geht in der 5. Auflage ihres **Diagnostischen und Statistischen Manuals Psychischer Störungen (DSM-5)** davon aus, dass praktisch jede psychische Funktion von Dissoziation betroffen sein kann:

»Dissoziative Störungen sind durch eine Störung und/oder Unterbrechung der normalen Integration von Bewusstsein, Gedächtnis, Identität, Emotionen, Wahrnehmung, Körperbild, Kontrolle motorischer Funktionen und Verhalten gekennzeichnet. Dissoziative Symptome können potenziell jeden Bereich psychischer Funktionen beeinträchtigen.«

(APA 2015; S. 397)

Auch die APA geht davon aus, dass »dissoziative Störungen … häufig in der Nachwirkung traumatischer Erlebnisse« auftreten. *»Viele der Symptome … werden durch die Nähe zum Trauma beeinflusst. Im DSM-5 sind die dissoziativen Störungen direkt neben, aber nicht als Teil der Trauma- und belastungsbezogenen Störungen platziert, was der engen Beziehung zwischen diesen diagnostischen Gruppen entspricht« (APA 2015; S. 397).*

Im DSM-5 werden folgende dissoziative Störungen definiert (vgl. auch Tab. 15-2):

- Dissoziative Identitätsstörung
- Dissoziative Amnesie (mit oder ohne Fugue)
- Depersonalisations-/Derealisationsstörung

Tab. 15-2 Gegenüberstellung der dissoziativen Störungen in ICD-10 und DSM-5

ICD-10		DSM-5	
F44.0	Dissoziative Amnesie	300.12	Dissoziative Amnesie
F44.1	Dissoziative Fugue	300.13	... mit Fugue
F44.2	Dissoziativer Stupor		
F44.3	Trance- und Besessenheitszustände		
F44.4	Dissoziative Bewegungsstörungen	[300.11	Konversionsstörungen]
F44.5	Dissoziative Krampfanfälle		
F44.6	Dissoziative Sensibilitäts- und Empfindungsstörungen		
F44.7	Dissoziative Störungen, gemischt		
F44.8	Andere dissoziative Störungen		
F44.80	Ganser-Syndrom		
F44.81	Multiple Persönlichkeitsstörung	300.14	Dissoziative Identitätsstörung
F44.82	Transitorische dissoziative Störungen in Kindheit und Jugend		
F44.88	Sonstige näher bezeichnete dissoziative Störungen	300.15	Andere spezifische dissoziative Störungen
F44.9	Nicht näher bezeichnete dissoziative Störungen	300.15	Nicht näher bezeichnete dissoziative Störungen
[F48.1	Depersonalisationsstörung]	300.6	Depersonalisationsstörung

[] Störungen, die in eckigen Klammern stehen, werden in dem jeweiligen Klassifikationssystem nicht zu den dissoziativen Störungen gerechnet.

- Andere näher bezeichnete dissoziative Störungen
  - Chronische und wiederkehrende Syndrome gemischter dissoziativer Symptome
  - Identitätsstörungen infolge anhaltender und intensiver Manipulation unter Zwangsbedingungen
  - Akute dissoziative Reaktionen auf belastende Ereignisse
  - Dissoziative Trance
- Nicht näher bezeichnete dissoziative Störungen

Hingegen werden die Konversionsstörungen zu der Gruppe der Somatischen Belastungsstörung und verwandter Störungen gerechnet und synonym als »Störung mit Funktionellen Neurologischen Symptomen« bezeichnet (APA 2015).

Obwohl ICD-10 und DSM-5 darin übereinstimmen, dass das zentrale Merkmal von Dissoziation in einer Desintegration oder Unterbrechung der normalerweise integrativen Funktionen des Bewusstseins, des autobiografischen Gedächtnisses, der personalen Identität oder der Wahrnehmung der Umwelt besteht, unterscheiden sich die beiden Klassifikationssysteme insbesondere hinsichtlich der nosologischen Stellung der Depersonalisations- und Konversionsstörungen (▸ Tab. 15-2).

Im Unterschied zur ICD-10 subsumiert das DSM-5 die **Konversionsstörungen** nicht unter den dissoziativen, sondern unter der Rubrik der Somatischen Belastungsstörung (den früheren somatoformen Störungen), deren zentrales Charakteristikum im Vordergrund stehende somatoforme Symptome sind, die mit ausgeprägtem Leiden und Beeinträchtigungen einhergehen. Auch wird – gerade bei den Konversionsstörungen – die ätiopathogenetische Relevanz früherer oder aktueller traumatischer Ereignisse betont.

Obwohl die strikte Orientierung an der klinischen Phänomenologie eine gewisse Stringenz aufweist, verwundert die nosologische Stellung der Konversionsstörungen im DSM-5 insofern, als die APA in ihrer Definition von Dissoziation davon ausgeht, dass praktisch jede psychische Funktion von Dissoziation betroffen sein kann und gerade die »Kontrolle motorischer Funktionen« explizit nennt. Zudem wird auf die hohe Komorbidität von dissoziativen und Konversionsstörungen hingewiesen. Angesichts der hohen Überschneidung von Dissoziation und Konversion auf Symptom- und kategorialer Ebene, ihrer Assoziation mit Traumatisierungen und sehr ähnlichen pathophysiologischen respektive neurobiologischen Auffälligkeiten ist während der Entwicklung des DSM-5 von verschiedenen Autoren eine Re-Klassifikation der Konversionsstörung unter den dissoziativen Störungen gefordert worden (Bowman 2006; Brown et al. 2007). Diesen gut begründeten Vorschlägen ist die APA letztendlich jedoch nicht gefolgt.

Während die **Depersonalisationsstörung** im DSM-5 als eine spezifische Form der dissoziativen Störung aufgelistet wird, subsumiert die ICD-10 diese Erkrankung unter der Kategorie F48 »andere neurotische Störung«, zu der auch die Neurasthenie und kulturgebundene Störungen gerechnet werden. Dass pathologische Entfremdungserlebnisse nicht bei den dissoziativen Störungen abgebildet werden, begründet die WHO mit der Annahme, dass bei Depersonalisation und Derealisation »in der Regel nur Teilbereiche der persönlichen Identität betroffen« seien »und diese Störungen nicht mit Leistungseinbußen in den Bereichen Wahrnehmung, Gedächtnis oder Bewegung« einhergingen. Diese Annahme muss mittlerweile als falsch zurückgewiesen werden (AWMF-Leitlinie 2014). Ein weiterer Grund, warum Derealisation und Depersonalisation in der ICD-10 nicht zu den dissoziativen Störungen gerechnet werden, besteht darin, dass sie im europäischen, speziell im deutschsprachigen Raum traditionell als (unspezifische) Ich-Störung verstanden werden (Jaspers 1973; AMDP 2016), die wiederum eng mit dem Schizophreniekonzept verbunden ist (Scharfetter 1999).

15.3 Alternative Systematiken

Angesichts der inkonsistenten und diskrepanten Klassifikation der dissoziativen Störungen in ICD-10 und DSM-5 sowie der eingangs erwähnten begrifflichen und theoretischen Unschärfe des Dissoziationsbegriffs hat sich die »scientific community« in den letzten Jahren zunehmend um Differenzierungen und vermehrte konzeptuelle Klarheit bemüht und dabei interessante und vielversprechende Ansätze respektive Systematiken entwickelt:

- die Unterscheidung zwischen normaler und pathologischer Dissoziation
- die Differenzierung zwischen »detachment« und »compartmentalization«
- die Entwicklungsreihe von Dissoziation und das Modell der peritraumatischen Dissoziation (▸ Kap. 13 in diesem Band)
- die Theorie der strukturellen Dissoziation (▸ Kap. 5 in diesem Band)

Normale versus pathologische Dissoziation

Während Pierre Janet, der unser heutiges Dissoziationsverständnis grundlegend geprägt hat (▸ Kap. 1 in diesem Band), davon ausging, dass es sich um einen diskontinuierlichen Prozess handelt, der per se Pathologie anzeigt, konzeptualisierten seine Zeitgenossen William James und Morton Prince Dissoziation als dimensional, d. h., dissoziative Phänomene lassen sich auf einem Kontinuum von alltäglichen Erfahrungen bis zu schwersten Formen wie der der Dissoziative Identitätsstörung (DIS) anordnen. Während diese sogenannte »Kontinuumshypothese« bis heute den klinischen und wissenschaftlichen Diskurs bestimmt (Fiedler 2008), ist in jüngster Zeit die Debatte, ob Dissoziation ein dimensionales oder typologisches Konstrukt darstellt, jedoch wieder aufgeblüht (Butler 2006; Dell 2009). Aus klinischer Perspektive sind drei Momente hervorgehoben worden, um dissoziative Phänomene als pathologisch zu charakterisieren:

- dissoziative Symptome von klinischer Relevanz gehen bei den Betroffenen mit einem veränderten Identitätsgefühl einher,
- bei pathologischen Formen der Dissoziation bestehen typischerweise Erinnerungslücken und
- subjektives Leiden bzw. objektivierbare psychosoziale Funktionseinschränkungen treten in der Regel nur bei pathologischer Dissoziation auf.

Auch die empirische Forschung ist dieser Frage nachgegangen, indem die Datensätze der Dissociative Experiences Scale (DES; Bernstein u. Putnam 1986; ▸ Kap. 16 in diesem Band) von je 228 Patienten mit einer DIS und gesunder Kontrolle mithilfe taxometrischer Verfahren reanalysiert wurden (Waller et al. 1996). Unterschiedliche Ansätze kommen dabei übereinstimmend zu dem Ergebnis, dass eine Unterscheidung zwischen einem dimensionalen, nicht-pathologischen und einem diskontinuierlichen, pathologischen Typus dissoziativer Phänomene empirisch gerechtfertigt ist (Waller et al. 1996). Zudem konnten 8 der ursprünglich 28 Items der DES extrahiert werden, die als Indikatoren für pathologische Dissoziation gelten und als DES-Taxon (DES-T) bezeichnet wurden. In einem weiteren Schritt konnte gezeigt werden, dass die DES-T deutlich besser zwischen verschiedenen diagnostischen Kategorien differenziert als die Originalfassung der DES; insbesondere fand sich pathologische Dissoziation fast ausschließlich bei Patienten mit einer Posttraumatischen Belastungsstörung oder dissoziativen Störung. In einer unabhängigen Untersuchung konnte die Unterscheidung zwischen dimensionaler, nicht-pathologischer und diskontinuierlicher, pathologischer Dissoziation an einem DES-Datensatz aus der Allgemeinbevölkerung bestätigtet werden (Waller u. Ross 1997).

Die immer wieder berichteten Zusammenhänge zwischen (biografisch frühen) Traumatisierungen und dissoziativer Psychopathologie konnten auch für das Konzept der pathologischen Dissoziation bestätigt werden: So wurde in einer nicht-klinischen Stichprobe eine Assoziation mit Kindheitstraumata, v. a. mit körperlicher Vernachlässigung und sexuellem Missbrauch, gefunden, die für normalpsychologische Dissoziation nicht bestand (Irwin 1999). Auch bei delinquenten Jugendlichen sowie bei Patienten mit einer Depersonalisationsstörung wurde dieser Zusammenhang bestätigt (Simeon et al. 2003; Plattner et al. 2003). Offen bleibt hingegen, wie zeitlich stabil sowohl die dimensionalen DES-Taxon-Werte als auch der kategorialen Taxon-Zugehörigkeit sind (Watson 2003). Zudem wurde grundsätzlich bezweifelt, ob es sich bei der pathologischen Dissoziation tatsächlich um ein typologisches Konstrukt oder nicht vielmehr um ein empirisch-statistisches Artefakt handelt (Watson 2003; Modestin u. Erni 2004). Unabhängig von diesen Fragen gewinnt das Konzept der pathologischen Dissoziation sowohl international als auch im deutschsprachigen Raum immer mehr an Bedeutung (Spitzer et al. 2006).

Detachment und compartmentalization

Auch von klinisch-therapeutischer Seite ist das vordergründig einheitliche Dissoziationskonzept in zwei qualitativ distinkte Typologien mit unterschiedlichen Mechanismen und therapeutischen Implikationen unterteilt worden (Holmes et al. 2005; Brown 2006). In einer sehr gelungenen Übersicht werden die bisherigen Versuche der Differenzierung und Präzisierung sinnvoll und klinisch relevant zusammengeführt und dabei aufgezeigt, dass die meisten Autoren sich – mit unterschiedlicher Terminologie – an der Einteilung der eingangs dargestellten Systematik von Cardena (1994) orientieren und Dissoziation entweder als desintegrierte mentale Systeme oder aber als verändertes Bewusstsein verstehen (Holmes et al. 2005).

Bei der letztgenannten Form, dem sogenannten »detachment«, besteht das zentrale Merkmal in einem veränderten Bewusstseinszustand, der mit einem Gefühl der Entfremdung oder des Losgelöstseins (engl. Detachment) einhergeht. Die Entfremdung kann sich dabei auf die eigene Person (Depersonalisation) oder die Umgebung (Derealisation) beziehen; oftmals findet sich in solchen Zuständen auch eine veränderte, gar fehlende affektive Beteiligung, sodass die Betroffenen kein Gefühl der »Meinhaftigkeit« des Erlebten haben. Ähnlichkeiten des »detachment« mit anderen Konzepten aus dem Bereich der Psychotraumatologie wie etwa dem »emotional numbing« oder der peritraumatischen Dissoziation (▸ Kap. 13 in diesem Band) sind offensichtlich.

Der zweite Typus der Dissoziation wird als »compartmentalization« bezeichnet; hier resultieren die dissoziativen Phänomene aus einer Störung des Wechselspiels von normalerweise miteinander in übergeordneten Funktionseinheiten interagierenden Systemen und Modulen. »Compartmentalization« ist durch die Unfähigkeit charakterisiert, prinzipiell bewusst kontrollierbare oder bewusstseinsfähige mentale Prozesse angemessen zu steuern.

Der heuristische Wert und die klinische Relevanz dieser Zweiteilung lassen sich beispielhaft an der dissoziativen Amnesie aufzeigen. Amnestische Phänomene im Kontext des »detachment« sind – häufig durch traumatische Erlebnisse bedingt – als Störung der Encodierung zu verstehen. Hingegen sind Amnesien im Rahmen des »compartmentalization« als Abrufstörung zu werten. Auf der Ebene klinischer Diagnosen stellt die Depersonalisationsstörung den Prototyp des »detachment« dar, während Konversionsstörungen klassische Beispiele für

»compartmentalization« sind; bei der Posttraumatischen Belastungsstörung treten beiden Formen der Dissoziation auf (Holmes et al. 2005). Diese theoretisch überzeugende Systematik ist klinisch und wissenschaftlich bisher jedoch nur begrenzt aufgegriffen worden (Lawton et al. 2008; Vogel et al. 2013; Mazotti et al. 2016).

Weitere typologische Ansätze

Das Konzept der Entwicklungsreihe von Dissoziation und das Modell der peritraumatischen Dissoziation (▸ Kap. 13 in diesem Band) setzt deren heterogene Phänomenologie in einen zeitlichen Bezug zu traumatischen Erlebnissen und hebt die Eigendynamik dissoziativer Prozesse hervor (Van der Kolk et al. 2000). Danach kann Dissoziation in drei unterschiedliche, aber in Beziehung stehende mentale Phänomene unterteilt werden.

Bei der *primären Dissoziation* sind die Betroffenen nicht in der Lage, die traumatischen Erfahrungen als Ganzes in ihr Bewusstsein zu integrieren. Sensorische und emotionale Elemente werden als Fragmente und isoliert von den normalen Bewusstseinsinhalten wahrgenommen und verarbeitet Diese Fragmentierung wird begleitet von Ich-Zuständen, die sich von normalen Bewusstseinszuständen unterscheiden. Anschließend kommt es zur *sekundäre Dissoziation*: Einmal in diesem veränderten Bewusstseinszustand, kann es zu einer Aufspaltung in ein beobachtendes und ein erlebendes Ich kommen. Die Betroffenen berichten z. B., während der Traumatisierung mental ihren Körper zu verlassen und aus einer Distanz das Geschehen zu beobachten. Während die primäre Dissoziation eine Einschränkung des kognitiv-perzeptiven Bezugs hinsichtlich des Traumas mit sich bringt und somit die Betroffenen in die Lage versetzt, zunächst weiter zu funktionieren, trennt die sekundäre Dissoziation die Betroffenen von den aversiven Affekten, die mit der Traumatisierung verknüpft sind. Mittlerweile werden die Begriffe der sekundären und peritraumatischen Dissoziation synonym benutzt (▸ Kap. 13 in diesem Band). Unter *tertiärer Dissoziation* wird die Entwicklung unterschiedlicher Ich-Zustände, die traumatische Erinnerungen beinhalten, verstanden und entspricht klinisch dem Bild der Dissoziativen Identitätsstörung (▸ Kap. 22 in diesem Band).

Der mittlerweile sehr einflussreichen Theorie der strukturellen Dissoziation ist ein eigenes Kapitel gewidmet, auf das hier verwiesen sei (▸ Kap. 5 in diesem Band).

15.4 Epidemiologie

Vor dem Hintergrund der terminologischen Unklarheiten hat erst die Entwicklung psychometrischer Verfahren zur Erfassung dissoziativer Symptome und Störungen (▸ Kap. 16 in diesem Band) Untersuchungen zur Epidemiologie ermöglicht. Dabei muss klar zwischen Studien unterschieden werden, die ausschließlich Selbstbeurteilungsverfahren eingesetzt haben, und solchen, bei denen (zusätzlich) diagnostische Interviews zur klassifikatorischen Störungsdiagnostik durchgeführt wurden.

Dissoziative Symptome

In ersten Arbeiten zur Prävalenz dissoziativer Symptome in der Allgemeinbevölkerung, welche die Dissociative Experiences Scale (DES; Bernstein u. Putnam 1986; ▸ Kap. 16 in diesem Band) verwandten, werden Prävalenzraten für klinisch relevante Dissoziation (d. h. DES-Werte > 20) von 12,8 % und für schwere Dissoziation (d. h. DES-Werte > 30) von 5 % berichtet (Ross et al. 1990). Auch andere Studien berichten Prävalenzen für schwere Dissoziation zwischen 4,4 % und 6,3 % (Putnam et al. 1996; Mulder et al. 1998; Seedat et al. 2003). Mit einem anderen Fragebogen wurde in der europäischen Allgemeinbevölkerung eine Prävalenz schwerer dissoziativer Symtpome von 3 % gefunden (Vanderlinden et al. 1991). Pathologische Dissoziation, erfasst mit der DES-Taxon (▸ Kap. 16 in diesem Band), kommt erwartungsgemäß seltener in der Allgemeinbevölkerung vor, schwankt aber immerhin noch zwischen 1,6 % und 3,4 % (Waller u. Ross 1997; Seedat et al. 2003; Maaranen et al. 2005; Spitzer et al. 2015b). Die Ergebnisse legen zudem nahe, dass Dissoziation im deutschsprachigen und mitteleuropäischen Kulturraum tendenziell etwas seltener ist als in Nord-Amerika.

Bisher liegt nur eine Studie zum zeitlichen Verlauf dissoziativer Symptome in der Allgemeinbevölkerung vor (Maaranen et al. 2008). Diese zeigte, dass 6,5 % von klinisch relevanter Dissoziation betroffen sind. Etwa 28 % dieser Probanden litten auch nach drei Jahren noch darunter; umgekehrt waren bei gut 70 % der initial Betroffenen die dissoziativen Symptome rückläufig. In dem Drei-Jahres-Verlauf entwickelten 2 % der Allgemeinbevölkerung klinisch relevante Dissoziation, die bei Studienbeginn noch nicht vorlag (Maaranen et al. 2008).

Die Mehrzahl der Studien belegt, dass dissoziative Psychopathologie mit zunehmendem Alter abnimmt, wobei die Korrelation zwischen DES-Werten und Alter in den meisten Untersuchungen zwar signifikant, aber numerisch gering ist (Ross et al. 1990; Seedat et al. 2003; Maaranen et al. 2005; Spitzer et al. 2015c). Uneinheitlich ist die Befundlage zu Geschlechtsdifferenzen: Während die meisten Studien keine Unterschiede in der Häufigkeit und Ausprägung dissoziativer Symptome zwischen Frauen und Männern finden (Ross et al. 1990; Spitzer et al. 2003a), berichten andere hingegen höhere Dissoziatonswerte bei Frauen (Maaranen et al. 2005) oder bei Männern (Seedat et al. 2003). Konsistenter zeigt sich, dass Schulbildung, Zivilstand und soziale Schicht numerisch gering mit Dissoziation korrelieren (Spitzer et al. 2015b; 2015c).

Dissoziative Störungen

Verglichen mit anderen psychischen Störungen ist die Datenlage zur Prävalenz dissoziativer Störungen in der Allgemeinbevölkerung bescheiden und basiert auf vier Studien mit angemessener Methodik (Sar 2011). In allen Untersuchungen wurde ein psychometrisch etabliertes diagnostisches Interview eingesetzt, entweder das Dissociative Disorders Interview Schedule (DDIS) oder das Strukturierte Interview für dissoziative Störungen (SKID-D; ▸ Kap. 16 in diesem Band); die Fallzahlen der untersuchten Probanden lagen zwischen 454 und 994. Eine Übersicht über diese vier Studien liefert Tab. 15-3.

Die Studien stammen aus Manitoba, Kanada (Ross 1991), von der Ostküste der USA (Johnson et al. 2006) und aus einer Großstadt mit über 300.000 Einwohnern in Anatolien, Türkei (Akyüz et al. 1999; Sar et al. 2007a). Dies mag gemeinsam mit Unterschieden in der Methodik die hohe Spannbreite in den Prävalenzraten erklären, wobei hervorzuheben ist, dass die Befunde aus der Untersuchung von Akyüz und Kollegen (1999) die wahren Prävalenzen eher unterschätzen und in der Studie von Sar und Mitarbeitern (2007a) ausschließlich Frauen untersucht wurden. Für die einzelnen dissoziativen Störungen wurden in den genannten Studien folgende Prävalenzen festgestellt: Die Raten für die dissoziative Amnesie schwankten zwischen 0,9 % und 7,3 %, für die Fugue zwischen 0 % und 0,2 % sowie zwischen

Tab. 15-3 Allgemeinbevölkerungsstudien zu dissoziativen Störungen

Studie	Fallzahl	Diagnostik	Prävalenz alle DD	Prävalenz DIS
Ross (1991)	454	DDIS	11,2 %	3,1 %
Akyüz et al. (1999)	994	DDIS	1,7	0,4
Johnson et al. (2006)	658	SKID-D	8,6	1,5
Sar et al. (2007a)	628[a]	DDIS	18,3	1,1

a nur Frauen; DDIS = Dissociative Disorders Interview Schedule; SKID-D = Strukturiertes Interview für Dissoziative Störungen; DD = alle dissoziative Störungen (nach DSM); DIS = Dissoziative Identitätsstörung

0,2 % und 1,4 % für die Depersonalisationsstörung; die Prävalenzen für die DIS finden sich in Tab. 15-3. In der Mehrzahl der Untersuchungen erwies sich die nicht näher bezeichnete dissoziative Störung (DDNOS) als die häufigste dissoziative Störung mit Raten zwischen 0,6 % und 8,3 %.

In klinischen Populationen, insbesondere bei ambulanten und stationären Patienten in Psychiatrie, Psychotherapie und Psychosomatik liegen die Prävalenzen deutlich höher (Sar 2011; Priebe et al. 2013), unter den psychiatrischen Notfallvorstellungen bzw. -aufnahmen einer psychiatrischen Universitätsklinik in der Türkei bei 35 % (Sar et al. 2007b). Von 115 psychiatrisch-psychotherapeutischen Patienten einer deutschen Universitätsklinik konnte bei 4,3 % mithilfe des SKID-D eine dissoziative Störung diagnostiziert werden, bei 0,9 % eine DIS (Gast et al. 2001). In der somatischen Medizin ebenso wie in der forensischen Psychiatrie, aber auch in nicht-klinischen (Hochrisiko-) Populationen wie sie etwa Prostituierte, Transsexuelle oder Straftäter im Gefängnis darstellen, finden sich überdurchschnittlich häufig dissoziative Störungen (Kersting et al. 2003; Spitzer et al. 2003b; Sar 2011; MacPhee 2013). Gerade hinsichtlich des Zusammenhangs von Dissoziation respektive dissoziativen Störungen und Gewalt bzw. Delinquenz sei auf das entsprechende Kapitel in diesem Band verwiesen (▸ Kap. 30 in diesem Band).

15.5 Fazit und Ausblick

Die vielfältigen und keineswegs kongruenten Bedeutungsfelder des Dissoziationsbegriffs erklären, warum er sich bis heute einer einheitlichen Definition entzieht (Nijenhuis u. Van der Hart 2011; Spiegel et al. 2011), und aus dieser »semantischen Offenheit« (Cardena 1994) resultiert erhebliche Verwirrung bezüglich der Klassifikation und nosologischen Stellung der dissoziativen Störung. Dies kann bereits daran abgelesen werden, wie sich die Definitionen von Dissoziation und die Eingruppierung der dissoziativen Störungen vom DSM-III über das DSM-III-R und DSM-IV (Kihlstrom 1994) bis zum DSM-5 verändert haben.

Nach dem aktuellen Stand des sogenannten Beta Draft der ICD-11 wird dort folgende Operationalisierung vorgeschlagen: »*Dissociative disorders are characterized by involuntary disruption or discontinuity in the normal integration of memories, thoughts, identity, affects, sensations, perceptions, behavior, or control over bodily movements. Disruption or discontinuity may be complete, but is more commonly partial, and can vary from day to day or even from hour to hour.«* Darunter werden dann diese Störungen subsumiert:

- Dissociative neurological symptom disorder
- Dissociative amnesia
- Depersonalization-derealization disorder
- Trance disorder
- Possession trance disorder
- Complex dissociative intrusion disorder
- Dissociative identity disorder
- Secondary dissociative syndrome

Angesichts dieses Vorschlags, der bisher etablierte Erkrankungen wie die dissoziative Fugue nicht mehr aufzählt, aber dafür »neue« Entitäten wie die »complex dissociative intrusion disorder« kreiert, und eingedenk der gleichermaßen schillernden wie wechselvollen Geschichte des Dissoziationskonstrukts, ist sicherlich davon auszugehen, dass die klinischen und wissenschaftlichen Bemühungen um die Definition, die Operationalisierung und die Klassifikation dissoziativer Störungen weiterhin spannende wie kontroverse Debatten auslösen werden.

Literatur

Akyüz, G., Doğan, O., Sar, V., Yargiç, L. I., Tutkun, H. (1999). Frequency of dissociative identity disorder in the general population in Turkey. Compr Psychiatry, 40: 151–159.

American Psychiatric Association. (APA) (2015). Diagnostisches und Statistisches Manual Psychischer Störungen DSM-5®. Deutsche Ausgabe herausgegeben von Falkai, P., Wittchen H. U. Göttingen: Hogrefe.

Arbeitsgemeinschaft für Methodik und Dokumentation in der Psychiatrie. (AMDP) (2016). Das AMDP-System. Manual zur Dokumentation psychiatrischer Befunde. 9. Aufl. Göttingen: Hogrefe.

AWMF-Leitlinie. (2014): Diagnostik und Behandlung des Depersonalisations-Derealisationssyndroms. http://www.awmf.org/leitlinien/detail/ll/051-030.html [Zuletzt zugegriffen: 1.2.2017]

Bernstein, E. M., Putnam, F. W. (1986). Development, reliability, and validity of a dissociation scale. Journal of Nervous and Mental Disease, 174: 727–735.

Bowman, E. S. (2006). Why conversion seizures should be classified as a dissociative disorder. Psychiatr Clin North Am, 29: 185–211.

Brown, R. J. (2006). Different types of »dissociation« have different psychological mechanisms. J Trauma Dissociation, 7: 7–28.

Brown, R. J., Cardena, E., Nijenhuis, E. R. S. et al. (2007). Should conversion disorder be reclassified as dissociative disorder in DSM-V? Psychosomatics, 48: 369–378.

Butler, L. D. (2006). Normative dissociation. Psychiatr Clin North Am, 29: 45–62.

Cardena, E. (1994). The domain of dissociation. In: S. J. Lynn, R. W. Rhue (Hrsg), Dissociation: Theoretical, clinical, and research perspectives (S. 15–31). New York: Guilford Press.

Dell, P. F. (2009). The phenomena of pathological dissociation. In: P. F. Dell, J. A. O'Neil (Hrsg.), Dissociation and dissociative disorders: DSM-IV and beyond (S. 225–237). New York: Routledge.

Dilling, H., Freyberger, H. J. (Hrs. g., 2015): Taschenführer zur ICD-10 Klassifikation psychischer Störungen. Mit Glossar und diagnostischen Kriterien. 8. Aufl. Göttingen: Hogrefe.

Eckhardt-Henn, A. (2014). Dissoziation. In: W. Mertens (Hrsg), Handbuch psychoanalytischer Grundbegriffe (S. 188–193). Stuttgart: Kohlhammer.

Gast, U., Rodewald, F., Nickel, V., Emrich, H. M. (2001). Prevalence of dissociative disorders among psychiatric inpatients in a German university clinic. J Nerv Ment Dis, 189: 249–257.

Holmes, E. A., Brown, R. J., Mansell, W., Fearon, R. P., Hunter, E. C., Frasquilho, F., Oakley, D. A. (2005). Are there two qualitatively distinct forms of dissociation? A review and some clinical impli-cations. Clin Psychol Rev, 25: 1–23.

Irwin, H. J. (1999). Pathological and nonpathological dissociation: The relevance of childhood trauma. J Psychol 133: 157–164.

Jaspers, K. (1973). Allgemeine Psychopathologie. 9. Aufl. Berlin: Springer.

Johnson, J. G., Cohen, P., Kasen, S., Brook, J. S. (2006). Dissociative disorders among adults in the community, impaired functioning, and axis I and II comorbidity. J Psychiatr Res, 40: 131–140.

Kersting, A., Reutemann, M., Gast, U., Ohrmann, P., Suslow, T., Michael, N., Arolt, V. (2003). Dissociative disorders and traumatic childhood experiences in transsexuals. J Nerv Ment Dis, 191: 182–189.

Kihlstrom, J. F. (1994). One hundred years of hysteria. In: S.J. Lynn, R.W. Rhue (Hrsg), Dissociation: Theoretical, clinical, and research perspectives (S. 365–394). New York: Guilford Press.

Lawton, G., Baker, G.A., Brown, R. (2008). Comparison of two types of dissociation in epileptic and nonepileptic seizures. Epilepsy Behav, 13: 333–336.

Maaranen, P., Tanskanen, A., Honkalampi, K., Haatainen, K., Hintikka, J., Viinamäki, H. (2005). Factors associated with pathological dissociation in the general population. Aust N Z J Psychiatry, 39: 387–394.

Maaranen, P., Tanskanen, A., Hintikka, J. et al. (2008). The course of dissociation in the general population: A 3-year follow-up study. Compr Psychiatry, 49: 269–274

MacPhee, E. (2013). Dissociative disorders in medical settings. Curr Psychiatry Rep, 15: 398. doi: 10.1007/s11920-013-0398-8.

Mazzotti, E., Farina, B., Imperatori, C., Mansutti, F., Prunetti, E., Speranza, A.M., Barbaranelli, C. (2016). Is the Dissociative Experiences Scale able to identify detachment and compartmentalization symptoms? Factor structure of the Dissociative Experiences Scale in a large sample of psychiatric and nonpsychiatric subjects. Neuropsychiatr Dis Treat, 12: 1295–1302.

Modestin, J., Erni, T. (2004). Testing the dissociative taxon. Psychiatry Res 126: 77–82.

Mulder, R.T., Beautrais, A.L., Joyce, P.R., Fergusson, D.M. (1998). Relationship between dissociation, childhood sexual abuse, childhood physical abuse, and mental illness in a general population sample. Am J Psychiatry, 155: 806–811.

Nijenhuis, E.R., Van der Hart, O. (2011). Dissociation in trauma: A new definition and comparison with previous formulations. J Trauma Dissociation, 12: 416–445.

Plattner, B., Silvermann, M.A., Redlich AD et al. (2003). Pathways to dissociation: intrafamilial versus extrafamilial trauma in juvenile delinquents. J Nerv Ment Dis, 191: 781–788.

Priebe, K., Schmahl, C., Stiglmayr, C. (2013). Dissoziation. Theorie und Therapie. Berlin: Springer.

Putnam, F.W., Carlson, E.B., Ross, C.A. et al. (1996). Patterns of dissociation in clinical and nonclinical samples. J Nerv Ment Dis, 184: 673–679.

Ross, C.A., Joshi, S., Currie, R. (1990). Dissociative experiences in the general population. Am J Psychiatry, 147: 1547–1552.

Ross, C.A. (1991). Epidemiology of multiple personality disorder and dissociation. Psychiatr Clin North Am, 14: 503–517.

Sar, V., Akyüz, G., Doğan, O. (2007a). Prevalence of dissociative disorders among women in the general population. Psychiatry Res 149: 169–176.

Sar, V., Koyuncu, A., Ozturk, E., Yargic, L.I., Kundakci, T., Yazici, A., Kuskonmaz, E., Aksüt, D. (2007b). Dissociative disorders in the psychiatric emergency ward. Gen Hosp Psychiatry, 29: 45–50.

Sar, V. (2011). Epidemiology of dissociative disorders: An overview. Epidemiology Research International, Article ID 404538.

Scharfetter, C. (1999). Dissoziation, Split, Fragmentation. Bern: Huber.

Seedat, S., Stein, M.B., Forde, D.R. (2003). Prevalence of dissociative experience in a community sample: relationship to gender, ethnicity, and substance use. J Nerv Ment Dis, 191: 115–120.

Simeon, D., Knutelska, M., Nelson D et al. (2003). Examination of the pathological dissociation taxon in depersonalization disorder. J Nerv Ment Dis, 191: 738–744

Spiegel, D., Loewenstein, R., Lewis-Fernandez, R., Sar, V., Simeon, D., Vermetten, E., Cardena, E., Dell, P.F. (2011). Dissociative disorders in DSM-5. Depress Anxiety, 28: 824–852.

Spitzer, C., Klauer, T., Grabe, H.J., Lucht, M., Stieglitz, R.D., Schneider, W., Freyberger, H.J. (2003a). Gender differences in dissociation. A dimensional approach. Psychopathology, 36: 65–70.

Spitzer, C., Liss, H., Dudeck, M., Orlob, S., Gillner, M., Hamm, A., Freyberger, H.J. (2003b). Dissociative experiences and disorders in forensic inpatients. Int J Law Psychiatry, 26: 281–288.

Spitzer, C., Grabe, H.J., Barnow, S., Klauer, T., Stieglitz, R.D., Schneider, W., Freyberger, H.J. (2006). Frequency, clinical and demographic correlates of pathological dissociation in Europe. J Trauma Dissociation, 7: 51–62.

Spitzer, C., Wibisono, D., Freyberger, H. J. (2015a). Theorien zum Verständnis von Dissoziation. In: G. Seidler, A. Maercker, H. J. Freyberger (Hrsg), Handbuch der Psychotraumatologie (S. 18–34). 2. Aufl. Stuttgart: Klett-Cotta.

Spitzer, C., Freyberger, H. J., Brähler, E., Beutel, M., Stieglitz, R. D. (2015b). Teststatistische Überprüfung der Dissociative Experiences Scale-Taxon. (DES-T). Psychother Psychosom Med Psychol, 65: 134–139.

Spitzer, C., Stieglitz, R. D., Freyberger, H. J. (2015c). Der Fragebogen zu Dissoziativen Symptomen. (FDS). 3. Aufl. Bern: Huber.

Van der Kolk, B. A., Van der Hart, O., Marmar, C. R. (2000). Dissoziation und Informationsverarbeitung beim posttraumatischen Belastungssyndrom. In: B. A. Van der Kolk, A. C. McFarlane L. Weisaeth (Hrsg). Traumatic Stress. Grundlagen und Behandlungsansätze (S. 241–261). Paderborn: Junfermann.

Vanderlinden, J., Van Dyck, R., Vandereycken, W., Vertommen, H. (1991). Dissociative experiences in the general population in the Netherlands and Belgium: A study with the Dissociative Questionnaire. (DIS-Q). Dissociation, 4: 180–184.

Vogel, M., Braungardt, T., Grabe, H. J., Schneider, W., Klauer, T. (2013). Detachment, compartmentalization, and schizophrenia: linking dissociation and psychosis by subtype. J Trauma Dissociation, 14: 273–287.

Waller, N. G., Putnam, F. W., Carlson, E. B. (1996). Types of dissociation and dissociative types. A taxometric analyses of dissociative experiences. Psychol Methods, 1: 300–321.

Waller, G., Ross, C. A. (1997). The prevalence and biometric structure of pathological dissociation in the general population: taxometric and behavior genetic findings. J Abnorm Psychol, 106: 499–510.

Watson D. (2003). Investigating the construct validity of the dissociative taxon: Stability analyses of normal and pathological dissociation. J Abnorm Psychol, 112: 298–305.

16 Testpsychologische Diagnostik

Carsten Spitzer und Gustav Wirtz

16.1 Einleitung

Die Renaissance des Dissoziationskonstruktes (▸ Kap. 1 in diesem Band), die Aufnahme der dissoziativen Störungen als eigenständige diagnostische Entität in die aktuellen Klassifikationssysteme (▸ Kap. 15 in diesem Band) und die Relevanz dissoziativer Symptome bei anderen psychischen Störungen (▸ Kap. 26–30 in diesem Band) haben die Entwicklung einer Reihe testpsychologischer Instrumente stimuliert. Diese dienen dem Screening, der Differenzial- und Statusdiagnostik sowie der Verlaufsmessung und lassen sich in Selbst- und Fremdbeurteilungsskalen sowie in Verfahren zur dimensionalen Messung von Dissoziation oder zur klassifikatorischen Einordnung dissoziativer Störungen unterteilen.

In diesem Kapitel werden die verschiedenen Instrumente vorgestellt, wobei der Fokus weniger auf den psychometrischen Details als auf der praxisnahen Anwendung in Klinik und Forschung liegt. Zunächst werden grundsätzliche Überlegungen zur Relevanz testpsychologischer Diagnostik vorgestellt und abschließend auch methodische Probleme erörtert. Dabei finden insbesondere jene Instrumente Erwähnung, die primär auf das Konstrukt der Dissoziation abzielen. Verfahren, die auch andere Syndrome oder Störungen erfassen, werden ebenso wenig erläutert wie jene, die dissoziative Symptome im Kontext anderer Konstrukte wie Narzissmus oder der Borderline-Persönlichkeitsstörung untersuchen. Verfahren, die im deutschsprachigen Raum bisher nur sehr begrenzt Anwendung gefunden haben, werden zwar genannt, jedoch nicht detaillierter vorgestellt; ausführliche Darstellungen finden sich an anderer Stelle (Priebe et al. 2013; Spitzer et al. 2015a; Geue et al. 2016).

16.2 Relevanz psychometrischer Diagnostik

Testpsychologische Verfahren spielen in der Diagnostik dissoziativer Symptome und Störungen insofern eine besonders wichtige Rolle, als Dissoziation sich in erster Linie im subjektiven Erleben vollzieht und somit kaum, wenn überhaupt, beobachtbar ist. Betroffene nehmen in der Regel nicht primär wegen ihrer dissoziativen Erlebnisse Kontakt zum Gesundheitswesen auf, sondern wegen damit assoziierter Probleme in ihrer Lebensführung oder Beziehungsgestaltung. Sie berichten ihre Pathologie meist nicht spontan, weil sie sich schämen oder befürchten, verrückt zu sein bzw. dafür gehalten zu werden. Zudem tun sie sich häufig schwer, ihr Erleben und ihre Symptome zu beschreiben und in Worte zu fassen. Daher sind viele von ihnen geradezu erleichtert, wenn ihnen in Fragebögen ihre Erfahrungen ausformuliert begegnen oder sie im Rahmen eines Interviews detailliert danach gefragt werden. Standardmäßig sollte bei der psychopathologischen Befunderhebung orientierend nach Dissoziation gefragt werden; dafür eigenen sich gut die Einstiegsfragen des **Strukturierten Interviews für Dissoziative Störungen (SKID-D)** (Gast et al. 2000). Besteht der Verdacht auf eine dissoziative Störung oder wird diese differenzialdiagnostisch erwogen, empfiehlt sich der Einsatz von standardisierten Messinstrumenten. Dabei können zunächst Verfahren zur dimensionalen Erfassung dissoziativer Symptome als Screening genutzt werden. Liegen auffällige Werte vor oder ist der klinische Verdacht so eindeutig, bietet sich die Durchführung von Interviews an, die eine Diagnosesicherung erlauben. Aus klinischer Perspektive sollte an Dissoziation bei folgenden Hinweisen gedacht und diese dann auch erfasst werden:

- Traumatisierungen, insbesondere sexueller, körperlicher und emotionaler Missbrauch in der Kindheit und/oder Bindungstraumata
- Spontane Angaben von »Zeitverlust« oder »Gedächtnislücken«
- Angabe »innerer Stimmen«, »widerstreitender innerer Dialoge« oder auch auf ausdrückliche Nachfrage Angabe akustischer Halluzinationen
- Komplexe psychische und somatische Symptome, die zudem häufig fluktuieren und mit wechselndem psychosozialen Funktionsniveau einhergehen
- Drei oder mehr unterschiedliche Vordiagnosen
- Mehrfache und erfolglose ambulante und stationäre Vorbehandlungen

Dissoziative Symptome zählen auch zu den diagnostischen Kriterien der akuten Belastungsreaktion, der Posttraumatischen Belastungsstörung (▸ Kap. 26 in diesem Band) und der Borderline-Persönlichkeitsstörung (▸ Kap. 27 in diesem Band). Daher kann es beim Vorliegen oder dem Verdacht auf diese Erkrankungen sinnvoll sein, das Ausmaß dissoziativer Psychopathologie zu quantifizieren und im Verlauf einer Psychotherapie darzustellen. Als häufige Begleitsymptomatik findet sich Dissoziation auch bei Patienten mit Schizophrenien (▸ Kap. 29 in diesem Band), mit Phobien oder anderen Angsterkrankungen, bei Zwangs-, Ess- und somatoformen Störungen, bei Patienten mit Abhängigkeitserkrankungen (▸ Kap. 28 in diesem Band), bei affektiven Erkrankungen ebenso wie bei anderen Persönlichkeits- und Impulskontrollstörungen (Priebe et al. 2013). Auch bei diesen Störungen kann die Erfassung dissoziativer Symptome aus zwei Gründen wichtig und hilfreich sein:

1. Dissoziative Phänomene gelten als klinischer Indikator für (biografisch frühe) Traumatisierungen, die ihrerseits ätiopathogenetisch und damit für die Behandlungsplanung von hoher Relevanz sind.
2. Je ausgeprägter die dissoziativen Phänomene zu Behandlungsbeginn, desto wahrscheinlicher ist es, dass die Betroffenen nur bedingt oder gar nicht von einer Behandlung profitieren oder früher respektive häufiger Rückfälle erleiden. Dies ist für verschiedene Störungsbilder sowie unterschiedliche psychotherapeutische Verfahren und Behandlungssettings nachgewiesen (Spitzer et al. 2007). Diese Befunde können dadurch erklärt werden, dass in dissoziativen Zuständen nicht gelernt bzw. keine neuen Erfahrungen gemacht werden, die sich intrapsychisch dauerhaft verankern (Ebner-Priemer et al. 2009). Daher ist es gerade bei therapieresistenten Patienten – unabhängig von deren Diagnosen – immer ratsam, dissoziative Symptome und Störungen zu untersuchen. Falls diese den Behandlungsfortschritt behindern, muss die Dissoziation primär behandelt werden (Priebe et al. 2013).

Als weiteres und sehr gewichtiges Argument für eine umfassende und solide psychometrische Diagnostik ist darüber hinaus festzuhalten, dass die Dissoziative Identitätsstörung (DIS) eine der wichtigsten Differenzialdiagnosen im Kontext schizophrener Erkrankungen darstellt. Wird die DIS als Differenzialdiagnose gar nicht erst erwogen ober aber als falsch verworfen, kann dies zu schwerwiegenden diagnostischen Fehleinschätzungen und unwirksamen bis schädlichen Behandlungsplanungen führen.

16.3 Selbstbeurteilungsskalen

16.3.1 Übersicht

Mittlerweile existiert eine Vielzahl von Fragebögen, die alle der dimensionalen Erfassung dissoziativer Symptome dienen. Dabei können prinzipiell drei Ansätze unterschieden werden: Die meisten Verfahren bilden die allgemeine Dissoziationsneigung im Sinne einer Persönlichkeitsdisposition (trait) ab. Daher verzichten sie auch auf die Angabe eines definierten Erhebungszeitraums. Einige Fragebögen eignen sich für die Verlaufsmessung, indem sie die Symptomatik innerhalb eines bestimmten Zeitraums messen (z. B. 7 Tage). Wiederum andere Instrumente fokussieren auf den aktuellen Zustand (state) und werden vorrangig zu Forschungszwecken eingesetzt. Diese unterschiedlichen Zielstellungen und Einsatzgebiete sind bei der Auswahl eines für die eigene Fragestellung angemessenen Verfahrens unbedingt zu berücksichtigen. Eine Synopsis zu publizierten Selbstbeurteilungsverfahren findet sich in Tab. 16-1. Eine ausführlicher Darstellung einzelner Verfahren schließt sich an, wobei sich die Auswahl daran orientierte, ob die Verfahren in deutscher Sprache verfügbar sind, sowie an ihrer klinischen und wissenschaftlichen Verbreitung.

16.3.2 Die Dissociative Experiences Scale (DES) und der Fragebogen zu Dissoziativen Symptomen (FDS)

Die DES (Bernstein u. Putnam 1986) ist das erste Selbstbeurteilungsinstrument zu dissoziativer Psychopathologie seit der Renaissance des Konstrukts. Sie stellt hinsichtlich klinischer und wissenschaftlicher Anwendung, psychometrischer Gütekriterien und internationaler Verbreitung den Goldstandard unter den Fragebögen dar. Die 28 Items wurden zum einen aus Interviews an Patienten mit dissoziativen Störungen und zum anderen aus Expertenvorschlägen generiert. Die Items wurden so einfach wie möglich formuliert, um ein gutes Verständnis zu gewährleisten. Dabei wurden die entsprechenden Phänomene als allgemein mögliche Erlebnisweise dargestellt, indem die Items mit »Einige Menschen erleben gelegentlich, dass …« eingeleitet werden. Die DES wird mit einer Instruktion eingeleitet, in der ausdrücklich darum gebeten wird, Episoden unberücksichtigt zu lassen, während derer die Person unter dem Einfluss von Alkohol, Drogen oder Medikamenten gestanden hat. Auch auf die Angabe eines Zeitfensters wurde verzichtet, sodass die DES eher einen *trait* im Sinne einer Dissoziationsneigung erfasst. Es wird die Häufigkeit dissoziativer Phänomene in drei übergeordneten Bereichen erfragt: absorptiv-imaginatives Erleben, dissoziative Amnesie und Depersonalisation/Derealisation. Die Antwortskala reicht von 0 % (nie) in 10 %-Schritten bis 100 % (immer).

Für den FDS als deutsche Adaptation wurden 16 Items ergänzt, um auch dissoziative Symptome gemäß der ICD-10 abzubilden. Umfassende teststatistische Analysen belegen, dass der FDS ähnlich gute Kennwerte aufweist wie die DES. Allerdings konnte die ursprünglich vorgeschlagene Faktorenlösung

Tab. 16-1 Übersicht über die Selbstbeurteilungsverfahren zur Erfassung von Dissoziation

Instrument	Abk.	Autor	Sprache	Ansatz
Perceptual Alteration Scale	PAS	Sanders (1986)	engl	T
Dissociative Experiences Scale/ Fragebogen zu Dissoziativen Symptomen	DES/FDS	Bernstein u. Putnam (1986)/Spitzer et al. (2015a)	engl/dt	T
Fragebogen zu Dissoziativen Symptomen, Kurzfassung	FDS-20	Spitzer et al. (2004a)	dt	V
Dissociative Experiences Scale-Taxon	DES-T	Waller et al. (1996)/Spitzer et al. (2015b)	engl/dt	T
Dissociation Questionnaire	DIS-Q	Vanderlinden et al. (1993)	engl/dt	T
Questionnaire of Experiences of Dissociation	QED	Riley (1988)/Wolfradt u. Kretschmar (1997)	engl/dt	T
Multiscale Dissociation Inventory	MDI	Briere (2002)/Daniels (in Vorbereitung)	engl/dt	T/S
Heidelberger Dissoziations-Inventar: Fragebögen für Jugendliche und Erwachsene	HDI	Brunner et al. (1999)	dt	T
Multidimensional Inventory of Dissociation	MID	Dell (2006); Gast et al. (2006)	dt, engl	T/S
State Scale of Dissociation	SSD	Krüger u. Mace (2002)	engl	S
Dissoziations-SpannungsSkala	DSS	Stiglmayr et al. (2010)	dt	V
Dissoziations-Spannungs-Skala akut	DSS-akut	Stiglmayr et al. (2003)	dt	S
Dissoziations-Spannungs-Skala, Kurzfassung	DSS-4	Stiglmayr et al. (2009)	dt	S
Cambridge Depersonalisation Scale	CDS	Sierra u. Berrios (2000)/ Michal et al. (2004)	engl/dt	T/S
Somatoform Dissociation Questionnaire	SDQ	Nijenhuis et al. (1996)/ Müller-Pfeiffer et al. (2010)	engl/dt	T
Somatoform Dissociation Questionnaire, Kurzfassung	SDQ-5	Nijenhuis et al. (1997)	engl/dt	T

engl = in englischer Sprache publiziert/dt = in deutscher Sprache publiziert; T = erfasst primär Dissoziationsneigung im Sinne einer Disposition (trait); V = dient der Verlaufsmessung (Angabe eines Zeitfensters); S = erfasst die aktuelle Dissoziation im Sinne eines Zustands (state) nur bedingt repliziert werden (Spitzer et al. 2015a). Um den FDS auch für die Verlaufsmessung nutzbar zu machen, wurde eine Kurzfassung mit 20 Items und einem Zeitfenster von 14 Tagen entwickelt (FDS-20; Spitzer et al. 2004a).

Aktuelle Weiterentwicklungen des Dissoziationskonzeptes unterscheiden einen normalpsychologischen von einem pathologischen Typus dissoziativer Phänomene (▸ Kap. 15 in diesem Band). Zu deren Erfassung hat sich eine acht Items umfassende Version als DES-Taxon (DES-T) international etabliert (Waller et al. 1996). Die deutsche Version der DES-T ist inzwischen sowohl bei diversen Patientenstichproben als auch in der Normalbevölkerung eingesetzt worden, sodass Vergleichswerte vorliegen (Spitzer et al. 2006; 2015b). Sie weist gute teststatistische Parameter auf und stellt ein anwendungsökonomisches Verfahren zur Abbildung klinisch relevanter dissoziativer Phänomene dar.

16.3.3 Der Dissociation Questionnaire (DIS-Q)

Der DIS-Q (Vanderlinden et al. 1993) stammt aus einer niederländischen Arbeitsgruppe und umfasst 63 Items. Die Itemkonstruktion basiert auf Aussagen von Patienten mit dissoziativen Störungen sowie einer Itemselektion aus bestehenden Fragebögen. Alle Items wurden an die soziokulturelle Situation in Europa angepasst und als »Ich-Aussagen« formuliert. Als Antwortformat wurde eine fünfstufige Likert-Skala gewählt, die von »gar nicht« bis »genau« reicht. Die teststatistischen Gütekriterien sind gut, auch für die deutsche Übersetzung. Allerdings konnte für diese die ursprünglich vorgeschlagene Faktorenstruktur mit den Dimensionen Identitätskonfusion, Kontrollverlust, Amnesie und Absorption nicht vollständig repliziert werden (Spitzer et al. 2008).

16.3.4 Das Multidimensionale Inventar dissoziativer Symptome (MID)

Das MID (Dell 2006) führt die diagnostischen Elemente der spezifischen Interviewverfahren in einem ausführlichen Fragebogen mit 218 Items zusammen. Es erlaubt eine spezifische Diagnostik und Differenzialdiagnostik komplexer dissoziativer Störungen nach den von Dell vorgeschlagenen Diagnosekriterien für komplexe dissoziative Störungen (Dell 2001). Das MID umfasst 168 Items zur Abbildung von Dissoziation, die sich 11 Skalen zuordnen lassen: Gedächtnisprobleme, Depersonalisation, Derealisation, Flashbacks, somatoforme Dissoziation, Trance, Identitätsunsicherheit, Stimmenhören, passives Beeinflussungserleben, Identitätsänderung sowie durch die Aktivitäten von Alternativpersönlichkeiten bedingte Amnesien. Um die Gefahr von Fehldiagnosen zu minimieren, wurden zusätzlich fünf Kontrollskalen mit 50 Items konstruiert. Hierdurch besteht die Möglichkeit, Antworttendenzen wie z. B. Simulation oder aufmerksamkeitssuchendes Verhalten zu kontrollieren. Die Häufigkeit der einzelnen Phänomene wird auf einer Skala von 0 (nie) bis 10 (immer) erfasst. Die Befunde zu den psychometrischen Gütekriterien sind sehr gut. Für die deutsche Version (MID-d) wurden ebenfalls gute Werte für Reliabilität, Validität, Sensitivität und Spezifität berichtet (Gast et al. 2006).

16.3.5 Das Multiscale Dissociation Inventory (MDI)

Das MDI (Briere 2002) konzipiert Dissoziation als multidimensionales Konstrukt und erfasst daher über 30 Items die folgenden 6 Facetten: Losgelöstsein (disengagement), Depersonalisation, Derealisation, emotionale Einengung, Gedächtnisstörungen und Identitätsdissoziation; zudem kann ein

Gesamtscore gebildet werden, der das allgemeine Ausmaß dissoziativen Erlebens im vergangenen Monat widerspiegelt. Das MDI wurde an 444 traumatisierten Probanden aus der Allgemeinbevölkerung normiert und an über 1.300 Probanden aus verschiedenen klinischen und nicht klinischen Populationen mit soliden Ergebnissen validiert. Die teststatistische Überprüfung der deutschen Version steht kurz vor dem Abschluss.

16.3.6 Die Dissoziations-Spannungs-Skala (DSS)

Die in Deutschland entwickelte DSS erfasst psychische und körperliche dissoziative Symptome und mit einem Zusatzitem das emotionale Erregungsniveau (Spannung) bezogen auf die letzten sieben Tage (Stiglmayr et al. 2010). Damit konzipiert die DSS Dissoziation als *state* und fokussiert auf die Verlaufsmessung. Die 21 Items stammen aus der DES bzw. dem SDQ (▸ Kap. 16.3.8) und sind als »Ich-Aussagen« formuliert. Die Antworten sind auf einer elfstufigen Likert-Skala von 0 % (nie) in 10 %-Schritten bis 100 % (immer) angeordnet. Die theoretisch fundierte Zuordnung der Items zu psychischen und körperlichen dissoziativen Phänomenen wurde faktoranalytisch nicht bestätigt, sodass lediglich der Gesamtwert der Skala genutzt wird. Trotz der Absicht, ein Verfahren für die Verlaufsmessung zu entwickeln, sind die bisherigen Befunde zur Änderungssensitivität der DSS inkonsistent (Stiglmayr et al. 2003; 2010).

Die DSS-akut (Stiglmayr et al. 2003) bildet das Ausmaß der aktuell und gegenwärtig erlebten dissoziativen Phänomene ab; dazu wurde die Instruktion entsprechend verändert. Eine Ultrakurzform mit nur vier Items wurde als DSS-4 vorgelegt, um aktuelle dissoziative Erfahrungen während neuropsychologischer Experimente erfassen zu können (Stiglmayr et al. 2009). Alle drei Versionen des Fragebogens weisen günstige teststatistische Gütekriterien auf.

16.3.7 Die Cambridge Depersonalisation Scale (CDS)

Entfremdungserleben ist eine zentrale Dimension von Dissoziation, sodass manche Verfahren darauf fokussieren. Die international gut etablierte CDS (Sierra u. Berrios 2000) erfasst Depersonalisation und Derealisation in den vergangenen sechs Monaten anhand von 30 Items. Die Häufigkeit der einzelnen Phänomene wird auf einer fünfstufigen Likert-Skala von 0 (nie) bis 4 (andauernd) erfasst. Die autorisierte und evaluierte deutsche Version weist ähnlich gute Reliabilitäts- und Validitätswerte auf wie das Original (Michal et al. 2004). Die Skala liegt auch in einer Version mit zwei Items (CDS-2) sowie zur Erfassung gegenwärtig erlebter Dissoziation (CDS-akut) vor (Michal et al. 2010).

16.3.8 Der Somatoform Dissociation Questionnaire (SDQ)

Der SDQ (Nijenhuis et al. 1996) bezieht sich in seiner theoretischen Orientierung auf das Janet'sche Konzept körperlicher Symptomatik im Kontext dissoziativer Psychopathologie (▸ Kap. 1 und 2 in diesem Band). Mittels 20 Items werden »klassische« psychogene Körpersymptome wie etwa Sehschwierigkeiten oder Anfälle abgebildet. Neben guten psychometrischen Kennwerten konnte ein enger Zusammenhang zwischen somatoformer und »psychischer« Dissoziation nachgewiesen werden: Der SDQ korrelierte mit dem DIS-Q ($r = .75$). Die Antworten sind auf einer fünfstufigen Likert-Skala von 1 (dies erlebe ich überhaupt nicht) bis 5 (dies erlebe ich sehr häufig) angeordnet. Eine Kurzform mit fünf Items (SDQ-5) dient als Screeningverfahren und wurde aus dem ursprünglichen Itempool extrahiert (Nijenhuis et al. 1997). Reliabilität und Validität der deutschen Version des SDQ-20 sind gut (Müller-Pfeiffer et al. 2010).

16.4 Interviewverfahren

16.4.1 Übersicht

So wichtig und hilfreich diagnostische Interviews, u. a. aus Ausbildungsgründen, sein können – sie ersetzen kein sorgfältiges klinisches Gespräch und eine durchdachte Differenzialdiagnose als Basis einer korrekten Diagnose dissoziativer Störungen. Eine Untersuchung auf dissoziative Phänomene und Störungen sollte dabei Teil jedes Diagnosegesprächs sein, da diese Erkrankungen mindestens ebenso häufig vorkommen wie andere routinemäßig in Betracht gezogene Störungen. Insbesondere bei dem Verdacht auf biografisch frühe (Bindungs-)Traumatisierungen sollte zumindest nach den dissoziativen Kernbereichen wie Episoden von Amnesie, Fugue, Depersonalisation, Derealisation sowie Identitätskonfusion und Identitätsänderung gefragt werden (Steinberg 1995). Weitere, häufig im Kontext schwer traumatisierter Patienten auftretende Phänomene sind:

- spontane Altersregressionen
- autohypnotische Erlebnisse
- Stimmen-Hören
- passive Beeinflussungssymptome
- Körpersensationen, die auf starke Emotionen und frühere Traumata bezogen sind

Außerdem sollte das klinische Augenmerk auf verhaltensmäßige Manifestationen von Dissoziation gerichtet sein, so bei Körperhaltung, Auftreten, Kleidung, starrem Blick, Augenflattern, Fluktuationen in Sprache und Sprechen, Beziehungsgestaltung, Funktionsniveau von Fähigkeiten und Fertigkeiten und Differenziertheit des Denkens.

Der Diagnoseprozess wird allerdings dadurch erschwert, dass aufgrund früher Kindheitstraumata und Bindungsprobleme viele Betroffene misstrauisch gegenüber anderen Menschen, besonders Autoritätspersonen, sind. Dies erschwert es ihnen, ihr Erleben und ihre innere, versteckte Gefühlswelt offenzulegen (Brand et al. 2006). Somit ist es auch unwahrscheinlich, dass die Ergebnisse diagnostischer Verfahren valide und verwertbare Informationen liefern, wenn der Therapeut sich nicht die Zeit nimmt, eine vertrauensvolle Arbeitsbeziehung aufzubauen (Armstrong 1991; Brand et al. 2006). Diese ist unabdingbare Voraussetzung dafür, dass das systematische Erfassen diagnostischer Informationen in strukturierten Interviews weiterhin den »Königsweg« zur Diagnosestellung bei dissoziativen Störungen darstellt. Eine Übersicht über verfügbare Interviews und Checklisten findet sich in Tab. 16-2.

16.4.2 Das Strukturierte Interview für Dissoziative Störungen (SKID-D)

Das SKID-D (Steinberg 1994) repräsentiert den Goldstandard für die Diagnostik dissoziativer Störungen. Es erfragt anhand von 200 Items die DSM-Diagnosekriterien verschiedener Syndrome und Störungen (Amnesie, Depersonalisation, Derealisation, Identitätskonfusion und Identitätsveränderungen) und differenziert deren Schweregrad. Um Suggestionen zu vermeiden, sind Patienten aufgefordert, die Art ihrer Symptome in eigenen Worten zu beschreiben. Diese detaillierte Erfassung ermöglicht die Diagnose einer dissoziativen Störung sowohl für Jugendliche als auch für Erwachsene mit einer exzellenten Reliabilität und Validität. Der SKID-D erlaubt nicht nur eine Differenzialdiagnose der Dissoziativen Identitäts-

Tab. 16-2 Übersicht über die Fremdbeurteilungsverfahren zur Erfassung von dissoziativen Symptomen und Störungen

Instrument	Abk.	Autor	Sprache	Art
Strukturiertes Interview für Dissoziative Störungen	SCID-D/SKIDD	Steinberg (1994)/ Gast et al. (2000)	engl/dt	Is
Dissociative Disorders Interview Schedule	DDIS	Ross et al. (1989)/ Overkamp (2005)	engl/dt	Is
Clinician-Administered Dissociative States Scale	CADSS	Bremner et al. (1998)	engl/dt	Iss
AMDP-Modul zu Dissoziation und Konversion	AMDP-DK	Spitzer u. Freyberger (2004)	dt	I
Heidelberger Dissoziations-Inventar	HDI	Brunner et al. (1999)	dt	Is
Peritraumatic Dissociative Experience Questionnaire	PDEQ-RV	Marmar et al. (1997)/ Maercker (1994)	engl/dt	Iss
Depersonalization Severity Scale	DSS	Simeon et al. (2001)/ Michal et al. (2010)	engl/dt	Iss
Clinical Mental Status Examination for Complex Dissociative Symptoms	Loewenstein-Interview	Loewenstein (1991)	engl	I

engl = in englischer Sprache publiziert/dt = in deutscher Sprache publiziert
Iss: standardisiertes Interview; Is: strukturiertes Interview; I: semistrukturiertes Interview

störung von anderen Störungsbildern, sondern die Unterscheidung zu vorgetäuschten, neurologischen oder substanzinduzierten dissoziativen Symptomen, auch und gerade im forensischen Kontext. Aufgrund seiner Komplexität ist die Anwendung sehr zeitintensiv (ca. 60–120 Minuten) und erfordert ein gründliches Rater-Training. Das SKID-D wurde mit guten Ergebnissen für Deutschland validiert (Gast et al. 2000).

16.4.3 Das Dissociative Disorders Interview Schedule (DDIS)

Das DDIS (Ross et al. 1989) ist ein aus der klinischen Erfahrung entwickeltes Interview mit guter Reliabilität und Validität, das speziell auf die Diagnostik und Differenzialdiagnostik der Dissoziativen Identitätsstörung und anderer komplexer dissoziativer Störungen abzielt. Es erweitert den diagnostischen Blick auf Komorbiditäten und Alltagserfahrungen, die von Patienten mit komplexen dissoziativen Störungen häufig berichtet werden, wie Erstrangsymptome oder Trance-Zustände im Alltag; zudem wird nach biografisch frühen Traumatisierungen gefragt. Der strukturierte Interviewleitfaden umfasst 131 Items im Ja-Nein-Antwortformat; es empfiehlt sich jedoch, das Ja-Nein-Antwortformat zu verlassen und sich von Patienten deren Erfahrungen in eigenen Worten beschreiben zu lassen. Die Durchführung dauert in der Regel zwischen 45 und

90 Minuten. Das DDIS wurde als »Strukturierter Interviewleitfaden zur Diagnose dissoziativer Störungen« (SIDDS) von Overkamp (2005) übersetzt und mit befriedigenden Ergebnissen validiert. Der SIDDS ist im Internet zu beziehen (s. Linkliste).

16.4.4 Die Clinician-Administered Dissociative States Scale (CADSS)

Im Unterschied zu den diagnostischen Interviews ist die CADSS (Bremner et al. 1998) das erste und mittlerweile international etablierte Verfahren zur Erfassung akuter dissoziativer Zustände. Sie ermöglicht eine dimensionale Querschnitts-, jedoch keine kategoriale oder Längsschnittdiagnostik. Deshalb eignet sich die CADSS für Verlaufsstudien. Die Items gliedern sich in Fragen an den Probanden und Verhaltensmerkmale, die vom Untersucher nach dem Interview beurteilt werden. Theoriegeleitet werden die Items den drei Subskalen Amnesie, Depersonalisation und Derealisation zugeordnet. Die interne und Interrater-Reliabilität sowie die Konstruktvalidität sind moderat bis gut. Eine deutsche Übersetzung wird gerade psychometrisch geprüft.

16.4.5 Weitere Verfahren

Das *AMDP-Modul zu Dissoziation und Konversion* (AMDP-DK; Spitzer u. Freyberger 2004) ist eine Checkliste innerhalb des AMDP-Systems, die eine qualitative und quantitative Erfassung dissoziativer Merkmale entsprechend der ICD-10-Konzeptualisierung ermöglicht. Die Checkliste erlaubt eine relativ zeitökonomische Anwendung, die Ausnutzung aller verfügbaren Informationsquellen und deren Wertung durch einen Experten. Damit ist sie für den klinischen Alltag praktikabler als Interviewverfahren. Die psychometrischen Kennwerte sind als befriedigend bis gut zu bewerten (Spitzer et al. 2004b).

Das *Heidelberger Dissoziations-Inventar* (HDI; Brunner et al. 1999) umfasst sowohl Fragebögen als auch ein strukturiertes klinisches Interview, das sich an den Forschungskriterien der Internationalen Klassifikation psychischer Störungen (ICD-10) orientiert. Für beide Ansätze liegen eine Erwachsenen- sowie eine Jugendlichen-Version vor, wobei bei den Selbstbeurteilungsinstrumenten für die Erwachsenen die DES (▸ Kap. 16.3.2) und für die Jugendlichen die Adolescent Dissociative Experiences Scale (A-DES; Armstrong et al. 1997) zugrunde gelegt wurde.

Der *Peritraumatic Dissociative Experience Questionnaire* (PDEQ; Marmar et al. 1997) bezieht sich auf das Konzept der peritraumatischen Dissoziation (▸ Kap. 13 und 15 in diesem Band). Der PDEQ wurde ursprünglich als Ratingverfahren entwickelt, das von einem Interviewer durchgeführt wird; mittlerweile liegt auch eine Selbstbeurteilungsversion vor. Beide Varianten fokussieren auf die retrospektive Erfassung dissoziativer Phänomene ausschließlich während und kurz nach der Traumatisierung. Das Verfahren bildet Bewusstseinsveränderungen, Depersonalisation, Derealisation und Analgesie ab. In verschiedenen Studien erwies sich der PDEQ als reliabel und valide (Marmar et al. 1997). Die autorisierte deutsche Übersetzung ist online verfügbar (s. Linkliste), aber bisher noch nicht umfassend psychometrisch untersucht worden (Maercker 1994).

Die *Depersonalization Severity Scale* (DSS; Simeon et al. 2001) ist ein sechs Fragen umfassendes Interview zur Erfassung der Häufigkeit und Intensität von Depersonalisation in den vergangenen zwei Wochen über eine vierstufige Likert-Skala (von »gar nicht« bis »schwer«). Während die interne Konsistenz eher mäßig war, zeigte sich eine hohe Interrater-Reliabilität ebenso wie hohe konvergente und diskriminante Validität. Die DSS erwies sich als änderungssensitiv. Die evaluierte deutsche Version (Michal et al. 2010) kann online bezogen werden (s. Linkliste).

Ein in deutscher Sprache nicht verfügbares, semistrukturiertes Interview ist die *Clinical Mental Status Examination for Complex Dissociative Symptoms* (Loewenstein 1991), welches Symptome aus sechs übergeordneten Bereichen (Identitätskonfusion, Persönlichkeitswechsel, Amnesie, autohypnotische Phänomene, körperliche und affektive Symptome sowie Merkmale der Posttraumatischen Belastungsstörung) abbildet.

16.5 Methodische Probleme bei der Erfassung von Dissoziation

Ein reflektierter Einsatz testpsychologischer Verfahren erfordert auch kritische Überlegungen zu deren methodischen Grenzen (Schmidt-Atzert u. Amelang 2012). Da die Aufgaben von Psychodiagnostik sehr vielfältig sind (Geue et al. 2016), stellt sich als ein Hauptproblem die Frage für welche klinische oder wissenschaftliche Zielstellung welches Instrument am besten geeignet ist. So empfiehlt sich im Hinblick auf dissoziative Phänomene für eine erste, orientierende diagnostische Einschätzung der Einsatz von Selbstbeurteilungsskalen; auffällige Ergebnisse können durch ausführliche Interviews genauer untersucht werden und so eine (klassifikatorische) Diagnose ermöglichen. Stehen hingegen die Konzeption therapeutischer Problemstellungen, die differenzielle und selektive Behandlungsindikation oder die Therapieevaluation im Vordergrund, sind möglicherweise andere Schwerpunkte zu setzen. Dies gilt insbesondere dann, wenn die dissoziative Symptomatik Bestandteil einer anderen Störung ist.

Ein weiteres Kernproblem liegt in den z. T. sehr differierenden Dissoziationskonzepten, denn letztendlich ist bis heute nicht eindeutig und konsensfähig geklärt, welche Phänomene als dissoziativ zu klassifizieren sind (▶ Kap. 1, 5 u. 15 in diesem Band). Daher erscheint es mehr als ratsam, sich vor der Anwendung eines bestimmten Verfahrens mit den Items und seinem impliziten oder expliziten Dissoziationsverständnis auseinanderzusetzen. Auch die divergente Klassifikation der dissoziativen Störungen in ICD und DSM wirkt sich auf die Itemauswahl und Testkonstruktion aus. Dies wird besonders deutlich am Beispiel körperlicher, v. a. neurologischer Symptome ohne ausreichendes organisches Korrelat, die sowohl gemäß der ICD als Konversionsphänomene als auch nach der Theorie der somatoformen Dissoziation diesem Feld zuzuordnen sind, aber keineswegs von allen Verfahren abgebildet werden (▶ Kap. 2 und 15 in diesem Band).

Wie alle Selbstbeurteilungsverfahren sind auch die hier vorgestellten Fragebögen mit einer Reihe von Fehlerquellen behaftet (Schmidt-Atzert u. Amelang 2012). Gerade einige dissoziative Symptome liegen außerhalb der bewussten Wahrnehmung bzw. sind nicht immer zugänglich, sodass hier möglicherweise Verzerrungen entstehen, bedingt durch Erinnerungs-, Selbstbeobachtungs- oder Selbstdarstellungsfehler. Darüber hinaus sind die meisten Dissoziationsskalen anfällig für absichtliche Verfälschungen – sowohl in Richtung Simulation als auch Dissimulation (Boysen u. VanBergen 2014; ▶ Kap. 14 in diesem Band). Auch sind Versuche, einige der Selbstbeurteilungsverfahren durch die Angabe von Schwellenwerten für die klassifikatorische Diagnostik nutzbar zu machen, kritisch zu bewerten: Trotz der z. T. beeindruckenden Befunde zur Sensitivität und Spezifität ist ausdrücklich davor zu warnen, eine dissoziative Störung ausschließlich mittels eines Fragebogens zu diagnostizieren. Hinzu kommt, dass die ermittelten Schwellenwerte kulturabhängig und somit nicht ohne Weiteres auf die mitteleuropäischen Länder übertragbar sind. Daher wäre es sehr hilfreich, wenn zukünftig differenzierte Norm- und Referenzwerte aus der Allgemeinbevölkerung vorgelegt würden, um die Fragebögen auch besser für die Einzelfalldiagnostik nutzbar zu machen.

16.6 Fazit und Perspektiven

Die klinische und wissenschaftliche Renaissance des Dissoziationsmodells hat erfreulicherweise zur Entwicklung einer Vielzahl differenzierter testpsychologischer Verfahren beigetragen, die in ihrer Heterogenität die Komplexität des Konstrukts widerspiegelt. Die überwiegende Mehrzahl der Instrumente ist im deutschen Sprachraum verfügbar, wobei die deutschen Versionen der international etablierten Skalen und Interviews die Anforderungen an die teststatistischen Gütekriterien gut erfüllen.

Die zukünftige Forschung wird sich mit der Frage der Änderungssensitivität auseinandersetzen müssen. Bisherige Befunde sind uneinheitlich und werfen die Frage auf, in welchem Ausmaß und in welchen Zeiträumen Dissoziation psychotherapeutisch respektive psychopharmakologisch beeinflussbar ist bzw. wie gut dies mit den bisherigen Instrumenten abgebildet werden kann (Spitzer et al. 2004a; Stiglmayr et al. 2003). Änderungssensitive Verfahren sind jedoch die Grundlage, um die Wirksamkeit bestimmter Behandlungsmethoden für dissoziative Störungen bzw. Krankheitsbilder mit dissoziativer Symptomatik nachzuweisen bzw. zu präzisieren.

Abschließend bleibt festzuhalten, dass alle psychometrischen Instrumente bestenfalls so gut sind wie die Theorie, auf die sie sich beziehen. Umgekehrt beeinflussen auch die empirisch gewonnenen Erkenntnisse unsere Modelle von Dissoziation. Für die Zukunft ist zu hoffen, dass das Dissoziationskonstrukt durch ein konstruktives Wechselspiel zwischen empirisch fundierter Forschung und konzeptuell-inhaltlichen Weiterentwicklungen weiter an Prägnanz und Relevanz gewinnt.

Literatur

Armstrong, J. G. (1991). The psychological organization of multiple personality disordered patients as revealed in psychological testing. Psychiatric Clinics of North America, 7: 135–148.

Armstrong, J. G., Putnam, F. W., Carlson, E. B., Libero, D. Z., Smith, S. R. (1997). Development and validation of a measure of adolescent dissociation: The Adolescent Dissociative Experiences Scale. J Nerv Ment Dis, 185: 491–497.

Bernstein, E. M., Putnam, F. W. (1986). Development, reliability and validity of a dissociation scale. J Nerv Ment Dis, 174: 727–735.

Boysen, G. A., VanBergen, A. (2014). Simulation of multiple personalities: A review of research comparing diagnosed and simulated dissociative identity disorder. Clin Psychol Rev 34: 14–28.

Brand, B. L., Armstrong, J. G., Loewenstein, R. J. (2006). Psychological assessment of patients with dissociative identity disorder. Psychiatric Clinics of North America, 29 (1): 145–168.

Bremner, J. D., Krystal, J. H., Putnam, F. W., Southwick, S. M., Marmar, C., Charney, D. S., Mazure, C. M. (1998). Measurement of dissociative states with the Clinician-Administered Dissociative States Scale (CADSS). J Trauma Stress, 11: 125–136.

Briere, J. (2002). Multiscale Dissociation Inventory. Odessa, Florida: Psychological Assessment Resources.

Brunner, R. M., Resch, F., Parzer, P., Koch, E. (1999). HDI. Heidelberger Dissoziations-Inventar. Frankfurt a. M.: Swets.

Dell, P. F. (2001). Why the diagnostic criteria for dissociative identity disorder should be changed. J Trauma Dissociation 2: 7–37.

Dell, P.F. (2006). The multidimensional inventory of dissociation (MID): A comprehensive measure of pathological dissociation. J Trauma Dissociation 7: 77–106.

Ebner-Priemer, U.W., Mauchnik, J., Kleindienst, N., Schmahl, C., Peper, M., Rosenthal, M.Z., Flor, H., Bohus. M. (2009). Emotional learning during dissociative states in borderline personality disorder. J Psychiatry Neurosci, 34: 214–2222.

Gast, U., Oswald, T., Zündorf, F., Hofmann, A. (2000). SKID-D – Strukturiertes Klinisches Interview für Dissoziative Störungen. Göttingen: Hogrefe.

Gast, U. Rodewald, F., Hofmann, A., Mattheß, H., Nijenhuis, E., Reddemann, L., Emrich, H.M. (2006). Die dissoziative Identitätsstörung – häufig fehldiagnostiziert. Deutsches Ärzteblatt 47: A3193–A3200.

Geue, K., Strauß, B., Brähler, E. (2016) (Hrsg.). Diagnostische Verfahren in der Psychotherapie. 3. Aufl. Göttingen: Hogrefe.

Krüger, C., Mace, C.J. (2002). Psychometric validation of the State Scale of Dissociation (SSD). Psychol Psychother, 75: 33–51.

Loewenstein, R.J. (1991). An office mental status examination for complex chronic dissociative symptoms and multiple personality disorder. Psychiatr Clin North Am, 14: 567–604.

Maercker, A. (1994). Peritraumatic Dissociation Experience Questionnaire (PDEQ). Deutsche Version: Peritraumatische Dissoziative Erfahrungen-Fragebogen. Unveröffentlichtes Manuskript. Dresden: Technische Universität.

Marmar, C.R., Weiss, D.S., Metzler, T.J. (1997). The Peritraumatic Dissociative Experience Questionnaire. In: J.P. Wilson, T.M. Keane (Hrsg.), Assessing psychological trauma and PTSD (S. 144–167). New York: Guilford.

Michal, M., Sann, U., Niebecker, M., Lazanowsky, C., Kernhof, K., Aurich, S., Overbeck, G., Sierra, M., Berrios, G.E. (2004). Die Erfassung des Depersonalisations-Derealisationssydroms mit der deutschen Version der Cambridge Depersonalization Scale (CDS). Psychother Psychosom Med Psychol, 54: 367–374.

Michal, M., Zwerenz, R., Tschan, R. et al. (2010). Screening nach Depersonalisation-Derealisation mittels zweier Items der Cambridge Depersonalisation Scale. Psychother Psychosom Med Psychol, 60: 175–179.

Müller-Pfeiffer, C., Schumacher, S., Martin-Soelch, C., Pazhenkottil, A.P., Wirtz, G., Fuhrhans, C., Hindermann, E., Assaloni, H., Briner, D.P., Rufer. M. (2010). The validity and reliability of the German version of the Somatoform Dissociation Questionnaire (SDQ-20). J Trauma Dissociation, 11: 337–357

Nijenhuis, E.R.S., Spinhoven, P., Van Dyck, R., Van der Hart, O., Vanderlinden, J. (1996). The development and psychometric characteristics of the Somatoform Dissociation Questionnaire (SDQ-20). J Nerv Ment Dis, 184: 688–694.

Nijenhuis, E.R., Spinhoven, P., Van Dyck, R., Van der Hart, O., Vanderlinden, J. (1997). The development of the somatoform dissociation questionnaire (SDQ-5) as a screening instrument for dissociative disorders. Acta Psychiatr Scand, 96: 311–318

Overkamp, B. (2005). Differentialdiagnostik der dissoziativen Identitätsstörung (DIS) in Deutschland – Validierung der Dissociative Disorders Interview Schedule (DDIS). Unveröffentlichte Dissertation, Philosophische Fakultät der Ludwig-Maximilians-Universität München.

Priebe, K., Schmahl, C., Stiglmayr, C. (2013). Dissoziation. Theorie und Therapie. Berlin: Springer.

Riley, K.C. (1988). Measurement of Dissociation. J Nerv Ment Dis, 176: 449–450.

Ross, C.A., Heber, S., Norton, G.R., Anderson, D., Anderson, G., Barchet, P. (1989). The dissociative disorder interview schedule. A structured interview. New York: Wiley.

Sanders, S. (1986). The Perceptual Alteration Scale: a scale measuring dissociation. Am J Clin Hypn, 29: 95–102.

Schmidt-Atzert, L., Amelang, M. (2012). Psychologische Diagnostik. 5. Aufl. Heidelberg: Springer.

Sierra, M., Berrios, G.E. (2000). The Cambridge Depersonalization Scale: a new instrument for the measurement of depersonalization. Psychiatry Res, 6: 153–164.

Simeon, D., Guralnik, O., Schmeidler, J. (2001). Development of a depersonalization severity scale. J Trauma Stress, 14: 341–349

Spitzer, C., Freyberger, H.J. (2004). Das AMDP-Modul zu Dissoziation und Konversion. In H.J. Freyberger, H.J. Möller (Hrsg.), Die AMDP-Module (S. 28–59). Göttingen: Hogrefe.

Spitzer, C., Mestel, R., Klingelhöfer, J., Gänsicke, M., Freyberger, H.J. (2004a). Screening und Veränderungsmessung dissoziativer Psychopathologie: Psychometrische Charakteristika der Kurzform des Fragebogens zu Dissoziativen Symptomen (FDS-20). Psychother Psychosom Med Psychol, 54: 165–172.

Spitzer, C., Wrede, K.H., Freyberger, H.J. (2004b). Das AMDP-Modul zu Dissoziation und Konversion (AMDP-DK): Entwicklung einer Checkliste und erste Befunde zu ihren psychometrischen Charakteristika. Fortschr Neurol Psychiatr, 72: 404–410.

Spitzer, C., Grabe, H.J., Barnow, S., Klauer, T., Stieglitz, R.D., Schneider, W., Freyberger, H.J. (2006). Frequency, clinical and demographic correlates of pathological dissociation in Europe. Journal of Trauma & Dissociation, 7: 51–62.

Spitzer, C., Barnow, S., Freyberger, H.J., Grabe, H.J. (2007). Dissociation predicts symptom-related treatment outcome in short-term inpatient psychotherapy. Aust N Z J Psychiatry, 41: 682–687.

Spitzer, C., Barnow, S., Skoeries, B., Brandl, S., Freyberger, H.J., Grabe, H.J. (2008). Psychometrische Charakteristika der deutschen Version des Dissociation Questionnaire (DIS-Q). Trauma & Gewalt, 2: 20–29.

Spitzer, C., Stieglitz, R.D., Freyberger, H.J. (2015a). Der Fragebogen zu Dissoziativen Symptomen (FDS). 3. Aufl. Bern: Huber.

Spitzer, C., Freyberger, H.J., Brähler, E., Beutel, M., Stieglitz, R.D. (2015b). Teststatistische Überprüfung der Dissociative Experiences Scale-Taxon (DES-T). Psychother Psychosom Med Psychol, 65: 134–139.

Steinberg, M. (1994). Structured Clinical Interview for DSM-IV-Dissociative Disorders – Revised (SCID-D). Washington DC: American Psychiatric Press.

Steinberg, M. (1995). Handbook for the assessment of dissociation: A Clinical guide. Washington, DC: American Psychiatric Press.

Stiglmayr, C.E., Braakmann, D., Haaf, B., Stieglitz, R.D., Bohus, M. (2003). Entwicklung und psychometrische Charakteristika der Dissoziations-Spannungs-Skala akut (DSS-akut). Psychother Psychosom Med Psychol, 53: 287–294.

Stiglmayr, C.E., Schmahl, C., Bremner, J.D., Bohus, M., Ebner-Priemer, U. (2009). Development and psychometric characteristics of the DSS-4 as a short instrument to assess dissociation during neuropsychological experiments. Psychopathology, 42: 370–374.

Stiglmayr, C., Schimke, P., Wagner, T., Braakmann, D., SChweiger, U., Sipos, V., Fydrich, T., Schmahl, C., Ebner-Priemer, U., Kleindienst, N., Bischkopf, J., Auckenthaler, A., Kienast, T. (2010). Development and psychometric characteristics of the Dissociation Tension Scale. J Pers Assess, 92: 269–277.

Vanderlinden, J., Van Dyck, R., Vandereycken, W., Vertommen, H., Verkes, R.J. (1993). The Dissociation Questionnaire (DIS-Q). Development and characteristics of a new self-report questionnaire. Clin Psychol Psychother, 1: 21–27.

Waller, N.G., Putnam, F.W., Carlson, E.B. (1996). Types of dissociation and dissociative types. A taxometric analyses of dissociative experiences. Psychol Methods, 1: 300–321.

Wolfradt, U., Kretzschmar, K. (1997). Untersuchungen mit deutschsprachigen Versionen zweier Skalen zur Erfassung dissoziativer Erfahrungen. Diagnostica, 43: 370–376.

Links

http://edoc.ub.uni-muenchen.de/4409/1/Overkamp_Bettina.pdf: Online verfügbare Version des »Strukturierten Interviewleitfadens zur Diagnose dissoziativer Störungen« (SIDDS)

https://www.unimedizin-mainz.de/typo3temp/secure_downloads/18526/0/7b7ddf649073b0e32c5f96ad5032fbf75d74e334/Deutsche_Version_der_Depersonalization_Severity_Scale.pdf: Online verfügbare, evaluierte deutsche Version der »Depersonalization Severity Scale« (DSS).

http://www.psychologie.uzh.ch/dam/jcr:9a580e93-85b4-4b12-aa97-fb2778d9d855/PDEQ_Fragebogen.pdf: Online verfügbare autorisierte deutsche Übersetzung des »Peritraumatic Dissociative Experience Questionnaire« (PDEQ)

Dissoziative Störungen

17 Dissoziative Amnesie und dissoziative Fugue

Annegret Eckhardt-Henn

17.1 Einleitung

Die dissoziative Amnesie wurde ebenso wie die dissoziative Fugue bereits in der Psychiatrie des 19. Jahrhunderts beschrieben. An der medizinischen Fakultät der Universität von Bordeaux wurde 1887 eine Dissertation von Tissiè mit dem Titel »Les aliénés voyageurs« fertig gestellt. Im Text wurde durchgehend von »Fugue« gesprochen (vgl. Hacking 1996; Hoffmann 2004). Charcot bezeichnete 1888 das Störungsbild als »Automatisme ambulatoire« und ging von einem epileptischen Anfallsleiden aus. In der Militärpsychiatrie wurden später Soldaten beschrieben, die sich unter Schockeinwirkung von der Truppe entfernt hatten (Hoffmann 2004).

Die dissoziative Amnesie ist die häufigste dissoziative Bewusstseinsstörung, während die dissoziative Fugue sehr selten ist. Beide Störungen haben dramatische Auswirkungen auf das Alltags- und Berufsleben der Betroffenen und auf deren Umgebung.

Nach wie vor sind die pathogenetischen und neurobiologischen pathogenetischen Mechanismen nicht vollständig geklärt. Nur sehr selten treten beide Zustände isoliert auf, in der Regel kommen sie kombiniert vor. Ross verfügt über einen Überblick über 3000 Fälle, die er über zehn Jahre in einer Spezialambulanz untersucht hat. In nur zehn Fällen traten Amnesie oder Fugue isoliert auf. Insgesamt gibt es seit etwa 50 Jahren wenig neue Arbeiten auf diesem Gebiet (vgl. Ross 2009).

17.2 Klassifikation

Im DSM-5 (2013) wird die Dissoziative Amnesie unter der Kategorie »Dissociative Disorders (300)« als »Dissoziative Amnesie ohne dissoziative Fugue (300.12)« und »Dissoziative Amnesie mit Fugue (300.13)« klassifiziert.

In der ICD-10 werden die Dissoziative Amnesie (F 44.0; ▸ Tab. 17-1) und die Dissoziative Fugue (F44.1; ▸ Tab. 17-2) unter der Kategorie F44 Dissoziative Störungen (Konversionsstörungen) klassifiziert.

17.3 Klinische Symptomatik und Diagnostik

Dissoziative Amnesien können akut oder chronisch-rezidivierend auftreten. Man unterscheidet selektive, also partielle, von generalisierten Amnesien. Bei den selektiven Amnesien werden nur bestimmte biografische Begebenheiten, bestimmte Ereignisse oder Informationen nicht mehr erinnert. Bei der generalisierten Amnesie kann sich der Betroffene an seine gesamte Identität, seine Lebenssituation, biografische Entwicklung und die Menschen, die ihm nahe waren, nicht mehr erinnern. Es handelt sich in der Regel um retrograde Amnesien.

Es kann auch sein, dass alle Ereignisse eines bestimmten Zeitraumes nicht mehr erinnert werden können, z. B. eine Naturkatastrophe, ein traumatisches Ereignis, ein Unfall, der Verlust eines nahen Angehörigen. In manchen Fällen werden die Symptome

Tab. 17-1 Definition und diagnostische Kriterien der dissoziativen Amnesie nach ICD-10: F44.0

Definition	Wichtigstes Kennzeichen der dissoziativen Amnesie ist der Erinnerungsverlust für meist wichtige, kurz zurückliegende Ereignisse; dieser ist nicht durch organische oder psychische Störungen bedingt und zu schwerwiegend, um durch übliche Vergesslichkeit oder Ermüdung erklärt zu werden. Die Amnesie zentriert sich meist auf traumatische Ereignisse wie Unfälle oder unerwartete Trauerfälle und ist in der Regel unvollständig und selektiv. Ausmaß und Vollständigkeit variieren oft von Tag zu Tag, aber es lässt sich ein beständiger Kern feststellen, der im Wachzustand nicht aufgehellt werden kann. Eine vollständige und generalisierte Amnesie ist selten und tritt dann gewöhnlich mit einer Fugue auf.
A	Partielle oder vollständige Amnesie für kürzlich traumatisierende oder belastende Ereignisse (diese Aspekte werden unter Umständen nur durch fremdanamnestische Angaben bekannt).
B	Fehlen von hirnorganischen Störungen, Intoxikation oder extremer Erschöpfung.

Tab. 17-2 Definition und diagnostische Kriterien der dissoziativen Fugue nach ICD-10: F44.1

Definition	Zielgerichtete Ortsveränderung von zu Hause oder vom Arbeitsplatz weg, wobei sich die betreffende Person äußerlich geordnet verhält. Zusätzlich liegen alle Kennzeichen einer dissoziativen Amnesie vor. In einigen Fällen wird eine neue Identität angenommen, im Allgemeinen nur für wenige Tage, gelegentlich aber auch für lange Zeiträume und erstaunlich vollständig. Es kann eine Reise zu früher bekannten Plätzen und Orten mit gefühlsmäßiger Bedeutung erfolgen. Obwohl für die Zeit der Fugue eine Amnesie besteht, kann das Verhalten des Patienten während dieser Zeit auf Beobachter völlig normal wirken.
A	Kennzeichen der dissoziativen Amnesie
B	Zielgerichtete Ortsveränderung über den üblichen täglichen Aktionsbereich hinaus (die Unterscheidung von zielgerichteter Ortsveränderung und ziellosem Umherwandern muss von Personen mit Ortskenntnissen getroffen werden); Fehlen von hirnorganischen Störungen, Intoxikation oder extremer Erschöpfung.
C	Aufrechterhalten der einfachen Selbstversorgung (Essen, Waschen) und einfacher sozialer Interaktionen mit Fremden (wie Kauf von Fahrkarten, oder Benzin, Fragen nach Richtungen, Bestellen von Mahlzeiten, usw.).

von den Betroffenen zunächst nicht wahrgenommen, sondern fallen den sie umgebenden Menschen auf. Die Übergänge zu normalpsychologischen Erinnerungslücken sind oft fließend (Staniloiu u. Markowitsch 2014).

Immer gehen Fugue-Zuständen schwerwiegende Belastungs- und Konfliktsituationen, wie Partnerschaftskonflikte, finanzielle Probleme, gerichtliche Verfahren, Verlust eines Partners oder Kindes oder anderer nahestehender Personen, traumatische Erlebnisse wie sexuelle oder körperliche Misshandlungen etc. voraus. Häufig befinden sich die Betroffenen in depressiver Stimmung. Eine hohe Komorbidität für Angst- und depressive Störungen ist vorhanden und muss bei der Therapieplanung berücksichtigt werden (Bersani et al. 2014).

Im weiteren Verlauf können die Symptome zu einer starken Beeinträchtigung der sozialen, beruflichen und anderer Lebensaktivitäten führen und zu einer starken Belastung für den Betroffenen und auch für seine Umgebung werden (Fisher 1945; Hennig-Fast et al. 2008; Howley u. Ross 2003; Kapur 1991; Raval et al. 2015; Sharma et al. 2015).

Fugue-Zustände treten in der Regel mit einer generalisierten Amnesie auf, d. h. während des Fuguezustandes besteht eine Amnesie für die Vergangenheit und die persönliche Lebenssituation. Ross weist darauf hin, dass die primäre Störung immer eine generalisierte Amnesie ist, der dann sekundär eine Fugue mit Reisetätigkeit und in einigen Fällen die Annahme einer neuen Identität folgen. Die Betroffenen fallen der Umgebung nicht sofort auf. Bei längeren Fugue- und Amnesie-Zuständen nehmen die Betroffenen meist im Verlauf eine neue Identität an.

Die semantischen Fähigkeiten und andere praktische Fähigkeiten, die vor allem das implizite Gedächtnis betreffen, bleiben in der Regel weitgehend intakt (vgl. auch Kopelman 2002).

In der Regel löst sich der Fuguezustand schrittweise nach einiger Zeit wieder auf, wobei die Dauer nicht vorhersagbar ist, und die Betroffenen gewinnen ihre Erinnerung und ihre Identität wieder nach und nach zurück. Immer aber bleibt für den Zeitraum der Fugue eine Amnesie bestehen, d. h. sie können nicht erinnern, was sie während des Fuguezustandes gemacht haben.

Ross (2009) weist daraufhin, dass man die dissoziative Fugue auch als eine »Duale Persönlichkeit« verstehen könnte. Die ursprüngliche Persönlichkeit (»host-personality«) wird während der Fugue-Periode unterdrückt und taucht später wieder auf. Dann besteht für die angenommene Persönlichkeit/Identität aber eine Amnesie. Beide Persönlichkeitszustände können nicht integriert werden.

Dissoziative Amnesien und Fugue-Zustände können sowohl als eine umschriebene Störung als auch im Rahmen komplexer dissoziativer Bewusstseinsstörungen wie der DIS oder DDNOS auftreten (▸ Kap. 22 in diesem Band).

Dissoziative Amnesien können ebenso wie dissoziative Fugue-Zustände nur kurze Zeit oder auch Wochen bis Monate bestehen; wenn diese Zustände länger andauern, beispielweise ein Jahr oder länger, ist immer eine Simulation in Betracht zu ziehen (Kopelman 2002).

In der Regel bilden sie sich spontan zurück, die Amnesie meist schrittweise – als ob sich ein zerlegtes Puzzle langsam wieder zusammensetzt. Manchmal bleiben dissoziative Amnesien in unterschiedlicher Ausprägung aber auch für immer bestehen. Dies kann zu einer starken Irritation und Verunsicherung führen (Eckhardt-Henn 2015).

17.3.1 Differenzialdiagnose

Es müssen andere neurologische Störungen ausgeschlossen werden, bei denen in der Regel andere Symptome wie eine Bewusstseinstrübung, fluktuierende Bewusstseinsklarheit oder Desorientiertheit vorhanden sind (Allen et al. 1999).

Störungen des Kurzzeitgedächtnisses sind typischer für organisch bedingte Störungen. »Blackout« nach Alkohol-, Drogen- oder Medikamentenmissbrauch sind zeitlich eng mit diesem verbunden. Die in diesem Zusammenhang verlorenen Erinnerungen werden nicht wiedergewonnen. Oft sind die Substanzen laborchemisch nachweisbar.

Epileptische Anfallsleiden mit postiktalen Amnesien, entzündliche Erkrankungen des Zentralen Nervensystems wie z. B. Enzephalitiden, endokrinologische und kardiologische Erkrankungen, vaskulär bedingte organische Störungen und Hirntumore müssen ebenso ausgeschlossen werden wie beginnende demenzielle Prozesse.

17.3.2 Die transiente globale Amnesie (TGA, amnestische Episode)

Es handelt sich um eine Störung des expliziten, nicht aber des impliziten Gedächtnisses. Die Betroffenen verlieren die Fähigkeit, Erlebtes in ihrem Gedächtnis zu fixieren (anterograde Amnesie) und verlieren auch die Erinnerung an die vorausgegangenen Tage, Wochen Monate oder gar Jahre (retrograde Amnesie). Die Betroffenen wirken ratlos, ängstlich und verstört und scheinen ihre Gedächtnisstörungen vage zu realisieren. Sie versuchen sich zu reorientieren, indem sie z. B. immer wieder die gleichen Fragen stellen. Sie können aber komplexe und alltägliche Handlungen weiterhin ausführen. Es lässt sich kein organpathologischer Befund feststellen. In der Regel kehrt zuerst die Merkfähigkeit zurück, dann schränkt sich im weiteren Verlauf die retrograde Amnesie immer mehr ein. Es bleibt schließlich nur noch eine Erinnerungslücke für die eigentliche amnestische Episode zurück. Rezidive sind relativ selten, sie liegen bei etwa 3 % pro Jahr (vgl. Kopelman 2000; Kopelman 2002; Serra et al. 2007).

Die Ätiologie ist nach wie vor unbekannt und sicher durch verschiedene Faktoren bedingt (Bartsch u. Deuschl 2010; Mattle u. Mumenthaler 2013).

Nach schweren Gehirnerschütterungen oder Schädelhirntraumata ist die Amnesie in der Regel retrograd, kann aber in schweren Fällen auch anterograd sein.

Im Rahmen schwerster psychiatrischer Erkrankungen wie schwergradiger Depression oder Schizophrenie können Amnesien auftreten, die sich aber in der Regel durch die Begleitsymptome gut abgrenzen lassen (Lemogne et al. 2006). An weiteren psychiatrischen Störungen müssen atypische Angsterkrankungen, Hyperventilationszustände, andere dissoziative Bewusstseinsstörungen (Trance, Stupor, Dissoziative Identitätsstörung), artifizielle Störungen und eine Simulation ausgeschlossen werden. Letzteres ist oft am Anfang schwierig. Hier sind auch fremdanamnestische Angaben und die Exploration möglicher Motivationen (z. B. finanzielle Probleme, Lebensgefahr, gerichtliche Auseinandersetzungen und Strafverfahren etc.) wichtig.

Die Symptomatik kann auch Konversionscharakter haben. Dann lassen sich Zusammenhänge zwischen dem Auftreten der Amnesie oder der Fugue und einer zugrunde liegenden unbewussten Konfliktsituation erkennen. Ein Fallbeispiel soll dies illustrieren.

Fallbeispiel

Ein 36-jähriger Mann meldet sich in einer Großstadt an der Rezeption eines großen Hotels und sagt, dass er nicht wisse, wer er sei, wo er herkomme und wo er hinwolle. Er trägt nur seine Kleidung am Leib und hat eine Schachtel Zigaretten und ein Feuerzeug dabei; später finden sich S-Bahnkarten aus unterschiedlichen Großstädten in Deutschland. Dazu kann er aber nichts mitteilen. Er wird in ein Psychiatrisches Landeskrankenhaus im Norden Deutschlands eingewiesen und internistisch und neurologisch untersucht. Noch nach mehreren Wochen hält der Zustand an. Seine Identität kann nicht aufgeklärt werden. Er entwickelt nun zusätzlich eine schwere dissoziative Bewegungsstörung, eine Gangstörung. Erst nach einer offiziellen

Personensuche im Fernsehen melden sich zwei Angehörige aus dem Süden Deutschlands. Bei einer Gegenüberstellung seiner Verwandten und seiner Partnerin reagiert er so, als ob er diese noch nie gesehen hätte. Dies ruft eine große Verunsicherung bei der Partnerin und den Angehörigen hervor. Erst nach und nach, u. a. durch die Kontakte mit den Angehörigen, kann sich der Patient an Bruchstücke aus seinem Leben erinnern. Die Amnesie bildet sich aber nur partiell schrittweise zurück. Der Patient wird mehrere Monate in einer Psychosomatischen Fachklinik behandelt. Er entwickelt im weiteren Verlauf eine schwere Depression und eine Kopfschmerzsymptomatik, für die keine organische Ursache gefunden werden kann. Über die Angehörigen war zu erfahren, dass der Patient, kurz bevor er in den Fuguezustand geriet, einer starken, konflikthaften Belastung ausgesetzt war. Er sah seine berufliche Karriere bedroht. Hinzu kamen finanzielle Belastung. Außerdem gab es einen schweren Partnerschaftskonflikt, der sich u. a. um eine ungewollte Schwangerschaft drehte. Nach mehrmonatiger stationärer Therapie wurde der Patient in eine weiterführende psychotherapeutische und psychiatrische Behandlung entlassen. Während der Behandlung hatte er die Kündigung erhalten und war dann über lange Zeit arbeitslos.
Wie wir später leider über den weiterbehandelnden Kollegen erfuhren, hatte er sich etwa 1,5 Jahre später, nach langer schwerer depressiver Symptomatik und einer Zunahme der starken Schmerzsymptomatik erfolgreich suizidiert.

17.4 Komorbidität mit anderen dissoziativen Bewusstseinsstörungen

Insbesondere bei der Dissoziativen Identitätsstörung (▸ Kap. 22 in diesem Band) kommen Dissoziative Amnesien in unterschiedlicher Form vor, die auch mit vorübergehenden Fugue-Zuständen verbunden sind; ebenso bei der komplexen dissoziativen Störung.

17.5 Verlauf und Prognose

Etwa 10 % aller traumatisierten Patienten leiden in der Folge an unterschiedlich ausgeprägten Amnesien. 20–40 % der Patienten, die komplexe Traumatisierungen erlebt haben, leiden an späteren dissoziativen Amnesien, die sehr unterschiedlich ausgeprägt sein können.

Coons (1999) beschrieb fünf Fälle mit dissoziativer Fugue; das entsprach 1,6 % aller Störungen, die in einer auf dissoziative Störungen spezialisierten Klinik auftraten.

Es gibt hierbei unterschiedliche Verläufe. In vielen Fällen bilden sich akut auftretende Dissoziative Amnesien schrittweise zurück. Für den Zeitraum der dissoziativen Amnesie oder des dissoziativen Fugue-Zustandes bleibt aber eine Amnesie erhalten.

Viele Patienten, die Amnesien für längere biografische Zeiträume aufweisen, entwickeln im Rahmen von Psychotherapien wieder Erinnerungen; dies kann aber auch ausbleiben. Bei den akut auftretenden Amnesien unterscheiden wir solche, die schleichend vorkommen, und solche, die über längere Zeit nicht erkannt werden (Helmes et al. 2015).

Fallbeispiel

Eine betroffene Patientin mit einer schweren komplexen dissoziativen Störung berichtete, dass sie in der Schule immer als »unaufmerksam« galt; oft habe sich nicht gewusst, worum es eigentlich gerade im Unterricht gegangen sei. Ganze Episoden aus ihrer Kindheit und Schulzeit könne sie gar nicht mehr erinnern. Sie sei auch schlecht gewesen in der Schule, was man auf ihre mangelnde Konzentrationsfähigkeit und Aufmerksamkeit und letztlich auf ihre mangelnde Disziplin zurückgeführt habe.

In einigen Fällen nach sehr schweren und komplexen Fugue-Zuständen kann die dissoziative Amnesie aber auch anhalten und führt nicht selten zu reaktiver Depression, sozialem Rückzug und stärkster psychosozialer und beruflicher Beeinträchtigung (vgl. das Fallbeispiel in Abschn. 17.3.2).

17.6 Ätiopathogenese

Traumatische Lebensereignisse oder akute schwere Lebensbelastungen gelten aktuell als eine wesentliche Ursache dieser Störungen. Aber Traumata führen bei verschiedenen Menschen, die unterschiedlich vulnerabel sind, zu ganz unterschiedlichen Folgereaktionen, die sich auf das Erinnerungssystem, Affekte, Kognitionen, Gefühle, subjektive Bedeutungszusammenhänge und neurobiologische und neurostrukturelle Folgen, die sich vor allem im Mittelhirn abspielen (Amygdala, Hippocampus u. a.), beziehen. In der Regel, sind die vorangehenden Belastungen bei den isolierten Amnesien und Fugue-Zuständen nicht so gravierend und komplex wie diejenigen, die den komplexen dissoziativen Bewusstseinsstörungen (DIS, DDNOS) vorangehen.

Die Pathogenese bei Ersteren wird auf einer motivationalen Ebene angenommen. In der Regel kommt es zu einem Fugue-Zustand nach schweren und belastenden Ereignissen wie plötzlichem Verlust einer nahestehenden Person, akuten finanziellen Krisen, die zu existenziellen Ängsten führen, gerichtlichen Verfahren oder anderweitigen bedrohlichen Situationen. Der Betroffene läuft quasi vor diesen Belastungen weg, aber nicht bewusst. Im Fugue-Zustand wird eine andere Identität angenommen, weshalb die Betroffenen auch zunächst für ihre Umgebung unauffällig erscheinen (Spitzer et al. 2015).

Das heißt, dass Amnesie und Fugue-Zustände durch traumatische, belastende Erlebnisse, die nicht adäquat verarbeitet werden können, ausgelöst werden (Kuhlmann et al. 2005; Lupien u. Schramek 2006; Valentino et al. 2009). Markowitsch und Staniloiu (2015) untersuchten 60 Patienten mit lang anhaltenden, schweren Dissoziativen Amnesien. Die meisten von ihnen hatten schon in ihrer Kindheit schwere negative Erlebnisse gehabt. Teilweise hielten diese bis zum Ausbruch der Amnesie an.

Das semantische Gedächtnis (Wissensgedächtnis) und die sozialen Fähigkeiten waren bei den Betroffenen weitgehend erhalten, aber der Zugang zu ihrer persönlichen Vergangenheit bzw. großen Teilen davon war nicht mehr gegeben. Das heißt, dass die synchrone Aktivierung von emotionalen und faktenähnlichen Informationen aus ihrem episodisch-autobiografischen Gedächtnis nicht mehr gelang. Bei einem großen Teil der Betroffenen fanden sich mittels Glucose-Positronenemissionstomografie eine Unterversorgung in Gedächtnis und Emotionen verarbeitenden Hirnstrukturen. Die Forscher nahmen an, dass eine Kaskade von Stresshormonen, wie sie bei Traumatisierungen vorkommt, die Funktion von Regionen wie der Amygdala und des Hippocampus, wo die meisten Glucocorticoidrezeptoren zu finden sind, blockiert. Dies führt zu einem Teufelskreis und schließlich zu einem »anhaltenden mnestischen Blockadesyndrom« (Moscovitch 2000; Pessoa 2008; Reinhold u. Markowitsch 2009; Federenko et al. 2006).

Mit diesem Begriff soll deutlich gemacht werden, dass die Information noch irgendwo im Gehirn gespeichert ist, dass aber die Möglichkeit zu ihrer bewussten Repräsentation blockiert ist. Aufgrund der schweren negativen Lebenserfahrungen kommt es bei den Betroffenen zu einer »dünnen Haut«, das heißt, dass im späteren Leben schon leichtere negative Erfahrungen ausreichen, um sie so zu beeinträchtigen, dass sie unfähig sind, diese adäquat zu verarbeiten, und die Patienten mit dissoziativen Symptombildungen reagieren (Markowitsch u. Staniloiu 2015). Umweltinduzierte adverse Ereignisse treffen also auf eine »vorgeschädigte« Persönlichkeit und können sich als anhaltendes und umfassendes mnestisches Blockadesyndrom auswirken. Dabei handelt es sich um eine »Abrufstörung«, die durchaus durch aktive Mechanismen im Gehirn bedingt sein kann (Anderson u. Green 2001) und die die Aufgabe hat, ungewollte und unangenehme Erinnerungen daran zu hindern, ins Bewusstsein zu kommen (Bell et al. 2009).

Auf Hirnebene findet man einen verminderten Hirnstoffwechsel in den Bereichen, die besonders für die synchrone Aktivierung von Gedächtnis und Emotionen relevant sind (Tulving 1995; Tulving 2005).

Ein anderes Modell geht davon aus, dass durch extreme Stressbelastungen frontale Regionen und exekutive Hirnsysteme in ihrer Funktion gestört sind und daher die Enkodierungsmöglichkeiten eingeschränkt sind. Hier handelt es sich also um eine Funktionsstörung, die dazu führt, dass solche Erlebnisse nicht im expliziten Erinnerungssystem gespeichert werden können und damit auch später nicht als autobiografische Erinnerung abgerufen werden können. Diese Störung kann bis hin zum Verlust des Wissens über die eigene Identität gehen. Der Zustand geht in der Regel mit einer starken Veränderung der Emotionalität einher. Viele Menschen, die sich in Fugue-Zuständen befinden, wirken daher auch eigentümlich verflacht und ratlos (detachment).

Ein ausführliches Kapitel zum Thema »Dissoziation und Gedächtnis« gibt es in dem vorliegenden Buch (▸ Kap. 12 in diesem Band).

17.7 Behandlung

Bezüglich der spezifischen psychotherapeutischen Behandlung sei auf die ▸ Kapitel 31–36 in diesem Band verwiesen.

Die Patienten müssen stationär in entsprechend spezialisierten Fachkliniken behandelt werden. Es geht zunächst um Krisenintervention, Stabilisierung und Wiederherstellung der Basisfähigkeiten zur Alltagsbewältigung. Während der akuten dissoziativen Amnesie- und Fugue-Zustände sind noch keinen spezifischen psychotherapeutischen Interventionen und Therapien möglich. Nach Abklingen der akuten Symptomatik geht es um die Arbeit an den Auslösern, die Sensibilisierung des Patienten für Belastungen, die Verbesserung des Affekt- und Emotionsausdruckes, der Selbstwahrnehmung und der Affekt- und Emotionsregulation. Begleitende oder reaktive Angst und/oder Depressionsstörungen sollten ggf. auch mit Psychopharmaka therapiert werden. Die eigentlichen dissoziativen Symptome sprechend darauf in der Regel nicht an (Liu-Barbara u. Stein 2015).

Im weiteren Verlauf geht es dann um die psychotherapeutische Bearbeitung der traumatischen Belastungserlebnisse. Wir bieten Patienten mit komplexen dissoziativen Bewusstseinsstörungen häufig ein Intervallsetting an; d. h. sie kommen ggf. mehrmals in stationäre Therapie, wobei die Dauer der einzelnen Intervalle und der stationären Behandlungsphasen sehr individuell gewählt wird, je nach dem Zustand des Patienten, der Gesamtsituation der individuellen Beeinträchtigung und der Fähigkeit, sich auf einen psychotherapeutischen Prozess einzulassen.

Literatur

Allen, J. G., Console, D. A., Lewis, L. (1999). Dissociative detachment and memory impairment: reversible amnesia or encoding failure? Compr Psychiat, 40: 160–171.

Anderson, M. C., Green, C. (2001). Suppressing unwanted memories by executive control. Nature, 410: 366–369.

Bartsch, T., Deuschl, G. (2010). Transient global amnesia: functional anatomy and clinical implications. Lancet Neurol, 9: 205–214.

Bell, V., Oakley, D. A., Halligan, P. W., Deeley, Q. (2009). Dissociation in hysteria and hypnosis: evidence from cognitive neuroscience. J Neurol Neurosurg Psychait, 82 : 332–339.

Bersani, G., Moscariello, M. A., Bersani, F. S. et al. (2014). Dissociative symptoms in female patients with mood and anxiety disorders: a psychopathological and temperamental investigation. Eur Rev Med Pharmacol Sciu, 18: 3217–3222

Coons, P. M. (1999). Psychogenic or dissociative fugue: A clinical investigation of five cases. Psychol Rep, 84: 881–886.

Diagnostic and Statistical Manual of Mental Disorders (2013). 5th Ed. (DSM-5) American Psychiat Publ.

Eckhardt-Henn, A. (2015). Dissoziative Störungen. Klinik – Neurobiologie und Psychodynamik – therapeutische Aspekte. Psychotherapie, 20. Jg, Bd. 20-1. München: CIP-Medien. Online unter: https://cip-medien.com/wp-content/uploads/07.-Eckhardt-Henn.pdf [Stand: 10.2.2017].

Federenko, I. S., Schlotz, W., Kirschbaum, C. et al. (2006). The heritibility of perceived stress. Psychol Med, 36: 375–385.

Fisher, C. (1945). Amnestic states in war neuroses: The psychogenesis of fugues. Psychoanal Quart, 14, 437–468

Hacking, I. (1996). Multiple Persönlichkeit. Zur Geschichte der Seele in der Moderne. München: Hauser.

Helmes, E., Brown, J. M., Elliott, L. (2015). A case of dissociative and general amnesia with an 11-year follow-up. J Trauma Diss, 16: 100–113

Hennig-Fast, K., Meister, F., Frodl, T. et al. (2008). A case of peristent retrograde amnesia following a dissociative fugue: Neuropsychological and neurofunctional underpinnings of loss of autobiographical memory and sewlf-awareness. Neuropsychologia, 46: 2993–3005.

Hoffmann, S. O. (2004). Die Dissoziative Fugue. In: A. Eckhardt-Henn, S. O. Hoffmann (Hrsg.), Dissoziative Bewusstseinsstörungen. Theorie, Symptomatik, Therapie (S. 144–152). Stuttgart: Schattauer.

Howley, J., Ross, C. A. (2003). The structure of dissociative fugue: A case report. J Trauma and Diss, 4, 109–124.

Kapur, N. (1991). Amnesia in relation to fugue states-distinguishes a neurological from a psychogenic basis. Br J Psychiat, 159: 872–877.

Kopelman, M. D. (2000). Focal retrograde amnesia and the attribution of causality: An exceptionally critical review. Cogn Neuropsychol, 17: 585–621.

Kopelman, M. D. (2002). Disorders of memory. Brain, 125: 2152–2190.

Kuhlmann, S., Piel, M., Wolf, O. T. (2005). Impaired memory retrieval after psychosocial stress in healthy young men. J Neuroscience, 25: 2977–2982.

Lemogne, C., Piolono, P., Friszer, S. et al. (2006). Episodic autobiographical memory in depression: specificity, autonoetic consciousness, and self-perspective. Consciousness and Cognition, 15: 258–268.

Liu-Barbara, D., Stein, M. (2015). Psychopharmacologic treatment of dissociative fugue and PTSD in an Ethiopian refugee. J Clin Psychiat, 76: 958.

Lupien, S. J., Schramek, T. E. (2006). The differential effects of stress on memory consolidation and retrieval: A potential involvement of reconsolidation? Behav Neuroscience, 120: 735–738.

Markowitsch, H. J., Staniloiu, A. (2015). Dissoziative Amnesie. Psychol Med, 26 (1): 3–14.

Mattle, H., Mumenthaler, M. (2013). Neurologie. 13. Aufl. Stuttgart: Thieme, S. 293–294.

Moscovitch, M. (2000). Theories of memory and consciousness. In: E. Tulving, F. I. M. Craik (Hrsg.), The Oxford handbook of memory (S. 609–625). New York: Oxford University Press.

Pessoa, L. (2008). On the relationship between emotion and cognition. Nature Rev Neuroscience, 9: 148–158.

Raval, C. M., Upadhyaya, S., Panchal, B. M. (2015). Dissociative fugue: Recurrent episodes in a young adult. Ind Psychiat J, 24: 88–90.

Reinhold, N., Markowitsch, H. J. (2009). Retrograde episodic memory and emotion: A perspective from patients with dissociative amnesia. Neuropsychologia, 47: 2197–2206.

Ross, C. A. (2009). Dissociative Amneia and Dissociative Fugue. In: P. F. Dell, J. A. O'Neil (Hrsg.), Dissociation and the Dissociative Disorders (S. 429–434). New York: Routledge.

Serra, L., Fadda, L., Buccione, I., et al. (2007). Psychogenic and organic amnesia. A multidimensional assessment of clinical, neuroradiological, neuropsychological and psychpathological features. Behav Neurol, 18: 53–64

Sharma, P., Guirguis, M., Nelson, J. et al. (2015). A Case of Dissociative Amnesia with Dissociative Fugue and Treatment with Psychotherapy. Prim Care Comp CNS, 17, 10.4088/PCC14101763

Spitzer, C., Wibisono, D., Freyberger, H. J. (2015). Theorien zum Verständnis von Dissoziation. In: G. H. Seidler, H. J. Freyberger, A. Maercker (Hrsg.), Handbuch der Psychotraumatologie. 2. Aufl. Stuttgart: Klett-Cotta.

Staniloiu, A., Markowitsch, H. J. (2014). Dissociative amnesia. Lancet Psychiat, 1: 226–241.

Tulving E (1995). Organization of memory: quo vadis? In: M. S. Gazzaninga (Hrsg.), The cognitive neurosciences (S. 839–847). Cambridge, MA: MIT Press.

Tulving, E. (2005). Episodic memory and autonoesis: uniquely human? In: H. S. Terrace, J. Metcalfe (Hrsg.), The missing link in cognition: Self-knowing consciousness in man and animals (S. 3–56). New York, Oxford University Press.

Valentino, K., Toth, S. L., Cicchietti, D. (2009). Autobiographical memory functioning among abused, neglected and nonmaltreated children: the overgeneral memory effect. J Child Psychol Psychiat, 50: 1029–1038.

18 Dissoziativer Stupor und Trance- und Besessenheitszustände

Carsten Spitzer und Gerhard Dammann

18.1 Einleitung

Während die ICD-10 sowohl den Stupor als auch die Trance- und Besessenheitszustände als eigenständige Krankheiten aufführt, subsumiert das DSM-5 beide Störungen unter den »anderen näher bezeichneten dissoziativen Störungen« (300.15). Die Besessenheitszustände werden dort zu den »chronischen und wiederkehrenden Syndromen mit gemischten dissoziativen Symptomen« gerechnet. Dieser Unterschied verweist darauf, dass wenig systematisches Wissen über diese klinischen Bilder existiert. Aufgrund ihrer regional sehr unterschiedlichen Prävalenz basieren die Erkenntnisse auf Einzelfalldarstellungen oder Fallserien, die überwiegend vor der Einführung bzw. meist ohne Bezug auf die aktuellen Klassifikationssysteme veröffentlicht worden sind. Allerdings erfahren die Besessenheitszustände im letzten Jahrzehnt zunehmend mehr wissenschaftliche Aufmerksamkeit und mittlerweile gibt es auch erste Fall-Kontroll-Studien (Van Duijl et al. 2010; Hecker et al. 2015). Dennoch werden beide Störungen hier gemeinsam dargestellt.

18.2 Klinik, Diagnostik und Differenzialdiagnosen

18.2.1 Dissoziativer Stupor

Der Stupor ist durch eine (fast) vollständige Bewegungslosigkeit der (meist) mutistischen Betroffenen und eine Einschränkung der Reizaufnahme und Reaktionen bei wachem Bewusstsein charakterisiert. Der Betroffene liegt oder sitzt lange Zeit überwiegend bewegungslos. Trotz Anzeichen für eine Bewusstseinsstörung verraten Muskeltonus, Haltung, Atmung und koordinierte Augenbewegungen, dass er weder schläft noch bewusstlos ist. Er reagiert allenfalls geringfügig auf Umgebungsreize, wobei die Vitalfunktionen erhalten sind. Manche Patienten nehmen weder Flüssigkeit noch Nahrung zu sich oder zeigen eine Harninkontinenz. Nach Remission des Stupors bieten die meisten Betroffenen eine partielle oder komplette Amnesie für die Erkrankungsepisode bzw. die Auslösesituation; einige schildern oneiroides Erleben (Weber et al. 1996; Meyers et al. 1999).

Aufgrund des rudimentären Kontaktes erschöpft sich die Anamnese rasch. Umso wichtiger sind die Verhaltensbeobachtung, die Fremdanamnese und eine gründliche körperliche Untersuchung, die bei einem dissoziativ stuporösen Patienten keine pathologischen Befunde ergibt (Jayaprakash et al. 2012). Ein normaler Muskeltonus und eine aufrechte Haltung sind hinweisende, aber keineswegs beweisende Merkmale für die Zuordnung zu den dissoziativen Störungen. Kasuistiken betonen die Bedeutung einer koordinierten Blickdeviation vom Untersucher weg, die möglicherweise dazu dient, den direkten Blickkontakt zu vermeiden (Maddock et al. 1999). Eventuell müssen über eine körperliche Untersuchung hinaus weitere diagnostische Maßnahmen veranlasst werden, um mögliche organische Krankheiten auszuschließen (Jayaprakash et al. 2012). Die *Differenzialdiagnosen* sind vielfältig (Berrios 1981) und umfassen neben psychischen Störungen (z.B. depressiver oder katatoner Stupor) insbesondere neurologische Erkrankungen (etwa Meningoenzephalitiden, Epilepsien oder intracraniale Raumforderungen), internistische Krankheiten und pharmakogene bzw. toxikologische Verursachungen.

Ein Stupor stellt bei **Erstmanifestation** und bis zur endgültigen diagnostischen Zuordnung **immer eine Notfallsituation** dar, weil die meisten der infrage kommenden Differenzialdiagnosen lebensbedrohlich sind und eine schnelle Behandlung erfordern.

Gerade der Nachweis des erhaltenen Wachbewusstseins kann schwer sein, v.a. wenn der Patient die Augen geschlossen hat. Dadurch entstehen häufig in der Notfall- und Intensivmedizin differenzialdiagnostische Abgrenzungsschwierigkeiten zum Koma (Weber et al. 1996; Hintze et al. 1998; Meyers et al. 1999). Hier kann ein Elektroenzephalogramm hilfreich sein, welches im Fall eines dissoziativen Stupors unauffällig ist. In diesem Kontext ist relevant, dass der Stupor in der neurologischen Literatur und im angloamerikanischen Sprachgebrauch als ein »tiefer Schlaf oder ein schlafähnlicher Zustand mit fehlender Reaktion« definiert wird. In diesem Verständnis stellt der Stupor eine Vorstufe zum Koma dar und wird als eine quantitative Bewusstseinsstörung verstanden (Berrios 1981). Im Gegensatz dazu siedelt die europäische Psychopathologie den Stupor im Bereich der Antriebs- und psychomotorischen Störungen an und fordert für die Diagnose ein quantitativ ungestörtes Bewusstsein.

Neben dem Ausschluss organischer Ursachen wird der Nachweis einer psychosozialen Belastung in Form eines kurz vorhergegangenen belastenden Ereignisses, interpersoneller Probleme oder intrapsychischer Konflikte gefordert. Medizinische Interventionen wie z.B. Operationen scheinen häufig auslösend (Weber et al. 1996; Meyers et al. 1999). Für die endgültige Diagnosestellung sollte immer ein psychodynamisch oder kognitiv-behavioral begründeter Zusammenhang zwischen Biografie, aktuellen Lebensumständen, Auslösern und der stuporösen Symptomatik herstellbar sein.

Die diagnostischen Kriterien nach ICD-10 und weitere klinische Hinweise und Merkmale des dissoziativen Stupors sind nachfolgend zusammengefasst.

Diagnostische Kriterien des dissoziativen Stupors

1. Die allgemeinen Kriterien für eine dissoziative Störung müssen erfüllt sein.
2. Eine beträchtliche Verringerung oder das Fehlen willkürlicher Bewegungen und der Sprache sowie der normalen Reaktion auf Licht, Geräusche und Berührung
3. Der normale Muskeltonus, die aufrechte Haltung und die Atmung sind erhalten (indes häufig eingeschränkte Koordination der Augenbewegungen).

(Fremd-)Anamnestische Hinweise und klinische Merkmale

- plötzlicher Beginn der Symptomatik mit anschließend fluktuierendem Verlauf
- Auftreten des Stupors nach einem traumatischen Ereignis oder im Zusammenhang mit einer schweren Krise bzw. einem Konflikt
- frühere dissoziative Phänomene, insbesondere stuporöse Episoden
- andere psychische Erkrankungen; Selbstverletzungen; Suizidalität
- relevante Dritte mit einem Stupor in der Anamnese (Identifikation, Modell-Lernen)

- leere somatische, vor allem neurologische Vorgeschichte
- regelrechter internistischer und neurologischer Status bis auf fehlende Reaktionen auf Schmerzreize; ggf. Blickdeviation (um Blickkontakt zu vermeiden)

Die Zusatzdiagnostik liefert unauffällige Befunde.

18.2.2 Trance- und Besessenheitszustände

Trance und Besessenheit sind zwei distinkte, in zahlreichen Kulturen anzutreffende Formen qualitativer Bewusstseinsveränderungen, die transkulturell beträchtlich variieren. Bei den krankheitswertigen Trance- und Besessenheitszuständen kommt es zu zeitweiligen Identitätsstörungen und Bewusstseinseinengungen.

Trance ist ein hypnoid veränderter Bewusstseinszustand, bei dem der Verlust der gewohnten Identität nicht mit der Annahme oder dem Auftauchen einer anderen Identität verbunden ist. Trance geht mit einer Wahrnehmungseinengung und selektiven Fokussierung auf die Umgebung und deren unmittelbare Reize einher. Handlungen währenddessen, wie konvulsive Zuckungen oder Laufen, sind meist einfach strukturiert und werden von der Person als außerhalb der eigenen Kontrolle erlebt. Es findet sich meist keine vollständige Amnesie für die Trance (During et al. 2011).

In einem Besessenheitszustand verhält sich der Betroffene so, als ob er von einer anderen Persönlichkeit, einem Geist, einer Gottheit oder einer »Kraft« beherrscht wird. *Besessenheit ohne Krankheitswert* wird als Inbesitznahme durch Geister verstanden und findet sich in vielen Kulturen. Im Gegensatz dazu finden *Besessenheitszustände mit Krankheitswert* keine Akzeptanz als normaler Bestandteil der allgemeinen kulturellen oder religiösen Riten. Sie sind auch nicht durch ritualisierte Praktiken der jeweiligen Kultur ausgelöst bzw. in diese eingebunden, sondern treten unwillkürlich auf. Die Betroffenen selbst leiden darunter. Zudem sollte die Überzeugung, von einer personalen Kraft besessen zu sein, nur dann als dissoziative Störung gewertet werden, wenn sich dies in Form eines veränderten Bewusstseinszustandes manifestiert – entweder von den Betroffenen als ungewöhnlicher Ich-Zustand erlebt oder für die Umwelt sichtbar. Differenzierungsbemühungen, die zwischen Trance, Besessenheit und Besessenheitstrance unterscheiden (Bourguignon 1976) oder die Besessenheit in somnambulische, d. h. schlafwandlerische im Gegensatz zu luziden Typen unterteilen (Oesterreich 1921), sind in jüngster Zeit gleichermaßen kritisiert wie elaboriert worden (Cardena et al. 2009).

Eine neuere Übersichtsarbeit zu Trance- und Besessenheitszuständen findet sich bei During und Mitarbeitern (2011). 402 Fälle aus 28 Artikeln wurden analysiert und zeigten eine Gleichverteilung der Geschlechter, häufige (69 %) Besessenheitszustände als reine Trance und eine Amnesie in lediglich 20 % der Fälle. Halluzinationen zeigten sich in 56 % der Besessenheitszustände. Die Autoren vermuten, dass diese Zustandsbilder in der westlichen Kultur unterdiagnostiziert sein könnten.

Differenzialdiagnostische Überlegungen sollten neben anderen dissoziativen auch affektive und psychotische Störungen einschließen. Aus organmedizinischer Sicht kann die Abgrenzung zu Intoxikationen mit psychoaktiven Substanzen, Epilepsien oder Kopfverletzungen oder ZNS-Malformationen schwierig sein.

In der folgenden Synopsis finden sich die diagnostischen Kriterien nach ICD-10 und weitere klinische Hinweise und Merkmale von Trance- und Besessenheitszuständen.

Diagnostische Kriterien von Trance- und Besessenheitszuständen

1. Die allgemeinen Kriterien für eine dissoziative Störung müssen erfüllt sein.
2. Entweder a) oder b)
   a) Trance: vorübergehende Bewusstseinsveränderung mit zwei der folgenden Merkmale:
   - Verlust des Gefühls der persönlichen Identität
   - Einengung des Bewusstseins in Bezug auf die unmittelbare Umgebung oder eine ungewöhnlich eingeengte und selektive Fokussierung auf Stimuli aus der Umgebung
   - Einschränkung von Bewegungen, Haltungen und Gesprochenem auf die Wiederholung eines kleinen Repertoires.

   b) Besessenheitszustand: die Betroffenen sind überzeugt, von einem Geist, einer Macht, einer Gottheit oder einer anderen Person beherrscht zu werden.
3. Die beiden Kriterien 2.a) und 2.b) müssen ungewollt und belastend sein, außerhalb von religiösen oder anderen kulturell akzeptierten Situationen auftreten oder stellen eine Verlängerung solcher Zustände dar.
4. Häufigstes Ausschlusskriterium: Kein gleichzeitiges Auftreten mit einer Schizophrenie oder einer verwandten Störung oder mit einer affektiven Störung mit Halluzinationen oder Wahngedanken.

Anamnestische Hinweise und klinische Merkmale

- Der Zustand ist nicht eingebunden in kulturelle Zusammenhänge.
- Die Betroffenen stammen meist aus dem nichteuropäischen oder nicht-angloamerikanischen Kulturkreis.
- Die Identität selbst bleibt ungestört.
- Das formale Denken bleibt während des Zustandes geordnet, die Affektlage ist histrionisch (theatralisch, dabei aber eigentlich angstfrei bis indifferent).
- Es sind ein plötzlicher Beginn und ein abruptes Ende der Episoden zu beobachten.
- Weitere dissoziative oder konversionsneurotische Symptome wie Analgesien, Amnesien oder psychogene Anfälle in der Vorgeschichte
- Ein Zusammenhang mit psychosozialen Belastungen, intrapsychischen Konflikten (etwa sexueller oder aggressiver Art) oder interpersonellen Problemen erscheint evident.

18.3 Epidemiologie, Verlauf und Prognose

Der **dissoziative Stupor** ist eine seltene psychische Störung. Nur bei einem von 25 stuporösen Patienten, die im Laufe von 15 Jahren in einem psychiatrischen Lehrkrankenhaus aufgenommen wurden, wurde eine psychogene Verursachung angenommen (Johnson 1984). Aufgrund dieser Zahlen lässt sich schätzen, dass der dissoziative Stupor in klinischen Populationen Mitteleuropas mit einer Häufigkeit zwischen 0,05 und 0,2 % vorkommt. In anderen Kulturkreisen scheinen psychogen bedingte stuporöse Bilder häufiger zu sein: In einer psychiatrischen Klinik in Indien wurde bei 2,5 % aller stationären Aufnahmen ein dissoziativer Stupor diagnostiziert (Alexander et al. 1997).

Der *Altersgipfel* der Erkrankung liegt zwischen dem 15. und 30. Lebensjahr (Johnson 1984). Kasuistisch wurde über ein Auftreten bei Kindern im 10. Lebensjahr (Alexander et al. 1997) ebenso berichtet wie über eine Erstmanifestation um das 50. Lebensjahr (Weber et al. 1996). Die *Geschlechterverteilung* in Fallserien verweist auf einen höheren Frauenanteil um 75 % (Alexander et al. 1997). Die *Dauer* schwankt zwischen wenigen Stunden und zwei Tagen (Johnson 1984; Hintze et al. 1998), kann in Einzelfällen jedoch auch nur wenige Minuten oder aber bis zu mehreren Wochen anhalten (Alexander et al. 1997). Der dissoziative Stupor sistiert entweder spontan (Maddock et al. 1999; Meyers et al. 1999) oder nach einmaliger Pharmakotherapie mit Benzodiazepinen bzw. Barbituraten (Meyers et al. 1999). Es wurde auch berichtet, dass die Ankündigung diagnostischer Interventionen, die für den Patienten vermutlich aversiv besetzt sind, zu »schlagartigen« Remissionen führte (Hintze et al. 1998); dabei ist die differenzialdiagnostische Abgrenzung zur Simulation zu erwägen und oft nicht sicher zu leisten (▸ Kap. 14 in diesem Band). Rezidivierende Verläufe kommen in 30 % der Fälle vor. Kurzfristig erfolgt eine Restitutio ad integrum; allerdings liegen keine längerfristigen Katamnesen vor.

Für **Trance- und Besessenheitszustände** werden in Abhängigkeit vom Kulturkreis in Metaanalysen Prävalenzraten zwischen 0,04 und 5,4 % berichtet (Lewis-Fernandez 1998; Loewenstein u. Putnam 2004). In einer sorgfältigen Literaturübersicht, die 402 veröffentliche Fälle von Trance- und Besessenheitszuständen zusammenfassend analysierte, lag der *Altersgipfel* für das erstmalige Auftreten der Störung bei 25 Jahren (During et al. 2011). Das *Geschlechterverhältnis* wird allgemein mit ca. 2 bis 3 zu 1 zugunsten der Frauen angegeben und die *Prognose* ist insgesamt als günstig einzuschätzen (During et al. 2011). In Einzelfällen wird jedoch auch von manifester Gewalttätigkeit und in einem Fall sogar davon berichtet, dass ein Trancezustand mit einem Ritualmord endete (Ferracuti u. DeMarco 2004; During et al. 2011). Neben einem einmaligen Auftreten wurde auch von episodischen und chronisch rezidivierenden Verläufen mit erheblicher Beeinträchtigung des psychosozialen Funktionsniveaus berichtet (Loewenstein u. Putnam 2004). Für reine Besessenheitszustände werden für Entwicklungs- und Schwellenländer Prävalenzen zwischen 0,5 und 18,6 % berichtet, wobei die extreme Häufung in einer ländlichen Krisenregion unmittelbar nach Kriegsende in Mozambique gefunden wurde (Hecker et al. 2015). Gerade für Dissoziative Identitätsstörungen und Trance ist die transkulturelle Validität von dissoziativen Störungen nach DSM-IV eher schwach (Van Duijl et al. 2005). Zwar können subjektive »Besessenheitserfahrungen« auch bei Dissoziativen Identitätsstörungen vorkommen (Ross 2011), Besessenheit als Phänomen kann jedoch nicht auf Dissoziation allein reduziert werden.

18.4 Ätiopathogenese

Weder der dissoziative Stupor noch Trance- und Besessenheitszustände unterliegen einer einheitlichen Ätiopathogenese; vielmehr können beide Erkrankungen am besten mit einem Vulnerabilitäts-Stress- bzw. im Kontext eines biopsychosozialen Modells erklärt werden (Cardena et al. 2009; During et al. 2011). Auch wenn das folgende Zitat bereits vor 20 Jahren formuliert wurde, hat es seine Gültigkeit bis heute nicht verloren und gilt gleichermaßen für den dissoziativen Stupor: »*Die gegenwärtige Forschung zeigt, dass Besessenheit nur verstanden werden kann, wenn diverse Perspektiven einbezogen werden, etwa biologische, anthropologische, soziologische, psychopathologische und erfahrungsgeleitete.*« (Pereira et al. 1995; Übersetzung G. Dammann).

> Eine psychopathologische Beurteilung von Trance- und Besessenheitszuständen kann nur unter sorgfältiger Berücksichtigung von **organischen Ausschlussdiagnosen** und relevanter **ethnisch-kultureller** und **religiöser** Aspekte erfolgen. Nicht selten sind diese Zustände mit Bewältigungspraktiken verbunden.

Die Mehrzahl der Autoren führen psychosoziale Stressoren ebenso wie kulturelle Faktoren als gewichtige Momente in der Ätiopathogenese von **Trance- und Besessenheitszuständen** an (During et al. 2011; Ng u. Chan 2004). Während ältere Untersuchungen die Bedeutung von Traumatisierungen für Trance- und Besessenheitszustände eher relativierten, belegen neuere Studien relevante Zusammenhänge mit traumatischem Stress wie emotionalem Missbrauch oder Vernachlässigung in der Kindheit, aber auch mit aktuellen Kriegserfahrungen (Van Duijl et al. 2010; Ross et al. 2013; Hecker et al. 2015). In der einzigen bisher publizierten Fall-Kontroll-Studie zur Besessenheit zeigte sich zudem eine hohe Korrelation zwischen traumatischen Erlebnissen und psychischer sowie somatoformer Dissoziation (Van Duijl et al. 2010).

Das jeweilige kulturelle »Narrativ« sollte jedoch unbedingt Berücksichtigung finden (Seligman u. Kirmayer 2008). Faktoren, die gegen eine pathologisch bedingte Trance oder Besessenheit sprechen können, sind: fehlendes Leiden oder soziale Beeinträchtigung, Kompatibilität mit dem kulturellen Hintergrund und entsprechende Akzeptanz im Umfeld sowie Kontrolle über den Zustand (Moreira-Almeida u. Cardeña 2011).

Neurobiologisch orientierte Studien nähern sich diesen Störungen an, indem sie kulturell sanktionierte Bewusstseinsveränderungen mittels funktioneller Bildgebung untersuchen. So wurden bei fünf Frauen mit der Gabe des Zungenredens, die dieses religiöse Ritual seit mehreren Jahren im Rahmen ihrer Gottesdienste praktizierten und die keine Hinweise für psychische Erkrankungen hatten, Aktivitätsveränderungen frontal, temporal und im linken Nucleus caudatus während der Glossolalie im Unterschied zu gewöhnlichem Singen gefunden (Newberg et al. 2006). Eine aktuelle Studie mit 15 Schamanen berichtet über veränderte Netzwerkkonnektivitäten und funktionelle Entkoppelungen perzeptiver Systeme, v. a. auditorischer Verbindungen, im Trancezustand (Hove et al. 2015). Hier kann das neurobiologische Korrelat der eingeschränkten Reizaufnahme und Fokussierung auf innere Prozesse bei stuporösen und Trancezuständen vermutet werden. Möglicherweise führen neurobiologische Annäherungen an spirituelle Praktiken zu interessanten Erkenntnissen über dissoziative Bewusstseinsstörungen (Newberg 2014).

Auch bei dem **dissoziativen Stupor** spielen vielfältige Belastungsfaktoren eine wichtige Rolle. Hervorzuheben sind v. a. Stressoren, die die körperliche Integrität bedrohen wie Unfälle, Operationen oder Malignome (Weber et al. 1996; Maddock et al. 1999; Hintze et al. 1998; Tada et al. 2012), wobei die Vorgeschichte eines Traumas möglicherweise die Auftretenswahrscheinlichkeit begünstigt (Meyers et al. 1999). Die auffällige Häufung potenziell lebensbedrohlicher organischer Erkrankungen im Kontext des dissoziativen Stupors lässt an den Totstellreflex im Tierreich denken. Phylogenetische Parallelen zwischen dissoziativen Phänomenen und dem Verteidigungsverhalten von Tieren finden sich dabei sowohl für die Phänomenologie wie auch für die Funktion, die Überlebenschancen zu erhöhen bzw. einen schnellen und schmerzlosen Tod herbeizuführen (Berrios 1981; Nijenhuis et al. 1998). Gerade stuporöse Zustände mit ihren Charakteristika der Bewegungslosigkeit, eingeschränkten Schmerzwahrnehmung und fehlenden Reaktionen auf externe Stimuli exemplifizieren diese Modellvorstellung sehr eindrücklich.

18.5 Kulturelle Aspekte

Weil **Trance- und Besessenheitszustände** weltweit vorkommen, aber regional sehr unterschiedlich gestaltet sind, kann hierbei der Einfluss soziokultureller Determinanten ebenso gut untersucht werden wie die Frage nach Unterschieden zwischen pathologischen und nicht-pathologischen Varianten.

Die Vorstellung, dass Menschen besessen sein können, kommt in allen Kulturen vor. Es gibt zahlreiche kulturspezifische Formen wie z. B. den Zhar (Äthiopien), Sin-byung (Korea), Porobleno (Südukraine), Dybbuk (Galizien, Israel), Kitsune-tsuki (Westjapan), Espiritismo (Puerto Rico) oder El duende (Kolumbien), die keineswegs per se Krankheitswert haben. Vielmehr sind sie meist in kulturelle, v. a. religiöse Praktiken eingebunden und damit intendiert. Charakteristisch ist eine episodische Veränderung des Bewusstseinszustandes der Betroffenen, währenddessen ein oder nacheinander mehrere »Geister« an die Stelle der gewohnten Identität treten. Die Geister bedienen sich dabei eines Mediums, das anschließend eine partielle oder vollständige Amnesie aufweist, um durch es sprechen und handeln zu können. Die Gegenwart der Geister wird dabei wegen ihres Wissens und ihrer Kraft von der sozialen Gemeinschaft als erwünscht angesehen. Personen, die als Medium besessen sind, scheinen eine überdurchschnittliche Dissoziationsneigung und eine stärkere Ausprägung des Persönlichkeitsmerkmals Neurotizismus zu haben, sind aber darüber hinaus psychisch nicht kränker oder psychosozial desintegrierter als ihre Umgebung (Cardena et al. 2009). Die Funktionalität solcher Kulthandlungen ist sehr vielfältig und reicht von kollektiver Affirmation oder Protest gegen die politischen Verhältnisse über die Stärkung der Gruppenkohäsion und gemeinschaftliche Katharsis bis zur Heilung einzelner Kranker (Cardena et al. 2009). Ähnliches trifft für die kulturell eingebundene Trance zu, bei welcher der veränderte Bewusstseinszustand meist durch rhythmische Bewegungen und Musik, aber auch chemisch induziert wird (Somer 2006). Kulturell sanktionierte, nicht-pathologische Trance- und Besessenheitszuständen entstehen kontrolliert, kontextuell angemessen und können von den Betroffenen ebenso wie von ihrem Umfeld sowohl auf individueller als auch auf sozialer Ebene mit Sinn besetzt werden. Dies sind die zentralen Unterschiede zu den pathologischen Formen (Cardena et al. 2009; Seligman u. Kirmayer 2008).

Unabhängig von diesen Differenzen zwischen krankheitswertigen und »normalen« Varianten besteht Einigkeit darüber, dass dissoziative Mechanismen und Prozesse auch bei nicht-pathologischen Trance- und Besessenheitszustände mit hoher Wahrscheinlichkeit ebenfalls eine wesentliche Rolle spielen (Cardena et al. 2009; Somer 2006). Daher scheint auch die vor einigen Jahren noch heftig geführte Debatte über ein rein soziokulturelles im Gegensatz zu einem ausschließlich biomedizinischen Erklärungsmodell in ihrer Polarität obsolet. Vielmehr ist auch und gerade bei den dissoziativen Störungen im Allgemeinen und den Trance- und Besessenheitszuständen im Besonderen von einer bidirektionalen Beziehung zwischen neurobio- und neuropsychologischen Mechanismen einerseits und soziokulturellen Narrativen, Rollenerwartungen und der gesellschaftlichen Konstruktion des Selbst auszugehen, wie dies als grundlegendes Paradigma in den kulturellen Neurowissenschaften angenommen wird (Seligman u. Kirmayer 2008). In Zeiten, in denen das naturwissenschaftlich geprägte biomedizinische Krankheitsmodell die Hauptströmungen in Psychiatrie, Psychosomatik, Psychologie und Psychotherapie beherrscht, kann dieser wechselseitige Zusammenhang kaum überbetont werden. Hier ist insbesondere die sozial-kommunikative Funktion dissoziativer Phänomene sowohl für den Einzelnen als auch für ganze Gruppen hervorzuheben, z. B. als Möglichkeit des zivilen Ungehorsams und der Verweigerung, wenn die sozialen Strukturen von Unterdrückung und Vertrauensverlust in die Institutionen gekennzeichnet sind, wo also Protest gefährlich ist und keine Aussicht besteht, soziale Konflikte zu lösen (Seligman u. Kirmayer 2008; Bourguignon 1989).

Aus einer kultur-sensitiven Perspektive ist auch gefragt worden, ob pathologische Besessenheit nicht als eine Variante der Dissoziativen Identitätsstörung (DIS) aufzufassen sei und es gibt gute Gründe, diese Frage zu bejahen – etwa die phänomenologische Ähnlichkeit oder der Zusammenhang mit Traumatisierungen bzw. psychosozialen Stressoren (Dammann 1996; Spiegel et al. 2011). Folgerichtig ist die Formulierung des ersten diagnostischen Kriteriums der DIS im DSM-5 erweitert worden und lautet: *»Störung der Identität, … die in einigen Kulturen auch als das Erleben von Besessenheit beschrieben wird.«*

Autoren aus Entwicklungs- und Schwellenländern haben auch immer wieder Unzufriedenheit darüber geäußert, dass die aktuellen Klassifikationssysteme die dissoziativen Störungen nicht ausreichend differenzieren, sodass in vielen Fällen keine genauere Einordnung erfolgt und diese daher den »Anderen näher bezeichneten dissoziativen Störungen« zugeordnet werden (Pereira et al. 1995; Alexander et al. 1997; Van Duijl et al. 2013).

18.6 Behandlung

Weder für den dissoziativen Stupor noch für Trance- und Besessenheitszustände lassen sich empirisch begründete Behandlungsrichtlinien formulieren. Da es bei beiden Störungsbildern in der Regel zu Spontanremissionen kommt, kann bei gesicherter Diagnose zunächst der Verlauf abgewartet werden. Nach Abklingen der akuten Symptomatik kann eine weiterführende psychiatrisch-psychotherapeutische Diagnostik notwendig sein, um spezifische Auslösebedingungen, Traumatisierungen sowie intrapsychische und interpersonelle Konfliktkonstellationen herauszuarbeiten. Auf dieser Grundlage sind dann weitere Therapieschritte zu indizieren, wobei auch das persönlichkeitsstrukturelle Niveau und die psychiatrische Komorbidität zu berücksichtigen sind. Psychotherapie – unabhängig von ihrer theoretischen Ausrichtung – scheint insgesamt die wirksamste Behandlungsmethode (During et al. 2011). Bei der Therapieplanung gelten die allgemeinen Richtlinien für die jeweiligen Verfahren.

Der **Stupor** ist bei Erstmanifestation und leerer psychiatrisch-psychotherapeutischer Vorgeschichte ein Notfall, der zu einer stationären Aufnahme der Betroffenen führen sollte, um schnell und präzise die Differenzialdiagnostik und sich daraus ergebende Interventionen einzuleiten. Psychopharmakologische Interventionen umfassen die Gabe von Benzodiazepinen oder Barbituraten (Meyers et al. 1999). Im unmittelbaren Kontakt mit den Patienten gelten die gleichen Vorgehensrichtlinien wie bei allen stuporösen Patienten. Dazu gehören die Wahrung eines angemessenen Abstands, die Abschirmung von Reizen sowie die ausdrückliche Ankündigung und Erklärung aller geplanten diagnostischen und therapeutischen Interventionen. Reaktionen sollten nicht mit Gewalt erzwungen werden, obgleich dies in Einzelfällen als hilfreich beschrieben wurde (Maddock et al. 1999). Zwang wird vom Patienten vermutlich als sehr belastend, möglicherweise gar (re)traumatisierend erlebt und gefährdet die therapeutische Beziehung. Angesichts der intrapsychisch und/oder interpersonell regulierenden Funktion des dissoziativen Stupors kann seine erzwungene Auflösung zu einer Symptomverschiebung und zu schweren Krisen führen. Patienten mit schweren und anhaltenden stuporösen Zuständen sollten medizinisch und pflegerisch versorgt werden, um körperliche Komplikationen (z. B. Thrombosen oder Dekubiti angesichts des Bewegungsmangels) zu vermeiden. Die Ernährung über eine Magensonde bzw. parenteral kann ebenso wie die Anlage eines Blasenkatheters aufgrund einer Harninkontinenz erforderlich werden (Weber et al. 1996; Meyers et al. 1999).

Für **Trance- und Besessenheitszustände** sind in der Literatur vielfältige Behandlungsstrategien auf Einzelfallebene beschrieben, die von traditionellen Methoden (z. B. Schamanismus) über Exorzismus, Psychotherapie und Psychopharmakotherapie bis zur Elektrokrampftherapie (EKT) reichen; Psychotherapie erscheint dabei am erfolgversprechendsten, während die EKT keinen Effekt zeigte (During et al. 2011). Medikamentöse Behandlungsversuche wurden für Antipsychotika, Antidepressiva und Anxiolytika mit unterschiedlichen, insgesamt eher moderaten Ansprechraten publiziert (During et al. 2011).

Um einen akuten dissoziativen Trance- oder Besessenheitszustand zu unterbrechen, sollten zunächst hypnosetherapeutische oder imaginationsfokussierte Interventionsstrategien gewählt werden. Religiöse Besessenheitsbehandlungen (Exorzismen) weisen interessanterweise selbst Merkmale von »proto-psychotherapeutischen« Interventionen auf (Dammann 1996). Bei der Behandlung müssen auf jeden Fall kulturelle Aspekte berücksichtigt werden. Dazu gehört u. a. auch, dass gerade Trance und Besessenheit sich nicht im interpersonellen »Vakuum« abspielen, sondern in der Regel in ein Mehr-Personen-Geschehen eingebunden sind und daher mögliche »Publikumseffekte« zu berücksichtigen sind. So sistierten Besessenheitsanfälle, als diese nicht mehr beachtet wurden (Prokop 1974). Psychodynamisch lässt sich dies als Verlust des sekundären Krankheitsgewinns, verhaltenstherapeutisch als Wegfall des positiven Verstärkers interpretieren. Van Duijl und Mitarbeiter (2014) haben darauf aufmerksam gemacht, dass traditionelle Heiler teilweise weit bessere Resultate bei den Besessenheitszuständen erzielen als Helfer mit traumaorientiertem professionellem Hintergrund.

Literatur

Alexander, P. J., Joseph, S., Das, A. (1997). Limited utility of ICD-10 and DSM-IV classification of dissociative and conversion disorders in India. Acta Psychiatr Scand, 95: 177–182.

Berrios, G. E. (1981). Stupor revisited. Compr Psychiatry, 22: 466–478.

Bourguignon, E. (1976). Possession. San Francisco: Chandler & Sharp.

Bourguignon, E. (1989). Trance and shamanism: what's in a name. J Psychoactive Drugs, 21: 9–15.

Cardena, E., Van Duijl, M., Weiner, L. A., Terhune, D. B. (2009). Posession/trance phenomena. In: P. F. Dell, J. A. O'Neil (Hrsg.). Dissociation and dissociative disorders: DSM-IV and beyond (S. 171–181). New York: Routledge.

Dammann, G. (1996). Besessenheitszustände (ICD-10 Nr. F44.3) als Dissoziative Identitätsstörungen: Neuere klinisch-psychologische und psychiatrische Theoriediskussionen in den Bereichen Psychotraumatologie, »Multiple Persönlichkeit«, Dissoziations- und Aufmerksamkeitsforschung sowie Erstellung einer Übersichtsbibliographie. Tübingen: Psychologische Diplomarbeit.

During, E. H., Elahi, F. M., Taieb, O., Moro, M. R., Baubet, T. (2011). A critical review of dissociative trance and posession disorder: Etiological, diagnostic, therapeutic and nosological issues. Can J Psychiatry, 56: 235–242.

Ferracuti, S., DeMarco, M. C. (2004). Ritual homicide during dissociative trance disorder. Int J Offender Ther Comp Criminol, 48: 59–64.

Hecker, T., Braitmayer, L., Van Duijl, M. (2015). Global mental health and trauma exposure: the current evidence for the relationship between traumatic experiences and spirit possession. Eur J Psychotraumatol, 6: 29126. doi: 10.3402/ejpt.v6.29126.

Hintze, U., Runge, U., Hachenberg, T., Wendt, M. (1998). Dissoziativer Stupor – Differentialdiagnose des Komas nach Verletzung. Anasthesiol Intensivmed Notfallmed Schmerzther, 33: 753–755.

Hove, M. J., Stelzer, J., Nierhaus, T., Thiel, S. D., Gundlach, C., Margulies, D. S., Van Dijk, K. R., Turner, R., Keller, P. E., Merker, B. (2015). Brain network reconfiguration and perceptual decoupling during an absorptive state of consciousness. Cereb Cortex [Epub ahead of print].

Jayaprakash, R. R., Rajkumar, A. P., Nandyal, M., Kurian, S., Jacob, K. S. (2012). Dissociative stupor, mutism and amnesia in a young man. Indian J Psychiatry, 54: 198–199.

Johnson, J. (1984). Stupor: A review of 25 cases. Acta Psychiatr Scand, 70: 370–377.

Lewis-Fernández, R. (1998). A cultural critique of the DSM-IV Dissociative Disorders section. Transcultural Psychiatry, 35: 387–400.

Loewenstein, R. J., Putnam F. W. (2004). The dissociative disorders. In: B. J. Sadock, V. A. Sadock (Hrsg.), Comprehensive Textbook of Psychiatry, 8. Aufl. (S. 1844–1901). Baltimore: Williams & Wilkins.

Maddock, H., Carley, S., McCluskey, A. (1999). An unusual case of hysterical postoperative coma. Anaesthesia, 54: 717–718.

Meyers, T. J., Jafek, B. W., Meyers, A. D. (1999). Recurrent psychogenic coma following tracheal stenosis repair. Arch Otolaryngol Head Neck Surg, 125: 1267–1269.

Moreira-Almeida, A., Cardeña, E. (2011). Differential diagnosis between non-pathological psychotic and spiritual experiences and mental disorders: a contribution from Latin American studies to the ICD-11. Rev Bras Psiquiatr, 33 (Suppl. 1): S21–36.

Newberg, A. B., Wintering, N. A., Morgan, D., Waldman, M. R. (2006). The measurement of regional cerebral blood flow during glossolalia: a preliminary SPECT study. Psychiatry Res, 148: 67–71.

Newberg, A. B. (2014). The neuroscientific study of spiritual practices. Front Psychol, 18: 215.

Nijenhuis, E. R. S., Vanderlinden, J., Spinhoven, P. (1998). Animal defensive reactions as a model for dissociative reactions. J Trauma Stress, 11: 243–260.

Ng, B. Y., Chan, Y. H. (2004) Psychosocial stressors that precipitate dissociative trance disorder in Singapore. Aust N Z J Psychiatry, 38: 426–432.

Oesterreich, T. K. (1921). Die Besessenheit. Langensalza: Wendt & Klauwell.

Pereira, S., Bhui, K., Dein, S. (1995). Making sense of »possession states«: psychopathology and differential diagnosis. Br J Hosp Med, 53: 582–586.

Prokop, H. (1974). Beitrag zur Psychopathologie von »Besessenheit und Exorzismus«. Kriminal forens Wiss, 16: 187–207.

Ross, C. A. (2011). Possession experiences in dissociative identity disorder: a preliminary study. J Trauma Dissociation, 12: 393–400.

Ross, C. A., Schroeder E, Ness, L. (2013). Dissociation and symptoms of culture-bound syndromes in North America: a preliminary study. J Trauma Dissociation, 14: 224–235.

Seligman, R., Kirmayer, L. J. (2008). Dissociative experience and cultural neuroscience: narrative, metaphor and mechanism. Cult Med Psychiatry, 32: 31–64.

Somer, E. (2006). Culture-bound dissociation: A comparative analysis. Psychiatr Clin N Am, 29: 213–226.

Spiegel, D., Loewenstein, R. J., Lewis-Fernández, R., Sar, V., Simeon, D., Vermetten, E., Cardeña, E., Dell, P. F. (2011). Dissociative disorders in DSM-5. Depress Anxiety, 28: 824–852.

Tada, Y., Okano, T., Kaga, A., Yamazaki, S., Kawada, S., Ishida, M., Kobayashi, K., Onishi, H. (2012). Dissociative stupor mimicking consciousness disorder in an advanced lung cancer patient. Jpn J Clin Oncol, 42: 548–551.

Van Duijl, M., Cardeña, E., De Jong, J. T. (2005). The validity of DSM-IV dissociative disorders categories in south-west Uganda. Transcult Psychiatry, 42: 219–241.

Van Duijl, M., Nijenhuis, E., Komproe, I. H., Gernaat, H. B., de Jong J. T. (2010). Dissociative symptoms and reported trauma among patients with spirit possession and matched healthy controls in Uganda. Cult Med Psychiatry, 34: 380–400.

Van Duijl, M., Kleijn, W., de Jong, J. (2013). Are symptoms of spirit possessed patients covered by the DSM-IV or DSM-5 criteria for possession trance disorder? A mixed-method explorative study in

Uganda. Soc Psychiatry Psychiatr Epidemiol, 48: 1417–1430.

Van Duijl, M., Kleijn, W., de Jong, J. (2014). Unravelling the spirits' message: A study of help-seeking steps and explanatory models among patients suffering from spirit possession in Uganda. Int J Ment Health Syst, 8: 24. doi: 10.1186/1752-4458-8-24.

Weber, J. G., Cunnien, A. J., Hinni, M. L., Caviness J. N. (1996). Psychogeic coma after use of general anesthesia for ethmoidectomy. May Clin Proc, 71: 797–800.

19 Dissoziative Phänomene und spirituelle Praxis

Ulrike Anderssen-Reuster und Thomas Reuster

19.1 Einleitung

Religiosität und Spiritualität sind in allen Kulturkreisen verbreitet. Riten, Gebete, Meditation sowie religiöse Gestaltungen des Gemeinschaftserlebens wirken sich auf das psychische Erleben der Praktizierenden aus. Mit William James lässt sich hinter der Vielfalt religiöser Erfahrungen und spiritueller Methoden unter anderem das Bedürfnis am Werk sehen, die eigene geistige Verfassung und emotionale Gestimmtheit positiv zu beeinflussen (James [1902] 1997). Spirituelle Themen tauchen auch in der Psychotherapie mit traumatisierten Patienten auf, da traumabedingte außergewöhnliche Bewusstseinszustände (z. B. out-of-body-experiences) nicht selten spirituell gedeutet werden und das Bemühen um eine sinnstiftende Integration des Unfassbaren offenbar nach einem erweiterten Bezugsrahmen verlangt (Fischer u. Riedesser 1998).

Religiöse und spirituelle Praktiken wirken sich allerdings nicht nur positiv, sondern unter bestimmten Umständen auch pathogen auf die psychische Stabilität aus. Im günstigen Fall bieten der religiöse Rahmen oder die spirituelle Praxis einen Raum des Containments, in dem jeder mit seinen persönlichen Eigenarten und Widersprüchen angenommen wird. Im ungünstigen Fall potenzieren sich destruktive und/oder dissoziierte mentale Prozesse, z. B. bei extremen Formen von Religiosität und Spiritualität, die von außen oktroyiert werden und Abhängigkeiten sowie psychische, finanzielle oder gar sexuelle Ausbeutung mit sich bringen. Eine weitere Gefahr liegt darin, dass psychisch kranke Menschen mit »spirituellen Methoden« fehlbehandelt werden und dass zudem spirituelle Techniken manchmal Krisen provozieren, die das Ausmaß psychischer Erkrankungen annehmen.

Gemäß DSM-5 sind »dissoziative Störungen durch Störung und/oder Unterbrechung der normalen Integration von Bewusstsein, Gedächtnis, Identität, Emotionen, Wahrnehmung, Körperbild, Kontrolle motorischer Funktionen und Verhalten gekennzeichnet. Dissoziative Symptome können potenziell jeden Bereich psychischer Funktionen beeinträchtigen« (Falkai u. Wittchen 2015, S. 397). Solche Unterbrechungen erfolgen allerdings nicht nur im pathologischen Kontext, sondern sind in gewissem Maße auch ein normalpsychologisches Phänomen. Darüber hinaus wird im Rahmen bestimmter meditativer Übungen sogar angestrebt, Erfahrungen, die zunächst als kohärent erlebt werden, in Einzelelemente zu »zerlegen«, um sie spezifischer wahrzunehmen und ein Verständnis für die Konstruktion der jeweiligen subjektiven Wirklichkeit zu erlangen. Somit wird das Prinzip der Dissoziation im spirituell-meditativen Kontext auch spezifisch genutzt. Inwieweit dies für Patienten mit psychischen Störungen, insbesondere mit Traumafolgestörungen und dissoziativen Bewusstseinsstörungen, hilfreich oder schädlich ist, wird im Folgenden aus klinischer Perspektive beleuchtet. Dabei wird auch der spirituelle Hintergrund achtsamkeitsbasierter Methoden einbezogen.

19.2 Spirituelle Aspekte in der Psychotherapie

Spiritualität ist ein Sammelbegriff für eine Vielzahl unterschiedlicher Überzeugungen und Praktiken, in denen sich die individuelle Suche nach Sinnstiftendem oder Heiligem ausdrückt. In den letzten Jahren ist die Zahl der Publikationen zur psychologischen Erforschung spiritueller Themen explodiert (Utsch et al. 2014; Bucher 2014; Hofmann 2016). Neben der begrifflichen Klärung, der Operationalisierung spirituellen Erlebens und der testpsychologischen Messung damit verbundener Effekte, wurde die Bedeutung spiritueller Ansätze in der Psychotherapie untersucht. Dabei zeigte sich insbesondere die Wirksamkeit von Achtsamkeit (Heidenreich u. Michalak 2009) und Mitgefühl (Gilbert 2013). Die bekanntesten achtsamkeitsbasierten Therapien sind die Dialectical Behavior Therapy – DBT (Linehan 1996), Mindfulness Based Cognitive Therapy – MBCT (Segal et al. 2008), Mindfulness Based Relapse Prevention – MBRP (Bowen et al. 2012) und die Acceptance und Commitment Therapy – ACT (Hayes et al. 1999). Mitgefühl und Metta (liebende Güte) werden im Rahmen neurowissenschaftlicher Grundlagenforschung untersucht (Singer u. Bolz 2013). In der Psychotherapie haben Neff und Germer (2012) das Mindful Self-Compassion Program – MSC entwickelt und Gilbert (2013) ein Manual zur Compassion Focused Psychotherapy – CFT vorgelegt. Reddemann, die 2001 die Psychodynamisch Imaginative Trauma Therapie – PITT entwickelt hat, betont heute (Reddemann 2001; 2016), dass bei traumatisierten Patienten Selbstwahrnehmung und Selbstzuwendung mit Mitgefühl verbunden werden müssen, damit ein integrativer therapeutischer Prozess gelingt.

19.2.1 Risiken und Nebenwirkungen spiritueller und meditativer Praktiken

Auf der Suche nach Heilung und Begleitung drängen Menschen, die psychisch leiden, mitunter mit Vehemenz in religiös-spirituelle Kontexte. So findet man immer wieder Menschen mit offensichtlichen psychischen Problemen in religiösen Gemeinschaften, Yogazentren, Meditationsgruppen usw., wo der frustrane Versuch unternommen wird, psychische Störungen mit spirituellen Methoden zu therapieren. Die Ausrichtung auf eine Heilslehre oder einen Heilslehrer kann grundsätzlich überhöhte Erwartungen wecken, Übertragungsprozesse initiieren (die oftmals weniger reflektiert als agiert werden) und signifikante psychische Interaktionsprozesse auslösen. Gerade bei instabilen, einsamen und bedürftigen Menschen ergeben sich daraus erhebliche Probleme. Andere beginnen mithilfe von You-Tube-Videos oder Meditations-Apps ohne sachkundige Begleitung mit Praktiken, die erhebliche Wirkungen erzielen, aber nicht in einen spirituellen Entwicklungsprozess eingebettet sind. Manche Übungen können intensive vegetativ-körperliche Prozesse auslösen, andere die Kohärenz des Selbsterlebens beeinträchtigen. Auf dem großen Markt der Lebenshilfe finden sich selbsternannte Traumatherapeuten, die einen abenteuerlichen Mix esoterischer Angebote mit körpertherapeutischen Verfahren, Aufstellungsarbeit und spirituellen Angeboten kombinieren. Man darf davon ausgehen, dass sich unsere Patienten nicht selten in solchen Settings bewegen.

Meditation ist nicht gleich Meditation. Unterschiedliche Formen von Meditation zeitigen unterschiedliche Effekte. Body Scan, Atembeobachtung, kürzere Achtsamkeitsmeditationen und Übungen zur Förderung von Selbstakzeptanz und Selbstmitgefühl

(Germer 2013) sind in Kliniken und Praxen derzeit weit verbreitet und therapeutisch wirksam (Heidenreich u. Michalak 2009). Es gibt aber auch Meditationstechniken, die explizit dissoziationsfördernd sind und die Befreiung der Seele aus der Einengung des Körpers anstreben. Beispiele sind asketische Übungen, die sich in vielen Traditionslinien finden, oder die Leichenfeldmeditation im Vipassana, die darin besteht, sich vorzustellen, wie der Körper nach dem Tode zerfällt. Auch luzides Träumen, schamanistische Seelenreisen und Nahtod-Erfahrungen können in spirituellen Kontexten vermittelt werden. Dabei werden Out-of-body-experiences durchaus angestrebt (Eising 2011). Die Lockerung des Selbsterlebens und die Auflösung von Ich-Konstuktionen, die im Rahmen spiritueller Entwicklungswege sinnvoll sein können, sind für Patienten mit dissoziativen Störungen nicht geeignet. Je ausgeprägter die dissoziativen Spaltungs- und Vermeidungstendenzen, desto mehr sollte auf eine Verankerung in der Gegenwart und auf den Zugang zum unmittelbaren Erleben im Rahmen einer haltgebenden therapeutischen Beziehung Wert gelegt werden.

Scharfetter (1997, S. 57) beschreibt folgende Gefahren auf dem spirituellen Weg:

Im Meditanden liegende Gefahren:
- vulnerable Persönlichkeit (mit »falschem«, nicht-integriertem Selbst)
- Selektion gefährdeter Persönlichkeiten (Meditation benutzt als Abwehr/Flucht)
- Beziehung/Abhängigkeit vom Leiter

Im Meditationsleiter liegende Gefahren:
- narzisstische Inflation
- ethisch-moralisches Entgleisen
- Ausbeutung von Schülern

In der Technik der Meditation gelegene Gefahren:
- Fehlen eines stufenweisen Aufbaues
- Fehlen eines psycho-physischen Entwicklungsganges
- leib-, welt-, realitätsfernes Streben
- falsche Atem-Techniken
- Overmeditation
- Überstarkes Verlangen nach/Haften an positiven Erfahrungen/Gewinn/Erlösung

Im Setting gelegene Gefahren:
- Isolierung/Führungslosigkeit
- Zu starke Bindung an den Führer/Übertragungsneurosen, -psychosen
- Gruppendruck

19.2.2 Spirituelle Krisen

Stanislav Grof, ein 1931 in Prag geborener Psychiater und Psychotherapeut, hat im Rahmen von Experimenten mit LSD und dem holotropen Atmen verschiedene spirituelle Erfahrungen an sich selbst und mit Klienten erforscht. Er postuliert, dass Erlebnisse und Krisen, die durch ein erweitertes Bewusstsein hervorgerufen wurden, nicht mit den bekannten psychiatrischen und psychotherapeutischen Verfahren behandelt werden sollen, sondern ein besonders sachkundiges Verständnis durch Therapeuten benötigen, die sich selbst auf einem spirituellen Pfad befinden (Grof 1989). Er und seine Frau gründeten deshalb das S. E. N. (Spiritual Emergence Network), das auch in Deutschland besteht und von Psychotherapeuten, die Patienten mit spirituellen Krisen behandeln, genutzt werden kann.

Unter spirituellen Krisen versteht man außergewöhnliche Erfahrungen, die im Rahmen einer spirituellen Praxis auftauchen, manchmal allerdings auch spontan. Häufig werden psychovegetative Phänomene wie Hitze, Zittern, Wahrnehmung von intensiver Energie, verändertem Körpererleben oder Lichterscheinungen berichtet. Optische, akustische, olfaktorische oder taktile Sensationen können auftauchen, gelegentlich auch Visionen. Im Rahmen eines spirituellen Übungsweges werden diese Erfahrungen als passagere Phänomene behandelt, denen nicht allzu viel Bedeutung beigemessen wird. Betreffen diese Erfahrungen aber Übende, die psychisch instabil, unreif oder desintegriert sind, so können dadurch echte Psychosen provoziert werden. Die spirituelle Krise ist meist nicht Ursache, sondern Auslöser einer latenten Erkrankung (Kornfield 1989). Ken Wilber, eine Autorität der transpersonalen Psychologie, verweist bei der Differenzialdiagnose spiritueller Krisen und psychischer Störungen auf die »pre-trans-fallacy«, d. h. die Gefahr, pathologische Ausformungen und Ausgestaltungen unreifer oder desintegrierter präpersonaler Persönlichkeitsanteile mit transpersonalen spirituellen Erfahrungen zu verwechseln (Wilber 1995).

19.3 Religiosität und Spiritualität bei Dissoziativen Störungen

Es lassen sich keine regelhaften Bezüge zwischen dem Grad einer diagnostizierten Dissoziation und der jeweiligen religiösen Praxis und Erfahrung herstellen. Die Vielfalt religiöser und spiritueller Erfahrungen ist so individuell wie die Menschen, die sie üben und erleben. Andererseits lassen verschiedene Ausprägungen dissoziativer Zustände entsprechende Einschätzungen ihrer Vulnerabilität in spirituellen Kontexten zu. Es ist dann nützlich zu wissen, was jeweils als positiver oder als negativer Einfluss der spirituellen Umgebung (und Praxis) gelten kann. Eine hilfreiche Einteilung der strukturellen Dissoziation als Traumafolge haben Van der Hart, Nijenhuis und Steele (2008) entwickelt und dabei eine primäre, sekundäre und tertiäre Dissoziation differenziert. Ausgehend von diesem Modell richten wir den klinischen Blick im Folgenden darauf, wie sich diese dissoziativen Strukturen auf die religiöse und spirituelle Praxis auswirken können, welche förderlichen oder problematischen Aspekte zu berücksichtigen sind und welche Rolle in diesem Zusammenhang das Umfeld spielt.

19.3.1 Primäre Dissoziation

Die primäre Dissoziation bei der einfachen Posttraumatischen Belastungsstörung entsteht durch ein unerwartetes, verstörendes und verletzendes Ereignis, das den bis dato geltenden Sinnkontext des Lebens sprengt. Die krankheitswertigen Folgen des Ereignisses werden durch sein Ausmaß und seine Pathogenität sowie die Resilienzfaktoren der Persönlichkeit bestimmt. Die Symptomatik ist durch Hyperarousal, Intrusion und Vermeidung gekennzeichnet. Wenn die traumatisierte Person über eine ausreichend stabile Primärpersönlichkeit verfügt, ist zu erwarten, dass die Folgen der Traumatisierung überwunden werden.

Positiv im religiös-spirituellen Kontext ist es, wenn der Kreis der Weggefährten die Person nach dem Trauma aktiv unterstützt, ihr die Gelegenheit zur emotionalen Entlastung und zur Klage zubilligt und mit Trost, tatkräftiger Hilfe und menschlichem Verständnis Beistand und Halt vermittelt. Wenn – als spezifisch spirituelle Intervention – der sinngebende Bezugsrahmen dabei erweitert wird und existenzielle Fragen nach dem Warum, dem Wozu und dem Wohin gestellt und reflektiert werden können, dann ist diese Begleitung als positiv und heilsam einzustufen. Gerade für solche Erschütterungen gibt es in jedem Glaubenssystem eine Vielzahl von Erzählungen, Gebeten, Riten und Fürbitten. Pfarrer, Seelsorger und spirituelle Lehrer sind oft gute Berater, da Zuwendung ohne Anspruch auf Veränderung erfolgt und Raum für mancherlei Widersprüchlichkeiten gelassen wird. Ambitionierten Psychotherapeuten fällt es schwerer, das Ungefähre, Unauflösbare und Unverständliche auf sich beruhen zu lassen.

Negativ sind vorschnelle Deutungen und zudringliche Wertungen. Sie sind auch im religiös-spirituellen Kontext zu finden. So kann das traumatische Ereignis mitunter als Ausdruck eines göttlichen Willens, als Karma oder als Strafe für falsches, sündiges oder gottloses Verhalten interpretiert werden. Je nach Kompetenz des spirituellen Begleiters oder nach den Dogmen der Glaubensgemeinschaft wird es hier bedeutsame Unterschiede geben. Die Bewertung des Geschehens wird umso enger, rigider und dissoziiert-abgespaltener sein, je abwehrender und desintegrierter die Gemeindemitglieder sind. Dabei gilt: Je fanatischer und dogmatischer die Glaubenspraxis, desto weniger Raum für das menschliche Maß und Unvollkommene.

19.3.2 Sekundäre Dissoziation

Das Kernsymptom der sekundären Dissoziation ist die Abspaltung emotionaler Aspekte des Erlebens. Die Betroffenen schotten sich gegenüber eigenen Erinnerungen und Impulsen ab, frieren emotional ein und erleben sich selbst wie Zombies. Die sekundäre Dissoziation kann nach einem plötzlichen Trauma auftreten, sie kann aber auch die Folge chronischer Entwicklungstraumata sein. Da die Aktivierung von Bindungswünschen bei der sekundären Dissoziation häufig zu unauflösbaren inneren Konflikten führt, vermeiden Patienten mit sekundärer Dissoziation verbindliche Beziehungen. Die gewohnte Erfahrung, nicht verstanden zu werden, widersprüchliche Signale zu erhalten und benutzt, verraten und abgelehnt zu werden, lässt diese Patienten davor zurückschrecken, persönliche Bindungen einzugehen.

Positiv im religiös-spirituellen Kontext ist, dass viele Riten und Gebräuche dem Menschen Raum lassen und so auch die Betroffenen »in Ruhe lassen«. Verbundenheit wird z. B. im Gebet, Gesang und stiller Meditation erlebt. Dabei sind die jeweiligen Teilnehmer zwar in eine Gemeinschaft eingebunden, zugleich aber auch alleine mit sich selbst und ihrem Gott bzw. ihrem individuellen Erleben. Im Winnicottschen Sinne ist der Raum des gemeinsamen Rituals ein Übergangsraum, der eine gewisse Nähe zulässt, zugleich aber die bedrängende Überforderung durch zu viel Intimität vermeidet (Winnicott 2006). Rahmen, Ritus, Ausrichtung auf ein »drittes Objekt« wie Gott, das Ritual oder die jeweilige spirituelle Praxis ermöglichen Abstand, Reflexionsraum und eine individuelle Modulation von Nähe und Distanz. Gelebte Riten, die integrierend, resilienzfördernd und maßvoll emotionsaktivierend sind, können einen hilfreichen Rahmen dafür bieten, sich behutsam und im eigenen Tempo den abgespaltenen Emotionen anzunähern und mehr Integration und Berührtwerden zu erlauben. Wenn dann im spirituellen Bezug etwas aufscheint, das Halt, Geborgenheit und Aufgehobensein in einem erweiterten Sinnbezug vermittelt, so ist das auch therapeutisch zu unterstützen.

Negativ im religiös-spirituellen Kontext ist es, wenn bei bereits abgespaltener Emotionalität pathogenetisch relevante Muster reinszeniert werden. So finden sich in den sozialen Strukturen mancher Gemeinden und spirituellen Gemeinschaften Wiederholungen von Dominanz-Unterwerfungs-Schemata, die schon in der Ursprungsfamilie galten und Reifung, Entwicklung und Befreiung gestört hatten. Aber auch im innerpsychischen Raum können Dissoziationsphänomene religiös/spirituell induziert und u. U. gefährlich werden. Bestimmte Praktiken wie z. B. Fasten, Selbstkasteiungen, Reinigungsrituale, Speisevorschriften und strenge Gebets- und Meditationsregimes haben das Ziel, die Abhängigkeit des Menschen von seinem Körper und seinen Trieben zu überwinden und die »Seele zu befreien«. Diese Techniken können bei Menschen mit sekundärer Dissoziation, die ja häufig bestimmte Erlebnisbereiche als Teil ihrer selbst hassen und abtöten wollen, aber auch mit Essstörungen, selbstverletzendem Verhalten und anderen krankhaften Formen des Selbsthasses zu gefährlichen und bisweilen vital bedrohlichen Exzessen führen. Flucht in geistige Welten, das süchtige Verlangen nach ungewöhnlichen Bewusstseinserfahrungen und die Abkehr von der Alltagswelt gelten als »spiritual bypassing« (Welwood 2000). Solches Verhalten ist als Widerstandsphänomen zu bewerten. Die Flucht in die Spiritualität verhindert die mühsame und schmerzliche Auseinandersetzung mit den eigenen lastenden Erfahrungen. Leider ist Vermeidung meist keine gute Strategie; dies gilt auch für spirituelles Vermeiden.

19.3.3 Tertiäre Dissoziation

Bei der Dissoziativen Identitätsstörung sind verschiedene Ego-States nicht im Kontakt miteinander. Das führt dazu, dass Erinnerungen, Handlungen, Identitätszustände nicht in ein kohärentes Selbstbild und einen gemeinsamen inneren Erfahrungsraum eingebettet sind. Interessanterweise findet sich in der religiösen Literatur eine Fülle von dramatischen Erzählungen, die implizit von dissoziativen Phänomenen berichten. Folterungen oder Verbrennungen sollen z. B. oft mit heiterem Gleichmut ertragen worden sein (Klein 2000). Die gemarterten Heiligen waren offenbar in der Lage, sich in einen bestimmten Geisteszustand zu versetzen, der es ihnen ermöglichte, die Qualen zu ertragen. Womöglich treten ähnliche Phänomene bei heutigen Selbstmordattentätern auf, die sich als Märtyrer sehen.

Tertiäre Dissoziationen sind schwere Beeinträchtigungen des Identitätserlebens, das mit widersprüchlichem und inkonsistentem Verhalten einhergeht und auf sozialer Ebene oft zu Verwerfungen führt – auch in der spirituellen Community. Da dort kein Wissen über die Erkrankung erwartet werden kann, sind Konflikte nicht selten. Manchmal freilich bemühen sich die Mitglieder der Gemeinschaft rührend darum, einem schwer traumatisierten Menschen zu helfen oder ihn zu heilen. Sie können sich dabei selbst überfordern. In solchen Fällen macht es u. U. Sinn, den Austausch mit der spirituellen Leitung zu suchen und sie über die Erkrankung zu informieren.

Positiv im religiös-spirituellen Kontext ist, dass jeder Mensch bzw. jedes Gemeinde-Mitglied grundsätzlich seinen Platz in der Ordnung der Welt hat und insofern angenommen und akzeptiert wird. Im christlichen Kontext darf man auf die Liebe und Gnade Gottes vertrauen. Die östlichen spirituellen Traditionen gehen von einem grundsätzlich gesunden Kern jedes Menschen aus, welcher mitunter aufgrund negativer Lebenserfahrungen und damit verbundener Selbstschutz- und Kompensationsstrategien nicht sofort erkennbar ist, auf den man aber vertrauen darf.

Negativ ist es möglich, dass die dissoziativen Tendenzen im religiösen Kontext eigens gefördert und manchmal sogar in krimineller Weise benutzt werden. Die mangelnde Integration von Gut und Böse, von Geist und Trieb, von Erhabenem und Infamem ist eine Grundlage dafür, dass manche Gemeinschaften sehr rigide Grenzen zwischen dem »heiligen Geist« und dem »sündigen Fleisch« aufgerichtet haben. Fälle von sexuellem Missbrauch durch Geistliche und Gurus, die sich die Abhängigkeit und Bedürftigkeit ihrer Anhänger zunutze machen, kommen vor. Sexueller Missbrauch im Kontext ritueller Handlungen wird gleichfalls immer wieder berichtet. Das Thema ist schwer auszuloten, fragmentierte Erinnerungen und Bestrafungsangst stehen der Bemühung entgegen, Realität und Fantasie zu unterscheiden.

19.4 Alltagstrance und Erwachen

Dissoziative Zustände lassen sich auf einem Kontinuum von harmloser »Alltagstrance« bis zu schweren pathologischen strukturellen Dissoziationen bei chronischer Traumatisierung ansiedeln. Alltäglich sind Zustände leichtgradiger Dissoziation: Beim Zeitunglesen vergisst man die Zeit, beim Autofahren die Umgebung oder eine gerade gefahrene Strecke. Da es jederzeit gelingt, problemlos wieder in die Gegenwartserfahrung zurückzukehren, sind diese Phänomene in der Regel harmlos. Für Menschen mit chronischen Traumatisierungen sind Momente des »Wegdriftens« aber Türöffner für Intrusionen, Erregungszustände oder dissoziative Symptome. Für sie ist es darum nötig, Verankerung in der Gegenwart zu finden und Präsenz im Augenblick zu üben, um mehr Kontrolle über ihr Erleben und Verhalten zu gewinnen.

19.4.1 Das Wachbewusstsein

Christian Scharfetter hat sich neben »Allgemeiner Psychopathologie« (Scharfetter 2002) auch mit der Phänomenologie spiritueller Erfahrungen befasst (Scharfetter 1997). Dabei differenziert er das Wachbewusstsein in ein mittleres Tagesbewusstsein (commonsense-reality) und ein Außeralltagsbewusstsein. Dieses wiederum untergliedert er in ein Unterbewusstsein und ein Überbewusstsein. Scharfetters Begriffe von Unterbewusstsein und Überbewusstsein sind nicht psychoanalytisch, sondern eher i. S. verminderter bzw. erhöhter geistiger Wachheit, Präsenz oder Bewusstheit zu verstehen. In unterbewusste Zustände geraten Menschen spontan, wenn sie einschlafen, träumen oder sich in einem Modus verminderter Selbststeuerung und (auch dissoziativ) eingeengter Wahrnehmung befinden. Bei überbewussten Zuständen ist die Konzentration insgesamt erhöht, zumeist ist die Stimmung ausgewogen, ruhig und gelassen. Es können dabei auch mystische Erfahrungen auftreten, die überwiegend als beglückend und befreiend erlebt werden. Wie Scharfetter verweist auch Dieter Vaitl (2012) darauf, dass »peak experiences« (Maslow 1964) eher bei psychisch gesunden Menschen zu erwarten sind und keine psychopathologische Relevanz haben.

19.4.2 Wachheit im therapeutischen Kontext

Da die Förderung von Bewusstheit und Präsenz auch im therapeutischen Interesse liegt, werden heute in vielen psychiatrischen, psychotherapeutischen und psychosomatischen Einrichtungen in Ergänzung zu etablierten Psychotherapieverfahren auch Achtsamkeitskurse und Meditationseinführungen angeboten. Es hat sich jedoch gezeigt, dass Patienten mit chronischen Traumatisierungen und dissoziativen Bewusstseinsstörungen damit nicht selten überfordert sind. Sie finden keinen Zugang zum metakognitiven Gewahrsein, sind angespannt und ängstlich und befürchten – mit einem gewissen Recht – die Aktivierung traumatischen Materials. Deshalb ist es vorzuziehen, diesen Patienten therapeutische Methoden zu empfehlen, die Achtsamkeit mit Freundlichkeit und Selbstmitgefühl kombinieren (Reddemann 2016).

Mitgefühl ist nicht mit Mitleid oder mit Empathie zu verwechseln. Während Mitleid und Empathie die Identifikation mit dem belastenden Erleben erfordern, benötigt Mitgefühl Distanz. *Mitgefühl* wächst aus dieser Distanz heraus. Es ist ein motivationaler Akt, dem anderen oder sich selbst *Liebe, Freude und Gelassenheit* entschlossen und nachdrücklich zu wünschen und zuzusprechen. Diese Übung und im Weiteren einzuübende Haltung schafft Raum für die Entwicklung positiver Emotionen – trotz widriger Umstände und psychisch belastender Erfahrungen. In der buddhistischen Tradition werden diese Qualitäten *Brahmaviharas* genannt, die vier unermesslichen Geisteszustände, die sich nicht erschöpfen können. In einer großangelegten Studie haben Tania Singer und Mitarbeiter den Einfluss eines spezifischen Geistestrainings auf die Entwicklung dieser heilsamen Geisteszustände (»heilsam« ist ein gebräuchlicher Begriff in der buddhistischen Terminologie) jüngst untersucht (Singer et al. 2015). Hier sei lediglich darauf hingewiesen.

Auf bewusste Präsenz und Achtsamkeit kann andererseits aber auch nicht verzichtet werden. Durchschnittlich in 50 % der Zeit unseres Wachseins befinden wir uns in einem Modus sogenannten *Mind-Wanderings* (Brewer et al. 2011). Man ordnet dieses Gedankenwandern dem Default Mode Network (DMN) zu. In Phasen der Ruhe scheint das Gehirn immer wieder in seine gewohnten Denkmuster zu verfallen, die vor allem bei Patienten mit Traumafolgestörungen negativ sind. Deshalb geht »Mind-Wandering« mit einer unglücklichen Verfassung einher (Brewer et al. 2011). Meditation hemmt den »Default Modus« und verhindert somit das Versacken in negativ-selbstbezüglichen Gedanken. Dies gelingt, indem mit Wachheit und bewusster Präsenz der Gegenwartsmoment so vollständig wie möglich erfasst wird. Das Abgleiten in einen »Energiesparmodus« ist gleichzeitig nicht mehr möglich. Paradoxerweise wird diese erhöhte Wachheit subjektiv oft als entspannend erlebt (Raichle et al. 2007).

19.4.3 Erwachen im spirituellen Kontext

Das Ziel vieler spiritueller Wege ist die Erfahrung von Erleuchtung, welche vielfach auch als Erwachen bezeichnet wird. Es handelt sich dabei um eine mystische Erfahrung, die sich durch *Unaussprechlichkeit* (Ineffabilität), *Evidenzerleben, Flüchtigkeit* und *Passivität* auszeichnet (Ott 2010). Dieser Zustand kann nicht provoziert, sondern nur vorbereitet werden. Oft wird über eine Erfahrung von Ganzheit, Transzendenz von Raum und Zeit, Verbundenheit und tief positiver Stimmung berichtet (Ott 2010). Solche mystischen Erfahrungen gehen nach Ott (a. a. O.) auf der neurophysiologischen Ebene mit einer großräumigen Synchronisation der EEG-Wellen im Gamma-Wellen-Bereich (40–100 Hertz) einher. Es kommt dabei zu einer kohärenten Oszillation unterschiedlicher neuronaler Repräsentationen. Dies scheint ein messbares Äquivalent dessen zu sein, dass das Erleben von Innen- und Außenwelt verschmilzt und damit eine ganzheitlich-verbundene Erfahrung ermöglicht, worin die Trennung von Innen und Außen kurzzeitig aufgehoben ist.

19.5 Ich und Selbst im spirituellen Kontext

Ein zentrales Anliegen spiritueller Übungswege ist die Überwindung des »kleinen Ich« und die Erfahrung des »großen Selbst«. Dabei soll die stets um sich selbst kreisende Selbstreferentialität transzendiert werden. In der persönlichen Dimension müssen die Ich-Funktionen zwar weiterhin bestmöglich verfügbar und funktionstüchtig sein, in der universellen Dimension soll die Mittelpunktständigkeit der eigenen Perspektive jedoch relativiert werden (Anderssen-Reuster 2011; 2013). Eine perspektivlose Betrachtung wird geschult, die allem Wahrgenommenen Raum gibt und von Wertungen absieht (Han 2002).

Verschiedene meditative Techniken, auf die hier nicht näher eingegangen werden kann, ermöglichen einerseits eine Desidentifikation vom personalen Selbsterleben (Anderssen-Reuster 2011), andererseits eine Öffnung für die Erfahrung von Verbundenheit und Einheit mit der Mitwelt. Thich Nhat Hanh (2004) bezeichnet dies als Intersein. »Dieses ist, weil jenes ist«. Kein Phänomen besteht aus sich selbst heraus, sondern immer im Verhältnis zu anderem.

19.5.1 Narrative und erfahrungsbezogene Selbstreferentialität

Im Rahmen einer neurowissenschaftlichen Untersuchung von Farb et al. (2007) an Meditierenden, die Achtsamkeitsmeditation praktizierten, konnten zwei unterschiedliche selbstreferentielle neuronale Netzwerke differenziert werden. Es handelt sich einerseits um ein Netzwerk mit narrativem Fokus, das Selbstkohärenzerleben über die Zeit hinweg konstituiert, und andererseits um ein erfahrungsbezogenes Selbsterleben. Diese Befunde passen gut zur Differenzierung von Ich und Selbst, wie sie die Ich-Psychologie seit Heinz Hartmann entwickelt hat (Mertens 2000). Dabei kreiert das Ich ein Selbstbild oder ein Narrativ, um das es dann kreist und sich mitunter dabei verstrickt.

Das Verharren in Vorstellungen und die Vermeidung realer Erfahrungen (experiential avoidance) ist bei vielen psychischen Störungen vorhanden, so auch bei dissoziativen. Ein wesentliches Ziel unterschiedlicher therapeutischer Ansätze ist es, die Patienten dabei zu unterstützen »raus aus dem Kopf und rein ins Leben« zu kommen. Achtsamkeitsbasierte Psychotherapiemethoden wie MBSR, MBCT, DBT oder ACT fokussieren besonders auf solche Vermeidungstendenzen und darauf, die Unmittelbarkeit des Erlebens stärker zu beachten. Dieser Ansatz deckt sich mit der Zen-Haltung, zu der die Einsicht gehört, dass verbal vermittelte Erfahrungen nie die unmittelbare Frische des Gegenwartserlebens haben. In einem bekannten Zen-Text von Daio Kokushi aus dem 13. Jahrhundert heißt es dazu:

In der Absicht, Blinde anzuziehen, ließ Buddha seinem goldenen Munde spielerische Worte entspringen; seitdem sind Himmel und Erde überwuchert mit dichtem Dornengebüsch. O meine lieben und ehrenwerten Freunde, die ihr hier versammelt seid: Wenn ihr euch danach sehnt, die donnernde Stimme des Dharma zu hören, gebt eure Worte auf, entleert eure Gedanken, dann kommt ihr so weit, das eine Sein zu erkennen.

19.5.2 Systemische Selbstkonzeptionen

Ein kurzer Blick sei noch auf die Kerngedanken systemischer Selbstkonzeptionen geworfen, wie sie z. B. dem »Inner Family System« von Schwartz (2016), der Ego-State-Therapie von Peichl (2007) oder den »Reisen in die Innenwelt« von Holmes und Holmes (2013) zugrunde liegen. Es handelt sich wesentlich um die Auffassung, dass die psychische Struktur aus verschiedenen neuroaffektiven Subsystemen besteht, die in der Therapie oft als »innere Anteile« bezeichnet werden.

In der Therapie wird gelernt, in welchen Kontexten z. B. ein bedürftiger emotionaler Anteil oder ein schützend-aggressiver innerer Anteil aktiviert wird. Dies führt schließlich zu der Erkenntnis, dass es kein festes und überdauerndes Ego gibt, sondern wechselnde Zustände, die von ebenso wechselnden inneren oder äußeren Bedingungen abhängen. Alle »Anteile« haben ihre Berechtigung und gehören mit ins Boot. Damit müssen aber starre Selbstkonzepte relativiert werden. Die Aufgabe der Identifikation mit einem für wahr gehaltenen Selbstbild ermöglicht, sich flexibler an die wechselnden äußeren und inneren Umstände anzupassen und diese jeweils nüchtern abwägend zu nutzen. Der Abschied von generalisierenden Überzeugungen von sich selbst, von der eigenen Historie und von der Welt überhaupt führt nicht zu einer Aufgabe von Selbstbewusstsein oder auch Selbstreflexion. Vielmehr wird verstanden, dass das persönliche Narrativ zwar eine ordnende Funktion hat, dass man es jedoch nicht mit einem schicksalhaften Fixum verwechseln sollte. In der Klinik lässt sich die Loslösung von solchen Selbstkonzeptualisierungen auch zur Befreiung von negativen und pathologischen Krankheitsidentitäten wie z. B. »Trauma-Patientin«, »Diss-Patientin«, »Borderline-Patient« nutzen. Die Diagnosen erfüllen dann zwar weiterhin ihre klassifikatorische Funktion, werden aber nicht mehr für die Identitätskonstruktion instrumentalisiert

Dringt man weiter in den Kern spiritueller Lehren vor, so lässt sich die Frage, was nach Aufgabe der Selbstkonzeptualisierungen bleibt, mit dem Verweis auf das *große Selbst* beantworten. Es wird vorgestellt als ein *»leerer Raum im Zentrum unseres Bewusstseins, … es ist das Bewusstsein selbst«* (Holmes u. Holmes 2013). Es hat (da leer), keine Form und ist der Ort, von dem aus wir schauen – auch auf das sogenannte *kleine Ich*, das den funktionellen Ich-Konstruktionen entspricht. Der Modus des »großen Selbst« unterscheidet sich vom gewöhnlichen Alltagserleben und hilft, gelassen und freundlich-annehmend auf sich selbst zu blicken und somit einen gewissen Frieden inmitten von Leid zu finden.

19.6 Zusammenfassung

Religiöse oder spirituelle Praktiken können sich auf Patienten mit dissoziativen Störungen sowohl positiv als auch negativ auswirken. Viel hängt von der jeweiligen Gemeinde sowie von der Kompetenz und Seriosität des spirituellen Begleiters ab. Unangemessene Meditationstechniken lockern die fragile Ich-Integration weiter und induzieren sowohl intrapsychische als auch soziale Spaltungsprozesse.

Es wird empfohlen, diese Thematik bei der Anamnese und der therapeutischen Begleitung zu beachten und darüber mit den Patienten zu sprechen. Extreme Formen von Religiosität und Spiritualität sollten als Agierfeld und Projektionsraum für unintegrierte innere Zustände reflektiert werden. Sofern besondere Bewusstseinszustände auf religiöse oder spirituelle Praktiken und Kontexte zurückzuführen sind, ist ein Austausch mit dem jeweiligen religiösen oder spirituellen Begleiter sinnvoll.

Die Integration spiritueller Aspekte in die Psychotherapie von dissoziativen Störungen hat sich unter Beachtung der Gegenanzeigen klinisch bewährt. Achtsamkeitsbasierte Methoden fördern Bewusstheit und mindern negative Grübeltendenzen. Die Übung von Mitgefühl und Selbstmitgefühl stärkt die Integration abgewehrter Aspekte des Selbsterlebens. Wenn Psychotherapie vorrangig die Verbesserung der Ich-Funktionen anstrebt, so weisen spirituelle Wege über das Ich hinaus. Sie fördern die Akzeptanz des Unabänderlichen und stiften Sinn in einem erweiterten Bezugsrahmen.

Literatur

Anderssen-Reuster, U. (Hrsg) (2011). Achtsamkeit in Psychosomatik und Psychotherapie. Haltung und Methode. Stuttgart: Schattauer.

Anderssen-Reuster, U., Meibert, P., Meck, S. (Hrsg) (2013). Psychotherapie und buddhistisches Geistestraining. Methoden einer achtsamen Bewusstseinskultur. Stuttgart: Schattauer.

Boon, S., Steele, K., Van der Hart, O. (2013). Traumabedingte Dissoziation bewältigen: Ein Skills-Training für Klienten und ihre Therapeuten. Paderborn: Junfermann.

Bowen, S., Chawla, N., Marlatt, A. (2012). Achtsamkeitsbasierte Rückfallprävention bei Substanzabhängigkeit. Das MBRP-Programm. Weinheim: Beltz.

Brewer, A.A., Worhunsky, P.D., Gray, J.R. et al. (2011). Meditation experience is associated with differences in default mode network activity and connectivity. PNAS, Vol. 108, Nr. 50, 20254–20259. www.pnas.org/cgi/doi/10.1073/pnas.1112029108 [letzter Zugriff 9.9.2016].

Bucher, A. (2014). Psychologie der Spiritualität. Weinheim: Beltz.

Eising, R. (2011). Über 100 Techniken zur Bewusstseinserweiterung. Fachschriften Eising. Selbstverlag.

Esch, T. (2014). Die neuronale Basis von Meditation und Achtsamkeit. Sucht, 60: 21–28. doi: 10.1024/0939–5911.a000288.

Farb, N., Segal, Z., Mayberg, H. et al. (2007). Mindfulness Meditation Reveals Distinct Neural Modes of Self-Reference. Social cognitive and affective Neuroscience, 2 (4): 313–322.

Falkai, P., Wittchen, H.-U. (Hrsg) (2015). Diagnostisches und statistisches Manual psychischer Störungen DSM-5. Göttingen: Hogrefe.

Fischer, G., Riedesser, P. (1998). Lehrbuch der Psychotraumatologie. München: UTB.

Galuska, J. (Hrsg) (2003). Den Horizont erweitern: Die transpersonale Dimension in der Psychotherapie. Berlin: Leutner.

Germer, C. (2013). Die Entwicklung von Selbstmitgefühl. In: U. Anderssen-Reuster et al. (Hrsg.), Psychotherapie und buddhistisches Geistestraining. Stuttgart: Schattauer.

Gilbert, P. (2013). Compassion Focused Therapy. Paderborn: Junfermann.

Grof, S. (Hrsg) (1989). Spiritual Emergency. When Personal Transformation Becomes a Crisis. Los Angeles: Jeremy P. Tarcher.

Han, B.-C. (2002). Philosophie des Zen-Buddhismus. Stuttgart: Reclam.

Hayes, S., Strosahl, K., Wilson K. (1999). Acceptance and commitment therapy: An experiential approach to behavior change. New York: Guilford.

Heidenreich, T., Michalak, J. (2009). Achtsamkeit und Akzeptanz in der Psychotherapie: Ein Handbuch. Tübingen: dgvt.

Hofmann, L., Heise, P. (2017). Spiritualität und spirituelle Krisen. Handbuch zu Theorie, Forschung und Praxis, Stuttgart: Schattauer.

Holmes, T., Holmes, L. (2013). Reisen in die Innenwelt. München: Kösel.

James, W. (1902/1997). Die Vielfalt religiöser Erfahrung. Eine Studie über die menschliche Natur. Frankfurt a. M.: Insel.

Kabat-Zinn, J. (2007). Im Alltag Ruhe finden. Frankfurt a. M.: Fischer.

Klein, D. (2000). Das große Hausbuch der Heiligen. Berichte und Legenden. München: Pattloch.

Kornfield, J. (1989). Obstacles and Vicissitudes in Spiritual Practice. In: S. Grof, C. Grof (Hrsg.), Spiritual Emergency. Los Angeles: Jeremy P. Tarcher.

Linehan, M. (1996). Dialektisch Behaviorale Therapie der Borderline-Persönlichkeitsstörung. München: CIP-Medien.

Maslow, A. H. (1964). Religions, Values, and Peak Experiences. London: Penguin.

Mertens, W. (2000). Einführung in die psychoanalytische Therapie, Stuttgart: Kohlhammer.

Neff, D., Germer, C. (2012). A Pilot Study and Randomized Controlled Trial of the Mindful Self-Compassion Program.

Ott, U. (2010). Meditation für Skeptiker. Ein Neurowissenschaftler erklärt den Weg zum Selbst. Frankfurt a. M.: O. W. Barth.

Peichl, J. (2007). Innere Kinder, Täter, Helfer & Co. Ego-State-Therapie des traumatisierten Selbst. Stuttgart: Klett-Cotta.

Raichle, ME, MacLeod, A. M., Snyder, A. Z. (2007). A default mode of brain functioning: A brief history of an evolving idea. NeuroImage, 37: 186–205.

Reddemann, L. (2001). Imagination als heilsame Kraft: Zur Behandlung von Traumafolgen mit ressourcenorientierten Verfahren. Stuttgart: Klett-Cotta.

Redddemann, L. (2016). Mitgefühl, Trauma und Achtsamkeit in psychodynamischen Therapien. Göttingen: Vandenhoeck & Ruprecht.

Scharfetter, C. (1997). Der spirituelle Weg und seine Gefahren. Stuttgart: Enke.

Scharfetter, C. (2002). Allgemeine Psychopathologie: Eine Einführung. Stuttgart: Thieme.

Schwartz, R. C. (2016). Systemische Therapie mit der inneren Familie. Stuttgart: Klett-Cotta.

Segal, Z., Williams, M., Teasdale, J. (2008). Die Achtsamkeitsbasierte Kognitive Therapie der Depression. Ein neuer Ansatz zur Rückfallprävention. Tübingen: DGVT.

Singer, T., Bolz, M. (2013). Mitgefühl in Alltag und Forschung. Max Planck Gesellschaft München. E-Book: http://www.compassion-training.org/?lang=de.pubman.mpdl.mpg.de

Singer er al. (2015). https://www.resource-project.org/home.html. [letzter Zugriff 5.9.2016]

Thich Nhat Hanh (2004). Das Herz von Buddhas Lehre: Leiden verwandeln – die Praxis des glücklichen Lebens. Freiburg: Herder.

Utsch, M., Bonelli, R., Pfeifer, S. (2014). Psychotherapie und Spiritualität – Mit existentiellen Konflikten und Transzendenzfrage professionell umgehen. Berlin: Springer.

Van der Hart, O., Nijenhuis, E., Steele, K. (2008). Das verfolgte Selbst. Strukturelle Dissoziation und die Behandlung chronischer Traumatisierungen. Paderborn: Junfermann.

Vaitl, D. (2012). Veränderte Bewusstseinszustände: Grundlagen – Techniken – Phänomenologie. Stuttgart: Schattauer.

Welwood, J. (2000). Between heaven and earth: principles of inner work. Toward a psychology of awakening: Buddhism, psychotherapy, and the path of personal and spiritual transformation. Boston: Shambhala Publications [1984], S. 11–21

Wilber, K. (1995). Eros, Kosmos, Logos. Eine Vision an der Schwelle zum nächsten Jahrtausend. Frankfurt a. M.: Krüger.

Winnicott, D. W. (2006). Vom Spiel zur Kreativität, Stuttgart: Klett Cotta.

20 Dissoziative Anfälle

Annegret Eckhardt-Henn und Carsten Spitzer

20.1 Einleitung

Das Phänomen der pseudoepileptischen oder psychogenen Anfälle hat eine lange Geschichte in der medizinischen und psychiatrischen Literatur. In früheren Jahrhunderten zählten solche Patienten zu den »Besessenen«. Der psychogene oder auch hysterische Anfall ist eng mit dem Krankheitsbild der Hysterie verbunden und hat daher eine enge Beziehung zum Begriff der Dissoziation (▸ Kap. 2 in diesem Band). Der Begriff »pseudoepileptischer Anfall« (PE) wurde als Ersatz für den Begriff »hysterischer Anfall« eingeführt. Damit sollte die quasi automatische Verbindung zur Hysterie aufgegeben werden, weil nicht-epileptische Anfälle auch bei Patienten vorkommen, die keine hysterische Persönlichkeit und auch keine anderen Konversionsstörungen haben. Die pseudoepileptischen Anfälle vereinen gewissermaßen sowohl Konversionssymptome im eigentlichen Sinn (motorische Störungen, Sensibilitätsstörungen) und dissoziative Bewusstseinsstörungen (Amnesien, Fugue-Zustände und andere) und können als eine Schnittstelle konversiver und dissoziativer Prozesse der Symptombildung angesehen werden (Scheidt u. Hoffmann 2000; Eckhardt-Henn 2016; ▸ Kap. 2 in diesem Band).

Mit dem aktuellen Terminus dissoziative Krampfanfälle der ICD-10 oder »Psychogene nicht-epileptische Anfälle« (psychogenic nonepileptic seizure; PNES) werden Zustandsbilder bezeichnet, die früher und in anderen Nosologie- bzw. Klassifikationszusammenhängen als psychogene, funktionelle, hysterische, konversionsneurotische und pseudoepileptische Anfälle bezeichnet wurden bzw. werden. Die Bezeichnung dissoziative Krampfanfälle charakterisiert auf der einen Seite die psychogene Bedingtheit bei fehlenden spezifischen organischen Ursachen und auf der anderen Seite die begleitende Bewusstseinsstörung.

20.2 Klinisches Bild und diagnostische Kriterien

20.2.1 Definition

Dissoziativer Anfall oder psychogener nicht-epileptischer Anfall (PNES)

Ein dissoziativer Anfall oder psychogener nicht-epileptischer Anfall (PNES) ist durch ein plötzlich auftretendes, unfreiwilliges Verhaltensmuster, das einem epileptischen Anfall stark ähnelt, und durch eine plötzliche zeitlich begrenzte Störung der Kontrolle motorischer, sensorischer, autonomer, kognitiver, emotionaler und Verhaltensfunktionen charakterisiert und wird durch psychische oder psychosoziale Belastungen und einer Unfähigkeit, diese zu verarbeiten, vermittelt (Kuyk et al. 1999; Baslet 2011). Ganz unterschiedliche Verhaltensmuster und Bewusstseinsstörungen können bei dissoziativen Anfällen vorkommen.

Die klinische Phänomenologie dissoziativer Anfälle ist – ebenso wie die der epileptischen Anfälle (EA) – sehr vielgestaltig.

Häufig beschreiben die Patienten prodromale Wahrnehmungen bzw. Auren. Sie werden indessen – anders als die Auren von

Epilepsie-Patienten – von den Patienten so beschrieben, dass der Eindruck eher undeutlich und verwirrend bleibt. Von den Patienten genannte Phänomene sind beispielsweise ein Zuschnüren des Halses, ein Druckgefühl im Epigastrium, Erstickungsgefühle, Geruchsempfindungen, Schwindelgefühle und Ohrensausen, Herzklopfen, diffuse Angst oder Missempfindungen. Bei komplex traumatisierten Patienten kann oft im Verlauf des psychotherapeutischen Prozesses verstanden werden, dass solche scheinbar bedeutungslosen körperlichen Sensationen einer genauen, allerdings meist fragmentierten Erinnerung innerhalb traumatisierender Erfahrungen entsprechen. Der eigentliche Anfall, der dann folgt, kann sehr verschieden aussehen. Aufgrund dieser großen phänomenologischen Variabilität hat es mehrfach klinische Klassifikationsversuche gegeben (Betts u. Boden 1992; Gröppel et al. 2001).

Eine klinisch praktikable Einteilung typischer dissoziativer Krampfanfälle stammt aus der Arbeitsgruppe von Betts und Boden (1992):

- **Ohnmachtsanfälle** (»swoons«): Die Betroffenen sinken mit geschlossenen Augen langsam zu Boden, wo sie ohne Konvulsionen, aber mit auffälligem Lidflattern liegen bleiben; sie sind nicht eigentlich bewusstlos, sondern befinden sich in trance- oder stuporartigen Bewusstseinszuständen.
- **Wutanfälle** (»tantrums«): Die Anfälle beginnen häufig mit einem Initialschrei, die Patienten fallen zu Boden, schreien, schlagen, kratzen oder beißen und vermitteln dem Beobachter den Eindruck, dass sie mit sich oder anderen kämpfen; wenn man sie festhält, steigert sich der Anfall.
- **symbolische Anfälle oder Abreaktionsanfälle** (»abreactive attack«): Bei dieser Form können die Betroffenen hinfallen, oder aber die Anfälle beginnen in liegender Haltung: Dann kommt es entweder zu einem Verhalt der Atmung oder einem Keuchen und zu rhythmischen Bewegungen, die als Koitusäquivalente interpretiert wurden (z. B. »arc de cercle«); gelegentlich finden sich dabei relativ milde Selbstverletzungen in Form von Schlagen, Kratzen oder Beißen.

Neuere Ansätze auf der Grundlage von Anfallsauswertungen mittels EEG-Video-Doppelbildableitungen schlagen eine Unterteilung in fünf bzw. sechs typische Anfallsmuster vor (Hubsch et al. 2011; Wadwekar et al. 2014):

- Dystone Attacken mit primitiver gestischer Aktivität
- Hypokinetische Attacken mit erhaltener Responsivität
- Pseudosynkopen
- Hyperkinetische, prolongierte Attacken mit Hyperventilation und Aura
- Axiale dystone prolongierte Attacke
- Nicht klassifizierbarer Typus

Ein Status dissoziativer Anfälle kann selten auftreten und führt sehr oft zur Fehldiagnose eines epileptischen Status; in der Folge kommt es gelegentlich zu invasiven Maßnahmen wie z. B. zur Intubation (Dworetzky et al. 2010).

20.2.2 Klinische Diagnostik

Die klinisch-neurologische Untersuchung sollte möglichst während des Anfalls oder unmittelbar danach erfolgen. Dabei sprechen folgende Befunde für einen dissoziativen Anfall, sind aber keineswegs beweisend:

- Der Beginn und das Ende treten häufiger allmählich auf. Aber es gibt auch Anfälle, die ganz plötzlich auftreten und auch mit akuten Stürzen und folgenden Verletzungen einhergehen können.

- Die Augen sind meist geschlossen; bei dem Versuch des Untersuchers, diese zu öffnen, wird Widerstand deutlich.
- Pseudoschlaf in Form einer länger anhaltenden Areaktivität, die an Schlaf erinnert. Der Betroffene ist nicht durch äußere Reize, auch nicht durch Schmerzreize erweckbar. Im EEG zeigt sich jedoch kein Schlafmuster.
- Dissoziative Anfälle treten seltener aus dem echten Schlaf heraus auf und eher selten, wenn die Betroffenen alleine sind. Allerdings ist schwer zu unterscheiden, ob es sich um echte Schlafzustände handelt; hierbei wäre ein 24-Stunden-EEG hilfreich.
- Die Pupillen sind nicht lichtstarr, es besteht eher selten eine Blickdeviation und der Kornealreflex ist erhalten. Dies ist kein sicheres Unterscheidungskriterium, weil auch bei vielen epileptischen Anfällen die Pupillen nicht lichtstarr sind und der Kornealreflex auch erhalten sein kann.
- Es fehlen oft ausgeprägte vegetative Dysregulationen (z. B. Blutdruckspitzen, Zyanose oder Hypersalivation). *Cave:* Patienten mit dissoziativen Anfällen können auch Zyanosen aufweisen; nicht selten treten auch bei ihnen regulatorische Störungen wie Tachykardien und/oder Blutdrucksteigerungen auf; manche Patienten bringen auch Speichel hervor, wobei oft nahezu ununterscheidbar bleibt, ob es sich hier um eine Hypersekretion oder um ein Herausdrücken unzureichend geschluckten Speichels handelt.
- Zungenbisse, Einnässen oder -koten sind eher selten zu beobachten.
- Die Bewegungen im dissoziativen Anfall sind häufig dysrhythmisch und bizarr; anstatt der epilepsie-typischen Zuckungen finden sich überwiegend Schleuder- oder Strampelbewegungen, Schütteln und Zittern sowie Bewegungen, die an einen Sexualakt erinnern.
- Das Verhalten kann sich durch die Interaktionen eines Untersuchers oder anderer Anwesender, z. B. durch deren Abwendung, verändern.
- Bei manchen dissoziativen Anfällen kann das Bewusstsein erhalten sein und trotz einer bilateralen motorischen Aktivität kommuniziert der Betroffene mit dem Untersucher (*Cave:* Dies kann auch bei Frontallappenepilepsien der Fall sein!).
- Nach dem Anfall flüstern manche Betroffene oder zeigen weiterhin motorische Aktivität.
- Die Anfälle lassen sich oft durch die Ankündigung unterbrechen, dass jetzt ein Medikament gespritzt wird, was den Anfall stoppt.

Bei der **Anamneseerhebung** ist auf folgende Punkte zu achten:

- Liegen erhebliche psychosoziale Belastungen oder Konflikte (aktuell oder biografisch) vor?
- Finden sich insbesondere Hinweise auf aktuelle Traumatisierungen oder solche in Kindheit oder Jugend (Vernachlässigung, Misshandlung oder sexueller Missbrauch)?
- Wann traten die Anfälle erstmals auf? Welchen Verlauf haben sie seitdem genommen? Gab es jemals Verletzungen, Einnässen oder -koten?
- Gibt es spezifische Auslöser für die Anfallsereignisse?
- Welche Befunde haben bisherige diagnostische Maßnahmen ergeben?
- Wie sieht die Familienanamnese aus? Gibt es relevante Dritte mit epileptischen oder dissoziativen Anfällen (»Modelle«)?
- Liegen andere dissoziative Störungen vor?
- Welche anderen psychischen Erkrankungen sind bekannt (aktuell oder früher)?

- Ist die somatische, insbesondere neurologische Krankengeschichte leer? (*Cave:* Das Vorkommen »echter« epileptischer Anfälle schließt das Auftreten dissoziativer Anfälle nicht aus!)
- Finden sich Hinweise auf einen sekundären Krankheitsgewinn?
- Handelt es sich um chronifizierte Verläufe? Haben die Anfälle eine regulierende Funktion im interpersonalen Kontext gewonnen?

20.2.3 EEG und weitere Diagnostik

Neben der Anamnese und der klinischen Untersuchung sind weitere diagnostische Maßnahmen indiziert. Besonderen Stellenwert hat dabei das EEG; iktale Ableitungen sind sehr aussagekräftig, aber auch interiktale Untersuchungen (dann ggf. mit Provokationsmanövern) sind wichtig. Große Bedeutung erfährt die EEG-Video-Doppelbildableitung[1], die eine synchrone Beurteilung von klinischem Anfall und entsprechenden EEG-Veränderungen ermöglicht. Sie sollte zur Diagnostik komplexer chronifizierter dissoziativer Anfälle gehören.

Ein Teil der gesichert organischen Anfälle zeigt allerdings ein unauffälliges iktales EEG, während sich bei Patienten mit dissoziativen Anfällen in 19–53 % unspezifische EEG-Veränderungen finden! Wegen einer Fehlinterpretation von Artefakten oder physiologischer Varianten im EEG kommt es oft zu einer Fehldiagnose von epileptischen Anfällen. Die Diagnose einer Epilepsie ist viel einfacher als die Diagnose eines dissoziativen Anfalls.

Die Induktion von Anfällen durch Provokationsmethoden (z. B. Kochsalz-Injektionen, Fotostimulation, Hyperventilation) misslingt in 10–25 % der Patienten mit pseudoepileptischen Anfällen und kann in seltenen Fällen bei Patienten mit Epilepsien Anfälle auslösen.

Das Ansprechen auf Antikonvulsiva schließt einen pseudoepileptischen Anfall keinesfalls sicher aus. Nach einer Untersuchung von Bowman (1998) sprachen 435 der Patienten, die nur pseudoepileptische Anfälle hatten, auf eine Antikonvulsiva-Therapie an. Zum einen geht es hier um den bekannten Placeboeffekt, zum anderen sind Patienten mit Konversionsstörungen und hysterischen Persönlichkeitszügen besonders suggestibel, d. h. hier wäre ein deutlich höherer Placeboeffekt zu erwarten. Des Weiteren haben viele Antikonvulsiva auch eine sedierende und anxiolytische Wirkung, was dieses Phänomen ebenfalls erklären könnte.

Weitere diagnostische Prozeduren zum Ausschluss anderer, insbesondere neurologischer und internistischer Erkrankungen umfassen: EKG, Langzeit- und Belastungs-EKG, Langzeitblutdruckmessung, Kipptischuntersuchung, Liquoranalysen, strukturelle Bildgebung (cCT oder cMRT), neuropsychologische Testdiagnostik und ggf. funktionelle Bildgebung. Pathologische Befunde bei diesen Untersuchungen schließen dissoziative Krampfanfälle jedoch nicht aus!

Besondere differenzialdiagnostische Probleme bereitet die **Koexistenz** von epileptischen und dissoziativen Krampfanfällen, wobei die Zuordnung des einzelnen Anfalls sehr schwierig sein kann. Nicht selten treten die dissoziativen Anfälle auf dem Boden einer Epilepsie auf, häufig nach medikamentös oder epilepsiechirurgisch erzielter Anfallsfreiheit.

---

1 Hier handelt es sich allerdings um ein sehr kostenintensives Verfahren, worauf auch M. Schöndienst in seinem Beitrag hinweist (▸ Kap. 21 in diesem Band). Falls sich die dort beschriebenen diagnostisch-linguistischen Verfahren als zuverlässig erweisen, wären sie hierzu vielleicht eine Alternative.

Tab. 20-1 Definition und diagnostische Kriterien nach ICD-10: F44.5

Definition:	Dissoziative Krampfanfälle können epileptischen Anfällen bezüglich ihrer Bewegungen sehr stark ähneln. Bei dissoziativen Anfällen sind jedoch Zungenbiss, Verletzungen beim Sturz oder Urininkontinenz selten. Ein Bewusstseinsverlust fehlt, oder es findet sich stattdessen ein stupor- oder tranceähnlicher Zustand. Keine lichtstarren Pupillen.
A:	Die allgemeinen Kriterien für eine dissoziative Störung (F44) (▸ Kap. 15 in diesem Band) müssen erfüllt sein.
B:	Plötzliche und unerwartete krampfartige Bewegungen, die sehr an verschiedene Formen epileptischer Anfälle erinnern, aber nicht mit einem Bewusstseinsverlust einhergehen.
C:	Kriterium B geht nicht einher mit Zungenbiss, schweren Hämatomen oder Verletzungen aufgrund eines Sturzes oder mit Urininkontinenz.

10–66 % der Patienten mit dissoziativen Anfällen haben zusätzlich epileptische Anfälle (Bowman 1998). Die Diagnose eines pseudoepileptischen Anfalls wird bei Patienten mit bereits bekannter Epilepsie oft erst verzögert gestellt, weil diese Anfälle zunächst als veränderte epileptische Anfälle angesehen werden.

Insbesondere die Abgrenzung gegenüber Temporallappenepilepsien ist in einigen Fällen ausgesprochen schwierig. Blackouts, das Gefühl des Zeitverlusts, Fugue-Zustände, Depersonalisation und Derealisation, Déjà-vu-und Jamais-vu-Erlebnisse, traumartige Zustände, Angst- und Panikanfälle, forciertes Denken, akustische und olfaktorische Halluzinationen kommen in beiden Fällen vor. Eine vorübergehende Amnesie ist manchmal die einzige Manifestation eines Temporallappen-Anfalls (Zeman et al. 1998).

Patienten, die an pseudoepileptischen Anfällen leiden, berichten in der Regel nicht spontan von belastenden und konflikthaften Ereignissen und Situationen; auch schwierige biografische Entwicklungen werden selten spontan berichtet. Dies liegt zum einen in der spezifischen Abwehrstruktur begründet, zum anderen hat das auch gesellschaftliche Gründe: Organische Erkrankungen werden eher toleriert und führen für den Patienten zu einer innerpsychischen und oft auch interpersonellen Entlastung. Unbewusste Ängste vor den zugrunde liegenden Konflikten und bedrohlich erlebten Affekten stehen natürlich im Vordergrund (Thompson et al. 2009).

20.3 Klassifikation

Dissoziative Krampfanfälle werden in der ICD-10 im Kapitel V (F) unter dem Code F44.5 verschlüsselt (▸ Tab. 20-1). Nach der ICD-10 fehlt in der Regel ein Bewusstseinsverlust, stattdessen finden sich trance- oder stuporähnliche Bewusstseinszustände. Das Kriterium des fehlenden Bewusstseinsverlustes deckt sich nicht mit den klinischen Erfahrungen und muss nach unserer Auffassung revidiert werden. Im Gegensatz zur ICD-10 werden die dissoziativen Anfälle im DSM-5 unter der Kategorie »Somatic Symptom and Related Disorders (300)« klassifiziert und hier unter die Konversionsstörungen (funktionelle Neurologische Symptomstörungen – mit Attacken oder Anfällen) eingeordnet (▸ Kap. 15 in diesem Band). Unseres Erachtens führt dies zu Missverständnissen, weil hier die dissoziativen Anfälle automatisch als

»Konversionsstörungen« bezeichnet und in eine Kategorie mit den Störungen der Bewegungs- und Sinnesempfindung eingeordnet werden. Vom klinischen Erscheinungsbild und v. a. der Bewusstseinsveränderung sind sie unseres Erachtens eher den dissoziativen Störungen des Bewusstseins zuzuordnen. Außerdem können sie nach der heutigen Definition nicht immer automatisch als Konversionsstörung verstanden werden (Eckhardt-Henn 2016). Dieser Dissens in der Klassifikation der dissoziativen Anfälle ist darauf zurückzuführen, dass das konversive Element (Krampf) mit dem dissoziativen Element (Bewusstseinsstörung) gerade bei den dissoziativen Anfällen kombiniert vorkommt. Es gibt eine Reihe nordamerikanischer Autoren, die eine Neueinteilung fordern und aufgrund empirischer Befunde vorschlagen, die dissoziativen Anfälle als dissoziative Störungen zu konzeptualisieren (▸ Kap. 15 in diesem Band).

20.4 Differenzialdiagnose

Bis heute gilt die Differenzialdiagnose von epileptischen und psychogenen nicht-epileptischen Anfällen als schwierig. Häufige Fehldiagnosen führen bei einem hohen Anteil der Patienten zur Chronifizierung. Die mittlere Dauer bis zur Stellung der richtigen Diagnose beträgt durchschnittlich sieben Jahre! Dies führt meist zu einer nicht indizierten langfristigen Therapie mit Antikonvulsiva mit allen ihren für den Patienten und das Krankenkassensystem schädigenden Folgen. Die verschleppte Diagnosestellung bringt nicht selten für die Patienten iatrogene Komplikationen mit sich: z. B. eine Verletzung der Stimmbänder bei der dann unnötigen Intubation, Pneumothorax bei der Anlage eines zentralvenösen Zugangs (ZVK), verzögerter Beginn einer spezifischen psychosomatischen-psychotherapeutischen Behandlung und damit Risiko der weiteren Chronifizierung, unnötige Krankenhausbehandlungen und Krankschreibungen, letztlich Arbeitsplatzverlust, Einschränkung der Alltagsaktivitäten und private Probleme (Fritzsche et al. 2013; Uhlmann et al. 2011; Alving u. Beniczky 2009; Reuber et al. 2002; LaFrance u. Benbadis 2006).

Neben dem Ausschluss epileptischer Anfälle müssen synkopale Anfälle, kardiologische Erkrankungen (insbesondere Herzrythmusstörungen), endokrinologische Erkrankungen, toxische Zustände (Drogen, Medikamente, Alkohol), Narkolepsien, komplizierte Migräne-Erkrankungen und Gilles-de-la-Tourette-Syndrome ausgeschlossen werden.

Bei Patienten mit einer gesicherten Epilepsie kann die Häufigkeit der epileptischen Anfälle durch psychische Belastungssituationen zunehmen. Auch gibt es eine Subgruppe von Patienten mit Epilepsien, bei denen Misshandlungserlebnisse in der Vorgeschichte gehäuft vorkommen und bei der Auslösung und Häufung von Anfällen relevant sein können. Traumatischer Stress in der Anamnese der Patienten sollte keineswegs vorschnell zu der Diagnose dissoziative Anfälle führen.

An psychischen Störungen müssen atypische Angsterkrankungen, Hyperventilationszustände, andere dissoziative Bewusstseinsstörungen (Trance, Stupor, Amnesien, Dissoziative Identitätsstörung, Fugue), artifizielle Störungen und Simulation ausgeschlossen werden.

Dissoziative Anfälle gehen mit Bewusstseinsstörungen einher, die anderen dissoziativen Bewusstseinsstörungen ähneln: Es besteht meist Amnesie in Bezug auf das Anfallsereignis, während des Anfallsereignisses kann es zu einer Fugue kommen und auch stupor- und tranceartige Zustände treten auf. Gleichzeitig kann die Symptomatik aber auch Konversionscharakter haben: In den Anfällen kann es z. B. zu bestimmten motorischen Entäußerungen kommen, die einen direkten Bezug zu einer zugrunde liegenden unbewussten Konfliktsituation erkennen lassen. Zur Illustration sei das folgende Fallbeispiel dargestellt.

Fallbeispiel

Frau M., eine 42-jährige Patientin, wird in die Klinik eingewiesen, weil es unter einer psychotherapeutischen Behandlung, die sie ursprünglich wegen einer depressiven Symptomatik begonnen hatte, plötzlich zu dissoziativen Anfällen gekommen war, die im Verlauf zunahmen und die Patientin massiv beeinträchtigten.
Die Anfälle traten plötzlich, scheinbar ohne erkennbaren äußeren Anlass auf; sie stürzte oder sank dann zu Boden, war nicht ansprechbar, hyperventilierte, zeigte Zuckungen und »tonisch-klonische« Krämpfe. Insbesondere hielt sie sich den Unterleib, als ob sie heftige Schmerzen hätte; sie zog die Beine an und wimmerte auch dabei. Diese Anfälle dauerten zwischen 5 und 30 Minuten. Anschließend bestand eine Amnesie für diese Zustände; im Verlauf der weiteren Therapie wurde deutlich, dass die Patientin über viele Jahre einem intrafamiliären sexuellen Missbrauch ausgesetzt war. Sie wurde von flashbackartigen Erinnerungen und Fantasien sexuellen Inhalts bedrängt, die mit heftigen vegetativen Symptomen und Panikzuständen einhergingen. Daneben kam es zu kurzen, wenige Sekunden bis Minuten anhaltenden absenceartigen Zuständen, die während der Therapiegespräche auftreten konnten. Sie starrte dann plötzlich ins Leere, reagierte nicht mehr, um nach der entsprechenden Zeit »aufzuwachen«, wusste dann nicht mehr, worum es zuvor gegangen war, und konnte sich an diese kurzen Absencen nicht erinnern.

Bei dieser Patientin waren zwei Anfallstypen zu unterscheiden, außerdem waren Konversionssymptome vorhanden, zum Beispiel die krampfartigen Unterbauchschmerzen, die mit den Missbrauchserlebnissen in Zusammenhang standen. Bei diesen Symptomen kann man allerdings diskutieren, ob es sich hier um Konversionssymptome nach klassischer Definition oder um »direkte Körpererinnerungen« handelt, d. h. um körperliche Symptome, die eine direkte (nicht symbolisch zu verstehende) Verbindung mit den Missbrauchserlebnissen darstellen und aufgrund der spezifischen Gedächtnisstörungen dem impliziten Erinnerungssystem zuzuordnen wären (► Kap. 12 in diesem Band), also nicht in Form von Sprachbildern weiterverarbeitet werden konnten.

An diesem Fall wird zum einen deutlich, dass unterschiedliche Anfallstypen bei einer Patientin auftreten können und dass es unter Umständen nicht so einfach ist, zu unterscheiden, ob es sich hier eher um eine dissoziative Bewusstseinsstörung oder um eine Konversionssymptomatik handelt (► Kap. 2 in diesem Band).

Folgende Befunde sprechen dafür, dissoziative Anfälle eher den dissoziativen Bewusstseinsstörungen zuzurechnen:

- Es gibt einige empirische Studien, die erhöhte Dissoziationsscores und dissoziative Symptome bei Patienten mit PNES nachgewiesen haben.
- Umgekehrt zeigen Patienten mit dissoziativen Bewusstseinsstörungen nicht selten auch PE-Anfälle.
- Dissoziative Bewusstseinsstörungen teilen viele Symptome mit Epilepsien, insbesondere mit Temporallappenepilepsien. Eine Amnesie kann z. B. manchmal die einzige Manifestation eines Temporallappenanfalls sein (Zeman et al. 1998).
- Fugue-Zustände, Depersonalisations- und Derealisationszustände, Amnesien, Déjà-vu-Erlebnisse, Dämmerzustände, Angst- und Paniksymptome, körperliche Missempfindungen teilweise bizarren zönästhetischen Charakters, auditorische,

visuelle und olfaktorische Halluzinationen kommen bei dissoziativen Bewusstseinszuständen, insbesondere bei den schweren dissoziativen Störungen (Dissoziative Identitätsstörung [DIS] und nicht näher bezeichnete dissoziative Störung [NNBDS]), und bei Epilepsien vor.

Es existieren mittlerweile einige empirische Untersuchungen, die zeigen konnten, dass Patienten mit dissoziativen Anfällen und auch solche mit Temporallappenepilepsie und komplex-partiellen Anfällen häufiger unter dissoziativen Symptomen leiden als Patienten mit generalisierten Anfällen.

Die Dissoziative Identitätsstörung (DIS) und die »nicht näher bezeichnete dissoziative Störung« (NNBDS; ▸ Kap. 22 in diesem Band) sind komplexe dissoziative Störungen und gehören zu den Hauptdifferenzialdiagnosen, wenn dissoziative Störungen bei Anfallspatienten auftreten.

Insgesamt scheint eine Minderheit von etwa 10 % der Patienten mit DIS und NNBDS an Epilepsien zu leiden, und 25–30 % scheinen andere Anfälle bzw. Auffälligkeiten im EEG zu haben (Bodde et al. 2009); bezüglich der Inzidenz von epileptischen Anfällen bei dieser Störungsgruppe kann bislang nur wenig gesagt werden. Kontrollierte Studien an größeren Patientenkollektiven fehlen.

Patienten mit dissoziativen Anfällen zeigen im Vergleich zur Normalpopulation und zur Population der Patienten mit Epilepsien in psychometrischen Untersuchungen häufiger erhöhte Dissoziationsscores und gehäuft andere dissoziative Symptome. Die größte Studie wurde von Bowman und Markand (1996) an 45 Patienten mit PNES durchgeführt. Bei 91 % wurden dissoziative Bewusstseinsstörungen nachgewiesen. Bezogen auf die Lebenszeitprävalenz hatten 36 % Fugue-Zustände, 56 % Derealisationszustände, 87 % Depersonalisationszustände, 73 % auf die Kindheit bezogene Amnesien und 82 % auf das Erwachsenenalter bezogene Amnesien – unabhängig von den Anfällen. Umgekehrt ist hervorzuheben, dass Patienten mit EA ebenfalls häufig dissoziative Symptome aufweisen, insbesondere wenn die epileptischen Anfälle traumatisierenden Charakter für die Betroffenen haben.

Damit wird deutlich, dass die Differenzialdiagnose zwischen PNES und EA gelegentlich sehr schwierig ist. Insbesondere berücksichtigt werden muss, dass Patienten mit EA gehäuft komorbide dissoziative Bewusstseinsstörungen aufweisen. Eine sorgfältige interdisziplinäre Diagnostik sollte in entsprechenden Fällen erfolgen und zu einer differenzierten interdisziplinären Behandlung führen.

Mehr als zwei Drittel der Patienten haben komorbide psychische Störungen, insbesondere depressive Erkrankungen (Fritzsche et al. 2013).

20.5 Epidemiologie, Verlauf und Prognose

20.5.1 Epidemiologie

Es gibt wenig empirisches Wissen über die Epidemiologie dissoziativer Anfälle (Asadi-Pooya u. Sperling 2015). Für die US-amerikanische Allgemeinbevölkerung gehen Schätzungen von einer Prävalenz zwischen 2 und 33 auf 100 000 aus (Benbadis u. Allen Hauser 2000). Retrospektive Untersuchungen beziffern die Inzidenz dissoziativer Anfälle zwischen 1,4 und 4,3 auf 100 000 pro Jahr (Sigurdardottir u. Olafsson 1998; Szaflarski et al. 2000).

In Epilepsiezentren machen erwachsene Patienten mit dissoziativen Anfällen zwischen 10 und 58 % aller Überweisungen aus (Asadi-Pooya u. Sperling 2015). Die Mehrheit der Autoren schätzt, dass etwa 20–30 % aller therapieresistenten Epilepsien auf dissoziative Anfälle zurückzuführen sind (Benbadis 2006).

Ein besonderes Problem stellen Patienten mit epileptischen und dissoziativen Anfällen dar. Der Altersgipfel der Störung liegt bei Erwachsenen zwischen dem 18. und 45. Lebensjahr (Sigurdardottir u. Olafsson 1998; Ettinger et al. 1999; Szaflarski et al. 2000); eine Erstmanifestation im Pubertätsalter ist jedoch häufig. Auch bei älteren Menschen über dem 60. Lebensjahr wurden kasuistisch Erstmanifestationen beschrieben (Behrouz et al. 2006). Frauen sind etwa dreimal so häufig betroffen wie Männer.

20.5.2 Verlauf und Prognose

Die klinische Erfahrung zeigt, dass der einzelne dissoziative Anfall in der Regel länger dauert als ein epileptischer Anfall (oft über vier Minuten), wobei der Beginn meist allmählich ist und die Symptomatik undulierend verlaufen kann; die längere Anfallsdauer des PNES gegenüber dem EA wurde empirisch gesichert (Jedrzezjcak et al. 1999). Gelegentlich kommt es zur Ausbildung eines Status pseudoepilepticus (Reuber et al. 2000; Rechlin et al. 1997; Dworetzky et al. 2010). Die durchschnittliche Anfallsfrequenz bei Patienten mit PNES wird auf zwölf pro Woche beziffert, wobei diese sehr stark variiert. Die durchschnittlich längste Anfallsfreiheit betrug in einer katamnestischen Untersuchung zwei Monate (Bowman u. Markand 1996).

Patienten mit PNES sind schwierig zu behandeln; etwa zwei Drittel zeigen allenfalls eine Teilremission, Stagnation oder sogar eine Verschlechterung des Krankheitsverlaufs. Etwa 25–35 % waren in katamnestischen Zeiträumen anfallsfrei (Jongsma et al. 1999). Nur etwa die Hälfte der Betroffenen, denen eine psychosomatische Konsultation empfohlen wurde, befolgt diesen Rat (Krahn et al. 1997; Duncan et al. 2016).

Wenn die Betroffenen kompetent über ihre Anfälle inklusive Psychoedukation aufgeklärt werden und ihnen eine Behandlung angeboten wird, reduziert sich die Anfallshäufigkeit um 50 % und das Inanspruchnahmeverhalten geht deutlich zurück (Kanner 2008; Hall-Patch et al. 2010; Karterud et al. 2010).

Von jenen Patienten, die eine Psychotherapie beginnen, zeigen etwa 50–80 % eine Voll- bzw. Teilremission der Anfälle (Aboukasm et al. 1998; Jongsma et al. 1999; Goldstein et al. 2010; Kuyk et al. 2008; LaFrance et al. 2009; Uhlmann u. Baier 2010). Patienten, bei denen die Diagnose im Rahmen eines strukturierten Epilepsieprogramms gestellt wurde und die von dem betreuenden Psychotherapeuten über ihre Diagnose aufgeklärt (inkl. Videodemonstration) und anschließend weiterbehandelt wurden, hatten 70 % eine Voll- bzw. Teilremission (Aboukasm et al. 1998). Als günstige prognostische Faktoren gelten (Selwa et al. 2000; Krahn et al. 1997):

- kurze Dauer der Anfälle (< 1 Jahr)
- klinische Semiologie (»katatone« Gruppe: bessere Prognose)
- geringe psychiatrische Komorbidität
- kein oder nur ein geringer sekundärer Krankheitsgewinn

Dies sind keine spezifischen Faktoren; sie legen jedoch eine günstige Prognose nahe.

20.6 Ätiopathogenese

20.6.1 Das biopsychosoziale Modell

Die Pathogenese dissoziativer Anfälle ist mehrfach determiniert. Dissoziative Anfälle gelten ganz allgemein als Ausdruck intrapsychischer und interpersoneller Konflikte; sie können durch externe Belastungsfaktoren, insbesondere Traumatisierungen, ausgelöst werden.

In den letzten Jahren wurde ein biopsychosoziales Verständnismodell entwickelt, das von einer Interaktion multipler prädisponierender, auslösender und aufrechterhaltender Faktoren ausgeht. Dazu gehört ein dysfunktionales Familiensystem, unzuverlässige und traumatisierende Beziehungserfahrungen, körperliche und seelische Misshandlungen in der Kindheit und Jugend. Die erhöhte Kindheitsbelastung legt eine Entwicklungsstörung bezüglich der Fähigkeit nahe, emotionale Prozesse zu verarbeiten (Brown et al. 2013; Novakova et al. 2015; Reuber 2009).

Bei Patienten mit PNES wurden wiederholt erhöhte basale Cortisolwerte festgestellt (Bakvis et al. 2009). Insbesondere Patienten, die erhöhte und traumatische Kindheitsbelastungsfaktoren aufweisen, zeigen später Störungen der Emotionsverarbeitung und der Regulation von Affekten. Eine erhöhte vegetative Reagibilität und ein Hyperarousal sind charakteristisch. Patienten mit dissoziativen Anfällen zeigen während des Anfalles ein stärker erhöhtes Hyperarousal und eine stärker erhöhte vegetative Erregung als Patienten mit epileptischen Anfällen (Baslet 2011; Goldstein u. Mellers 2006; Uliaszek et al. 2012; Urbanek et al. 2014). Ein Hypoarousal zeigt sich hingegen oft in Form einer Veränderung der kognitiven Fähigkeiten oder einem emotionalen Ertauben in den dissoziativen Zuständen. Hypo- und Hyperarousal kommen bei komplex traumatisierten Patienten oft gleichzeitig vor (Brown u. Reuber 2016).

Die Dissoziation ist der grundlegende Mechanismus bei dissoziativen Anfällen. Dissoziative Anfälle sind intraindividuell vom Ablauf her meist sehr ähnlich, was darauf hinweist, dass es sich möglicherweise um präformierte Antworten handelt, die kognitiv nicht zu durchbrechen sind und interindividuell variieren können, also unfreiwillige, durch bestimmte Stimuli getriggerte Verhaltensmuster, die mit einer Störung der Integrationsfähigkeit der kognitiven, emotionalen und sensomotorischen Systeme verbunden sind. Dabei werden die Stimuli, die die Anfälle auslösen können, nicht bewusst wahrgenommen, destabilisieren aber ein bereits vulnerables kognitiv-emotionales System (Baslet 2011; Frewen u. Lanius 2006). Die Interaktion zwischen Hirnregionen, die für die Generierung von Aktion oder Suppression, Selbstwirksamkeit und emotionale Prozessverarbeitung verantwortlich sind, könnten eine zentrale Rolle bei der Pathophysiologie dissoziativer Anfälle spielen (Baslet 2011; Novakova et al. 2015; Roberts u. Reuber 2014).

20.6.2 Zusammenhänge mit traumatischen Erlebnissen

Die Relevanz von traumatischen Belastungen im engeren Sinne ist umstritten (Tojek et al. 2000; Rosenberg et al. 2000). Eine Vielzahl von Kasuistiken betont die Bedeutung sexueller Traumatisierungen; empirische Ergebnisse zeigen, dass 33–88 % der Patienten traumatische Erlebnisse in der Vorgeschichte hatten (Arnold u. Privitera 1996; Betts u. Boden 1992; Bowman 1998; Bowman u. Markand 1996; Kuyk et al. 1999; Rosenberg et al. 2000), was insgesamt für die Gruppe der Patienten mit dissoziativen Bewusstseinsstörungen gilt. Aber es gibt auch widersprüchliche Befunde; nicht immer ließen sich traumatische Erlebnisse in der Vorgeschichte dieser Patienten nachweisen (Jedrzejczak et al. 1999; Rosenberg et al. 2000; Arnold u. Privitera 1996).

Nach Kuyk et al. (1999) ist die Präsenz sexueller Traumata in der Vorgeschichte, verglichen mit anderen Variablen, der stärkste Prädiktor für die Präsenz der dissoziativen Anfälle bezogen auf die Differenzialdiagnose zu Epilepsien.

Familiendynamische Probleme wurden in einigen Studien nachgewiesen (Griffith et al. 1998; Krawetz et al. 2001). Klinisch überraschen diese Ergebnisse nicht, versteht man den dissoziativen Anfall als Ausdruck zugrunde liegender intrapsychischer und auch zwischenmenschlicher Konflikte. Auf die Psychodynamik dissoziativer Mechanismen wird in verschiedenen Kapiteln dieses Bandes eingegangen, daher begrenzen wir uns hier auf den Verweis auf diese Kapitel (▸ Kap. 9–11 in diesem Band).

Tierexperimentell konnte gezeigt werden, dass sich bei Ratten mit einer induzierten limbischen Epilepsie zusätzlich Anfallsäquivalente durch spezifische, d. h. kontextabhängige Stimuli konditionieren lassen (Persinger et al. 2001). Dieser Befund verweist auf die Bedeutung von Lernvorgängen bei der Entwicklung von dissoziativen Anfällen bei Epileptikern. Aus einer psychodynamischen Perspektive spielen hierbei Abwehrmechanismen, z. B. identifikatorische Prozesse, ebenso eine Rolle wie der sekundäre Krankheitsgewinn.

20.7 Behandlung

Bezüglich der spezifischen psychotherapeutischen Behandlung sei auf die entsprechenden Kapitel in diesem Band verwiesen (▸ Kap. 31–36 in diesem Band). Bislang gibt es nur wenige Studien zur Wirksamkeit von Psychotherapie bei dissoziativen Anfällen (Baslet 2011).

Nach einer Kurzintervention waren etwa 50 % der Betroffenen anfallsfrei oder zeigten eine Reduktion der Anfallsfrequenz (Mayor et al. 2013). Fritzsche und Kollegen (2013) analysierten 20 prospektive kognitiv-behaviorale Therapiestudien und drei psychodynamische. In prospektiven Studien kommt es bei entsprechender psychotherapeutischer Intervention bei 50–80 % der Betroffenen zur Anfallsfreiheit. Dabei scheinen kognitiv-behaviorale Behandlungsansätze mit einem interdisziplinären Team am erfolgversprechendsten. Allerdings existieren bei den psychodynamischen Verfahren auch nur sehr wenige Verlaufsstudien (Uhlmann u. Baier 2010; Uhlmann et al. 2011; Urbanek et al. 2014). Unseres Erachtens sollten beide Verfahren bei komplexen dissoziativen Anfällen kombiniert werden.

Bei den **kognitiv-behavioralen Interventionen** (vgl. Mayor et al. 2013; Novakova et al. 2015; LaFrance et al. 2013) geht es um

- Erarbeiten von Frühwarnzeichen auf der Ebene der Gedanken, der Gefühle des Körpers und des Verhaltens durch das Führen von Symptomtagebüchern,
- Erhöhung der Kontrolle über Dissoziation durch Aufmerksamkeitslenkung auf starke Sinnesreize,
- Senken der emotionalen Verwundbarkeit durch gesunde Ernährung, ausreichende Bewegung und Schlaf,
- Verbesserung der Gefühlsregulation durch Erlernen von Strategien zur Gefühls- und Spannungsregulation,
- Vermittlung von Problemlösetechniken und Trainieren sozialer Kompetenzen,
- Exposition und Reizdiskrimination zum Abbau von Vermeidungsverhalten.

Bei der **psychodynamischen Therapie** geht es um

- Bearbeitung unbewusster, interpersoneller, vergangener und aktueller Konflikte,
- Therapeutische Arbeit an strukturellen Beeinträchtigungen,
- spezifische Bearbeitung der Traumaerlebnisse, z. B. durch psychodynamische ima-

ginative Traumatherapie und spezifische EMDR-Techniken,
- Erarbeiten und Verändern von dysfunktionalen interpersonellen Beziehungsmustern aus Vergangenheit und Gegenwart,
- Herstellung von Zusammenhängen zwischen dem Auftreten unangenehmer Gefühle in der Gegenwart mit negativen Erfahrungen in der Vergangenheit,
- Aufklärung der Zusammenhänge zwischen dysfunktionalen Beziehungsmustern und der Anfallssymptomatik,
- Nutzung der therapeutischen Beziehung (Übertragung und Gegenübertragung),
- Förderung der Übertragung bei neurotischer Genese, Begrenzung der Übertragung bei traumatischer Genese (Fritzsche et al. 2013).

20.7.1 Pharmakologische Therapie

Leider werden häufig aufgrund diagnostischer Unsicherheiten antikonvulsive Medikamente verordnet. Lempert und Schmidt (1990) untersuchten 50 Patienten mit dissoziativen Anfällen nach zwei Jahren: Obwohl bei nur 8 % der Patienten eine komorbide Epilepsie gesichert und bei 14 % als möglich erachtet worden war, nahmen 50 % regelmäßig antikonvulsive Medikamente ein. Die Gabe von Antikonvulsiva bei gesicherten PNES sollte in jedem Fall vermieden und im Verlauf immer wieder überprüft werden. Neben den organischen Nebenwirkungen dieser Medikamente werden die Patienten durch die »doppelte Botschaft«, einerseits an einer psychisch verursachten Störung zu leiden, andererseits aber Medikamente verordnet zu bekommen, völlig verunsichert und iatrogen auf eine somatische Ursache fixiert. Letzteres vermindert die Motivation zu einer konsequenten psychosomatisch-psychotherapeutischen Behandlung. Die psychopharmakologische Therapie beschränkt sich auf die komorbiden Störungen und wird leitliniengerecht wie üblich durchgeführt.

Literatur

Aboukasm, A., Mahr, G., Gahry, B. R., Thomas, A., Barkley, G. L. (1998). Retrospective analysis of the effects of psychotherapeutical interventions on outcomes of psychogenic nonepileptic seizures. Epilepsia, 39: 470–473.

Alving, J., Beniczky, S. (2009). Diagnostic usefulness and duration of the inpatient longterm video-EEG monitoring: findings in patients extensively investigated before the monitoring. Seizure, 18: 470–473.

Arnold, L. M., Privitera, M. D. (1996). Psychopathology and trauma in epileptic and psychogenic seizure patients. Psychosomatics, 37: 438–443.

Asadi-Pooya, A. A., Sperling, M. R. (2015). Epidemiology of psychogenic nonepileptic seizures. Epilepsy Behav, 46: 60–65.

Bakvis, P., Spinhoven, P., Giltay, E. J. et al. (2009). Basal hypercortisolism and trauma in patients with psychogenic nonepileptic seizures. Epielpsia, 51: 752–759.

Baslet, G. (2011). Psychogenic non-epileptic seizures: A model of their pathogenic mechanism Seizure, 20: 1–13.

Behrouz, R., Heriaud, L., Benbadis, S. R. (2006). Late-onset psychogenic nonepileptic seizures. Epilepsy Behav, 8: 649–650.

Benbadis, S. R. (2006). The EEG in non-epileptic seizures. J Clkin Neurophysiol, 24: 340–352.

Benbadis, S. R., Allen Hauser, W. (2000). An estimate of the prevalence of psychogenic non-epileptic seizures. Seizure, 9: 280–281.

Betts, T., Boden, S. (1992). Diagnosis, management and prognosis of a group of 128 patients with nonepileptic attack disorder. Part 1,2, Seizure, 1: 19–32.

Bodde, N. M., Brooks, J. L., Baker, G. A. et al. (2009). Psychogenic non-epileptic seizures: definition, etiology, treatment and prognostic issues: a critical review. Seizure, 18: 543–553.

Bowman, E. S. (1998). Pseudoseizures. Psychiatr Clin N Am, 21: 649–57, vii.

Bowman, E.S., Markand, O.N. (1996). Psychodynamics and psychiatric diagnosis of pseudoseizure subjects. Am J Psychiatry, 153:.57–63.

Brooks, J.L., Goodfellow, L., Bodde, N.M. et al. (2007). Nondrug treatment for psychigenic nonepileptic seizures: what's the evidence? Epilepsy Behav, 11: 367–377.

Brown, R.J., Reuber, M. (2016). Psychological and psychiatric aspects of psychogenic non-epileptic seizures (PNES): A systematic review. Clin Psychol Rev, 45: 157–182.

Brown, R.J., Bouska, J.F., Frow, A. et al. (2013). Emotional dysregulation, alexythymia and attachment in psychogenic nonepileptic seizures. Epilepsy Behav, 29: 178–183.

Duncan, R., Anderson, J., Cullen, B., Meldrum, S. (2016) Predictors of 6-month and 3-year outcome after psychological intervention for psychogenic non epileptic seizures. Seizure 36, 22–26.

Dworetzky, B.A., Bubrick, E.J., Szaflarski, J.P. (2010). Nonepileptic psychogenic status: markedly prolonged psychogenic nonepileptic seizures. Epilepsy Behav, 19: 65–68.

Eckhardt-Henn, A. (2016). Zum Zusammenhang von Hysterie, Konverison und Dissoziation. Persönlichkeitsstörungen, 20: 191–200.

Ettinger, A.B., Devinsky, O., Weisbrot, D.M., Goyal, A., Shashikumar, S. (1999). Headaches and other pain symptoms among patients with psychogenic and non-epileptic seizures. Seizure, 8: 424–426.

Frewen, P.A., Lanius, R.A. (2006). Toward a psychobiology ofposttraumatic self-dysregulation: reexpieriencing, hyperarousal, dissociation, and emotional numbing. Ann NY Acad Sci, 1071: 110–124.

Fritzsche, K., Baumann, K., Götz-Trabert, K., Schulze-Bonhage, A. (2013). Dissoziative Anfälle: Eine Herausforderung für Neurologen und Psychotherapeuten. Dt. Ärztebl, 110: 15, 263–268

Goldstein, L.H., Mellers, J. (2006). Ictal symptoms of anxiety, avoidance behaviour and dissociation in patients with dissociative seizures. J Neurol Neurosurg Psychiatr, 77: 616–621

Goldstein, L.H., Chalder, T., Chigwedere, C. et al. (2010). Cognitive-behavioral therapy for psychogenic nonepileptic seizures: a pilot RCT. Neurology, 74: 1986–1994.

Griffith, J.L., Polles, A., Griffith, M.E. (1998). Pseudoseizures, families and unspeakable dilemmas. Psychosomatics; 39: 144–153.

Gröppel, G., Glauninger, G., Kapitany, T., Stefan, H., Baumgartner, C. (2001). Clusteranalyse bei dissoziativen Anfällen. Z Epileptol, 14: 135–136.

Hall-Patch, L., Brown, R., House, A. et al. (2010). Acceptability and effectiveness of a strategy for the communication of the diagnosis of psychogenic non epileptic seizures. Epilepsia, 50: 70–78.

Hubsch, C., Baumann, C., Hingray, C., Gospodaru, N., Vignal, J.P., Vespignani, H., Maillard, L. (2011). Clinical classification of psychogenic non-epileptic seizures based on video-EEG analysis and automatic clustering. J Neurol Neurosurg Psychiatry, 82: 955–960.

Jedrzejczak, J., Owczarek, K., Majkowski, J. (1999). Psychogenic pseudoepileptic seizures: Clinical and electroencephalogram (EEG) video-tape recordings. Eur J Neurol, 6: 473–479.

Jongsma, M.J., Momers, J.M., Renier, W.O., Meinardi, H. (1999). Follow-up of psychogenic, non-epileptic seizures: a pilot-study-experience in a Dutch special centre for epilepsy. Seizure, 8: 146–148.

Kanner, A.M. (2008). Is the neurologist's role over once the diagnosis of psychogenic nonepileptic seizures is made? No! Epielpsy Behav, 12: 1–2.

Karterud, H.N., Knizek, B.L., Nakken, K.O. (2010). Changing the diagnosis from epilepsy to PNES: Patients experiences and understanding of their new diagnosis. Seizure, 19: 40–46.

Krahn, E., Reese, M.M., Rummans, T.A., Peterson, G.C., Suman, V.J., Sharbrough, F.W., Cascino, G.D. (1997). Health care utilization of patients with psychogenic nonepileptic seizures. Psychosomatics, 38: 335–342.

Krawetz, P., Fleisher, W., Pillay, N., Staley, D., Arnett, J., Maher, J. (2001). Family functioning in subjects with pseudoseizures and epilepsy. J Nerv Ment Dis, 189: 38–43.

Kuyk, J., Spinhoven, P., Van Emde Boas, W., Van Dyck, R. (1999). Dissociation in temporal lobe epilepsy and pseudoepileptic seizure patients. J Nerv Ment Dis, 187: 713–720.

Kuyk, J., Siffels, M.C., Bakvis, P. et al. (2008). Psychological treatment of patients with psychogenic non epileptic seizures: an outcome study, 17: 595–603.

Mayor, R., Brown, R., Cock, H. et al. (2013). A feasibility study of a brief psycho-educational intervention for psychogenic nonepileptic seizures. Seizure, 22: 760–765.

Novakova, B., Howlett, S., Baker, R., Reuber, M. (2015). Emotion processing and psychogenic non-epileptic seizures: A cross-sectional comparison of patients and healthy controls. Seizure, 29: 4–10.

LaFrance, W. C., Benbadis, S. R. (2006). Avoiding the costs of unrecognised psychological nonepileptic seizures. Neurology, 66, 1620–1621.

LaFrance, W. C., Miller, I. W., Ryan, C. E. et al. (2009). Cognitive behavioural therapy for psychogenic nonepileptic seizures. Epilepsy Behav, 14: 591–596.

LaFrance, W. C., Reuber, M., Goldstein, L. H. (2013). Management of psychogenic seizures. Epilepsia, 54, 53–67.

Lempert, T., Schmidt, D. (1990). Natural history and outcome of psychogenic seizures: a clinical study in 50 patients. J Neurol, 237: 35–38.

Mayor, R., Brown, R. J., Cock, H., House, A., Howlett, S., Smith, P., Reuber, M. (2013). A feasibility study of a brief psycho-educational intervention for psychogenic nonepileptic seizures. Seizure, 22: 760–765.

Novakova, B., Howlett, S., Baker, R., Reuber, M. (2015). Emotion processing and psychogenic non-epileptic seizures: A cross-sectional comparison of patients and healthy controls. Seizure, 29: 4–10.

Persinger, M. A., Desjardins, D., Parker, G., Cook, L. L. (2001). Agonistic behaviour in groups of limbic epileptic male rats: pattern of brain damage and moderating effects from normal rats. Brain Res, 905: 26–33.

Rechlin, T., Loew, T. H., Joraschky, P. (1997). Pseudoseizure »status«. J Psychosom Res, 42: 495–498.

Reuber, M. (2009). The etiology of psychogenic nonepileptic seizures: toward a biopsychosocial model. Neurol Clin, 27: 909–927.

Reuber, M., Enright, S. M., Goulding, P. J. (2000). Postoperative pseudostatus: Not everything that shakes is epilepsy. Anaesthesia, 55: 74–78.

Reuber, M., Fernandez, G., Bauer, J. et al. (2002). Diagnostic delay in psychogenic nonepileptic seizures. Neurology, 58: 493–495.

Roberts, N. A., Reuber, M. (2014). Alterations of consciousness in psychogenic non-epileptic seizures: emotion, emotion-regulation and dissociation. Epilepsy Behav, 30: 43–49.

Rosenberg, H. J., Rosenberg, S. D., Williamson, P. D., Wolford, G. L. 2nd. (2000). A comparative study of trauma and posttraumatic stress. Disorder prevalence in epilepsy patients and psychogenic nonepileptic seizure patients. Epilepsia, 41: 447–452.

Scheidt, C. E., Hoffmann, S. O. (2000). Konversionsstörungen. In: Egle, U. T., Hoffmann, S. O., Joraschky, P. (Hrsg.), Sexueller Missbrauch, Misshandlung, Vernachlässigung (S. 213–224). 2. Aufl. Stuttgart, New York: Schattauer.

Selwa, L. M., Geyer, J., Nikakhtar, N., Brown, M. B., Schuh, L. A., Drury, I. (2000). Nonepileptic seizure outcome varies by type of spell and duration of illness. Epilepsia, 41: 1330–1334.

Sigurdardottir, K. R., Olafsson, E. (1998). Incidence of psychogenic seizures in adults: a population-based study in Iceland. Epilepsia, 39: 749–752.

Szarflarski, J. P., Ficker, D. M., Cahill, W. T., Privitera, M. D. (2000). Four-year incidence of psychogenic nonepileptic seizures in adults in Hamilton County, OH. Neurology, 55: 1561–1563.

Thompson, R., Isaac, C. L., Rowse, G. et al. (2009). What is it like to receive a diagnosis of nonepileptic seizures? Epilepsy Behav, 14: 508–515.

Tojek, T. M., Lurnley, M., Barkley, G., Mahr, G., Thomas, A. (2000). Stress and other psychosocial characteristics of patients with psychogenic nonepileptic seizures. Psychosomatics, 41: 221–226.

Uliaszek, A. A., Prensky, E., Baslet, G. (2012). Emotion regulation profiles in psychogenic non-epileptic seizures. Epilepsy Behav, 37: 110–115.

Uhlmann, C., Baier, H. (2010). Behandlung dissoziativer Anfälle. Neue Studien und Therapieempfehlungen. Nervenheilkunde, 4: 225–228.

Uhlmann, C., Eisele, F., Flammer, E. (2011). Diagnostik und Therapie von Patienten mit nicht-epileptischen dissoziativen Krampfanfällen in einer Abteilung für Epileptologie. Z Psychosom Med Psychother, 57: 288–294.

Urbanek, M., Harvey, M., McGowan, J., Agrawal, N. (2014). Regulation of emotions in psychogenic non epileptic seizures. Epielpsy Behav, 23: 364–369.

Wadwekar, V., Nair, P. P., Murgai, A., Thirunavukkarasu, S., Thazhath, H. K. (2014). Semiologic classification of psychogenic non epileptic seizures. (PNES) based on video EEG analysis: do we need new classification systems? Seizure, 23: 222–226.

Zeman, A. Z., Boniface, S. J., Hodges, J. R. (1998). Transient epileptic amnesia: a description of the clinical and neuropsychological features in 10 cases and a review of the literature. J Neurol Psychiatry, 64: 435–443.

21 Zur differenzialdiagnostischen und -therapeutischen Bedeutung diskursiver Stile bei dissoziativen versus epileptischen Patienten

Martin Schöndienst

21.1 Einleitung

So klar dissoziative Störungen in das Kompetenzfeld der Psychiatrie und Psychotherapie zu fallen scheinen und Epilepsien in das einer sich derzeit nur neurologisch verstehenden Epileptologie, so sehr erfordern doch die vielfältigen Wechselbeziehungen zwischen beiden Erkrankungsgruppen eine beide professionellen Perspektiven zusammenführende Sicht. Die Interdependenzen zwischen dissoziativen und epileptischen Störungen stellen sich auf unterschiedlichen Ebenen dar:

- Auf der symptomatischen Ebene ist es oft nicht leicht, epileptische von dissoziativen Anfällen zu unterscheiden. Hier besteht also ein Problem phänomenologischer Ähnlichkeiten, mit entsprechenden Risiken der Verwechslung und der Konsequenz oft jahrelanger fataler therapeutischer Irrläufe.
- In nosologischer Hinsicht wird mitunter argumentiert, die für dissoziative Störungen konstitutiven temporären Alterationen des Identitätserlebens bzw. Verselbstständigungen motorischer, sensibler und mnestischer Funktionen seien auch für viele Epilepsien kennzeichnend. Psychopathologisch ergaben Studien, die bei Epilepsie- und bei Patienten mit dissoziativen Anfällen Depersonalisations- und Derealisationsphänomene untersuchten, dass diese sich in beiden Erkrankungsgruppen gehäuft fanden (Devinsky et al. 1991).
- Die in der Genese dissoziativer Verarbeitungen so häufig bestimmenden Traumatisierungen und traumatischen Affekte (im Sinne des Erlebens schrankenlosen Ausgeliefertseins) sind auch bei Epilepsiekranken, obgleich oft ausgeblendet, von erheblicher Bedeutung, und zwar in mindestens zweifacher Weise: Erstens berichten Epilepsiekranke überzufällig häufig, körperlicher und oft auch sexualisierter Gewalt ausgesetzt gewesen zu sein (s. Rosenberg et al. 2000); zweitens sollte aber vor allem nicht, wie es meistens geschieht, ignoriert werden, dass epileptische Anfälle als solche in nicht wenigen Fällen »traumatisierende Erfahrungen«, die mit unmittelbaren Todesängsten einhergehen können, darstellen.
- Bei manchen Patienten kann mit den Mitteln der genauen klinischen und apparativen (z. B. Video-EEG-Analyse) Diagnostik gezeigt werden, dass sie sowohl epileptische als auch dissoziative Anfälle haben, also eine Koinzidenz aufweisen, die früher mit dem außerordentlich unglücklichen Terminus der Hystero-Epilepsie (Rabe 1970) bezeichnet wurde. Dieser Terminus führt neben anderen Verunklarungen auch dazu, dass die wohldefinierte klinische Entität sogenannter

epileptogen-dissoziativer Anfälle kaum vorgesehen und daher allzu oft übersehen wird.

21.2 Risiken des Verwechselns und Möglichkeiten der Unterscheidung epileptischer und dissoziativer Anfälle

Ein wichtiger Grund dafür, dass epileptische und dissoziative Anfälle so leicht und so häufig verwechselt werden, dürfte darin liegen, dass dissoziative Anfälle den Beobachter in ein von Haas (1987) gut beschriebenes »Apperzeptionsdilemma« versetzen, welches die ordnende Wahrnehmung der einzelnen Symptome und erst recht ihrer Verlaufsgestalt vereitelt.

Dabei ist zu beachten, dass nicht nur manche dissoziativen, sondern auch manche epileptischen Anfälle, insbesondere die sogenannten frontalen Anfälle, den Kliniker in besonderer Weise verwirren können und dann als dissoziativ fehldiagnostiziert werden. Hierzu können insbesondere die für diese Anfälle oft sehr charakteristischen, oft als exaltiert fehlinterpretierten Bewegungsstürme verleiten. Es handelt sich bei diesen komplexen Bewegungsabläufen weder um tonische, klonische oder tonisch-klonische Entäußerungen noch um Nestel-, Schluck- oder ähnliche Automatismen, sondern um oft den ganzen Körper erfassende, rudernde, ausfahrende, z. T. rotatorische Bewegungen oder auch Tretbewegungen, die fakultativ in Grand Mal münden können, häufig jedoch nach einer typischerweise sehr kurzen Dauer (meist weniger als 30 Sekunden) sistieren. Anders als nach temporalen psychomotorischen Anfällen kehrt das Bewusstsein nach frontalen Anfällen in der Regel prompt wieder, wenn es nicht sogar während des Bewegungssturms erhalten blieb; in solchen Fällen können die Patienten zur Verblüffung Dritter, die aufgrund der Schwere des beobachteten Anfalls von dabei erloschen gewesenem Bewusstsein ausgehen, den Anfall selbst beschreiben oder gar vormachen. Dies wird dann wiederum nicht selten, auch von Ärzten, irrtümlich als Zeichen des Gemachten (im Sinne der Simulation) bzw. Pseudoepileptischen eines solchen Anfalls gewertet (s. Schöndienst 1994).

Heftigkeit der motorischen Entäußerungen, Kürze, oft erhaltenes und jedenfalls nach Anfallsende rasch wiedererlangtes Bewusstsein, Auftreten in Clustern, die oft aus dem Schlaf heraus beginnen und bis in den Tag hineinreichen, sowie eigentümliche, oft ausgesprochen ängstigende Auraerlebnisse erlauben in nicht wenigen als dissoziativ geltenden Fällen ohne jegliche apparative Diagnostik bereits die fundierte Diagnose des Vorliegens einer fokalen Epilepsie mit frontalen, hypermotorischen Anfällen (Williamson et al. 1985) und die Einleitung einer antiepileptischen Pharmakotherapie.

Dass die **Differenzialdiagnose** epileptischer bzw. dissoziativer Anfälle häufig misslingt, dürfte etwas mit dem Bedeutungszuwachs zu tun haben, den visuell beobachtbare und apparativ erfasste klinische Phänomene gegenüber kommunikativ zu ermittelnden im klinischen und wissenschaftlichen Betrieb erfahren. Natürlich sollte ärztliches Zuhören immer darauf gerichtet sein, neben objektiven Krankheitssymptomen gewissermaßen auch die Innensicht einer Erkrankung zu erfassen. Dies erfordert bei epileptischen Anfällen aber eine nicht ganz einfach zu erwerbende besondere Wahrnehmungseinstellung, die die für den Patienten selbst meist verwirrenden, schwer beschreibbaren und kaum zuzuordnenden Erlebnisse und Geschehnisse, wie sie im Strom der Mitteilungen – wie auch innerhalb der Anfälle selbst – oft ebenso unvermittelt auftauchen und auch wieder verschwinden, als diagnostisch wegweisend zu identifizieren vermag.

21.3 Linguistische Gesprächsanalyse als differenzial-diagnostisches Verfahren

Im Kapitel 20 dieses Buches zu dissoziativen Anfällen wurden wesentliche Aspekte der Anamnese-Erhebung genannt sowie auch darauf hingewiesen, dass Patienten mit dissoziativen Anfällen prodromale Erscheinungen »eher undeutlich und verwirrend« schildern. Solche Beobachtungen des konversationellen Verhaltens dissoziativer Patienten und ihrer Unterschiede zu konversationellem Verhalten epileptischer Patienten waren der Ausgangspunkt des im Folgenden dazustellenden differenzialdiagnostischen Ansatzes: die Idee, dass die Mitteilungs*weisen*, in denen wir über Sachverhalte sprechen, Wesentliches der Sachverhalte, auf die sie sich beziehen, zum Ausdruck bringen, führt, bezogen auf Sprechen über Krankheiten, zu der Hypothese, dass z. B. Patienten mit epileptischen, verglichen mit solchen mit dissoziativen und wiederum solchen mit Panik-Anfällen, sich mit jeweils erkrankungs-typischen konversationellen Mitteln ausdrücken.

Dieser Hypothese gingen und gehen wir (Prof. em. Dr. phil. E. Gülich, Fakultät für Linguistik und Literaturwissenschaften, Universität Bielefeld, Prof. Dr. med. P. Wolf, langjähriger Chefarzt des Epilepsiezentrums Bethel, der langjährig fördernd und anregend das Projekt begleitete und durch die von ihm gegründete P.-und-J.-Wolf-Stiftung auch materiell unterstützte, mehrere Doktorandinnen und Doktoranden sowie der Autor) seit 1995 nach, streckenweise auch im Rahmen eines DFG-Projektes. In mittlerweile weit über 100 audioregistrierten und transkribierten Erstgesprächen mit zur differenzialdiagnostischen Abklärung zugewiesenen Anfallspatienten konnten wir eine ganze Reihe nachfolgend beschriebener konversationeller Verfahren identifizieren, die sich als erkrankungstypisch und mithin auch als differenzialdiagnostisch hilfreich erwiesen haben.

Erfreulicherweise ergaben zwei geblindete Studien, in denen Linguistinnen und Linguisten anhand der erwähnten konversationellen Verfahren differenzialdiagnostische Zuordnungen vornahmen, d. h. Entscheidungen trafen, ob die Patienten eine epileptische, eine dissoziative oder eine andere paroxysmale Erkrankung aufweisen, zutreffende Diagnosen in über 85 % (s. Schwabe et al. 2008; Cornaggia 2012). Da die Treffsicherheit, mit der Neurologen diese Zuordnung vornehmen, bei 50–60 % liegt, kann der gesprächsanalytische Ansatz, so abwegig er manchen vorkommen mag, überraschenderweise sogar Überlegenheit für sich beanspruchen.

Der von uns angewandte und weiterentwickelte Ansatz der sogenannten »Konversationsanalyse ethno-methodologischer Orientierung« geht davon aus, Sprechende, z. B. Patienten, als Experten der von ihnen mitgeteilten Sachverhalte anzusehen. Während Patient-Arzt-Kommunikationen in der Regel daraufhin orientiert sind, was Ärzte in der Vielzahl der Patientenmitteilungen relevant **finden**, verschiebt sich der konversationsanalytische Aufmerksamkeitsfokus auf das, was Patienten durch unwillkürliche Auswahl von alltagsweltlichen Diskursmitteln (deshalb »Ethno-Methoden«) relevant **setzen**. Auf solche Diskursmittel kann man stoßen, wenn man Gespräche nicht nur führt oder ihnen zuhört, sondern diese transkribiert und sodann als Transkripte liest und analysiert. Als Methode der Verschriftlichung hat sich die sogenannte **Synchwriter-Partitur-Schreibweise** bewährt, als derzeit geeignetster Kompromiss zwischen Lesbarkeit, vertretbarem Transkriptionsaufwand, wünschenswerter, auch prosodischer Detailgenauigkeit und der Erfassung möglichst vieler mikro-interaktiver Aspekte (Sprecherwechsel und -überlappungen, Pausen etc.). Die wichtigsten Transkriptionsregeln sind in Tab. 20-1 (S. 283) dargestellt. (Aus Platzgründen können nur zwei der in diesem Aufsatz vorgestellten Fallbeispiele in Transkriptionsschreibweise wiedergegeben werden.)

Zur Veranschaulichung von aus solchen Transkripten deutlich werdenden konversationellen Mitteln seien einige aufgezählt, die sich uns im Rahmen von mittlerweile weit über 100 Transkriptanalysen von Gesprächen mit Patienten unterschiedlicher Anfallserkrankungen als differenzialdiagnostisch bedeutsam erwiesen haben:

- variationsreiche Reformulierungen (d. h. die repetitive, in mehreren, unterschiedlich gestalteten Formulierungsschüben erfolgende sprachliche Arbeit an bestimmten Details der subjektiven Semiologie)
- (von Patienten selbst initiierte) Narrationen einzelner Anfallsereignisse
- Bevorzugung von Negationen (zur Kennzeichnung der Anfallssymptomatik)
- (durch sogenannte textphorische Mittel) Kohäsion herstellende bzw. (durch häufige Satzabbrüche, Ballungen von »Vagheitsindikatoren«, inkonsistente Metaphernsysteme) fragmentierende Erzähleraktivitäten
- auffällige Wechsel grammatischer Formen (z. B. von Personalpronomina, Tempora oder Aktiv- und Passivkonstruktionen)

Damit solche diskursiven Eigentümlichkeiten hervortreten können, bedarf es einer gewissen Modifikation des ärztlichen Selbstverständnisses: Der Gesprächsertrag wird weniger von der aktiven Exploration erwartet als von der Ermöglichung, Beobachtung und Analyse des durch Selbstzurücknahme des Untersuchers zutage tretenden Diskursverhaltens des Patienten. Der Interviewer wird so – um die alte freudsche Metapher zu ergänzen – zu einem Receiver (Empfänger), der gerade durch eigene Rezeptivität diagnostisch entscheidende Mitteilungsereignisse erst ermöglicht. Diese müssen allerdings mehr als nur »empfangen« werden; sie erfordern eine auf die Methoden der Relevantsetzungen der Patienten gerichtete Aufmerksamkeit.

Das heißt, das Hervortreten erkrankungstypischer diskursiver Stile setzt eine raumgebende Gestaltung des Gesprächsrahmens seitens des Arztes bzw. Interviewers voraus. In einer schönen Studie verglichen Ekberg und Reuber (2015) Gesprächsverläufe und -erträge, je nachdem, ob einer üblichen klinischen oder einer eher offenen Gesprächstechnik gefolgt wurde, und fassten zusammen: »The traditional history taking style provides fewer opportunities for patients to initiate their own descriptions and to label their seizures« (a. a. O., S. 22).

Konversationsanalytische Arbeit spielt sich in der Regel in kleinen – übrigens auch medizindidaktisch sehr fruchtbaren – Gruppen ab, in denen man gemeinsam die Audioaufzeichnung eines Gesprächs unter gleichzeitiger Lektüre des Transkriptes rezipiert, sich sodann auf beobachtete konversationelle Muster aufmerksam macht und schließlich zusammenstellt, »rekonstruiert«, mittels welcher diskursiver Verfahren der Patient welche Bedeutungssetzungen vorgenommen hat. Unsere Weiterentwicklung dieser Methode besteht zum einen darin, sie auf eine größere Anzahl von Gesprächen mit Patienten mit ähnlichen Diagnosen anzuwenden und auf diese Weise syndromtypische Muster auffinden zu können; eine weitere Spezifikation diskursanalytischen Vorgehens besteht zum anderen darin, durch von Gespräch zu Gespräch relativ gleichbleibende Gesprächseröffnungen und bestimmte

Narrationsanregungen für Vergleichbarkeit der Gespräche zu sorgen. Um bestimmte sprachliche Eigenheiten erfassen zu können bzw. überhaupt hervortreten zu lassen, ist es hilfreich, dass sich der Interviewer nach einer offenen Redeaufforderung wie z. B. »Vielleicht beginnen wir mit den Erwartungen, die Sie selbst hier heute mitgebracht haben?« für einige Minuten des Gesprächs auf sogenannte Rezeptionssignale (z. B. »mh«) beschränkt; allenfalls bei längeren Stockungen des Mitteilungsflusses des Patienten sollte er das zuvor Gesagte wiederholen oder zusammenfassen, um den Patienten zum Weitersprechen anzuregen.

Innerhalb eines solchen, in der Initialphase weitgehend der Gestaltung des Patienten überlassenen »Gesprächsraums« zeigt sich, wie wir anhand der vergleichenden Analyse von mittlerweile über 100 transkribierten derartigen Gesprächen (mit Patienten mit dissoziativen Anfällen oder mit fokalen Epilepsien, z. T. auch anderen Anfallserkrankungen, teilweise auch Angsterkrankungen) entdeckten, dass sich dissoziative Patienten auffällig und hinsichtlich einzelner sprachlicher Merkmale sogar statistisch hoch signifikant von epileptischen Patienten unterscheiden.

So machen sie im Gegensatz zu Epilepsiepatienten das von ihnen selbst – vor, während oder nach ihren Anfällen – Erlebte meist nur stichwortartig zum Thema. Versuche des Gesprächspartners, den Fokus auf die **subjektive Anfallssemiologie** zu richten, bleiben häufig unergiebig. Entsprechend fehlen auch regelhaft die für Patienten mit epileptischen Auren charakteristischen, variationsreichen Formulierungen zur Kennzeichnung ihrer oft rätselhaften Auraerfahrungen. Bittet man Patienten mit dissoziativen Anfällen um narrative Schilderungen einzelner Anfallsereignisse, so gelingt eine solche Fokussierung entweder gar nicht oder die gegebene Schilderung bleibt blass und hinterlässt beim Zuhörer Eindrücke teils verwirrender, teils unvollständiger Information. Ferner ist nachweisbar, dass die anfallsbezogenen Äußerungen von Patienten mit dissoziativen Anfällen ungleich mehr Negationen enthalten als die von Epilepsiepatienten und auch wesentlich mehr und längere Pausen (über vier Sekunden). Schließlich fanden wir es bemerkenswert, dass dissoziative Patienten fast nie berichten, was sie zur Anfallsunterbrechung zu unternehmen versuchen, während Epilepsiepatienten sehr häufig spontan irgendeine Maßnahme ansprechen, die sich bei ihnen zur Unterbrechung eines nahenden Anfalls gelegentlich bewährt hat (s. zu den genannten Merkmalen auch Schöndienst 2002).

Geübtheit in einer auf solche Phänomene gerichteten, durch Lektüre geeigneter Gesprächstranskripte zu schulenden Aufmerksamkeit und eine entsprechende Gesprächsführung helfen sehr häufig, bereits im ersten Gespräch zu klären, ob eine dissoziative Störung oder eine Epilepsie vorliegt. Die oft erhebliche Einsparung an Mitteln der apparativen Diagnostik (z. B. Video-EEG etc.) entschädigt mehr als genug für den zeitlichen Mehraufwand, den ein solches Gespräch erfordert.

Fallbeispiel

Die 50-jährige Handwerksfrau wollte sich, nachdem bei ihr vor sechs Jahren in einer epileptologisch durchaus ausgewiesenen Universitätsklinik dissoziative Anfälle festgestellt worden seien und sie seither auch eine eingehende, von ihr durchaus als nützlich validierte, hinsichtlich der Anfälle jedoch folgenlose Psychotherapie durchlaufen habe, bei uns nach weiteren Psychotherapiemöglichkeiten erkundigen. Sie berichtete dann, erstmals 1995 einen anfallsartigen Zustand erlebt zu haben, »im Keller, vor der Waschmaschine, ich war plötzlich in einer anderen Welt, stand in einer Tür, an einem Tisch saßen Leute, von denen ich den Eindruck hatte, ich kenne diese Leute. Sie sind tot, haben aber irgendwie ihre Körperlichkeit wieder angenommen, trugen altmodische Kleidung, ganz dunkel, eine Frau war auch dabei, die trug auch ein dunkles Kleid, und ich, ich hatte das Empfinden, die möchten nicht, dass du hier in dieser Tür stehst«, wobei die Patientin etwas später ergänzte, es sei ihr bei dieser, wie auch bei einigen der nachfolgenden, ähnlichen Störungen möglich gewesen, sie »abzuwürgen, indem ich aufsprang und irgendwie weglief«.

Wir konnten zur Überraschung der Patientin, und auch der zuweisenden epileptologischen Klinik, schon innerhalb dieses ersten Gesprächs die langjährige Vordiagnose dissoziativer Zustände korrigieren. Der Bericht der Patientin wirkt zunächst fast wie eine Traumerzählung, wobei die Patientin aber überzeugend klar macht, dass es sich nicht um einen Traum handelte, sondern um einen anderen Zustand, in dem sie sich unter seltsame, einmal tot gewesene, aber »irgendwie ihre Körperlichkeit wieder angenommen« habende Menschen versetzt fühlt. So bizarr und rätselhaft das Erlebnis selbst ist, so kohärent wirkt doch die Erzählung. Die Patientin bzw. ihr Bericht erscheint an keiner Stelle von Fragmentierung bedroht. Dieser Kontrast von Bizarrerie des Erlebten und Kohärenz und Klarheit des Berichts, die Genauigkeit einzelner, z. T. reformulierter Details sowie die verwendete adversative Formulierung (»sind tot, haben aber irgendwie ihre Körperlichkeit wieder angenommen«) führte aus sprachlich formalen wie aus inhaltlichen Gesichtspunkten auf die Diagnose dysmnestischer (bzw. sogenannter »experientieller«) epileptischer Auren mit nachfolgenden Fugues. Diese diagnostisch viel zu oft verkannten Formen temporaler Anfälle sind charakterisiert durch meist szenisch-visuelle (Pseudo-) Halluzinationen, die oft mit Derealisationen, ferner einer komplexen, zwischen Faszination und Angst oszillierenden affektiven Komponente sowie nicht selten auch einer dysmnestischen Komponente (»Ich kenne diese Leute«) einhergehen (vgl. Wolf et al. 2000).

Die daraufhin erfolgte Einstellung auf Carbamazepin führte außer zu einer mittlerweile 1,5-jährigen Anfallsfreiheit erfreulicherweise auch dazu, dass seither die zuvor häufigen mehrmonatigen depressiven Episoden ausgeblieben sind.

Fallbeispiel[1]

Die 17-jährige Oberschülerin, seit vier Jahren psychotherapeutisch vorbehandelt unter der Annahme dissoziativer Anfälle, erzählte auf unsere – mittlerweile obligate – Aufforderung hin, den für sie eindrücklichsten Anfall zu schildern, Folgendes:

P: <EA> der EINdrucksvollste war . jetz ähm in den fErien" . . da war ich: ,ich hab das datum auch hier (? datt/den) hab ich hier (? unten/ irgendwo) stehn, .. ähm <schluckt> dA war ich mit meinem freund an=ner Ostsee' . . u:nd ähm <schluckt> ,wir ham da eben ,Urlaub gemacht <EA> ,wir hatten auch äh <EA> ,VOrher ,wir hatten n/ n=sEhr heftigen strEIt, <kurzes Auflachen=AA> . und äh <AA> ,ich weiß nich ob es dAran lach . aber es war eben m (?gut/ Wut) ,AUfregung . Und ,wir waren zusammen in <leiser> B-STADT' hieß das glaub ich der ort +

A: hm

P: und wir .. Äh wir waren im PEnnymarkt waren ,EINkaufen . Und . wir standen an=er KAsse' . un=auf einmal merkt ich'=äh ich krich keine luft mehr' und ich hAb mich wohl wahrscheinlich zu sehr aufs: . ,AU:satmen nur konzentriert, ich hab irgendwann das gefühl gehabt' dass ich äh <EA> ersticken muß ,ich bin dann sofort nach drAUßen gerannt' . hab

1 Zu den Transkriptionskonventionen s. Tabelle 20-1

da n äh n mAnn angesprochen' der stand da mit seiner frau, <EA> . . ich hab auch gar nich darüber nachgedacht irgendwie' ‚ich hab den einfach ANgelabert' <EA> <lachend> und + ähm . ‚hab ihm dann halt erklÄrt' dass ich grade n=anfall hab' und der hat sich dann auch sofOrt um mich gekümmert, hat (?...)
A: ihr frEUnd war aber auch in der nähe'
P: der hat grad bezAhlt ‚der war noch drin, . . Ich bin dann sofort nach drAUßen' . ähm: . . ‚und hab mich dann mit dem mAnn eben unterHAlten' hab immer wieder auf=n bOden gespuckt' weil ich immer datt gefühl hatte' ich hätte zu viel spUcke im mu:nd und ich krich keine luft, <EA> ähm: . ‚und Er hat mich dann ‚berUhicht' hat mit mir gesprOchen, . aber da hab ich Echt gedacht ‚jetz is=et zu ende, . wirklich,

Auch hier konnte die sichere Diagnose einer temporalen Epilepsie aufgrund der eigenanamnestischen Angaben gestellt werden, gekennzeichnet durch ein kohärentes Narrativ, reformulierte (Atemnot-)Empfindungen, empfundene Hypersalivation sowie – als ein selbst vielen Neurologen unbekanntes, jedoch sehr charakteristisches Symptom mancher temporaler Epilepsien – das Empfinden eines unmittelbar drohenden Todes. Von ferne könnte diese Schilderung auch an das Vorliegen einer Panikerkrankung denken lassen. Größere konversationsanalytische Studien an Transkripten von Panikpatienten liegen noch nicht vor. Wir selbst fanden jedoch im Rahmen eines interdisziplinären Forschungsprojekts am Bielefelder Zentrum für interdisziplinäre Forschung bei der komparatistischen Analyse von jeweils ca. acht Gesprächen mit Patienten mit epileptischen Angstauren, verglichen mit solchen mit nicht-epileptischen Panikerkrankungen, dass Panikpatienten, anders als die eben zitierte Patientin, ihre Symptome eher stichwortartig und kaum zeitlich sequenziert, sondern im Sinne eines bedrängenden Nebeneinanders »listenbildend« nennen. Die zitierte Patientin dagegen leistet innerhalb einer kohärenten Erzählung eine präzise zeitliche Sequenzierung ihrer – für bestimmte Schläfenlappenanfälle charakteristischen – Einzelsymptome und arbeitet deren Charakter z. T. noch mittels variationsreicher Reformulierungen heraus. Wir konnten daher die Diagnose einer fokalen Epilepsie des Temporallappens stellen und mittels einer Carbamazepin-Monotherapie rasch vollständige Beschwerdefreiheit herbeiführen.

Bei den sogenannten idiopathischen generalisierten Epilepsien, insbesondere solchen mit (Aufwach-)Grand-Mal, Absencen oder mit Myoklonien werden die Alterationen des Bewusstseins oft anders dargestellt als bei fokalen Epilepsien.

Fallbeispiel

So beschrieb ein 20-jähriger Patient mit einer idiopathischen generalisierten Epilepsie mit Impulsiv-Petit-Mal und Aufwach-Grand-Mal seine frühmorgendlich einsetzenden Ausnahmezustände, die in Grand Mal zu münden pflegten, folgendermaßen: »Ja, wie war das, also die Vorwarnzeichen waren, wie 'ne Art ... Delirium ... oder ... Schlafwandlerei, 'ne schlafwandlerische Haltung ..., man war nicht wirklich wach. Man war nicht wirklich wach eigentlich vor der Sache, es war wie ein kurzes Traumwandeln, schon ein Realisieren der Umwelt, und persönlich war es immer das Gefühl, was einem durch den Kopf ging: Entzieh dich bloß jetzt diesen ganzen äußeren Einflüssen, die dir sowieso nicht passen, mal so ganz platt in einen Satz gebracht, also das sind die Dinge, die einen dann versuchen, runterzubringen, so nach dem Motto: Bleib ruhig, du weißt, du bist hier irgendwie nicht völlig wach, und das dauert jetzt 'ne Weile, 'n Weilchen, setzt dich irgendwo hin, und dann sagt man sich selbst so, das muss dich nicht hier außer Rand und Band bringen, was hier um dich 'rum passiert, das muss dich auch nicht stören, dass deine Eltern dich wieder anstarren, das ist alles egal, und dann meistens kann man's verhindern dadurch, das sind so ein paar Minuten einfach nur, und jede weitere Beschäftigung mit was anderem führt zum Durcheinander.«

Fallbeispiel

Eine 52-jährige Patientin mit seltenen Aufwach-Grand-Mal ab dem 19. Lebensjahr und merkwürdigen, sich z.T. über Stunden erstreckenden, im Sinne diskontinuierlicher Absence-Status aufzufassender Einleitungsphasen, beschrieb, sie »merke dann, dass ich nicht richtig wach werde morgens, aber irgendwie merke ich nicht, dass ich davor (vor einem Grand Mal) stehe, ich rede auch anders, kriege nicht alle Sätze so richtig raus, und wenn meine Familie sagt, ich solle mich doch hinlegen, sträube ich mich dagegen, und mich stört dann unwahrscheinlich, dass ich das Gefühl habe, ich werde stark beobachtet, und will mir einfach nicht eingestehen, dass ich kurz davorstehe.«

Von beiden Patienten wird eine komplexe Änderung ihres Erlebens beschrieben, die in beiden Fällen einhergeht mit einer akuten ängstlichen Verstimmung in Bezug auf anwesende Dritte. Diese enthält beim ersten Patienten ein auffallend projektives Element (»das muss dich auch nicht stören, dass deine Eltern dich wieder anstarren«), während es bei der zweiten Patientin zu einer sensitiven Veränderung kommt (»dass ich das Gefühl habe, ich werde stark beobachtet«). Eine Tendenz zu einem aufgelockerten, oft besonders projektiv verzerrten Realitätsbezug wurde übrigens bereits in älteren Arbeiten (zusammengefasst bei Janz 1969) als generell kennzeichnend für viele Patienten mit idiopathischen generalisierten Epilepsien beschrieben.

Merkwürdigerweise werden bei Patienten mit idiopathischen Epilepsien weit seltener dissoziative Störungen vermutet bzw. diagnostiziert als bei Patienten mit fokalen Epilepsien. Dies mag zum einen einfach damit zu tun haben, dass idiopathische Epilepsien – jedenfalls solange sie unbehandelt sind – fast stets mit wegweisenden generalisierten »spikes« and »waves« einhergehen, während die für fokale Epilepsien charakteristischen Herdhinweise im EEG weniger konstant nachzuweisen sind. Möglicherweise spielt hier aber auch hinein, dass jene paläokortikalen limbischen Strukturen (vor allem Amygdala und Hippocampus), denen eine besondere Beteiligung bei der Entstehung und Perpetuierung dissoziativer Verarbeitungen zugeschrieben wird, auch bei vielen fokalen Epilepsien den Fokus pathologischer Erregung bilden, während diese Hirnstrukturen bei idiopathischen generalisierten Epilepsien in viel geringerem Maße tangiert sind.

Die Beschreibung der subjektiven Anfallssemiologie, für deren Erfassung der Patient über ein gewisses Maß an innerer Wahrnehmung verfügen muss, ist bei Kranken mit dissoziativen Störungen oft sehr dürftig und sprachlich arm. Dies bedeutet nicht, dass die anfallsbezogenen Mitteilungen insgesamt knapp ausfallen, sie sind im Gegenteil mitunter sehr ausführlich, betreffen aber überwiegend äußere und situative Aspekte, während kaum Formulierungsarbeit auf die differenzierende Schilderung inneren Erlebens verwendet wird.

Zur Veranschaulichung sei ein Anfallsnarrativ des ersten Anfalls einer durchaus nicht minderbegabten Patientin mit dissoziativen Anfällen nach langjährigen Erfahrungen sexueller und auch anderer Gewalt in der Kindheit wiedergegeben[2]:

2 Zu den Transkriptionskonventionen s. Tabelle 20.1 im Anhang

Fallbeispiel

Arzt: . .wAnn fing das denn An,
Patientin: dass ich das bekOmm, habe'
A: mmh'
P: . . <EA> hM, . ähm: . . . also: . <AA> . ich hAtte früher mal: ä aso dr/ . dreinAch, zich glaub=ich dass das anders war (l) als die: äh:m . . ich hab immer gedacht das is einfach nur so wie: wenn man bewUsst,los wird . äh: sch/ sch/ schwIndel, so wie: vom: krEIslauf, . ne' . ,so: . aber: ä dann:: . mh: . wei=ich hAtt=,das . früher sons nich nur beim sch/ einmal beim spOrt .schon in der schUle, . aso sIEb,zehn . mit sIEb,zehn . . das war so dreinachzich, . . war das un:d äh: . . der hAUpt'/ . für mich ,äh: das wEIß ich so w:o ich inne . mh . inne lEhre, war . (?mal) . un:d da konnt ich mich ebend halt AU(ch) ›nich erinnern . an nichts . so sie sachte ich wäre inne schEIbe' gef'/ . also ,richtun:g, ä schAUfenster' . öh: gefalln' ,und ich=hab ähm . das auch im . äh:(? geschriebm') › un:d=äh: . <lauter> jA und dAnn hab=ich einfach das:<Tonfall: ,wegwerfend'> ACh ,hab=ich gedacht krEIslauf, + . so ne' . und dann' bin=ich hab=ich / das irgendwie nich äh . ,Ernst genomm ne' ,so . (? un=dann) hats hInterher halt zU,genomm . die: . is: immer mEhr ,gewordn

Hier schließen sich einer seltsam unstrukturierten Mitteilung von Vorankündigungen bruchstückhafte Andeutungen eines zeitlichen und eines szenischen Rahmens an sowie die dann kaum verständliche Einführung einer dritten Person (»sie sagte, ich wäre in 'ne Scheibe gef«); der Bericht dieser Patientin übergeht grundlegende Regeln des Erzählens (Rahmensetzung, Personeneinführung, Detaillierungen, Gestaltschließung) und lässt den Zuhörer so gewissermaßen an einer durch Unvollständigkeit der Wahrnehmung, Rätselhaftigkeit des Erlebten und Undeutlichbleiben der Rolle Dritter gekennzeichneten Erinnerung partizipieren und überträgt dem Zuhörer Aufgaben, die eigentlich von der Erzählerin zu erledigen wären.

21.4 Besonderheiten des Beschreibens psychopathologischer Veränderungen durch Epilepsie- bzw. Dissoziationspatienten

Amnesien, Fugues, willensunabhängige Störungen bzw. Verselbstständigungen der Motorik bis hin zu Anfällen oder auch Selbstbeschädigungshandlungen, Alterationen des Selbsterlebens (Depersonalisation) und des Realitätsgefühls (Derealisation) sind für dissoziative Störungen charakteristisch. Da solche Phänomene aber auch als Symptome epileptischer Anfälle vorkommen können, ergibt sich die Frage nach möglichen nosologischen Beziehungen zwischen beiden Krankheitsgruppen.

In Untersuchungen, in denen an Gruppen von Epilepsie- und Dissoziationspatienten mittels entsprechender Fragebögen (Dissociation Experience Scale [DES], Devinsky et al. 1989) das Vorkommen dissoziativer Erlebnisse erhoben wurde, fanden sich solche bei Epilepsiepatienten weit häufiger als in der Normalbevölkerung, allerdings signifikant seltener als bei Patienten mit der Diagnose einer Dissoziativen Identitätsstörung (ehemals: »Multiple Persönlichkeit«).

Mittels solcher Testinstrumente vorgenommene Vergleiche von Einzelsymptomen bzw. Summen-Scores sagen indessen noch wenig über deren hirnfunktionelle oder psychodynamische Genese aus. Eine gustatorische Sensation z. B. kann einer auf den basalen Schläfen- oder Stirnlappen verweisenden epileptischen Aura entsprechen, ebenso aber auch Reminiszenz von in Form oraler Penetrationen erlittener sexueller Gewalt sein und als Flashback sozusagen einen Kompromiss bilden zwischen immer wieder andrängendem Erinnern und dem Wunsch des Verbergens des unerträglichen

Ursprungs des Erinnerten, wie bei der im Folgenden dargestellten Patientin.

Fallbeispiel

»Also, ich hatte Kopfschmerzen, sehr starke, und das wurde auch ganz stark, und so'n komischen Geschmack im Mund, und dann kann ich mich nur erinnern, dass ich in meinem Bett lag, und das hörte sich alles ganz weit weg an.« – Nach Monaten der Therapie gewann dieses isolierte bzw. dissoziierte sensorische Symptom Anschluss an wiederkehrende Erinnerungen entsprechender sexueller Zumutungen.

Die gustatorische Pseudohalluzination kann aber auch einfach auf eine epileptische Irritation paläozerebraler Strukturen zurückgehen.

Fallbeispiel

So beschrieb eine Patientin mit einer rechtstemporalen Epilepsie, »dass die (Anfälle) z. B. auch manchmal anfangen mit 'nem entsetzlichen Geschmack im Mund, und das, da hab ich das Gefühl, als hätt ich Metall, em so'n metallernen Geschmack, und ich weiß, z. B. gewisse Vorgefühle lösen das Gefühl aus, z. B. hab ich jetzt Bonbons, und jedes Mal, wenn ich einen solchen lutsche, kriege ich innerhalb kurzer Zeit ein Vorgefühl, also muss da 'nen Stoff drin sein, wo ich mir sage, gegen den ich das Gefühl habe, dass ich allergisch bin.«

Während die erste, dissoziative Patientin den »komischen Geschmack« nur flüchtig nennt und auf ein anderes (Derealisations-)Symptom übergeht, das Symptom also kurz zeigt und sogleich wieder verschwinden lässt, im Sinne des klassischen hysterischen Modus, verwendet die zweite Patientin etliche Reformulierungen auf die Herausarbeitung der spezifischen Qualität ihrer – epileptischen – Dysgeusie.

Bei *epileptischen* Fugues können Patienten, selbst wenn sie das dranghafte Umherlaufen als solches nicht zu erinnern vermögen, doch häufig Vorgefühle beschreiben, und zwar im Sinne durchaus ich-dystoner, gleichwohl nicht abzuwehrender Erfahrungen bizarrer Wahrnehmungen, die sich mit unabweisbaren Handlungsimpulsen mischen.

Fallbeispiel

So zog es eine unserer Patientinnen im Rahmen ihrer Aurae continuae regelhaft zum Betheler Friedhof, und sie konnte danach berichten, sie habe davor »immer so Totes gesehen« und sich daher »bei den Toten ausheulen müssen«. Eine andere Patientin berichtete, »es geht immer los, dass ich was höre, was gar nicht da ist, richtig psychotisch ist das, und ich sehe, bitte verstehen Sie das nicht falsch, den Tod, ja richtig, wie wenn ich Tod vor den Augen sehe, also ganz dreckig fühle ich mich dann, richtig widerlich und musste dann zur Dusche rennen, so als wolle ich, also, ja, so dreckig kann man doch nicht sterben«.

Gegenüber solchen Schilderungen, für welche die Patienten mit epileptischen Fugues erhebliche Formulierungsarbeit aufwenden, waren die Schilderungen der Motivationen von Fugue-Zuständen seitens unserer dissoziativen Patienten stets knapp, soweit sie nicht überhaupt über ihr Befinden vor und während ihrer Wanderschaften gänzliches Schweigen breiteten.

So wusste ein über viele Jahre unnötigerweise antiepileptisch behandelter Geisteswissenschaftler, den es viele Nächte stundenlang in die seinem Wohnhaus nahe gelegenen Weinberge getrieben hatte, zu seinen *dissoziativen* Fugues nur zu sagen: »Ich spür' eben, ich will weg, und das ist das Einzige, was ich davor merke.«

Auch für Depersonalisationen und Derealisationen erweist sich das sprachliche Gepräge beim Vergleich transkribierter Äußerungen als verschieden, wenn man Epilepsie- und Dissoziationspatienten einander gegenüberstellt.

Fallbeispiel

Eine Patientin mit einer rechtstemporalen Epilepsie: »Es taucht manchmal auf, da ist so'n seltsames Gefühl dann im Kopf, als ob ich ..., ja ... ich seh' schon noch alles, aber ich bin doch nicht mehr da, hab' ich das Gefühl, ja? Irgendwie hab' ich das Gefühl, ich bin woanders ..., weil in meinem Kopf ist so ein Gefühl, als ob ich ... woanders ..., au weh, oh, das geht so schlecht zu beschreiben ..., als ob ich 'n Stück weggerückt wär, ja, als ob ich mich dann ... ich erleb' mich einfach ganz anders.«

Während diese Patientin verschiedene Anläufe unternimmt, diese ihr zustoßenden, durchaus ängstigenden Erlebnisse in immer wieder neuen Formulierungsschüben vorstellbarer werden zu lassen, reiht die folgende, dissoziative Patientin etliche, sie offenbar bedrängende Einzelsymptome aneinander, ohne ihnen weitere kommunikative bzw. sprachliche Bearbeitung zukommen zu lassen.

Fallbeispiel

»Hatte ein Paargespräch, war alles ziemlich anstrengend, so körperlich und geistig, weiß auch nicht, kann's nicht sagen, ich hatte Kopfschmerzen, sehr starke, und, ja, dann war's irgendwie schon ... von daher kann ich mich nicht erinnern, eben nur Kopfschmerzen, und dann weiß ich nicht mehr und dann ist mir übel und müde, aber dieser Geist, wenn er nachher wieder anfängt zu arbeiten ...«

21.5 Aspekte hirnfunktioneller Substrate epileptischer bzw. dissoziativer Störungen

Es ergibt sich der keineswegs triviale Sachverhalt, dass Epilepsie- und Dissoziationspatienten einerseits zwar ähnliche psychopathologische Symptome aufweisen können, diese andererseits aber sprachlich in sehr unterschiedlicher Weise bearbeiten. Diesem Umstand entspricht eine Analogie auf hirnfunktioneller Ebene insofern, als bei beiden Erkrankungsgruppen, wenngleich aus völlig verschiedener Ätiologie, doch die gleichen neuronalen Strukturen in besonderer Weise involviert sind. Insbesondere sind das die Amygdala, als eine besonders an der emotionalen Verarbeitung und Bewertung von Erlebtem beteiligte Struktur, sowie der Hippocampus, als eine für die Konzeptualisierung, Visualisierung und deklarative Repräsentation wesentlich verantwortliche Hirnregion.

Beide Strukturen werden bei traumatischen und bei epileptischen Störungen bevorzugt angegriffen: bei den epileptischen dadurch, dass die Schwelle für sogenannte elektrische Entladungen, also Depolarisationen, in dieser Hirnregion niedriger ist als in anderen; bei traumatischen Störungen dadurch, dass die im Trauma eintretende Überflutung mit Angst und Ohnmacht einhergeht u. a. mit einem erheblichen Anstieg von Cortison im Serum. Dieser beeinträchtigt seinerseits wiederum aufgrund einer besonderen Dichte von Glucocorticoid-Rezeptoren im Hippocampus und der Amygdala deren Funktionen und, bei gehäuften derartigen Cortison-Belastungen, auch feingewebliche Strukturen selbst. In der Folge kommt es zu Störungen der Fähigkeit zur sequenzierten mentalen Verarbeitung von Erlebtem.

Nachdem sich mittlerweile die Einsicht verbreitet hat, dass bei weit mehr als der Hälfte der dissoziativen Patienten traumatisierende Erfahrungen in der Lebensgeschichte vorliegen, sodass dissoziative Anfälle nicht selten mit einer Posttraumatischen Belastungsstörung einhergehen (▶ Kap. 20 in diesem Band), wurde innerhalb der letzten Jahre untersucht, inwieweit ähnliche Traumatisierungen auch bei Patienten mit epileptischen Anfällen eine Rolle spielen. In der hierzu umfänglichsten Studie verglichen Rosenberg et al. (2000) die Häufigkeit von Traumata und Posttraumatischen Belastungsstörungen bei Epilepsiepatienten und bei Patienten mit »psychogenen, nichtepileptischen Anfällen«. Dabei überraschte nicht, dass Patienten mit psychogenen, nichtepileptischen Anfällen gehäuft von schwerwiegenden traumatisierenden Erfahrungen berichteten. Ein unerwartetes Ergebnis dieser Studie war indessen, dass auch Epilepsiekranke signifikant häufiger von traumatisierenden biografischen Erfahrungen berichteten und auch häufiger Merkmale einer Posttraumatischen Belastungsstörung aufwiesen als Gesunde.

Dass Epilepsiepatienten gehäuft über Erfahrungen traumatisierender, oft auch sexualisierter Gewalt berichten, ist ein zunächst schwer verständlicher Befund. In der genannten Studie wurde nicht untersucht, ob die Traumatisierungen nach bereits eingetretenen Epilepsien erfolgt waren oder ihnen vorausgingen. In Fällen, in denen Epilepsien Traumatisierungen folgen, liegt es nahe, eine dissoziative Funktion solcher epileptischen Anfälle anzunehmen.

Die Häufigkeit Posttraumatischer Belastungsstörungen bei Epilepsien könnte eine weitere, in der Literatur bisher wenig bedachte Ursache haben: Epileptische Anfälle stellen, soweit sie nicht – was allerdings selten der Fall ist – jeglicher Selbstwahrnehmung entzogen sind, als solche in ihrer spezifischen Qualität jäh abreißender Selbstverfügbarkeit schwer beschreibbare, im engeren Sinne überwältigend zu nennende Ereignisse dar. Dies gilt insbesondere für solche Anfälle, in deren Auren (Todes-)Ängste oder bei denen Erstickungsgefühle (oft als subjektives Korrelat der Einbeziehung des Zwerchfells in die tonische Verkrampfung) oder auch andere erschreckende Verselbstständigungen der Motorik (oder auch Sensorik) vorkommen. In solchen Anfallserfahrungen Traumatisierungen zu erkennen, macht nicht wenige charakterliche Auffälligkeiten mancher Epilepsiepatienten – die allzu schnell und oft leichtfertig mit dem Mysterium »Wesensänderung« eine Scheinerklärung erfahren – als Folgen iktaler Traumatisierungen plausibler fassbar. So sollten etwa die im DSM-IV genannten Merkmale einer PTBS, wie z. B. der Rückgang allgemeinen Interesses, die Einengung der Affektivität und die übermäßige Reagibilität gegenüber Schreckreizen, eher den Folgen der durch die epileptischen Anfälle selbst eingetretenen Traumatisierungen zugeordnet werden als einer vermeintlichen Wesensänderung.

Begreift man epileptische Anfälle als potenziell unmittelbare Auslöser von im engeren Sinne traumatischen Erfahrungen, gewinnt auch deren anamnestische Erhebung über ihre medizinisch-diagnostische Funktion hinaus geradezu therapeutische Bedeutung: Die sukzessive, zunächst eigen-, dann möglichst immer aber auch fremdanamnestische Exploration der subjektiven und der durch Dritte beobachtbaren Anfallssemiologie, die sorgfältige Beachtung der dabei vom Patienten meist nur ängstlich gestreiften Affekte sowie schließlich die Zusammenfügung des Explorierten zu einer auch die affektive Dimension der Anfälle einbeziehenden Rekonstruktion schließen Erlebnislücken. Oft erweist sich eine solche Bemühung um sorgfältige, anfallsbezogene

Kommunikation dann übrigens als geeignet, eine vorbestehende sogenannte »Non-Compliance« zum Verschwinden zu bringen. Diese »Non-Compliance« der Patienten ist wahrscheinlich eher auf ihr Empfinden, in der Spezifität ihres Krankheitserlebens noch nicht hinreichend wahrgenommen worden zu sein, zurückzuführen als auf ihre vermeintliche Unzuverlässigkeit.

21.6 Konstellationsmuster epileptischer Störungen mit dissoziativen Störungen

Bei einem Patienten einfach ein Vorliegen sowohl epileptischer als auch dissoziativer Anfälle zu konstatieren, bedeutet in der Regel eine unzulässige Vereinfachung der in jedem Einzelfall erst zu leistenden Klärung, welcher besondere Untertyp von Komorbidität oder Koinzidenz jeweils vorliegt. So gibt es Patienten, deren Anfälle (insbesondere bei nonkonvulsiven generalisierten Absence-Status kommt dies vor) sowohl von der Anfallssemiologie her als auch vom (Spike-wave-) EEG zweifelsfrei epileptischer Natur sind, deren Anfallsauslösung aber so unübersehbar situativen Abwehrbedürfnissen dient, dass in diesen Fällen die (epileptischen) Anfälle psychodynamisch eine dissoziative Funktion erfüllen. Hier darf man sich zum einen von den Hinweisen, dass situative Konfliktaktualisierungen Anfälle auslösen, nicht zur Fehleinschätzung verleiten lassen, die Anfälle seien deshalb nicht epileptisch; andererseits sollte aber die zutreffende Einordnung solcher Anfälle als epileptisch den Behandler nicht daran hindern, das, was diese Patienten in ihren epileptischen Anfällen abwehren, psychotherapeutisch so zu bearbeiten zu versuchen, dass es keiner pathologischen epileptischen Abwehr mehr bedarf.

Eine weitere kleine Untergruppe bilden Patienten, bei denen sich im Rahmen besonderer Affektstürme, vorwiegend aggressiver und/oder ängstlicher Art, Erregungen aufbauen, die, mitunter vermittelt durch eine hinzukommende Hyperventilation, dann in ggf. meist große epileptische Anfälle münden. Man könnte in diesen Fällen von psychogen-epileptischen Anfällen sprechen oder, den alten freudschen Terminus aufgreifend, von einer im engeren Sinn »affektiven Epilepsie«.

Eine gewissermaßen umgekehrte Kausalität findet sich bei Patienten, in deren Anfallsabläufen sich an eine erste epileptische Phase unmittelbar eine zweite dissoziative Phase anschließt, sodass diese Anfälle sinnvollerweise epileptogen-dissoziativ genannt werden (Kapur et al. 1995; Schöndienst 1994). Früher sprach man in solchen, nicht so seltenen Fällen von »Ausgestaltungen«. Dieser Ausdruck programmierte geradezu das Missverständnis, solche Ereignisse gingen auf eine willkürliche, ausgestaltende Intention des Patienten zurück. Stattdessen handelt es sich jedoch um – meist fokale – epileptische Anfälle, deren extrem quälender Charakter für die Betroffenen unmittelbar einen solchen »Dissoziationsdruck« erzeugt, dass ein abnormes, anfallsartiges Verhalten einsetzt und/oder der Patient areaktiv wird, obwohl das EEG Wachaktivität und in dieser zweiten Phase des Anfalls kein Anfallsmuster mehr zeigt. Alle von uns mittlerweile untersuchten Patienten (n = 11) mit epileptogen-dissoziativen Anfällen hatten in ihrem Leben außerordentliche Gewalt erfahren, und alle hatten Auren, in denen Angst eine besondere Rolle spielte. Als eine Faustregel kann gelten, dass, wenn unklar ist, ob die Patienten epileptische oder dissoziative Anfälle haben, in 10–30 % dieser Fälle epileptogen-dissoziative Anfälle vorliegen.

Vielleicht haben die beschriebenen Differenzierungsversuche deutlich machen können, dass der früher so gebräuchliche Terminus der »Hystero-Epilepsie« sehr unterschiedliche Weisen, in denen sich Epileptisches und Dissoziatives konstellieren können, in entdifferenzierender Weise gleichsam verklumpt. Von einer weiteren Verwendung dieses Terminus ist daher zugunsten einer genauen, insbesondere an der subjektiven Semiologie und Biografie in jedem Einzelfall orientierten Differenzierung abzuraten.

21.7 Abschließende differenzialdiagnostische und -therapeutische Überlegungen

Aus den beschriebenen gesprächsanalytischen Beobachtungen ergeben sich weitreichende Möglichkeiten für den klinischen Alltag.

Differenzialdiagnostisch erlaubt eine sprachphänomenologische Ausrichtung der Wahrnehmung nicht nur auf das, *was* jemand mitteilt, sondern auch auf das, *wie* sich jemand mitteilt, d. h., welche konversationellen Mittel verwendet werden und was sich dadurch interaktiv herstellt, eine – wie die oben erwähnten geblindeten Studien zeigten – gegenüber einer üblichen neurologischen Interviewtechnik signifikante Überlegenheit hinsichtlich der differenzialdiagnostischen Treffsicherheit.

Zugleich ermöglicht die für unseren Ansatz konstitutive Selbstzurücknahme des Interviewers ein von der gängigen klinischen Frageweise eher unterdrücktes Deutlichwerden von Erkrankungskontexten.

Die in der vorliegenden Arbeit versuchten Unterscheidungen zwischen dissoziativen und epileptischen (man könnte fast sagen: »pseudodissoziativen«) Störungen enthalten auch Implikationen für die Gestaltung der psychotherapeutischen Behandlungsbeziehung.

Das ihre anfallsbezogenen Affekte und Wahrnehmungen differenzierende Gespräch mit Patienten mit schwer aushaltbaren, komplexen epileptischen Auren befreit sie nicht selten aus ihrer Eingeschlossenheit in die Vorstellung schlechterdings nicht kommunizierbarer krankheitsbedingter Erlebnisse.

Bei Patienten mit solchen »pseudodissoziativen Epilepsien« ist die erste wichtige Aufgabe häufig, zunächst die Symptome in ihrer oftmals ausgesprochen beunruhigenden Qualität anzusprechen, zuzuordnen und in ihren sequenziellen Zusammenhängen zu rekonstruieren. Dabei gilt es auch, die nicht seltenen Ängste solcher Patienten (»Manchmal denke ich schon, jetzt wirst du verrückt!«) zu beachten, deren Verbalisierung zu unterstützen und sie so zu besprechen, dass der Patient die – von seiner Erkrankung her kaum begründeten – Ängste vor psychischer bzw. psychotischer Desintegration wieder in sich zu begrenzen vermag.

Bei Patienten mit dissoziativen Anfällen erweist sich häufig die Kenntnis des rasch in Gang kommenden »dissoziativen Sprachspiels« als hilfreich, um der leicht destruktiven Dynamik entgegenwirken zu können, die entsteht, wenn sie unerkannt bleiben. Die Mitteilungsstile vieler dissoziativer Patienten können fast als eine Abbildung ihrer Selbststruktur in ihrer Sprache verstanden werden. Dies gilt insbesondere für ihre auffällige Tendenz zu Fragmentierungen, für ihre mangelnde Kohärenz (sowohl einzelner Sätze als auch ganzer Narrationen) wie auch für eine Neigung zu andeutungshafter, unvollständiger Information, die dem Gesprächspartner – kaum merklich – jeweils den Part der Extrapolation und Vervollständigung zuweist. Häufige Pausen, unklare Verweisungen, viele Negationen, geballte Vagheitsindikatoren u. a. können beim Gesprächspartner leicht Verwirrung (bis hin zu körperlichem Schwindel) hervorrufen.

In seiner Arbeit »Bruchstück einer Hysterie-Analyse« hat übrigens Freud bereits auf typische Merkmale des Redeverhaltens von in seiner Begrifflichkeit hysterischen Patientinnen hingewiesen; der Text liest sich streckenweise wie eine Vorwegnahme unserer konversationsanalytischen Befunde. Genaues Beobachten solcher sprachlichen Mikrophänomene macht jene komplexen Befindlichkeitsänderungen wesentlich verständlicher, die sich im Umgang mit dissoziativen Patienten leicht einstellen.

Als These sei formuliert, dass das, was Kleinianer »projektive Identifikationen« nennen, also die unbewusste Übermittlung schwer erträglicher Selbstzustände in den Behandler, in hohem Maße auf solche kaum zu bemerkenden, aber umso wirksameren sprachlichen Mikrophänomene und -interaktionen zurückgeht. Die mit den schwer zu dechiffrierenden Mitteln der Sprache vom Patienten unbewusst hergestellten Interaktionsmuster wahrzunehmen, ist die Voraussetzung ihrer Bearbeitung durch interaktive Deutungen. Diese schließen sich jeweils unmittelbar an die Mitteilungsformen der Patienten an und genügen in hohem Maße dem Postulat, wonach psychotherapeutische Interventionen möglichst aus dem vom Patienten selbst bereitgestellten Material gebildet werden sollen. So kann z. B. ein Patient, der auffällig oft lange Pausen im Gespräch entstehen lässt, darauf aufmerksam gemacht werden, dass er damit immer auch die Gesprächsinitiative an sein Gegenüber abtritt, was leicht dahin führen könne, dass andere ihm gegenüber eine dominante Rolle gewännen und er selbst so in einer passiven, ja vielleicht sogar ausgelieferten Position verbleibe.

Ebenso kann, im Falle systematisch unvollständig bleibender Information, aufgezeigt werden, dass diese den Zuhörer dazu nötigt, dass er sich aus wenigen Mosaiksteinchen ein Gesamtbild zusammensetzt, das dann aber vielleicht nicht mehr der Realität des Patienten entspricht. Inkohärente Narrative können den Zuhörer enorm verwirren, insbesondere wenn formal durchaus Kohäsion gewahrt bleibt. Solches zu bemerken, bildet die Voraussetzung, um zu erkennen, woher die eigene Verwirrung rührt, diese Verwirrung ansprechen zu können und den Patienten auf die Möglichkeit aufmerksam zu machen, dass er dadurch, wie er bestimmte Geschehnisse erzählt, auch vermittelt, dass er bezüglich bestimmter Erlebnisse noch zu gar keiner zusammenhängenden inneren Vorstellung gelangt ist.

Ebenso kann die bei dissoziativen Patienten charakteristischerweise dürftig bleibende sprachliche Bearbeitung der subjektiven Anfallssemiologie als ein Hinweis aufgegriffen werden, dass es dem Patienten anlässlich seiner Anfälle, vielleicht aber auch generell, offenbar sehr schwer fällt, innerlich Empfundenes in sich überhaupt zu erfassen und erst recht, sich darüber auszutauschen bzw. es für andere deutlich werden zu lassen.

Somit erlaubt die Kenntnis krankheitstypischer Mitteilungsformen auch die Entwicklung spezifischer Interventionen. So kann der aussparende Modus dissoziativer Patienten etwa in der Form angesprochen werden:

»Ihre Form, aufmerksam zu machen auf für Sie Schwieriges, ist offenbar manchmal, dass Sie es schweigend übergehen oder lange Pausen machen. Dadurch spürt man auch eine Art Leere, mit der Sie vielleicht öfters in sich zu tun haben. Und die wir hier vielleicht manchmal füllen können.«

Demgegenüber kann es bei Epilepsiepatienten weiterführend sein, die oft angstvoll tastenden, zugleich von einem spürbaren Wunsch, schwer Fassbares zur Sprache zu bringen, geprägten Formulierungsanstren-

Tab. 21-1 Transkriptionskonventionen: [bin ich jetzt* gleichzeitiges Sprechen

[ja:*	der Beginn ist durch eckige Klammern in übereinanderstehenden Zeilen gekennzeichnet, das Ende ggf. durch * markiert
/	hörbarer Abbruch ohne Pause
.	kurzes Absetzen innerhalb einer Äußerung oder zwischen zwei Äußerungen
. .	kurze Pause
. . .	mittlere Pause
(x sec)	Pause von x Sekunden Dauer
&ß	auffällig schneller Anschluss
=	auffällige Bindung, Zusammenziehen
<EA>	Einatmen
<AA>	Ausatmen
nich' 'doch	steigende Intonationskurve; hoher Einsatz
nicht, ,er	fallende Intonationskurve; tiefer Einsatz
HALLO – FRAge – jA	dynamische Hervorhebung eines Wortes – einer Silbe – eines Lautes
ja: ach so::	Dehnung einer Silbe, eines Lautes
(?ersmal)	unsichere Transkription
(?…)	unverständliche Passage
‹lachend› +	Kommentar; geht dem entsprechenden Segment voraus und gilt bis +

gungen als eine besondere Anstrengung und Vermittlungsbemühung anzusprechen:

»Man merkt, was dann alles auf Sie einwirkt, das ist sehr verwirrend, und auch ein bisschen unheimlich vielleicht, und Sie haben das Empfinden, dass andere sich das vielleicht gar nicht vorstellen können und es verrückt finden. Aber es hat nichts mit Verrücktheit zu tun, sondern es kommt daher, dass einfach ein paar Gehirnzellen querfunken, was man in der Regel ja auch medikamentös, oder manchmal auch operativ, beheben kann.«

Der hier vorgestellte Ansatz reicht aus unserer Sicht von einer Nutzung der psychotherapeutischen Wahrnehmungseinstellung für das neurologisch-diagnostische Gespräch über die sprachanalytische Aufmerksamkeit für diskursive Mikrophänomene und deren indikative Bedeutung für ich-strukturelle und psychodynamische Merkmale eines Patienten bis hin zu der Möglichkeit, daraus spezifische therapeutische Interventionen herzuleiten, die Äußerungen des Patienten als sprachliche Akte behandeln.

21.8 Anhang: Transkriptionskonventionen

Generell werden bei den Transkriptionen die Orthografieregeln respektiert, jedoch mit folgenden Ausnahmen: Es gibt nur Kleinschreibung, da Großbuchstaben zur Intensitätsmarkierung eingesetzt werden; Interpunktionszeichen haben nie ihre in schriftsprachlichen Texten übliche Bedeutung, sondern sind diakritische Symbole; artikulatorische Besonderheiten können durch Abweichungen von der üblichen Orthografie wiedergegeben werden (vgl. ▸ Tab. 21-1).

Literatur

Cornaggia, C. M., Gugliotta, S. C., Magaudda, A. R., Beghi, M., Polita, M. (2012). Conversation analysis in the differenzial diagnosis of italian patients with epileptic or psychogenic non-epileptic seizures: a blind prospective study. Epilepsy & Behavior, 25(4): 598–604.

Devinsky, O., Putnam, F. W., Grafman, J., Broomfield, E., Theodore, W. H. (1989). Dissociative states and epilepsy. Neurolo8gy, 39: 835–849.

Devinsky, O., Feldmann, E., Broomfield, E., Emoto, S., Raubertas R (1991). Structured Interview for Partial Seizures: clinical phenomenology and diagnosis. J Epilepsy, 4: 107–116.

Ekberg, K., Reuber, M. (2015). Can conversation analytic findings help with differential diagnosis in routine seizure clinic interactions? Communication an Medicine, 12: 13–24.

Haas, J. P. (1987). Bemerkungen zum sogenannten »Hysterie-Gefühl«. Nervenarzt, 59: 92–98.

Janz, D. (1969). Die Epilepsien – Spezielle Pathologie und Therapie. Stuttgart: Thieme.

Kapfhammer, H. P., Dobmeier, P., Ehrentraut, S., Rothenhäusler, H. B. (2001). Trauma und Dissoziation – Eine neurobiologische Perspektive. Psychotherapie, 6: 114–112.

Kapur, J., Pillai, A., Henri, T. H. R. (1995). Psychogenic elaboration of simple partial seizures. Epilepsia, 26: 1126–1130.

Rabe, F. (1970). Die Kombination hysterischer und epileptischer Anfälle. Das Problem der Hystero-Epilepsie in neuer Sicht. Berlin, Heidelberg, New York: Springer.

Rosenberg, H., Rosenberg, S., Williamson, P., Wolford, G. (2000). A comparative study of trauma and Posttraumatic Stress Disorder – prevalence in epilepsy patients and psychogenic nonepileptic seizure patients. Epilepsia, 41: 447–453.

Schöndienst. M. (1994). Epileptogenic-dissociative attacks. In: P. Wolf (Hrsg.), Epilepsies and Epileptic Syndroms (S. 651–656). London: John Libbey.

Schöndienst, M. (2002). Von einer sprachtheoretischen Idee zu einer klinisch-linguistischen Methode. Psychother Soz, 4: 253–269.

Schwabe, M., Reuber, M., Schöndienst, M., Gülich, E. (2008). Listening to people with seizures: How can Conversation Analysis help in the differenzial diagnosis of seizure disorders. In: Communication & Medicine, 5: 59–72.

Williamson, P. D., Spencer, D. D., Spencer, S. S., Novelly, R. A., Mattson, R. H. (1985). Complex partial seizures of frontal lobe origin. Ann Neurol, 18: 497–504.

Wolf, P., Schöndienst, M., Gülich, E. (2000). Experiential auras. In: H. Lüders, S. Nochatar (Hrsg.), Epileptic Seizures – Pathophysiology and clinical semiology (S. 336–349). New York, Edinburgh, London, Philadelphia: Churchill Livingstone.

22 Die Dissoziative Identitätsstörung

Ursula Gast

»Seht ihr den Mond dort stehen?
Er ist nur halb zu sehen,
Und ist doch rund und schön!
So sind wohl manche Sachen
Die wir getrost belachen
Weil unsre Augen sie nicht sehn.«
(Matthias Claudius 1779)

»Wenn Philosophen eine Schwierigkeit darin finden, an die Existenz eines unbewussten Gedankens zu glauben, so scheint mir die Existenz eines unbewussten Bewusstseins noch angreifbarer.«
(Sigmund Freud 1912)

»Gewalttaten verbannt man aus dem Bewusstsein – das ist eine normale Reaktion. Bestimmte Verletzungen des Gesellschaftsvertrags sind zu schrecklich, als daß man sie laut aussprechen könnte: Das ist mit dem Wort ›unsagbar‹ gemeint.«
(Judith Herman 2010, S. 9)

22.1 Einleitung

Die Dissoziative Identitätsstörung (DIS), auch Multiple Persönlichkeitsstörung (MPS) genannt, gilt als eine der ungewöhnlichsten und erstaunlichsten aller psychischen Strukturveränderungen (Putnam 1989). Menschen mit DIS verhalten und/oder erleben sich so, als gäbe es mehrere verschiedene Personen in ihnen. Die Existenz von offensichtlich getrennt und selbstständig agierenden Persönlichkeitsanteilen ruft einerseits Faszination, andererseits Protest und Unglauben hervor. Das Vorhandensein einer solchen Entität stellt grundsätzliche Annahmen des modernen Menschenbildes – die Vorstellung einer einheitlichen, in sich geschlossenen Persönlichkeit sowie die einer zentralen Struktur des Bewusstseins – infrage (ebd.).

Gleichwohl zeigt die Neurowissenschaft inzwischen, dass sich die Persönlichkeit eines Menschen aus verschiedenen emotional unterfütterten Anteilen, Systemen oder Schemata zusammensetzt. Wichtige therapeutische Ansätze nutzen diese Kenntnis (so z. B. die Ego-State-Therapie von Watkins [Watkins u. Watkins 2012], die Neuropsychotherapie von Grawe [2004] oder die Schema-Therapie von Young [2008]). Das Vorhandensein emotionaler Systeme, deren Ausgestaltung in der Entwicklung eines Kindes sowie die dadurch erforderliche Integrationsleistung wird sehr unterhaltsam und anschaulich in dem Animationsfilm »Alles steht Kopf«[1] beschrieben. In der Regel gelingt im Laufe der kindlichen Entwicklung eine ausreichende Integration dieser Systemen, sie kann jedoch – angesichts schwerer Belastungen, insbesondere in Form von Gewalt – auch scheitern oder sich wieder

1 (Originaltitel: Inside Out; US-amerikanischer Computeranimationsfilm von Pete Docter, ihm stand Dacher Keltner, ein Experte auf dem Gebiet der Emotionsforschung, beratend zur Seite, s. http://www.psychologicalscience.org/news/inside-out-behind-the-scenes-science-with-dacher-keltner-phd.html; letzter Zugriff 24.10.2016.)

lockern. Die Vorstellung einer solchen Dissoziation der Persönlichkeit wurde bereits von Janet beschrieben und wird durch das aktuelle Dissoziationskonzept der »strukturellen Dissoziation der Persönlichkeit durch Trauma« wieder aufgegriffen (▶ Kap. 5 in diesem Band).

In diesem Kapitel wird zunächst das Krankheitsbild der DIS beschrieben. Es werden dann ein geschichtlicher Rückblick zur Entstehung des Konzeptes der Dissoziation sowie eine Darstellung der Entwicklung der Definitionskriterien gegeben. Hierbei findet auch die für die ICD-11 diskutierte Diagnose der Dissoziativen Intrusiven Störung als mögliche Subform der DIS Berücksichtigung. Anschließend wird ein Überblick zu Prävalenz, Erscheinungsbild, Krankheitsmodellen und Diagnosestellung gegeben. Die Behandlung der Störung wird in ▶ Kap. 33 in diesem Band beschrieben.

22.2 Beschreibung des Krankheitsbilds

Die DIS ist die schwerste Erkrankung aus dem Syndromspektrum der dissoziativen Störungen. Das dissoziative Funktionieren äußert sich in folgenden klinischen Auffälligkeiten: Umfassende Bereiche des eigenen Wahrnehmens, Erinnerns und Handelns sowie des Fühlens werden im normalen Alltagbewusstsein gar nicht oder nur teilweise und dann »wie von einer anderen Person« erlebt (Putnam 1989/2003). Menschen mit DIS verhalten und/oder erleben sich so, als gäbe es mehrere verschiedene Personen in ihnen. Leidensdruck entsteht durch die teilweise erheblichen Alltagsamnesien sowie durch Intrusionen bzw. mangelnde Kontrolle über das eigene Denken, Fühlen, Erleben und Handeln und über die dadurch gestörten sozialen Interaktionen (APA 2013; Falkai u. Wittchen 2015, S. 398 ff.). Im klinischen Erstkontakt imponieren jedoch häufig Sekundär- oder Folgeprobleme als »greifbarere« Beeinträchtigungen wie Depressionen, Angst, psychosomatische Symptome, Selbstverletzung, Essstörungen, Suchterkrankungen oder Beziehungsprobleme. Oft werden erst im Zuge eines therapeutischen Beziehungsaufbaus die bewusstseinsferneren und häufig schambesetzten dissoziativen Symptome offenbart, wodurch dann das Vorhandensein anderer Persönlichkeitszustände offensichtlich wird (ebd. sowie ISSTD-Behandlungsempfehlungen in Gast u. Wirtz 2016; Gast et al. 2006).

Es können alle Symptome der anderen dissoziativen Störungen auftreten, insbesondere psychogene Amnesien, Fugueepisoden, Depersonalisation und Derealisation sowie umfassendes intrusives Erleben von Gedanken, Gefühlen, Impulsen, Handlungen und Stimmen. Darüber hinaus findet sich das Hauptmerkmal der DIS, nämlich eine Störung der Identität, die durch zwei oder mehr unterscheidbare Persönlichkeitszustände gekennzeichnet ist (APA 2013; Falkai u. Wittchen 2015). Bei den Persönlichkeitszuständen oder Persönlichkeitsanteilen[2] handelt es sich um dissoziierte Aspekte der Gesamtpersönlichkeit, die sich in Alter, Geschlecht, Sprache, speziellen Fähigkeiten, Wissen oder im vorherrschenden Affekt unterscheiden können. Die alternierenden Persönlichkeitsanteile werden von den Betroffenen nicht als zur eigenen Persönlichkeit gehörend, sondern wie eine andere Person wahrgenommen und übernehmen auf innere oder äußere Auslösereize hin die Kontrolle über das Erleben und Verhalten.

2 Im Folgenden wird der Begriff »Persönlichkeitsanteile« verwendet in Übereinstimmung mit dem Konzept der Dissoziation der Persönlichkeit.

22.2.1 Ausgestaltung und Auftreten der Persönlichkeitsanteile

Charakteristischerweise findet man folgende psychische Konfiguration der Persönlichkeitsanteile: neben sozial angepassten, im Alltag funktionierenden und traumatische Erinnerungen vermeidenden »anscheinend normalen Persönlichkeitzuständen« (ANPs) existieren andere, häufig traumatische Affekte und Erinnerungen in sich tragende »emotionale Persönlichkeitszustände« (EPs), die in das Handeln, Denken und Fühlen der ANPs mehr oder weniger fortwährend hineinwirken können oder Minuten bis Stunden, gelegentlich auch länger, die Kontrolle übernehmen (Nijenhuis et al. 2011). Meist besteht eine teilweise oder vollständige Amnesie für das Vorhandensein bzw. die Handlungen der jeweils anderen Persönlichkeitszustände. Der Grad an Bewusstsein für »die anderen« kann jedoch individuell unterschiedlich sein und sich auch im Verlauf der Erkrankung verändern. Es kann – insbesondere zu Beginn der Behandlung und vor allem im Zustand der ANPs – eine nahezu vollkommene Amnesie vorliegen, aber auch ein schattenhaftes oder traumähnliches Wahrnehmen bis zu einem deutlichen Co-Bewusstsein für die anderen Zustände.

In der Regel finden sich in einem Individuum 8–10 verschiedene Persönlichkeitsanteile, allerdings werden in ca. 20 % der beschriebenen Fälle auch sehr viel komplexere Aufspaltungen mit 20 und mehr »Personen« gefunden (Putnam 1989/2003). Symptome treten häufig bereits im Kindesalter auf, doch manifestiert sich die DIS oft erst im Erwachsenenalter, wenn die eigene Lebensgestaltung angezeigt ist. Viele Betroffene können die Symptome auch später noch lange Zeit kompensieren und erkranken schließlich durch äußere Krisen oder durch Erschöpfung der Kompensationsmöglichkeiten.

22.2.2 Subformen als »Fast-DIS«

Der DIS nahe verwandt und von ihr diagnostisch häufig schwer abgrenzbar sind die unter der Sammelkategorie **Andere näher bezeichnete dissoziative Störungen (ANBDS)** aufgeführten Beschwerdebilder. Dies sind chronische oder wiederkehrende dissoziative Syndrome gemischter dissoziativer Symptome: a) Identitätsstörungen mit weniger ausgeprägten Diskontinuitäten des Bewusstseins, des eigenen Selbst und des eigenen Handelns oder b) Veränderungen der Identität oder Episoden der Besessenheit ohne Amnesie (»Fast-DIS«). Es handelt sich hierbei um eine inkomplette, hinsichtlich der Dissoziation der Persönlichkeit weniger schwerwiegende Form. Hier liegen ebenfalls verschiedene Persönlichkeitsanteile vor, doch werden diese nicht als völlig getrennt von der eigenen Person erlebt, und es liegen weniger schwere Amnesien vor. Ansonsten weisen beide Erkrankungen (DIS und ANBDS, Typ I) eine sehr ähnliche Phänomenologie auf und können im Krankheitsverlauf ineinander übergehen (Kluft 1985; s. auch ISSTD-Behandlungsempfehlungen in Gast u. Wirtz 2016).

Die neueren empirischen Forschungsergebnisse zeigen, dass schwere kindliche Traumatisierungen und Vernachlässigungen bei der Entstehung der DIS eine entscheidende Rolle spielen (APA 2013; Falkai u. Wittchen 2015; s. auch Dalenberg et al. 2012 sowie ▸ Kap. 4 in diesem Band). Danach wird die DIS als komplexes posttraumatisches Störungsbild angesehen, das durch überwältigende traumatische Erfahrungen während der Kindheit geprägt wurde, häufig in Form von schwerem (sexuellem) Missbrauch. Die Ausbildung von alternierenden, autonom agierenden Persönlichkeitsanteile als dissoziierte Aspekte der Gesamtpersönlichkeit wird als Überlebensstrategie angesehen, die dem

Individuum hilft, mit den überwältigenden Erfahrungen fertig zu werden (Gleaves 1996; Kluft 1985; s. auch ISSTD-Behandlungsempfehlungen in Gast u. Wirtz 2016; Putnam 1989; Spiegel 1984).

22.2.3 Fakten und Fiktionen über die DIS

Seit Beginn der empirischen Forschungsaktivitäten lässt sich eine wissenschaftliche Polarisierung beobachten, die sich um die Konzeptualisierung der DIS entzündete. Kritiker stellten sowohl die Validität der Diagnose als auch die Trauma-Ätiologie der Erkrankung infrage.

Bei dem ersten Kritikpunkt wird bezweifelt, dass es sich bei der DIS um eine valide, d. h. umschriebene und eigenständige psychiatrische Erkrankung handelt (Fahy 1988). In diesem Zusammenhang wird vor allem diskutiert, ob es sich hierbei nicht um die Variante anderer psychiatrischer Erkrankungen handeln könnte (z. B. Borderline-Persönlichkeitsstörung, Hysterie oder Schizophrenie; North et al. 1993) oder ob es sich gar um eine Modediagnose handelt (McHugh 2013; Paris 2012; s. auch die Debatte in Freyberger et al. 2007). Eine Überprüfung anhand von Validitätskriterien, insbesondere der von Spitzer und Williams (1985) und von Blashfield et al. (1990), zeigt jedoch, dass die DIS alle Kriterien einschließlich der Unterscheidbarkeit zu anderen Störungen sicher erfüllt, um in das DSM aufgenommen zu werden (Brand et al. 2016; Gast 2002, 2011; Gleaves et al. 2001).

Bei dem zweiten Kritikpunkt wird das posttraumatische Modell der Erkrankung infrage gestellt. Stattdessen werden Einflüsse durch Medien oder iatrogene Artefakte durch unsachgemäße Psychotherapie vermutet (Aldridge-Morris 1989; McHugh 1993, 2013; Lynn et al. 2012; Merskey 1992; Simpson 1988; Spanos 1994; Spanos et al. 1985). Sowohl die Phänomenologie der alternierenden Persönlichkeitszustände als auch die Erinnerungen an schwere Traumatisierungen wurden als Ergebnisse suggestiver Therapietechniken angesehen (Brenneis 1996; Frankel 1993; Ganaway 1989, 1994; Hacking 1995; Piper u. Merskey 2004; Putnam 1989; Simpson 1995), insbesondere durch unsachgemäß durchgeführte Hypnose.

Obwohl sich die Vermutung einer primär iatrogenen Genese der Erkrankung empirisch nicht belegen lässt (Brand et al. 2016; Dalenberg et al. 2012; Gast et al. 2001b; Gast et al. 2002; Gleaves 1996; Kluft 1998), ist diese Argumentation immer noch in der aktuellen Ausgabe der Internationalen Klassifikation der Krankheiten (ICD-10) der Weltgesundheitsorganisation (WHO 1992) zu finden. Hier wird die Multiple Persönlichkeitsstörung folgendermaßen kommentiert: »Diese Störung ist selten, und es wird kontrovers diskutiert, in welchem Ausmaß sie iatrogen oder kulturspezifisch ist« (Dilling et al. 1993, S. 182). Diese Einschätzung der WHO muss inzwischen jedoch als überholt angesehen werden.

Die aktuellere Beschreibung des DSM-5 (APA 2013; Falkai u. Wittchen 2015) benennt dagegen das relativ häufige Vorkommen der Erkrankung sowie die hohen Prävalenzangaben von schweren Traumatisierungen in der Kindheit. Auch wurde im DSM-IV erwähnt, dass bei der derzeitigen Diskussion um den Wahrheitsgehalt der erinnerten Traumatisierungen nicht nur eine mögliche Suggestibilität der betroffenen DIS-Patientinnen und -Patienten in Betracht gezogen werden muss. Vielmehr muss auch die Tatsache berücksichtigt werden, dass »diejenigen, die für die physischen und sexuellen Misshandlungen verantwortlich sind, dazu neigen mögen, ihr Verhalten zu leugnen oder zu beschönigen« (APA 1994, S. 485 [Übs. d. A.]). Damit ist ein möglicher Interessenkonflikt benannt, der bei der Erforschung und Wissensvermittlung über die DIS einen ernst zu nehmenden und erschwerenden Faktor darstellt.

Es stehen sich also in den derzeit aktuellen Versionen der beiden gängigen Manuale zwei konträre Einschätzungen gegenüber, die zur Verwirrung über das Krankheitsbild beitragen. Diese unklare Situation fördert eine ohnehin bestehende polarisierende Dynamik, die für das Krankheitsbild der DIS charakteristisch ist: Es gehört zum Wesen der Erkrankung unmittelbar dazu, dass die betroffenen Patientinnen und Patienten Schattenseiten von sich und ihrer Lebensgeschichte nicht oder nicht vollständig wahrnehmen können. Ebenso werden die dadurch bedingten dissoziativen Symptome vor den Mitmenschen und vor sich selbst verheimlicht. So ist die Dynamik der Erkrankung durch ein Nicht-sehen-Können und ein Nicht-glauben-Können gekennzeichnet. Damit korrespondiert eine gesellschaftliche Abwehr, wie sie für alle posttraumatischen Störungsbilder (z. B. bei der Borderline-Persönlichkeitsstörung; Herman 2010) charakteristisch ist, sich am Krankheitsbild der DIS mit den schwersten Traumatisierungen aber besonders ausgeprägt zeigt. Ross (1995) spricht in diesem Zusammenhang von der Gefahr der professionellen negativen Gegenübertragung schwer traumatisierten Patienten gegenüber. Der von der Bundesregierung beauftragte »Runde Tisch« beschreibt in seinem Bericht, dass »sexueller Missbrauch von Kindern …, ebenso wie Vernachlässigung und Misshandlung auch in der Wissenschaft vielfach ein Tabuthema« ist (Bergmann 2011, S. 24).

Der wissenschaftliche Diskurs um die DIS ist also von Polarisierungsphänomenen gekennzeichnet, die wir als Ausdruck einer Traumadynamik verstehen können, welche von Faszination einerseits sowie Abwehr und Verschleierung andererseits geprägt ist. Entsprechend ist die skizzierte Diskussion auch von Missverständnissen, Fehlinformationen oder gar von falschen und polemisch vorgetragenen Fiktionen rund um die Validität der Diagnose geprägt. Tab. 22-1 gibt einen Überblick über die prominentesten Mythen und den jeweils gegenüberstehenden Erkenntnissen aus der Forschung.

Eine schwer einfühlbare psychische Konstellation, widersprüchliche Informationen über das Krankheitsbild in den psychiatrischen Manualen, mögliche Einflussnahme durch Interessensgruppen (z. B. False Memory Syndrome Foundation) sowie eine auf die Traumagenese zurückzuführende, individuelle und kollektive Neigung zu Abwehr und Verleugnung stellen wichtige Faktoren dar, die zur mangelnden Akzeptanz der DIS beitragen und eine objektive Meinungsbildung über das Krankheitsbild erschweren. Hinzu kommt der von den Dissoziationsforschern »hausgemachte« Faktor der unzureichenden Diagnosekriterien und uneinheitlichen Konzepte. Um Letzteres zu überwinden, wird zurzeit an neuen Konzeptualisierungen gearbeitet, worauf im Weiteren ausführlicher eingegangen wird.

22.3 Geschichtlicher Rückblick

22.3.1 Dissoziative Phänomene bis zur Zeit der Aufklärung

Es ist das Verdienst Ellenbergers (1996), die Bedeutung dissoziativer Phänomene fast durch die gesamte Menschheitsgeschichte hindurch bis zu ihrer oft übersehenen Bedeutung in der Jetztzeit historisch belegt zu haben. In seiner gründlichen Studie zur Entwicklung und Entstehung der dynamischen Psychiatrie schenkt er dem Modell der Dissoziation sowie der DIS eingehende Beachtung und sieht es als wichtiges historisches

Tab. 22-1 Mythen und Fakten zur Dissoziativen Identitätsstörung (DIS) (s. Brand et al. 2016; Tabelle nach Gast u. Wabnitz 2016)

Mythen und Missverständnisse	**Fakten**
Die DIS ist eine Modediagnose	Es handelt sich bei der DIS um ein traditionelles psychiatrisches Krankheitsbild, das seit Bestehen der Psychiatrie als Wissenschaft beschrieben wurde und sich als valide Diagnose erweist (Gast 2011). Allein zwischen 2000 und 2014 wurden über 1339 Studien zum Thema DIS publiziert. Zunehmende Evidenz und Expertise aus den Bereichen (Differenzial-)Diagnostik, Prävalenz und Behandlung steht dem Mythos der Modediagnose entschieden gegenüber (Brand et al. 2016).
Die DIS zeigt ein florides, dramatisches Erscheinungsbild mit offenkundig wechselnden Identitäten	Das dissoziative Syndrom ist eher diskret und schambesetzt, wird überlagert durch posttraumatische und nicht primär traumaspezifische Symptome; Symptome, insbesondere Wechsel der Identitäten werden meist erst in vertrauensvoller Beziehung gezeigt (ISSTD-Guidelines 2011; Gast u. Wirtz 2016; Gast u. Wabnitz 2016).
Die DIS wird primär in Nordamerika von Experten (über-)diagnostiziert	Prävalenzstudien wurden bislang in 14 Studien durchgeführt (u. a. Canada, Deutschland, Israel, den Niederlanden, Schweiz, Türkei und den USA). Zwischen 2005 und 2013 wurden 70 Studien mit DIS-Patienten und -Patientinnen in 48 verschiedenen Institutionen in 16 verschiedenen Ländern durchgeführt. In 40 % der Studien wurden strukturierte Interviews eingesetzt, was einer fehlerhaften Diagnostik entgegenwirkt (Brand et al. 2016; Gast u. Wabnitz 2016).
Die DIS ist eine seltene Störung	Bisherige Prävalenzstudien deuten eher darauf hin, dass die DIS eine unterdiagnostizierte Störung ist (vgl. Epidemiologie ▸ Kap. 15 in diesem Band sowie Kap. 22.6). Professionelle Skepsis trägt jedoch zu einer verminderten Wahrnehmung dissoziativer Phänomene und Störungen bei.
Die DIS ist eher eine iatrogene als eine Traumafolgestörung	Bislang liegt keine Studie vor, die als Evidenz für das sog. soziokognitive Modell gewertet werden kann. Das Trauma-Modell dissoziativer Symptome gilt hingegen als gut belegt (Dalenberg et al. 2012; Brand et al. 2016; Gast u. Wabnitz 2016).
Die DIS gehört zur selben Entität wie die Borderline-Persönlichkeitsstörung	Beide Diagnosen können gemeinsam auftreten und zeigen teilweise eine überlappende Symptomatik. Strukturierte und semistrukturierte Diagnostik ermöglicht die valide Differenzierung beider Diagnosen. Vorläufige Befunde deuten zudem auf unterschiedliche, neurobiologische Korrelate hin (Korzewa et al. 2009; Gast 2015).
Die Behandlungsmethoden für eine DIS sind schädlich für Patienten	Schädliche Folgen von Behandlungsmethoden bei DIS konnten bislang nicht nachgewiesen werden. Behandlungsstudien auf Basis internationaler und nationaler Behandlungsrichtlinien (ISSTD-Guidelines 2011; Gast u. Wirtz 2016), deuten eher auf eine Effektivität und somit Symptomreduktion hin.

Thema in der Psychiatrie an. So zeigt er, dass das Thema einer fragmentierten Persönlichkeit sowie die Veränderung von Bewusstsein und Identitätserleben (in Form von Trance und Besessenheit) sich bis in die primitiven Heilkünste der Schamanen zurückverfolgen lassen und dass das Konzept der dämonischen Besessenheit über viele Jahrhunderte das westliche Denken dominierte. Zudem arbeitet Ellenberger heraus, dass mit einer schwindenden Akzeptanz der Besessenheit als Erklärung für störendes Verhalten während der Zeit der Aufklärung die ersten Fälle der DIS diagnostiziert wurden. Nur wenig später als das oben zitierte Gedicht von Matthias Claudius lassen sich die Aufzeichnungen von Gmelin (1791) datieren, in denen dieser von einer Patientin mit »ausgetauschter Persönlichkeit« berichtete. Somit taucht die multiple Persönlichkeit als eine der ersten psychischen Störungen auf, die während der Aufklärung erkannt wurden (Ellenberger 1996, S. 187).[3]

22.3.2 Von den Gründungsvätern bis heute

Das Problem der »gespaltenen« oder »multiplen Persönlichkeit« war zwischen 1840 und 1880 eines der von Psychiatern und Philosophen am häufigsten diskutierten Themen. Der französische Psychiater Pierre Janet (1859–1947) prägte den Begriff der Dissoziation als Desintegration und Fragmentierung des Bewusstseins und beschrieb ein bis heute gültiges Diathese-Stress-Modell (Janet 1889/1973; Ellenberger 1996). Die Tatsache, dass Menschen eine gespaltene Persönlichkeit aufweisen können, hat man zunächst an solchen Fällen entdeckt, die sehr spektakuläre Dissoziationen aufwiesen. Die damaligen Fallbeschreibungen von extremer Dissoziation waren Sigmund Freud (1912) und Piere Janet (1889/1973) gleichermaßen bekannt. Sie flossen in deren Theorien mit ein, wenn auch mit sehr unterschiedlichen Schlussfolgerungen. Während Janet mit Dissoziation eine Struktur bzw. Organisationsform der Persönlichkeit beschreibt, interpretiert Freud Dissoziation als Abwehr. Durch den Aufschwung der Psychoanalyse sowie des Konzepts der Schizophrenie (Bleuler 1927) geriet die Theorie der Dissoziation zunächst in Vergessenheit (Putnam 2003). Erst mit dem Erstarken der Psychotraumatologie in den 1970er-Jahren kam es in der Psychiatrie zu einer Neubesinnung auf die Dissoziationsforschung von Janet. 1980 wurden die Dissoziativen Störungen in das DSM-III (APA 1980) aufgenommen, 1991 auch in die ICD-10 (WHO 1992; Dilling et al. 1993). Allerdings haben sich die Definitionen in den Manualen von der ursprünglichen Idee Janets, dass mit Dissoziation die Spaltung der Persönlichkeit gemeint ist, entfernt, was zu einer zunehmenden definitorischen Unschärfe führte (Van der Hart et al. 2004). Die Arbeitsgruppe um Van der Hart, Nijenhuis und Steele (2006/2008) bringt mit dem Wiederanknüpfen an Janet hierüber neue Orientierung. Unter Einbeziehung aktueller Erkenntnisse zu Persönlichkeit und Bewusstsein entwickeln sie das Modell der strukturellen Dissoziation. Sie formulieren zudem eine neue, umfassende Definition, wobei die Dissoziation der Persönlichkeit das zentrale Kernmerkmal eines Traumas darstellt (Nijenhuis u. Van der Hart 2011). Vor dieser Matrix bieten sie eine Neuordnung traumabezogener Diagnosen an, die sich an der Komplexität der Aufspaltung orientiert (▸ Kap. 5 in diesem Band).

3 Nach Bliss (1980) soll bereits Paracelsus 1646 den ersten Fall einer multiplen Persönlichkeit beschrieben haben.

Tab. 22-2 Diagnostische Kriterien für eine Dissoziative Identitätsstörung nach DSM-5 (mod. nach APA 2013; Falkai u. Wittchen 2015)

A.	Störung der Identität, die durch zwei oder mehr unterscheidbare Persönlichkeitszustände gekennzeichnet ist und ... auch als ... Besessenheit beschrieben wird. ... Diese Merkmale können von anderen beobachtet oder von der Person selbst berichtet werden.
B.	Wiederkehrende Lücken bei der Erinnerung alltäglicher Ereignisse, wichtiger persönlicher Informationen und/oder traumatischer Ereignisse, die nicht als gewöhnliche Vergesslichkeit zu werten sind.
C.	Die Symptome verursachen in klinisch bedeutsamer Weise Leiden oder Beeinträchtigungen in sozialen, beruflichen oder anderen wichtigen Funktionsbereichen.
D. und E.	Ausschlusskriterien: Nicht normaler Bestandteil breit akzeptierter kultureller und religiöser Praktiken; nicht imaginierte Spielkameraden bei Kindern; nicht Folge von Substanzgebrauch oder komplex-partieller epileptischer Anfälle

22.4 Entwicklung der Definitionskriterien

22.4.1 Diagnostische Kriterien der Dissoziativen Identitätsstörung (DIS)

Seit der offiziellen Aufnahme in das DSM-III im Jahre 1980 hat die Benennung des Störungsbildes verschiedenste Änderungen erfahren: Von der »Multiplen Persönlichkeit« über die »Multiple Persönlichkeitsstörung« wird seit dem DSM-IV der Begriff »Dissoziative Identitätsstörung« benutzt. Parallel dazu wurden die Definitionskriterien wechselnd eng oder weit ausgelegt, blieben aber weitgehend auf die Manifestation der dissoziierten Persönlichkeitsanteile fixiert. Dies gilt auch für das DSM-5, das allerdings gegenüber dem DSM-IV eine Erweiterung der Definition zugelassen hat: Für die Diagnosestellung ist es nicht mehr erforderlich, dass ein Wechsel von einem Persönlichkeitsanteil in einen anderen vom Untersucher unmittelbar beobachtet werden muss. Es reicht aus, dass dies »von der Person selbst berichtet« wird (s. Falkai u. Wittchen 2016, S. 399). Damit trägt man der klinischen Beobachtung Rechnung, dass man einen solchen Wechsel – gerade während der ersten diagnostischen Kontakte – nur sehr selten zu sehen bekommt. Die derzeitig gültige Definition ist in Tab. 22-2 dargestellt.

22.4.2 ICD-10-Kriterien

Wie schon anfangs erwähnt, findet sich in der ICD-10 der WHO eine skeptische Beschreibung des Störungsbildes, das hier noch als Multiple Persönlichkeit(sstörung) bezeichnet wird:

F44.81 Multiple Persönlichkeit(sstörung)

Diese Störung ist selten; in welchem Ausmaß sie iatrogen oder kulturspezifisch ist, wird kontrovers diskutiert. Das grundlegende Merkmal ist das offensichtliche oder scheinbare Vorhandensein von zwei oder mehr verschiedenen Persönlichkeiten bei einem Individuum. Dabei ist zu einem Zeitpunkt jeweils nur eine sichtbar. Jede Persönlichkeit ist vollständig, mit ihren eigenen Erinnerungen, Verhaltensweisen und Vorlieben. Diese können in deutlichem Kontrast zu der prämorbiden Persönlichkeit stehen. Bei der häufigsten Form mit zwei Persönlichkeiten ist meist eine von beiden dominant, keine hat Zugang zu den Erinnerungen der anderen, und die eine ist sich der Existenz der anderen fast niemals bewusst. Der Wechsel von der einen Persönlichkeit zur anderen vollzieht sich beim ersten Mal gewöhnlich plötzlich und ist eng mit traumatischen Erlebnissen verbunden. Spätere Wechsel sind oft begrenzt auf dramatische oder belastende Ereignisse oder treten in Therapiesitzungen auf, in denen der Therapeut Hypnose oder Techniken zur Entspannung oder zum Abreagieren anwendet.

(Dilling, Mombour u. Schmidt 2011)

Wie im Weiteren noch gezeigt werden soll, entspricht dies nicht mehr den aktuellen wissenschaftlichen Erkenntnissen.

22.4.3 Weiterführende Konzepte

Die diagnostischen Kriterien für DIS wurden in den letzten Jahren immer wieder kritisch diskutiert. Dell (2001a; 2009a) weist darauf hin, dass der hohe Abstraktionsgrad der DSM-Kriterien sowie der damit einhergehende Mangel an konkreten klinischen Symptomen deren Anwendbarkeit für den klinischen Alltag erheblich einschränkt. Er schlägt einen Kriterienkatalog von häufig auftretenden dissoziativen Zeichen und Symptomen vor, die das typische Erscheinungsbild von DIS-Patienten besser erfassen würde (▸Tab. 22-3). Darüber hinaus entwickelt er eine Neukonzeptualisierung aller dissoziativen Störungen, die er durch statistische Itemanalysen und taxometrische Forschung untermauert (Dell 2006b).

Die Arbeitsgruppe um Van der Hart, Nijenhuis und Steele wiederum schlagen vor, dissoziative Störungen als zu einem Spektrum von traumabedingten Störungen gehörend zu konzeptualisieren und somit deren Zusammenhang mit überwältigenden und traumatischen Erfahrungen zu betonen (Van der Hart et al. 2006/2008). Sie bringen Dissoziation in den Zusammenhang mit neurobiologisch und evolutionsbiologisch tief verankerten Reaktionsweisen auf individuelle Bedrohung, wie man sie auch im Tierreich beobachtet. Unter Einbeziehung sowohl traditioneller Dissoziationskonzepte als auch moderner Emotions- und Motivationsforschung formulieren sie das Modell der strukturellen Dissoziation der Persönlichkeit.

Beide Neuordnungen gehen von unterschiedlichen Argumentationslinien aus, führen aber zu vergleichbaren klinischen Einteilungen der Dissoziativen Störungen. Insbesondere betonen sie die Notwendigkeit, **dissoziative intrusive Symptome** in der Diagnostik vorrangig mit zu berücksichtigen. Darauf aufbauend, wird für die ICD-11 die Diagnose einer Komplexen Intrusiven Dissoziativen Störung vorgeschlagen. Diese beinhaltet neben dem generellen dissoziativen Funktionieren sowohl negative Symptome (funktionelle Verluste wie Amnesie, Lähmungen und Anästhesie) als auch positive Symptome im Sinne von Intrusionen. Diese können Kognitionen (Gedanken), Emotionen (Gefühle), sensorische Wahrnehmungen (sich angefasst fühlen, Schmerz, veränderte Körpergröße, ängstliche oder befehlende Stimmen oder visuelle Wahrnehmungen), motorische Handlungen (Tics, Handlungsimpulse) und/oder komplexe Formen von »Flashbacks« sein (Nijenhuis et al. 2014).

In dem Kriterienkatalog sind alle in der Literatur als charakteristische Symptomatik beschriebenen Merkmale der DIS zusammengefasst (Bliss 1986; Boon u. Draijer 1991; 1993; Coons et al. 1988; Ellason u. Ross 1995; Kluft 1985; 1987; Nijenhuis 1999; Nijenhuis et al. 1996; Putnam et al. 1986; Ross et al. 1989; 1990a; 1990b; 1992; Sar et al. 1996;

Tab. 22-3 Komplexe dissoziative Störungen (mod. nach Dell 2001b; 2002; zit. nach Gast 2003)

Durchgängiges Muster von mangelnder Integrationsfähigkeit des Bewusstseins in den Bereichen des Gedächtnisses, der Wahrnehmung und der Identität, Letzteres mit folgenden Ausprägungen:
- teilweise abgespaltene Persönlichkeitsanteile (entspricht der Andersbezeichneten dissoziativen Störung, Beispiel I im DSM-5)
- voll abgespaltene Persönlichkeitsanteile (entspricht der Dissoziativen Identitätsstörung oder Multiplen Persönlichkeitsstörung)

Kriterien	
A	• für ein durchgehendes Muster dissoziativen Funktionierens • Gedächtnisprobleme, z.T. schwere Amnesien für autobiografisches Material • Depersonalisation • Derealisation • Flashback-Erleben, Altersregression • somatoforme Dissoziation (somatoforme bzw. pseudoneurologische Symptome) • Trancezustände
B	• für subjektiv erlebte Manifestation teilweise abgespaltener Selbstzustände • Hören von Kinderstimmen im Kopf • interne Dialoge oder Streitereien • die Person quälende innere Stimmen • teilweise dissoziierte (zeitweise als nicht zu sich gehörig erlebte) Sprache • teildissoziierte Gedanken • teildissoziierte Gefühle • teilweise dissoziiertes Verhalten • zeitweise nicht zu sich gehörig erlebte Fertigkeiten oder Fähigkeiten • irritierende Erfahrungen von verändertem Ich-Erleben • Verunsicherung über das eigene Ich • nicht zu sich gehörig erlebte, aber erinnerbare teilweise abgespaltene Selbstzustände, mit denen der Therapeut in Kontakt tritt
C	• für objektive und subjektive Manifestationen vollständig abgespaltener Selbstzustände • krasse Diskontinuität im Zeiterleben (Zeit verlieren, »Herauskommen«, Fugue-Episoden) • nicht erinnerbares Verhalten • von anderen beobachtetes Verhalten, an das man sich nicht erinnern kann • Finden von Sachen in seinem Besitz, an deren Erwerb man sich nicht erinnern kann • Finden von (Auf-)Zeichnungen, an deren Anfertigung man sich nicht erinnern kann • evidente Anzeichen für kürzliches Verhalten, an das man sich nicht erinnern kann • Entdecken von Selbstverletzungen oder Suizidversuchen, an die man sich nicht erinnern kann

Schultz et al. 1989; Steinberg et al. 1990; s. auch Dell 2002) und drei übergeordneten Kriterien zugewiesen (Dell 2001a; 2001b; s. auch Tab. 22-4). Unter den Kriterien A werden die dissoziativen Symptome subsumiert, die das Gedächtnis und die Wahrnehmung betreffen, nämlich Gedächtnisprobleme, Depersonalisation, Derealisation, Flashback-Erleben, Trancezustände sowie somatoforme Dissoziation. Unter den Kriterien B werden

Tab. 22-4 Dell-Kriterien (Dell 2001b; 2006a) im Vergleich zum Modell der strukturellen Dissoziation der Persönlichkeit (Nijenhuis et al. 2011; Van der Hart et al. 2006/2008)

Dell	Nijenhuis et al.
Einfache dissoziative Störungen: • Amnesie, Fugue, Depersonalisation oder andere einfache Formen dissoziativer Symptome • Mindestens eines der A-Kriterien oder das Kriterium C1.a.3 (einmalige Fugue-Episode) sind erfüllt • Zwei oder weniger A-Kriterien oder eine Fugue-Episode plus einem A-Kriterium	**Primäre dtrukturelle Dissoziation:** • Entspricht der *einfachen* Posttraumatischen Belastungsstörung und teilweise der akuten Belastungsstörung • Ein emotionaler Persönlichkeitsanteil (EP; meist für *Verteidigung* verantwortlich) und eine anscheinend normale Persönlichkeit (ANP) vorhanden
Komplexe dissoziative Störung (mit teil-abgespaltenen Persönlichkeitsanteilen): • Mindestens 4 A- und 6 B-Kriterien sind erfüllt • Entspricht der nicht näher bezeichneten Dissoziativen Störung in DSM-IV (entsprechend der anders bezeichneten Dissoziativen Störung im DSM-5)	**Sekundäre dtrukturelle Dissoziation:** • Entspricht der *komplexen* Posttraumatischen Belastungsstörung bzw. nicht näher (bzw. anders) bezeichneten Dissoziativen Störung • Vorhandensein von einer anscheinend normalen Persönlichkeit (ANP) und mehreren emotionalen Persönlichkeitssteilen (EP; jeweils für *unterschiedliche Bereiche* wie z. B. *Kampf, Flucht, Submission* verantwortlich) • Sequenzielle oder parallele Aktionssysteme • ICD-11-Vorschlag: Komplexe Intrusive Dissoziative Störung
Komplexe dissoziative Störung (mit voll-abgespaltenen Persönlichkeitsanteilen): • Mindestens 4 A-, 6 B- und 2 C-Kriterien sind erfüllt • Entspricht der Dissoziativen Identitätsstörung	**Tertiäre dtrukturelle Dissoziation:** • Entspricht der DIS • Mehrere anscheinend normale Persönlichkeiten (ANP) mit unterschiedlichen Alltagsfunktionen (*Arbeit, Mutter, Ehefrau*) sowie mehrere emotionale Persönlichkeitssteile mit unterschiedlichen Funktionen

Merkmale aufgeführt, die darauf schließen lassen, dass umfassend dissoziierte Anteile der Persönlichkeit (etwa entsprechend der sekundären strukturellen Dissoziation) vorliegen. Dies manifestiert sich in Form von umfassenden Intrusionen, z. B. nicht zu sich gehörig erlebtem Denken, Sprechen, Fühlen, Handeln oder pseudohalluzinatorischem Erleben. Anzeichen für die Manifestation tertiär abgespaltener Persönlichkeitsanteile zeigen sich in massiven Zeitgitterstörungen, wie sie unter dem Kriterium C aufgeführt werden.

Sind jeweils mindestens vier A-Kriterien, sechs B-Kriterien und zwei C-Kriterien erfüllt, liegt das Vollbild einer schweren dissoziativen Störung im Sinne der DIS vor. Werden zwar die A- und B-Kriterien in der entsprechenden Anzahl erfüllt, jedoch weniger als zwei C-Kriterien, handelt es sich um eine unvollständige Ausprägung einer DIS mit weniger schwerer Ausprägung[4].

Die Arbeitsgruppe um Van der Hart, Nijenhuis und Steele wiederum schlagen vor, dissoziative Störungen als zu einem Spektrum von traumabedingten Störungen gehörend zu konzeptualisieren und somit deren Zusammenhang mit überwältigenden und traumatischen Erfahrungen zu betonen (Van der Hart et al. 2006/2008). Sie bringen Dissoziation in Zusammenhang mit neurobiologisch und evolutionsbiologisch tief verankerten Reaktionsweisen auf individuelle Bedrohung, wie man sie auch im Tierreich beobachtet. Unter Einbeziehung sowohl traditioneller Dissoziationskonzepte als auch moderner Emotions- und Motivationsforschung formulieren sie das Modell der strukturellen Dissoziation der Persönlichkeit.

22.5 Theorien zum Entstehen der DIS

22.5.1 Zum Zusammenhang von Trauma und Dissoziation

Wie bereits oben erwähnt, tauchten schon in den frühen Fallbeschreibungen der DIS immer wieder Schilderungen von traumatischen Erfahrungen der Betroffenen auf (Janet 1889; Prince 1906). In den letzten 30 Jahren konnte der Zusammenhang zwischen Trauma und Dissoziation empirisch belegt werden (s. die Übersichtartikel von Dalenberg et al. 2012 und Brand et al. 2016). Hierzu liegt eine Reihe von **Korrelationsstudien** bzw. von quasi-experimentellen Gruppenvergleichen vor, die übereinstimmend auf einen Zusammenhang zwischen dem Vorliegen von Kindheitstraumatisierungen und dem Ausmaß an dissoziativen Symptomen hinweisen. Eine Übersicht über diese Studien findet sich in (▸ Kap. 4 und 9 in diesem Band). Eine **Metaanalyse** von über 38 Studien zeigte einen positiven Zusammenhang zwischen sexuellen Gewalterfahrungen in der Kindheit und späteren Symptomen in den Bereichen Angst, Wut, Depression, Retraumatisierung, Selbstverletzung, sexuelle Probleme, Zwanghaftigkeit, Dissoziativität, posttraumatischen Reaktionen und Somatisierung (Neumann et al. 1996). Zudem liegen Studien mit Längsschnittansatz bzw. prospektivem Ansatz vor (Carlson 1998; Darves-Bornos et al. 1999; McFie 1999, Ogawa et al. 1997).

Obgleich zahlreiche Studien über den Zusammenhang von Trauma und Dissoziation in unterschiedlichen Populationen existieren, ist deren Interpretation durch methodologische Unstimmigkeiten erschwert. Dalenberg et al. (2012) geben eine methodisch gut recherchierte Übersicht über Studien die (1) Effektstärken über den Zusammenhang von Trauma und Dissoziation bereitstellten oder sich aus den Daten errechnen ließen, (2) Teilnehmer ohne traumatische Erfahrungen in die Analyse eingeschlossen, (3) eine Stichprobengröße von >50 aufwiesen und (4) Teilnehmeraus klinischen Populationen oder der Allgemeinbevölkerung inkludierten. Die Ergebnisse zeigen, dass der durchschnittliche Zusammenhang zwischen Trauma und Dissoziation bei r.= 32 liegt. Bei sexuellem Missbrauch konnte eine Korrelation von r.= 31, bei physischem Missbrauch von r.= 27 errechnet werden (Dalenberg et al. 2012). Während Dalenberg und Kollegen Studien, die sich auf den Effekt von emotionalem Missbrauch auf Dissoziation beziehen, von

4 Auf der Basis dieses neuen Konzeptes wurde zudem von Dell ein neues Messinstrument entworfen, das »Multidimensional Inventory of Dissociation« (MID, Dell 2000; 2002; Dell 2006b). Die deutsche Fassung dieses Instruments wurde von der Autorin im Rahmen eines DFG-Projektes validiert (s. Gast 2002)

der Auswertung ausgeschlossen haben, zeigen neuere Ergebnisse, dass erlebter emotionaler Missbrauch ebenfalls mit dissoziativem Erleben zusammenhängt (Haferkamp et al. 2015). Der Zusammenhang zwischen traumatischen Erfahrungen und dissoziativem Erleben stellt sich als durchweg konsistent und hinsichtlich der Stärke moderat dar.

22.5.2 Prävalenz traumatischer Erfahrungen bei DIS

Angesichts der bisher beschriebenen empirischen Ergebnisse zum Zusammenhang zwischen Trauma und Dissoziation ist es naheliegend, dass in einer Gruppe von hoch dissoziativen Patientinnen und Patienten die Prävalenz von traumatischen Erfahrungen besonders hoch ist. Tab. 22-5 gibt eine Übersicht über vier Studien mit Stichproben von > 50 Personen und direkten Vergleichen zwischen Patienten mit dissoziativen Störungen und unterschiedlichen Vergleichspopulationen. Mit Ausnahme der Studie von Şar et al. (1999) wurden traumatische Erfahrungen von 50–100 % aller Teilnehmer mit dissoziativen Störungen berichtet.

22.5.3 Art der Traumatisierungen

Die verschiedenen Ausprägungen der Traumatisierungen, die von den untersuchten DIS-Patientinnen und -Patienten berichtet wurden, haben Putnam et al. (1986) am differenziertesten untersucht. Sexuelle Gewalt ist die häufigste Art der Traumatisierung (auch in den anderen Studien, ▸ Tab. 22-5), meist in Form von Inzest. Oft handelt es sich um Vater-Tochter- oder Stiefvater-Stieftochter-Inzest, es kommen aber auch Mutter-Tochter-, Mutter-Sohn- oder Geschwister-Inzest sowie inzestuöse Beteiligung mehrerer Familienmitglieder vor. Neben den Angaben von oralen, genitalen und analen sexuellen Kontakten wird auch regelmäßig über ungewöhnliche »Hygienepraktiken« berichtet, die in sexuell und körperlich missbräuchlicher Form bei den Patientinnen durchgeführt wurden (ebd.). Vergleicht man den von DIS-Patientinnen und -Patientenangegebenen sexuellen Missbrauch mit den Berichten von anderen Missbrauchsopfern, so fällt bei Ersteren die äußerst sadistische Qualität auf. Extreme Gewaltanwendung in Form von Fesselungen, Penetration von Vagina, Mund und Anus mit Instrumenten sowie verschiedene Formen von physischer und sexueller Folter werden berichtet. Viele Patientinnen und Patienten mit DIS geben an, von verschiedenen Tätern oder Tätergruppen sexuell missbraucht oder zur Kinderprostitution gezwungen worden zu sein (ebd.). Über körperliche Gewalt wird zusätzlich von 60 bis über 80 % aller DIS-Patientinnen und -Patienten in verschiedenen Studien berichtet (▸ Tab. 22-3). Nach Putnam et al. (1986) werden Misshandlungen durch Faustschläge sowie bizarre körperliche Misshandlungen oder Folter angegeben. Bei vielen Patientinnen und Patientenwurden diese in ritualisierter Form von den Missbrauchern praktiziert. In der Studie von Putnam et al. (1986) wurde zudem in 62 % der Fälle extreme Vernachlässigung und in 38 % emotionaler Missbrauch (Beschämung, Beschimpfung, Entwertung und Schuldzuweisung, Einschüchterung, Drohungen, Isolierung; Behinderung in der schulischen Entwicklung oder bei der Inanspruchnahme medizinischer Hilfe) gefunden. Hierbei wird von folgenden Erfahrungen berichtet:

In den wenigen Fällen, in denen weder Missbrauch noch Misshandlung in der Kindheit gefunden wurden, spielten zumeist andere schwere Traumatisierungen eine Rolle, z. B. extreme Armut oder Zeuge werden von Kriegshandlungen, bei denen eigene Angehörige ums Leben kamen. Auch Traumatisierungen durch langwierige medi-

Tab. 22-5 Missbrauch und Traumaerfahrungen bei DIS Patienten im Vergleich zu unterschiedlichen Vergleichsgruppen (aus Dalenberg et al. 2012, s. Gast u. Wabnitz 2016)

Studie	Vergleichsgruppen	Traumatyp	Traumarate (%)	Effektstärke (φ)
Duffy 2000	82 DS	PM	57,3	.36
	119 stationäre Patienten		21,8	
	82 DS	SM	51,2	.24
	119 stationäre Patienten		27,7	
	82 DS	TR	75,6	.36
	119 stationäre Patienten		39,5	
Foote et al. 2006	24 DS	PM	70,8	.38
	58 ambulante Patienten		29,3	
	24 DS	SM	75,0	.44
	58 ambulante Patienten		27,5	
Ross u. Ness 2010	266 DIS (weiblich)	PM	83,8	.74
	318 Kontrollpersonen		9,7	
	37 DIS (männlich)	PM	83,8	.78
	184 Kontrollpersonen		4,3	
	266 DIS (weiblich)	SM	90,2	.78
	318 Kontrollpersonen		11,6	
	37 DIS (männlich)	SM	73,7	.75
	184 Kontrollpersonen		2,7	
Şar et al. 2007	115 DS	PM	18,3	.13
	513 ohne DS		8,4	
	115 DS	SM	9,6	.20
	513 ohne DS		1,2	
	115 DS	MH	60,9	.22
	115 ohne DS		32,7	

Anmerkung: Alle Vergleichsgruppen entstammen der Allgemeinbevölkerung, soweit nicht anders angegeben. DS = dissoziative Störungen; DIS = Dissoziative Identitätsstörung; PM = physischer Missbrauch; SM = sexueller Missbrauch; TR = irgendeine traumatische Erfahrung; MH = irgendeine Misshandlungserfahrung (einschließlich Vernachlässigung).

zinische Eingriffe, verbunden mit Deprivation, wurden bei einigen Patientinnen und Patientengefunden (ebd.) Auch durch transgenerationelle Weitergabe von Erfahrungen traumatisierter Eltern kann möglicherweise schwere dissoziative Entwicklung angestoßen werden (s. hierzu Gast 2002; Main u. Hesse 1990; 1992).

22.5.4 Traumatisierungen im Kontext organisierter und ritueller Gewalt

Eine kleine, aber beachtenswerte Untergruppe von DIS-Patientinnen und Patienten berichtet von sadistischem, ausbeutendem, erzwungenem Missbrauch durch organisierte Tätergruppen (nach ISSTD-Guidelines 2011 in Gast u. Wirtz 2016, S. 117 ff.) Diese Art von Missbrauch quält Menschen durch extreme Kontrolle in der kindlichen Umwelt und geht oft mit Traumatisierung durch mehrere Täter einher. Organisierter Missbrauch kann in Pädophilennetzwerken, Kinderpornografie- oder Kinderprostitutionsringen, verschiedenen »pseudoreligiösen« (satanistischen) Gruppen oder Kulten, Multigenerations-Familiensystemen und Netzwerken, die Menschenhandel oder Prostitution betreiben, stattfinden. Diese Art des systematischen Missbrauchs erstreckt sich auf Aktivitäten, die sexuell pervers, entsetzlich und sadistisch sind. Es kann sein, dass Kinder gezwungen werden, dem Missbrauch anderer beizuwohnen oder sich daran zu beteiligen. In dem Buch »Jenseits des Vorstellbaren« werden Phänomene von ritueller Gewalt beschrieben – sowohl vonseiten der kanadischen Therapeutin A. Miller als auch von den von ihr behandelten Überlebenden (Miller 2015). Auch in Deutschland gibt es eine Reihe von Recherchen (Fröhling 2008) und Studien (Kownatzki et al. 2012; Fliß u. Igney 2008; Nick u. Richter-Apelt 2016) zu dem Thema. Opfer von organisiertem Missbrauch, insbesondere bei fortdauernden missbrauchenden Handlungen, sind oft die am stärksten traumatisierte dissoziative Patientengruppe. Sie sind am anfälligsten für selbstverletzendes Verhalten und ernsthafte Suizidversuche. Häufig bestehen stark ambivalente Bindungen zu primären Tätern und meist zeigen sie komplexe Formen von DIS. Bei manchen dieser schwer traumatisierten Patienten tritt zunächst eine ausgeprägte Amnesie für weite Teile ihrer Vergangenheit auf, und die Geschichte des organisierten Missbrauchs offenbart sich erst im weiteren Verlauf der Behandlung.

22.5.5 Eigene Untersuchungen

Auch eigene Untersuchungen an der Medizinischen Hochschule Hannover stützen das posttraumatische Modell dissoziativer Symptome und Störungen. Eine Stichprobe von N = 66 hoch-dissoziativen Patientinnen und Patienten (DIS n = 44; DDNOS Typ I n = 22) wurde mit dem Childhood Trauma Questionnaire (CTQ) untersucht. Sie berichten über signifikant schwerere Kindheitstraumatisierungen als Patientinnen und Patienten mit nicht-dissoziativen Störungen. Die niedrigsten Werte fanden sich in der Kontroll-Gruppe (KG).

Auf Untergruppen-Ebene zeigte sich in der Gruppe DIS tendenziell das schwerste Ausmaß an Gesamttraumatisierungen, gefolgt von der Gruppe DDNOS und TRAUMA. Die Gruppenunterschiede ließen sich jedoch mit p = .17 bzw. p = .05 statistisch nicht absichern. Die Traumascores dieser drei Gruppen lagen signifikant höher als die der Gruppen non-TRAUMA und KG. Auch unabhängig von den vorliegenden Störungsbildern konnte ein signifikanter positiver Zusammenhang zwischen dem Ausmaß an Kindheitstraumatisierungen und dem Schweregrad der dissoziativen Symptomatik

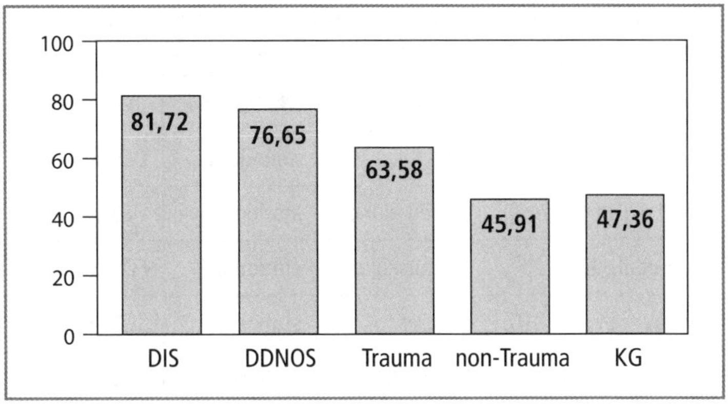

Abb. 22-1 Schweregrad von Kindheitstraumatisierungen (CTQ-Gesamtwert II)

nachgewiesen werden. Die tendenziell engsten Zusammenhänge (r = .47 bis r = .49) fanden sich dabei zwischen Erfahrungen von emotionaler und sexualisierter Gewalt sowie körperlicher Vernachlässigung während der Kindheit und Jugend und der dissoziativen Symptomatik im Erwachsenenalter (Gast 2002; Rodewald 2005).

22.6 Prävalenz Dissoziativer Identitätsstörungen

Im DSM-5 wird eine Prävalenz für DIS in der Allgemeinbevölkerung in den USA mit 1,5 % geschätzt (Johnson et al. 2006, weitere Studien s. Gast u. Rodewald 2011). Prävalenzstudien für stationäre psychiatrische Patienten sind in Tab. 22-6 zusammengefasst (Foote et al. 2008; Friedl u. Draijer 2000; Gast et al. 2001a; Ginzburg et al. 2010; Horen et al. 1995; Latz et al. 1995; Modestin et al. 1996; Ross et al. 1991b; Ross et al. 2002; Saxe et al. 1993; Tamar-Gurul et al. 2008; Tutkun et al. 1998). Die Schwankungen lassen sich durch methodische Unterschiede in den Studien erklären, also durch die Auswahl der Messinstrumente, die Zusammensetzung der Stichproben und Effekte der Selbstselektion (s. Gast u. Rodewald 2011). Eine Konzentration der Ergebnisse für Prävalenzzahlen in der Allgemeinbevölkerung findet sich in einem Bereich von 2 bis 7 % für alle dissoziativen Störungen, bei bis zu 1 % für die DIS. Für allgemeinpsychiatrische Populationen liegen die Werte naturgemäß höher (s. auch Gast et al. 2001b; 2002). Insgesamt erscheint ein Bereich von 5 bis 15 % für dissoziative Störungen und von 1 bis zu 5 % für die DIS bei stationären psychiatrischen Patienten realistisch. Eine eigene Studie bestätigt diese Größenordnung auch für Deutschland (Gast et al. 2001a).

22.7 Dissoziierte Persönlichkeitsanteile

22.7.1 Modelle zum Entstehung der Persönlichkeitsanteile

Aktuelle Theorien über die Entstehung der Persönlichkeitsanteile bei DIS schlagen ein Entwicklungsmodell (im Weiteren nach ISSTD 2011 in Gast u. Wirtz 2016, S. 27 f.) vor und stellen die Hypothese auf, dass wechselnd auftretende Persönlichkeitsanteile dadurch entstehen, dass viele traumatisierte Kinder nicht in der Lage sind, ein einheitliches Selbstempfinden zu entwickeln,

Tab. 22-6 Prävalenzangaben zu Dissoziativen Störungen in allgemeinpsychiatrischen Populationen (s. Gast u. Rodewald 2011; Gast u. Wabnitz 2016)

Autor	Land	Stichprobe	Instrument(e)	N	DD4	DIS5
Foote et al. (2008)	USA	ambulant	DDIS[3]	82	29	6
Friedl u. Draijer (2000)	Niederlande	stationär	DES[1], SCID-D[2]	122	8,2	1,6
Gast et al. (2001a)	Deutschland	stationär	FDS, SCID-D-R[4]	115	4,3	0,
Ginzburg et al. (2010)	Israel	stationär	SCID-D	120		0,8
Horen et al. (1995)	Kanada	stationär	DES[1], DDIS[3]	48	17	6
Latz et al. (1995)	USA	stationär, Frauen	DES[1], DDIS[3]	175		12
Modestin et al. (1996)	Schweiz	stationär,	DES[1], DDIS[3]	207	5	0,4
Ross et al. (1991b)	Kanada	stationär	DES[1], DDIS[3]	299		3,3
Ross et al. (2002)	USA	stationär	SCID-D[2], DDIS[3], klinisches Bild	201	26,9–44,5	7,5–9,6
Saxe et al. (1993)	USA	stationär, Frauen	DES[1], DDIS[3]	110	15	4
Tamar-Gurol et al. (2008)	Türkei	stationär, Substanz-missbrauch	SCID-D	104		80 %
Tutkun et al. (1998)	Türkei	stationär	DES[1], DDIS[3], klinisches Bild	166	10,2	5,4

[1] DES = Dissociative Experience Scale; [2] SCID-D = Structural clinical interview for DSM-IV-Dissociative Disorders; [3] DDIS = Dissociative Disorder Interview Schedule. Fehlende Werte lassen sich dadurch erklären, dass die Kategorie in der jeweiligen Studie nicht erhoben wurde

das über verschiedene Verhaltenszustände hinweg aufrechterhalten wird – vor allem, wenn das traumatische Ereignis zum ersten Mal vor dem fünften Lebensjahr stattfindet. Diese Schwierigkeiten treten häufig im Zusammenhang mit Beziehungs- oder Bindungsabbrüchen auf, die dem Missbrauch vorangehen und diesem und der Entwicklung eines dissoziativen Verarbeitungsmodus Vorschub leisten können (Barach 1991; Liotti 1992; 1999). Freyds Theorie zum »Trauma des Verrats« (engl. betrayal trauma) vertritt den Standpunkt, dass gestörte Bindungen zu Eltern und anderen Bezugspersonen die Fähigkeiten des Kindes, seine Erlebnisse zu integrieren, zusätzlich stören (Freyd 1996; Freyd et al. 2001). Die Fragmentierung und Abkapselung von traumatischen Erlebnissen kann dann dem Schutz von Beziehungen zu wichtigen (obwohl unzulänglichen und missbrauchenden) Bezugspersonen dienen und ermöglicht eine angemessenere Reifung in anderen Entwicklungsbereichen wie intellektuellen, zwischenmenschlichen und kreativen Fähigkeiten. So könnten frühe Dissoziationen als eine Art Resilienzfaktor in der Entwicklung dienen – trotz der schweren psychischen Störung, die DIS-Patienten charakterisiert (Brand et al. 2009).

Eine weitere Ausdifferenzierung dieses Entwicklungsmodels findet sich bei Van der Hart et al. (2006/2008) als Theorie der strukturellen Dissoziation der Persönlichkeit (▸ Tab. 22-4 sowie ▸ Kap. 5 in diesem Band). Sie geht davon aus, dass Dissoziation das Ergebnis eines grundlegenden Fehlschlagens der Integration unterschiedlicher Systeme von Vorstellungen und Funktionen der Persönlichkeit ist. Nach potenziell traumatisierenden Ereignissen kann die Persönlichkeit als Ganzes in einen »anscheinend normalen Persönlichkeitsanteil« (ANP), zuständig für Alltagsfunktionen, und einen »emotionalen Persönlichkeitsanteil« (EP), zuständig für die Verteidigung, aufgeteilt werden. Verteidigung ist in diesem Zusammenhang verbunden mit psychobiologischen Funktionen des Überlebens als Antwort auf Lebensbedrohung, wie Kampf oder Flucht (nach ISSTD in Gast u. Wirtz 2016, S. 30).

22.7.2 Therapeutische Implikationen

Ein empathisches Verständnis für das subjektive Erleben der Betroffenen, aus verschiedenen Personen zu bestehen, ist eine wichtige Voraussetzung für den Umgang mit DIS-Patientinnen und -Patienten. Das subjektive Erleben, »viele« zu sein, ist für die Betroffenen oft mit einem überwältigenden Evidenzerleben verbunden, das für den Außenstehenden verblüffend und befremdlich, plakativ, theatralisch oder eigentümlich konkretistisch wirken kann, gleichzeitig aber auch als faszinierend erlebt wird. Dabei darf jedoch nicht in Vergessenheit geraten, dass es sich hierbei um Manifestationen von sehr drastischen Abwehr- und Bewältigungsmechanismen handelt. Es muss im Auge behalten werden, dass der ursprüngliche Sinn der Aufspaltung in verschiedene Selbstzustände darin bestand, eine innere Wirklichkeit zu schaffen, in der ein emotionales Überleben in einer traumatisierenden Situation gewährleistet werden konnte. Einmal als Bewältigungsstrategie gebahnt, um schreckliche Erfahrungen innerlich ungeschehen zu machen, wird sie als mögliche Verarbeitungsform auch bei weniger schwerwiegenden Erfahrungen ständig wiederholt und wird zunehmend dysfunktional (Kluft 1996).

22.8 Diagnosestellung

Viele Therapeuten vermuten oder haben gelernt, dass DIS eine seltene Störung mit dramatischem und floridem Erscheinungsbild ist. Dies ist jedoch nicht der Fall. Nur bei einer kleinen Untergruppe ist die DIS in Form von offenkundigen Wechseln der Persönlichkeitsanteile beständig sichtbar (s. Kluft 2009, S. 600). In den meisten Fällen zeigen sich allenfalls begrenzte Momente der Sichtbarkeit.

Anstelle eines beobachtbaren Wechsels verschiedener umschriebener Identitäten zeigt der typische DIS-Patient eine polysymptomatische Mischung aus dissoziativen und posttraumatischen Symptomen, die in eine Matrix von eher unspezifischen, nicht primär traumabezogenen Symptomen eingebettet ist (wie z. B. Depression, Panikattacken, Drogenmissbrauch, psychosomatische Symptome, Essstörungen usw.). Das Vorherrschen dieser nachgeordneten, aber klinisch geläufigen Symptome führt häufig dazu, dass Therapeuten nur diese komorbiden Störungen diagnostizieren (ISSTD 2011 in Gast u. Wirtz 2016). Dies kann jedoch eine langwierige und nicht sonderlich erfolgreiche Behandlung zur Folge haben.

Aus den geschilderten Gründen ist es zur Diagnostik unerlässlich, aktiv nach dissoziativen Symptomen zu fragen. Das offene klinische Interview sollte im Falle von Verdachtsmomenten ggf. durch dissoziationsspezifische Screening- und Diagnose-Instrumente ergänzt werden (▸ Kap. 16 in diesem Band). Das hier geläufigste Screening-Instrument ist der Fragebogen für Dissoziative Symptome (FDS von Freyberger et al. 1998; s. auch Rodewald et al. 2006) Zudem ist der Aufbau einer vertrauensvollen Beziehung Voraussetzung für eine genaue Diagnosestellung. Nur dann werden Patienten auch entsprechende valide Angaben machen. Hilfreich ist gerade bei den Symptomen mit intrusivem Charakter die häufig entlastende Information, dass dissoziative Störungen nicht mit einer Psychose und »verrückt sein« gleichzusetzen sind. Ferner muss bei der Diagnostik bedacht werden, dass durch das Erfragen dissoziativer Symptome auch deren Auslöser, nämlich belastende und/oder traumatische Erfahrungen mit angestoßen werden können. Es ist daher eine vorsichtige Herangehensweise notwendig, um ein Überfluten mit traumatischen Erinnerungen zu vermeiden.

Eine Orientierung zur Diagnosestellung bietet der schon erwähnte Kriterienkatalog von Dell (▸ Tab. 22-3). Funktionsstörungen im Bereich des Gedächtnisses und der Wahrnehmung äußern sich in den unter Kriterium A aufgeführten Symptomen. Hierzu gehören: Gedächtnisprobleme, Depersonalisation, Derealisation, Trancezustände, Flashbacks sowie somatoforme Dissoziation. Die Manifestation sekundär-dissoziierter Persönlichkeitsanteile (Kriterium B) mit der damit einhergehenden Dissoziation des Selbsterlebens äußert sich in permanenten Störungen der alltäglichen Funktionen: Patienten erleben u. a. als nicht zu sich gehörig empfundenes Denken, Sprechen, Fühlen, Handeln sowie Stimmenhören. Diese dissoziierten, ich-dystonen Wahrnehmungen einschließlich des Stimmenhörens haben – in Abgrenzung zur Schizophrenie – pseudohalluzinatorischen Charakter, d. h., die Patienten sind sich ihrer Trugwahrnehmung in der Regel durchaus bewusst. Beim Vorliegen tertiär abgespaltener Persönlichkeitsanteile (Kriterium C) findet man wiederkehrende evidente Hinweise auf zurückliegendes Verhalten, an das man sich nicht erinnern kann. Die Betroffenen berichten über teilweise sehr drastische Erinnerungslücken – so wird z. B. die erst kurz zurückliegende eigene Examensprüfung, der gesamte Urlaub oder die Geburt des eigenen Kindes nicht mehr erinnert. Oder es ist ein mehrwöchiger Aufenthalt in der Klinik vorübergehend nicht mehr erinnerbar. Auch berichten Patientinnen und Patienten von Rückmeldungen aus dem Familien- und Bekanntenkreis über Verhalten, an das sie selbst keinerlei Erinnerungen haben. Amnesien für impulshaftes Verhalten wie Essanfälle, Selbstverletzungen oder Suizidversuche können wichtige Hinweise auf das Vorhandensein dissoziierter Selbst-Zustände geben.

22.8.1 Differenzialdiagnose

Differenzialdiagnostisch muss aufgrund der Symptomüberlappung mit den Schneider'schen Symptomen eine Schizophrenie ausgeschlossen werden. Ausschlaggebend sind hierbei der pseudohalluzinatorische Charakter der dissoziierten Wahrnehmungen (insbesondere des Stimmenhörens) und die insgesamt erhaltene Realitätskontrolle (s. auch Kluft 1987). Bei der DIS fehlen also die meisten formalen Denkstörungen wie Wahnwahrnehmung und paranoide Symptome, während bei der Schizophrenie wiederum die gravierenden und charakteristischen Gedächtnisstörungen (C-Kriterien nach Dell) nicht vorhanden sind. Ausgeschlossen werden müssen auch eine Borderline-Persönlichkeitsstörung, affektive Störungen und Angsterkrankungen, welche jedoch auch zusätzlich zur DIS in komorbider Form vorliegen können (Putnam 2003). Die Abgrenzung zur Borderline-Persönlichkeitsstörung kann dadurch erschwert sein, das hier ebenfalls häufig ausgeprägte dissoziative Symptome vorliegen können. Die Beeinträchtigung des Identitätserlebens ist jedoch nicht derart tiefgreifend, dass das eigene Handeln, Wahrnehmen und Erinnern einer »anderen Person« zugeordnet wird, entsprechend fehlen auch hier die C-Kriterien nach Dell (s. hierzu auch Gast 2015).

Differenzialdiagnostisch muss an die seltene artifizielle oder vorgetäuschte DIS gedacht werden, bei der Symptome eines Persönlichkeitswechsels eher plakativ präsentiert werden (Draijer u. Boon 1999; Gleaves 1996; Thomas 2001), ebenso an iatrogene Identitätsaufspaltung durch unsachgemäße Psychotherapie. Im forensischen Kontext können vorgetäuschte Fälle auftreten, Hinweise zu entsprechender Diagnostik finden sich bei Steinberg et al. (2011). Dennoch können selbstverständlich auch valide dissoziative Diagnosen bei Straftätern auftreten (Lewis et al. 1997; Liß 2001). Ferner müssen Suchterkrankungen, Drogenkonsum sowie Temporallappenepilepsien ausgeschlossen werden (Putnam 2003). Die Romanfigur von Dr. Jekyll und Mr. Hyde ist ein häufig erwähntes Beispiel einer DIS bzw. einer multiplen Persönlichkeit (Freyberger et al. 2007), doch handelt es sich hier um eine falsch positive Fehldiagnose: Die im Roman beschriebenen Wesensveränderungen treten ausschließlich im Zusammenhang mit Drogeneinnahme auf (Stevenson 1886/2004). Bei dissoziativer Symptomatik sind also wichtige Ausschlusskriterien zu beachten und nach Drogenkonsum und neurologischen bzw. internistischen Erkrankungen zu fragen.

22.8.2 Komorbiditäten

Menschen mit DIS zeigen gewöhnlich eine hohe Zahl von Komorbiditäten (APA 2013; Falkai u. Wittchen 2015, S. 407; Rodewald et al. 2011) Am häufigsten sind Posttraumatische Belastungsstörungen, depressive Störungen, Persönlichkeitsstörungen, insbesondere Vermeidende und Borderline-Persönlichkeitsstörungen, Konversionsstörungen (Funktionelle Neurologische Symptome), Somatische Belastungsstörungen, Essstörungen, Substanzkonsumstörungen, Zwangsstörungen und Schlafstörungen (ebd.). Zudem ist suizidales und/oder selbstverletzendes Verhalten bei DIS-Patienten auffällig häufig vorhanden (Foote et al. 2008).

22.8.3 Unspezifische und spezifische diagnostische Hinweise

Wegen der oft diskreten Symptomatik und komorbiden Überlagerungen ist es sinnvoll, auf unspezifische diagnostische Hinweise zu achten, die auf eine mögliche dissoziative Störung, insbesondere auch auf DIS, hindeuten. Hierzu gehören (Ross 1997):

- traumatische Erfahrungen in der Kindheit,
- Misslingen vorhergehender Behandlungen,
- drei oder mehr Vordiagnosen, insbesondere als atypische Störungen (Depressionen, Persönlichkeitsstörungen, Angststörungen, Schizophrenie, Anpassungsstörungen, Substanzmissbrauch, Somatisierungs- oder Essstörungen),
- selbstverletzendes Verhalten, gleichzeitiges Auftreten von psychiatrischen und

psychosomatischen Symptomen, starke Schwankungen und Fluktuationen in Symptomatik und Funktionsniveau.

Darüber hinaus sollte auf subtile diagnostische Hinweise geachtet werden. Wichtige **Leitsymptome** für dissoziative Störungen sind die **Amnesie** sowie wiederholte, chronische **Entfremdungserlebnisse** in Form von Depersonalisation und Derealisation. Für schwere dissoziative Störungen (DIS und ein Teil der NNBDS) gilt zudem das **Stimmenhören** im Kopf, anderes **intrusives Beeinträchtigungserleben** sowie nicht erinnerbares Verhalten wie Finden von Sachen, an deren Erwerb man sich nicht erinnern kann. Das Hören von Stimmen wird meist *im* Kopf lokalisiert. Sie unterscheiden sich von halluzinatorischem Erleben durch die erhaltene Realitätsprüfung der Patienten und Patientinnen. Häufig wird ein fortlaufender innerer verbaler oder schriftlicher Dialog zwischen den dissoziierten Persönlichkeitsanteilen beschrieben. Zudem berichten Patienten von dem Gefühl, manchmal ein kleines Kind zu sein und traumatische Erfahrungen wieder zu erleben. Auch sprechen Patienten über sich selbst in der dritten Person (»er«, »sie« oder »wir«).

22.9 Das Strukturierte Klinische Interview für Dissoziative Störungen

Standardisierte Messinstrumente werden in (▸ Kap. 16 in diesem Band) vorgestellt. Als Goldstandard für die Diagnose der DIS gilt das Strukturierte Klinische Interview für Dissoziative Störungen – SKID-D (Steinberg 1994a, dt. Bearbeitung Gast et al. 1999).

Beispielfragen aus dem Strukturierten Klinischen Interview für Dissoziative Störungen

Amnesie

- Haben Sie jemals das Gefühl gehabt, dass es größere Lücken in Ihrem Gedächtnis gibt?
- Wenn ja: Können Sie beschreiben, wann so etwas vorgekommen ist und woran Sie diese Lücken gemerkt haben? Wie oft kommt das vor?
- Hat es jemals Stunden oder Tage gegeben, die zu fehlen schienen oder für die Sie sich keine Rechenschaft ablegen konnten?
- Wenn ja: Wie viel Zeit fehlte? Wie oft passierte das?

Fugue

- Haben Sie sich jemals an einem Ort wiedergefunden, ohne sich daran erinnern zu können, wie Sie dorthin gekommen sind?
- Wenn ja: Können Sie mir beschreiben, was passierte? Wie oft kommt das vor?

Depersonalisation

- Haben Sie sich jemals so gefühlt, als ob Sie sich von einem Punkt außerhalb Ihres Körpers beobachten (sich aus der Entfernung sehen oder einen Film über sich selbst sehen)?
- Wenn ja: Können Sie beschreiben, was Sie erlebten? Wie oft haben Sie so etwas erlebt?

Derealisation

- Haben Sie jemals das Gefühl gehabt, dass Ihnen vertraute Umgebungen oder Menschen ungewohnt oder unwirklich erscheinen?
- Wenn ja: Was war das für eine Erfahrung? Wie oft haben Sie das erlebt?

Identitätsunsicherheit

- Haben Sie jemals das Gefühl gehabt, dass in Ihrem Inneren ein Kampf stattfindet (darum stattfindet, wer Sie eigentlich sind)?
- Wenn ja: Was ist das für eine Erfahrung? Wie oft kommt das vor?

Identitätswechsel

- Haben Sie sich jemals so gefühlt oder so verhalten, als seien Sie ein Kind? Hat man Ihnen erzählt, dass Sie sich wie ein Kind verhalten?

- Wenn ja: Was war das für eine Erfahrung? Können Sie die kindliche Rolle näher beschreiben? Wie oft kommt das vor?
- Haben Sie sich jemals so verhalten, als ob Sie eine völlig andere Person wären? Wurde Ihnen jemals von anderen gesagt, dass Sie eine andere Person zu sein scheinen?
- Wenn ja: Was wurde Ihnen gesagt? Wie oft haben Sie das erlebt?

Das Interview erfasst in fünf Kapiteln systematisch das Auftreten und den Schweregrad der dissoziativen Hauptsymptome und erlaubt eine Differenzialdiagnostik der verschiedenen Formen dissoziativer Störungen nach dem DSM. Jedes Teilkapitel beginnt mit allgemein gehaltenen Screeningfragen. Werden diese positiv beantwortet, folgen eine Reihe spezifischerer Fragen zur systematischen Abklärung und Validierung der Symptomatik. Auch wird das quantitative Ausmaß anhand subjektiver und sozialer Beeinträchtigungen erfasst. So wäre z. B. eine gelegentliche Vergesslichkeit mit Amnesien von Minuten als leicht (Grad 2) zu werten. Eine mäßige Amnesie läge z. B. dann vor, wenn es mehrere umschriebene »Aussetzer« von bis zu mehreren Stunden gäbe (Grad 3). Als schwer gälten anhaltende amnestische Episoden von mehreren Stunden und länger, oder so ausgeprägte Erinnerungsprobleme, die mit normaler Vergesslichkeit nicht erklärt werden können. Patienten und Patientinnen berichten dann zum Beispiel, dass sie sich an eine Prüfung, die eigene Hochzeit oder die Geburt des Kindes nicht mehr erinnern können oder dass sie plötzlich nicht mehr wissen, wie man Klavier spielt, obwohl die Betroffene ein paar Tage zuvor noch ein Konzert gegeben hat. Die Einteilung der Schweregrade ist im Interview durch Beispiele operationalisiert.

Gegebenenfalls ist es für die Interviewer und Interviewerinnen auch möglich, nicht vorgegebene Fragen in das Interview zu integrieren, sodass sie optimal auf die spezielle Symptomatik und die Besonderheiten des jeweiligen Einzelfalles eingehen können.

In die Auswertung des Interviews gehen neben den verbalen Antworten der Befragten auch nonverbale Äußerungen und während des Interviews beobachtbare Anzeichen von Dissoziation ein. Solche wären z. B. Amnesien für vorherige Interviewfragen, Trancezustände oder auffällige Wechsel in Verhalten und Erleben der Patienten und Patientinnen. Nach Abschluss des Interviews wird auf der Basis aller verfügbaren Informationen für jedes der fünf Hauptsymptome eine Einschätzung des Schweregrades (von 1 bis 5) der Symptomatik vorgenommen. Der Gesamtinterview-Score ergibt sich aus der Summe der fünf Symptomscores. Anschließend erfolgt eine diagnostische Einschätzung, ob eine bzw. welche dissoziative Störung vorliegt.

22.10 Durchführung und Anwendung des SKID-D

Für die gesamte Durchführung des Interviews einschließlich der Auswertung werden je nach Komplexität der dissoziativen Symptomatik ca. eine halbe bis zweieinhalb Stunden benötigt. Die Anwendung des Interviews setzt eine längere Einarbeitungszeit bzw. ein spezielles Training und ausreichende klinische Erfahrungen voraus. Die Anwendung des SKID-D ist für diejenigen Kolleginnen und Kollegen sinnvoll, die mit hoch dissoziativen Patienten arbeiten. Auch wenn man vielleicht nicht das vollständige Interview durchführen möchte, sind die dort aufgeführten Fragen hilfreich, um die spezifischen Symptome präziser zu erfassen. SKID-D-Fragen können auch in eine offene klinische Befunderhebung integriert werden.

Patienten sollten mit einigen einleitenden Worten auf das Interview vorbereitet werden. So kann man ihnen erklären, dass es sich um eine Untersuchung handelt, um die von ihnen angegebene Symptomatik näher und gründlicher zu untersuchen. Im Überweisungskontext ist es sinnvoll, sich hierfür einen Extratermin zum Kennenlernen der Patientin und zur Vorbereitung Zeit zu nehmen. Beim eigentlichen Interview ist es wichtig, dem Patienten eine Atmosphäre von Akzeptanz zu vermitteln und das Interview als einen positiven und hilfreichen Aspekt in der Therapie einzuführen. Die Erfahrung zeigt, dass die meisten Patienten überrascht und erleichtert darüber sind, wenn ihrer als quälend erlebten Symptomatik so viel unerwartete Aufmerksamkeit geschenkt wird. Dadurch hat die Untersuchung für viele Patientinnen und Patienten einen entlastenden und ermutigenden Charakter. Obwohl Traumatisierungen nicht direkt erfragt werden, berichten Patienten häufig spontan davon, wenn sie nach spezifischen Symptomen befragt werden.

Nach Abschluss des Interviews sollte man den Patientinnen und Patienten die Möglichkeit für eine Rückmeldung geben. Häufig äußern Patienten spontane Erleichterung darüber, dass sie so präzise über ihre Symptomatik befragt werden, und fühlen sich dadurch ernst genommen. Viele sind erleichtert darüber, dass das Offenbaren ihrer Symptome nicht ihre Befürchtung bestätigt, »verrückt« zu sein oder für verrückt gehalten zu werden. Ein kurzes Ergebnis der Untersuchung sollte bereits am Ende des Interviews gegeben werden und dann ausführlicher in einem weiteren Nachgespräch erörtert werden. Hier sollte der Patientin die Gelegenheit gegeben werden, darüber sprechen zu können, welche Gedanken, Überlegungen und Gefühle das Interview in ihr ausgelöst hat. Der Therapeut wiederum gibt Rückmeldung über die erhobenen Befunde und die daraus resultierenden Behandlungsempfehlungen und weiteren therapeutischen Schritte. Grundsätzlich ist es hilfreich, der Patientin oder dem Patienten dissoziative Symptome als suboptimalen Lösungsversuch zu erklären: als sinnvolle und kreative Anpassungsreaktion auf (zurückliegende) belastende Lebensereignisse, die gleichzeitig aber auch Anpassung verhindert. Dissoziative Symptome sind als ernst zu nehmende Beeinträchtigung zu würdigen, die man inzwischen durch Therapie positiv beeinflussen kann. Zudem ist es wichtig, die weiteren therapeutischen Schritte zu besprechen. Wenn die Therapie nicht vom Interviewer selbst durchgeführt werden kann, sollte eine realistische Einschätzung hinsichtlich der Therapievermittlung gegeben werden, zumal es bislang häufig schwierig ist, Patienten, insbesondere mit schweren dissoziativen Störungen, in eine längerfristige ambulante Therapie zu vermitteln.

Wie bei allen posttraumatischen Störungsbildern sollte jede Befunderhebung und insbesondere die Exploration traumatischer Erfahrungen behutsam erfolgen, um unkontrolliertes Wiedererleben traumatischer Erinnerungen zu vermeiden. Dies gilt auch für Patienten mit dissoziativen Störungen. Darüber hinaus sollte man sich bewusst sein, dass auch das Erfragen der dissoziativen Symptome »triggern« kann, also traumatische Erinnerungen hervorrufen kann.

Bei der Durchführung der Diagnostik sollte ausreichend Zeit für die Vorbereitung und die Nachbesprechung eingeplant werden. Es empfiehlt sich, insgesamt drei Termine vorzusehen. Der erste Kontakt dient der allgemeinen klinischen Anamneseerhebung und der Information über die weitere Diagnostik. Beim zweiten Termin wird das eigentliche Interview durchgeführt. Im abschließenden Nachgespräch erhält die

Patientin Rückmeldung über die erhobenen Befunde und eine Beratung über das weitere therapeutische Vorgehen. Im Folgenden soll die Arbeit mit dem SKID-D anhand eines Fallbeispiels veranschaulicht werden. Es handelt sich hierbei um die Diagnosestellung bei einer Patientin im Verlauf einer stationären Psychotherapie.

Fallbeispiel

Frau B. (31 Jahre) wird aufgrund von schweren Angstzuständen, Depressionen und Suizidgedanken zur Krisenintervention stationär psychiatrisch eingewiesen und anschließend auf die Psychotherapiestation verlegt. Die Patientin schildert sich als »schon immer psychisch labil«. Sie ist als Altenpflegerin tätig und war schon seit längerer Zeit den Anforderungen der Arbeit nur noch mit Mühe gewachsen. Nachdem es bei einem Betriebsfest durch einen Kollegen zu sexuellen Anzüglichkeiten gegen sie gekommen war, entwickelte sie massive Angstzustände, sodass sie das Haus kaum verlassen und ihrer Arbeit nicht mehr nachzugehen konnte. Ihr vermehrter Alkoholkonsum brachte die verzweifelte Lebensgefährtin dazu, sich an den Hausarzt zu wenden, der die stationäre Einweisung veranlasste.

Auf der Psychotherapiestation wirkte die Patientin im Kontakt häufig unkonzentriert und fahrig. Zudem fielen immer wieder extreme Sprünge in ihrem Verhalten und im Funktionsniveau auf. Ein wichtiger diagnostischer Hinweis ergab sich aus einem gemeinsamen Paargespräch mit der Lebensgefährtin, die über folgendes auffälliges Verhalten der Patientin berichtete: Gelegentlich würde sie ihre Partnerin in völlig verängstigtem Zustand hinter dem Bücherregal vorfinden. Diese habe dann auch Angst vor ihr und sei kaum zu beruhigen. Die Patientin bagatellisiert zunächst dieses Verhalten und gesteht schließlich ein, dass sie sich daran gar nicht erinnern könne.

Die geschilderten dissoziativen Symptome sowie Angaben aus der Vorgeschichte der Patientin über wiederholte und schwerwiegende sexuelle Traumatisierungen in der Kindheit veranlassten die Therapeuten zu einer ausführlicheren Dissoziationsdiagnostik. Im Diagnose-Screening mit dem FDS wurde ein erhöhter Wert von 21 gefunden. Im **SKID-D** zeigten sich folgende signifikante **Ergebnisse:**

Frau B. berichtet, schon von Kindheit an unter schweren **Amnesien** im Alltagserleben gelitten zu haben. Oft könne sie sich an ihre alltäglichen Aktivitäten nicht erinnern. Sie wisse dann z. B. nicht mehr, ob sie einer Patientin bereits ihre Medikamente verabreicht habe oder nicht. In ihrer Erinnerung würden ihr längere Zeiträume bis hin zu Jahren völlig fehlen. Darüber hinaus könne sie sich häufig nicht mehr an wichtige persönliche Informationen erinnern, wie dies auch unmittelbar in der Interviewsituation beobachtet werden konnte: Die anfängliche Frage nach ihrer Anschrift und ihrem Geburtsdatum bringt Frau B. sichtlich in Verlegenheit und sie kann sie erst nach einem verstohlenen Blick auf ihre Krankenkassenkarte beantworten. **Fugue-Zustände** hätten wiederholt zu schweren Verwirrungen geführt. So habe sie z. B. mitten in einer Auseinandersetzung mit ihrer Vorgesetzten fluchtartig das Büro verlassen und sich Stunden später am Hauptbahnhof wiedergefunden, ohne zu wissen, wie sie dorthin gekommen sei.

Nach **Depersonalisationen** befragt, berichtete Frau B. von dem Gefühl, nahezu ständig neben sich zu stehen oder sich gelegentlich selbst von oben zu beobachten. Dabei fühle sie sich Ihrem Körper völlig entfremdet und könne zeitweise keinen Schmerz empfinden. Als Kleinkind sei den Ärzten bereits ihre Schmerzunempfindlichkeit aufgefallen, als sie sich den Arm gebrochen habe. Manchmal habe sie das Gefühl, dass ihre Arme und Beine kleiner würden und sich ihrer Kontrolle entzögen. Sie fühle sich dann handlungsunfähig und wie gelähmt.

Frau B. beschreibt zahlreiche Beispiele für schwere **Derealisationen**. Sie habe nahezu täglich das Gefühl, dass die Umgebung und Menschen um sie herum größer bzw. kleiner würden. Sie habe sich häufig in ihrem eigenen Stadtteil oder auf dem Weg zur Arbeit verlaufen, da sie die Umgebung nicht erkannt habe. Es komme immer wieder vor, dass sie ihre Lebensgefährtin nicht erkenne, mit der sie seit über zehn Jahren zusammenlebe. Sie lebe mit einem chronischen Gefühl der Irritation und der Anforderung, sich ständig neu orientieren zu müssen. Im Umgang mit anderen Menschen gäbe es oft Probleme und Verwirrungen, sodass sie soziale Kontakte nach Möglichkeit meide.

Identitätsunsicherheit beschrieb Frau B. als quälende innere Kämpfe, wer sie eigentlich sei. So sei sie sich ihrer sexuellen Identität häufig nicht sicher und wisse z. B. im Restaurant nicht, ob sie die Damen- oder die Herren-Toilette aufsuchen solle. Außerdem habe sie so unterschiedliche Wünsche und Bestrebungen in sich, dass sie immer wieder in Zustände einer lähmenden Handlungsunfähigkeit verfalle, verbunden mit massiver Angst und starken Kopfschmerzen.

Als Anzeichen von **Identitätswechseln** nennt Frau B. eine Fülle von Beispielen. So sei ihr von ihrer Partnerin mehrfach vorgeworfen worden, sich Freunden gegenüber unmöglich und unangemessen aggressiv benommen zu haben. Sie selbst könne sich daran jedoch nicht erinnern. Auch in Konfliktsituationen am Arbeitsplatz wird ihr völlig unangemessenes Verhalten zurückgemeldet. Wiederholt sei sie aus dem Raum gerannt und später verängstigt in einer Ecke hockend mit kindlichem Verhalten gefunden worden. Außerdem beobachte sie extreme Schwankungen in ihren Fähigkeiten, Kenntnissen und Bedürfnissen. An manchen Tagen sei sie in der Lage, anspruchsvolle Fachvorträge zu halten, an anderen wisse sie selbst grundlegende Handgriffe in der Pflegearbeit nicht mehr. Häufig fände sie Dinge (vor allem Kuscheltiere, Spielzeug oder Kleidungsstücke) in ihrem Besitz, ohne sich erinnern zu können, sie gekauft zu haben.

Während dieser Beschreibung gerät Frau B. für einige Sekunden in einen Trance-Zustand, aus dem sie mit deutlichen Veränderungen in Gestik und Mimik erwacht. Sie fragt in kindlicher Art nach dem Namen der Untersucherin und bezeichnet sich selbst als »Monika«. Dieses vom sonstigen Befund deutlich abgesetzte Verhalten dauert zwei Minuten an. Nach einer diskreten Kopfbewegung und Augenflattern scheint die Patientin wieder »die alte« zu sein und überspielt die vorhergehende Szene mit der Bemerkung, dass sie etwas unkonzentriert sei.

Nach sichtlicher Überwindung berichtet die Patientin auf Nachfragen über ca. 20 »fremde Personen« in ihr. Sie könne diese ständig in ihrem Kopf miteinander diskutieren hören. Eine Person sei »die Haushälterin«, andere würden zur Arbeit gehen. Außerdem wären da auch eine Reihe von Kindern, die z. T. sehr verängstigt seien. Zum Glück gäbe es aber auch noch den »Beschützer«. Er sei z. B. bei dem Betriebsfest herausgekommen und habe die Übergriffe des Kollegen beenden können.

Beurteilung und Empfehlung: Bei Frau B. liegen alle dissoziativen Hauptsymptome in schwerer Ausprägung vor. Die Patientin berichtete im Verlauf des Interviews konsistent über komplexe Verknüpfungen zwischen den verschiedenen dissoziativen Symptomen. Sie beschreibt ein umfassendes inneres Persönlichkeitssystem, wobei die einzelnen Anteile als nicht zur eigenen Person dazugehörig und nicht unter der eigenen Kontrolle wahrgenommen werden. Zudem konnten während des Interviews eine Reihe von dissoziativen Phänomenen in Form von Amnesien sowie von einem Persönlichkeitswechsel beobachtet werden. Die Diagnose einer DIS konnte somit eindeutig gestellt werden. Der Patientin wurde eine ambulante Langzeittherapie bei einer entsprechend ausgebildeten Therapeutin empfohlen.

Gewichtung des Persönlichkeitswechsels: Zur Veranschaulichung wurde bei dem Fallbeispiel ein typischer Persönlichkeitswechsel (*switch*) beschrieben. Es sei aber ausdrücklich darauf hingewiesen, dass das Auftreten eines *switches* für die Diagnosestellung im Interview und auch nach den aktuellen DSM-5-Kriterien nicht erforderlich ist. Beim diagnostischen Erstkontakt wird dieses Kern-Phänomen eher selten beobachtet, da die Patientinnen zunächst noch sehr stark um Kontrolle bemüht sind und einen Wechsel nicht zulassen. Die anderen im Fallbeispiel beschriebenen Symptome reichen in ihrer schweren Ausprägung aus, um die Diagnose einer DIS mit dem SKID-D sicherzustellen.

22.11 Zusammenfassung

Die Dissoziative Identitätsstörung (DIS), auch Multiple Persönlichkeitsstörung genannt, ist die schwerste Erkrankung im Spektrum der dissoziativen Störungen. Sie ist ein traditionelles psychiatrisches Krankheitsbild, das in den letzten 30 Jahren intensiv erforscht wurde. In der ICD-10 wird sie noch als seltene Erkrankung angegeben. Studien mit Prävalenzangaben von 1,5 % in der Allgemeinbevölkerung und 5 % in psychiatrischen Populationen weisen jedoch auf eine versorgungsrelevante Patientenzahl hin. Die DIS wird als Traumafolgestörung aufgrund schwerer Kindesmisshandlung verstanden. Befunde stützen ein posttraumatisches Entwicklungsmodell. Das Symptomprofil ist häufig diskret, wird durch komorbide Störungen überdeckt und muss daher aktiv erfragt werden. Durch Symptomüberlappungen mit Depressionen, Angsterkrankungen und psychotischen Symptomen sowie mit Persönlichkeitsstörungen kommt es häufig zu entsprechenden Fehldiagnosen. Eine frühzeitige Diagnostik und Bereitstellung einer entsprechenden Psychotherapie kann die Prognose der sonst chronisch verlaufenden Erkrankung jedoch erheblich verbessern. Da inzwischen störungsspezifische Psychotherapieansätze vorliegen, kommt der frühzeitigen Diagnostik der DIS eine besondere Bedeutung zu. Es wird eine Psychotherapie empfohlen, die sich an den Vorgaben zur Behandlung komplexer posttraumatischer Störungen orientiert und zusätzliche Interventionen anwendet, die auf die Integration der verschiedenen Persönlichkeitsanteile abzielen. Darauf wird in (▸ Kap. 33 in diesem Band) eingegangen.

Literatur

Aldridge-Morris, R. (1989). An exercise in deception. Hillsdale, NJ: Erlbaum.

American Psychiatric Association (1980). Diagnostic and Statistical Manual of Mental Disorders. 3rd ed. DSM-III. Washington, DC: American Psychiatric Association.

American Psychiatric Association (1994). Diagnostic and Statistical Manual of Mental Disorders. 4th ed. DSM-IV. Washington, DC: American Psychiatric Association (dt. Bearbeitung und Einführung: H. Saß, H. U. Wittchen, M. Zaudig, Diagnostisches und statistisches Manual psychischer Störungen. Göttingen, Bern, Toronto, Seattle: Hogrefe 1996).

American Psychiatric Association (2013). Diagnostic and statistical manual of mental disorders (5th ed.). Washington, DC: American Psychiatric Association.

Barach, P.M.M. (1991). Multiple personality disorder as an attachment disorder. Dissociation, IV: 117–123.

Bergmann, C. (2011). Abschlussbericht der Unabhängigen Beauftragten zur Aufarbeitung des sexuellen Kindesmissbrauchs. Herausgeber: Geschäftsstelle der Unabhängigen Beauftragten zur Aufarbeitung des sexuellen Kindesmissbrauchs, Glinkastraße 24, 10117 Berlin, www.sprechen-hilft.de. Verfügbar unter: http://beauftragter-missbrauch.de/mod/resource/view.php?id=301 [letzter Zugriff: 23.2.2017].

Blashfield, R.K., Sprock, L., Fuller, A.K. (1990). Suggested guidelines for including or excluding categories in the DSM-IV. Compr Psychiatry, 31: 15–19.

Bleuler, E. (1927). Lehrbuch der Psychiatrie. 1. Aufl. Berlin: Springer.

Bliss, E.L. (1980). Multiple personalities. A report of 14 cases with implications for schizophrenia. Arch Gen Psychiatry, 37: 1388–1397.

Bliss, E.L. (1986). Multiple Personalities, Allied Disorders, and Hypnosis. New York: Oxford University Press.

Boon, S., Draijer, N. (1991). Diagnosing dissociative disorders in the Netherlands: A pilot study with the Structured Clinical Interview for DSM-III-R Dissociative Disorders. Am J Psychiatry, 148: 458–462.

Boon, S., Draijer, N. (1993). Multiple Personality Disorder in the Netherlands. Amsterdam: Zwets u. Zeitlinger.

Darves-Bornoz, J.M., Berger, C., Degiovanni, A., Gaillard, P., Lepine, J.P. (1999). Similarities and differences between incestuous and nonincestuous rape in a French follow-up study. Journal of traumatic stress, 12(4): 613–623.

Brand, B.L., Armstrong, J.G., Loewenstein, R.J., McNary, S.W. (2009). Personality differences on the Rorschach of dissociative identity disorder, borderline personality disorder and psychotic inpatients. Psychological Trauma: Theory, research, practice, & policy, 1: 188–205. doi:10.1037/a0016561.

Brand, B.L., Sar, V., Stavropoulos, P., Krüger, C., Korzekwa, M., Martínez-Taboas, A., Middleton W. (2016). Separating fact from fiction: An empirical examination of six myths about Dissociative Identity Disorder. Harvard review of psychiatry, 24/4 (257–70), 1067–3229.

Brenneis, C.B. (1996). Multiple personality: Fantasy proneness, demand characteristics, and indirect communication. Psychoanal Psychol, 13: 367–387.

Carlson, E.A. (1998). A prospective longitudinal study of attachment disorganization/disorientation. Child Develop, 69: 1107–1128.

Claudius, M. (1779/2000). Abendlied. In: K.O. Conrady (Hrsg.), Der neue Conrady. Das große deutsche Gedichtbuch (S. 244). Düsseldorf, Zürich: Artemis und Winkler.

Coons, P.M., Bowman, E.S., Milstein, V. (1988). Multiple personality disorder: A clinical investigation of 50 cases. J Nerv Ment Dis, 176: 518–527.

Dalenberg, C.J., Bethany, L., Brand, B.L., David, H., Gleaves, D.H., Dorahy, M.J., Loewenstein, R.J., Cardena, E., Frewen, P.A., Carlson, E.B., Spiegel, D. (2012). Evaluation of the evidence for the trauma and fantasy modells of dissociation. Psychological Bulletin, 138(3): 550–588.

Dell, P.F. (2001a). Why the diagnostic criteria for dissociative identity disorder should be changed. J Trauma Dissociation, 2: 7–37.

Dell, P.F. (2001b). Should the dissociative disorder field choose its own diagnostic criteria for dissociative identity disorder? Reply to Cardena, Coons, Spiegel and Steinberg. J Trauma Dissociation, 2: 65–72.

Dell, P.F. (2002). Dissociative phenomenology of dissociative identity disorder. J Nerv Ment Dis, 190: 10–15.

Dell, P.F. (2006a). A new model of dissociative identity disorder. Psychiatric Clinics of North America, 29(1), 1–26.

Dell, P.F. (2006b). The Multidimensinal Inventory of Dissociation (MID). – A comprehensive measure of pathological dissociation. Journal of Trauma & Dissociation, 7(2): 77–106.

Dell, P.F. (2009). The long struggle to diagnose multiple personality disorder (MPD): MPD. In: P.F. Dell, J.A. O'Neil (Hrsg.), Dissociation and the Dissociative Disorders: DSM-5 and beyond (S. 383–402). New York: Routledge.

Dilling, H., Mombour, W., Schmidt, M.H. (1993). Internationale Klassifikation psychischer Störungen. ICD-10. 2. Aufl. Bern: Huber.

Dilling, H., Mombour, W., Schmidt, M.H. (2011). Internationale Klassifikation psychischer Störungen,

ICD-10 Kapitel V. (F), Klinisch-diagnostische Leitlinien. Bern: Huber.

Draijer, N., Boon, S. (1999). Imitation of Dissociative Identity Disorder: Patients at risk, therapists at risk. The J Psychiatry & L., 27: 423.

Duffy, C. (2000). Prevalence of undiagnosed dissociative disorders in an inpatient setting (Doctoral dissertation). Available from ProQuest Dissertations and Theses database. (AAT No. 3041898) (zitiert nach Dalenberg et al. 2012).

Ellason, J. W., Ross, C. A. (1995). Positive and negative symptoms in dissociative identity disorder and schizophrenia: A comparative analysis. J Nerv Ment Dis, 183: 236–241.

Ellenberger, H. F. (1996). Die Entdeckung des Unbewußten. Bern: Huber.

Fahy, T. (1988). The diagnosis of multiple personality disorder: A critical review. Br J Psychiatry, 153: 597–606.

Falkai, P., Wittchen, H. U. (Hrsg). (2015). Diagnostisches und statistisches Manual psychischer Störungen DSM-5. Göttingen: Hogrefe.

Fliß, C., Igney, C. (2008). Handbuch Trauma und Dissoziation. Interdisziplinäre Kooperation für komplex traumatisierte Menschen. Berlin u. a.: Pabst Science Publishers.

Foote, B., Smolin, Y., Neft, D. I., Lipschitz, D. (2008). Dissociative disorders and suicidality in psychiatric outpatients. The Journal of nervous and mental disease, 196(1): 29–36.

Frankel, F. H. (1993). Adult reconstruction of childhood events in the multiple personality disorder. Am J Psychiatry, 150: 954–958.

Freud, S. (1912/1975). Einige Bemerkungen über den Begriff des Unbewußten in der Psychoanalyse. In: S. Freud. Studienausgabe. Bd. III: Psychologie des Unbewußten. Frankfurt a. M.: Fischer.

Freyberger, H. J., Spitzer, C., Stieglitz, R. D., Kuhn, G., Magdeburg, N., Bernstein-Carlson, E. (1998). Fragebogen zu dissoziativen Symptomen (FDS). Deutsche Adaptation, Reliabilität und Validität der deutschen Dissociative Experiences Scale (DES). Psychother Psychosom Med Psychol, 48: 223–229.

Freyberger, H. J., Spitzer, C., Gast, U., Rodewald, F., Wilhelm-Gößling, C., Emrich, H. M. (2007). Die multiple Persönlichkeit ist eine Mode, aber keine Krankheit – Pro und Contra. Psychiatrische Praxis, 34: 266–275.

Freyd, J. J. (1996): Betrayal trauma: The logic of forgetting childhood abuse. Cambridge, MA: Harvard University Press.

Freyd, J. J., DePrince, A. P., Zurbriggen, E. L. (2001): Self-reported memory for abuse depends upon victim-perpetrator relationship. Journal of Trauma & Dissociation, 2(5): 5–16.

Friedl, M. C., Draijer, N. (2000). Dissociative disorders in Dutch psychiatric inpatients. Am J Psychiatry, 157: 1012–1013.

Fröhling, U. (2008). Vater unser in der Hölle: Durch Inzest und den Missbrauch in einer satanistischen Sekte zerbrach Angelas Seele. Bastei Lübbe.

Ganaway, G. K. (1989). History versus narrative truth: Clarifying the role of exogenous trauma in the etiology of MPD and its variants. Dissociation, 2: 205–220.

Ganaway, G. K. (1994). Transference and countertransference shaping influences on dissociative syndromes. In: Lynn, S. J., Rhue, J. W. (Hrsg.), Dissociation: Clinical and Theoretical Perspectives (S. 317–337). New York: Guilford.

Gast, U. (2002). Komplexe Dissoziative Störungen. Konzeptionelle Untersuchungen zur Diagnostik und Behandlung der Dissoziativen Identitätsstörung und ähnlicher Erkrankungen. Habilitationsschrift. Medizinische Hochschule Hannover. Unveröff. Manuskript.

Gast, U. (2003): Das Konzept der Komplexen Dissoziativen Störung. Psychodynamische Psychotherapie, 2: 79–90.

Gast, U. (2011). Die Dissoziative Identitätsstörung. Valides und dennoch reformbedürftiges Konzept. In: L. Reddemann, A. Hofmann, U. Gast (Hrsg.), Lindauer Psychotherapie-Module: Psychotherapie der dissoziativen Störungen (S. 26–35). Stuttgart: Thieme.

Gast, U. (2015). Borderline-Persönlichkeitsstörungen. In: U. T. Egle, P. Joraschky, A. Lampe, I. Seiffge-Krenke, M. Cierpka (Hrsg.), Sexueller Missbrauch, Misshandlung, Vernachlässigung. Erkennung, Therapie und Prävention der Folgen früher Stresserfahrungen (S. 476–501). 4. Aufl. Stuttgart: Schattauer.

Gast, U., Rodewald, F. (2011). Prävalenz dissoziativer Störungen. In: L. Reddemann, A. Hofmann, U. Gast (Hrsg.), Lindauer Psychotherapie-Module:

Psychotherapie der dissoziativen Störungen (S. 36–46). Stuttgart: Thieme.

Gast, U., Wabnitz, P. (2017): Dissoziative Störungen erkennen und behandeln. 2. Aufl. Stuttgart: Kohlhammer.

Gast, U., Wirtz, G. (2016). Dissoziative Identitätsstörung bei Erwachsenen Expertenempfehlungen und Praxisbeispiele. Stuttgart: Klett-Cotta.

Gast, U., Rodewald, F., Nickel, V., Emrich, H.M. (2001a). Prevalence of Dissociative Disorder among psychiatric inpatients in a German university clinic. J Nerv Ment Dis, 189: 249–257.

Gast, U., Rodewald, F., Kersting, A., Emrich, H.M. (2001b). Diagnostik und Therapie Dissoziativer (Identitäts-)Störungen. Psychotherapeut, 46: 289-300.

Gast, U., Rodewald, F., Kersting, A., Emrich, H.M. (2002). Stellungnahme zum Leserbrief von W. Wölk zu Gast et al. (Psychotherapeut 2001, 46: 289-300). Psychotherapeut, 47: 129–131.

Gast, U., Rodewald, F., Hofmann, A., Mattheß, H., Nijenhuis, E., Reddemann, L., Emrich, H.M. (2006). Die dissoziative Identitätsstörung – häufig fehldiagnostiziert. Deutsches Ärzteblatt, 47: 3193–3200. (Ü)

Ginzburg, K., Somer, E., Tamarkin, G., Kramer, L. (2010). Clandestine psychopathology: unrecognized dissociative disorders in inpatient psychiatry. Journal of Nervous and Mental Disease, 198: 378–381.

Gleaves, D.H. (1996).The sociocognitive model of dissociative identity disorder: A reexamination of the evidence. Psychol Bull, 120: 42–59.

Gleaves, D.H., May, C.M., Cardena, C. (2001). An examination of the diagnostic validity of dissociative identity disorder. Clin Psychol Rev, 21: 577–608.

Gmelin, E. (1791). Materialien für die Anthropologie, 1: 3–89. Tübingen: Cotta.

Grawe K. (2004). Neuropsychotherapie. Göttingen: Hogrefe.

Hacking, I. (1995). Rewriting the Soul: Multiple personality and the sciences of memory. Princeton, NJ: Princeton University Press.

Haferkamp, L., Bebermeier, A., Möllering, A., Neuner, F. (2015). Dissociation is associated with emotional maltreatment, i.n., a. sample of traumatized women with, a. history of child abuse. Journal of Trauma & Dissociation, 1, 16(1): 86–99.

Herman, J.L. (2010). Die Narben der Gewalt. 3. Aufl. Paderborn: Junfermann.

Horen, S.A., Leichner, P.P., Lawson, J.S. (1995). Prevalence of dissociative symptoms and disorders in an adult psychiatric inpatient population in Canada. Can, J. Psychiatry, 40: 185–191.

Janet, P. (1889). L'automatisme psychologique. Paris: Félix Alcan. (Reprint: Société Pierre Janet, Paris 1973.)

Johnson, J., Cohen, P., Kasen, S., Brook, J. (2006). Dissociative disorders among adults in the community, impaired functioning, and axis, I. and II comorbidity. Journal of Psychiatric Research, 40(2): 131–140.

Kluft, R.P. (1985). The natural history of multiple personality disorder. In: R.P. Kluft (Hrsg.), Childhood Antecedents of Multiple Personality (S. 197–238). Washington, DC: American Psychiatric Press.

Kluft, R.P. (1987). First-rank symptoms as a diagnostic clue to Multiple Personality Disorder. Am J Psychiatry, 144: 293–298.

Kluft, R.P. (1996). Dissociative Identity Disorder. In: L.K. Michelson, W.J. Ray (Hrsg.), Handbook of dissociation. Theoretical, empirical, and clinical perspectives (S. 337–366). New York: Plenum Press.

Kluft, R.P. (1998). Reflecting of the traumatic memories of dissociative identity disorder patients. In: S.J. Lynn, K.M. McConkey (Hrsg.), Truth in memory (S. 304–322). New York, London: Guilford.

Kluft, R.P. (2009). A. clinician's understanding of dissociation: Fragments of an acquaintance. In: P.F. Dell, J.A. O'Neil (Hrsg.), Dissociation and the dissociative disorders: DSM-5 and beyond (S. 599–624). New York: Routledge.

Korzewa, M.I., Dell, P.F., Links, P.S., Thabane, L., Fougere, P. (2009). Dissociation in borderline personality disorder: A detailed look. Journal of Trauma & Dissociation, 10: 346–367.

Kownatzki, R., Eilhardt, S., Hahn, B., Kownatzki, A., Fröhling, U., Huber, M. et al. (2012). Rituelle Gewalt. Psychotherapeut, 57(1): 70–76.

Latz, T.T., Kramer, S.I., Highes, D.L. (1995): Multiple personality disorder among female inpatients in a state hospital. American Journal of Psychiatry, 152: 1343–1348.

Lewis, D.O., Yeager, C.A., Swica, Y., Pincus, J.H., Lewis, M. (1997). Objective documentation of child abuse and dissociation in 12 murderers with dissociative identity disorder. Am J Psychiatry, 154: 1703–1710.

Liotti, G. (1992). Disorganized/disoriented attachment in the etiology of the dissociative disorders. Dissociation, 5: 196–204.

Liotti, G. (1999). Disorganization of attachement as a model of understanding dissociative psychopathology. In: J. Solomon, C. George (Hrsg.), Attachement Disorganization (S. 291–317). New York: Guilford.

Liß, H. (2001). Dissoziation bei forensischen Patienten. Berlin: Mensch und Buch.

Lynn, S.J., Lilienfeld, S.O., Merckelbach, H., Giesbrecht, T., Van der Kloet D. (2012). Dissociation and dissociative disorders: Challenging conventional wisdom. Curr Dir Psychol Sci, 21: 48–53.

Main, M., Hesse, E. (1990). Parent's unresolved traumatic experiences are related to infant disorganized attachment status: Is frightened and/or frightening parental behavior the linking mechanism? In: M.T. Greenberg, D. Cicchetti, E.M. Cummings (Hrsg.), Attachment in the Preschool Years: Theory, research, and intervention (S. 161–182). Chicago: University of Chicago Press.

Main, M., Hesse, E. (1992). Disorganized/disoriented infant behavior in the Strange Situation, lapses in the monitoring of reasoning and discourse during the parent's Adult Attachment Interview, and dissociative states. In: M. Ammaniti, D. Stern (Hrsg.), Attachment and Psychoanalysis (S. 86–140). Rome: Gius, Laterza, and Figli.

McFie, J.A. (1999). The development of dissociation in maltreated preschoolers (child maltreatment, dissociative disorders, narratives). Dissertation Abstracts Int, Sec B, 60(4-B): 1861.

McHugh, P. (1993). Multiple personality disorder. Harvard Med School Ment Health Letter, 10: 4–6.

McHugh P. (2013). Do fads ever die? J. Nerv Ment Dis, 201: 357–358.

Merskey, H. (1992). The manufacture of personalities: The production of multiple personality disorder., B.r. J Psychiatry, 160: 327–340.

Miller, A. (2015). Jenseits des Vorstellbaren. Therapie bei Ritueller Gewalt und Mind-Control. Kröning, Asanger Verlag.

Modestin, J., Ebner, G., Junghan, M., Erni, T. (1996). Dissociative experiences and dissociative disorders in acute psychiatric in-patients. Compr Psychiatry, 37: 355–361.

Neumann, D., Houskamp, B.M., Pollock, V.E., Briere, J. (1996). The long-term sequelae of childhood sexual abuse in women:, A. meta-analytic review. Child Maltreatment, 1: 6–16.

Nick, S., Richter-Appellt, H. (2016). Zeugnisse der Wandlung: Integrationsprozesse von Frauen mit Dissoziativer Identitätsstörung. Eine qualitative Pilotstudie. Trauma & Gewalt 10(3), 218–229.

Nijenhuis, E.R.S. (1999). Somatoform Dissociation: Phenomena, measurement, and theoretical issues. Assen: Van Gorcum & Company.

Nijenhuis, E.R.S., Van der Hart, O. (2011). Dissociation in trauma: A new definition and comparison with previous formulations. Journal of Trauma & Dissociation, 12: 416–445.

Nijenhuis, E.R.S., Spinhoven, P., Van Dyck, R., Van der Hart, O., Vanderlinden, J. (1996). The development and psychometric characteristics of the Somatoform Dissociation Questionnaire (SDQ-20). J Nerv Ment Dis, 184: 688–694.

Nijenhuis, E.R.S., Van der Hart, O., Steele, K. (2011). Strukturelle Dissoziation der Persönlichkeitsstruktur, traumatischer Ursprung, phobische Residuen. In: L. Reddemann, A. Hofmann, U. Gast (Hrsg.), Psychotherapie der dissoziativen Störungen (S. 47–62). Stuttgart: Thieme.

Nijenhuis, E.R.S., Moreira-Almeida, A., Lewis-Fernandez, R., Moskowitz, A. (2014). Proposals and evidence for the ICD-11 classification of Dissociative Disorders. World Congress of Psychiatry 14.–18. September 2014.

North, C.S., Ryall, J.M., Ricci, D.A., Wetzel, R.D. (1993). Multiple Personalities Multiple Disorders: Psychiatric classification and media influence. New York: Oxford University Press.

Ogawa, J.R., Sroufe, L.A., Weinfield, N.S., Carlson, E.A., Egeland, B. (1997). Development and the fragmented self: Longitudinal study of dissociative symptomatology in a nonclinical sample. Develop Psychopathol, 9: 855–879.

Paris, J. (2012). The rise and fall of dissociative identity disorder. J Nerv Ment Dis, 200: 1076–1079.

Piper, A., Merskey H. (2004). The persistence of folly: A critical examination of dissociative identity disorder. Part I. The excesses of an improbable concept. Can J. Psychiatry, 49: 592–600.

Prince, M. (1906). Dissociation of personality. New York: Longman, Green.

Putnam, F. W. (1989). Diagnosis and treatment of Multiple Personality Disorder. New York: Guilford (Dt. Ausgabe: Diagnose und Behandlung der Dissoziativen Identitätsstörung. Paderborn: Junfermann 2003).

Putnam, F. W. (2003). Die Dissoziative Identitätsstörung. Paderborn: Junfermann. (Original: Putnam, F. W. (1989). Diagnosis and treatment of Multiple Personality Disorder. New York: Guilford Press.)

Putnam, F. W., Guroff, J. J., Silberman, E. K., Barban, L., Post, R. M. (1986). The clinical phenomenology of multiple personality disorder. A review of 100 recent cases. J Clin Psychiatry, 47: 285–293.

Rodewald, F. (2005). Diagnostik dissoziativer Störungen. Dissertation. Hannover.

Rodewald, F., Gast, U., Emrich, H. M. (2006): Screening auf Komplexe Dissoziative Störungen mit dem Fragebogen für dissoziative Symptome. Psychotherapie, Psychosomatik, Medizinische Psychologie, 56: 249–258.

Rodewald, F., Wilhelm-Gößling, C., Emrich, H. M. E., Reddemann, L., Gast, U. (2011): Axis-I comorbidity in female patients with dissociative identity disorder and dissociative identity disorder not otherwise specified. The Journal of Nervous and Mental Disease 199, 122–131, PMID: 21278542 [PubMed – indexed for MEDLINE](O)

Ross, C. A. (1995). The validity and reability of Dissociative Identity Disorder. In: L. Cohen, J. Berzoff, M. Elin (Hrsg.), Dissociative identity disorder (S. 65–84). New Jersey: Jason Aronson.

Ross, C. A. (1997). Dissociative identity disorder: Diagnosis, clinical features, and treatment of multiple personalities. 2nd ed. New York: Wiley.

Ross, C. A., Ness, L. (2010). Symptom patterns in dissociative identity disorder patients and the general population. Journal of Trauma & Dissociation, 11: 458–468. doi:10.1080/15299732.2010.495939

Ross, C. A., Heber, S., Norton, G. R., Anderson, G. (1989a). Differences between multiple personality disorder and other diagnostic groups on structured interview. J Nerv Ment Dis, 179: 487–491.

Ross, C. A., Norton, G. R., Wozney, K. (1989b). Multiple personality disorder: An analysis of 236 cases. Can J Psychiatry, 34: 413–418.

Ross, C. A., Miller, S. D., Bjornson, L., Reagor, P., Fraser, G. A., Anderson, G. (1990a). Structured interview data on 102 cases of Multiple Personality Disorder from four centers. Am J Psychiatry, 147: 596–601.

Ross, C. A., Miller, S. D., Bjornson, L., Reagor, P., Fraser, G. A., Anderson, G. (1990b). Schneiderian symptoms in multiple personality disorder and schizophrenia. Compr Psychiatry: 31: 111–118.

Ross, C. A., Joshi, S., Currie, R. (1991a). Dissociative experiences in the general population. Am J Psychiatry, 147: 1547–1552.

Ross, C. A., Anderson, G., Fleisher, W. P., Norton, G. R. (1991b). Dissociative experiences among psychiatric inpatients. Gen Hosp Psychiatry, 14: 350–354.

Ross, C. A., Kronson, J., Koensgen, S., Barkman, K. (1992). Dissociative comorbidity in 100 chemically dependent patients. Hosp Comm Psychiatry, 43: 840–842.

Ross, C. A., Duffy, C. M. M., Ellason, J. W. (2002). Prevalence, reliability and validity of dissociative disorders in an inpatient setting. Journal of Trauma & Dissociation, 3: 7–17. doi:10.1300/J229v03n01_02

Şar, V., Akyüz, G., Kundakci, T., Dogan, O. (1999). Childhood trauma, dissociation, and trauma-related disorders: An epidemiological study in Turkey. In: European Society for Traumatic Stress Studies (Hrsg.), Abstract Book der 6th European Conference of Traumatic Stress – Psychotraumatology, clinical practice and human rights. Istanbul, 5.6.–8.6.1999, 114.

Şar, V., Yargic, L. I., Tutkun, H. (1996). Structured interview data on 35 cases of Dissociative Identity Disorder in Turkey. Am J Psychiatry, 153: 1329–1333.

Şar, V., Akyüz, G., Doğan O. (2007). Prevalence of dissociative disorders among women in the general population. Psychiatry Res, 149: 169–176. [PubMed]

Saxe, G., Van der Kolk, B., Berkowitz, R., Chinman, G., Hall, K., Lieberg, G. et al. (1993). Dissociative disorders in psychiatric inpatients. American Journal of Psychiatry, 150(7): 1037–1042.

Schultz, R., Braun, B. G., Kluft, R. P. (1989). Multiple personality disorder: Phenomenology of selected variables in comparison to major depression. Dissociation, 2: 45–51.

Simpson, M. A. (1988). Multiple personality disorder (letter to the editor). J Nerv Ment Dis, 176: 535.

Simpson, M. A. (1995). Gullible's travels, or the importance of being multiple. In: L. M. Cohen, J. N. Berzoff, M. Elin (Hrsg.), Dissociative Identity Disorder: Theoretical and treatment controversies (S. 65–84). New Jersey: Jason Aronson.

Spanos, N. P. (1994). Multiple identity enactments and multiple personality disorder. A sociocognitive perspective. Psychol Bull, 116: 143–165.

Spanos, N. P., Weekes, J. R., Bertrand, L. D. (1985). Multiple personality: A. social psychological perspective. J Abnorm Psychol, 94: 362–376.

Spiegel, D. (1984). Multiple personality, a. s., a. posttraumatic stress disorder. Psychiatr Clin, N. Am, 7: 101–110.

Spitzer, R. L., Williams JBW (1985). Classification in psychiatry. In: H. I. Kaplan, B. J. Sadock (Hrsg.), Comprehensive Textbook of Psychiatry (S. 591–612). 4th ed. Baltimore: Williams & Wilkins.

Steinberg, M., Rounsaville, B., Cicchetti, D. (1990). The Structured Clinical Interview for DSM-III-R Dissociative Disorders: A preliminary report of a new diagnostic instrument. Am J Psychiatry, 147: 76–82.

Steinberg, M. (1994a). The Structured Clinical Interview for DSM-IV Dissociative Disorders-Revised (SCID-D). Washington, D. C., American Psychiatric Press. (Deutsche Bearbeitung: Gast, U., Oswald, T., Zündorf, F., Hofmann, A. (1999). SKID-D – Strukturiertes Klinisches Interview für dissoziative Störungen. Göttingen: Hogrefe.)

Steinberg, M., Hall, P., Lareau, C., Cicchetti, D. (2011). Validitätsprüfung dissoziativer Symptome und Störungen mithilfe des Strukturierten Klinischen Interviews für Dissozative Störungen (SKID-D): Richtlinien für klinische und forensische Untersuchungen. In: Reddemann, L., Hofmann, A., Gast, U. (Hrsg.). Psychotherapie der dissoziativen Störungen. Reihe Lindauer Psychotherapie-Module (S. 151–167). Stuttgart: Thieme.

Stevenson, R. L. (2004). Der seltsame Fall von Dr. Jekyll und Mr. Hyde. (Originaltitel: The Strange Case of Dr. Jekyll and Mr. Hyde,1886). Deutsch von Grete Rambach. Frankfurt a. M., Leipzig: Insel.

Tamar-Gurol, D., Sar, V., Karadag, F., Evren, C., Karagoz, M. (2008). Childhood emotional abuse, dissociation, and suicidality among patients with drug dependency in Turkey. Psychiatry and Clinical Neurosciences, 62: 540–547. doi:10.1111/j.1440–1819.2008.01847.x

Thomas, A. (2001). Factitious and malingered dissociative identity disorder: clinical features observed in 18 cases. J Trauma Dissociation, 2: 59–77.

Tutkun, H., Sar, V., Yargic, L. I., Ozpulat, T., Yanik, M., Kiziltan, E. (1998). Frequency of dissociative disorders among psychiatric inpatients in a Turkish University Clinic. Am J Psychiatry, 155: 800–805.

Van Der Hart, O., Nijenhuis, E., Steele, K., Brown, D. (2004). Trauma-related dissociation: conceptual clarity lost and found. Australian and New Zealand Journal of Psychiatry, 38(11–12): 906–914.

Van der Hart, O., Nijenhuis, E. R. S., Steele, K. (2008). Das verfolgte Selbst: Strukturelle Dissoziation und die Behandlung chronischer Traumatisierungen. Berlin: Junferman. (Original: Van der Hart, O., Nijenhuis, E. R. S., Steele, K. (2006). The haunted self: structural dissociation and the treatment of chronic traumatization. New York: Norton.)

Watkins, J. G., Watkins, H. H. (2012). Ego-States. Theorie und Therapie. Ein Handbuch. 3. Aufl. Heidelberg: Carl-Auer-Systeme.

World Health Organisation (1992). ICD-10.International statistical classification of diseases and related healthproblems. Geneva: WHO.

Young, J. E. (2008). Kognitive Therapie von Persönlichkeitsstörungen: Ein Schema-orientierter Ansatz. Tübingen: DGVT.

23 Depersonalisation und Derealisation

Matthias Michal

23.1 Abgrenzung Depersonalisation/Derealisation von dissoziativen Symptomen

Die Phänomene Depersonalisation (DP) und Derealisation (DR) bezeichnen eine veränderte Wahrnehmung des Selbst (DP) und der Umwelt (DR). Depersonalisation meint dabei das Gefühl, abgelöst oder abgetrennt vom eigenen Selbst, dem Körper, den Emotionen und mentalen Prozessen zu sein. Derealisation steht für die Wahrnehmung der Umwelt als unwirklich oder als ob man von der Umwelt wie von einem Schleier oder dickem Glas abgetrennt wäre. Die Symptombeschreibungen sind sehr eindrücklich und deshalb kaum zu verwechseln. Typische Formulierungen werden nachfolgend zitiert (Items der Cambridge Depersonalization Scale, dt. Version Michal et al. 2004):

- Ich fühle mich fremd, als ob ich nicht wirklich wäre oder als ob ich von der Welt abgeschnitten wäre.
- Was ich sehe, sieht »flach« oder »leblos« aus, so als ob ich ein Bild anschaue.
- Vertraute Stimmen (einschließlich meiner eigenen) klingen entfernt oder unwirklich.
- Ich erlebe mich wie abgetrennt von meiner Umgebung oder diese erscheint mir unwirklich, so als ob ein Schleier zwischen mir und der äußeren Welt wäre.
- Es kommt mir vor, als ob Dinge, die ich kürzlich getan habe, bereits lange Zeit zurückliegen. Zum Beispiel etwas, was ich heute Morgen getan habe, kommt mir vor, als ob ich es bereits vor Wochen gemacht hätte.
- Ich komme mir wie abgetrennt von Erinnerungen an Ereignisse meines Lebens vor, so als ob ich nicht daran beteiligt gewesen wäre.
- Es kommt mir vor, als ob ich mich außerhalb meines Körpers befinde.
- Wenn ich mich bewege, habe ich nicht den Eindruck, dass ich meine Bewegungen steuere, sodass ich mir »automatenhaft« und mechanisch vorkomme, als ob ich ein »Roboter« wäre.
- Ich muss mich selbst anfassen, um mich zu vergewissern, dass ich einen Körper habe und wirklich existiere.

DP und DR zählen zu den allgemeinmenschlichen Erlebensmöglichkeiten, die von fast allen Menschen einmal erlebt werden (Hunter et al. 2004). Dies wird auch in Redensarten wie »ich stehe neben mir« deutlich, die vom Sprecher meist metaphorisch gebraucht werden, um auszudrücken, dass man schockiert und verwirrt ist, die Fassung verloren hat und darum ringt, wieder die innere Mitte zu finden. Im Gegensatz zur Redensart handelt es sich bei DP/DR jedoch um ein kognitiv-perzeptuelles Phänomen und nicht um eine Metapher. Gebräuchliche Synonyme für DP und DR sind Entfremdungssymptome und Unwirklichkeitsgefühle (Michal 2013). DP und DR können weiterhin dem breiten Spektrum der dissoziativen Symptome zugeordnet werden. Der Begriff »Depersonalisation« wird außerdem als eine Facette des Burnout-Syndroms genannt. Trotz der Namensgleichheit meint der Begriff Depersonalisation im Kontext Burnout jedoch etwas ganz anderes als das klinische Phänomen, nämlich eine zynische, gleichgültige und unpersönliche Einstellung gegenüber den anvertrauten Klienten aufgrund einer langanhaltenden beruflichen Überlastung und Erschöpfung (Maslach 1997).

DP/DR-Symptome können bei Gesunden im Zusammenhang mit Übermüdung oder auch einschneidenden Umgebungswechseln vorkommen (Jacobson 1959; Sierra 2009), als Symptom einer Hirnfunktionsstörung, beispielsweise bei Migräne oder Epilepsie, auftreten (Medford 2014; Sierra et al. 2002), Begleitsymptome einer Reihe unterschiedlicher psychischer Störungen (z. B. Panikstörung) sein oder auch das gesamte Erleben prägen und die Hauptbeschwerde eines Patienten darstellen wie beim Depersonalisations-Derealisationssyndrom bzw. der Depersonalisations-Derealisationsstörung (APA 2013, DSM-5).

Wilhelm Griesinger (1817–1868), der als einer der Begründer der modernen Psychiatrie gilt, beschrieb in seinem Lehrbuch »Pathologie und Therapie der psychischen Krankheiten für Ärzte und Studierende« die Symptome DP/DR als eine Form der emotionalen Anästhesie (Griesinger 1845, S. 67). Die Begriffe Depersonalisation und Derealisation waren damals noch nicht etabliert.

»Ich sehe, ich höre, ich fühle, aber die Gegenstände gelangen nicht mehr zu mir, ich kann die Empfindungen nicht aufnehmen, es ist mir, als wäre eine Wand zwischen mir und der Außenwelt«

und weiter

» […] die Außenwelt, lebendig oder unbelebt, erscheint uns plötzlich kalt und fremd geworden, es ist uns, als ob auch unsere Lieblingsgegenstände gar nicht mehr zu uns gehörten, und indem wir von nichts mehr einen lebendigen Eindruck erhalten, finden wir uns noch mehr zur Entfremdung von den Außendingen und zur inneren Vereinsamung bestimmt«

(Griesinger 1845, S. 68).

Eine erste wissenschaftliche Fallsammlung von Patienten mit chronischer DP/DR-Symptomatik wurde von dem ungarischen Hals-Nasen-Ohrenarzt Krishaber (1873) veröffentlicht. Er beschrieb in seiner Fallsammlung »De la Névropathie Cérébro-Cardiaque« achtunddreißig Patienten, die unter einem komplexen psychosomatischen Beschwerdebild litten, das durch Ängste, Erschöpfung, Niedergeschlagenheit und Schwindelgefühle gekennzeichnet war (Krishaber 1873). Mehr als ein Drittel dieser Patienten beklagte außerdem massive Depersonalisation und Derealisation. Beispielhaft schildert Krishaber den Beginn eines über zwei Jahre anhaltenden Depersonalisations-Derealisationszustands bei einem 43 Jahre alten Oberst:

»… Eines Tages empfand er plötzlich einen ziehenden Schmerz in der Herzgegend und hatte das Gefühl, gewürgt zu werden. Er konnte kaum seine Tränen zurückhalten. Von Stunde zu Stunde wurde ihm schlechter, es war ihm, als wolle ihn etwas einhüllen und sich zwischen ihn und die Außenwelt einschieben. ›Es war wie eine Barriere zwischen mir und der Welt‹. Wenn er sprach, erschien ihm die Stimme seltsam, er erkannte sie nicht und hielt sie nicht für die seine. Er konnte seine Aufmerksamkeit nicht auf das richten, was man ihm sagte. Es stiegen ihm Zweifel an seiner Existenz auf, er glaubte nicht mehr er selbst zu sein. Zeitweise war er sogar sicher, nicht zu existieren. Gleichzeitig hatte er das Bewusstsein der Realität der Außenwelt verloren und fühlte sich, wie in einen tiefen Traum versunken.«

(deutsch nach Störring 1933, S. 463)

Der Begriff Depersonalisation wurde zu Beginn des zwanzigsten Jahrhunderts von dem französischen Psychiater Ludovic Dugas in die Fachwelt eingeführt (Dugas 1898, nach Sierra u. Berrios 1997). Dugas selbst entlehnte den Begriff der Depersonalisation den Tagebüchern des französisch-schweizerischen Schriftstellers und Philosophieprofessors Henri Frédéric Amiel (1821–1881): »*All is strange to me; I am, as it were outside my own body and individuality; I am depersonalised, detached, cut adrift*« (Amiel 1933, engl. Übersetzung aus dem Französischem; zitiert nach Sierra 2009, S. 9). Der Begriff der Derealisation als Bezeichnung für die veränderte Wahrnehmung der Umwelt wurde später geprägt. Im Allgemeinen wird Depersonalisation als der auch die Derealisation umfassende Oberbegriff verwendet (Sierra 2009).

23.2 Diagnostik und Differenzialdiagnostik

23.2.1 Psychischer Befund

DP/DR sollen in der klinischen Untersuchung bzw. im psychotherapeutischen Erstgespräch aktiv erfragt und im psychischen Befund dokumentiert werden (Michal et al. 2014). In Deutschland werden die Symptome DP/DR unter dem Oberbegriff der Ich-Störungen mit den Fremdbeeinflussungserlebnissen zusammengefasst (AMDP 2000). Im angloamerikanischen Raum werden DP/DR als eine Form der Wahrnehmungsstörung betrachtet, d.h. in eine Reihe mit den Halluzinationen und illusionären Verkennungen gestellt. Wichtig dabei ist es zu beachten, dass DP/DR keine psychotischen Symptome sind. Im Gegensatz zum psychotischen Erleben werden DP/DR erstens nicht als von außen gemacht erlebt und zweitens ist die Fähigkeit zur Realitätsprüfung intakt. Die Wahrnehmungsveränderung hat einen »Als-ob-Charakter« im Gegensatz zu echten Halluzinationen oder Wahnvorstellungen. Es ist sinnvoll, im psychischen Befund die Symptome mit den Worten des Patienten zu beschreiben und deren Frequenz und zeitliche Dauer festzuhalten. Es macht einen großen Unterschied, ob ein Patient nur für kurze Momente anfallsartig DP/DR erlebt oder ob er sich dauerhaft und anhaltend über Monate und Jahre in einem solchen Zustand zu befindet.

23.2.2 Abgrenzung Depersonalisation/Derealisation von dissoziativen Symptomen

Im klinischen Sprachgebrauch wird oft nicht zwischen DP/DR einerseits und dissoziativen Symptomen andererseits unterschieden. Diese Unterscheidung ist aber sinnvoll, weil dissoziative Symptome im engeren Sinne – also dissoziativer Stupor, dissoziative Amnesie, dissoziative Identitätswechsel, dissoziative Anfälle, dissoziative Bewegungs- und Empfindungsstörungen – klare phänomenologische Unterschiede im Vergleich zur DP/DR-Symptomatik aufweisen. Im angloamerikanischen Sprachraum werden DP/DR als Ausdruck einer Abgelöstheit (detachment) angesehen. Dissoziative Symptome hingegen werden als Ergebnis einer Kompartmentalisierung (compartmentalization) verstanden (Holmes et al. 2005). Im Hinblick auf die psychische Funktion des Erinnerungsvermögens führt eine dissoziative Störung dazu, dass der Patient keinen Zugriff auf die Informationen in seinem Gedächtnisspeicher hat (dissoziative Amnesie). Bei der Depersonalisation hingegen ist der kognitive Zugriff auf die Gedächtnisinhalte erhalten, der emotionale Bezug zur eigenen Lebensgeschichte ist jedoch beeinträchtigt. Betroffene können die Ereignisse zwar als Fakten erinnern, aber es kommt ihnen so vor, als ob es eine Geschichte aus dem Leben einer fremden Person wäre. Anders als die dissoziativen Störungen, z. B. Stupor, Bewegungsstörungen und Anfälle, gehen DP/DR nicht mit sichtbaren psychomotorischen Veränderungen einher. Natürlich können, insbesondere bei Patienten mit einer Borderline-Persönlichkeitsstörung, dissoziativer Stupor und DP/DR-Symptome gleichzeitig auftreten. Ersteres Symptom, der Stupor, kann dann natürlich leicht als spezifische psychomotorische Veränderung wahrgenommen werden. DP/DR-Symptome sind aber letztendlich unsichtbar.

23.2.3 Depersonalisation/Derealisation als Kriterien psychischer und organischer Störungen

DP/DR-Symptome werden als Symptome bei verschiedenen psychischen Störungen im ICD-10 oder DSM-5 aufgeführt. Tab. 23-1 führt die wichtigsten Krankheitsbilder auf.

Des Weiteren können DP/DR auch als Symptom unterschiedlicher körperlicher Erkrankungen vorkommen. Typisch ist beispielsweise das kurzzeitige anfallsweise Auftreten von DP/DR-Symptomen bei einem Temporallappenanfall (Medford 2014). Außerdem sind DP/DR häufig bei organisch bedingten, aber auch somatoformen Schwindelsyndromen (Tschan et al. 2013). Durch vestibuläre kalorische Stimulation lässt sich bei Gesunden nicht nur Schwindel, sondern auch DP/DR auslösen (Sang et al. 2006). Weitere wichtige organische Krankheitsbilder sind die Migräne (Cahill u. Murphy 2004), Zustände nach leichtem Schädel-Hirn-Trauma (Grigsby u. Kaye 1993) oder mit organischer Hirnschädigung (Paulig et al. 1998). Eine seltene Schlafstörung, die von Derealisation begleitet wird, ist das Kleine-Levine-Syndrom. Dieses sehr seltene organisch bedingte Syndrom ist durch wiederkehrende Episoden schwerer Hypersomnie (2–31 Tage) gekennzeichnet. In den meist nur 1 bis 2 Stunden dauernden Wachphasen finden sich Unwirklichkeitsgefühle, Gereiztheit, Aggressivität, Essanfälle und Hypersexualität (Arnulf 2015).

23.3 Das Depersonalisations-Derealisationssyndrom/ die Depersonalisations-Derealisationsstörung

»Ich verstehe darunter einen Zustand, in dem das Individuum sich gegenüber seinem früheren Sein durchgreifend verändert fühlt. Diese Veränderung erstreckt sich sowohl auf das Ich, als auch auf die Außenwelt und führt dazu, dass das Individuum sich als Persönlichkeit nicht anerkennt. Seine Handlungen erscheinen ihm automatisch. Er beobachtet als Zuschauer sein Handeln und Tun. Die Außenwelt erscheint ihm fremd und hat ihren Realitätscharakter verloren. […] Verändert ist nicht das zentrale Ich, das Ich im eigentlichen Sinne, verändert ist vielmehr das Selbst, die Persönlichkeit und das zentrale Ich nimmt jene Veränderung im Selbst wahr.«

(Schilder 1914, S. 54)

Dieses Zitat aus Schilders Monografie »Selbstbewusstsein und Persönlichkeitsbewusstsein« stellt eine sehr treffliche Beschreibung chronischer und anhaltender Depersonalisations-Derealisationszustände dar (Schilder 1914). Im ICD-10 werden solche Zustände als Depersonalisations-Derealisationssyndrom (DDS, ICD-10: F48.1; ▸ Tab. 23-2) und im DSM-5 als Depersonalisations-Derealisationsstörung (DDS; DSM-5: 300.6) bezeichnet. Die diagnostischen Kriterien des ICD-10 und DSM-5 sind kom-

Tab. 23-1 Diagnostische Einordnung von DP/DR-Symptomen bei unterschiedlichen psychischen Störungen

ICD-10 oder DSM-5 Diagnose/seelische Störung	DP/DR als diagnostisches Kriterium	Differenzialdiagnostische Erwägungen zur Einordnung der DP/DR
Angststörungen (Panikstörung, Generalisierte Angststörung, soziale Phobie, Agoraphobie mit Panikstörung; ICD-10)	Gefühl, die Objekte sind unwirklich (Derealisation) oder man selbst ist weit entfernt oder »nicht wirklich hier« (Depersonalisation)	Kurzzeitiges Auftreten über Minuten bis Stunden im Zusammenhang mit Panikattacken oder bei der generalisierten Angststörung als Reaktion auf Zustände sehr starker Besorgnis und katastrophisierender Erwartungen oder bei der Exposition mit phobischen Situationen im Falle der sozialen Phobie, Agoraphobie oder spezifischen Phobie
Borderline-Persönlichkeitsstörung (DSM-5)	Vorübergehende durch Belastungen ausgelöste paranoide Vorstellungen oder schwere dissoziative Symptome	Kurzzeitiges Auftreten über Minuten bis Stunden im Zusammenhang mit starker Anspannung
Schizotype (Persönlichkeits-)Störung (ICD-10)	Ungewöhnliche Wahrnehmungen, einschließlich Körpergefühlsstörungen, Illusionen, Depersonalisations- und Derealisationserleben	Zusätzlich eine Vielzahl weiterer exzentrischer Symptome und Verhaltensweisen
Akute Cannabisintoxikation (ICD-10)	Vorübergehende Depersonalisation, Derealisation	DP/DR nur solange die Cannabisintoxikation anhält (in der Regel nur mehrere Stunden, selten bis maximal 2 Tage), zusätzlich mindestens eins der folgenden Symptome wie Appetitsteigerung, Mundtrockenheit, konjunktivale Injektionen oder Tachykardie.
Posttraumatische Belastungsstörung, dissoziativer Subtyp (DSM-5)	Starke Depersonalisation und Derealisation	DP/DR stellen eine Reaktion auf ein traumatisches Ereignis dar, der Patient weist noch weitere Kriterien einer Posttraumatischen Belastungsstörung auf.
Dissoziative Identitätsstörung	Anfallsartige oder dauerhafte DP/DR	Zusätzlich weitere dissoziative Symptome wie dissoziative Amnesie und Identitätsänderung

patibel. Im DSM-5 werden weiterhin die folgenden Kriterien für die Diagnose gefordert: intakte Realitätsprüfung, klinisch relevante Beeinträchtigung durch die Symptomatik, Ausschluss einer organischen oder substanzinduzierten Ätiologie und schließlich der Nachweis, dass die Symptomatik nicht besser durch eine andere seelische Erkrankung erklärt wird (z. B. Schizophrenie, Panikstörung, Depression, akute Belastungsreaktion, Posttraumatische Belastungsstörung oder eine andere dissoziative Störung). Beiden Klas-

Tab. 23-2 Depersonalisations-Derealisationssyndrom (Depersonalisations-Derealisationsstörung) im ICD-10: F48.1

A.	Entweder 1 oder 2:
1.	Depersonalisation: Die Betroffenen klagen über ein Gefühl von entfernt sein, von »nicht richtig hier« sein. Sie klagen z. B. darüber, dass ihre Empfindungen, Gefühle und ihr inneres Selbstgefühl losgelöst seien, fremd, nicht ihr eigen, unangenehm verloren oder dass ihre Gefühle und Bewegungen zu jemand anderem zu gehören scheinen, oder sie haben das Gefühl, in einem Schauspiel mitzuspielen.
2	Derealisation: Die Betroffenen klagen über ein Gefühl von Unwirklichkeit. Sie klagen z. B. darüber, dass die Umgebung oder bestimmte Objekte fremd aussehen, verzerrt, stumpf, farblos, leblos, eintönig und uninteressant sind, oder sie empfinden die Umgebung wie eine Bühne, auf der jedermann spielt.
B.	Die Einsicht, dass die Veränderungen nicht von außen durch andere Personen oder Kräfte eingegeben wurden, bleibt erhalten.

sifikationssystemen fehlt ein Zeitkriterium, welches für die Diagnose eigentlich wichtig wäre. Nach Expertenmeinung sollten die Wahrnehmungsstörungen mindestens einen – besser drei – Monate andauern, bevor die Diagnose gestellt wird (Simeon 2014).

23.3.1 Das typische klinische Bild der Depersonalisations-Derealisationsstörung

Die Depersonalisations-Derealisationsstörung hat einen frühen Erkrankungsbeginn. Das mittlere Erkrankungsalter liegt bei 16 Jahren. Eher selten setzt die DDS nach dem 25. Lebensjahr ein. Männer und Frauen sind etwa gleich häufig betroffen (DSM-5, APA 2013). Die Punktprävalenz in der Allgemeinbevölkerung beträgt etwa 0,5 bis 1 %. Trotz der Häufigkeit der Erkrankung wird die Diagnose aber nur extrem selten gestellt. Verantwortlich für diese extreme Unterdiagnose sind erstens die mangelnde Vertrautheit vieler Fachleute mit den diagnostischen Kriterien des DDS, zweitens die verbreitete Ansicht, dass anhaltende dauerhafte Depersonalisations-Derealisationszustände immer in einer anderen psychischen Störung aufgehen und deshalb für die individuelle Behandlung letztendlich irrelevant sind, und drittens die Zurückhaltung vieler Patienten, offen und konkret darüber zu sprechen, wie belastend diese Symptome für sie sind. Trotz hoher Inanspruchnahme psychotherapeutischer oder psychiatrischer Hilfe dauert es aufgrund der mangelnden Vertrautheit mit dem Krankheitsbild oft Jahre bis Patienten von ihren Behandlern über diese Beschwerden aufgeklärt und diese in der Behandlung angemessen berücksichtigt werden (Hunter et al. 2003; Sierra 2009; Michal 2015; Simeon 2014; Michal et al. 2016). Ein weiteres Problem ist, dass die DP/DR-Symptomatik nicht selten von Behandlern als »psychotisch« fehlinterpretiert wird, woraus dann eine nichtindizierte und letztendlich schädliche medikamentöse antipsychotische Behandlung resultiert (Simeon et al. 2003; Michal et al. 2012).

Der Beginn der DDS ist je zur Hälfte plötzlich oder schleichend. Typische Auslöser für einen plötzlichen Beginn sind Panikattacken, oft ausgelöst durch Cannabiskonsum. Bei einem schleichenden Beginn entsteht das DDS oft aus einer depressiven Episode heraus. Häufige psychosoziale Auslöser sind Schulwechsel, Schulmobbing und Schwellensituationen wie die Ablösung vom Elternhaus, das Eingehen einer Partnerschaft oder Elternschaft und bei älteren Personen nicht selten auch körperliche Erkrankungen (Michal 2015; Roth 1959; Sierra 2009; Simeon 2014).

Die Dauer der Episoden variiert vor allem zu Beginn stark. Oft halten erste Episoden nur Stunden oder Tage an. Im weiteren Verlauf können die Episoden dann in einen dauerhaft veränderten Bewusstseinszustand übergehen, der für Monate oder Jahre anhält. Bei ungefähr einem Drittel der Fälle treten einzelne abgegrenzte Episoden auf; bei einem weiteren Drittel geht ein episodischer Verlauf in einen kontinuierlichen über und bei dem übrigen Drittel verläuft die Symptomatik von Beginn an kontinuierlich (DSM-5, APA 2013). Drei größere retrospektive Fallsammlungen von DDS-Patienten berichteten von langjährigen chronischen Verläufen dauerhafter Depersonalisations-Derealisationszustände. Betroffene erklärten in diesen drei Fallsammlungen, dass sie sich im Mittel über 7,6 (Michal et al. 2016), 13,9 (Baker et al. 2003) oder 15,8 (Simeon et al. 2003) Jahre in einem dauerhaften Depersonalisations-Derealisationszustand befanden. Allerdings beruhen all diese Angaben zum Verlauf auf retrospektiven Erhebungen, sodass Rückschlüsse auf eine individuelle Vorhersage daraus nur sehr begrenzt möglich sind.

Die Intensität der DP/DR-Symptomatik kann von den Betroffenen als schwankend oder aber als »immer gleich« erlebt werden, ähnlich wie die Schmerzen von Patienten mit einer anhaltenden somatoformen Schmerzstörung. Es gibt Patienten, die keine psychosozialen Auslöser für Symptomfluktuationen, wie z. B. Stress oder soziale Situationen, wahrnehmen. Andere führen Symptomschwankungen vor allem auf äußere Einflüsse zurück, wie z. B. Helligkeit, Neonlicht, neue oder hektische, überreizende Umgebungsbedingungen oder auch Schlafmangel.

Der Leidensdruck der Patienten ist nicht immer offensichtlich, weil Betroffene oft wie mechanisch und affektlos von ihrer veränderten Wahrnehmung sprechen. Der Untersucher läuft deshalb Gefahr, den immensen Leidensdruck der Betroffenen zu verkennen. Sehr häufig sind Ängste davor, »verrückt zu werden« oder »komplett und für immer die Verbindung zu den anderen Menschen« zu verlieren.

Patienten mit einer DDS haben eine sehr hohe Lebenszeitprävalenz für andere seelische Erkrankungen. Patienten, die Hilfe in Anspruch nehmen, erfüllen meist zusätzlich die Kriterien einer Depression und Angststörung. In etwa der Hälfte der Fälle lässt sich auch eine Persönlichkeitsstörung, meist aus dem ängstlich-furchtsamen Cluster, diagnostizieren (DSM-5, APA 2013). Der frühe Beginn, die hohe Komorbidität und der nicht selten langjährige Verlauf unterstreichen, dass es sich meist um Patienten mit einer komplexen psychischen Störung handelt (Michal et al. 2016).

Neben den typischen DP/DR-Symptomen klagen Patienten häufig auch über eine veränderte Zeitwahrnehmung, Schwierigkeiten, sich etwas einzuprägen oder lebendige Erinnerungen hervorzurufen, unspezifische Stresssymptome wie Kopfdruck sowie Benommenheit und Sehstörungen (Tunnelblick, Flimmern, Verschwommensehen, Lichtempfindlichkeit). Obwohl die Patienten in der Regel mit ausreichend Ermutigung ihre Symptome gut beschreiben können, äußern sie meistens zunächst, sie könnten die Symptome nicht richtig in Worte fassen. Zu Beginn der Erkrankungen haben Patienten oft keinen Zugang zu den zugrunde liegenden emotionalen Problemen und psychosozialen Belastungsfaktoren ähnlich wie Patienten mit somatoformen Beschwerden. Die ersten Spezialisten, die aufgesucht werden, sind sehr häufig Augenärzte, Neurologen und Internisten. So vermuten die Betroffenen oft einen organischen Sehfehler, weil sie alles unwirklich wahrnehmen oder sie haben Angst, an einem Hirnschaden (verursacht durch Cannabiskonsum oder einen Hirntumor) oder unter Störungen des Kreislaufs zu leiden.

23.3.2 Ätiologie der Depersonalisations-Derealisationsstörung

Genetische Ursachen der DDS sind bisher noch nicht erforscht worden. Hypothesen zur Ätiologie wurden aus Fallkontrollstudien und einigen wenigen Längsschnittstudien gewonnen. Im Gegensatz zu schweren dissoziativen Störungen scheinen schwere Kindheitstraumatisierungen wie sexueller Missbrauch und schwere körperliche Misshandlung keinen spezifischen Zusammenhang mit der späteren Entwicklung einer DDS zu haben. In einer Fallkontrollstudie mit insgesamt 49 DDS-Patienten und 26 gesunden Kontrollen waren körperliche Vernachlässigung, körperlicher Missbrauch, Gewalterfahrungen und sexueller Missbrauch nicht häufiger als bei Gesunden. Jedoch berichteten die DDS-Patienten mehr emotionalen Missbrauch (Zurückweisung, Erniedrigung, Mangel an emotionaler Zuwendung und Vereinsamung; Simeon et al. 2001). Eine Längsschnittstudie fand keinen Zusammenhang der erhobenen psychosozialen Risikofaktoren (niedriger sozioökonomischer Status, Tod eines Elternteils, Scheidung, Unfälle) mit der späteren Entwicklung eines DDS. Allerdings wurden die später Depersonalisierten von ihren Schullehren ängstlicher als ihre Klassenkameraden eingeschätzt (Lee et al. 2012). Eine größere Fallsammlung von 223 Patienten mit einer DDS fand, dass die DDS-Patienten im Vergleich zu depressiven Patienten in einem Fragebogen zu traumatischen Kindheitserfahrungen eher weniger traumatische Belastung angaben als die depressive Vergleichsgruppe. Insbesondere sexueller Missbrauch und körperliche Misshandlung waren in der Gruppe der DDS-Patienten geringer ausgeprägt. Häufiger hingegen waren in der DDS-Gruppe Angaben über seelische Erkrankungen der Eltern, insbesondere Angststörungen (Michal et al. 2016).

Fallkontrollstudien zu prädisponierenden Persönlichkeitseigenschaften fanden für die DDS-Patienten eine besonders ausgeprägte »harm avoidance«, d.h. ein Übermaß an Schüchternheit, geringe Toleranz für Unsicherheit, übermäßige Sorgen und Ermüdbarkeit (Simeon et al. 2002). Die Selbst- und Objektvorstellungen waren einerseits gekennzeichnet durch ausgeprägtes Misstrauen, eine Tendenz zur Isolation und Gefühlen der eigenen Unzulänglichkeit, andererseits durch die Überzeugung, besonders abhängig von anderen zu sein. Die Abwehrmechanismen waren eher unreif. Typisch waren »autistische Fantasien« (z.B. Rückzug in Tagträume), Verschiebung, Rationalisierung, Isolierung, Projektion, Entwertung, Verleugnung und passive Aggression (Simeon et al. 2002).

23.3.3 Störungsmodelle

»Gefangenen, denen es gelang, gefasst, sehr auf der Hut zu sein und geschickte Antworten zu geben, [erzählten] […], dass sie ihre Angst dadurch überwinden konnten, indem sie sich bewusst und absichtlich in einen kaltblütigen Zustand versetzten, der einer Depersonalisation wohl sehr nahe kam. Diese Distanziertheit führte in der Tat oft dazu, dass die Gefangenen sich fühlten, als hätten sie keinen Körper, keine Empfindungen,

keine Gefühle mehr, sondern nur noch ein eiskalt kämpfendes Gehirn.«
(Jacobson 1959, dt. 1993, S. 186)

Edith Jacobson veranschaulicht mit dieser autobiografischen Vignette aus der Zeit ihrer Inhaftierung im Dritten Reich sehr gut die evolutionsbiologische Funktion der DP/DR, nämlich angesichts einer Situation, die durch extremen Stress gekennzeichnet ist, noch zu funktionieren, ohne dass man von den vegetativen Symptomen der Angst überwältigt wird. Mithilfe der Depersonalisation verwandelt man sich in ein »*eiskalt kämpfendes Gehirn*«. Moderne neurobiologische Befunde bestätigen dies weitestgehend (Sierra 2009). Wie bereits ausgeführt, ist die Ätiologie der DDS jedoch nicht spezifisch mit traumatischen Ereignissen im engeren Sinne (wie z. B. Folter, sexueller Missbrauch, körperliche Misshandlungen) verknüpft. Die Mehrzahl der DDS-Patienten hat keine dieser schweren Traumata erlebt (Simeon et al. 2001; Michal et al. 2016). Störungsmodelle der DDS müssen deshalb erklären können, wie es bei Personen zu einer Symptomatik – nämlich anhaltender und schwerster DP/DR – kommen kann, die üblicherweise als Reaktion auf schwere traumatische Ereignisse auftritt. Wie Krystal (1971) deutlich gemacht hat, übersetzt sich die Schwere eines traumatischen Ereignisses nicht einfach in das damit verbundene pathogene Potenzial. Die strukturelle Fähigkeit der Affekttoleranz spielt bei der Moderation eine entscheidende Rolle (Krystal 1971, S. 17): »*If the individual's affect tolerance is exceeded, he may have to ward off the affect by becoming depersonalized, i. e., by developing a massive ›numbing‹ through isolation of affect. Under these circumstances the person experiences the event as an observer, as if it was happening to someone else.*« Das heißt, auch scheinbar unspektakuläre, nichttraumatische, Ereignisse können die individuelle Affekttoleranz überlasten, sodass Patienten einen schweren DP/DR-Zustand entwickeln. Nachfolgend werden unter diesem Gesichtspunkt einige wichtige Theorien zusammengefasst:

Ein jüngeres kognitiv-behaviorales Modell beschreibt die der DDS zugrunde liegenden Mechanismen als einen Teufelskreis (Hunter et al. 2003). In Belastungssituationen (Schlafmangel, Angst) kann bei vielen Menschen DP/DR flüchtig auftreten. Aufgrund einer besonderen Vulnerabilität des Individuums werden die DP/DR-Symptome dann jedoch katastrophisierend verarbeitet und als sehr bedrohlich erlebt (»ich drehe gleich durch«, »andere werden mich für verrückt halten«). Um den drohenden Verlust der Kontrolle und sozialen Anerkennung abzuwenden, bemüht sich das Individuum, die Kontrolle zurückzugewinnen, indem es a) sich selbst bzw. die eigene Art der Wahrnehmung angespannt beobachtet, um eine weitere drohende Eskalation rechtzeitig zu bemerken, b) indem die Person angespannt versucht, aus den Reaktionen der Umwelt abzulesen, ob etwas mit ihr selbst nicht stimmt, weil sie sich auf die eigene Wahrnehmung nicht verlassen kann und c) indem die Person sich betont normal gibt, d. h. meist auch den Ausdruck von Verunsicherung und den Wunsch nach Hilfe unterdrückt. Durch diese fehlgeleitete Aufmerksamkeitsausrichtung und das Vorspielen einer letztendlich nicht authentischen Rolle werden die Symptome weiter verstärkt, der Teufelskreis schließt sich, und die Symptomatik verfestigt sich. Zentral für dieses verhaltenstherapeutische Modell sind die katastrophisierende Fehlbewertung der eigenen Wahrnehmung bzw. der Symptome sowie die daraus folgende Selbstbeobachtung.

Psychodynamische Modelle setzen primär nicht an der Fehlbewertung der Symptome an, sondern verstehen diese als Abwehrmechanismus. Paul Schilder beschrieb die Depersonalisation anschaulich als eine **Flucht vor dem vollen Erleben der Wirklichkeit**, d.h. als Flucht vor einem unerträglichen Affekt, der in einer bestimmten Situation mobilisiert wurde. Dabei verschafft *»diese Flucht in die Depersonalisation den Kranken nicht das …, was sie wünschen, denn der eigentliche Zustand der Depersonalisation ist den Kranken, wie man aus jedem Krankenblatt sehen kann, unendlich viel peinlicher als der tiefste Schmerz«* (Schilder 1914, S. 112–113). Otto Fenichel sieht in seiner Neurosenlehre von 1945 ebenfalls die **Affektabwehr** als zentral für die Depersonalisation an. Es kommt zu einer »Gegenbesetzung« der eigenen Affekte, d.h. »libidinöse Energie« wird aufgewendet, um das Bewusstwerden der Affekte zu verhindern (Fenichel 1945, dt. 1974). Klinisch manifestiert sich diese »Gegenbesetzung« nach Fenichel als Selbstbeobachtung. Bei der Depersonalisation finde sich ein innerer Widerspruch zwischen Persönlichkeitsanteilen, die *»nach der Empfindung von Körpersensationen streben oder ihr widerstreiten«* (Fenichel 1945, dt. 1974, S. 316). Edith Jacobson führt dies weiter aus (1959, dt. 1993, S.181): *»In dem Maße, wie Affekte niedergehalten werden oder absterben, schwindet auch die Lebhaftigkeit des Ich-Erlebens«*. Sie sieht weiter **maladaptive Selbstvorstellungen** im Sinne eines inneren **narzisstischen Konflikts** als zentral für das Verständnis der DDS an (ebd.). Die DDS ist danach eine narzisstische Störung mit einem Konflikt zwischen widersprüchlichen Selbstvorstellungen. Ein Teil des Ich akzeptiert die Identifizierung mit einer entwürdigenden Objektimago und ein anderer Teil des Ich versucht diese Identifizierung ungeschehen zu machen. Dabei distanziert sich der intakte Teil des Ich und beobachtet den verachteten Teil der eigenen Person. Diese Distanzierung wird als Variation des Abwehrmechanismus »Identifizierung mit dem Aggressor« angesehen. Außerdem klingt die Bedeutung des Schamaffekts in dieser Beschreibung an. Der Psychoanalytiker Leon Wurmser wie auch die Verhaltenstherapeutin Marsha Linehan betrachten DP/DR als eine typische Reaktion auf schwere Scham (Wurmser 1990; Linehan 1993).

Hinsichtlich der Beziehungsgestaltung beschreibt der Psychoanalytiker Harry Guntrip Zustände chronischer DP/DR als einen Aspekt der schizoiden **Abwehr von Nähe** und verweist damit auf die Thematik einer unsicheren Bindung (Guntrip 1969), früher Bindungstraumata sowie entsprechend **maladaptive Objektvorstellungen** (andere sind verletzend, lassen im Stich usw.). Nähe mobilisiert so viel Angst, dass die Person sich mittels der Symptomatik von der anderen Person distanziert (»ich bin nicht richtig da«, »alles wie im Traum«, »als ob eine Glaswand zwischen uns wäre«). Dabei repräsentiert die Wahrnehmungsveränderung das Niederhalten der Affekte in der zwischenmenschlichen Begegnung. Die Symptomatik stellt damit quasi eine **Kompromissbildung zwischen dem Wunsch nach Nähe und der Angst davor** dar. Was letztendlich bei der DDS extrem gefürchtet wird und wovor es kein Entkommen gibt, sind die eigenen Affekte, die naturgemäß besonders in Bindungssituationen mobilisiert werden. Das DDS gilt nach neueren psychodynamischen Konzeptualisierungen als eine sehr umfassende und extreme Form einer **Affektphobie** (Chefetz 2015; Michal u. Beutel 2009; Simeon 2014). Der Begriff der Affektphobie wurde ursprünglich von der psychodynamischen Psychotherapieforscherin Leigh McCullough (1945–2012) geprägt und bezeichnet die phobische Angst vor den eigenen Emotionen (McCullough 2003). In ihren frühen Bindungserfahrungen konnten die späteren DDS-Patienten keine ausreichenden Fähigkeiten erwerben, Affekte zu regulieren (Hill

2015), weil ihnen keine ausreichend feinfühligen Bindungspersonen zur Verfügung standen und/oder die Umwelt einen besonders hohen Druck ausübte, die eigene Individualität zu verleugnen (Guralnik u. Simeon 2010). Dadurch bekommen die eigenen Affekte eine immense Bedrohlichkeit, weil das Sichtbarwerden der eigenen Affekte und damit der eigenen Bedürfnisse und Individualität mit dem Terror von Beschämung, Demütigung und absoluter Isolation assoziiert wird (Chefetz 2015; Guralnik u. Simeon 2010). Dieses Entwicklungsmodell erklärt die geringe Angst- und Spannungstoleranz (harm avoidance; Simeon et al. 2002), die Anfälligkeit dafür, die eigene Wahrnehmungen zu katastrophisieren (Hunter et al. 2003) und die extreme Selbstbeobachtung als Mittel, sich vom Körper und den Affekten abzulösen (Schilder 1914; Fenichel 1945/1974; Hunter et al. 2003). Außerdem impliziert dieses Störungsmodell, dass anhaltende Zustände von DP/DR immer auch ein Zeichen von Fragilität sind (Frederickson 2013) auch wenn die Betroffenen in sozialen, beruflichen und privaten Kontexten nicht selten relativ gut zu funktionieren scheinen. Eine schwere DP/DR-Symptomatik stellt also einerseits ein maladaptives Verhalten dar (i. S. von Abwehr und Vermeidungsverhalten), ist gleichzeitig Ausdruck massiver Angst, die zu kognitiv-perzeptuellen Störungen (i. S. der DP/DR) führt und stellt außerdem ein Zeichen einer strukturellen Beeinträchtigung (zumindest der Affekttoleranz) dar.

23.3.4 Therapie der Depersonalisations-Derealisationsstörung

Die Therapie der DDS hat das Ziel, dem Patienten zur Symptomfreiheit zu verhelfen. Für die Therapiekontrolle ist es empfehlenswert, strukturierte Interviews oder Fragebögen zu verwenden. Die Beurteilung von Behandlungseffekten sollte einen Zeitraum von mindestens zwei Wochen umfassen. Für das Therapie-Monitoring wurden in der Leitlinie »Diagnostik und Behandlung des Depersonalisations-Derealisationssyndroms« folgende Definitionen eingeführt (Michal et al. 2014):

- Partielles Ansprechen (partielle Response) = Symptomreduktion von 30 %
- Ansprechen (Response) = Symptomreduktion von 50 %
- Remission = weitgehende Symptomfreiheit

Von einer vollständigen Genesung wird gesprochen, wenn über mindestens sechs Monate keine krankheitswertigen DP/DR-Symptome mehr aufgetreten sind. Für die individuelle Behandlungsplanung empfiehlt es sich jedoch, die Therapieziele positiv zu beschreiben anstatt negativ als »Symptomreduktion«, weil dies die Aufmerksamkeitsfixierung auf die Symptomatik fördert. Als Therapieziel kann z. B. festgelegt werden »sich lebendiger fühlen – bessere Verbindung zur eigenen Emotionalität«.

Medikamentöse Behandlung

Es gibt bisher kein Medikament, das zur Behandlung der DDS zugelassen wurde oder das sich in überzeugender Weise als hilfreich erwiesen hätte. Antipsychotika sind in der Regel nicht indiziert und verschlechtern häufig das Befinden (Simeon et al. 2003). Pilotstudien mit dem Antiepileptikum Lamotrigin oder Opiatantagonisten erbrachten widersprüchliche Ergebnisse (Michal et al. 2014). Benzodiazepine (insbesondere Clonazepam) hatten in Einzelfällen zu einer starken Reduktion der DP/DR geführt, die allerdings nur kurzfristig anhält. Wegen der großen Gefahr der Abhängigkeitsentwicklung sollten diese Medikamente nur in Ausnahmefällen zeitlich befristet im Rahmen eines Gesamtbehandlungsplans eingesetzt werden (Michal et al. 2014). Antidepressiva können in Abhängigkeit von der Komorbidität eingesetzt werden. Zielsymptome sind dann aber Depressivität und Angst und nicht die DP/DR-Symptomatik. Alle medikamentösen Behandlungen der DP/DR-Symptomatik beim DDS erfolgen derzeit außerhalb der offiziellen Zulassung der verwendeten Medikamente.

Psychotherapeutische Behandlung

Als Therapie der Wahl gilt nach Expertenmeinung Psychotherapie (Michal et al. 2014). Da es sich häufig um Patienten mit komplexen psychischen Störungen handelt (hohe Komorbidität, häufig Persönlichkeitsstörungen, häufig chronische und »therapieresistente« Verläufe), sind in der Regel Langzeitbehandlungen von 50 und mehr Sitzungen sowie häufig auch stationäre multimodale psychotherapeutische Behandlungen erforderlich, um eine Remission der DP/DR-Symptomatik zu erreichen. Wenn das DDS im Rahmen einer Reifungskrise in der Adoleszenz auftritt, dann können auch kürzere ambulante Behandlungen ausreichend sein.

Sehr hilfreich für DDS-Patienten sind die Behandlungsansätze der sogenannten »experiental dynamic psychotherapy« wie z. B. die affektfokussierte psychodynamische Psychotherapie nach McCullough (2003; Chefetz 2015; Simeon 2014) oder die Intensive Kurzzeittherapie nach Davanloo in ihrer Adaptation für fragile Patienten (Frederickson 2013). Diese Ansätze sind durch eine aktive Bearbeitung der Abwehr, den Fokus auf die Affekte, die Einbeziehung der körperlichen Empfindungen und die Regulation der Angst vor den adaptiven Affekten bzw. entsprechende strukturbezogene Interventionen zur Verbesserung der Affekttoleranz gekennzeichnet.

Der Behandlungsbeginn bzw. die Aufgabe, einen psychotherapeutischen Prozess überhaupt in Gang zu bringen, stellt eine besondere Herausforderung bei diesen Patienten dar. Häufige und typische Schwierigkeiten sind hierbei:

1. Der Patient hat eine externale Ursachenüberzeugung und ist ganz mit seiner Abwehr identifiziert: Ähnlich wie Patienten mit schweren somatoformen Störungen haben die Patienten sehr häufig keinerlei Zugang zu den zugrunde liegenden emotionalen Problemen. Sie meinen, für sie wäre alles gut, wenn nur die Symptome nicht wären. Typsicherweise nehmen diese Patienten häufig keine Symptomschwankungen wahr oder sie können diese nur mit äußeren Faktoren (z. B. Lichtverhältnisse) in Verbindung bringen. Wenn die Patienten dann auch noch durch die Symptomatik stark beeinträchtigt sind, benötigen sie in der Regel zunächst eine stationäre oder tagesklinische multimodale psychotherapeutische Behandlung mit dem Ziel, ein psychotherapeutisches Krankheitsverständnis zu entwickeln (und eine Remoralisierung zu erreichen). Im Rahmen der hierbei wichtigen Psychoedukation sind Symptomtagebücher hilfreich. Mit ihrer Hilfe kann der Patient Schwankungen der Intensität der DP/DR-Symptomatik wahrnehmen lernen. Dies wiederum ist eine Voraussetzung dafür, mit den zugrunde liegenden emotionalen Problemen vertraut zu werden. Patienten kommen dann in die Lage, die Symptomatik zu verstehen, anstatt sich ihr nur ohnmächtig ausgeliefert zu fühlen. Hilfreich im Rahmen der Psychoedukation sind weiterhin Übungen in Achtsamkeitsmeditation (Atemmeditation, Bodyscan). Diese Übungen führen einerseits meist zu

einer unmittelbaren Reduktion der DP/DR, andererseits verspüren Patienten vor allem anfänglich während der Meditation oft massive Ängste (z. B. Schwindel, Herzklopfen, das Gefühl, zu fallen). Die Achtsamkeitsmeditation hat demnach den Charakter einer Exposition und sollte deshalb auch dementsprechend therapeutisch in einen Gesamtbehandlungsplan einbettet sein (Michal 2015; Nestler et al. 2015). Des Weiteren sind psychotherapeutische Interventionen zur Verbesserung der therapeutischen Ichspaltung in dieser Phase besonders wichtig.

2. Der Patient vermeidet emotionale Nähe: Man kann die Klagen der Patienten, »nicht richtig da zu sein« oder »von der Umwelt abgetrennt und ganz weit weg zu sein«, wörtlich nehmen. Die Patienten haben in der Therapie eine enorme Angst, sich emotional einzulassen und sichtbar zu werden. Dies äußert sich beispielsweise darin, dass die Patienten sich vage und abstrakt ausdrücken, sodass kein lebendiges Bild entstehen kann; oder die Patienten passen sich übermäßig an, widersprechen nicht und machen dabei das wichtigste ganz mit sich alleine aus. Gleichzeitig, auch wenn der äußere Anschein ganz anders sein mag, bedeutet anhaltende DP/DR immer, dass der Patient unter extremer Angst steht, er quasi mit einem »eiskalt kämpfenden Gehirn« (Jacobson 1959) vor dem Therapeuten sitzt, er aber diese Beziehung nicht nutzen kann, um sich zu beruhigen oder um das Verständnis seiner Probleme zu verbessern. Da ein gutes Arbeitsbündnis die Voraussetzung für jeden therapeutischen Fortschritt ist, muss in der Anfangsphase ein wesentlicher Schwerpunkt der Interventionen auf der Bearbeitung dieser Ängste vor emotionaler Nähe liegen (ausführlich McCullough 2003; Chefetz 2015; Simeon 2014; Frederickson 2013).
3. Umfassende Affektphobie und beeinträchtigte Affekttoleranz: Eng mit dem obigen Thema hängt auch das Problem der umfassenden Affektphobie der Patienten zusammen. Diese Patienten haben in ganz besonderem Maße Angst vor ihren eigenen Emotionen und zeigen ein entsprechend ausgeprägtes Vermeidungsverhalten, wodurch der therapeutische Dialog droht, zu einem unfruchtbaren »reden über« zu werden. Echte Einsicht, korrigierende emotionale Erfahrungen und therapeutische Fortschritte sind so nicht möglich. Da die Patienten eine enorme Angst vor ihren Emotionen haben, müssen sie bei der Regulation dieser Ängste unterstützt werden (ausführlich zu diesen Techniken siehe McCullough 2003, Frederickson 2013). Des Weiteren sind Interventionen wichtig, die das emotionale Erleben der Patienten vertiefen (z. B. Benennen der Affekte, Erleben der zugehörigen körperlichen Empfindungen und der Handlungsimpulse auf der Vorstellungsebene).

Wenn diese anfänglichen Barrieren therapeutisch bearbeitet werden, dann sprechen Patienten mit einem DDS sehr gut auf eine psychotherapeutische Behandlung an (Chefetz 2015; Simeon 2014).

Literatur

American Psychiatric Association (APA) (2013). Diagnostic and Statistical Manual of Mental Disorders: DSM-5. Editor: American Psychiatric Publishing, Inc.

Arbeitsgemeinschaft für Methodik und Dokumentation in der Psychiatrie (AMDP) (2000). Das AMDP-System. Manual zur Dokumentation psychiatrischer Befunde.

Arnulf, I. (2015). Kleine-Levin Syndrome. Sleep Med Clin, 10(2): 151–161.

Baker, D., Hunter, E., Lawrence, E., Medford, N., Patel, M., Senior, C., Sierra, M., Lambert, M. V., Phillips, M. L., David, A. S. (2003). Depersonalisation disorder: clinical features of 204 cases. Br J Psychiatry 182.

Cahill, C. M., Murphy, K. C. (2004). Migraine and depersonalization disorder. Cephalalgia, 24(8): 686–687.

Chefetz, R. A. (2015). Intensive Psychotherapy for Persistent Dissociative Processes: The Fear of Feeling Real (Norton Series on Interpersonal Neurobiology). New York: WW Norton.

Dugas, L. (1898). Un cas de depersonalisation. Revue Philosophique de la France et de l'Etranger, 45: 500–507.

Fenichel, O. (1974). Psychoanalytische Neurosenlehre. Freiburg-Olten: Walter.

Frederickson, J. (2013). Co-creating change: Effective dynamic therapy techniques. Kansas City, Missouri: Seven Leaves Press.

Frewen, P., Lanius, R. (2015). Healing the traumatized self: Consciousness, neuroscience, treatment (Norton Series on Interpersonal Neurobiology). New York: WW Norton.

Griesinger, W. (1845). Die Pathologie und Therapie der psychischen Krankheiten für Ärzte und Studierende: Stuttgart: Krabbe.

Grigsby, J., Kaye, K. (1993). Incidence and correlates of depersonalization following head trauma. Brain Inj, 7(6): 507–513.

Guntrip, H. (1969). Schizoid phenomena, object relations and the self. New York: Int. Univ. Press.

Guralnik, O., Simeon, D. (2010). Depersonalization: Standing in the spaces between recognition and interpellation. Psychoanalytic Dialogues, 20: 400–416.

Hill, D. (2015). Affect regulation theory: A clinical model. New York: WW Norton.

Holmes, E. A., Brown, R. J., Mansell, W., Fearon, R. P., Hunter, E. C., Frasquilho, F. et al. (2005). Are there two qualitatively distinct forms of dissociation? A review and some clinical implications. Clin Psychol Rev, 25(1): 1–23.

Hunter, E. C., Phillips, M. L., Chalder, T., Sierra, M., David, A. S. (2003). Depersonalisation disorder: a cognitive-behavioural conceptualisation. Behav Res Ther, 41(12): 1451–14,67.

Hunter, E. C., Sierra, M., David, A. S. (2004). The epidemiology of depersonalisation and derealisation., A systematic review. Soc Psychiatry Psychiatr Epidemiol, 39(1): 9–18.

Jacobson, E. (1959). Depersonalization., J Am Psychoanal Assoc, 7: 581–610. (Zitiert nach Jacobson, E. Depression: Eine vergleichende Untersuchung normaler, neurotischer und psychotisch-depressiver Zustände. Frankfurt/Main: Suhrkamp, 1993.)

Krishaber, M. (1873). De la névropathie cérébro-cardiaque: Masson. Paris: Libraire De l'Academie Medicine De Paris.

Krystal, H. (1971). Trauma: Consideration of its intensity and chronicity. Psychic traumatization, 8(1). In: Krystal, H. (Hrsg.), Psychic traumatization. Aftereffects in individuals and communities. Review of the findings and implications of this symposium. International psychiatry clinics.

Lee, W. E., Kwok, C. H., Hunter, E. C., Richards, M., David, A. S. (2012). Prevalence and childhood antecedents of depersonalization syndrome in a UK birth cohort. Soc Psychiatry Psychiatr Epidemiol, 47(2): 253–261.

Linehan, M. (1993). Skills training manual for treating Borderline Personality Disorder. New York: Guilford Press.

McCullough, L. (Hrsg.) (2003). Treating affect phobia: A manual for short-term dynamic psychotherapy. New York: Guilford Press.

Maslach, C., Jackson, S. E., Leiter, M. P. (1997). Maslach burnout inventory. Evaluating stress: A book of resources, 3: 191–218.

Medford, N. (2014). Dissociative symptoms and epilepsy. Epilepsy Behav, 30: 10–13.

Michal, M. (2013). Das Depersonalisations-Derealisationssyndrom. PSYCH up2date, 7: 33–48.

Michal, M. (2015). Depersonalisation und Derealisation: Die Entfremdung überwinden. Stuttgart: Kohlhammer.

Michal, M., Beutel, M. E. (2009). Weiterbildung CME: Depersonalisation/Derealisation-Krankheitsbild, Diagnostik und Therapie., Z Psychosom Med Psychother, 55(2): 113–140.

Michal, M., Sann, U., Niebecker, M., Lazanowsky, C., Kernhof, K., Aurich, S. et al. (2004). Die Erfassung des Depersonalisations-Derealisations-Syndroms mit der Deutschen Version der Cambridge Depersonalisation Scale (CDS). Psychother Psychosom Med Psychol, 54: 367–374.

Michal, M., Tavlaridou, I., Subic-Wrana, C., Beutel ME. (2012). Fear of going mad – differentiating between neurotic depersonalization-derealization-syndrome and paranoid schizophrenia. Nervenheilkunde, 31(12): 934–937.

Michal, M., Eckhardt-Henn, A., Heidenreich, T., Stiglymayr, C., Van Elst, T., Schmahl, C. (2014). S2k Leitlinie »Diagnostik und Behandlung des Depersonalisations-Derealisationssyndroms« Version 1.0 September 2014, Registernummer 051–030 herausgegeben von den Fachgesellschaften DGPM, DKPM, DGPPN, DPV, DGVT, DGPs. AWMF; http://www.awmf.org/leitlinien/detail/ll/051-030.html [letzter Zugriff: 2.2.2016].

Michal, M., Adler, J., Wiltink, J., Reiner, I., Tschan, R., Wölfling, K., Wölfling, K., Weimert, S., Tuin, I., Subic-Wrana, C., Beutel, E. M, Zwerenz, R. (2016)., A case series of 223 patients with depersonalization-derealization syndrome. BMC psychiatry, 16(1), 1.

Nestler S., Sierra M., Jay E. L., David A. S. (2015). Mindfulness and Body Awareness in Depersonalization Disorder. Mindfulness, 6(6), 1282–1285.

Paulig, M., Bottger, S., Sommer, M., Prosiegel, M. (1998). Depersonalization syndrome after acquired brain damage. Overview based on 3 case reports and the literature and discussion of etiological models. Nervenarzt, 69(12): 1100–1106.

Roth, M. (1959). The Phobic Anxiety-depersonalization Syndrome. Proceedings of the Royal Society of Medicine, 52(8), 587.

Sang, F. Y., Jauregui-Renaud, K., Green, D. A., Bronstein, A. M., Gresty, M. A. (2006). Depersonalisation/derealisation symptoms in vestibular disease., J Neurol Neurosurg Psychiatry, 77(6): 760–766.

Schilder, P. (1914). Selbstbewußtsein und Persönlichkeitsbewußtsein: eine psychopathologische Studie. Berlin: Springer.

Sierra, M. (2009). Depersonalization: A New Look at a Neglected Syndrome. Cambridge University Press.

Sierra, M., Berrios, G. E. (1997). Depersonalization: A conceptual history. History of Psychiatry, 8(30): 213–229.

Sierra, M., Lopera, F., Lambert, M. V., Phillips, M. L., David, A. S. (2002). Separating depersonalisation and derealisation: the relevance of the »lesion method«. J Neurol Neurosurg Psychiatry, 72(4): 530–532.

Simeon, D. (2014). Depersonalization/Derealization Disorder. In: G. O. Gabbard (Hrsg.), Gabbard's Treatments of Psychiatric Disorders, Fifth Edition 2014 ed: American Psychiatric Publishing.

Simeon, D., Guralnik, O., Schmeidler, J., Sirof, B., Knutelska, M. (2001). The role of childhood interpersonal trauma in depersonalization disorder. Am J Psychiatry, 158(7): 1027–1033.

Simeon, D., Guralnik, O., Knutelska, M., Schmeidler, J. (2002). Personality factors associated with dissociation: temperament, defenses, and cognitive schemata. Am J Psychiatry, 159(3): 489–491.

Simeon, D., Knutelska, M., Nelson, D., Guralnik, O. (2003). Feeling unreal: a depersonalization disorder update of 117 cases. Journal of Clinical Psychiatry, 64: 990–997.

Störring, E. (1933). Die Depersonalisation. European Archives of Psychiatry and Clinical Neuroscience, 98(1): 462–545.

Tschan, R., Wiltink, J., Adler, J., Beutel, M. E., Michal, M. (2013). Depersonalization experiences are strongly associated with dizziness and vertigo symptoms leading to increased health care consumption in the German general population., J Nerv Ment Dis, 201(7): 629–635.

Wurmser, L. (1990). Die Masken der Scham. Berlin, Heidelberg, New York: Springer.

24 Atypische Formen (Ganser-Syndrom und Pseudologia phantastica)

Gerhard Dammann

24.1 Einleitung

Beim *Ganser-Syndrom* handelt es sich um ein seltenes, von dem Psychiater Ganser (Allen u. Postel 1994) im Jahr 1897 beschriebenes Störungsbild (Ganser 1898; 1904), das in erster Linie durch »haarscharfes« Vorbeiantworten oder Vorbeihandeln gekennzeichnet ist. Selbst einfachste Fragen werden von den Patienten falsch beantwortet (z. B. »Wieviel ist 2 und 2?«, Antwort: »5« oder »Was ist heute für ein Tag?«, Antwort: »Winter«). Typischerweise finden sich trotz dieser umschriebenen und dramatisch erscheinenden Symptomatologie kaum andere schwerwiegende (etwa kognitive) psychopathologische Symptome, wie man sie beispielsweise beim Delir, beim psychoorganischen Durchgangssyndrom oder anderen schweren Bewusstseins- und Orientierungsstörungen findet. Das Ganser-Syndrom gehört in eine Reihe psychogener Verwirrtheitszustände und Amnesien, die insbesondere um die Jahrhundertwende beschrieben wurden (Übersichten bei Levin et al. 1983; Berrios 1985). Es hat sich aber als nosologisch einheitliches Störungsbild erhalten, obwohl nur wenig zur weiteren Klärung beigetragen wurde. Obschon die Störung sehr selten ist, findet sich eine relativ breite Literatur dazu (eine ausführlich diskutierte Bibliografie etwa in Cocores u. Cohen 1996).

Lügen ist kein seltenes Verhalten beim Menschen. Normalerweise erfolgt es situativ und ist defensiv. Lügen werden, nicht selten aus prosozialer Motivation, erzählt, um die möglichen negativen Konsequenzen der Wahrheit interpersonell abzumildern. Der Begriff der *Pseudologia phantastica* geht zurück auf den Psychiater Delbrück (1891), der sich dem Themenfeld in seiner Züricher Habilitation widmete, und meint die Tendenz zu einem habituellen grundlosen Übertreiben oder Lügen. Bereits Delbrück stellte die Frage, »wo die Lüge aufhört und die Pseudologia phantastica anfängt«. Synonym finden sich auch die Begriffe »pathologisches Lügen« oder »Mythomanie«. Gelegentlich wurde von psychiatrischer Seite auch eine Verbindung zum Hochstapler oder »Felix-Krull-Syndrom« (nach der Romanfigur Thomas Manns) formuliert. Sie fand besonders im frühen 20. Jahrhundert stärkere Beachtung in der Psychiatrie (Koppen 1898; Risch 1909; Wendt 1911). Die Pseudologia phantastica kann als eine Extremform des pathologischen Lügens bezeichnet werden (King u. Ford 1987; Sharrock u. Cresswell 1989; Snyder 1986; Wiersma 1933; Birch et al. 2006). Seit diesen Anfängen durchzieht die Frage die Debatte, ob der pathologische Lügner selbst seine Geschichten als unwahr erkennen kann oder nicht und wie willentlich die pathologische Lüge zu werten ist. In der Literatur finden sich beide Positionen wieder. Das pathologische Lügen oder Übertreiben erfolgt im Kontext von dramatischer Selbstdarstellung (z. B. ein uneheliches Kind einer Königsfamilie zu sein, eine Katastrophe überlebt zu haben etc.) und großem Geltungsbedürfnis, daher werden die Geschichten bzw. die erfundene Biografie immer wiederholt, aber dem Erbringen konkreter Nachweise oder der Benennung von befragbaren Zeugen ausgewichen (Übersichten siehe Akimoto 1997; Ford et al. 1988; Newmark et al. 1999; Snyder 1986; Weston 1996; Healy u. Healy 1915; Dike et al. 2005). Nicht selten erscheinen sie übertrieben, aber enthalten einen wahren oder für plausibel erachtbaren Kern. Die Personen geben sich u. a. als Helden, Holocaust-Überlebende, Ärzte, Stigmatisierte oder Adlige aus, sie behaupten aber auch, nachweislich falsch, Straftaten mit großem Medieninteresse (etwa Serienmord) begangen zu haben. Die Motivation ist stärker internal, d. h. der Betroffene zieht keinen direkten Vorteil aus dem Verhalten (im Unterschied etwa zum strafrechtlichen Betrug), wenn auch Verstärker – im verhaltenstherapeutischen Sinne – bei der Aufrechterhaltung eine Rolle spielen.

Ganser-Syndrom und Pseudologia phantastica können nur sehr beschränkt unter eine gemeinsame Störungsgruppe subsumiert werden. Während bei der Pseudologia elaborierte Geschichten erzählt werden, sind die falschen Aussagen beim Ganser-Syndrom auf Vorbeireden begrenzt. Bei der Pseudologia phantastica gilt die Nähe zu schweren (teils vermutlich traumatisch bedingten) Persönlichkeitsstörungen als gesichert, während das Ganser-Syndrom mehr einer reaktiven psychogenen Reaktion gleicht, bei der prädisponierende hirnorganische Faktoren hinzukommen können. Das gemeinsame an beiden Störungsbildern ist die Tatsache, dass nicht von einer einfachen bewussten intentionalen Täuschung ausgegangen wird, sondern von einem Kontinuum zwischen dissoziativ-unbewusst und bewusstseinsnah-intendiert.

24.2 Klinik, Diagnostik und Differenzialdiagnosen

24.2.1 Ganser-Syndrom

Ganser (1897) beschrieb zunächst an drei inhaftierten Personen ein Syndrom, das durch folgende Symptome gekennzeichnet war:
- Vorbeiantworten
- fluktuierende Bewusstseinstrübung
- pseudoneurologische Phänomene
- visuelle oder akustische Pseudohalluzinationen

Die Diagnose des Ganser-Syndroms erfolgt auf der Basis des klinischen Eindrucks, der Ausschlussdiagnosen und der situativen Umstände. Selbstverständlich muss ggf. auch eine internistische, neurologische, neuroradiologische und suchtmedizinische Abklärung erfolgen. Fremdanamnestische Angaben sind während des Zustandes von großer Wichtigkeit (plötzliches Auftreten? Belastende Lebensereignisse? Bereits früher dissoziative oder hysterische Phänomene?).

Zentral scheinen für die Diagnose neben der Symptomatik und dem Verlauf folgende Elemente zu sein:
- häufiger sind Männer betroffen
- plötzlicher Beginn und plötzliches Ende
- kurze Dauer
- eine bewusste Täuschung ist nicht nachzuweisen
- häufig Schädelhirntrauma in der Vorgeschichte
- keine schizophrene Psychose in der Vorgeschichte
- nach der Episode findet sich meist eine retrograde Amnesie
- bevorzugtes Auftreten unter Haftbedingungen

Das Leitsymptom ist das Vorbeiantworten und das Vorbeireden. Daneben kommen weitere Symptome hinzu: qualitative Störungen des Bewusstseins, Unruhe, Gedächtnislücken bis zu einer späteren retrograden Amnesie für die Ganser-Episode. Allerdings ist das Auftreten der Amnesie nicht konsistent. Auch dissoziative Fugue-Zustände (Goldin u. MacDonald 1955) und pseudoneurologische Symptome (Analgesien, Lähmungen etc.) kommen vor (Weiner u. Braiman 1955). 20 % der bis 1984 ca. 43 beschriebenen Fälle wiesen pseudoepileptische Anfälle auf. Die Symptomatik wurde auch als »Pseudodemenz« oder Demenz beschrieben (Kiloh 1961; Hampel et al. 1996; Ladowsky-Brooks u. Fischer 2003). Die Affektlage der Patienten ist häufig kindisch bis läppisch, kann aber zum Teil einer schweren Depression ähneln (Grieger u. Clayton 1990; Haddad 1993). Es wurden im Zusammenhang mit dem Ganser-Syndrom »psychotische« oder pseudopsychotische Phänomene (Nyiroe u. Iranyi 1965) wie auch neuropsychologische Phänomene und perzeptive Probleme, etwa Prosopagnosien, d. h. eine physiognomische Agnosie, bei der ein Gesicht zwar als Gesicht, aber nicht als dasjenige einer bestimmten Person erkannt werden kann (Heron et al. 1991; Feinstein u. Hattersley 1988; Mahadevappa 1990), Sehfeldeinschränkungen (Burd u. Kerbeshian 1985) oder Echopraxien, d. h. Nachahmen vorgezeigter Bewegungen (Epstein 1991) u. a. beschrieben.

Insbesondere das – z. T. als pathognomonisch gewertete – »Vorbeireden« scheint nicht immer vorzukommen und ist auch allein unzureichend für die Diagnose (Whitlock 1967). In der vorhandenen Literatur wurden bereits früh zahlreiche »falsch positive« Fälle diskutiert (Goldin u. Mac Donald 1955). Das charakteristische Ganser-Symptom des »Vorbeiantwortens« findet sich auch bei zahlreichen anderen psychiatrischen Störungen (etwa Schizophrenien). Die Unterscheidung zwischen dem Ganser-Syndrom, der neurologisch gewerteten transienten globalen Amnesie (TGA), dissoziativen Amnesien und bewusster Vorteilsnahme (Simulation) kann u. U. schwierig sein. Bei der transienten globalen Amnesie (TGA) finden sich im Unterschied zum Ganser-Syndrom in der Regel keine Bewusstseinseinschränkungen oder »Halluzinationen«, der Affekt der Patienten mit TGA ist durch starke Beunruhigung gekennzeichnet.

Klassifikation des Ganser-Syndroms

Die Störung kann nach den aktuell gebräuchlichen Klassifikationsinstrumenten DSM-5 (APA 2013) und ICD-10 (WHO 1991) wie folgt diagnostiziert und codiert werden: ICD-10 F 44.80 Ganser-Syndrom (unter »andere dissoziative Störungen« codiert), DSM-5 300.15 Other Specified Dissociative Disorder (das Ganser-Syndrom ist im DSM-5 anders als im DSM-IV nicht mehr spezifisch aufgeführt).

Ein Ganser-Syndrom kann dann diagnostisch erwogen werden, wenn sich bei einem Patienten ein schwerwiegendes, intendiert wirkendes Vorbeiantworten auch auf einfachste Fragen findet, ohne dass sich parallel dazu klinische Hinweise auf ein anderes psychiatrisches oder neurologisches Krankheitsbild finden ließen.

Nach Enoch u. Trethowan (1979) sind die vier zentralen diagnostischen Elemente folgende:

1. das ungefähre Antworten
2. eine qualitative Bewusstseinstrübung
3. Konversionssymptome
4. visuelle und/oder akustische Pseudohalluzinationen

Argumente das Ganser-Syndrom dagegen als eine dissoziative Störung zu klassifizieren sind: a) tritt oft mit anderen dissoziativen Störungen assoziiert auf b) ausgelöst durch Stress wie eine gerichtliche Anklage, c) meist spontane Remission, d) Hypnose als erfolgreiche Behandlung wurde beschrieben (Lauerma u. Kimmo 2004).

24.2.2 Pseudologia phantastica

Bereits die Definition ist nicht einfach. Dike und Mitarbeiter (2005) nennen »ein gänzlich unangemessenes Verfälschen, ohne erkennbaren Zweck, eventuell ausgedehnt und sehr kompliziert, das sich jahrelang oder lebenslang manifestiert. Ein äusserer Grund (wie z. B. finanzielle Vorteile) scheint oft zu fehlen, und die psychologische Basis ist oft unklar« (zitiert nach Kröber 2008, S. 77).

Die Pseudologia phantastica findet sich nicht als eigenständiges Störungsbild in den Klassifikationssystemen. Vielmehr ist sie als Symptom zu werten. Zur Debatte, ob es sich um ein Symptom oder Störungsbild handelt, siehe Dike (2008).

Obschon ihr nosologischer Stellenwert sehr umstritten ist, fällt auf, dass es bei den Beschreibungen der Symptomatik teilweise große Ähnlichkeiten gibt (Hardie u. Reed 1998; King u. Ford 1988).

In der Regel ist die Realitätsprüfung vorhanden, d. h. die Person weiß im Grunde, dass das Berichtete nicht stimmt, auch wenn sie gelegentlich fast anfängt, selbst daran zu glauben (Meunier 1904); daher können psychotische Störungen in der Regel ausgeschlossen werden. Auch sind die Geschichten nicht bizarr, sondern enthalten eine gewisse Plausibilität. Gelegentlich fehlt eine gewisse Kontrolle und es erscheinen Sprünge und Inkonsistenzen. Bereits Wendt (1911) beschrieb das eigenartige »Doppelbewusstsein«, das, wie ebenfalls beschrieben wurde, etwa nach Verhaftungen schlagartig schwindet, beinahe wie wenn ein dissoziativer Dämmerzustand beendet würde.

Artifizielle Störung, Münchhausen-Syndrom (Hospital-hopper-Syndrom) und Pseudologia phantastica, die sich auf Erkrankungen bezieht, sind im ICD-10 unter der Nr. F 68.10 und im DSM-5 unter der Nummer 300.19 klassifiziert (Turner 2006).

Das Lügen findet sich auch explizit aufgeführt bei den »Störungen des Sozialverhaltens« (Conduct Disorder) im DSM-5 (Nr. 312.81 oder 312.82) und in der ICD-10 (F 91) sowie bei der Antisozialen Persönlichkeitsstörung im DSM-5 (301.7).

Gelegentlich wird die Pseudologie auch zur Triade der Symptome beim »Münchhausen-Syndrom« (Ford 1982) gezählt (artifizielle Krankheit, Herumziehen, Pseudologie). Beim »Münchhausen-Syndrom« handelt es sich um das Vortäuschen von körperlichen (selten auch psychiatrischen) Erkrankungen, mit dem Ziel, medizinische Behandlung zu bekommen. Es kann sowohl als artifizielle Störung mit dem absichtlichen Selbstinduzieren von Symptomen einhergehen, als auch »nur« mit dem Vortäuschen von Krankheitssymptomen.

Wichtige Differenzialdiagnosen sind wahnhafte Störungen, artifizielle Störungen (factitious disorders), echte und bewusstseinsnahe Täuschung (malingering) sowie die Konfabulation. Bei Letzterer werden Gedächtnislücken durch unzutreffende Inhalte gefüllt. Dies erfolgt ohne Bewusstseinsstörung bei Störungsbildern mit organisch bedingter Gedächtnisstörung (amnestisches Korsakow-Syndrom). Täuschungen gibt es auch bei anderen psychiatrischen Störungen (z. B. Anorexia nervosa).

24.3 Epidemiologie, Verlauf und Prognose

24.3.1 Ganser-Syndrom

Die Störung ist sehr selten. Es liegen keine systematischen epidemiologischen Studien vor, die die Frage von Prävalenzen und Inzidenzen klar beantworten könnten. Die Literatur besteht aus Kasuistiken (ca. 43 ausführlich beschriebene Fälle bis 1984). Seitdem ist eine größere Fallsammlung dazugekommen, die 15 Fälle beschreibt (Sigal et al. 1992). Eine große (z. B. prospektive) Studie in Gefängnissen fehlt. Die Störung kommt vermutlich in verschiedenen Kulturen vor und weist dabei eine sehr ähnliche Erscheinungsform auf (Tsoi 1973; Singh 1977; Jiang u. Feng 1988). Es gibt Hinweise darauf, dass die Störung häufiger bei Männern (dieser Befund ist aber wegen der schlechten Forschungslage nicht konsistent) und häufiger in Gefangenschaftssituationen (Haft, Geiselnahme etc.) mit der dort herrschenden Überrepräsentation von ethnischen Minderheiten auftritt (Sigal et al. 1992). Die Störung wird auch bei Kindern (Adler u. Touyz 1989; Miller et al. 1997) und Adoleszenten (Apter et al. 1993) beschrieben und ist nicht auf Gefangene beschränkt (Whitlock 1967).

Auslöser ist in der Regel eine psychische Belastung. Die Symptomatik ist meist von kurzer Dauer, anschließend besteht meist eine Amnesie für die Symptomatik. Die Störung ist gekennzeichnet durch einen meist plötzlichen Beginn und ein plötzliches Ende sowie eine kurze Dauer der Episoden (Stunden bis selten wenige Tage). Es ist unklar, ob es rezidivierende Verläufe gibt.

24.3.2 Pseudologia phantastica

In einer Übersichtsarbeit über 72 Fälle beschrieben King u. Ford (1988) einen durchschnittlichen Beginn der Störung im 16. Lebensjahr, die dann ca. im 22. Lebensjahr zu Behandlungen oder Diagnosestellung führte. Die Intelligenz ist zumeist durchschnittlich, die verbalen Fertigkeiten sind nicht selten überdurchschnittlich im Vergleich zu anderen motorischen und kognitiven Fertigkeiten ausgeprägt. 30 % wiesen ein schwieriges familiäres Umfeld auf, nicht selten hatten Familienangehörige psychiatrische Störungen. Das Geschlechtsverhältnis ist gleich verteilt, möglicherweise sind Frauen etwas häufiger betroffen (King u. Ford 1988; Healy u. Healy 1915). In der Regel persistiert die Symptomatik über längere Zeit (Jahre bis lebenslang) und wird als »trait«- und nicht als »state«-Problematik angesehen. In einer Studie mit Personen, die das Münchhausen-by-Proxy-Syndrom aufwiesen, hatten 61 % eine Pseudologie (Bass u. Jones 2011).

24.4 Ätiopathogenese

24.4.1 Ganser-Syndrom

Die Ganser-Episoden werden in der Literatur entweder als histrionische, dissoziative, psychotische, organische oder (heimlich) vorgetäuschte Phänomene gewertet. Der Zusammenhang mit akut traumatischen oder zumindest stark psychisch belastenden Auslösebedingungen (zumeist Haft) kann als belegt gelten, was neben der Symptomatologie in Richtung eines dissoziativen Mechanismus‘ weist (Feinstein u. Hattersley 1988; Peszke u. Levin 1987). In der psychiatrischen Literatur werden die Episoden gegenwärtig überwiegend als dissoziative Störungen bewertet. Bereits früh und auch vom Erstbeschreiber Ganser selbst (*»eigenthümliche hysterische Störung«*) wurde ein Zusammenhang mit der Hysterie vermutet (Dabholkar 1987).

Die Ganser-Episoden wurden auch in Zusammenhang mit einer hirnorganischen oder deliranten Störung, Neurosyphillis (Jiménez Gómez u. Quintero 2012), Gilles-de-la-Tourette-Syndrom (Refaat et al. 2002) oder Corticobasalem Syndrom (Ting et al. 2014) gebracht. Dafür könnte auch die hohe Zahl von altanamnestisch berichteten Schädelhirntraumata (Latcham et al. 1978), diffusen mikroembolischen Läsionen (Lee u. Koenig

2001) und neuropsychologischen Auffälligkeiten (Wirtz et al. 2008) sowie der auch bei Syndromen mit bilateraler Läsion des Pallidums beschriebene Verlust der Selbstaktivierung (loss of psychic self activation) und Auffälligkeiten im FDG-PET-Scan (Ladowsky-Brooks u. Fischer 2003; Magnin et al. 2014; Kaphan et al. 2014) bei diesen Patienten sprechen (Dwyer u. Reid 2004; Epstein 1991; Sigal et al. 1992; Assion u. Schmidt 2004). Es wurden Hypoaktivierungsmuster (Magnin et al. 2014) sowie Beeinträchtigungen im Parietallappen und Globus pallidus vermutet (Snyder et al. 1998; Ouyang et al. 2003; Anupama et al. 2006; Kaphan et al. 2014).

Gegen diese Hypothese spricht die weitgehend unauffällige Elektrophysiologie (EEG) (die allerdings nur in wenigen Studien überprüft wurde; z. B. Cocores et al. 1986). Es könnte auch (aufgrund der Bewusstseinsstörung, den Halluzinationen und den z. T. wahnhaft anmutenden Symptomen) an eine »vorübergehende akute psychotische Störung« (ICD-10 F 23) gedacht werden.

Bereits Ganser diskutierte die Möglichkeit von bewusster Täuschung. Gegen die Täuschungshypothese wurden allerdings (Ingraham u. Moriarty 1967) das gleichförmig läppische Verhalten und die Amnesie angeführt. Cocores und Mitarbeiter (1984) bringen die Störung mit der Dissoziativen Identitätsstörung in Verbindung. Dagegen spricht, dass die Identität selbst meist nicht gestört ist, allerdings findet sich manchmal eine Art »veränderter Bewusstseinszustand«. Möglicherweise lassen sich, nach gewichteter Evidenz der in der Literatur vorgeschlagenen ätiopathogenetischen Mechanismen, unter den als »Ganser-Syndrom« gewerteten Erscheinungsbildern drei Gruppen unterscheiden (vgl. auch Cocores et al. 1984):

- Atypische dissoziative Zustände, den dissoziativen Amnesien entsprechend, die nach psychischen Belastungen auftauchen.
- Bewusst vorgetäuschte (simulierte) oder heimlich vorgetäuschte (»artifizielle«) Störungen bei vorwiegend antisozialen und/oder histrionischen Persönlichkeiten mit komorbiden unterschiedlichen hirnorganischen Störungen.
- Mischformen der ersten beiden Gruppen: Dem entsprechend könnten die Ganser-Syndrome dann zu den »artifiziell induzierten dissoziativen Störungen« (Fiedler 1999) gerechnet werden, was die starre Dichotomie von dissoziativ-unbewusst und vorgetäuscht-intentional aufheben würde.

Sigal und Mitarbeiter (1992) sehen im Ganser-Syndrom einen dysfunktionalen Versuch von Individuen mit organischen und/oder funktionellen Störungen, mit Belastungen umzugehen. In ihrer Studie wiesen alle 15 Patienten Persönlichkeitsstörungen auf (besonders Cluster B und A).

24.4.2 Pseudologia phantastica

Pseudologie findet sich in der Regel im Kontext von Persönlichkeitsstörungen (zumeist mit narzisstischen und dissozialen Zügen; vgl. Weston u. Dalby 1991), gelegentlich wird auch der Zusammenhang zu traumabedingten dissoziativen Erscheinungen deutlich. Bereits Kurt Schneider (1923) spricht von »pseudologisch Geltungsbedürftigen« und dass die allermeisten Pseudologen materielle Gewinne nicht verschmähen würden. Die Pseudologie weist einige Überschneidungen mit den Manipulations- und Grandiositätstendenzen bei der Psychopathie auf und stellt sogar ein eigenständiges Merkmal der Täuschung dar (pathological lying als Faktor 1 in der Psychopathy Checklist PCL-R von Hare). Allerdings zeigen Personen mit Pseudologie beim Lügendetektoren-Test im Unterschied zu Psychopathen Zeichen von Stress.

Neurologische Auffälligkeiten (wie Epilepsie, auffälliges EEG, ADHS, anamnestisches Schädelhirntrauma oder ZNS-Infektionen) wurden in bis zu 40 % der Fälle beschrieben (Ford et al. 1988). In einer Einzelfallstudie mit SPECT zeigte sich eine rechtsbetonte hemithalamische Dysfunktion (Modell et al. 1992). Beschrieben wurde auch eine präfrontale Erhöhung der weißen Substanz (Yang et al. 2007) bei einer kleinen Gruppe.

Die Pseudologia wurde verschiedentlich mit der Borderline-Störung (Snyder 1986) und ihrer Tendenz zu Verleugnungen, einer Art »manipulativen Persönlichkeit« (Bursten 1972) und besonders mit der Histrionischen Persönlichkeitsstörung in Verbindung gebracht. Hier sind ätiologisch auch Verbindungen zu Falschdenunzianten und Stalkern zu beachten. Bereits Pelman (1910) benennt Verbindungen zur Hysterie: »In der Tat ist die Hysterie der geeignetste Boden zur Entwicklung der pathologischen Lüge«.

Interessanterweise zeigen nicht wenige Kinder im Rahmen einer normalen Entwicklung passager grundloses Lügen oder das Erfinden von Geschichten (Evans et al. 2011). Es erscheint daher möglich, die später fortbestehende Pseudologie mit dieser Entwicklungsphase (dann als Fixation zu verstehen, dazu Hoyer 1959) in Verbindung zu bringen (dazu auch Deutsch 1982, die auch eine »Pseudologie à deux« beschrieb). Das fast regelhaft häufige Lügen bei verwahrlosten Jugendlichen haben bereits Voght (1910), der es als eine Art »Wunschpsychose« versteht, und August Aichhorn (1925) beschrieben. Kröber (2008, S. 78) bezeichnet das pathologische Lügen als eine »Beziehungsstörung« auf der Basis von Bindungsstörungen.

Kohut (1971) bringt die extreme Form des Lügens in der Selbstpsychologie mit einem präödipalen Mangel und einem kompensatorischen Größen-Selbst in Verbindung. Der Stolz, solche elaborierten Geschichten zu erfinden, dadurch Bewunderung zu erhalten, aber auch der interpersonelle Triumph durch das Manipulieren-Können des anderen, dienen letztlich, psychodynamisch betrachtet, der Selbstwertstabilisierung und der Bekämpfung von innerer Leere, dem Gefühl, langweilig zu sein (Birch et al. 2006) und der Depressivität. Schließlich gibt es eine »Lust am Fabulieren«, die die Betroffenen den Stoff eifrig weiterspinnen lässt (Kraepelin 1906). »Pseudology, like poetry, can be a gratification in itself« (Deutsch 1922/1982, S. 371).

Jiménez Gómez und Quintero (2012) vergleichen die schwierigen Übergänge von Ganser-Syndrom, Täuschung (malingering), artifizieller Störung mit psychischen Symptomen und artifizieller Störung mit somatischen Symptomen (Münchausen-Syndrom) und beschreiben die Pseudologia fantastica nur bei den beiden letzteren Formen.

Seit einiger Zeit erhält das Phänomen wieder vermehrte Aufmerksamkeit und wird teilweise auch als »Zwanghafte Lügen-Störung« (Compulsive Lying Disorder) bezeichnet. Deutlich wird, dass eine kleinere Gruppe der Normalbevölkerung für einen größeren Teil aller Lügen verantwortlich ist. Es gibt Versuche, die Tendenz zu zwanghaftem Lügen mit neurobiologischen Aspekten in Verbindung zu bringen (Jiang et al. 2013), allerdings stellt sich die Frage, ob mögliche Veränderungen Ursache oder Folge sind.

Die Pseudologie phantastica ist kein eigenes Störungsbild, sondern ein Symptom, das grundloses Übertreiben, Lügen und Erfinden von Geschichten meint. Nicht selten geht es um das Erreichen von Aufmerksamkeit. Die Geschichten drehen sich um erlittene Schicksalsschläge. Narzisstische bis dissoziale Persönlichkeitsmerkmale interferieren vermutlich mit dissoziativen Bewusstseinsstörungen, sodass eine klare Intentionalität, analog der gelegentlich assoziierten artifiziellen Störung, fraglich erscheint.

24.5 Behandlung

24.5.1 Ganser-Syndrom

Die Patienten sollten stationär behandelt werden, um während der Phase beruhigt, geschützt und reorientiert zu werden. Die Haftsituation sollte, wenn möglich, unterbrochen werden. Während des akuten Zustandes ist zumeist keine eigentliche psychotherapeutische Intervention möglich. Es empfiehlt sich allerdings, nach Abklingen des Störungsbildes mit dem Patienten sehr sorgfältig Auslösebedingungen, Konfliktsituation etc. herauszuarbeiten. Es ist, bei eindeutiger Diagnose, zumeist keine weiterführende psychopharmakologische oder psychotherapeutische Behandlung notwendig, da die Störung passager bleibt (Carney et al. 1987). Bei begleitenden Angstzuständen können etwa anxiolytisch wirksame Benzodiazepine gegeben werden (z. B. Alprazolam).

24.5.2 Pseudologia phantastica

Die Behandlung besteht aus einer Psychotherapie der zugrunde liegenden Persönlichkeitsstörung und ist schwierig. Die Motivation der Betroffenen ist oft begrenzt. Es gibt kein Evidenzwissen über die Behandlung (Hardie u. Reed 1998; Newmark et al. 1999). Birch et, a.l. (2006) beschreiben einen Fall, bei dem psychodynamische Kurzzeittherapie teilweise Erfolg brachte.

Die Pseudologie hat zudem eine große forensische Relevanz (Zeugenaussagen, False-Memory-Syndrom bei berichtetem kindlichem Missbrauch, Frage der Schuldeinsichtsfähigkeit; dazu Powell et al. 1983; Weston 1996; Hardie u. Reed 1998; Korenis et al. 2015). Beim False-Memory-Syndrom ist die Täuschung oder Irrtümlichkeit wesentlich bewusstseinsferner.

Literatur

Adler, R., Touyz, S. (1989). Ganser syndrome in a 10 year old boy – an 8 year follow up. Aust New Zeal J Psychiatry, 23: 124–126.

Aichhorn, A. (1925). Verwahrloste Jugend: Die Psychoanalyse in der Fürsorgeerziehung. Zehn Vorträge zur ersten Einführung. Mit einem Geleitwort von Sigmund Freud. Wien: Internationaler Psychoanalytischer Verlag.

Akimoto, H. (1997). Two cases of pseudologia phantastica: Consideration from the viewpoint of forensic psychiatry. Psychiatry Clinical Neurociences, 51: 185–95.

Allen, D. F., Postel, J. (1994). For S. J. M. Ganser of Dresden: a much misrepresented man. History Psychiatry, 5: 289–319.

American Psychiatric Association (2013). Diagnostic and Statistical Manual of Mental Disorders (5. Aufl.). Arlington, VA: American Psychiatric Publishing.

Anupama, M., Rao, K. N., Dhananjaya, S. (2006). Ganser syndrome and lesion in the temporoparietal region. Indian J Psychiatry, 48: 123–125.

Apter, A., Ratzoni, G., Iancu, I., Weizman, R., Tyano, S. (1993). The Ganser syndrome in two adolescent brothers. J Am Acad Child Adolesc Psychiatry, 32: 582–584.

Assion, H. J., Schmidt, K. (2004). Psychische Störung oder Schlitzohrigkeit? Zur Klassifikation des Ganser-Syndroms. In: W. Vollmoeller (Hrsg.), Grenzwertige psychische Störungen. Diagnostik und Therapie in Schwellenbereichen (S. 85–92). Stuttgart: Thieme.

Bass, C., Jones, D. (2011). Psychopathology of perpetrators of fabricated or induced illness in children: case series. Br J Psychiatry, 199: 113–118.

Berrios, G. E. (1985). »Depressive pseudodementia« or »melancholic dementia«: a 19th century view. J Neurology, Neurosurgery Psychiatry, 48: 393–400.

Birch, S., Kelln, B., Aquino, E. (2006). A review and case report of pseudologia fantastica. J Forensic Psychiatry & Psychology, 17: 299–320.

Burd, L., Kerbeshian, J. (1985). Tourette syndrome, atypical pervasive developmental disorder and Ganser syndrome in a 15-year-old, visually, mentally retarded boy. Can J Psychiatry, 30: 74–76.

Bursten, B. (1972). The Manipulative Personality, Arch Gen Psychiatry, 26(4): 318–321.

Carney, M.W.P., Chary, T.K.N., Robotis, P. (1987). Ganser syndrome and its management. Br J Psychiatry, 151: 697–700.

Cocores, J., Cohen, R.S. (1996). Ganser's syndrome, prison psychosis, and rare dissociative states. In: L.B. Schlesinger (Hrsg.), Explorations in criminal psychopathology. Springfield, IL: Charles C. Thomas, 238–53.

Cocores, J.A., Santa, W.G., Patel, M.D. (1984). The Ganser syndrome: evidence suggesting its classification as a dissociative disorder. International Journal of Psychiatry in Medicine, 14: 47–56.

Cocores, J.A., Schlesinger, L.B., Gold, M.S. (1986). A review of the EEG literature on Ganser's syndrome. Intern J Psychiatry in Medicine 1986, 16: 59–65.

Dabholkar, P.D. (1987). Ganser syndrome. A case report and discussion. Br J Psychiatry 151: 256–258.

Delbrück, A. (1891). Die pathologische Lüge und die psychisch abnormen Schwindler: Eine Untersuchung über den allmählichen Übergang eines normalen psychologischen Vorgangs in ein pathologisches Symptom für Ärzte und Juristen. Stuttgart: Enke.

Deutsch, H. (1922/1982). On the pathological lie (pseudologia phantastica). J Am Acad Psychoanal, 10: 369–386.

Dike, C.C. (2008). Pathological Lying: Symptom or Disease? Psychiatric Times, 25: 67–73.

Dike, C.C., Baranoski, M., Griffith, E.E. (2005). Pathological Lying Revisited. J Am Academ Psychiatry Law, 33: 342–349.

Dwyer, J., Reid, S. (2004). Ganser's syndrome. Lancet, 364, 471–473.

Enoch, M.D., Trethowan, W.H. (1979). Uncommon psychiatric syndromes. London: John Wright and Sons.

Epstein, R.E. (1991). Ganser syndrome, trance logic and the question of malingering. Psychiatric Annals, 21: 238.

Evans, A.D., Xu, F., Lee K. (2011). When all signs point to you: Lies told in the face of evidence. Dev Psychol, 47: 39–49.

Feinstein, A., Hattersley, A. (1988). Ganser symptoms, dissociation and dysprosody. J Nerv Mental Disease 170: 692–693.

Ford, C.V. (1982). Munchausen syndrome. In: C.T.H. Friedmann, R.H. Faguet (Hrsg.), Extraordinary disorders of human behavior (S. 15–27). New York: Plenum Press.

Ford, C.V., King, B.H., Hollender, M.H. (1988). Lies and liars: Psychiatric aspects of prevarication. Am J Psychiatry, 145: 554–562.

Fiedler, P. (1999). Dissoziative Störungen und Konversion. Weinheim: Psychologie Verlags Union.

Ganser, S.J.M. (1898). Ein eigentümlicher hysterischer Zustand. Archiv Psychiatrie Nervenkrankheiten, 30: 633–641.

Ganser, S.J.M. (1904). Zur Lehre vom hysterischen Dämmerzustand. Archiv Psychiatrie Nervenkrankheiten, 38: 34–36.

Goldin, S., MacDonald, J.E. (1955). The Ganser State. J Mental Science, 101: 267.

Grieger, T.A., Clayton, A.H. (1990). A possible association of Ganser's syndrome and major depression. J Clinical Psychiatry, 51: 437.

Haddad, P.M. (1993). Ganser syndrome followed by major depressive episode. Br J Psychiatry 162: 251–253.

Hampel, H., Berger, C., Mueller, N. (1996). A case of Ganser's state presenting as a dementia syndrome. Psychopathology, 29: 236–241.

Hardie, T.J., Reed, A. (1998). Pseudologia fantastica, factitious disorder and impostership: a deception syndrome. Medicine, Science, and the Law, 38: 198–201.

Healy, W., Healy, M.T. (1915). Pathological lying, accusation, and swindling: A study in forensic psychology (Criminal Science Monograph No. 1). Oxford, UK: Little Brown.

Heron, E.A., Kritchevsky, M., Delis, D.C. (1991). Neuropsychological presentation of Ganser symptoms. Journal of Clinical and Experimental Neuropsychology, 13: 652–666.

Hoyer, T.V. (1959) Pseudologia fantastica. Psychiatr Q, 33: 203–220.

Ingraham, M.R., Moriarty, D.M. (1967). A contribution to the understanding of the Ganser syndrome. Comprehensive Psychiatry, 8: 35–44.

Jiang, H.K., Feng, Y. (1988). Ganser syndrome – an unusual case report and literature review. Chinese Medical Journal, 41: 85–88.

Jiang, W, Liu, H., Liao, J., Ma, X., Rong, P., Tang, Y., Wang, W. (2013). A functional MRI study of deception among offenders with antisocial personality disorders. Neuroscience, 244: 90–98.

Jiménez Gómez, B., Quintero, J. (2012). Ganser syndrome: review and case report. Actas Esp Psiquiatr, 40: 161–164.

Kaphan, E., Barbeau, E., Royère, M.L., Guedj, E., Pelletier, J., Ali Chérif, A. (2014). Ganser-like syndrome after loss of psychic self-activation syndrome: psychogenic or organic? Arch Clin Neuropsychol, 29: 715–723.

Kiloh, L.G. (1961). Pseudo-Dementia. Acta Psychiatrica Scandinavica, 37: 336–351.

King, B.H., Ford, C.V. (1987). Pseudologica fantastica. Am J Psychiatry, 144: 970.

King, B.H., Ford, C.V. (1988). Pseudologia fantastica. Acta Psychiatr Scand, 77:1–6.

Kohut, H. (1971). The Analysis of the Self. A Systematic Approach to the Psychoanalytic Treatment of Narcissistic Personality Disorders. New York: International Universities Press.

Koppen, M. (1898). Über die pathologische Luge (Pseudologia phantastica). Charité-Annalen, 8: 674–719.

Korenis, P., Gonzalez, L., Kadriu, B., Tyagi, A., Udolisa, A. (2015). Pseudologia fantastica: forensic and clinical treatment implications. Compr Psychiatry, 56: 17–20.

Kraepelin, E. (1906). Über hysterische Schwindler. Allgemeine Zeitschrift für Psychiatrie, 63: 902–904.

Kröber, H.L. (2008). Die Lust zu Lügen und die Pseudologia phantastica. In: M. Lammel, W. Felber, S. Sutarski, S., Lau (Hrsg.), Die forensische Relevanz »abnormer Gewohnheiten«, (S. 75–86). Berlin: Medizinisch Wissenschaftliche Verlagsgesellschaft.

Ladowsky-Brooks, R.L., Fischer, C.E. (2003). Ganser symptoms in a case of frontal-temporal lobe dementia: is there a common neural substrate? J Clin Experimenz Neuropsychology, 25: 761–768.

Latcham, R., White, A., Sims, A. (1978). Ganser syndrome: The aetiological argument. J Neurology, Neurosurgery Psychiatry, 41: 851–854.

Lauerma, H., Kimmo, H. (2004). Ganser syndrome, organic dementia and hypnosis – a case study. J Trauma & Dissociation, 5: 93–99.

Lee, H., Koenig, M.D. (2001). A case of Ganser syndrome: Organic or hysterical? Gener Hospital Psychiatry, 23: 230–231.

Levin, H.S., Peters, B.H., Hulkonen, D.A. (1983). Early concepts of anterograde and retrograde amnesia. Cortex, 19: 427–440.

Magnin, E., Thomas-Antérion, C., Sylvestre, G., Haffen, S., Magnin-Feysot, V., Rumbach, L. (2014). Conversion, dissociative amnesia, and Ganser syndrome in a case of »chameleon« syndrome: Anatomo-functional findings. Neurocase, 20: 27–36.

Mahadevappa, H. (1990). Ganser syndrome: a case report. J Clin Psychiatry, 51: 167.

Meunier, R. (1904). Remarks on three cases of morbid lying. J Ment Pathol, 6: 140–2.

Miller, P., Bramble, D., Buxton, N. (1997). Case study: Ganser syndrome in children and adolsescents. Journal of the American Academy of Child and Adolescent Psychiatry, 36: 112–115.

Modell, J.G., Mountz, J.M., Ford, C.V. (1992). Pathological lying associated with thalamic dysfunction demonstrated by [99mTc] HMPAO SPECT. J Neuropsychiatry, 4: 442–446.

Newmark, N., Adityanjee Kay, J. (1999). Pseudologia fantastica and factitious disorder: review of the literature and a case report. Comprehensive Psychiatry, 40: 89–95.

Nyiroe, J., Iranyi, C. (1965). A contribution to the interpretation of Ganser symptoms. Psychiatria et Neurologia, 150: 65–73.

Ouyang, D., Duggal, H.S., Jacob, N.J. (2003). Neurobiological basis of ganser syndrome. Indian J Psychiatry, 45: 255–256.

Pelman, C. (1910). Lügner. In: (ders.), Psychische Grenzzustände. (S. 156–161). Bonn: Cohen.

Peszke, M.A., Levin, G.A. (1987). The Ganser syndrome: a diagnostic and etiological enigma. Connecticut Medicine, 51: 79–83.

Powell, G.E., Gudjonsson, G.H., Mullen, P. (1983). Application of the guilty-knowledge technique in a case of pseudologia fantastica. Personality and Individual Differences, 4: 141–146.

Refaat, R., Firth, D.A., Robertson, M.M. (2002). Uncomplicated Gilles de la Tourette syndrome and probable Ganser syndrome. A case report and review of the literature. Europ Child Adoles Psychiatry, 11: 234–239.

Risch, B. (1909). Üer die phantastische Form des degenerativen Irreseins (Pseudologia phantastica). Allgem Z Psychiatrie, 65: 576–639.

Schneider, K. (1923). Die psychopathischen Persönlichkeiten. Leipzig: Deuticke.

Sharrock, R., Cresswell, M. (1989). Pseudologia fantastica: A case study of a man charged with murder. Medicine, Science, and the Law, 29: 323–328.

Sigal, M., Altmark, D., Alfici, S., Gelkopf, M. (1992). Ganser syndrome: a review of 15 cases. Comprehensive Psychiatry, 33: 134–138.

Singh, R. (1977). Experimental analysis of Ganser syndrome. Ind J Clinic Psychology, 4: 19.

Snyder, S. (1986). Pseudologia fantastica in the borderline patient. Am J Psychiatry, 143: 1287–1289.

Snyder, S. L., Buchsbaum, M. S., Krishna, R. C. (1998). Unusual visual symptoms and Ganser-like state due to cerebral injury: a case study using (18) F-deoxyglucose positron emission tomography. Behav Neurol, 11: 51–54.

Ting, S. K. S., Shahul, H., Prakash, K. M. (2014). Ganser Symptoms in a Chinese Speaking Corticobasal Syndrome (CBS) Patient, Annals Academy of Medicine, 43: 197–199.

Tsoi, W. F. (1973). The Ganser syndrome in Singapore: a case report on ten cases. British Journal of Psychiatry, 123: 567–572.

Turner, M. A. (2006). Factitious disorders: reformulating the DSM-IV criteria. Psychosomatics, 47: 23–32.

Voght, H. (1910). Jugendliche Lügnerinnen. Z Erforschung Behandlung jugendlichen Schwachsinns auf wissenschaftlicher Grundlage, 4: 405–438.

Weiner, H., Braiman, A. (1955). The Ganser syndrome. Am J Psychiatry, 111: 676.

Wendt, E. (1911). Ein Beitrag zur Kasuistik der Pseudologia phantastica. Allgem Zeitschr Psychiatrie, 68: 482–500.

Weston, W. A. (1996). Pseudologia fantastica and pathological lying: A forensic issue. In: L. B. Schlesinger (Hrsg.), Explorations in criminal psychopathology: Clinical syndromes with forensic implications (S. 98–115). Springfield, IL: Charles C. Thomas.

Weston, W. A., Dalby, J. T. (1991). A case of pseudologia fantastica with antisocial personality disorder. Can J Psychiatry, 36: 612–614.

Whitlock, F. A. (1967). The Ganser syndrome. Br J Psychiatry, 113: 19–29.

Wiersma D. (1933). On pathological lying. Character and Personality, 2: 48–61.

Wirtz, G., Baas, U., Hofer, H., Nyffeler, T., Seifritz, E., Müri, R., Gutbrod, K. (2008). Psychopathologie des Ganser-Syndroms. Literaturübersicht und Falldiskussion. Nervenarzt, 79: 543–557.

World Health Organization (1991). Tenth revision of the International Classification of Diseases, Chapter, V. (F): Mental and Behavioural Disorders. Clinical descriptions and diagnostic guidelines. Geneva: WHO.

Yang, Y., Raine, A., Narr, K., Lencz, T., LaCasse, L., Colleti, P., Toga, A. (2007). Localisation of increased prefrontal white matter in pathological liars. Br J Psychiatry, 190: 174–175.

25 Dissoziative Bewusstseinsstörungen im Kindes- und Jugendalter

Romuald Brunner

25.1 Einleitung

Systematische Untersuchungen zur Phänomenologie, Diagnostik und Therapie dissoziativer Bewusstseinsstörungen im Kindes- und Jugendalter liegen im Gegensatz zu Untersuchungen zu den körpersymptomatischen dissoziativen Störungen, den sogenannten Konversionsstörungen, bisher nicht vor. Forschungen über die vielfältigen psychischen Folgen von Kindesmissbrauch und Kindesmisshandlung sowie auch akuter schwerwiegender Lebensereignisse und ihre Rolle in der Genese der belastungsreaktiven Störungen, z. B. auch der akuten Belastungsstörung und der posttraumatischen Belastungsstörung bei Erwachsenen, hatten jedoch auch zu ersten Studien zur dissoziativen Symptomatologie im Kindes- und Jugendalter geführt. Die Komplexität der klinischen Phänomenologie und ihrer altersspezifischen Variationen erschweren jedoch eine exakte Definition und nosologische Zuordnung. Dieser Beitrag fokussiert auf die phänomenologischen und diagnostischen Aspekte dissoziativer Bewusstseinsstörungen im Kindes- und Jugendalter.

Auch im Kindes- und Jugendalter stehen bei den dissoziativen Störungen vom Bewusstseinstypus ängstigende Wahrnehmungsstörungen, im Sinne von Entfremdungserleben im Hinblick auf die eigene Person oder die Umwelt, sowie auch z. B. der Verlust von Erinnerungen an biografisch wichtige Ereignisse im Vordergrund. Auch wenn überschneidende Aspekte in der Phänomenologie und Pathogenese zwischen den beiden Subtypen der dissoziativen Störungen nach dem ICD-10-Konzept (Konversionsstörungen und dissoziative Bewusstseinsstörungen) charakteristisch sind, stehen beim Bewusstseinstypus Störungen der Wahrnehmung und des Gedächtnisses im Vordergrund. Häufig zeigt sich auch ein Mischbild von dissoziativen Bewusstseinssymptomen (Amnesien, Depersonalisationserleben) in Kombination mit dissoziativen Phänomenen vom Konversionstypus (z. B. Bewegungsstörungen und Sensibilitätsstörungen). Aufgrund der hohen Überschneidung von Bewusstseinssymptomen und motorischer Symptomatik, wie z. B. den dissoziativen Krampfanfällen, erscheint die Trennung der dissoziativen Bewusstseinsstörungen von der Gruppe der Konversionsstörungen wie sie das DSM-5 (APA 2013) vornimmt, problematisch.

Während das DSM die Derealisationsstörung mit der Depersonalisationsstörung zu einer gemeinsamen Diagnose (300.60) in ihrer neuesten Ausgabe (DSM-5) vereint und in die dissoziativen Störungen nosologisch eingeordnet hat, wird das Depersonalisations-Derealisationssyndrom in der ICD-10 (Dilling et al. 1993) bisher unter die sonstigen neurotischen Störungen (F48.1) gefasst. Da die Entfremdungserlebnisse im Sinne des Depersonalisations- und Derealisationserlebens ein zentrales dissoziatives Phänomen darstellt und im klinischen Kontext im Jugendalter das bedeutsamste Störungsbild ist, wird diese Symptomatik auch einen zentralen Stellenwert bei den Ausführungen in diesem Kapitel beinhalten. Dissoziative Bewusstseinsphänomene können jedoch auch klinisch bedeutsam sein, wenn sie nicht den Schweregrad erreichen, der eine kategoriale Diagnosezuordnung erlaubt. Ein erhöhtes Ausmaß an dissoziativen Erlebens- und Verhaltensmustern ist häufig assoziiert mit vielfältigen psychiatrischen Auffälligkeiten, insbesondere mit selbstschädigenden Verhaltensweisen bei jugendlichen Patienten. Neben der Assoziation mit einem repetitiven selbstverletzenden Verhalten haben dissoziative Symptome im Rahmen der Borderline-Persönlichkeitsstörung einen besonderen Stellenwert. Darüber hinaus bildet die dissoziative Symptomatik eine Kernsymptomatik im Rahmen der akuten Belastungsreaktion und der Posttraumatischen Belastungsstörung.

25.2 Prävalenz

Die Prävalenz dissoziativer Bewusstseinsstörungen im Kindes- und Jugendalter kann aufgrund unzureichender epidemiologischer Studien bisher nur sehr eingeschränkt beurteilt werden. Dimensionale Erhebungsmethoden (Dissociative Experiences Scale und Cambridge Depersonalisation Scale) weisen auf eine hohe Prävalenz einzelner Symptome aus dem Gesamtspektrum dissoziativer Bewusstseinsstörungen, sowohl in der Allgemeinbevölkerung als auch in klinischen Stichproben, bei Jugendlichen hin (Brunner 1999; Michal et al. 2015; Tolmunen et al. 2007; Fagioli et al. 2015). Epidemiologische Untersuchungen unter Verwendung strukturierter klinischer Interviews, die eine kategoriale Zuordnung zu den Diagnosen nach ICD-10 bzw. DSM-5 erlauben würden, liegen bislang für das Kindes- und Jugendalter nicht vor. In einer umfangreichen, konsekutiven jugendpsychiatrischen Stichprobe (N = 813) konnte eine Prävalenz von 3,7 % dissoziativen Bewusstseinsstörungen erhoben werden, wobei zwei Drittel der Diagnosen auf das Depersonalisations- und Derealisationssyndrom entfielen (Brunner 2005). Mehrheitlich wurde in dieser Stichprobe diese Diagnose als komorbide Diagnose der Borderline-Persönlichkeitsstörung gestellt. Eine isolierte Diagnosevergabe trat nur sehr selten auf. In jugendpsychiatrischen Populationen (Armstrong et al. 1997; Brunner et al. 2001) zeigten bis zu 20 % der Patienten ein diagnoseübergreifendes klinisches bedeutsames Ausmaß an dissoziativen Erlebens- und Verhaltensmustern. Untersuchungen an Jugendlichen der Allgemeinbevölkerung, überwiegend erfasst unter dem Einsatz von Screening-Fragebögen (Adolescent Dissociative Experiences Scale) zeigen einen Anteil von 10 bis 15 % pathologischer dissoziativer Symptome (Brunner et al. 1999) bzw. isoliert erfasster Depersonalisationssymptome (Michal et al. 2015). Bei den dimensionalen Erhebungen in der Allgemeinbevölkerung (Brunner et al. 1999) konnten keine geschlechts- und bildungsabhängigen Einflüsse auf das Ausmaß der dissoziativen Erlebens- und Verhaltensmuster erhoben werden, jedoch ein Trend zu einer gehäuften Symptomatik in der frühen und mittleren Adoleszenz (12–15 Jahre).

In dem von Putnam (1997) postulierten Kontinuumsmodell wird die dissoziative Bewusstseinssymptomatik in ihrer heutigen modernen Konzeption als ein komplexer psychophysiologischer Prozess angesehen, der von geringfügigem physiologischem Ausprägungsgrad, wie z. B. exzessiven Tagträumen über periodisch auftretende Depersonalisationszustände bis hin zu ausgeprägten psychiatrischen Störungen wie der Dissoziativen Identitätsstörung reicht. Nach Putnam (1997) wird die dissoziative

Tab. 25-1 Symptome und Verhaltensweisen bei Jugendlichen und jungen Erwachsenen mit pathologischer Dissoziation (n. Putnam 1997)

Primäre dissoziative Symptome	*Amnesien und Gedächtnissymptome:* • Amnesien und Blackouts • Überraschender Wechsel in Fähigkeiten, Gewohnheiten und Wissen • Fugue-Episoden • Fragmentarische autobiografische Erinnerungen • Dissoziative Flashbacks
	Dissoziative Prozess-Smptome: • Depersonalisation, Derealisation • Passive Beeinflussung/Interferenzerfahrungen • Tranceartige Zustände • Wechselhaftes Verhalten (»switching behaviors«) • Identitätskonfusionen, -alterationen
Assozierte posttraumatische Symptome	• Wiedererleben traumatischer Ereignisse • Vermeidungsverhalten mit emotionalem und sozialem Rückzug • Vegetative Übererregtheit
Sekundäre Symptome	• Depression, Angst, Affektlabilität • Somatoforme Beschwerden • Geringer Selbstwert
Tertiäre Symptome	• Suizidale Impulse oder Suizidversuche, Selbstverletzendes Verhalten • Sexualisierte Verhaltensweisen, Drogenmissbrauch

Kernsymptomatik in primäre dissoziative Symptome, wie Amnesien oder anderweitige Gedächtnissymptome, und dissoziative Prozess-Symptome, wie z. B. die Entfremdungserlebnisse, unterschieden (▸ Tab. 25-1). Diese Konzeption fasst auch die mit der dissoziativen Kernsymptomatik häufig assoziierten psychopathologischen Auffälligkeiten, getrennt nach sogenannten sekundären und tertiären Symptomen, zusammen.

25.3 Dissoziative Phänomene im Kindesalter

Vor allem im Kindesalter kann die Einordnung dissoziativer Symptome und Verhaltensmuster in das Kontinuum zwischen einer normalen und einer pathologischen Symptomatik schwierig sein. So werden imaginäre Spielgefährten und exzessive Fantasietätigkeiten als entwicklungsbedingte physiologische, nicht-pathologische dissoziative Phänomene angesehen (Brunner u. Resch et al. 2008b). Diese Phänomene können jedoch beim älteren Jugendlichen und Erwachsenen als Hinweis auf einen drohenden Realitätsverlust gelten. Grundsätzlich besteht die Gefahr, dass eine Vielzahl dissoziativer Phänomene als Entwicklungsphänomene pathologisch kategorisiert wird, obwohl sie jedoch als normale entwicklungsbezogene Aspekte der Identitätsentwicklung zu gelten haben (Putnam 1997). Aber bereits im Kindesalter können imaginäre Spielgefährten und exzessive Tagträume auch eine pathologische Bedeutung erreichen, wenn sie mit psychosozialen Funktionseinschränkungen und einer gestörten Realitätsprüfung einhergehen. So bestehen klinische Beobachtungen, dass Kinder, die häufig anhaltenden kumulierenden Belastungen ausgesetzt sind, diesen Mechanismus als Selbstschutz verstärkt zeigen und es somit zu einer pathologischen Ausweitung ursprünglich physiologischer Symptome kommen kann (Brunner u. Resch 2008b). Imaginäre Begleiter treten bei Kindern häufiger in der Altersperiode von fünf bis sechs Jahren auf; 30 bis 60 % aller Kinder berichten dies, wobei der Anteil der Mädchen den der Jungen übersteigt (Sanders 1992). Tranceartige Zustände, aber auch das völlige Aufgehen in einem Spiel oder einer anderweitigen Beschäftigung sowie lebhafte systematisierte Fantasietätigkeit finden sich im Spektrum physiologischer kindlicher und jugendlicher Verhaltensweisen. Auch das vorübergehende Auftreten von Depersonalisationserfahrungen wird im Jugendalter als ein entwicklungstypisches Phänomen betrachtet (Putnam 1997; Resch 1999; Fagioli et al. 2015). Das gehäufte Auftreten wird im Zusammenhang mit der forcierten Selbstentwicklung und Identitätsentwicklung in der Adoleszenz erklärt. Eine vermehrte Selbstbeobachtung, die als Versuch zu werten ist, im Rahmen der Bewältigung von Entwicklungsaufgaben unterschiedliche Selbstaspekte zu integrieren, kann vorübergehend zu Identitätskonfusion oder Identitätsalterationen im Jugendalter führen (Harter 1986; Resch u. Brunner 2004; Koch et al. 2001). So zeigte eine empirische Untersuchung, die sowohl psychiatrische Patienten als auch gesunde Probanden der Allgemeinbevölkerung einbezog, dass das Auftreten von Depersonalisationsphänomenen bei Erwachsenen häufig mit weiteren psychopathologischen Auffälligkeiten einherging, während dies bei Jugendlichen nur eingeschränkt der Fall gewesen sei (Fagioli et al. 2015). Im Rahmen einer Geburtskohorte in England ergaben sich Hinweise, dass ein erhöhtes Ausmaß an Angstsymptomen in der Kindheit als Prädiktor für eine Depersonalisationsstörung im jungen Erwachsenenalter zu gelten hat (Lee et al. 2012).

Dennoch bleibt offen, ob die Gruppe von Jugendlichen mit erhöhtem Entfremdungserleben ein besonderes Risiko trägt, im weiteren Verlauf eine manifest psychiatrische Erkrankung zu entwickeln. Aufgrund von fehlenden Verlaufsstudien ist dies bislang nicht zu prognostizieren. Da ein vermehrtes Auftreten von Entfremdungserlebnissen in einem engen Zusammenhang mit anderweitigen psychosozialen Belastungsfaktoren sowie Risikoverhaltensweisen und psychopathologischen Auffälligkeiten bei einer großen Gruppe von 12- bis 18-jährigen Schülern in Deutschland (Michal et al. 2015) zu befunden war, ist nicht auszuschließen, dass es sich um eine Hoch-Risikogruppe handelt.

Auch wenn physiologisch-normatives Dissoziationserleben nicht mit einem ausgeprägten Maß an Psychopathologie assoziiert erscheint, finden sich bei pathologischen Ausmaßen dissoziativer Erlebens- und Verhaltensmuster eine enge Beziehung zu folgenden Symptomen (Putnam 1997):

- Erhöhte allgemeine Psychopathologie,
- veränderte neurophysiologische Reaktionen auf Stress,
- Störungen in der Entwicklung und Konsolidierung eines einheitlichen Ich-Gefühls,
- Störungen des Gedächtnisses und der Kognition,
- Störungen der Impulskontrolle,
- Probleme bei der Regulation von Affekten und Emotionen.

Während in der Studie von Michal und Mitarbeitern (2015) ausschließlich nach Depersonalisationsphänomenen gefragt wurde, zeigte eine Studie von Tolmunen et al. (2007) in Finnland, dass ein hohes Ausmaß eines breiten Spektrums dissoziativer Phänomene (basierend auf der »Adolescent Dissociative Experiences Scale«) mit verschiedenen Risikoverhaltensweisen (tägliches Rauchen, gehäufter Alkoholkonsum, Cannabis-Missbrauch) sowie sozialer Isolierung und schlechten Schulleistungen assoziiert war.

25.4 Ätiologie und Pathogenese

In den heutigen Störungsmodellen wird – wie seit den frühen Beschreibungen aus der Mitte des 19. Jahrhunderts – auch die Genese der dissoziativen Störungen im Kindes- und Jugendalter neben den bereits beschriebenen entwicklungsbedingten Besonderheiten im Kontext der Verarbeitung traumatischer Erlebnisse und Lebenserfahrungen gesehen. Die Bedeutung umschriebener oder chronischer sexueller Traumatisierungen in der Genese dieser Krankheitsbilder gilt jedoch als überschätzt (Merckelbach u. Muris 2001). Dissoziative Reaktionen, die häufig spontan remittieren, können auch im Kontext geringfügiger oder anderweitiger Stressfaktoren gesehen werden. Die Ätiologie dissoziativer Symptome und Syndrome wird heute im Sinne eines Diathese-Stressmodells verstanden (Brunner 2012). Im Kindes- und Jugendalter liegen aber nur sehr wenige Ergebnisse aus empirischen Studien vor, die auch neurobiologische Untersuchungsmethoden einbezogen hatten.

Genetische Untersuchungen liegen bisher nur im Hinblick auf dissoziative Erlebens- und Verhaltensmustern bei Kindern und Erwachsenen aus der Allgemeinbevölkerung vor. Dem Kontinuumsmodell dissoziativen Erlebens folgend fanden Jang und Mitarbeiter (1998) in einer Zwillingsstudie, dass sowohl pathologisches als auch nicht-pathologisches dissoziatives Erleben durch eine genetische Disposition beeinflusst wird, jedoch modifiziert durch Umweltfaktoren. Eine weitere Zwillingsstudie (Becker-Blease et al. 2004) weist auf genetische Einflüsse bei dissoziativen Tendenzen im Kindes- und Jugendalter hin; jedoch fehlen bisher genetische Untersuchungen bei dissoziativen Störungen vom kategorialen Rang, sodass die Postulierung einer genetischen Diathese bisher nicht empirisch gesichert ist. Sowohl bei jugendlichen (Brunner et al. 2008) als auch erwachsenen Patienten (Sierra et al. 2002) wurde eine erhöhte physiologische Stressreagibilität im Kontext eines ausgeprägten dissoziativen Erlebens gefunden. Jedoch zeigte sich bei beiden Studien ein erhöhtes autonomes Arousal (Steigerung der Herzfrequenz, Abnahme des Hautleitwiderstandes) nur in der Konfrontation mit neutralen aversiven Reizen. In der Konfrontation mit emotionalen aversiven Reizen zeigte sich in der Studie von Sierra und Mitarbeitern (2002) an erwachsenen Patienten mit einer chronischen Depersonalisationsstörung ein gegenteiliger Effekt. Serria und Berrios (1998) erklären diesen Effekt mithilfe der sogenannten Diskonnektivitätstheorie. So postulieren die Autoren, dass ein Depersonalisationserleben Ausdruck eines gestörten Informationsaustauschprozesses zwischen dem somatosensorischen Cortex und dem limbischen System ist, der im Rahmen eines Angstbewältigungsversuches auftritt. Wenn die Schwelle zur Angstbewältigungsfähigkeit überschritten wird, hemmt der mediale präfrontale Cortex die Emotionsverarbeitung der Amygdala, bedingt eine Dämpfung des sympathischen autonomen Arousal und reduziert so das emotionale Empfinden. Das emotionale Betäubtsein in Stresssituationen, ein vermindertes Schmerzempfinden sowie die Beeinträchtigung bzw. der Verlust von Lebendigkeitsgefühlen in der Realitätswahrnehmung wären das klinische

Korrelat dieser Verarbeitungsstörung (Sierra u. Berrios 1998).

Im Hinblick auf die neuropsychologische Untersuchungsebene konnte bislang nicht geklärt werden, ob generelle oder spezifische Gedächtnisfunktionen bei den dissoziativen Bewusstseinsstörungen vorübergehend oder dauerhaft gestört sind. Im Rahmen der Dissoziationstheorie (Kihlstrom et al. 1994) wurde postuliert, dass es zu einem Automatisierungsverlust unter Stressbedingungen mit der Folge einer Störung in der Parallelisierung mentaler Aktivitäten und motorischer Verhaltensakte kommen kann. Eine Untersuchung an jugendpsychiatrischen Patienten (Prohl et al. 2001) konnte zeigen, dass das Ausmaß dissoziativer Symptome mit einer Verschlechterung von Langzeitgedächtnisfunktionen verbunden war, wohingegen Hinweise auf Störungen im Bereich des Kurzzeitgedächtnisses nicht bestätigt werden konnten (Brunner 2005). Im Hinblick auf den Einfluss von Persönlichkeitseigenschaften wurde eine gesteigerte Fantasietätigkeit mit einem erhöhten dissoziativen Erleben sowohl bei Jugendlichen als auch bei jungen Erwachsenen in der Allgemeinbevölkerung in Zusammenhang gebracht (Muris et al. 2003). Jedoch wurde die These vertreten, dass eine gesteigerte Fantasietätigkeit grundsätzlich nicht pathologisch sei und nur im Zusammenhang mit äußeren Faktoren, wie traumatischen Ereignissen, die Entwicklung einer manifesten dissoziativen Symptomatik begünstigen könnte (Levin et al. 2004).

Ein vermehrtes dissoziatives Erleben verbunden mit den quälenden Wahrnehmungsstörungen und Entfremdungserlebnissen wird auch als Ursprung selbstschädigender Verhaltensweisen, insbesondere nicht-suizidalen selbstverletzenden Verhaltensweisen angesehen. Es besteht die klinische Beobachtung, dass Jugendliche wie auch Erwachsene von einer Entlastung auch von Entfremdungserlebnissen durch den Akt der Selbstverletzung berichten und damit auch lerntheoretisch verständlich wird, warum dieses Verhalten in ein repetitives Verhaltensmuster übergeht (vgl. Sachsse 1996). Empirische Studien zu dieser Zusammenhangshypothese fielen im Jugendalter widersprüchlich aus. Während Lüdtke und Mitarbeiter (2016) dem dissoziativen Erleben keinen prädiktiven Wert für das nicht-suizidale selbstverletzende Verhalten zuweisen konnten, schien in der Studie von Swannell und Mitarbeitern (2012) dem dissoziativen Erleben als Mediator zwischen einer Vorgeschichte an Misshandlungserfahrungen und selbstverletzendem Verhalten eine besondere Wertigkeit zuzukommen. Auch wurde eine verringerte Schmerzwahrnehmung bei vermehrtem dissoziativen Erleben diskutiert (Ludäscher et al. 2007), die jedoch in einer empirischen Studie bei jugendlichen Patienten mit einer Borderline-Persönlichkeitsstörung mit selbstverletzendem Verhalten nicht bestätigt werden konnte (Ludäscher et al. 2015).

25.5 Diagnostik und Differenzialdiagnostik

Die spezifische Diagnostik für die Gruppe der dissoziativen Bewusstseinsstörungen muss in einen gesamtdiagnostischen Prozess eingebettet sein, der neben der Erfassung einer möglichen psychiatrischen Komorbidität auch testpsychologische und körperlich-neurologische Untersuchungsverfahren einschließt. Bei der diagnostischen Erfassung der häufigsten Störungen im Bereich der dissoziativen Bewusstseinsstörungen, der Depersonalisations- und Derealisationsstörung sowie der dissoziativen Amnesie ist der Untersucher auf den Selbstbericht der Betroffenen angewiesen, der auch psychometrisch durch spezifische Selbstfragebögen ergänzt werden kann. Bei dem dissoziativen Stupor und der Dissoziativen Identitätsstörung können zusätzlich auch abnorme Verhaltensmuster auftreten, die einer Verhaltensbeobachtung zugänglich sind. So zeichnet sich z. B. ein dissoziativer Stupor durch einen abrupten Wechsel zwischen einem plötzlichen Verharren und der Remission der Symptomatik aus und ist einer psychometrischen Untersuchung nur schwer zugänglich. Dagegen sind die Gedächtnissymptome und das Entfremdungserleben auch Ausdruck einer häufig überdauernden, z. T. belastungsunabhängigen Dissoziationsneigung, die durch psychometrische Instrumente, einschließlich strukturierter klinischer Interviews, adäquat erfasst werden können.

Ausgehend von der klinischen Beobachtung, dass auch ohne direkte Identifikation von akut aufgetretenen Belastungen ausgeprägte dissoziative Zustände auftreten können, wird im DSM-5 (APA 2013) explizit festgehalten, dass der Beginn der Symptomatik zumeist, aber nicht immer im Zusammenhang mit aktuell erlebtem Stress oder mit einem psychologischen oder auch physischen Trauma stehen kann. So wird der enge zeitliche Zusammenhang zwischen dem Auftreten der Symptomatik und dem Vorliegen eines Stressors nicht mehr zwingend gefordert. Vielmehr wird unterschieden, ob die Symptomatik vor dem Hintergrund eines bestimmten psychologischen Stressors vorliegt oder nicht. Während belastende traumatische Lebensereignisse unmittelbare Vorläufer bei der Exazerbation der Symptomatik der akuten Belastungsstörung bzw. akuten Posttraumatischen Belastungsstörung sind, stellen bei den dissoziativen Störungen wie auch bei den Konversionsstörungen diese Ereignisse zumeist prädisponierende Vulnerabilitätsfaktoren dar, die eine ganze Bandbreite an psychopathologischen Symptomen auslösen können, aber nicht notwendigerweise auf die Exazerbation einer dissoziativen Symptomatik begrenzt sind (vgl. Friedman et al. 2011).

25.6 Fremd- und Selbstbeurteilungsskalen

Zur dimensionalen Erfassung dissoziativer Bewusstseinssymptome wurden von der Arbeitsgruppe um Putnam (1997) auch ein Selbstberichtsinstrument zum Einsatz bei Jugendlichen (Adolescent Dissociative Experiences Scale, A-DES) entwickelt, die eine altersspezifische Adaptation der »Dissociative Experiences Scale« für Erwachsene (Bernstein u. Putnam 1986) darstellt. Der genannte Selbstfragebogen sowie auch die Erwachsenenversion stellen Screening-Instrumente zur Erfassung dissoziativer Phänomene (ohne eine Erfassung von Konversionsstörungen) dar und sind Bestandteil des Heidelberger Dissoziationsinventares (Brunner et al. 1999). Unter dem Titel »Skala dissoziativen Erlebens für Jugendliche« wurde der Fragebogen an klinischen und nicht-klinischen Stichproben validiert. Der Fragebogen folgt dem Kontinuumsmodell nach dem Verständnis der Arbeitsgruppe von Putnam (1997) und bildet das Gesamtkonstrukt dissoziativer Erlebens- und Verhaltensmuster auf folgenden Subskalen ab: Dissoziative Amnesien, Depersonalisationserleben, Derealisationserleben, Identitätskonfusion, Identitätsalteration, Absorption und imaginative Involviertheit, passive Beeinflussungserlebnisse und Interferenz-Erfahrungen.

Die deutschsprachige Bearbeitung (Skala dissoziativen Erlebens bei Jugendlichen, SDE-J, Brunner et al. 1999) des englischsprachigen Originalfragebogens (A-DES) kommt im Alter von 12 bis 19 Jahren zum Einsatz. Bei Kindern im Alter von sechs bis elf Jahren kann eine deutschsprachige Bearbeitung (Brunner u. Tiffin-Richards 1993) der Fremdbeurteilungsskala (Child Dissociative Checklist, CDC, Putnam et al. 1993) zur Anwendung kommen. Die Fragebögen sind Bestandteil des Heidelberger Dissoziations-Inventares (Brunner et al. 1999), das im Rahmen eines strukturierten klinischen Interviews auch die kategorialen Diagnosen der dissoziativen Störungen sowohl im Jugend- als auch Erwachsenenalter sichern kann. Zur dimensionalen Erfassung dissoziativer Phänomene liegt auch eine deutschsprachige Bearbeitung der Erwachsenenversion (Dissociative Experiences Scale), ergänzt um Fragen zu den dissoziativen Störungen vom Konversionstypus vor (Freyberger et al. 1999). Zur kategorialen Zuordnung dissoziativer Bewusstseinsstörungen nach dem DSM-Konzept liegt weiter die deutschsprachige Bearbeitung des SKID-D (Gast et al. 2000) zur Verwendung im Erwachsenenalter vor. Dieses strukturierte klinische Interview fokussiert auf die Depersonalisationsstörung sowie die Dissoziative Identitätsstörung.

25.7 Psychiatrische Differenzialdiagnosen der dissoziativen Bewusstseinsstörungen

Ein hohes Ausmaß an dissoziativen Erlebens- und Verhaltensmustern kann jedoch nicht nur innerhalb der nosologischen Kategorien der dissoziativen Störungen beobachtet werden, sondern auch bei unterschiedlichen psychopathologischen Störungen, wie insbesondere bei selbstverletzendem Verhalten, häufig im Verbund mit einer Persönlichkeitsstörung vom Borderline-Typus, aber ebenso auch bei den somatoformen und posttraumatischen Störungen. Das Heidelberger Dissoziations-Inventar (Brunner et al. 1999) findet auch Anwendung bei der Beurteilung der Art und Intensität dissoziativer Phänomene bei akuten oder protrahierten Belastungsreaktionen, vor allem der Posttraumatischen Belastungsstörung. Dissoziative Phänomene sind beinahe regelhaft mit den unterschiedlichen Formen belastungsreaktiver Störungen assoziiert und stellen einen Prädiktor für den Schweregrad der Reaktion und der Prognose für den Krankheitsverlauf dar. Einen besonderen Stellenwert erhält die Erfassung dissoziativer Phänomene auch bei der differenzialdiagnostischen Abgrenzung von dissoziativen versus psychotischen Realitätsverlustsyndromen. Damit kann das Inventar auch einen Beitrag zur Diagnosesicherung bei der Borderline-Persönlichkeitsstörung in Abgrenzung zu schizophrenen oder zu affektiven Störungen beitragen. Auch insbesondere im Kindes- und Jugendalter ist mithilfe des Inventares die Abgrenzung dissoziativer Phänomene gegenüber Aufmerksamkeits-, Lern- oder Verhaltensstörungen hilfreich. Differenzialdiagnostisch müssen bei den dissoziativen Bewusstseinsstörungen vielfältige psychiatrische und somatische Differenzialdiagnosen bedacht werden. Insbesondere müssen auch substanzinduzierte Depersonalisationspänomene/-störungen differenzialdiagnostisch berücksichtigt werden (vgl. Hürlimann et al. 2012).

Neben einer neurologisch-internistischen Untersuchung müssen auch andere kinder- und jugendpsychiatrische Krankheitsbilder differenzialdiagnostisch erwogen bzw. deren Komorbidität gesichert werden. Bei Hinweisen auf eine akute hirnorganische oder internistische Störung ist eine unmittelbare Hinzuziehung der somatischen Disziplinen unerlässlich. Zu den wichtigsten psychiatrischen **Differenzialdiagnosen dissoziativer Störungen vom Bewusstseinstypus** zählen die folgenden Störungsbilder:

- Aufmerksamkeits-/Hyperaktivitätsstörung

Tab. 25-2 Differenzialdiagnostische Aspekte zwischen Schizophrenie und Borderline-Störung (modifiziert n. Steinberg 1995)

Symptombereiche	Schizophrene Störung	Borderline-Störung
Dissoziative Symptome	isolierte Depersonalisations-/ Derealisationserfahrungen prä- und postpsychotisch	wiederkehrende bis persistierende Symptome: Amnesie, Depersonalisation/Derealisation, Identitätskonfusion/-alteration
Inhaltliche Denkstörungen	»ich-synton« bizarre, paranoide Ideen	»ich-dyston« hypnagoge Wahrnehmungen, szenische Ausgestaltungen
Formale Denkstörungen	inkohärentes Denken	keine
Affekt	Negativsymptomatik	affektive Instabilität, Störung der Impulskontrolle
Selbstschädigung	singuläre, schwere Handlungen	repetitive offene oder heimliche Selbstbeschädigungen
Funktionseinschränkungen, Krankheitsverlauf	kontinuierliche Symptomatik mit langer Remissionszeit	Fluktuation der Symptomatik

- Störung des Sozialverhaltens
- Depressiver Stupor
- Rapid cycling bei bipolaren Störungen
- Schizophrenie und andere psychotische Störungen
- Borderline-Persönlichkeitsstörung
- Posttraumatische Belastungsstörung
- Akute Belastungsstörung
- Substanzmissbrauch
- Simulation

Durch die häufige Vergesellschaftung dissoziativer Symptome mit der Borderline-Persönlichkeitsstörung ist bei Jugendlichen auch eine Diagnostik zum Vorliegen möglicher Persönlichkeitsstörungen vorzunehmen. In die erweiterte Diagnostik fällt auch die Erfassung der familiären Beziehungen sowie das Vorliegen komorbider psychiatrischer Störungen und Begleitsymptomatiken. Zur Erfassung der Bindungsqualität, des Erziehungsverhaltens, der familiären Atmosphäre und der Geschwisterbeziehungen eignen sich verschiedene Inventare zur Familiendiagnostik (Cierpka 2008). Auch stellt die deutschsprachige Bearbeitung des »Childhood Experiences of Care and Abuse Questionnaire« (Kaess et al. 2011) eine gute Möglichkeit dar, sowohl in Form eines Selbstfragebogens als auch in Interviewform wesentliche Merkmale der Eltern-Kind-Beziehung sowie das Vorliegen einer großen Bandbreite traumatischer Lebensereignisse zu erfassen.

Zur kategorialen Erfassung der psychiatrischen Komorbidität im Sinne der ICD-10-Diagnosen und/oder der DSM-5-Klassifikation eignet sich insbesondere das MINI-KID (Sheehan et al. 2010) oder das Diagnostik-System für psychische Störungen im Kindes- und Jugendalter, DISYPS-II (Döpfner et al. 2008). Beide Interviews erfassen keine dissoziativen Störungen, sondern sind geeignet, das Vorliegen möglicher komorbider psychiatrischer Diagnosen zu sichern. Eine differenzialdiagnostische Abgrenzung ausgeprägter Entfremdungserlebnisse von schizophrenietypischen Symptomen erscheint häufig sehr schwierig und bedarf einer sorgfältigen Diagnostik (Brunner et al. 2004; Spitzer et al. 1997; Vogel et al. 2006). Das Fehlen formaler Denkstörungen und die ich-dystone Wahrnehmung der Symptomatik ist für eine dissoziative Symptomatik charakteristisch. Insbesondere stellt auch die affektive Instabilität gegenüber der Negativ-Symptomatik bei schizophrenen Störungen ein wichtiges differenzialdiagnostisches Kriterium bei der Abgrenzung einer Borderline-Störung mit ausgeprägt dissoziativem Erleben von einer schizophrenen Störung dar (▸ Tab. 25-2).

25.8 Therapie dissoziativer Bewusstseinsstörungen

Kontrollierte Therapiestudien zur Behandlung dissoziativer Bewusstseinsstörungen im Jugendalter liegen bislang nicht vor. Da die dissoziative Symptomatik nur sehr selten in umschriebener Form, z. B. im Sinne einer Depersonalisationsstörung oder einer dissoziativen Amnesie auftritt, sondern zumeist im Kontext der Persönlichkeitsstörung vom emotionalen instabilen Typus (zumeist vom Borderline-Typus) oder auch bei ausgeprägten Anpassungs- und Belastungsstörungen (akute und posttraumatische Belastungsreaktionen), richten sich die Therapieansätze auch auf die Komorbidität bzw. die psychiatrische Grunderkrankung. Auch ist ein dissoziatives Erleben nicht selten der Ursprung für repetitive selbstverletzende Handlungen bei Jugendlichen, sodass therapeutische Strategien zur Eindämmung dieses Verhaltens auch therapeutische Strategien beinhalten müssen, die eine Reduktion der Dissoziationsneigung zum Ziel hat.

Da die dissoziative Symptomatik häufig in einen Gesamtkomplex einer posttraumatischen Symptomatik mit Traumatisierungserfahrungen und Affektregulationsproblemen eingebettet ist, erscheint es schwierig, eine spezifisch auf die dissoziative Symptomatik ausgerichtete Behandlung zu etablieren. Da Kinder und Jugendliche mit dissoziativen Symptomen häufig akuten oder schweren chronischen familiären Belastungen ausgesetzt sind, bedarf es oft auch institutioneller Hilfen (überwiegend Maßnahmen der Jugendhilfe), um eine Entlastung bzw. Schutz vor anhaltenden schwerwiegenden familiären Belastungen herbeizuführen.

Im Rahmen eines Gesamtbehandlungsplans sollten auch spezifische, psychotherapeutische Interventionen stehen, die gezielt die dissoziative Symptomatik im Fokus haben. So haben sich Behandlungsstrategien als sehr gewinnbringend gezeigt, die sich bei erwachsenen und jugendlichen Patienten vor allem in der Behandlung der Borderline-Persönlichkeitsstörung und der Posttraumatischen Belastungsstörung bewährt haben. Initial sollten Maßnahmen zur Stressreduktion und Steigerung der Affekttoleranz durchgeführt werden, wodurch eine Reduktion der Dissoziationsbereitschaft erfolgen soll. Auch ist im Rahmen einer verhaltenstherapeutischen Situationsanalyse die Identifikation von Auslösern beispielsweise eines Depersonalisationserlebens hilfreich, um sinnvolle Vermeidungsstrategien (z. B. Alkoholverzicht, Fernsehen mit Gewaltszenen etc.) zu entwickeln sowie die Aufnahme alternativer Aktivitäten zur Entlastung von aversiven Anspannungssituationen einzuüben (vgl. Fiedler 2008). Da selbstschädigende Verhaltensweisen häufig zur Kompensation affektiver Anspannungszustände und Reduktion ängstigender Dissoziationserlebnisse eingesetzt werden, erscheint eine Stärkung der internalen Affektregulationsfähigkeit als eine wichtige Voraussetzung auch zur Therapie der so häufig anzutreffenden selbstschädigenden Verhaltensweisen bei Jugendlichen.

Spezifische Therapieprogramme für betroffene Kinder und Jugendliche sind derzeit noch nicht entwickelt, es haben sich aber Therapiekonzepte (Fleischhaker u. Schulz 2010; Foelsch et al. 2013), die für die Behandlung Jugendlicher mit einer Borderline-Persönlichkeitsstörung entwickelt wurden, bewährt. Bei dem Konzept von Fleischhaker und Schulz (2010) handelt es sich um ein Therapiekonzept nach den Prinzipien der dialektisch-behavioralen Therapie (Linehan 1996), in deren Mittelpunkt die Stärkung der Emotionsregulationsfähigkeit steht. Da Probleme der Emotionsregulierung sowohl bei Patienten mit einer Borderline-Persönlichkeitsstörung als auch bei dissoziativen Bewusstseinsstörungen (und beide koinzidieren häufig) einen besonderen Stellenwert besitzen, erscheint dieses Behandlungskonzept als ein wichtiger Baustein in einem Gesamtbehandlungsplan (vgl. Brunner u. Resch 2008a; 2012; Priebe et al. 2013). Bei der dialektisch-behavioralen Therapie für Adoleszente (DBT-A) handelt es sich um eine deutschsprachige Adaptation (Fleischhaker u. Schulz 2010) des von Linehan (1996) entwickelten und von Miller und Mitarbeitern (2007) für Jugendliche modifizierten Therapiekonzeptes. Die DBT-A kombiniert Methoden wie kognitive Umstrukturierung, Problemlösetechniken, Expositionsverfahren sowie die Vermittlung von Fertigkeiten. **Grundprinzipien der Therapie dissoziativer Bewusstseinsstörungen bei Jugendlichen** sind:

- Beachtung aktueller oder chronischer Belastungen/Konflikte
- Berücksichtigung psychiatrischer Komorbidität (z. B. Selbstdestruktivität)
- Verminderung der Dissoziationsneigung
- Identifikation von Auslösern
- Vermeidung von Affektüberschwemmungen
- Steigerung der Affekttoleranz (Erlernen von Strategien zur Emotionsregulation)
- Pharmakotherapie im Kontext der psychiatrischen Komorbidität
- Vorrangig ambulante Therapien, bei schweren Krisen stationäre Interventionen
- Institutionelle Hilfen

Grundsätzlich sollte erst nach einer Stärkung der internalen Affektregulationsfähigkeiten die Konfrontation mit bzw. Bearbeitung von biografischen traumatischen Erlebnissen beginnen, da diese vor einer Stabilisierung zu Hilflosigkeitsgefühlen und Affektüberflutungen führen und die Gefahr in sich bergen können, erneut dissoziative Zustände zu induzieren und damit auch einen Vertrauensverlust in die Therapie herbeizuführen (Brunner u. Resch 2008b; Brunner 2012). Auch wenn ambulante Therapieverfahren vorrangig erscheinen, profitieren insbesondere jüngere Jugendliche auch von stationären multimodalen Behandlungsprogrammen, die neben einzel- und gruppentherapeutischen Angeboten auch umfassende entwicklungsorientierte Therapiebausteine (z. B. Kunsttherapie, Musiktherapie etc.) bereithalten. Die Indikation zur stationären Behandlung wird sehr wesentlich vom Schweregrad, von den komorbiden Störungen sowie von der äußeren Lebenssituation der Kinder und Jugendlichen bestimmt. Studien zur pharmakologischen Intervention im Altersbereich der Kinder und Jugendlichen liegen bislang nicht vor. Eine Indikation zur pharmakologischen Adjuvanstherapie sollte bei jugendlichen Patienten nach strengen Indikationskriterien gestellt werden und sich nach dem Vorliegen einer komorbiden Störung bzw. Grunderkrankung (z. B. Belastungsstörung, Borderline-Persönlichkeitsstörung) richten.

Literatur

Armstrong, J. G., Putnam, F. W., Carlson, E. B., Libero, D. Z., Smith, S. R. (1997). Development and validation of a measure of adolescent dissociation: The Adolescent Dissociative Experiences Scale. J Nerv Ment Dis, 185: 491–495.

American Psychiatric Association (2013). Diagnostic and Statistical Manual of Mental Disorders (DSM-5). Washington, DC: American Psychiatric Association.

Becker-Blease, K. A., Deater-Deckard, K., Eley, T., Freyd, J. J., Stevenson, J., Plomin, R. (2004). A genetic analysis of individual differences in dissociative behaviors in childhood and adolescence. J Child Psychol Psychiatry, 45(3): 522–532.

Bernstein, E. M., Putnam, F. W. (1986). Development, reliability and validity of a dissociation scale. J Nerv Ment Dis, 174: 727–735.

Brunner, R. (2005). Neurobiologie dissoziativer Störungen. Neuropsychologische und psychophysiologische Korrelate. Habilitationsschrift. Heidelberg: Universität Heidelberg.

Brunner, R. (2012). Dissoziative und Konversionsstörungen (Manuale psychischer Störungen bei Kindern und Jugendlichen). Heidelberg: Springer.

Brunner, R., Resch, F. (2008a). Dissoziative Störungen. In: H. Remschmidt, F. Mattejat, A. Warnke (Hrsg.), Therapie psychischer Störungen bei Kindern und Jugendlichen (S. 265–277). Stuttgart: Thieme.

Brunner, R., Resch, F. (2008b). Dissoziative und somatoforme Störungen. In: B. Herpertz-Dahlmann, F. Resch, Schulte-Markwort, A. Warnke (Hrsg.), Entwicklungspsychiatrie. Biopsychologische Grundlagen und die Entwicklung psychischer Störungen (S. 727–753). Stuttgart: Schattauer.

Brunner, R., Tiffin-Richards, M. (1993). Skala dissoziativen Verhaltens bei Kindern (SDV-K). Unveröffentl. deutschsprachige Bearbeitung der Child Dissociative Checklist. Heidelberg: Universität Heidelberg.

Brunner, R., Resch, F., Parzer, P., Koch, E. (1999). Heidelberger Dissoziations-Inventar (HDI). Frankfurt a. M.: Swets Test Services.

Brunner, R., Parzer, P., Schuld, V., Resch, F. (2000). Dissociative symptomatology and traumatogenic factors in adolescent psychiatric patients. J Nerv Ment Dis, 188: 71–77.

Brunner, R., Parzer, P., Resch, F. (2001). Dissoziative Symptome und traumatische Lebensereignisse bei Jugendlichen mit einer Borderline-Störung. Persönlichkeitsstörungen, 5: 4–12.

Brunner, R., Parzer, P., Schmitt, R., Resch, F. (2004). Dissociative symptoms in schizophrenia: a comparative analysis of patients with borderline personality disorder and healthy controls. Psychopathology, 37: 281–284.

Brunner, R., Parzer, P., Resch, F. (2008). Stress reactivity in adolescent psychiatric patients with dissociative symptomatology: Psychophysiological indicators. Psychopathology, 41: 330–335.

Cierpka, M. (Hrsg.) (2008). Handbuch der Familiendiagnostik. Heidelberg: Springer.

Dilling, H., Mombour, W., Schmidt, M. H. (Hrsg.) (1993). Internationale Klassifikation psychischer Störungen: ICD-10, Kapitel, V. (F), Klinisch-diagnostische Leitlinien der WHO. 2. Aufl. Bern: Huber.

Döpfner, M., Görtz-Dorten, A., Lehmkuhl, G., Breuer, D., Goletz, H. (2008). Diagnostik-System für psychische Störungen nach ICD-10 und DSM-IV für Kinder und Jugendliche-II (DISYPS-II). Göttingen: Hogrefe.

Fagioli, F., Telesforo, L., Dell'Erba, A., Consolazione, M., Migliorini, V., Patanè, M., Boldrini, T., Graziani, R., Nicoletti, F., Fiori-Nastro, P. (2015). Depersonalization: An exploratory factor analysis of the Italian version of the Cambridge Depersonalization Scale. Compr Psychiatry, 60: 161–167.

Fiedler, P. (2008). Dissoziative Störungen und Konversion. Trauma und Traumabehandlung. Weinheim: Beltz Psychologie Verlags Union.

Fleischhaker, C., Schulz, E. (2010). Borderline-Persönlichkeitsstörungen im Jugendalter (Manuale psychischer Störungen bei Kindern und Jugendlichen). Heidelberg: Springer

Foelsch, P. A., Schlüter-Müller, S., Odom, A. E., Arena, H. T., Borzutzky, A. H., Schmeck, K. (2013). Behandlung von Jugendlichen mit Identitätsstörungen (AIT): Ein integratives Therapiekonzept für Persönlichkeitsstörungen. Heidelberg: Springer

Freyberger, H. J., Spitzer, C., Stieglitz, R. D. (1999). Fragebogen zu dissoziativen Symptomen (FDS): Deutsche Adaptation der Dissociative Experiences Scale (DES). Bern: Huber.

Friedman, J. H. (2011). Neuropsychiatric disorders: What do neurologists think about conversion disorder? Nat Rev Neurol, 7: 306–307.

Gast, U., Oswald, T., Zündorf, F., Hofmann, A. (2000). Strukturiertes Klinisches Interview für Dissoziative Störungen (SKID-D). Göttingen, Bern: Hogrefe.

Harter, S. (1986). Cognitive developmental processes in the integration of concepts about emotions and the self. Social Cognition, 4: 119–151.

Hürlimann, F., Kupferschmid, S., Simon, A. E. (2012). Cannabis-induced depersonalization disorder in adolescence. Neuropsychobiology, 65(3): 141–146.

Jang, K. L., Paris, J., Zweig-Frank, H., Livesley, W. J. (1998). Twin study of dissociative experience. J Nerv Ment Dis, 186: 345–351.

Kaess, M., Parzer, P., Mattern, M., Resch, F., Bifulco, A., Brunner, R. (2011). Childhood Experiences of Care and Abuse (CECA) – validation of the German version of the questionnaire and interview, and results of an investigation of correlations between adverse childhood experiences and suicidal behaviour. Z Kinder Jugendpsychiatr Psychother, 39(4): 243–252.

Kihlstrom, J. F., Glisky, M. L., Angiulo, M. J. (1994). Dissociative tendencies and dissociative disorders. J Abnorm Psychol, 103: 117–124.

Koch, E., Parzer, P., Brunner, R., Resch, F. (2001). Zur Bedeutung von Depersonalisation und Derealisation im Jugendalter. Persönlichkeitsstörungen, 5: 31–38.

Lee, W. E., Kwok, C. H., Hunter, E. C., Richards, M., David, A. S. (2012). Prevalence and childhood antecedents of depersonalization syndrome in a UK birth cohort. Soc Psychiatry Psychiatr Epidemiol, 47(2): 253–261.

Levin, R., Sirof, B., Simeon, D., Guralnik, O. (2004). Role of fantasy proneness, imaginative involvement, and psychological absorption in depersonalization disorder. J Nerv Ment Dis, 192: 69–71.

Lieb, R., Mastaler, M., Wittchen, H.-U. (1998). Gibt es somatoforme Störungen bei Jugendlichen und jungen Erwachsenen? Erste epidemiologische Befunde der Untersuchung einer bevölkerungsrepräsentativen Stichprobe. Verhaltenstherapie, 8: 81–93.

Linehan, M. (1996). Dialektisch-Behavioral Therapie der Borderline-Persönlichkeitsstörung. München: CIP-Medien.

Ludäscher, P., Bohus, M., Lieb, K., Philipsen, A., Jochims, A., Schmahl, C. (2007). Elevated pain thresholds correlate with dissociation and aversive arousal in patients with borderline personality disorder. Psychiatry Res, 149: 291–296.

Ludäscher, P., von Kalckreuth, C., Parzer, P., Kaess, M., Resch, F., Bohus, M., Schmahl, C., Brunner, R. (2015): Pain perception in female adolescents with borderline personality disorder. Eur Child Adolesc Psychiatry, 24: 351–357.

Lüdtke, J., In-Albon, T., Michel, C., Schmid, M. (2016). Predictors for DSM-5 nonsuicidal self-injury in female adolescent inpatients: The role of childhood maltreatment, alexithymia, and dissociation. Psychiatry Res, 239: 346–352.

Merckelbach, H., Muris, P. (2001). The causal link between self-reported trauma and dissociation: A critical review. Behav Res Ther, 39: 245–254.

Michal, M., Duven, E., Giralt, S., Dreier, M., Müller, K. W., Adler, J., Beutel, M. E., Wölfling, K. (2015). Prevalence and correlates of depersonalization in students aged 12–18 years in Germany. Soc Psychiatry Psychiatr Epidemiol, 50(6): 995–1003.

Miller, A. L., Rathus, J. H., Linehan, M. M. (2007). Dialectical Behavior Therapy with Suicidal Adolescents. New York: Guilford Press.

Muris, P., Merckelbach, H., Peeters, E. (2003). The links between the Adolescent Dissociative Experiences Scale (A-DES), Fantasy Proneness, and Anxiety Symptoms. J Nerv Ment Dis, 191: 18–24.

Priebe, K., Schmahl, C., Stiglmayr, C. (2013). Dissoziation: Theorie und Therapie. Heidelberg: Springer.

Prohl, J., Resch, F., Parzer, P., Brunner, R. (2001). The relationship between dissociative symptomatology and declarative and procedural memory in adolescent psychiatric patients. J Nerv Ment Dis, 189: 602–607.

Putnam, F. W. (1997). Dissociation in Children and Adolescents. A developmental perspective. New York, London: Guilford.

Putnam, F. W., Helmers, K., Trickett, P. K. (1993). Development, reliability and validity of a child dissociation scale. Child Abuse Negl, 17: 731–741.

Resch, F. (1999). Entwicklungspsychopathologie des Kindes- und Jugendalters. 2. Aufl. Weinheim: Psychologie Verlags Union.

Resch, F., Brunner, R. (2004). Dissoziative Mechanismen und Persönlichkeitsentwicklung. In: A.

Eckhardt-Henn, S. Hoffmann (Hrsg.), Dissoziative Bewußtseinsstörungen: Theorie, Symptomatik, Therapie (S. 74–93). Stuttgart: Schattauer.

Sachsse, U. (1996). Selbstverletzendes Verhalten. Psychodynamik-Psychotherapie. Das Trauma, die Dissoziation und ihre Behandlung. Göttingen, Zürich: Vandenhoek & Ruprecht.

Sanders, B. (1992). The imaginary companion experience in multiple personality disorder. Dissociation, 5: 159–162.

Sanders, B., Giolas, M.H. (1991). Dissociation and childhood trauma in psychologically disturbed adolescents. Am J Psychiatry, 148: 50–54.

Sheehan, D.V., Sheehan, K.H., Shytle, R.D., Janavs, J., Bannon, Y., Rogers, J.E., Milo, K.M., Stock, S.L., Wilkinson, B. (2010). Reliability and validity of the Mini International Neuropsychiatric Interview for Children and Adolescents (MINI-KID). J Clin Psychiatry, 71, 313–326.

Sierra, M., Berrios, G.E. (1998). Depersonalization: neurobiological perspectives. Biol Psychiatry, 44: 898–908.

Sierra, M., Senior, C., Dalton, J., McDonough, M., Bond, A., Phillips, M.L., O'Dwyer, A.M., David, A.S. (2002). Autonomic response in depersonalization disorder. Arch Gen Psychiatry, 59: 833–838.

Spitzer, C., Haug, H.J., Freyberger, H.J. (1997). Dissociative symptoms in schizophrenic patients with positive and negative symptoms. Psychopathology, 30: 67–75.

Steinberg, M. (1995). Handbook for the Assessment of Dissociation: A clinical guide. Washington, DC: American Psychiatric Press.

Swannell, S., Martin, G., Page, A., Hasking, P., Hazell, P., Taylor, A., Protani, M. (2012): Child maltreatment, subsequent non-suicidal self-injury and the mediating roles of dissociation, alexithymia and self-blame. Child Abuse Negl, 36(7–8): 572–584.

Tolmunen, T., Maaranen, P., Hintikka, J., Kylmä, J., Rissanen, M.L., Honkalampi, K., Haukijärvi, T., Laukkanen, E. (2007). Dissociation in a general population of Finnish adolescents. J Nerv Ment Dis, 195(7): 614–617.

Vogel, M., Spitzer, C., Barnow, S., Freyberger, H.J., Grabe, H.J. (2006). The role of trauma and PTSD-related symptoms for dissociation and psychopathological distress in inpatients with schizophrenics. Psychopathology, 39: 236–242.

Dissoziation bei anderen psychischen Erkrankungen

26 Akute Belastungsreaktion und Posttraumatische Belastungsstörung

Anika Sierk, Antje Manthey und Judith K. Daniels

26.1 Einführung[1]

Es wird angenommen, dass Dissoziation eine wesentliche Rolle sowohl bei der Entstehung als auch im Verlauf traumaassoziierter Störungen spielt. In diesem Kapitel werden die Prävalenz und der mögliche Einfluss dissoziativer Symptome bei der Akuten Belastungsreaktion und bei der Posttraumatischen Belastungsstörung beschrieben. Eine Herausforderung bei der Darstellung dieses Forschungsfeldes ist die uneinheitliche Terminologie in Bezug auf Dissoziation. Diese kann zum einen akut während und zum anderen nach dem traumatischen Erlebnis auftreten und entsprechend gilt es, zwischen peritraumatischer (während der traumatischen Situation) und posttraumatischer bzw. persistierender (nach Ende des Traumas auftretende) Dissoziation zu differenzieren. In Abgrenzung dazu beschreibt der Begriff *Trait-Dissoziation* die generelle Neigung einer Person im Alltag, dissoziative Symptome zu erleben.

Terminologie

- **Peritraumatische Dissoziation** – dissoziative Reaktionen während der traumatischen Situation
- **Posttraumatische Dissoziationen** – dissoziative Symptome ab dem ersten Tag nach dem Trauma
- **Persistierende Dissoziationen** – anhaltende posttraumatische dissoziative Symptome
- **Trait-Dissoziation** – die generelle Neigung einer Person, im Alltag dissoziative Symptome zu erleben (Dissoziationsneigung)

In den letzten 15 Jahren hat sich die Forschung intensiv mit der Rolle von Dissoziation in der Entwicklung und im Verlauf der Akuten Belastungsreaktion (ABR) bzw. der Posttraumatischen Belastungsstörung (PTBS) beschäftigt. Dabei wurde gezielt versucht, zwei konkurrierende Modelle empirisch zu überprüfen. Beide Modelle schreiben Dissoziation eine wichtige Rolle bei der Entstehung einer PTBS zu. Das eine Modell basiert auf der Annahme, dass peritraumatische Dissoziation die Abspeicherung (Enkodierung) der Traumaerinnerungen während des Traumas insofern verändert, als dass intrusives Wiedererleben, d. h. der ungewollte Abruf dieser Gedächtnisinhalte, begünstigt wird. Das andere Modell schreibt vor allem der posttraumatischen Dissoziation eine zentrale Rolle bei der Entstehung und dem Verlauf einer PTBS zu. Hier wird davon ausgegangen, dass die posttraumatische Dissoziation den natürlich ablaufenden Verarbeitungsprozess der Integration der Traumaerinnerungen in das autobiografische Gedächtnis stört und deshalb die Entwicklung einer PTBS befördert.

1 Die Arbeit an diesem Kapitel wurde gefördert durch die Deutsche Forschungsgemeinschaft (DFG, DA 1222/4–1).

Peritraumatische Dissoziation wurde bereits ausführlich in ▶ Kap. 13 in diesem Band behandelt; der Fokus in diesem Kapitel liegt deshalb auf den Grundmechanismen und Auswirkungen posttraumatischer bzw. persistierender Dissoziation.

26.2 Akute Belastungsreaktion

26.2.1 Dissoziative Symptome in den Klassifikationskriterien

Die Akute Belastungsstörung (ABS) nach DSM-5 (American Psychiatric Association 2013) und die Akute Belastungsreaktion (ABR) nach ICD-10 (World Health Organisation 1993) beschreiben jeweils eine schwere Stressreaktion, die vorübergehend auftritt. Die Diagnosekriterien in den zwei internationalen Klassifikationssystemen unterscheiden sich jedoch ganz wesentlich hinsichtlich der zeitlichen Dimension dieser Stressreaktion. Laut ICD-10 wird die ABR als eine Belastung definiert, die augenblicklich nach dem traumatischen Ereignis auftritt und innerhalb der folgenden zwei bis drei Tage abklingt. Sie umfasst also lediglich die direkte Reaktion auf das Ereignis, nicht jedoch den initialen Verarbeitungsprozess. Im DSM-5 hingegen wird eine ABS-Diagnose erst vergeben, wenn die Symptomatik bereits für mindestens 48 Stunden besteht, d. h. hier werden Symptome im Rahmen der posttraumatischen Anpassung beschrieben, nicht aber solche, die lediglich direkt im Nachgang des Ereignisses auftreten und dann von alleine innerhalb der ersten zwei Tage abklingen. Eine ASD kann laut den DSM-5-Kriterien bis maximal vier Wochen nach dem traumatischen Ereignis diagnostiziert werden.

Sowohl im ICD-10 als auch im DSM-5 werden dissoziative Symptome in den Diagnosekriterien aufgeführt, stellen aber keine notwendige Bedingung für die Diagnosevergabe dar. Nach DSM-5 wird die ABS-Diagnose gestellt, wenn die Betroffenen innerhalb des ersten Monats nach dem traumatischen Ereignis 9 von 14 Symptomen aus den Kategorien Intrusionen, negative Stimmung, Dissoziation, Vermeidung und Übererregung aufweisen. Folgende drei der neun Symptome lassen sich Dissoziation zuordnen:

- Dissoziative Reaktionen (z. B. Flashbacks)
- Veränderte Wahrnehmung der Umgebung oder der eigenen Person
- Partielle Amnesie

Die aktuellen DSM-5-Diagnosekriterien spiegeln eine wesentliche Konzeptentwicklung der ABS wider. Vor dem Hintergrund der Annahme, dass Dissoziation während und unmittelbar nach dem Trauma die Entwicklung einer PTBS gezielt vorhersagt (▶ Kap. 26.2.3), beinhaltete die ABS-Diagnose nach DSM-IV (American Psychiatric Association 1994) entsprechend fünf dissoziative Symptome, von denen mindestens drei für eine Diagnosevergabe vorliegen mussten: (1) emotionale Taubheit, (2) reduzierte Wahrnehmung der Umgebung, (3) Derealisation, (4) Depersonalisation und (5) Amnesie. Wenngleich das Vorliegen einer ABS nach DSM-IV einen guten Prädiktor für die spätere Diagnose einer PTBS darstellte, zeigte sich, dass viele Betroffene, die eine PTBS entwickelten, initial die Kriterien einer ABS nicht erfüllt hatten (Bryant 2011). Aus diesem Grund wurde in der Entwicklung der DSM-5-Diagnosekriterien der Fokus auf die dissoziative Symptomatik aufgegeben. Im DSM-5 bildet die Diagnose ABS nun eine heterogene Stressreaktion ab, bei der das Vorliegen dissoziativer Symptome nicht notwendigerweise Teil der Symptomatik ist.

26.2.2 Dissoziation bei der Akuten Belastungsreaktion

Menschen, die ein potenziell traumatisches Erlebnis hatten, berichten häufig von dissoziativen Symptomen in der posttraumatischen Anpassungsphase. Diese Phase bezieht sich in den meisten Untersuchungen auf den Zeitraum vom ersten Tag bis zu vier Wochen nach dem Trauma. In dieser Phase auftretende posttraumatische Dissoziation umfasst zumeist emotionale Taubheit, Derealisation, Depersonalisation sowie partielle Amnesien (Cardeña u. Spiegel 1993). Die Prävalenzen der einzelnen Dissoziationssymptome sind nur in wenigen wissenschaftlichen Arbeiten nachvollziehbar differenziert, da oftmals nur ein zusammengefasster Wert für dissoziative Symptome angegeben wird. Tab. 26-1 gibt einen Überblick über die Prävalenzen der ABS-Diagnose nach DSM-IV in unterschiedlichen Populationen. Da für eine Diagnosevergabe nach DSM-IV mindestens drei dissoziative Symptome vorliegen mussten, eignen sich diese Angaben dazu, einen Eindruck von der Häufigkeit von Dissoziation in der posttraumatischen Anpassungsphase zu gewinnen. Über die Studien hinweg reicht die Auftretenswahrscheinlichkeit je nach Population, Land und Art des Traumas von 1 % bis 59 %. Die Spanne der Prävalenzzahlen deutet auf die Rolle diverser Einflussfaktoren hin. Es wird angenommen, dass Frauen nach einem Trauma häufiger dissoziative Symptome erleben als Männer, wobei unklar bleibt, ob dies ausschließlich an der Art der erlebten Traumata und der Vorgeschichte der Betroffenen liegt oder auf eine biologisch verankerte Diathese zurückzuführen ist. In einer Erhebung von Bryant und Harvey (2003) erfüllten von 134 Personen nach einem Verkehrsunfall 8 % der Männer und 23 % der Frauen die Kriterien einer ABS. In einer Kohorte von 148 Frauen, die sexualisierte Gewalt erlebt hatten, wiesen 59 % eine ABS auf (Elklit u. Christiansen 2010).

In den letzten Jahren wurden in vielen Studien zur Posttraumatischen Belastungsstörung sogenannte latente Klassenanalysen durchgeführt, um mögliche Subtypen zu identifizieren. Im Falle der Posttraumatischen Belastungsstörung führte dies zur Einführung eines dissoziativen Subtypus in die DSM-5-Diagnosekriterien, welcher durch das Vorliegen schwerer PTBS-Symptome plus ausgeprägter posttraumatischer Dissoziation gekennzeichnet ist. (▸ Kap. 26.3.2). Einige Studien haben entsprechende Untersuchungen nun auch für die ABS (diagnostiziert nach DSM-IV) durchgeführt. Armour und Hansen (2015) werteten Fragebögen von 450 Bankangestellten nach Überfällen aus und identifizierten vier distinkte Klassen. Dabei fanden die Autoren ausschließlich Unterschiede im Ausmaß der allgemeinen Symptombelastung und Hinweise auf einen intrusiven Subtyp, jedoch nicht speziell auf eine dissoziative Variante. Shevlin und Mitarbeiter (2014) identifizierten in einer Kohorte von 590 weiblichen Opfern von sexualisierter Gewalt vier Klassen, von denen sich zwei quantitativ unterschieden (hohe bzw. niedrige Symptombelastung), während die anderen beiden Subgruppen durch qualitativ unterschiedliche Symptomprofile gekennzeichnet waren. Die Autoren fanden ebenfalls keinen Hinweis auf einen dissoziativen Subtyp, allerdings wiesen alle Untergruppen, bis auf die Gruppe mit niedriger Symptombelastung, hohe Dissoziationswerte auf. In einer Untersuchung mit einer weitaus heterogeneren Stichprobe von 472 Patienten mit ABS in Folge unterschiedlicher Traumatisierungen unterschieden Hansen und Kollegen (2015) fünf Subgruppen. Die größte Symptomschwere wies jene Untergruppe auf, die durch hohe Dissoziations- und Vermeidungswerte gekennzeichnet war. 16,8 % der

Tab. 26-1 Prävalenzen der Akuten Belastungsstörung nach DSM-IV

Studie	Stichprobe	Prävalenz
Creamer et al. (2004)	307 (230 männliche) Überlebende von Unfällen (75 % Autounfälle), Australien	1 %
Staab et al. (1996)	385 Taifun-Überlebende, pazifische Insel Guam	7 %
Dalgleish et al. (2008)	367 Kinder nach Autounfällen, UK/USA	9 %
Harvey u. Bryant (1998)	92 Überlebende von Autounfällen, Australien	13 %
Kangas et al. (2005)	82 (61 männlich) nach Krebserkrankung, Australien	23 %
Elklit u. Brink (2004)	214 Überlebende physischer Gewalt, Dänemark	24 %
Fullerton et al. (2004)	207 (183 männlich) Katastrophenhelfer, USA	26 %
Elklit u. Christiansen (2010)	148 weibliche Überlebende sexualisierter Gewalt, Dänemark	59 %

Studienteilnehmerinnen ließen sich dieser Untergruppe zuordnen. Faktoren, die das Risiko erhöhen, diesem Subtyp zugeordnet zu werden, konnten jedoch in dieser Studie nicht identifiziert werden.

Demnach kann mit Vorbehalt angenommen werden, dass bereits in der initialen Phase nach dem Trauma qualitative Unterschiede in den Stressreaktionen von Traumaopfern existieren. Ein rein dissoziativer Subtyp konnte jedoch bislang nicht bestätigt werden. Zukünftige Untersuchungen sollten die Möglichkeit einer frühen Differenzierung weiter prüfen, da somit eine Identifikation der Risikogruppe bezüglich einer späteren PTBS-Entwicklung erleichtert werden könnte.

26.2.3 Dissoziative Symptome nach dem Trauma als Prädiktor für eine PTBS

Eine Vielzahl von Forschungsarbeiten hat sich mit dem Zusammenhang zwischen peritraumatischer sowie posttraumatischer Dissoziation und PTBS beschäftigt. Zwei theoretische Modelle schreiben Dissoziation eine wichtige Rolle bei der Entstehung und dem Verlauf einer PTBS zu. Die beiden Modelle sind schematisch in Abb. 26-1 dargestellt. Das erste Modell (Modell A) beruht auf der Annahme, dass peritraumatische Dissoziation die Informationsverarbeitung und Gedächtniskonsolidierung während des Traumas hemmen, wodurch in der Folge Gedächtnislücken sowie unwillentliche Erinnerungen an das Trauma (Intrusionen) entstehen (▸ Kap. 12 u. 13). Diese können in den ersten Wochen nach dem Trauma zu einer ABS führen und im Verlauf die Entwicklung einer PTBS bedingen. Dem gegenüber steht die Annahme (Modell B), dass Dissoziation während des Traumas die Wahrscheinlichkeit erhöht, dass Betroffene auch nach dem Trauma dissoziieren, wenn sie an das Trauma erinnert werden. Folglich verhindert diese posttraumatische Dissoziation die natürlich ablaufende Verarbeitung des Erlebten, welche vor allem eine kognitive und emotionale

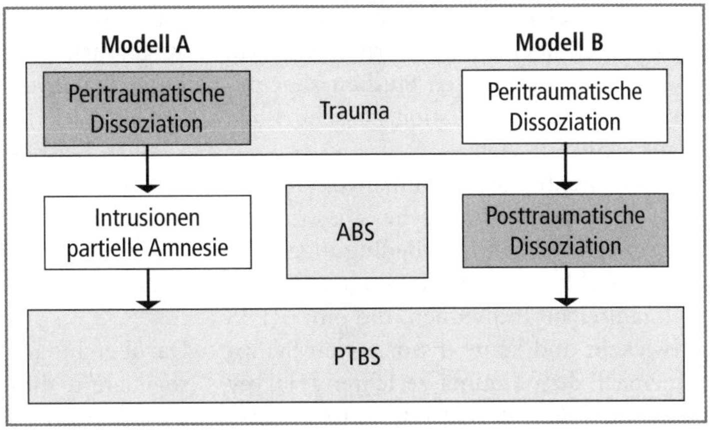

Abb. 26-1 Zwei Modelle zur Entstehung der Akuten Belastungsstörung (ABS) und der Posttraumatischen Belastungsstörung (PTBS)

Eingliederung des Ereignisses in die Autobiografie darstellt. Ohne diese Eingliederung in die autobiografische Erinnerung jedoch erhöht sich möglicherweise das Risiko, Teile des Traumas ungewollt wiederzuerleben, und es entwickelt sich in der Folge eine PTBS. Die beiden Ansätze unterscheiden sich demnach insofern, als dass Modell A peritraumatischer Dissoziation eine direkte Rolle bei der initialen Entstehung der intrusiven Symptomatik zuschreibt, während Modell B posttraumatische Dissoziation als Risikofaktor dafür sieht, dass das Erleben intrusiv bleibt, also die initiale Symptomatik aufrechterhalten wird. Insofern schließen sich die beiden Modelle nicht gegenseitig aus und es ist in der Tat denkbar, dass bei der PTBS-Entwicklung beide Mechanismen ineinandergreifen.

Eine Vielzahl von Studien hat sich besonders in den letzten 15 Jahren mit der Überprüfung dieser beiden Modelle beschäftigt. In einer Metanalyse von 68 prospektiven Studien kamen Ozer und Kollegen (2003) zu dem Ergebnis, dass Dissoziation während und unmittelbar nach dem Trauma neben sieben erfassten Prädiktoren (u. a. Familiengeschichte, vorherige Traumaerfahrungen) den größten Risikofaktor für die Entwicklung einer PTBS darstellt. Die Effektstärke betrug $r = 0.35$. Das Ergebnis konnte von Breh und Seidler (2007) in einer weiteren Metaanalyse von 20 quasi-prospektiven bzw. 15 retrospektiven Studien bestätigt werden. Da jedoch posttraumatische Dissoziation in der Mehrzahl dieser Studien nicht untersucht wurde, bleibt unklar, ob die Mechanismen nach Modell A oder nach Modell B oder eine Kombination beider Mechanismen diesen Zusammenhang mit der PTBS bedingen.

Murray und Kollegen (2011) identifizierten in zwei Stichproben von 27 bzw. 176 Verkehrsunfallopfern persistierende Dissoziation vier Wochen nach dem Trauma als den varianzstärksten Prädiktor für die Entwicklung einer PTBS. Briere und Mitarbeiter (2005) fanden in zwei zivilen Kohorten von Traumaopfern, dass die Korrelation zwischen peritraumatischer Dissoziation und PTBS schwindet, wenn für persistierende Dissoziation kontrolliert wird. Andere Studien fanden, dass sowohl peri- (mit 4 %) als auch posttraumatische Dissoziation (mit 8 %) zur Varianzaufklärung der späteren PTBS-Symptome beitragen (Werner u. Griffin 2012). Die Entwirrung der Rollengewichtung von peri- und posttraumatischer Dissoziation hinsichtlich der PTBS-Pathogenese wird erschwert durch die Tatsache, dass die Schweregradeinschätzungen der peritraumatischen Dissoziation über die Zeit variieren (David et al. 2010), die meisten Studien aber peritraumatische Dissoziation ausschließlich retrospektiv erfassten.

Es ist wichtig, darauf hinzuweisen, dass peri- und posttraumatische Dissoziation keineswegs notwendige Bedingungen für die Entwicklung einer PTBS darstellen. Es gibt zahlreiche Individuen, die eine PTBS entwickeln und keine dissoziativen Symptome nach dem Trauma berichten (Harvey u. Bryant 2002). Bryant (2011) rezensierte 22 prospektive Studien und kam zu dem Ergebnis, dass knapp die Hälfte (48 %) der PTBS-Patienten initial keine ABS nach DSM-IV aufwies. Die DSM-IV-Diagnosekriterien der ABS beinhalteten fünf mögliche dissoziative Symptome, von denen mindestens drei erfüllt sein mussten (▸ Kap. 26.2.1). Einige Traumaopfer erleben demnach im ersten Monat nach dem Trauma keine oder nur geringe dissoziative Symptome, entwickeln aber dennoch im Verlauf eine PTBS. Wenngleich also posttraumatische Dissoziation einen varianzstarken Prädiktor für eine PTBS darstellt, spielen weitere Einflussfaktoren für die Entwicklung und den Verlauf einer PTBS eine Rolle.

26.3 Dissoziation bei der Posttraumatischen Belastungsstörung

26.3.1 Dissoziative Symptome in den Klassifikationskriterien

Nach DSM-5 ist das klinische Erscheinungsbild der Posttraumatischen Belastungsstörung (PTBS) gekennzeichnet durch die vier Symptomcluster Intrusionen, Vermeidung, negative Veränderung des Denkens und der Stimmung sowie körperliche Übererregung (Hyperarousal). Innerhalb dieser Symptomgruppen werden zwei dissoziative Symptome aufgeführt:

- Dissoziatives Wiedererleben (z. B. Flashbacks), welches von kurzen intrusiven Episoden bis hin zu vollständigem Bewusstseinsverlust reichen kann.
- Partielle dissoziative Amnesie, d. h. die Unfähigkeit, wichtige Aspekte des Traumas zu erinnern.

Darüber hinaus wurde in das DSM-5 der sogenannte **dissoziative Subtyp der PTBS** aufgenommen (▸ Kap. 26.3.2). Für diese Diagnosevergabe müssen die vollen Diagnosekriterien für eine klassische PTBS erfüllt sein und zusätzlich Symptome von Depersonalisation und/oder Derealisation berichtet werden. In den Diagnosekriterien der ICD-10 werden als dissoziative Symptome lediglich Flashbacks und partielle Amnesie aufgeführt. Allerdings wird voraussichtlich die eigenständige Diagnose **komplexe Posttraumtische Belastungsstörung** (Herman 1992) in die 11. Auflage des ICD aufgenommen werden (First et al. 2015). Diese tritt als Folge von sich wiederholenden und/oder lang andauernden traumatischen Ereignissen auf. Ein häufiges Beispiel dieser sogenannten **Typ-II-Traumata** (Terr 1991) ist wiederholter sexueller Missbrauch in der Kindheit. Der Diagnosevorschlag umfasst alle Hauptsymptome der klassischen PTBS und beinhaltet darüber hinaus Störungen der Emotionsregulation, der Selbstwahrnehmung und zwischenmenschlicher Beziehungen. Unter Emotionsregulationsstörungen fallen unter anderem dissoziative Stressreaktionen. Als fakultativ im Diagnosevorschlag wird die **Dissoziationsneigung** aufgeführt, die anhaltende Aufmerksamkeitsstörungen sowie wiederholte psychogene Bewusstseinstrübungen umfasst und durch ausgeprägte Amnesien sowie zeitweiliges Depersonalisationserleben charakterisiert ist (Hecker u. Maercker 2015).

26.3.2 Der dissoziative Subtyp der PTBS

Die aktuelle Datenlage weist darauf hin, dass eine enge Verbindung zwischen traumatischem Stress und dissoziativem Erleben besteht. Eine Mehrheit der Studien berichtet, dass Traumaopfer mit einer PTBS-Diagnose höhere Dissoziationswerte aufweisen als Traumaopfer, die keine PTBS entwickeln (Carlson et al. 2012). Dies wundert nicht vor dem Hintergrund, dass die beiden dissoziativen Symptome – Flashbacks und partielle Amnesien – bereits als Diagnosekriterien der klassischen PTBS im DSM-5 aufgeführt werden. Zusätzlich berichtet jedoch ein Teil (ca. 12–25 %) der Patienten mit PTBS von starken Entfremdungsgefühlen gegenüber sich selbst (Depersonalisation) oder der Welt (Derealisation).

In den letzten Jahren nahm die Evidenz dafür zu, dass ausgeprägte dissoziative Symptome nicht dimensional in der PTBS repräsentiert sind, sondern einer distinkten Subgruppe von PTBS-Patienten zugeordnet werden können. Hierzu führten unterschiedliche Arbeitsgruppen epidemiologische Studien mittels latenter Klassenanalyse durch (für einen Überblick ▸ Tab. 26-2). Wolf und Kollegen (2012a) identifizierten dabei in einer Stichprobe von traumatisierten Kriegsveteranen und ihren Angehörigen folgende drei distinkte Klassen:

1. PTBS mit niedriger Symptomschwere
2. PTBS mit hoher Symptomschwere
3. PTBS mit hoher Symptomschwere und zusätzlich hohen Werte bezüglich Depersonalisation und Derealisation

Die dritte Gruppe zeigte gleichzeitig eine schwere Intrusionssymptomatik und war durch höhere Prävalenzen von Kindheitstraumata und sexualisierter Gewalt im Erwachsenenalter charakterisiert. 12 % der PTBS-Betroffenen ließen sich diesem Subtyp zuordnen. Wolf und Kollegen (2012b) konnten das Drei-Klassen-Modell in einer Replikationsstudie anhand von Kriegsveteranen validieren. Dabei ließen sich ca. 15 % der Männer und 30 % der Frauen dem dissoziativen Subtyp zuordnen. Da allerdings 93 % dieser Frauen ein sexuelles Trauma erlebt hatten, bleibt unklar, inwieweit die erhöhten Dissoziationswerte dem Geschlecht oder den sexualisierten Gewalterfahrungen zuzurechnen sind. Bei einer selektierten Stichprobe aus PTBS-Patienten nach Kindheitstraumata gelangten Steuwe und Kollegen (2012) zu einer höheren Prävalenzeinschätzung von 25 % für den dissoziativen Subtypus, gekennzeichnet durch starke Depersonalisations- und Derealisationssymptome sowie einer hohen Komorbidität zu Achse-I-Störungen. Auch hier bestand die Stichprobe vorwiegend aus Frauen.

Bei einer Analyse der Daten des *World Mental Health Surveys* der WHO über unterschiedliche Kulturkreise hinweg wurden 14,4 % der zivilen PTBS-Patienten als dissoziativ eingestuft (Stein et al. 2013). Diese wiesen ebenfalls deutlich erhöhte Intrusionssymptome auf. Die Arbeitsgruppe um Armour und Kollegen (2014a, 2014b) kam zu einer Vier- bzw. Fünf-Klassenlösungen, während Bennett und Mitarbeiter (2015) in einer Stichprobe von Jugendlichen zwei Klassen unterschieden; die Existenz eines dissoziativen Subtyps wurde aber auch in diesen Arbeiten bestätigt.

Trotz Unterschieden in der Methodik, den Stichproben und den Datenanalysen zeigte sich in allen Studien, dass Patienten vom dissoziativen Subtyp eine größere Symptombelastung aufweisen, vermittelt durch eine deutlich erhöhte Intrusionssymptoma-

Tab. 26-2 Prävalenzen des dissoziativen Subtyps der PTBS

Autoren	Stichprobe	Prävalenz
Bennett et al. (2015)	225 (davon 129 mit subklinischer PTBS, 96 mit PTBS) inhaftierte Jugendliche, USA	8,9 %
Wolf et al. (2012a)	492 Kriegsveteranen und ihre Angehörigen, USA	12 %
Blevins et al. (2014)	541 College-Studierende, USA	12,1 %
Armour et al. (2014a)	313 weibliche Überlebende sexueller Gewalt, Dänemark	13,7 %
Stein et al. (2012b)	25018 Zivilpersonen, kulturübergreifend, aus 16 Ländern	14,4 %
Wolf et al. (2012a)	360 männliche bzw. 284 weibliche Kriegsveteranen, USA	15,6 % bzw. 29,9 %
Tsai et al. (2015)*	143 Kriegsveteranen, USA	19,2 % bzw. 16,1 %**
Frewen et al. (2015)*	557 Zivilpersonen, Kanada	22,6 % bzw. 10,2 %**
Steuwe et al. (2012)	134 (davon 121 weibliche) Überlebende von Kindheitstraumata, Kanada	25,4 %
Bennett et al. (2015)	225 (davon 129 mit subklinischer PTBS, 96 mit PTBS) inhaftierte Jugendliche, USA	8,9 %

*PTBS-Diagnose nach DSM-5
**Lebenszeit- bzw. 1-Monatsprävalenz

tik (Armour et al. 2014a; Steuwe et al. 2012; Tsai et al. 2015; Waelde et al. 2005; Wolf et al. 2012a). Dies konvergiert mit dem Ergebnis einer Längsschnittstudie, bei der die Zugehörigkeit zur Klasse der am schwersten Belasteten durch das gehäufte Auftreten von posttraumatischer Dissoziation vorhergesagt wurde (Steenkamp et al. 2012). Die Befundlage befindet sich im Einklang mit dem theoretischen Modell B (▶ Kap. 26.2.3), nach dem persistierende dissoziative Symptome den Verlauf einer PTBS bedingen, indem die – im Normalfall – natürlich ablaufende posttraumatische Eingliederung des traumatischen Ereignisses in das Gedächtnis verhindert und die Symptombelastung durch Intrusionen chronifiziert wird.

Welche Risikofaktoren führen dazu, dass Überlebende von traumatischen Ereignissen eine schwere PTBS mit dissoziativen Symptomen entwickeln, d. h. dem dissoziativen Subtyp der PTBS zugeordnet werden können? Wie bereits angedeutet, birgt eine interpersonelle Traumatisierung im Gegensatz zu Naturkatastrophen oder Verkehrsunfällen ein höheres Risiko für Dissoziation. Insbesondere wiederholte sexualisierte Gewalt in der Kindheit wird mit dissoziativem Erleben in Verbindung gebracht (Streuwe et al. 2012; Wolf et al. 2012a). Ein Zusammenhang zwischen sexuellem Missbrauch in der Kindheit und erhöhter Dissoziationssymptomatik fand sich auch in einer Kohorte von ausschließlich männlichen Opfern (Yiaslas et al. 2014). Abgesehen von sexualisierter Gewalt führen lange und anhaltende Traumatisierungen (Typ-II-Traumata) wie beispielsweise Folter und politische Gefangenschaft zu vermehrtem dissoziativen Erleben. In einer Studie untersuchten Warren und Kollegen (2009) 203 inhaftierte Frauen, die multiple Traumata in ihrem Leben aufwiesen. Etwa die Hälfte erfüllten die Kriterien einer PTBS. In dieser Subgruppe berichteten 92,2 % der Frauen von Entfremdungsgefühlen, im Gegensatz dazu gaben 47,8 % der Inhaftierten ohne eine PTBS-Diagnose Entfremdungsgefühle an. Es bleibt dabei unklar, ob die dissoziative Verarbeitung solcher prolongierten und wiederholten Stressexpositionen immer automatisch und unwillentlich abläuft oder ob sich die dissoziative Verarbeitung über die Zeit zu einem aktiv eingesetzten Copingmechanismus entwickelt. In der klinischen Arbeit zeigt sich, dass einige Patienten das Wegdriften von der Realität als Entlastung empfinden und sich manchmal schwertun, dies als pathologisches Symptom zu akzeptieren.

26.3.3 Neurobiologische Befunde zur posttraumatischen Dissoziation in der PTBS

Aktuell ist unklar, ob spezifische physiologische Veränderungen und Aktivierungsunterschiede des Gehirns mit dem Auftreten dissoziativer Symptome assoziiert sind.

Ausgehend von Tiermodellen wird hinsichtlich der Psychophysiologie angenommen, dass möglicherweise zwei oder mehr unterscheidbare physiologische Zustände mit phänomenologisch ähnlichen dissoziativen Symptomen einhergehen können. So finden sich im Tierreich mindestens zwei unterscheidbare Zustände, die von äußerlicher Bewegungslosigkeit geprägt sind (für einen guten Überblick siehe Hagenaars et al. 2014). Während der eine Zustand jedoch mit einem hohen Muskeltonus einhergeht, ist der andere durch eine Erschlaffung der Willkürmotorik gekennzeichnet. Es wird gemeinhin davon ausgegangen, dass der erste Zustand bei Tieren in Situationen auftritt, in denen ein Entkommen noch möglich ist, während der zweite Zustand bei direktem Kontakt mit dem Feind auftritt und beim Menschen möglicherweise mit dem Zustand der Selbstaufgabe vergleichbar ist. Während bei Ersterem die Augen offen bleiben und Umweltreize vermutlich präferiert verarbeitet werden, um jede Chance auf Flucht erkennen und nutzen zu können, ist Letzterer in vielen Studien mit geschlossenen Augen oder fixiertem Blick in Verbindung gesetzt worden. Auch wenn aktuell die Datenlage aus den Tierstudien noch uneinheitlich ist, spricht einiges dafür, dass der erste Prozess durch eine parallele Aktivierung des sympathischen und des parasympathischen Systems gekennzeichnet ist. Dabei ist die Herzrate häufig vermindert und die Herzratenvariabilität (als Indikator der parasympathischen Kontrolle) häufig erhöht. Derartige Veränderungen wurden mehrfach auch bei Menschen während dissoziativer Zustände berichtet. So zeigte sich bei der Analyse der Herzfrequenz, dass Patienten mit chronischer PTBS während der Intrusionssymptomatik eine erhöhte Herzfrequenz, während der akut dissoziativen Symptomatik aber eine unveränderte bzw. leicht erniedrigte Herzfrequenz aufwiesen (Lanius et al. 2001). Eine andere Studie konnte dieses Muster bereits innerhalb der ersten vier Wochen nach dem Trauma zeigen: Überlebende nach Vergewaltigungen, welche hohe Dissoziationswerte aufwiesen (94 % erfüllten PTBS-Kriterien), zeigten eine niedrigere Herzfrequenz und eine Reduktion der Hautleitfähigkeit im Gegensatz zu Überlebenden (55 % mit PTBS), die keine oder kaum Dissoziation nach dem Trauma berichteten (Griffin et al. 1997).

Um neuronale Korrelate und Mechanismen posttraumatischer Dissoziation zu untersuchen, wird häufig eine Trauma-Exposition im funktionellen Magnetresonanztomografen durchgeführt. Ein Paradigma zur Symptomprovokation stellt dabei das sogenannte *Script-driven Imagery* dar (Lanius et al. 2001; 2002). Hierbei wird mit den Patienten vorab ein individualisiertes Trauma-Skript erstellt, welches Teile ihres traumatischen Erlebnisberichtes enthält. Dieses Skript wird den Patienten im MRT auditiv vorgespielt und sie sind – analog zu Expositionssitzungen – instruiert, sich das Gehörte lebhaft vorzustellen. Die Arbeitsgruppe um Lanius konnte mit dieser Methode anhand korrelativer Post-hoc-Analysen zeigen, dass Patienten mit einer PTBS, die während der Exposition akut dissoziierten, im Gegensatz zu PTBS-Patienten ohne akute Dissoziation eine Unteraktivierung der Amygdala sowie der Insula aufwiesen – d. h. in Strukturen, die eine zentrale Rolle bei der Emotionsverarbeitung und der Körperwahrnehmung spielen (Daniels et al. 2012; Mickleborough et al. 2011). Gleichzeitig zeigten sich bei dissoziativen Patienten im Vergleich zur Kontrollgruppe Hyperaktivierungen im medialen präfrontalen Cortex sowie im rostralen anterioren cingulären Cortex (Daniels et al. 2012; Hopper et al. 2007) – diesen kortikalen Regionen wird unter anderem die Funktion der bewussten kognitiven Kontrolle von Emotionen zugeschrieben. Die Autoren postulieren, dass in der PTBS dissoziative Symptome durch eine Überregulation der präfrontalen Strukturen auf die Emotionszentren entstehen, während beim intrusiven Wiedererleben aufgrund unzureichender präfrontaler Hemmung die emotionsverarbeitenden Regionen hyperaktiv sind (Lanius 2010).

Erste Untersuchungsergebnisse deuten darauf hin, dass traumaassoziierte Reize bewusst verarbeitet werden müssen, um diese übermäßige Regulation der emotionsverarbeitenden Strukturen auszulösen. Felmingham und Kollegen (2008) präsentierten einer Gruppe von 23 PTBS-Patienten im MRT neutrale und ängstliche Gesichter einmal subliminal, d. h. unterhalb der Wahrnehmungsschwelle, und einmal supraliminal, d. h. für die Patienten bewusst wahrnehmbar. Gegenüber Patienten mit niedrigen Dissoziationswerten zeigten Patienten mit hohen Dissoziationswerten bei der bewussten Verarbeitung von Angstgesichtern eine erhöhte Aktivität im ventralen präfrontalen Cortex. Im Gegensatz dazu zeigten sich in der subliminalen Bedingung bei der dissoziativen Gruppe eine erhöhte limbische Aktivität (Amygdala und Parahippocampus). Dieses distinkte neuronale Reaktionsmuster wurde allerdings nicht nur für ängstliche Gesichter nachgewiesen: In einer ähnlichen Stichprobe (39 PTBS-Patienten, von denen 23 eine ausgeprägte Dissoziationssymptomatik aufwiesen) zeigte sich mittels EEG, dass dissoziative Patienten bei der unbewussten Verarbeitung von neutralen, glücklichen und wütenden Gesichtern eine relative Hyperaktivität sensorisch-verarbeitender Regionen aufwiesen. Bei der anschließenden bewussten Wahrnehmung von glücklichen Gesichtern wurde bei diesen Patienten eine kortikale Unterregulation beobachtet (Klimanova et al. 2013).

Diese ersten Befunde sprechen dafür, dass PTBS-Patienten mit dissoziativer Symptomatik initial möglicherweise besonders stark auf emotive Stimuli ansprechen und es erst als

Reaktion darauf zu einer verstärkten Regulation der emotionsverarbeitenden Strukturen kommt. Auf dieser Annahme bauen auch neue Behandlungsansätze für Patienten mit PTBS und dissoziativer Symptomatik auf. Hier werden modulare Elemente in die Therapie integriert, um gezielt die Fähigkeit zur Emotionsregulation zu stärken, bevor mittels expositionsbasierter Verfahren die intrusive PTBS-Symptomatik behandelt wird (▸ Kap. 26.4.2).

26.4 Dissoziation bei PTBS in der klinischen Praxis

26.4.1 Diagnostik

Für die klinische Praxis ist es unerlässlich, dass Dissoziation im Rahmen von Traumafolgestörungen nicht nur adäquat, sondern auch frühzeitig diagnostiziert wird. Neben der klinischen Untersuchung können verschiedene Selbstbeurteilungsverfahren ebenso wie klinische Interviews hilfreich sein (▸ Kap. 16).

Neben den in Kapitel 16 erwähnten Verfahren ist die *Clinician-Administered PTSD Scale* (CAPS; engl. Original von Blake et al. 1995; deutsche Übersetzung von Schnyder u. Moergeli 2002) hervorzuheben. Dieses Instrument gilt mittlerweile als Goldstandard zur PTBS-Erhebung und umfasst zwei konkrete Fragen zu Dissoziation, konkret zur Derealisiation und Depersonalisation.

Wichtig für die Diagnostik dissoziativer Symptome bleibt immer auch die **Verhaltensbeobachtung** innerhalb des Diagnostikgesprächs: Antwortet der Patient beispielsweise stark verzögert, erscheint abwesend, starrt in eine Ecke des Raumes oder spricht mit veränderter Stimme, kann dies auf Dissoziation hindeuten.

Praxistipp

Die Erhebung dissoziativer Symptome im Rahmen von Traumafolgestörungen beruht größtenteils auf den Selbstberichten der Betroffenen. Dabei können unterschiedliche Faktoren die Diagnostik erschweren. Eine Auswahl häufiger Probleme wird im Folgenden gegeben:

- Patienten haben Schwierigkeiten, ihr Erleben zu beschreiben und geeignete Worte für dieses zu finden.
- Patienten haben Befürchtungen, als »verrückt« betrachtet zu werden.
- Betroffene bemerken nicht, wenn sie wegdriften, und können daher retrospektiv keine genauen Angaben zu ihrem Erleben machen.
- Das Dissoziieren wird als angenehm empfunden, es fällt schwer, wieder in das »Hier und Jetzt« zu gelangen sowie Dissoziation als Symptom zu benennen.
- Verwechslungen mit Alltagsphänomenen, wie z. B. Fantasieren oder Tagträumen

26.4.2 Therapie von Dissoziationen in der PTBS

In diesem Kapitel werden kurz einige Aspekte zum Umgang mit dissoziativen Symptomen sowie der Behandlung skizziert. Genauere Konzepte zur Behandlung von Dissoziationen finden sich in diesem Buch im Teil ▸ III Therapie.

Für die Behandlung der PTBS steht eine Reihe von validierten Behandlungsmethoden zur Verfügung. Eine verbreitete Technik stellt die *Trauma-fokussierte Therapie* dar, in der Patienten mit Erinnerungen an das traumatische Erlebnis konfrontiert werden. Das Ziel besteht darin, die dysfunktionalen Furchtstrukturen zu modifizieren, durch Extinktionslernen die emotionale Reaktion auf Erinnerungsreize zu reduzieren und das traumatische Ereignis in das autobiografische Gedächtnissystem zu integrieren. Entsprechend dem Modell B (▸ Kap. 26.2.3) wird vermutet, dass dissoziative Reaktionen das Extinktionslernen während der Exposition hemmen und somit diese Behandlungsform für PTBS-Patienten mit Dissoziation nicht geeignet ist bzw. diese Patienten weniger profitieren könnten (Ehlers u. Clark 2000). Einige empirische Befunde bestätigen diese Annahme und finden Unterschiede im Therapieerfolg abhängig vom Dissoziationsmaß vor der Behandlung.

In einer Studie von Resick und Kollegen (2012) zeigte sich ein Zusammenhang zwischen der Dissoziationsstärke und dem Erfolg unterschiedlicher Psychotherapien: Für Patienten mit einem hohen Maß an Dissoziation (bes. Depersonalisation) zeigten sich als erfolgreichste Therapie eine Kombination aus kognitiven Interventionen und schriftlichem Traumabericht, den die Patienten wiederholt lasen. Patienten mit einem geringen Maß an Dissoziation vor der Behandlung profitierten am meisten von einer kognitiv ausgerichteten Therapie. Andere Autoren hingegen bestätigen nicht eindeutig den Einfluss des Dissoziationsmaßes auf den Therapieerfolg und die Notwendigkeit angepasster Therapien. Hagenaars und Kollegen (2010) fanden, dass PTBS-Patienten mit schwerer dissoziativer Symptomatik (erhoben mit der DES) nicht weniger von einer prolongierten Expositionstherapie profitierten als Patienten mit leichten oder keinen dissoziativen Symptomen. Allerdings erfüllten 69 % der PTBS-Patienten mit hohen DES-Werten zu Behandlungsbeginn immer noch die PTBS-Diagnosekriterien zu Therapieende, während dies nur bei 10 % der Patienten mit niedrigen dissoziativen Symptomen der Fall war. In Übereinstimmung damit zeigte sich in einer Studie von Wolf und Mitarbeitern (2016), dass im Verlauf einer prolongierten Expositionstherapie oder einer gegenwartsbezogenen Therapie PTBS-Patienten vom dissoziativen Subtyp eine signifikant geringere Symptomreduktion aufwiesen als die PTBS-Patienten ohne dissoziative Symptome. Der gefundene Effekt war jedoch nur gering und die Autoren weisen darauf hin, dass während der Expositionstherapie die dissoziativen Symptome nicht direkt behandelt wurden. Halverson und Kollegen (2014) fanden in einer Kohorte von 81 traumatisierten Flüchtlingen und Asylsuchenden, dass hohe Depersonalisations- und Derealisationssymptome den Behandlungsausgang nicht negativ beeinflussten. Betroffene mit entsprechend hohen bzw. niedrigen Dissoziationswerten profitierten gleichermaßen von einer Expositionstherapie.

Aktuell wird untersucht, ob Traumatherapien um modulare Behandlungselemente erweitert werden sollten, um gezielter auf Patienten mit dissoziativer Symptomatik einzugehen. Wie bereits erwähnt, liegt diesen Ansätzen die Annahme zugrunde, dass die dissoziative Verarbeitung durch einen Mangel an intentionalen Emotionsregulationsfähigkeiten bedingt ist. Erforscht wird daher, ob die Ergänzung der Expositionstherapie durch ein vorgeschaltetes Modul zum Training der Emotionsregulation bessere Behandlungsresultate erzielen kann. Entsprechende Behandlungsmanuale werden von der Gruppe um Cloitre (Cloitre et al. 2002; STAIRS-Modell: *Skills Training in Affective and Interpersonal Regulation*) und um Steil und Bohus (Steil et al. 2010; *DBT für PTBS*) getestet. In einer Interventionsstudie zu drei Therapieformen untersuchten Cloitre und Kollegen (2012) 104 Frauen mit einer PTBS, die Missbrauch im Kindesalter erlebt hatten. Das Dissoziationsniveau zu Therapiebeginn hatte hierbei Einfluss auf den Therapieerfolg: Patientinnen, die zu Behandlungsbeginn hohe Dissoziationswerte aufwiesen, zeigten die größte Symptomreduktion bei einem Training zur Emotions- und interpersonellen Regulation und anschließendem Traumabericht. Die Autoren schlagen vor, Interventionen zur Emotionsregulation in die Behandlung von PTBS-Patienten mit Dissoziation einzugliedern.

Die Befundlage deutet insgesamt darauf hin, dass Expositionstherapien auch für PTBS-Patienten mit dissoziativer Symptomatik profitabel sein können. Für die Chance auf eine vollständige Remission erscheinen allerdings die Kombination aus verschiedenen Therapiebausteinen sowie der Zusatz von Emotionsregulationstechniken und kognitiven Strategien als erfolgsversprechend.

Literatur

American Psychiatric Association (1994). Diagnostic and statistical manual of mental disorders (4th ed.). Arlington, VA, US: American Psychiatric Publishing.

American Psychiatric Association (2013). Diagnostic and statistical manual of mental disorders: DSM-5 (5th ed.). Arlington, VA, US: American Psychiatric Publishing.

Armour, C., Hansen, M. (2015). Assessing DSM-5 latent subtypes of acute stress disorder dissociative or intrusive? Psychiatry Research, 225(3): 476–483.

Armour, C., Elklit, A., Lauterbach, D., Elhai, J. D. (2014a). The DSM-5 dissociative-PTSD subtype: Can levels of depression, anxiety, hostility, and sleeping difficulties differentiate between dissociative-PTSD and PTSD in rape and sexual assault victims? Journal of Anxiety Disorders, 28(4): 418–426.

Armour, C., Karstoft, K. I., Richardson, J. D. (2014b). The co-occurrence of PTSD and dissociation: Differentiating severe PTSD from dissociative-PTSD. Social Psychiatry and Psychiatric Epidemiology, 49(8): 1297–1306.

Bennett, D. C., Modrowski, C. A., Kerig, P. K., Chaplo, S. D. (2015). Investigating the dissociative subtype of posttraumatic stress disorder in a sample of traumatized detained youth. Psychological Trauma: Theory, Research, Practice and Policy, 7(5): 465–472.

Blake, D. D., Weathers, F. W., Nagy, L. M., Kaloupek, D. G., Gusman, F. D., Charney, D. S., Keane, T. M. (1995). The development of a clinician-administered PTSD scale. Journal of Traumatic Stress, 8: 75–90.

Blevins, C. A., Weathers, F. W., Witte, T. K. (2014). Dissociation and posttraumatic stress disorder: A latent profile analysis. Journal of Traumatic Stress, 27(4): 388–396.

Breh, D. C., Seidler, G. H. (2007). Is peritraumatic dissociation a risk factor for PTSD? Journal of Trauma & Dissociation, 8(1): 53–69.

Briere, J., Scott, C., Weathers, F. (2005). Peritraumatic and persistent dissociation in the presumed etiology of PTSD. American Journal of Psychiatry, 162(12), 2295–2301.

Bryant, R. A. (2011). Acute stress disorder as a predictor of posttraumatic stress disorder: a systematic review. The Journal of Clinical Psychiatry, 72(2): 233–239.

Bryant, R. A., Harvey, A. G. (2003). Gender differences in the relationship between acute stress disorder and posttraumatic stress disorder following motor vehicle accidents. Australian and New Zealand Journal of Psychiatry, 37(2): 226–229.

Cardeña, E., Spiegel, D. (1993). Dissociative reactions to the San Francisco Bay Area earthquake of 1989. American Journal of Psychiatry, 150, 474–478.

Carlson, E. B., Dalenberg, C., McDade-Montez, E. (2012). Dissociation in posttraumatic stress disorder part I: Definitions and review of research. Psychological Trauma: Theory, Research, Practice, and Policy, 4(5): 479–489.

Cloitre, M., Koenen, K. C., Cohen, L. R., Han, H. (2002). Skills training in affective and interpersonal regulation followed by exposure: A phase-based treatment for PTSD related to childhood abuse. Journal of consulting and clinical psychology, 70(5): 1067.

Cloitre, M., Petkova, E., Wang, J., Lu, F. (2012). An examination of the influence of a sequential treatment on the course and impact of dissociation among women with PTSD related to childhood abuse. Depression and Anxiety, 29(8): 709–717.

Creamer, M., O'Donnell, M. L., Pattison, P. (2004). The relationship between acute stress disorder and posttraumatic stress disorder in severely injured trauma survivors. Behaviour Research and Therapy, 42(3): 315–328.

Dalgleish, T., Meiser-Stedman, R., Kassam-Adams, N., Ehlers, A., Winston, F., Smith, P. et al. (2008). Predictive validity of acute stress disorder in children and adolescents. The British Journal of Psychiatry: The Journal of Mental Science, 192(5): 392–403.

Daniels, J. K., Coupland, N. J., Hegadoren, K. M., Rowe, B. H., Densmore, M., Neufeld, R. W., Lanius, R. A. (2012). Neural and behavioral correlates of peritraumatic dissociation in an acutely traumatized sample. The Journal of Clinical Psychiatry, 73(4): 420–426.

David, A.-C., Akerib, V., Gaston, L., Brunet, A. (2010). Consistency of retrospective reports of peritraumatic responses and their relation to PTSD diagnostic status. Journal of Traumatic Stress, 23(5): 599–605.

Ehlers, A., Clark, D. M. (2000). A cognitive model of posttraumatic stress disorder. Behaviour Research and Therapy, 38: 319–345.

Elklit, A., Brink, O. (2004). Acute stress disorder as a predictor of post-traumatic stress disorder in physical assault victims. Journal of Interpersonal Violence, 19(6): 709–726.

Elklit, A., Christiansen, D. M. (2010). ASD and PTSD in rape victims. Journal of Interpersonal Violence, 25(8): 1470–1488.

Felmingham, K., Kemp, H., Williams, L., Falconer, E., Olivieri, G., Peduto, A., Bryant, R. A. (2008). Dissociative responses to conscious and non-conscious fear impact underlying brain function in posttraumatic stress disorder. Psychological Medicine, 38(12), 1771–1780.

First, M. B., Reed, G. M., Hyman, S. E., Saxena, S. (2015). The development of the ICD-11 Clinical Descriptions and Diagnostic Guidelines for Mental and Behavioural Disorders. World Psychiatry, 14(1): 82–90.

Frewen, P. A., Brown, M. F. D., Steuwe, C., Lanius, R. A. (2015). Latent profile analysis and principal axis factoring of the DSM-5 dissociative subtype. European Journal of Psychotraumatology, 1: 1–17.

Fullerton, C. S., Ursano, R. J., Wang, L. (2004). Acute stress disorder, posttraumatic stress disorder, and depression in disaster of rescue workers. American Journal of Psychiatry, 161(8): 1370–1376.

Griffin, M. G., Resick, P. A., Mechanic, M. B. (1997). Objective assessment of peritraumatic dissociation: Psychophysiological indicators. Am J Psychiatry, 154(8): 1081–1088.

Hagenaars, M. A., Van Minnen, A., Hoogduin, K. A. L. (2010). The impact of dissociation and depression on the efficacy of prolonged exposure treatment for PTSD. Behaviour Research and Therapy, 48(1): 19–27.

Hagenaars, M. A., Oitzl, M., Roelofs, K. (2014). Updating freeze: Aligning animal and human research. Neuroscience and Biobehavioral Reviews, 47: 165–176.

Halvorsen, J. Ø., Stenmark, H., Neuner, F., Nordahl, H. M. (2014). Does dissociation moderate treatment outcomes of narrative exposure therapy for PTSD? A secondary analysis from a randomized controlled clinical trial. Behaviour Research and Therapy, 57(1): 21–28.

Hansen, M., Armour, C., Wang, L., Elklit, A., Bryant, R. A. (2015). Assessing possible DSM-5 ASD subtypes in a sample of victims meeting caseness for DSM-5 ASD based on self-report following multiple forms of traumatic exposure. Journal of Anxiety Disorders, 31: 84–89.

Harvey, A. G., Bryant, R. A. (1998). The relationship between acute stress disorder and posttraumatic stress disorder: a prospective evaluation of motor vehicle accident survivors. Journal of Consulting and Clinical Psychology, 66(3): 507–512.

Harvey, A. G., Bryant, R. A. (2002). Acute stress disorder: A synthesis and critique. Psychological Bulletin, 128(6): 886–902.

Hecker, T., Maercker, A. (2015). Komplexe posttraumatische Belastungsstörung nach ICD-11: Beschreibung des Diagnosevorschlags und Abgrenzung zur klassischen posttraumatischen Belastungsstörung. Psychotherapeut, 60(6): 547–562.

Herman, J. L. (1992). Complex PTSD: A syndrome in survivors of prolonged and repeated trauma. Journal of Traumatic Stress, 5(3): 377–391.

Hopper, J. W., Frewen, P. A., Van der Kolk, B. A, Lanius, R. A. (2007). Neural correlates of reexperiencing, avoidance, and dissociation in PTSD: symptom dimensions and emotion dysregulation in responses to script-driven trauma imagery. Journal of Traumatic Stress, 20(5): 713–725.

Kangas, M., Henry, J. L., Bryant, R. A. (2005). The relationship between acute stress disorder and posttraumatic stress disorder following cancer. Journal of Consulting and Clinical Psychology, 73(2): 360–364.

Klimova, A., Bryant, R.A., Williams, L.M., Felmingham, K.L. (2013). Dysregulation in cortical reactivity to emotional faces in PTSD patients with high dissociation symptoms. European Journal of Psychotraumatology, 4: 1–8.

Lanius, R.A., Williamson, P.C., Densmore, M., Boksman, K., Gupta, M.A., Neufeld, R.W. et al. (2001). Neural correlates of traumatic memories in posttraumatic stress disorder: A functional MRI investigation. American Journal of Psychiatry, 158(11): 1920–1922.

Lanius, R.A., Williamson, P.C., Boksman, K., Densmore, M., Gupta, M., Neufeld, R.W. et al. (2002). Brain activation during script-driven imagery induced dissociative responses in PTSD: a functional magnetic resonance imaging investigation. Biological psychiatry, 52(4): 305–311.

Lanius, R.A., Vermetten, E., Loewenstein, R.J., Brand, B., Schmahl, C., Bremner, J.D., Spiegel, D. (2010). Emotion modulation in PTSD: Clinical and neurobiological evidence for a dissociative subtype. American Journal of Psychiatry, 167(6): 640–647.

Mickleborough, M.J.S., Daniels, J.K., Coupland, N.J., Kao, R., Williamson, P.C., Lanius, U.F. et al. (2011). Effects of trauma-related cues on pain processing in posttraumatic stress disorder: An fMRI investigation. Journal of Psychiatry and Neuroscience, 36(1): 6–14.

Murray, J., Ehlers, A., Mayou, R.A., Murray, J., Ay, M., Ehlers, A., Mayou, R.A. (2011). Dissociation and post-traumatic stress disorder: two prospective studies of road traffic accident survivors. The British Journal of Psychiatry, 180(4): 363–368.

Ozer, E.J., Best, S.R., Lipsey, T.L., Weiss, D.S. (2003). Predictors of posttraumatic stress disorder and symptoms in adults: a meta-analysis. Psychological Bulletin, 129(1): 52–73.

Resick, P.A., Suvak, M.K., Johnides, B.D., Mitchell, K.S., Iverson, K.M. (2012). The impact of dissociation on PTSD treatment with cognitive processing therapy. Depression and Anxiety, 29(8): 718–730.

Shevlin, M., Hyland, P., Elklit, A. (2014). Different profiles of acute stress disorder differentially predict posttraumatic stress disorder in a large sample of female victims of sexual trauma. Psychol Assess, 26(4): 1155–1161.

Schnyder, U., Moergeli, H. (2002). German version of clinician-administered PTSD scale. Journal of Traumatic Stress, 15(6): 487–492.

Staab, J.P., Grieger, T.A., Fullerton, C.S., Ursano, R.J. (1996). Acute Stress Disorder, Subsequent PTSD and Depression after Series of Typhoons. Anxiety, 2(5): 219–225.

Steenkamp, M.M., Nickerson, A., Maguen, S., Dickstein, B.D., Nash, W.P., Litz, B.T. (2012). Latent classes of PTSD symptoms in Vietnam veterans. Behavior Modification, 36(6): 857–874.

Steil, R., Krüger, A., Dyer, A., Priebe, K., Feldmann Jr, R.E., Bohus, M. (2010). DBT-PTSD. Trauma und Gewalt, 4(2): 106–117.

Stein, D.J., Koenen, K.C., Friedman, M.J., Hill, E., Mclaughlin, K.A., Petukhova, M. et al. (2013). Dissociation in Posttraumatic Stress Disorder: Evidence from the World Mental Health Surveys. Biological Psychiatry, 73(4): 302–312.

Steuwe, C., Lanius, R.A., Frewen, P.A. (2012). Evidence for a dissociative subtype of PTSD by latent profile and confirmatory factor analyses in a civilian sample. Depression and Anxiety, 29(8): 689–700.

Terr, L.C. (1991). Childhood traumas: An outline and overview. American Journal of Psychiatry, 148(1): 10–20.

Tsai, J., Armour, C., Southwick, S.M., Pietrzak, R.H. (2015). Dissociative subtype of DSM-5 posttraumatic stress disorder in U.S. veterans. Journal of Psychiatric Research, 66–67: 67–74.

Waelde, L.C., Silvern, L., Fairbank, J.A. (2005). A taxometric investigation of dissociation in Vietnam veterans. Journal of Traumatic Stress, 18(4): 359–369.

Warren, J.I., Loper, A.B., Komarovskaya, I. (2009). Symptom patterns related to traumatic exposure among female inmates with and without a diagnosis of posttraumatic stress disorder. The Journal of the American Academy of Psychiatry and the Law, 37: 294–305.

Werner, K.B., Griffin, M.G. (2012). Peritraumatic and Persistent Dissociation as Predic-tors of PTSD Symptoms in a Female Cohort. Journal of Traumatic Stress, 25: 401–407.

Wolf, E.J., Miller, M.W., Reardon, A.F., Ryabchenko, K.A., Castillo, D., Freund, R. (2012a). A latent class analysis of dissociation and posttraumatic stress disorder: Evidence for a dissociative subtype. Archives of General Psychiatry, 69(7): 698–705.

Wolf, E.J., Lunney, C.A., Miller, M.W., Resick, P.A., Friedman, M.J., Schnurr, P.P. (2012b). The dissociative subtype of PTSD: a replication and extension. Depress Anxiety 29: 679–688.

Wolf, E.J., Lunney, C.A., Schnurr, P.P. (2016). The influence of the dissociative subtype of posttraumatic stress disorder on treatment efficacy in female veterans and active duty service members. Journal of Consulting and Clinical Psychology, 84(1): 95–100.

World Health Organization (1993). International statistical classification of diseases and related health problems. Tenth revision, vol. 2. Geneva: WHO.

Yiaslas, T.A., Kamen, C., Arteaga, A., Lee, S., Briscoe-Smith, A., Koopman, C., Gore-Felton, C. (2014). The relationship between sexual trauma, peritraumatic dissociation, posttraumatic stress disorder, and HIV-related health in HIV-positive men. Journal of Trauma & Dissociation, 15(4): 420–435.

27 Dissoziation bei der Borderline-Persönlichkeitsstörung

Wolfgang Wöller und Helga Mattheß

27.1 Einleitung

Dissoziative Phänomene kommen bei der Borderline-Persönlichkeitsstörung, die in der ICD-10 als »Emotional instabile Persönlichkeitsstörung« (F60.3) beschrieben ist, in so breitem Umfang vor, dass es gerechtfertigt ist, ihrem Vorkommen ein eigenes Kapitel zu widmen. Dies gilt umso mehr, als die hohe Prävalenz dissoziativer Symptome bei der Borderline-Störung in den derzeit gültigen diagnostischen Klassifikationssystemen nur unzureichend abgebildet ist. Bei mehr als der Hälfte der Borderline-Patienten besteht eine komorbide dissoziative Störung; in vielen anderen Fällen werden dissoziative Symptome berichtet, ohne dass die Kriterien einer komorbiden dissoziativen Störung erfüllt sind (Goodman et al. 2003; Korzekwa et al. 2009a; Ross 2007).

Durch die hohe Komorbidität und symptomatische Überlappung ergeben sich bedeutsame Ähnlichkeiten und Überschneidungen zwischen den dissoziativen Störungen und der Borderline-Störung. Gemeinsam ist beiden Störungsbildern in den meisten Fällen eine Vorgeschichte mit körperlicher, sexueller oder emotionaler Gewalt oder emotionaler Vernachlässigung vor dem Hintergrund umfassender Bindungs- und Beziehungstraumatisierungen. Sie findet sich bei dissoziativen Patienten (Dutra et al. 2009) ebenso wie bei Patienten mit einer Borderline-Störung (Zanarini et al. 2002). Bei klinischer Betrachtung betreffen die Gemeinsamkeiten zwischen der Borderline-Störung und den dissoziativen Störungen vor allem diejenigen dissoziativen Störungen, die in der DSM-5-Klassifikation als »Dissoziative Identitätsstörung« (in der ICD-10 noch immer als sog. »Multiple Persönlichkeit«) oder als »Other Specified Dissociative Disorder« (anstelle der Kategorie »Dissociative Disorders Not Otherwise Specified« – DDNOS – der DSM-IV) klassifiziert werden (Sar et al. 2014; Ross et al. 2014). Sie manifestieren sich vor allem in erheblichen Störungen der Emotionsregulierung, in selbstgefährdenden Verhaltensweisen und in Störungen der Identität. Schließlich spielen dissoziative Mechanismen nach Auffassung verschiedener Autoren bei der Borderline-Störung nicht nur bei der Emotionsregulierung, sondern auch bei der Genese der Identitätsstörung eine wichtige Rolle (Howell 2005; Korzekwa et al. 2009b; Meares 2012).

In einem weiteren Sinne können beide Störungsbilder als komplexe Traumafolgestörungen aufgefasst werden, wenngleich ihre jeweilige Symptomatik deutlich über das Symptomspektrum einer »Komplexen posttraumatischen Belastungsstörung« hinausgeht, wie sie für eine künftige ICD-11-Diagnose vorgeschlagen wurde (Maercker et al. 2013).

Das vorliegende Kapitel will versuchen, die bisherigen Kenntnisse über die Rolle dissoziativer Symptome und Phänomene bei der Borderline-Störung auf den verschiedenen Ebenen darzustellen.

27.2 Merkmale der Borderline-Persönlichkeitsstörung

Zentrale Merkmale der Borderline-Persönlichkeitsstörung sind Störungen der Emotionsregulierung, Probleme der interpersonellen Regulation und eine ausgeprägte Identitätsstörung (Leichsenring et al. 2011). Die ICD-10 (WHO 2000) beschreibt die Tendenz, Impulse ohne Berücksichtigung von Konsequenzen auszuagieren; eine unvorhersehbare und launenhafte Stimmung; die Neigung zu emotionalen Ausbrüchen; die Unfähigkeit, impulshaftes Verhalten zu kontrollieren; ferner die Tendenz zu streitsüchtigem Verhalten und zu Konflikten mit anderen, wenn impulsive Handlungen durchkreuzt oder behindert werden. Sie unterscheidet einen impulsiven Typus, der durch emotionale Instabilität und mangelnde Impulskontrolle gekennzeichnet ist, und einen Borderline-Typus, bei dem zusätzlich Störungen des Selbstbildes, der Ziele und der inneren Präferenzen, ein chronisches Gefühl von Leere, intensive, aber unbeständige Beziehungen und eine Neigung zu selbstdestruktivem Verhalten mit parasuizidalen Handlungen und Suizidversuchen beobachtet werden.

Dem Borderline-Typus der ICD-10-Klassifikation entspricht weitgehend die Definition der Borderline-Persönlichkeitsstörung in der amerikanischen DSM-5-Klassifikation. Diese beschreibt ein tiefgreifendes Muster von Instabilität in zwischenmenschlichen Beziehungen, im Selbstbild und in den Affekten sowie eine Neigung zu impulsivem Handeln. Über die Beschreibung in der ICD-10 hinaus werden bei den Diagnosekriterien der DSM-5 zusätzlich genannt: das intensive Bemühen, tatsächliches oder vermutetes Verlassenwerden zu vermeiden; unangemessene, heftige Wut oder Schwierigkeiten, die Wut zu kontrollieren; vorübergehende, durch Belastungen ausgelöste paranoide Vorstellungen oder schwere dissoziative Symptome.

Die Störung der Emotionsregulierung manifestiert sich in schnellen Wechseln der Stimmungslage, einer Dominanz negativer Emotionalität und in Schwierigkeiten, Emotionen zu modulieren und angemessene Gefühlsäußerungen in belastenden Situationen zu zeigen. Globale und undifferenzierte Affektzustände mit Gefühlen der Angst, Scham, Hilflosigkeit, Leere und Wut wechseln ab mit quälenden körperliche Spannungszuständen und Zuständen emotionaler Taubheit und Isolation.

Es besteht eine Tendenz, in belastenden Situationen vor allem Negatives oder Bedrohliches zu vermuten und die Situation nicht relativieren zu können. Die interpersonellen Beziehungen der Betroffenen werden als emotional intensiv, konflikthaft und kurz dauernd beschrieben. Sie neigen dazu, schnell partnerschaftliche oder andere Beziehungen einzugehen und diese ebenso schnell wieder zu beenden Das Symptombild führt in seiner Gesamtheit zu einer erheblichen Einschränkung der Lebensqualität und zu einer hohen Selbstgefährdung durch Selbstverletzung, riskantes, selbstschädigendes Verhalten sowie Suizidalität (Gunderson 1984).

Mit Prävalenzraten von 1 bis 2 % in der Allgemeinbevölkerung ist die Borderline-Persönlichkeitsstörung ein häufiges Störungsbild. Die Lebenszeitprävalenz in der Allgemeinbevölkerung wird mit 5,9 % angegeben. Etwa 10 % der ambulanten und 15–20 % der stationären Psychotherapiepopulationen erfüllen die Kriterien einer Borderline-Persönlichkeitsstörung. Obwohl das weibliche Geschlecht in klinischen Populationen häufiger vertreten ist, sind in der Allgemeinbevölkerung beide Geschlechter gleichermaßen betroffen. Jedoch findet sich ein häufigeres Vorkommen in geringeren

Einkommens- und Bildungsschichten (Grant et al. 2008).

27.3 Prävalenz dissoziativer Symptome bei der Borderline-Störung

In der Definition der »Emotional instabilen Persönlichkeitsstörung« der ICD-10 wird das Vorhandensein dissoziativer Symptome nicht ausdrücklich erwähnt. Unter den neun Kriterien der Definition der Borderline-Persönlichkeitsstörung in der DSM-5 findet sich lediglich eines, das das Auftreten vorübergehender paranoider Gedanken oder schwerer dissoziativer Symptome unter Stress beschreibt.

Tatsächlich werden dissoziative Störungen bei 41–72 % der Borderline-Patienten diagnostiziert (Sar et al. 2006; Sack et al. 2013). Bei Anwendung des Dissociative Disorders Interview Schedule erfüllten 59 % der Borderline-Patienten die Kriterien einer dissoziativen Störung (Ross 2007). Sowohl bei niedrigem, mittlerem als auch hohem Stress-Niveau hatten Borderline-Patienten höhere Dissoziationswerte als normale oder psychiatrische Kontrollpersonen. Bei subjektiv als hoch erlebtem Stressniveau fanden sich schwere dissoziative Symptome (Stiglmayr et al. 2008).

Umgekehrt kann bei Patienten mit einer Dissoziativen Identitätsstörung in 30–70 % der Fälle auch die Diagnose einer Borderline-Störung gestellt werden (Sar et al. 2006; Boon u. Draijer 1993; Korzekwa et al. 2009a). Patienten mit der Doppeldiagnose einer Borderline-Störung und einer Dissoziativen Identitätsstörung zeigen eine besonders hohe Morbidität und eine besonders geringe psychosoziale Anpassung (Dell 1998). Die höchste Symptombelastung wiesen nach Ross (2007) diejenigen Borderline-Patienten auf, die die Kriterien beider Störungsbilder erfüllten. An zweiter Stelle folgten diejenigen, die nur die Kriterien einer Dissoziativen Identitätsstörung erfüllten, danach diejenigen, die nur die Kriterien einer Borderline-Störung erfüllten (Ross et al. 2014).

Zanarini et al. (2008) teilten die 290 von ihnen untersuchten Borderline-Patienten anhand der Dissociative Experiencing Scale (DES) ein in Patienten mit niedrigen (32 %, DES < 10), moderaten (42 %, DES-Scores 10 bis 29) und schweren (26 %, DES-Scores ab 30) Dissoziationswerten. In der Studie von Zanarini et al. (2002) waren 32 % der Borderline-Patienten ohne dissoziative Symptome. Das Fehlen dissoziativer Symptome blieb über 10 Jahre stabil (Zanarini et al. 2002).

In der Untersuchung von Korzekwa et al. (2009a) berichteten die meisten Patienten mit einer Borderline-Persönlichkeitsstörung über eine Unklarheit hinsichtlich ihrer Identität, unerklärliche Stimmungsveränderungen und Depersonalisierungserscheinungen. Bei 29 % der untersuchten Borderline-Patienten fanden sich milde dissoziative Symptome mit dissoziativen Amnesien und leichteren Depersonalisations- und Derealisationssymptomen, bei 24 % schwere dissoziative Störungen mit ausgeprägten Depersonalisationen und Derealisationen, häufigen Amnesien und dem subjektiven Erleben von Identitätsveränderungen. Bei 24 % der Patienten waren die Diagnosekriterien einer Dissoziativen Identitätsstörung oder einer »Dissociative Disorder Not Otherwise Specified (DDNOS)« nach DSM-IV (entsprechend der DSM-5-Diagnose »Other Specified Dissociative Disorder«) erfüllt.

Unter den Patienten mit einer Borderline-Störung korreliert das Vorkommen pathologischer Dissoziationen mit einer Vielzahl von Beeinträchtigungen psychischer Funktionen, insbesondere mit größerer Komorbidität von PTBS und schädlichem Gebrauch von Alkohol und anderen Drogen, geringerem Funktionsniveau, schlechterer Verhaltenskontrolle und ausgeprägtem selbstverletzendem Verhalten (Shearer 1994). Es prädiziert auch ein ungünstiges Ansprechen auf therapeutische Maßnahmen (Ross et al. 2014).

27.4 Neurobiologische Aspekte der Dissoziation bei der Borderline-Störung

Bildgebende Verfahren deuten bei der Borderline-Persönlichkeitsstörung auf eine Pathologie im Bereich des präfrontalen Cortex und limbischer Strukturen hin (Schmahl u. Bremner 2006). Betroffen sind vor allem der vordere cinguläre Cortex, der Hippocampus und die Amygdala. Übereinstimmend wird eine Hyperreaktivität der Amygdala auf emotionale Stimuli beschrieben. Die Volumina von Hippocampus, Amygdala, vorderem cingulärem Cortex und präfrontalem Cortex sind bei Personen mit Borderline-Störung signifikant geringer als bei Kontrollpersonen. Misshandlungen in der Kindheit lösen offenbar eine Freisetzung von Stresshormonen aus, die sich im Sinne einer präfrontal-limbischen Dysfunktion auswirkt. Dabei bewirkt chronischer Stress in der Kindheit toxische Spiegel von Cortison und Glutamat; diese führen zu strukturellen Veränderungen und zum neuronalen Zelltod in vulnerablen Strukturen wie dem Hippocampus und dem präfrontalen Cortex (Schmahl u. Bremner 2006).

Borderline-Patientinnen mit schwerem sexuellem und physischem Missbrauch in der Kindheit mit unterschiedlicher dissoziativer Komorbidität hatten im Vergleich zu gesunden Kontrollpersonen signifikant geringere Hippocampus-Volumina und geringere rechtsseitige Volumina des parietalen Cortex (Irle et al. 2005). Bei der Borderline-Störung korrelierten die Hippocampus-Volumina mit dem Ausmaß der Traumatisierung und Vernachlässigung in der Kindheit (Schmahl u. Bremner 2006) ebenso wie mit dem Ausmaß der Gedächtnisstörung (Grosjean u. Tsai 2007). Hippocampus-Volumina sind bei PTBS (Schmahl u. Bremner 2006) und bei der Dissoziativen Identitätsstörung (Vermetten et al. 2006) vermindert.

Patienten mit Borderline-Störung und dissoziativer Störung zeigten in der Positions-Emissions-Tomografie im Vergleich zu gesunden Kontrollen eine verminderte Aktivität in der temporalen und parietalen Region, den Bereichen, die an den Prozessen der Konsolidierung und Wiederauffindung (retrieval) des episodischen Gedächtnisses beteiligt sind. Verminderte Gedächtnisleistung war mit verminderter metabolischer Aktivität in den temporalen Regionen korreliert (Lange et al. 2005).

Dissoziation ist bei der Borderline-Störung mit größerer noradrenerger Reaktivität in Stresssituationen verbunden (Simeon et al. 2007). Auch die Cortison-Reaktion auf Stress war unter Borderline-Patienten bei solchen mit hoher Dissoziationsneigung signifikant stärker ausgeprägt als bei anderen mit geringer Dissoziationsneigung (Simeon et al. 2003). Die Schreck-Reaktion, die im Wesentlichen durch die Amygdala vermittelt wird, ist bei Borderline-Patienten mit hoher Dissoziationsneigung abgeschwächt und bei Borderline-Patienten mit niedriger Dissoziationsneigung erhöht (Ebner-Primer et al. 2006). Zusammengefasst zeigen die neurobiologischen Studien, dass serotonerge, noradrenerge, HPA-Achsen- und glutamaterge Systeme ebenso wie die endogenen Opiatsysteme bei Dissoziationen im Rahmen der Borderline-Störung beteiligt sind.

27.5 Dissoziation als Abwehrmechanismus und neurobiologischer Regulationsmechanismus

Die *psychoanalytische Krankheitstheorie* hat die Dissoziation bei der Borderline-Störung stets als Abwehrmechanismus betrachtet, der – neben anderen »frühen« Abwehrmechanismen wie Projektion, Introjektion, projektive Identifizierung, primitive Idealisierung, Entwertung und Spaltung – der Abwehr und Kontrolle schwer erträglicher Affektzustände dient (Kernberg 2011).

Aus psychotraumatologischer Sicht werden die undifferenzierten Affektzustände – in erster Linie Gefühle, allein gelassen, zurückgewiesen oder dem Zugriff anderer hilflos ausgeliefert zu sein, sowie Gefühle der Bedrohung von Autonomie, Selbstwert und Identität – typischerweise durch Alltagsituationen ausgelöst, die mit bindungstraumatischen Erinnerungen der Kindheit assoziiert sind. Sie dürften mit hoher Wahrscheinlichkeit für die emotionale Instabilität und die ausgeprägten Wechsel der Stimmungslage der Borderline-Patienten verantwortlich sein (Wöller 2014).

Vor diesem Hintergrund trägt eine Form der Emotionsregulierung, bei der diese undifferenzierten Affektzustände und/oder die mit ihnen assoziativ verknüpften biografischen Erinnerungen durch Dissoziation ganz oder teilweise dem bewussten Erleben entzogen werden, in besonderem Maße zur Stärkung der Alltagsfunktionalität bei. Empirisch ließ sich zeigen, dass Borderline-Patienten im Vergleich zu Kontrollpersonen deutlich mehr Schwierigkeiten haben, Details ihrer Autobiografie zu erinnern; diese Schwierigkeit war mit ihrer Dissoziationsneigung korreliert. So betrachtet, kommt den Dissoziationen offenbar die Funktion zu, episodische, insbesondere autobiografische Informationen, die negative Affekte hervorrufen können, vom Alltagsbewusstsein fernzuhalten (Jones et al. 1999).

Nach Auffassung von Lanius et al. (2010) kann Dissoziation bei Patienten mit einer Borderline-Störung als eine konditionierte Form der Emotionsregulierung angesehen werden, die automatisiert und habituell auch bei geringerer Stressbelastung einsetzt, wenn eine Regulation emotionaler Informationen notwendig wird. Während bisher dissoziative Symptome nicht als Teil der Emotionsregulierung angesehen wurden, legt eine neuere Perspektive nahe, einen modulatorischen Reaktionsprozess in Form von Derealisation, Depersonalisation und dissoziativer Amnesie anzunehmen (Korzewka et al. 2009b).

Bei Patienten mit *chronischer Posttraumatischer Belastungsstörung* (PTBS) hatten Lanius et al. (2010) verschiedene Reaktionstypen identifiziert, die mit unterschiedlichen neuronalen Korrelaten traumaassoziierter Erinnerungen verbunden waren. Die größere Gruppe der Patienten mit einer chronischen PTBS, etwa 70 %, wiesen eine von psychophysiologischer Übererregung und intrusiven Symptomen begleitete Unterregulierung auf. Demgegenüber neigten die Patienten der zweiten Untergruppe, etwa 30 %, zu dissoziativen Reaktionen ohne psychophysiologische Aktivierung, jedoch mit Symptomen von Depersonalisierung und Derealisierung, die als Ausdruck emotionaler Überregulierung aufgefasst werden können. Die Autoren leiten daraus die Annahme ab, dass Dissoziation bei der Borderline-Störung als regulatorische Strategie verstanden werden kann, um hohe emotionale Erregungszustände bei chronischer PTBS zu bewältigen.

Von der gleichen Forschergruppe wurden Befunde zur Dissoziation im Rahmen der Borderline-Störung vorgelegt, die auf ein Muster dysfunktionaler Aktivität im parietalen, occipitalen und temporalen somatosensorischen Integrationsregionen hindeuten, das mit Depersonalisierung, Derealisierung und verminderter Gedächtniskonsolidierung und -wiederauffindung im episodischen Gedächtnis verbunden ist (Brand u. Lanius 2014). Andere Studien weisen auf einen moderierenden Einfluss der Dissoziation auf die Schreck-Reaktion bei Borderline-Patienten hin (Barnow et al. 2012). In den Habituationsstudien fanden die Autoren eine insgesamt erhöhte Startle-Reaktivität bei Borderline-Patienten im Vergleich zu Kontrollpersonen. Patienten, die keine dissoziativen Symptome erleben, zeigen eine stärkere allgemeine Startle-Reaktion im Vergleich zu Probanden mit dissoziativer Verarbeitung.

Die Befunde ergänzen das bislang vorherrschende neurobiologische Verständnis der Borderline-Störung, das als zentrales Regulationsdefizit die verminderte Inhibitition exzessiver Amygdala-Aktivierung annimmt. In dem Modell von Lanius et al. (2010) kommt der Dissoziation die Rolle zu, die Alarmierungsfunktion der Amygdala zu unterdrücken und die emotionale Erregung abzudämpfen (Brand u. Lanius 2014).

27.6 Identitätsstörung, dissoziierte Selbstzustände und Bindungsdesorganisation

Besondere Beachtung verdient im Hinblick auf dissoziative Phänomene das für die Borderline-Störung wesentliche Symptom der Identitätsstörung. Merkmale einer Identitätsstörung sind nach Wilkinson-Ryan u. Westen (2000):

- ungenaue, inkonsistente und wechselhafte Vorstellungen von sich selbst und von anderen Menschen
- unvorhersehbare und oft dramatische Wechsel von Werten, Plänen und Meinungen
- fehlender Sinn für Kontinuität über eine längere Zeit
- inkohärentes Lebensnarrativ
- Selbstdefinition, die stark von aktuellen Außeneinflüssen abhängig ist
- hohe Identifikation bis Überidentifikation mit sozialen Rollen um den Preis fehlender Authentizität
- fassadärer Lebensstil mit hoher Anpassungsbereitschaft
- inkonsistente Überzeugungen, die oft im Widerspruch zum Handeln stehen

Die Folgen des Mangels an Identitätsgefühl können für die Betroffenen und ihre Interaktionspartner weitreichend sein. Sie reichen von einem Gefühl der Verwirrung und Orientierungslosigkeit bis zu quälenden Gefühlen der Leere und einem starken Bedürfnis, diese Leere zu füllen, sei es auch auf selbstdestruktivem Wege. Die meisten Borderline-Patientinnen nehmen den Wechsel ihrer Selbstzustände wahr und leiden unter ihrem Mangel an Selbstkohärenz (Pollock et al. 2001).

Probleme der Fragmentierung und der Identität wurden von psychoanalytischer Seite schon seit Langem beschrieben, u. a. von Adler u. Buie (1979). Sie werden von vielen Theoretikern als zentrales Merkmal der Borderline-Störung angesehen (Jorgensen 2006; Westen u. Cohen 1993). Schon in der Frühzeit der Psychoanalyse wurden Modellvorstellungen entwickelt, die eine Vielfalt von Selbstzuständen und ihre gelingende oder misslingende Integration in der normalen und pathologischen Entwicklung beschreiben, darunter insbesondere die »Theorie der Ich-Kerne« (Glover 1932) und die »Theorie der Ich-Zustände« (Federn 1958); sie wurden später in der Theorie der Ego-States von Watkins u. Watkins (2012) wieder aufgegriffen.

Kernberg (2011) spricht von der »gespaltenen Welt der Selbst- und Objektrepräsentanzen« als Grundlage der Identitätsdiffusion der Borderline-Patienten. Während Kernberg vorwiegend konstitutionelle Faktoren als ursächlich betrachtete, wird aus heutiger Sicht eher angenommen, dass Vernachlässigung, Hass und Entwertung durch die frühen Bezugspersonen eine phasengerechte Integration der Liebes- und Hassanteile der verinnerlichten Objektbeziehungen verhindert haben, sodass diese voneinander abgespalten bleiben müssen. Die Aufspaltung der Selbst- und Objektrepräsentanzen hat zur Folge, dass es bei den Patienten zu widersprüchlichen Verhaltensweisen auf der Basis von Opfer- und Täteridentifikationen kommt, ohne dass dies ein Gefühl des Widerspruchs aufseiten der Betroffenen hervorruft.

In ähnlicher Weise beschreibt Wurmser (2000) Persönlichkeitsspaltungen mit gegensätzlichen Teilidentitäten, bei denen neben einer Welt angepasster Funktionalität eine zweite Welt überwältigender Emotionalität, Radikalität und Globalität besteht. Während die erste Welt in Anpassung und Unterwürfigkeit das »falsche Selbst« repräsentiert, ist die zweite Welt durch Polaritäten von Allmacht und totaler Hilflosigkeit, Vollkommenheit und totaler Beschämung, von absoluter Reinheit und totaler Verworfenheit, globale Sexualisierung und ebenso globale Aggression charakterisiert. Die Aufspaltung in Teilidentitäten kann nur mithilfe umfassender Verleugnungen aufrechterhalten werden, wobei die Teilidentitäten typischerweise oszillieren: Mal ist die Identifizierung mit dem Opfer verleugnet, mal die Identifizierung mit dem Aggressor.

Ausgehend von frühen Arbeiten von Federn und Glover haben neuere Autoren die Borderline-Störung als eine Störung mit dem Charakteristikum dissoziativer Selbst-States aufgefasst (Blizard 2003; Bromberg 1998; Howell 2005; Meares 2012). Nach dieser Auffassung liegen der Borderline-typischen Identitätsstörung und den plötzlichen Veränderungen der Stimmungslage und der Beziehungsgestaltung alternierende dissoziierte Selbst-States zugrunde (Howell u. Blizard 2009). Bromberg (1998) fasst das Selbst als eine interpersonelle Einheit auf, bei der aus einer Multiplizität von Selbst-Objekt-Konfigurationen im Rahmen von Reifungsprozessen eine Selbst-Kohäsion entsteht. Bei der Borderline-Störung haben wir es mit »Fragmentierung des narrativen Selbst« (Fuchs 2007) zu tun, bei der die Erfahrungen aus aufeinanderfolgenden interpersonellen Interaktionen nicht zu einem kohärenten Konzept des Selbst und anderer Menschen integriert werden können. Weder können widersprüchliche Repräsentationen des Selbst gleichzeitig wahrgenommen werden, noch wird der Widerspruch als solcher wahrnehmbar. Bei »temporaler Spaltung des Selbst« ist eine Person vollständig mit dem gegenwärtigen Affektzustand identifiziert; ohne ein Gefühl biografischer Kontinuität begibt sie sich »von einer Gegenwart in die nächste«; das Leben wird so zu einer Aneinanderreihung unverbundener Episoden des Erlebens.

Unter einer *bindungstheoretischen Perspektive* kann die Borderline-Persönlichkeitsstörung als eine Bindungsstörung aufgefasst werden, die insbesondere durch unsicher-ambivalente Bindungsmuster und durch unsicher-desorganisierte Bindungsmuster charakterisiert ist (Agrawal et al. 2004). Von besonderer Bedeutung für die Psychopathologie der Borderline-Störung ist die Desorganisation des Bindungssystems. Desorganisierte Bindungen entstehen, wenn die Bindungsfigur gleichzeitig die Quelle von Schädigung und Schutz oder von Trost und Angst ist. Dies ist vor allem dann der Fall, wenn die Patienten bei ihren frühen Bezugspersonen mit Ich-Funktionswechsel in bedrohliche Persönlichkeitszustände rechnen mussten. Die anhaltende Gefahrensituation, der sich ein bindungstraumatisiertes Kind ausgesetzt sieht, bewirkt eine Aktivierung des Bindungssystems mit der Folge, dass Schutz und Rettung bei der schädigenden Bezugsperson gesucht werden. Dies erfordert gleichzeitig die Aktivierung des Verteidigungssystems gegenüber der gleichen Bezugsperson. Bindungsbedürfnisse und Schutzimpulse gegenüber der gleichen Person sind nicht kompatibel und müssen im Erleben getrennt werden.

Die Notwendigkeit, sich in schnellem Wechsel hilfesuchend an eine Person zu wenden und sich im nächsten Moment vor ihr schützen zu müssen, bewirkt die Aktivierung unterschiedlicher Arbeitsmodelle von Bindung in kurzer zeitlicher Abfolge gegenüber derselben Person. Die mit diesen Zuständen verbundenen affektiven Selbstzustände müssen voneinander getrennt gehalten werden, entweder durch Verleugnung oder durch Dissoziation. Die durch dissoziative Mechanismen herbeigeführte Trennung hat zur Folge, dass widersprüchliche Selbstzustände unverbunden nebeneinander bestehen und die psychischen Funktionsabläufe in widersprüchlicher Weise beeinflussen. Implizit abgespeichert werden die prozeduralen Abläufe, deren sich das Kind bedienen musste, um mit den abrupten Zustandswechseln und dem damit verbundenen unterschiedlichen Verhalten der Bezugspersonen umzugehen. Die Unfähigkeit der Eltern beziehungstraumatisierter Patienten, adäquate Beruhigung zu ermöglichen, wenn das Bindungssystem des Kindes aktiviert ist, bewirkt eine Minderung der Integration des Bewusstseins, die derjenigen bei Dissoziationen entspricht. Je jünger eine Person ist, wenn sie mit desintegrierten Affekten überflutet wird, desto schlechter wird sie ihre Bindungsstrategien organisieren können und umso eher wird sie dissoziative Züge entwickeln (Liotti 2004).

Als eine Theorie, die weit mehr als die bisher genannten Modellvorstellungen auf evolutionsbiologische und neurowissenschaftliche Erkenntnisse zurückgreift, bietet die *Theorie der strukturellen Dissoziation der Persönlichkeit* (Van der Hart et al. 2008) die Möglichkeit, die bei Borderline-Patienten anzutreffenden Phänomene der Persönlichkeitsspaltung zu erklären und mit den Befunden der Bindungsforschung zu desorganisierten Bindungsmustern zu verbinden. Sie liefert eine umfassende theoretische Erklärung, wie frühe Bindungs- und Beziehungserfahrungen zu einer Aufspaltung der Persönlichkeit führen können. Diese Aufspaltung manifestiert sich sowohl bei der Borderline-Störung als auch bei dissoziativen Störungen. Insofern bezieht sich der Begriff der »strukturellen Dissoziation« nicht nur auf dissoziative Störungen, sondern ist Ausdruck eines Verständnisses, bei dem Dissoziation ein Grundmerkmal traumatischer Reaktionsmuster darstellt (Mosquera 2009; ▸ Kap. 5 in diesem Band).

Angeregt durch Janet (1907) nimmt die Theorie der strukturellen Dissoziation der Persönlichkeit an, dass in einem Kontext von Misshandlung und Missbrauch eine Integration biologisch determinierter Aktionssysteme auf der Grundlage basaler emotionaler Systeme (Panksepp 1998) misslingt. Dies betrifft vor allem die Aktionssysteme, die der Abwehr von Bedrohungen für das Individuum dienen, und die Aktionssysteme, die der Bewältigung des Alltagslebens und dem Überleben der Spezies dienen. Nach dieser Theorie misslingt die Integration der defensiven und der alltagsorientierten Aktionssysteme, wenn das Bedrohungs-Verteidigungssystem wegen anhaltender Misshandlungs- oder Vernachlässigungserfahrungen immer wieder aktiviert wird – mit der Folge, dass die Aktionssysteme »dissoziiert« bleiben und in alternierenden und kompetitiven

Subsystemen der Persönlichkeit organisiert werden.

In Anlehnung an Myers (1940) unterscheiden Van der Hart et al. (2008) bei traumatisierten Personen zwei Typen von Persönlichkeitsanteilen: einen »anscheinend normalen Persönlichkeitsanteil« (ANP), der die Aufgabe hat, das Alltagsleben und die Fortpflanzung der Spezies sicherzustellen, und »emotionale Persönlichkeitsanteile« (EPs), die dem Überleben bei Bedrohung dienen und Manifestationen von Aktionssystemen darstellen, die sowohl die Verteidigung als auch die Bindung an Bindungsfiguren kontrollieren; emotionale Persönlichkeitsanteile sind typischerweise mit traumatischen Erfahrungen verbunden.

Bezogen auf die Borderline-Störung lassen sich mithilfe dieser Theorie die dramatischen Stimmungs- und Verhaltensänderungen von Borderline-Patienten durch Wechsel zwischen ANP- und EP-Anteilen erklären (Mosquera et al. 2009). Je nach dem, in welchem Maße ein ANP oder EP – als Kampf, Flucht, Einfrieren oder totale Unterwerfung – aktiviert ist, werden die Borderline-Patienten unterschiedliche subjektive, verhaltensmäßige und physiologische Reaktionen auf eine wahrgenommene Bedrohung zeigen. Alle Reaktionen gegenüber bedeutsamen anderen – von Idealisierung, Kampf- oder Fluchtreaktionen, Angst- und Vermeidungsreaktionen bis zu Reaktionen der totalen Unterwerfung – beruhen auf Aktionssystemen, die wegen der anhaltenden Bedrohung durch frühe Bezugspersonen nicht ausreichend integriert werden konnten.

Die Theorie der strukturellen Dissoziation der Persönlichkeit gestattet auch ein vertieftes Verständnis der bei der Ausbildung desorganisierter Bindungsmustern ablaufenden Prozesse, die als Ausdruck einer gleichzeitigen oder schnell aufeinanderfolgenden Aktivierung des Bindungs- und des Bedrohungsverteidigungssystems gegenüber der gleichen Bezugsperson verstanden werden. Der schnelle Wechsel zwischen Idealisierung und Entwertung, sobald ein Gefühl der Zurückweisung und des Verlassenwerdens aufkommt, entspricht einem Wechsel in der Aktivierung des Bindungssystems zu einer Aktivierung des Bedrohungsabwehrsystems.

27.7 Schluss

Integrierte ätiologische Hypothesen zu dissoziativen Störungen bei der Borderline-Störung betonen die multifaktorielle Natur der Verursachung der Dissoziationsneigung bei Borderline-Patienten. Vor allem ist vor unzulässigen Verallgemeinerungen zu warnen: Weder sind alle Borderline-Patienten mit dissoziativen Symptomen Opfer von Kindesmisshandlung, noch haben alle ein desorganisiertes Bindungsmuster. Sowohl die Borderline-Störung als auch die Dissoziationsneigung sind bis zu 50 % genetisch determiniert (Becker-Blease et al. 2004).

Unabhängig von diesen Fragen bleibt festzuhalten, dass dissoziative Symptome und die Komorbidität dissoziativer Störungen bei der Borderline-Störung in einem weitaus höheren Maße vorkommen, als es die Störungsbeschreibungen der aktuellen diagnostischen Klassifikationssysteme erkennen lassen. Ähnliches gilt für die hohe Komorbidität der Borderline-Störung mit der Posttraumatischen Belastungsstörung, die mit 39,2 bis 51 % angegeben wird (Grant et al. 2008). Darüber hinaus haben sich Modellvorstellungen, die auf dissoziative Mechanismen Bezug nehmen, für ein Verständnis unterschiedlicher Borderline-typischer Phänomene, insbesondere der Störung der Emotionsregulierung und der tiefgreifenden Identitätsstörung, als sehr brauchbar erwiesen. Die Persistenz getrennter Selbst-zustände ist offenbar eine Folge traumatisch bedingter Schädigung der integrativen Funktion des Gehirns, die im klinischen Umgang mit dem Störungsbild zu berücksichtigen ist (Golynkina u. Ryle 1999).

In behandlungspraktischer Hinsicht folgt aus den dargestellten Befunden und Überlegungen, dass dissoziative Symptombildung und Komorbidität weitaus mehr, als es in den meisten bisher vorliegenden Therapiekonzepten zur Behandlung der Borderline-Persönlichkeitsstörung realisiert ist, Eingang in die therapeutische Konzeptbildung finden sollte. Ähnliches gilt für den Umgang mit der hohen Komorbidität der Borderline-Störung mit der Posttraumatischen Belastungsstörung, die mit bis zu 50 % angegeben wird (Grant et al. 2008). Auch diese Komorbidität wird oft nicht in einem ihrem Vorkommen entsprechenden Maße konzeptuell berücksichtigt. Vereinfachend gesagt, muss damit gerechnet werden, dass bei mindestens jedem zweiten Borderline-Patienten auch eine dissoziative Störung und bei nahezu jedem zweiten Borderline-Patienten auch eine Posttraumatische Belastungsstörung vorliegt. Am ehesten werden traumatherapeutisch fundierte Behandlungskonzepte, wie sie von Reddemann (2012) und Wöller (2013, 2014) entwickelt wurden, diesem Sachverhalt gerecht. Ob sie gegenüber den herkömmlichen Konzepten in der Behandlung von Borderline-Patienten mit den genannten komorbiden Störungen einen therapeutischen Zugewinn erbringen, bleibt zunächst eine empirische Frage.

Literatur

Adler, G., Buie, D. (1979). Aloneness and borderline psychopathology: the possible relevance of child development issues. Int J Psychoanal, 60: 83–96.

Agrawal, H. R., Gunderson, J., Holmes, B. M., Lyons-Ruth, K. (2004). Attachment studies with borderline patients. A review. Harvard Rev Psychiatry, 12: 94–104.

Barnow, S., Limberg, A., Stopsack, M., Spitzer, C., Grabe, H. J., Freyberger, H. J. et al. (2012). Dissociation and emotion regulation in borderline personality disorder. Psychol Med, 42: 783–794.

Becker-Blease, K. A., Deater-Deckard, K., Eley, T. et al. (2004). A genetic analysis of individual differences in dissociative behaviors in childhood and adolescence. J Child Psychol Psychiatry, 45: 522–532.

Blizard, R. A. (2003). Disorganized attachment, development of dissociated self-states and a relational approach to treatment. J Trauma Dissociation, 4: 27–50.

Boon, S., Draijer, N. (1993). The differentiation of patients with MPD or DDNOS from patients with a cluster B personality disorder. Dissociation: Progress in the Dissociative Disorders, 6: 126–135.

Brand, B. L., Lanius, R. A. (2014). Chronic complex dissociative disorders and borderline personality disorder: disorders of emotion dysregulation? Borderline Personality Disord Emotion Dysregulation, 1: 13.

Bromberg, P. M. (1998). Standing in the spaces: Essays on clinical process, trauma & dissociation. Hillsdale, NJ: Analytic Press.

Dell, P. F. (1998). Axis II pathology in outpatients with dissociative identity disorder. J Nerv Ment Dis, 186: 352–356.

Dutra, L., Bureau, J. F., Holmes, B., Lyubchik, A., Lyons-Ruth, K. (2009). Quality of early care and childhood trauma: a prospective study of developmental pathways to dissociation. J Nerv Ment Dis, 197: 383–390.

Ebner-Priemer, U. W., Kuo, J., Welch, S. S., Thielgen, T., Witte, S., Bohus, M., Linehan, M. M. (2006). A valence-dependent group-specific recall bias of retrospective self-reports: a study of borderline personality disorder in everyday life. J Nerv Ment, 194: 774–779.

Federn, P. (1958). Ichpsychologie und die Psychosen. Frankfurt a. M.: Suhrkamp.

Fuchs, T. (2007). Fragmented Selves: Temporality and identity in borderline personality disorder. Psychopathology, 40: 379–387.

Glover, E. (1932). A psycho-analytical approach to the classification of mental disorders. J Mental Sci, 78: 819–842.

Golynkina, K., Ryle, A. (1999). The identification and characteristics of the partially dissociated states of patients with borderline personality disorder. Br J Med Psychology, 72: 429–445.

Goodman, M., Weiss, D. S., Ma, V. M., New, A., Koenigsberg, H., Silverman, J. M., Siever, L. (2003). The relationship between pathological dissociation, self-Injury and childhood trauma in patients with personality disorders using taxometric analyses. J Trauma Dissoc, 4: 37–41.

Grant, B. F., Chou, S. P., Goldstein, R. B., Huang, B., Stinson, F. S., Saha, T. D. et al. (2008). Prevalence, correlates, disability, and comorbidity of DSM-IV borderline personality disorder: results from the Wave 2 National Epidemiologic Survey on alcohol and related conditions. J Clin Psychiatry, 69: 533–545.

Grosjean, B., Tsai, G. E. (2007). NMDA neurotransmission as a critical mediator of borderline personality disorder. J Psychiatry Neurosci 2007, 32(2): 103–115.

Gunderson, J. G. (1984). Borderline Personality Disorder. Washington, D. C.: American Psychiatric Press.

Howell, E. F. (2005). The Dissociative Mind. London: The Analytic Press.

Howell, E. F., Blizard, R. A. (2009). Chronic relational trauma disorder: A new diagnostic scheme for borderline personality and the spectrum of dissociative disorders. In: P. Dell, J. A. O'Neil (Hrsg.), Dissociation and the Dissociative Disorders: DSM-V and beyond. New York: Routledge.

Irle, E., Lange, C., Sachsse, U. (2005). Reduced size and abnormal asymmetry of parietal cortex in women with borderline personality disorder. Biol Psychiatry, 57: 173–182.

Janet, P. (1907). The major symptoms of hysteria. London, New York: Macmillan.

Jones, B., Heard, H., Startup, M., Swales, M., Williams Món, J. M. G, Jones, R. S. P. (1999). Autobiographical memory and dissociation in borderline personality disorder. Psychol Med, 29: 1397–1404.

Jorgensen, C. R. (2006). Disturbed sense of identity in borderline personality disorder. J Personal Disord, 20: 618–644.

Kernberg, O. F. (2011). Borderline-Störungen und pathologischer Narzißmus. 15. Aufl. Frankfurt a. M.: Suhrkamp.

Korzekwa, M. I., Dell, P. F., Links, P. S., Thabane, L., Fougere, P. (2009a). Dissociation in borderline personality disorder: A detailed look. J Trauma Dissociation, 10: 346–367.

Korzekwa, M. I., Dell, P. F., Pain, C. (2009b). Dissociation and borderline personality disorder: An update for clinicians. Curr Psychiatr Rep, 11: 82–88.

Lanius, R. A., Vermetten, E., Loewenstein, R. J., Brand, B., Schmahl, C., Bremner, J. D. et al. (2010). Emotion modulation in PTSD: Clinical and neurobiological evidence for a dissociative subtype. Am J Psychiatry, 167: 640–647.

Lange, C., Kracht, L., Herholz, K. et al. (2005). Reduced glucose metabolism in temporo-parietal cortices of women with borderline personality disorder. Psychiatry Res, 139: 115–126.

Leichsenring, F., Leibing, E., Kruse, J., New, A. S., Leweke, F. (2011). Borderline personality disorder. Lancet, 377: 74–84.

Liotti, G. (2004). Trauma, dissociation and disorganized attachment: Three strands of a single braid. Psychotherapy Theory Res Practice Training, 14: 472–486.

Maercker, A., Brewin, C. R., Bryant, R. A., Cloitre, M., Ommeren, M., Jones, L. M. et al. (2013). Diagnosis and classification of disorders specifically associated with stress: Proposals for ICD-11. World Psychiatry, 12: 198–206.

Meares, R. (2012). A dissociation model of Borderline Personality Disorder. New York, London: Norton.

Mosquera, D., Gonzalez, A, Van der Hart, O. (2009). Borderline personality disorder, childhood trauma and structural dissociation of the personality. Persona, 44–72.

Myers, C. S. (1940). Shell Shock in France 1914–1918. Cambridge: Cambridge University Press.

Panksepp, J. (1998). Affective neuroscience: The foundations of human and animal Pollock, P. H., Broadbent, M., Clarke, S., Dorrian, A., Ryle, A. (2001). The personality structure questionnaire (PSQ): A measure of the multiple self-states model of identity disturbance in cognitive analytic therapy. Clin Psychology Psychother, 8: 59–73.

Reddemann, L. (2012). Psychodynamisch imaginative Traumatherapie. PITT – Das Manual. 7. Aufl. Stuttgart: Klett-Cotta.

Ross, C.A. (2007). Borderline Personality Disorder and dissociation and dissociation. J Trauma Dissociation, 8: 71–80.

Ross, C.A., Ferrell, L., Schroeder, E. (2014). Co-occurrence of dissociative identity disorder and borderline personality disorder. J Trauma Dissociation, 15(1): 79–90.

Sack, M., Sachsse, U., Overkamp, B., Dulz, B. (2013). Trauma-related disorders in patients with borderline personality disorders: Results of a multicenter study. Nervenarzt, 84: 608–614.

Sar, V., Akyuz, G., Kugu, N., Ozturk, E., Ertem-Vehid, H. (2006). Axis I dissociative disorder comorbidity in borderline personality disorder and reports of childhood trauma. J Clin Psychiatr, 67: 1583–1590.

Sar, V., Alioğlu, F., Akyuz, G., Karabulut, S. (2014). Dissociative Amnesia in dissociative disorders and Borderline Personality Disorder: Self-rating assessment in a college population. J Trauma Dissociation, 15: 477–493.

Schmahl, C., Bremner, J.D. (2006). Neuroimaging in borderline personality disorder. J Psychiatr Res, 40: 419–427.

Shearer, S.L. (1994). Dissociative phenomena in women with borderline personality disorder. Am J Psychiatry, 151: 1324–1328.

Simeon, D., Nelson, D., Elias, R. et al. (2003). Relationship of personality to dissociation and childhood trauma in borderline personality disorder. CNS Spectr, 8: 755–757, 760–762.

Simeon, D., Knutelska, M., Smith, L. et al. (2007). A preliminary study of cortisol and norepinephrine reactivity to psychosocial stress in borderline personality disorder with high and low dissociation. Psychiatr Res, 149: 177–184.

Stiglmayr, C.E., Ebner-Priemer, U.W., Bretz, J. et al. (2008). Dissociative symptoms are positively related to stress in borderline personality disorder. Acta Psychiatr Scand, 117: 139–147.

Van der Hart, O., Nijenhuis, E.R.S., Steele, K. (2008). Das verfolgte Selbst. Trauma und Dissoziation. Strukturelle Dissoziation und die Behandlung chronischer Traumatisierung: Paderborn: Junfermann.

Vermetten, E., Schmahl, C., Lindner, S. et al. (2006). Hippocampal and amygdalar volumes in dissociative identity disorder. Am J Psychiatry, 163: 630–636.

Watkins, J., Watkins, H.H. (2012). Ego-States – Theorie und Therapie. Ein Handbuch. 3. Aufl. Heidelberg: Carl-Auer-Systeme.

Westen, D., Cohen, R.P. (1993). The self in borderline personality disorder: A psychodynamic perspective. In: Z.V. Segal, S.J. Blatt (Hrsg.), The self in emotional distress: Cognitive and psychodynamic perspectives (S. 334–368). New York: Guilford.

Wilkinson-Ryan, T., Westen, D. (2000). Identity disturbance in borderline personality disorder: An empirical investigation. Am J Psychiatry, 157: 528–541.

Wöller, W. (2013). Trauma und Persönlichkeitsstörungen. 2. Aufl. Stuttgart: Schattauer.

Wöller, W. (2014). Bindungstrauma und Borderline-Störung. Stuttgart: Schattauer.

WHO (Weltgesundheitsorganisation) (2000). Internationale Klassifikation psychischer Störungen (ICD-10). Kapitel V (F). H. Dilling, W. Mombour, M.H. Schmidt (Hrsg.). 4. Aufl. Bern, Göttingen, Toronto: Huber.

Wurmser, L. (2000). Flucht vor dem Gewissen. Analyse von Über-Ich und Abwehr bei schweren Neurosen. 3. Aufl. Göttingen: Vandenhoeck u. Ruprecht.

Zanarini, M.C., Young, L., Frankenburg, F.R., Hennen, J., Reich, D.B., Marino, M.F., Vujanovic, A.A. (2002). Severity of reported childhood sexual abuse and its relationship to severity of borderline psychopathology and psychosocial impairment among borderline patients. J Nerv Ment Dis, 190: 381–387.

Zanarini, M.C., Frankenburg, F.R., Jager-Hyman, S. et al. (2008). The course of dissociation for patients with borderline personality disorder and Axis II comparison subjects: A 10-year follow up. Acta Psychiatr Scand, 118: 291–296.

28 Suchterkrankungen

Christel Lüdecke

28.1 Einleitung

Menschen mit Suchterkrankungen leiden sehr häufig an komorbiden psychischen Störungen wie Depressionen, somatoformen und Angststörungen sowie Persönlichkeitsstörungen, insbesondere Borderline- und antisozialen Persönlichkeitsstörungen. Bei Abhängigkeitserkrankungen mit polytoxikomanen Konsummustern kann davon ausgegangen werden, dass mindestens 80 % dieser Patienten an einer Doppeldiagnose, das heißt an mindestens einer komorbiden psychischen Erkrankung leiden. Bei Alkoholerkrankungen ist der Anteil komorbider psychischer Störungen zwar erheblich geringer, aber mit einer Häufigkeit von 40 bis 50 % immer noch hoch.

In den letzten Jahren kommt der Diagnose der Posttraumatischen Belastungsstörung (PTBS) in der Suchtmedizin eine immer größere Bedeutung zu. In der klinischen Untersuchung richtet sich die Aufmerksamkeit der Therapeuten zunehmend auf Symptome von Traumafolgestörungen und wir finden sowohl in der Anamneseerhebung wie auch bei der körperlichen Untersuchung oft Hinweise auf Traumatisierungen. Es werden traumatisierende Kindheitserfahrungen in Form von emotionaler Vernachlässigung sowie psychische und sexuelle Gewalterfahrungen berichtet. Bekanntermaßen finden sich traumatisierende Lebensumstände häufig in Broken-Home-Familien mit suchterkrankten Familienmitgliedern. Später werden diese Kinder nicht selten ebenfalls suchtkrank. In der Folge sehen wir häufig Bindungs- und Beziehungstraumata bei Menschen mit Suchtproblemen. Sie werden häufig einem Wechselbad von Überversorgung und Vernachlässigung ausgesetzt. Re-Traumatisierungen im Umfeld, geprägt durch die Suchterkrankung wie gewalttätige intoxikierte Partner oder im Rahmen von Beschaffungsprostitution, spielen im weiteren Leben eine große Rolle. Suchterkrankte haben eine besondere Art gefunden, ihre Gefühle zu beeinflussen – eben durch das Suchtmittel. Sie können sich von nicht einschätzbaren und unzuverlässigen Bezugspersonen distanzieren, aber nur um den Preis ihrer Sucht. Suchterkrankte regulieren ihre Gefühle durch die Zufuhr von Suchtstoffen und stehen bei Verzicht auf das Suchtmittel vor einem großen emotionalen Defizit. Entsprechend werden Therapiestrategien mit dem Ziel einer Verbesserung zum besseren Umgang mit sich selbst, Stresstoleranz, Frustrations- und Konfliktfähigkeit, aber auch soziale Kompetenz verfolgt. Bei Drogenerkrankungen ist der Paradigmenwechsel von der kategorischen Abstinenzforderung zu individuell angepassten Behandlungsmethoden einschließlich der Opioid-Substitution unerlässlich. Erst die Beibehaltung der Opiatzufuhr ermöglicht vielen Patienten, überhaupt psychotherapeutische Hilfe in Anspruch zu nehmen. Affektive Selbstregulation kann durch Opioid-Substitution verbessert werden, ohne eine Überforderung im Umgang mit den eigenen Gefühlen zu riskieren.

28.2 Dissoziation und Sucht

Forschungsergebnisse in Bezug auf Dissoziationsneigung bei suchterkrankten Menschen gibt es bisher wenige. Klinisch beobachten wir dissoziative Zustände bei Suchterkrankten, die zusätzlich an komorbiden schweren Persönlichkeitsstörungen und Komplextraumatisierungen leiden. Eine Untersuchung (Langeland et al. 2002) fand bei traumatisierten Alkoholabhängigen eine vergleichsweise geringe Dissoziationsneigung. Allerdings bezeichnet Langeland Intoxikationszustände, wenn Suchtmittel konsumiert werden, um aus aversiven inneren Zuständen auszusteigen, treffend als chemische Dissoziation.

Intoxikationszustände, die herbeigeführt werden, um aus aversiven, nicht aushaltbaren Zuständen auszusteigen, werden als chemische Dissoziation bezeichnet.

Diese Form der Dissoziation wird bei Suchtkranken regelhaft eingesetzt. Hiervon ist Konsum psychotroper Substanzen, die zum Lustgewinn eingesetzt werden, abzugrenzen. Suchtkranke wählen eben einen anderen Weg, nicht aushaltbare Zustände zu unterbrechen oder zu vermeiden. Nach einer neueren Untersuchung (Schäfer et al. 2009) haben viele Suchtkranke mit polytoxikomanen Konsummustern und komorbiden Traumafolgestörungen eine deutlich höhere Dissoziationsneigung, besonders die Untergruppe von jungen Frauen mit Drogenabhängigkeit oder einer kombinierten Alkohol- und Drogenabhängigkeit, die schwere Kindheitstraumatisierungen erlitten haben. Die vergleichsweise niedrige Dissoziationsneigung bei Alkoholkranken ließ sich bestätigen.

Subjektiv sind dissoziative Zustände bei Menschen mit Suchterkrankungen, die sich in Behandlung begeben, zu Beginn der Behandlung weniger relevant. Der Suchtmittelkonsum überformt dissoziative Zustände wie auch andere psychische Symptome. Dissoziative Zustände oder Flashbacks werden von Suchterkrankten oft nicht ängstigend erlebt, sondern bewusst z. B. durch Einnahme von Halluzinogenen herbeigeführt und in der Folge auch anders bewertet. In der klinischen Behandlung steht bei Suchtkranken die Angst vor dem Drogen- oder Alkoholentzug zunächst im Vordergrund. Während der Entwicklung von körperlichen und psychischen Entzugssymptomen mit starkem Suchtverlangen werden häufig Symptome anderer psychischer Störungen überdeckt und nicht wahrgenommen. Zu diesem Zeitpunkt der Behandlung fokussieren die Patienten ihre Behandlung auf die Sucht. Zwar ergeben sich nicht selten bei der körperlichen Untersuchung oder der Anamneseerhebung Hinweise auf eine PTBS, doch der Blick des Behandlers wird durch Verhaltensstrategien der Suchtkranken auf die vordergründigen Beschwerden der Sucht gelenkt.

Patienten haben Angst vor dem Entzug und sind auf die Einnahme von Medikamenten oder Drogenersatzstoffen fixiert. Oft werden selbst schwere körperliche Erkrankungen nicht als solche wahrgenommen, sondern als Entzugssymptome fehlinterpretiert. So maskieren sich vor dem Behandler die Symptome komorbider Störungen. Zwar werden von den Süchtigen während der Aufnahmeuntersuchung häufig frühe Gewalterfahrungen, familiäre Vernachlässigung in der Kindheit und sexueller Missbrauch berichtet, doch ein Zusammenhang zwischen belastenden Kindheitserinnerungen und dem aktuellen Störungsbild wird von ihnen meist nicht gesehen. Während des Entzugs gibt es neue Probleme: Stehen die Intrusionen und Flashbacks mit früheren LSD-Trips in Zusammenhang oder sind es Zustände, die als intrusive Symptomatik einer zugrunde liegenden Traumatisierung zuzuordnen sind? Andererseits hat jeder, der mit hoch dissoziativ gestörten Patienten arbeitet, schon einmal vor der Frage gestanden: Ist dieser Patient jetzt dissoziativ oder intoxikiert? Diese Differenzialdiagnose ist klinisch manchmal nicht zu stellen. Erst ein gründliches Drogen- oder Medikamentenscreening, eine Messung des Atemalkoholgehalts oder eine therapeutisch erfolgreiche Möglichkeit, den Zustand zu durchbrechen, schafft Klarheit. Trotz neuronaler Bahnungsprozesse, die dem Patienten sämtliche Beschwerden unter Entzugssymptomatik subsumieren lassen, sehen wir während der Entgiftungsbehandlung nicht selten Symptome einer PTBS. Dies lässt sich mit Demaskierungseffekten und dem Wegfall des Suchtmittels erklären. Weiterhin ist im Entzug mit Rezeptor- und Transmitterveränderungen zu rechnen, die zur Verschlechterung eines posttraumatischen Beschwerdebildes führen oder eine remittierte Störung wieder akut werden lassen. Ein Entzug bedeutet immer erheblichen Stress.

28.3 Traumatisierung und Sucht

Eine der häufigsten komorbiden Störungen bei Suchterkrankungen sind Traumafolgestörungen. 14 bis 35 % der Frauen, die sexuellen Missbrauch erlitten haben, zeigen Substanzmissbrauch (Mullen et al. 1993; Wilsnack et al. 1997). Mindestens die Hälfte aller Patienten, die sich aufgrund einer Suchterkrankung oder einer Traumafolgestörung in Behandlung begeben, haben in ihrem Leben auch die diagnostischen Kriterien der jeweils anderen Störung erfüllt (Nayavits 2007). 15 bis 40 % der Suchterkrankten, die sich in Behandlung befinden, haben akute Posttraumatische Belastungsstörungen (Najavits 2007). Die einzige deutsche Studie (Traumab-Studie, Driessen et al. 2008) fand, dass durchschnittlich 25 % der Suchtkranken, die sich zum Untersuchungszeitpunkt in ambulanter oder stationärer Behandlung befanden, an einer akuten oder chronischen PTBS litten. Besonders hoch war der Anteil derjenigen, die polytoxikomane Konsummuster mit Alkohol und Drogenkonsum inklusive des Opiattypus hatten. Von diesen Patienten mit der schwersten Form der Suchterkrankung litten 34 % an einer komorbiden PTBS. Auch in der Traumab-Studie bestätigte sich der bekannte Befund, dass Frauen mit Suchterkrankungen doppelt so häufig wie Männer von einer komorbiden Traumafolgestörung betroffen waren.

Viele Studien konnten enge Zusammenhänge zwischen PTBS-Symptomen und Suchtmittelmissbrauch finden (▸ Abb. 28-1). An erster Stelle wird in der Literatur die Selbstmedikationshypothese (Khantzian 1985) genannt, die sich in vielen späteren Studien bestätigen ließ. Alkohol und Drogenkonsum ist nach dieser Hypothese ein Versuch, schmerzvolle oder emotional unerträgliche Zustände zu lindern. Suchtmittelkonsum wird als dysfunktionaler Lösungsversuch zur Besserung eines oft komplexen Störungsbildes traumatogenen Ursprungs mit diffusen Ängsten, erhöhter Impulsivität, Destruktivität, wiederkehrender Suizidalität, häufigen interpersonellen Problemen, geringer Frustrationstoleranz und Konfliktfähigkeit gesehen. Patienten benutzen psychoaktive Substanzen, um Symptome der PTBS zu kontrollieren und zu mildern. Neben der Linderung von Hyperarousal-Symptomen können auch Stimuli, die eine traumatische Situation triggern, bewusst durch Suchtmittelkonsum vermieden werden. Durch Alkohol und Drogen lassen sich Flashbacks vorübergehend verringern und Vermeidungsstrategien können kurzfristig gelockert werden. Vielen Patienten ist es nur

Studie	McFall et al.	Stewart et al.	Bremner et al.	Brown et al.
Jahr	1992	1999	1996	1998
Suchtmittel	A, D	A, AN, O	A, AN, O, K	nicht definiert
Anzahl	259 Kriegsveteranen	295 Frauen	61 Kriegsveteranen	42 Männer
PTBS-Symptome Veränderung durch Suchtmittel				wenn PTBS schlechter, dann Sucht schlechter: 77 % PTBS besser, dann Sucht besser: 79 %
Intrusionen	A↓, D↓	A↓, AN↓, O↓	A↓, AN↓, O↓, K↑	wenn Sucht schlechter, dann PTBS schlechter: 50%
Dissoziation	n.n.	A↓, AN↓, O↓	A↓, AN↓, O↓, K↑	wenn Sucht besser, dann PTBS besser: 51%
Vermeidung	D↓, A Ø	A Ø, AN Ø, O Ø	A↓, AN↓, O↓, K↑	
Arousal	A↓, D Ø	A↓, AN↓, O↓	A↓, AN↓, O↓, K↑	

Abb. 28-1 Überblick über funktionelle Studien

unter Einwirkung von Drogen möglich, Sexualität zu ertragen.

In den meisten Studien (McFall 1992; Stewart et al. 2000; Bremner et al. 1996) konnte die Selbstmedikationshypothese bestätigt werden. Es zeigte sich, dass der Schweregrad der Suchterkrankung signifikant positiv mit dem Schweregrad der PTBS-Symptome assoziiert war. In der Regel hatten sedierende Medikamente, Alkohol und Opiate einen positiven Einfluss auf Dissoziation, Hyperarousal und Intrusionen. Es konnte gezeigt werden (Krystal 1984), dass Alkohol und Drogen eingesetzt werden, um der Auseinandersetzung mit der traumatischen Erfahrung zu entgehen. Die Hälfte aller Personen, die an einer Suchterkrankung und einer Traumafolgestörung leiden, leiden zusätzlich an affektiven oder Angststörungen und rund 70% der Betroffenen haben mindestens eine Persönlichkeitsstörung (Mills et al. 2006). Untersuchungen konnten belegen, dass Suchterkrankungen bei Menschen mit Traumatisierungen in der Kindheit früher beginnen (Brown 2000; Quimette et al. 2000; Driessen et al. 2008). Für Patienten mit Alkoholerkrankung ließ sich der Zusammenhang eindeutig belegen. Alkoholerkrankungen nehmen einen schleichenden Verlauf, sodass die Abhängigkeitserkrankung oft erst in der dritten und vierten Lebensdekade zu alkoholtypischen Auffälligkeiten und konsekutiver Behandlung führt. Bei Patienten mit Drogenabhängigkeit scheint der negative Einfluss der frühen Traumatisierung durch den frühen Beginn und progredienten Verlauf der Opiatabhängigkeit nicht so deutlich. Bei Patienten mit der Doppeldiagnose Sucht und Traumafolgestörungen sind der soziale Abstieg, die persönlichen Funktionseinschränkungen und die vielfältige psychosoziale Symptomatik erheblich ausgeprägter.

28.4 Dissoziation versus Intoxikation

Dissoziative Zustände können bei Suchtkranken virulent werden, wenn auf den Suchtmittelkonsum, z. B. während der Entzugsbehandlung oder im Selbstentzug, verzichtet wird. Nach Erreichen der Abstinenz – dies wird in Entwöhnungsklinken oft beobachtet – wird dann auf frühere dysfunktionale Verhaltensweisen, die vor Beginn der manifesten Sucht entwickelt wurden, zurückgegriffen. Oft finden sich in der Anamnese im Vorfeld der Sucht oder in der körperlichen Untersuchung bei Suchtkranken Hinweise auf selbstverletzende Verhaltensweisen, wie reizlose Narben an den Unterarmen oder Beinen. Auch Extrempiercings und andere Körpermodifikationen (Borkenhagen et al. 2014), die als Integritätsverletzungen des eigenen Körpers zu werten sind, oder (entstellende) Tätowierungen können Hinweise auf selbstverletzendes Verhalten (SVV) sein! Auf Nachfrage erinnern sich Patienten dann wieder, sich vor Beginn der Suchterkrankung geritzt zu haben. Oft sind anamnestisch dissoziative Zustände zu erheben, die durch selbstverletzende Verhaltensweisen unterbrochen wurden. Bei diesen Patienten ist es wahrscheinlich, dass sie nach dem Verzicht auf Suchtmittel erneut mit dissoziativen Symptomen oder Störungen und auch mit selbstverletzenden Verhaltensweisen als Antidissoziativum zu kämpfen haben. Beide Symptomenkomplexe, einerseits dissoziative Zustände mit nachfolgenden selbstverletzenden Verhaltensweisen und andererseits Intoxikationen mit konsekutiver Suchtentwicklung, haben oft traumatogene Wurzeln und können zur Linderung traumaspezifischer Symptome alternativ eingesetzt werden.

Wir haben es mit zwei Wegen zu tun, die in der Regel alternativ benutzt werden, um traumatische Situationen zu überstehen. Dissoziative Zustände wie auch der Drang, sich zu intoxikieren, können durch spezifische Triggerreize ausgelöst werden und sind als habituierte Verhaltensweisen in den impliziten Gedächtnissystemen gespeichert. In der Regel haben diese Patienten in ihrer Anamnese Hinweise auf Traumatisierungen im Vorfeld der Suchterkrankung. Deshalb ist es wichtig, im Rahmen der Komorbiditätsdiagnostik auch die Dissoziationsneigung zu erfassen. Für diese Patienten ist es wichtig, dass alternative Handlungsstrategien und der Umgang mit dissoziativen Zuständen in der Suchttherapie von Beginn an Berücksichtigung finden.

Bei Menschen mit Traumafolgestörungen sehen wir klinisch oft zwei Wege, um aversive emotionale Zustände, Flashbacks, Albträume und Intrusionen zu mitigieren und zu kontrollieren. Für suchtkranke Traumatisierte ist die Intoxikation das adäquate Mittel mit dem Preis einer Suchtentwicklung über den bekannten Teufelskreis: Besserung der Symptomatik durch psychotrope Substanzen – positive Wirkungserwartung – häufiger Konsum – Rezeptoradaptionen – Toleranzentwicklung – Dosissteigerung und den Hauptsymptomen Intoxikation und Craving. Bei Menschen mit

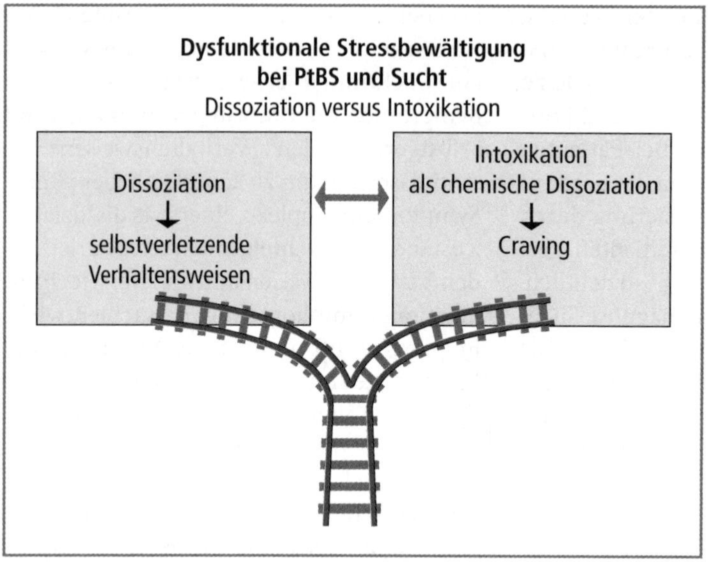

Abb. 28-2 Dysfunktionale Stressbewältigung bei Traumafolgestörungen und Sucht

Traumafolgestörungen ohne Suchtentwicklung oder bei Suchtkranken in abstinenten Phasen sehen wir dann den anderen Weg, über Dissoziation unaushaltbare Zustände zu überstehen. Bei dissoziativen Zuständen sind sie äußerlich starr, reagieren nicht auf die Umwelt, sind aber innerlich hoch erregt – ein unangenehmer Zustand, der sich durch starke äußere Reize beenden lässt, zuverlässig durch selbstverletzende Verhaltensweisen. Wir haben es bei suchtkranken Traumatisierten deshalb als Hauptsymptom mit Craving zu tun und bei Traumatisierten ohne Sucht oder bei Suchtkranken, die ihre Sucht überwunden haben, mit SVV.

Zusammenfassend können wir davon ausgehen, dass sowohl dissoziative Zustände wie auch Intoxikationen, wenn sie nicht zum Lustgewinn eingesetzt werden, bei Menschen mit Suchterkrankungen oft traumatogene Wurzeln haben. Mit hoher Wahrscheinlichkeit ist von einer positiven Traumaanamnese auszugehen, wenn Intoxikation wie Dissoziation als Symptome zeitgleich, sequenziell oder alternierend bestehen.

28.5 Behandlung

In den meisten Fällen ist eine integrative Behandlung beider Störungen der sequenziellen Behandlung vorzuziehen. Viele Suchtkranke erreichen nicht den Verzicht auf den Konsum psychotroper Substanzen über eine längere Zeit, wie dies bei der sequenziellen Behandlung gefordert wird. Das Phasenmodell zur Behandlung von Traumafolgestörungen mit Stabilisierungs-, Expositions- und Reintegrationsphase (Herman 1992; Sachsse 2004) hat sich auch bei komorbider Suchterkrankung bewährt. Allerdings gibt es hier einige Besonderheiten.

28.5.1 Anamnese und Diagnostik

Bei der Anamneseerhebung muss neben der Suchtanamnese konkret nach Traumatisierungen und Symptomen von Traumafolgestörungen gefragt sowie das Zusammenspiel dysfunktionaler Bewältigungsmechanismen erarbeitet werden. Eine Traumaanamnese wird auch bei Arzt-Patient-Beziehungen, die lange bestehen, selten erhoben! Es sollte mit der Erhebung der Suchtanamnese begonnen werden.

Grundregel: Keine Gespräche mit Intoxikierten!

Praxistipp

Nach dem Prinzip äußere Sicherheit vor innerer Sicherheit ist auch die Sozialanamnese bei den oft in desolaten Verhältnissen lebenden Suchtkranken der Traumaanamese voranzustellen. Die entscheidende Frage zum Einstieg in das Thema Traumatisierungen lautet:
»Hatten Sie in der Vergangenheit belastende Erlebnisse, die Ihnen immer noch nachhängen?«
Es ist eher zu erwarten, dass Suchtpatienten an einer Traumafolgestörung leiden, als dass dies nicht der Fall ist!

Dabei sollte den Patienten mitgeteilt werden, dass zwar konkret, aber oberflächlich zu berichten ist. Es kann dabei auf die Journalistenperspektive als Distanzierungstechnik zurückgegriffen werden. Detaillierte Schilderungen traumatischer Ereignisse werden später in Form einer »Traumalandkarte« unmittelbar vor der Traumasynthesebehandlung erhoben. Traumaspezifische Symptome müssen genau erfragt werden. Dabei stellt die Erhebung dissoziativer Symptome neben der Abgrenzung zu Symptomen anderer komorbider Störungen, wie z. B. Depressionen oder ADHS, den Therapeuten vor besondere Herausforderungen. Suchtkranke berichten selbstverständlich von Erinnerungslücken und meinen damit »Filmrisse« und »Blackouts«, also intoxikationsbedingte anterograde Amnesien. Ebenso kann die Fokussierung auf den fehlenden Suchtstoff im Entzug so groß sein, dass alles andere nicht mehr wahrgenommen wird.

Für den Behandler ist die genaue Diagnose einer komorbiden dissoziativen Störung von besonderer Bedeutung, da diese neben der Suchterkrankung für eine bestehende Traumafolgestörung fast beweisend ist und antidissoziative und traumaspezifische Behandlungsmethoden dringend eingeleitet werden sollten.

Deshalb halten wir neben der Anamnese eine standardisierte psychologische Diagnostik zur Erfassung allgemeiner, depressionstypischer, dissoziativer und PTPS-Psychopathologie, Kindheitstraumatisierungen und von Merkmalen einer Persönlichkeitsstörung nach Stabilisierung der Suchterkrankung für dringend erforderlich. Wir empfehlen zur störungsspezifischen Diagnostik von Dissoziation den Fragebogen für Dissoziative Symptome (FDS; Spitzer et al. 2015) als deutsche Version der Dissociative Experiences Scale (DES, Bernstein u. Putnam 1986). Dieser erlaubt die Einschätzung der Schwere von dissoziativen Symptomen, die Patienten subjektiv wahrnehmen (▸ Kap. 16).

28.5.2 Stabilisierende Interventionen

In der Stabilisierungsphase muss es neben einem traumaspezifischen auch einen suchtspezifischen Schwerpunkt geben. Da wir es bei beiden Störungen neurobiologisch mit Störungen des zentralen Stressverarbeitungssystems zu tun haben, gibt es Überschneidungen beim Einsatz der Stabilisierungstechniken.

28.5.3 Dialektisch-behaviorale Therapie für Menschen mit Suchterkrankungen

Die suchttherapeutisch erweiterte Form der dialektisch-behavioralen Therapie (DBT) wurde zur Emotions- und Stressregulation für Menschen mit Suchterkrankungen entwickelt. Besonders geeignet ist die Therapiemethode für Suchtkranke, die neben der Sucht an Störungen mit »emotionaler Übersteuerung« leiden, wie dies bei den Krankheitsbildern dissoziative Störungen, emotional-instabile Persönlichkeitsstörungen und Traumafolgestörungen häufig der Fall ist. Die Wirksamkeit der DBT konnte für Borderline-Persönlichkeitsstörungen (Bohus 2002; Linehan et al. 2002; 2006) wie auch für verschiedene Modifikationen empirisch belegt werden (Rathus u. Miller 2002; Dimeff u. Linehan 2008; Safer et al. 2009). Während bei Suchterkrankungen die Stressverarbeitung durch Konsum von psychotropen Substanzen, Toleranzentwicklung und Entzugssymptomen gestört ist, lassen sich bei Traumafolgestörungen typische Symptome wie primäre Dissoziation mit Albträumen, Intrusionen, Flashbacks und erhöhte Schreckbereitschaft beobachten, die jeweils zu dysfunktionalen Bewältigungsstrategien führen, um Stress zu regulieren und zu lindern sowie Spannung abzubauen. Die DBT ist eine kognitiv-verhaltenstherapeutisch orientierte Therapieform, die viele bewährte Strategien anderer Therapierichtungen, wie Gesprächs- und Gestalttherapie, Hypnotherapie und fernöstliche Meditation, besonders des Zen-Buddhismus, aufgenommen hat. Die therapeutische Beziehung ist auf dialektischen Prozessen aufgebaut. Der Therapeut bewegt sich zwischen den Polen von Akzeptanz und Veränderung. Änderungskompetenzen werden durch das Skills-Training gelernt, das in fünf Module unterteilt ist: Achtsamkeit, Stresstoleranz, Umgang mit Gefühlen, zwischenmenschliche Fertigkeiten und Selbstwert. Die Module Achtsamkeit, Stresstoleranz und Umgang mit Gefühlen wurden suchtspezifisch überarbeitet. Zusätzlich wurden zwei Basismodule Sucht entwickelt (Lüdecke et al. 2010; hier auch Download des Therapiemanuals). Besonders hilfreich für dissoziative Störungen neben der Suchterkrankung sind die Module Achtsamkeit und Stresstoleranz. Hochstresssituationen, die dissoziative Zustände und Craving hervorrufen, werden mithilfe erlernter Fertigkeiten (Skills) unterbrochen. Bei dissoziativen Zuständen wie auch bei starkem Suchtverlangen ist gleichermaßen wichtig, dass hochintensive Skills, z. B. Ammoniak in Ampullenform auf einer Gaze oder der »Divingskill« (Kopf in kaltes Wasser tauchen) eingesetzt werden, damit ein Dissoziationsstopp oder Cravingkontrolle erreicht werden kann. Neben der Gruppentherapie bietet sich bei dissoziativen Zuständen und starkem Craving ein Einzel-Skills-Training über fünf Sitzungen an, mit dem Ziel, das Thema Stresstoleranz zu vertiefen und die Skills auf die individuellen Bedürfnisse, Ressourcen und Möglichkeiten anzupassen.

> Schuhe tragen, ist eine gute Idee, aber um wirklich laufen zu können, müssen sie die richtige Größe haben.

Es werden bei diesem Training individuelle Triggerreize identifiziert und spezifisch abgestimmte Skills zur Unterbrechung der Hochstresssituationen gesucht und entwickelt sowie in der Anwendung überprüft und trainiert. Hilfreiche Skills zur Selbstanwendung werden in dem sogenannten Notfallkoffer aufbewahrt. Für einige Patienten ist es hilfreich, zwei verschiedene Notfallkoffer zu haben, z. B. für dissoziative Zustände und zur Cravingkontrolle getrennt, bei anderen Patienten ist dies nicht hilfreich, weil dissoziative Zustände neben selbstverletzenden Verhaltensweisen auch Craving auslösen. Es gibt mittlerweile Entwöhnungskliniken, die eine Indikationgruppe Skills-Training für dissoziative Störungen in ihr Therapieangebot aufgenommen haben. Patienten, die sich einer abstinenzorientierten Suchttherapie unterziehen, werden psychoedukativ über die Zusammenhänge von Dissoziation, Traumafolgestörungen und Suchterkrankung aufgeklärt und in antidissoziativen Interventionen und in der Entwicklung funktionaler Bewältigungsstrategien geschult. Dies hat sich klinisch zur Aufrechterhaltung der Abstinenz und damit zu einer Verbesserung des Therapieerfolges bewährt. Anzumerken ist, dass bei diagnostizierter PTBS immer zu prüfen ist, ob eine Traumasynthesebehandlung indiziert ist. Diese wird in den meisten Fällen zum Erhalt des Therapieerfolges notwendig sein.

28.5.4 Sicherheit finden

Sicherheit finden ist ein Therapieprogramm für Patienten mit Traumafolgestörungen und Suchtproblemen. Das Programm wurde in den 1990er-Jahren von der Psychologin Lisa Najavits in Boston entwickelt (Najavits 2002). Neben Psychoedukation werden Bewältigungsstrategien zur Linderung von Symptomen bei komplexen posttraumatischen Belastungsstörungen, Suchterkrankungen, interpersonellen Problemen mit erhöhter Impulsivität und Risikoverhalten, Suizidalität und anderen schwerwiegenden Symptomen, wie Dissoziation oder selbstverletzende Verhaltensweisen, vermittelt. In Bezug auf dissoziative Störungen ist auf das Kapitel Distanzierung von emotionalem Schmerz (»Erdung«) hinzuweisen. Dort werden Techniken vorgestellt, die Patienten sehr wirksam bei der Distanzierung von emotionalem Schmerz und zur Herabregulierung von Stress helfen. Das Ziel besteht darin, die Aufmerksamkeit nach außen zu lenken, d. h. weg von inneren negativ gefärbten Zuständen. Erdung umfasst eine Reihe einfacher Strategien, um sich von zu belastenden Emotionen zu lösen und im Hier und Jetzt mit dem Außen in Kontakt zu treten. Es werden gedankliche, körperliche und tröstende Erdung unterschieden. Eine typische Übung aus dem Bereich körperliche Erdung wäre etwa, (sehr) warmes oder kaltes Wasser über die Hände laufen zu lassen. Sicherheit finden wird in offenen wie in geschlossenen Gruppen, ambulant wie stationär oder auch in der Einzeltherapie genutzt. In einer deutschen Studie konnte bei 38 ambulant behandelten Patienten mit Alkoholerkrankung und komorbider PTBS eine gute Akzeptanz und Durchführbarkeit des Programms gezeigt werden (Schäfer et al. 2010). Weitere Informationen finden sich unter www.trauma-und-sucht.de.

28.5.5 Imagination

Imaginationsübungen geben Hilfestellung für eine verbesserte Selbstfürsorge und Entspannung. Sie sollen helfen, Stress bei alltäglichen Anforderungen sowie in Krisen zu reduzieren. Imagination ist eine Form der kontrollierten Dissoziation, mit deren Hilfe durch innere Bilder Kraftquellen erschlossen werden. Menschen, die eine hohe Dissoziationsneigung haben, ist es in der Regel auch gut möglich, zu imaginieren. Aus der Realität auszusteigen, kann kontrolliert und ressourcenorientiert genutzt werden. Suchtkranke bevorzugen nach klinischer Erfahrung die folgenden Übungen: Tresorübung, der innere Garten, Baumübung, Gepäck ablegen und der innere sichere Ort (Huber 2005; Reddemann 2001; Sachsse 2004). Bei jungen erwachsenen Menschen mit Suchterkrankungen, die sich noch im Entwicklungsstadium von Jugendlichen befinden, kann auch die positive Wirkung der Imagination eher mit einem mentalen Training, wie es beispielsweise Sportler zur Verbesserung ihrer sportlichen Leistungen einsetzen, verglichen werden, damit sich die Akzeptanz zur Durchführung erhöht (Lüdecke et al. 2010). Suchtkranke haben weniger Angst vor Kontrollverlust, dieser wird ja sogar durch Suchtmittelkonsum gefördert. Während der Durchführung von Imaginationsübungen allerdings benötigen sie oft strukturelle Hilfen, d.h. viele Anleitungen und Anregungen, inneren Zuständen, Empfindungen und Gefühlen eine Gestalt zu geben. Klinisch entsteht der Eindruck, dass Menschen mit dissoziativen Störungen mit oder ohne Suchterkrankung der Zugang zu Imaginationen leichter fällt. Imaginationsübungen sind besonders am Anfang gar nicht so wirksam, wie von Suchtmittelkonsumenten erwartet, allerdings haben sie auch keine Nachteile, was man von vielen Suchtmitteln nicht sagen kann. Imaginationsübungen sind eine große Hilfe, insbesondere vor der Durchführung von konfrontativen Traumabehandlungen.

28.5.6 Traumasynthese

Wir haben langjährige Erfahrungen mit allen uns bekannten Traumasyntheseverfahren bei Suchtkranken gesammelt. Illegal Drogenabhängige inklusive des Opiattypus befinden sich dabei in der Regel in Substitutionsbehandlung. Aus unserer klinischen Beobachtung werden Traumasyntheseverfahren viel zu selten, viel zu spät und viel zu inkonsequent bei Suchtkranken angewandt. Traumabehandlungen einschließlich Traumaexpositionsverfahren führen bei Suchtkranken zu einer deutlichen Minderung der PTBS-spezifischen Symptome, selbst wenn die Suchterkrankung noch nicht stabil behandelt ist (Mills et al. 2012). Umgekehrt führt eine Traumabehandlung inklusive Expositionsverfahren nicht automatisch auch zu einer Besserung der Suchterkrankung, weshalb leitliniengerecht integrative Behandlungen, d.h. zeitgleiche Behandlungen von Trauma- und Suchtstörungen dringend empfohlen werden.

Nach unseren Erfahrungen benötigen Suchtpatienten zur Durcharbeitung traumatischer Ereignisse mittels EMDR nicht weniger Sitzungen als Menschen mit PTBS ohne Sucht, d.h. zur Bearbeitung eines traumatischen Ereignisses sind oftmals mehrere Sitzungen notwendig und jedes Traumacluster erfordert eine gesonderte Bearbeitung (▸ Kap. 35). In manchen suchttherapeutischen Einrichtungen wird zum Abschluss der Therapie eine EMDR-Sitzung gemacht, die dann aber nicht ausreichend ist. Der Einsatz im stationären wie im ambulanten Setting ist in der Regel unproblematisch. Beim Einsatz im ambulanten Setting sind die Patienten mit einer Suchterkrankung stabil, sie befinden sich seit längerer Zeit in unserer Behandlung und es bestehen genügend Fertigkeiten, sich selbst zu stabilisieren, ohne suchtmittelrückfällig zu werden.

Die Durchführung von EMDR-Sitzungen bei Patienten, die sich unter Opiatsubstitution befinden, zeigt keine Besonderheiten. Eine Studie (Jacobs 2009) zeigte im Vergleich zu herkömmlichen EMDR-Sitzungen vergleichsweise milde Abreaktionen bei gleicher Effektivität. Bei Suchtpatienten sind dissoziative Zustände oft ein Symptom für frühkindliche, schwere Bindungstraumatisierungen, die dann mit einem Gefühl von innerer Leere und selbstdestruktiven Verhaltensweisen verbunden sind. Wir behandeln auch Bindungstraumatisierungen, die bei suchtkranken Menschen nicht selten sind, konfrontativ mit der EMDR-Methode. Ziel ist dann das Durcharbeiten der Affekte von Wertlosigkeit und Verlassensein als Kontrapunkt zu Geborgenheit und Verbundenheit. Während der Prozessierung dieser Affekte erleben wir die Patienten zeitweilig in dissoziativ gefärbten apathischen und lethargischen Zuständen. Die darauffolgenden

Abreaktionen sind meist mit hoher affektiver Beteiligung und von starker vegetativer Beteiligung begleitet und werden als »Vernichtungs- oder Todesangst« erlebt. Die Einwebung des supportiven, erwachsenen Ego-States oder positiver Bindungserfahrungen, begleitet von kognitiver Umstrukturierung und Perspektivwechsel, wird als sehr entlastend empfunden. Entsprechend kann eine Erhöhung der Stimmigkeit des Gefühls von Geborgenheit und Verbundenheit erreicht werden. Dissoziative Zustände und selbstdestruktive Verhaltensweisen lassen sich durch diese Anwendung mit EMDR deutlich reduzieren. Manche Patienten sprechen sogar von »Erlösung«!

Fallbeispiel

Die 31-jährige Patientin litt unter einer chronisch-komplexen posttraumatischen Belastungsstörung nach sexuellem Missbrauch durch den Vater vom 9. bis zum 14. Lebensjahr sowie vorwiegend bindungstraumatischen Erlebnissen durch die unberechenbare, narzisstische Mutter. Neben der Suchterkrankung konnten eine ausgeprägte Dissoziationsneigung (FDS >20) und rezidivierende depressive Episoden, jedoch keine Persönlichkeitsstörung diagnostiziert werden. Vom 16. bis zum 21. Lebensjahr konsumierte die Patientin Amphetamine und Cannabis beim »Feiern«, vom 24. bis 31. Lebensjahr phasenweise exzessiv Alkohol. Ab dem 30. Lebensjahr missbrauchte sie Tramadol nach starker Triggerexposition. Während der stationären integrativen Behandlung erlernte die Patientin »Erdungsübungen« sowie Fertigkeiten aus der DBT zur Bewältigung von Dissoziation und Suchtverlangen. Es wurden in zwei stationären Aufenthalten Traumakonfrontationen in Bezug auf die sexuellen Gewalterfahrungen mit der EMDR-Methode in insgesamt 12 Sitzungen durchgeführt. Dissoziative Symptome, Flashbacks sowie olfaktorische und somatoforme Intrusionen nahmen deutlich ab. Im Fortgang der Behandlung erstmalig auftretende Erinnerungen an traumatische Erlebnisse, damit verbundene Gedanken und Gefühle sowie Trauerprozesse erlebte die Patientin intensiv und schmerzhaft. Parallel dazu nahmen Dissoziation und andere Traumasymptome ab. Die Patientin erlitt nach Behandlungsabschluss zwei Rückfallphasen mit Alkohol und Cannabis, in einer Trennungssituation vom Partner, die sie selbstständig und ohne ärztliche Hilfe in den Griff bekam. Sie lebt seit einem Jahr abstinent. Verbliebene Traumasymptome bewältigt sie erfolgreich mit in der Stabilisierungsphase erlernten Fertigkeiten.

Literatur

Bernstein, E. M., Putnam, F. W. (1986). Development, reliability and validity of a dissoziation scale. J Nerv Ment Dis, 174(12): 727–735.

Bohus, M. (2002). Borderline-Störungen. Göttingen: Hogrefe.

Borkenhagen, A., Stirn, A., Brähler, E. (Hrsg.) (2014). Body Modification. Manual für Ärzte, Psychologen und Berater. Berlin: MWV Medizinisch Wissenschaftliche Verlagsgesellschaft.

Bremner, J. D., Southwick, S. M., Darnell, A., Charney, D. S. (1996). Chronic PTSD in Vietnam combat veterans: Course of illnes and substance abuse. Am J Psychiatry, 153: 369–375.

Brown, P. J. (2000). Outcome in female patients with both substance use and posttraumatic stress disorders. Alcoholism Treatment Q, 18: 127–135.

Dimeff, L. A., Linehan, M, M. (2008). Dialectical behavior therapy for substance abusers. Addict Sci Clin Pract, 4: 39–47.

Driessen, M., Schulte, S., Luedecke, C., Schäfer, I., Sutmann, F., Ohlmeier, M., Kemper, U., Koesters, G., Chodzinski, C., Schneider, U., Broese, T., Dette, C., Havemann-Reinicke, U. (2008). TRAUMAB-Study Group. Trauma and PTSD in patients with alcohol, drug, or dual dependence: a multi-center study. Alcohol Clin Exp Res, 32: 481–488.

Herman, J. L. (1992). Trauma and Recovery. New York: Basic Books.

Huber, M. (2005). Der innere Garten. Ein achtsamer Weg zur persönlichen Veränderung. Paderborn: Junfermann.

Jacobs, S. (2009). Neurowissenschaften und Traumatherapie. Grundlagen und Behandlungskonzepte. Göttingen: Universitätsverlag.

Khantzian, E.J. (1985). The Self-medication hypothesis of addictive disorders: focus on heroin and cocain addicted physicians. JAMA, 254(2): 249–252. PMID: 3999369.

Krystal, H. (1984). Psychoanalytic views on human emotional damages. In: Posttraumatic Stress Disorders. Psychological and biological sequelae (S. 1–28). Washington; DC: American Psychiatric Press.

Langeland, W., Draijer, N., Van den Brink, W. (2002). Trauma and dissociation in treatment – seeking alkoholics: Towards a resolution of inconsistent finding. Compr Psychiatrie; 43: 195–203.

Linehan, M.M., Dimeff, L.A., Reynolds, S.K., Comtois, K.A., Welch, S.S., Heagerty, P., Kivlahan, D.R. (2002). Dialectical behavior therapy versus comprehensive validation therapy plus 12-step for the treatment of opioid dependent women meeting criteria for borderline personality disorder. Drug Alcohol Depend, 67: 13–26.

Linehan, M.M., Comtois, K.A., Murray, A.M., Brown, M.Z., Gallop, R.J., Heard, H.L., Korslund, K.E., Tutek, D.A., Reynolds, S.K., Lindenboim, N. (2006). Two-year randomized controlled trial and follow-up of dialectical behavior therapy vs therapy by experts for suicidal behaviors and borderline personality disorder. Arch Gen Psychiatry, 63(7): 757–766.

Lüdecke, C., Sachsse, U., Faure, H. (Hrsg.) (2010). Sucht – Bindung – Trauma. Psychotherapie von Sucht- und Traumafolgen im neurobiologischen Kontext. Stuttgart: Schattauer.

Mc Fall, M.E., Mackay, P.W., Donovan, D.M. (1992). Combat-related posttraumatic stress disorder and severity of substance abuse in Vietman veterans. J Stud Alc, 53: 357–363.

Mills, K.L., Teesson, M., Ross, J., Peters L. (2006). Trauma, PTSD and substance use disorders: findings from the Australian National Survey of Mental Health and Well-Being. Am J Psychiatry, 163: 652–658.

Mullen, P.E., Martin, J.L., Anderson, J.C., Romans, S.E., Herbison, G.P. (1993). Childhood sexual abuse and mental health in adult life. Br J Psychiatry, 163: 721–732.

Najavits, L.M. (2002). Seeking Safety: A Treatment Manual for PTSD and Substance Abuse. New York: Guilford Press.

Najavits, L.M. (2007). Psychosocial treatments for posttraumatic stress disorder. In: Nathan, P.E., Gorman, J.M. (Hrsg.), A guide to treatments that work (S. 513–529). 3rd ed. New York: Oxford University Press.

Ouimette, P.C., Moos, R.H., Finney, J.W. (2000). Two-year mental health service use and course of remission in patients with substance use and posttraumatic stress disorders. J Stud Alc, 61: 247–253.

Rathus, J.H., Miller, A.L. (2000). Dialectical behaviour therapy: adaptations and new applications. Cogn Behav Pract, 7: 420–425.

Reddemann, L. (2001). Imagination als heilsame Kraft. Zur Behandlung von Traumafolgen mit ressourcenorientierten Verfahren. Stuttgart: Pfeiffer bei Klett-Cotta.

Sachsse, U. (2004). Traumazentrierte Psychotherapie. Theorie, Klinik und Praxis. Stuttgart: Schattauer.

Safer, D.L., Telch, C.F., Chen, E.Y. (2009). Dialectical Behaviour Therapy for Binge Eating and Bulimia. New York: Guilford Press.

Schäfer, I., Langeland, W., Hissbach, J., Lüdecke, C. (2009). Childhood trauma and dissociation in patients with alcohol dependence, drug dependence, or both – a multi-center study. Doi: 10.106/j. drugalcdep.2009.12.012.

Schäfer, I., Schulze, C., Dilling, A., Barghaan, D., Bullinger, M., Stubenvoll, M. (2010). »Sicherheit finden« – Akzeptanz eines integrativen Therapieangebotes für Posttraumatische Störungen und Substanzmissbrauch bei Patientinnen mit Alkoholabhängigkeit. Suchttherapie, 11: 60–68.

Spitzer, C., Stieglitz, R.D., Freyberger, H.J. (2015). Der Fragebogen zu Dissoziativen Symptomen (FDS). 3. Aufl. Bern: Huber.

Stewart, S.H., Conrod, P.J., Samoluk, S.B., Pihl, R.O., Dongier, M. (2000). Posttraumatic stress disorder symptoms and situation-specific drinking in women substance abusers. Alcoholism Treatment Quarterly, 18(3): 31–47.

Wilsnack, S.C., Vogeltanz, N.D., Klassen, A.D., Harris, T.R. (1997). Childhood sexual abuse and women's substance abuse: national survey findings. J Stud Alcohol, 58: 264–271.

Zobel, M. (2006). EMDR in der Behandlung von Suchtpatienten mit Posttraumatischer Belastungsstörung. In: Fachverband Sucht e.V. (Hrsg.), Integrierte Versorgung: Chancen und Risiken für die Suchtrehabilitation. Geesthacht: Neuland.

29 Psychotische Störungen und komplexe Dissoziative Störungen: Klinik und Differenzialdiagnose

Vedat Şar

29.1 Einleitung

Die Differenzialdiagnose zwischen psychotischen und dissoziativen Störungen ist eine besondere Herausforderung für Kliniker und Forscher. Trotz der klaren Unterschiede zwischen beiden Syndromen, was die Pathogenese, die Behandlung und die Krankheitsfolgen betrifft, bereitet die Differenzialdiagnose aufgrund vieler klinischer Ähnlichkeiten häufig Probleme. Von der deskriptiven Seite kann man die Beziehung zwischen psychotischen und komplexen dissoziativen Störungen zweiseitig betrachten: psychotische Symptome können bei dissoziativen Störungen beobachtet werden und umgekehrt gibt es auch dissoziative Symptome bei psychotischen Störungen.

Die Dissoziative Identitätsstörung (DIS) und deren inkomplette Erscheinungsbilder werden auch als »komplexe« chronische dissoziative Störungen (vgl. Dell 2009, DSM-5) bezeichnet. Akute dissoziative Zustandsbilder, die meistens als eine Reaktion nach einem stressvollen Ereignis auftreten, können vielfältige Symptomatologien aufweisen, die sich in der »Komplexität« von den chronischen oft nicht unterscheiden lassen.

Die Dissoziation kann sowohl kognitiv-emotionale als auch sensorisch-motorische Funktionen betreffen. Bei akuten und chronischen psychotischen Störungen (von der kurzen psychotischen Störung bis zur Schizophrenie) kann man das ganze Spektrum der dissoziativen Symptomatologie beobachten: dissoziative Amnesie, Depersonalisierung-Derealisierung und Identitätsstörungen (Verwirrung oder Alteration) einschließlich Besessenheitserlebnisse und funktionelle neurologische (Konversions-) Symptome. Psychotische Symptome kann man sowohl bei chronischen als auch bei akuten dissoziativen Störungen beobachten.

An dieser Stelle sollte man die Grenzen des empirischen Vorgehens in Betracht ziehen, das meistens auf einem symptomorientierten Ansatz beruht. Der wesentliche Grund liegt in der Tatsache, dass die phänomenologische Hauptdiagnose auf der Gesamtheit der psychopathologischen Symptomatik, aber nicht auf einzelnen »pathognomonischen« Symptomen beruhen soll.

Die dissoziativen und schizophrenen Störungen können nur durch ein Vorgehen verlässlich diagnostiziert werden, das das ganze Spektrum der beiden Psychopathologien gleichzeitig berücksichtigt. Es gibt Studien, die psychoseähnliche (»psychotic-like«) oder »nicht-klinische psychotische« Symptome in der Allgemeinpopulation als ziemlich häufig darstellen (Lataster et al. 2006; Scott et al. 2008; Sommer et al. 2010). In solchen Studien fehlt meist ein Messinstrument, das die dissoziativen Symptome von den psychotischen trennen könnte. Hier sind auch die sogenannten Sinnestäuschungen einzuordnen.

29.2 Klinisches Bild und diagnostische Kriterien

Trotz der eindimensionalen Struktur der Dissoziation im Sinne eines Mechanismus haben dissoziative Störungen mehrere klinische »Gesichter« (Şar 2014). Diese Vielfältigkeit führt zu Nachbildungen (Phänokopien) der psychiatrischen Syndrome von verschiedenen Spektra einschließlich psychotischen (z. B. Persönlichkeitsstörungen, somatische Erscheinungen usw.). Zudem können dissoziative Störungen bei allen psychiatrischen Störungen als komorbide Zustandsbilder vorkommen (Şar u. Ross 2006). In den folgenden Abschnitten wird über klinische Beobachtungen und über aktuelle empirische Daten bezüglich der Prävalenz und der Bedeutung der psychotischen und dissoziativen Phänomene berichtet; diese überlagern sich oft oder stehen möglicherweise in Beziehung.

29.2.1 Sinnestäuschungen

In klinischen Studien berichten 80–90 % der Patientinnen und Patienten mit DIS, dass sie Stimmen hören, d. h. akustische Halluzinationen haben (Loewenstein 1991; Ross et al. 1990a; Şar et al. 1996). Viele Patienten neigen dazu, diese Symptome geheim zu halten. Sie berichten diese Erlebnisse nur gegenüber einem »zuverlässigen« Kliniker und nur, wenn sie danach gefragt werden. Manche der betroffenen Patienten haben Angst, den Verstand zu verlieren, verrückt zu werden, an einer schweren Geisteskrankheit zu leiden oder als Psychotiker fehldiagnostiziert zu werden und in der Psychiatrie zu landen. Man kann dieses Verhalten jedoch nicht alleine mit diesen Ängsten erklären; viele Patienten sind sich der »krankhaften« Natur dieser Erlebnisse, die ihnen seit den frühen Perioden ihres Lebens vertraut sind, wenig bewusst; meist haben sie sich daran gewöhnt.

Meistens überzeugen die »Stimmen« auch die Patienten davon, sie geheim zu halten, indem sie der »Gastgeberpersönlichkeit« mit etwas Unangenehmem drohen, z. B. sie dazu zu bringen ihre Vernunft und ihre Selbstkontrolle zu verlieren, Selbstmord zu begehen oder sie drohen damit, die »Gastgeberpersönlichkeit« zu töten. Die Zurückhaltung kann daher als das Ergebnis einer traumabezogenen Abwehr gegen Re-Traumatisierung verstanden werden. Dieses »schonende« Verhalten der »Stimmen« scheint mit dem Vertrauen des Patienten zu seinem Therapeuten negativ zu korrelieren. Es nimmt i. d. R. im Verlauf der psychotherapeutischen Behandlung ab, wenn die »Stimmen« nämlich beginnen zu verstehen, dass der Therapeut nicht unbedingt die Absicht hat, sie zu vernichten oder »auszutreiben«. Diese »Stimmen« ahnen, dass sie die zukünftige psychotherapeutische Behandlung »überflüssig« machen kann, weil sie die Möglichkeit der »Integration« als eine angestrebte Lösung nicht kennen. Das ist typisch für die »Welt« der »Alter-Persönlichkeiten«, denen es an einem dialektischen Denken mangelt und die an einer starken Selbstüberzeugung leiden, wie in dem Konzept des »soziologischen Selbst« (Şar u. Öztürk 2007, 2013) beschrieben.

Diese »Stimmen« und weitere Sinnestäuschungen werden manchmal »Pseudo-Halluzinationen« (Van der Zwaard u. Polak 2001) genannt. Dieses Konzept sollte besser vermieden werden, da es den klaren halluzinatorischen Eigenschaften der meisten dissoziativen Patienten nicht gerecht wird. Bleuler (1911) hatte schon bei der Beschreibung der Schizophrenie darauf hingewiesen, dass die Qualität der »Stimmen« von »Gedankenlautwerden« bis zur klaren Gehörshalluzination reichen, d. h. ein breites Spektrum umfassen kann. Seit Langem glaubt man, dass die als innerhalb des Kopfes lokalisiert erlebten akustischen Halluzinationen (»Stimmen im Kopf«) typischer für die dissoziativen Störungen als für die Schizophrenie sind (Stephane et al. 2003). Jedoch wurde diese Annahme von mehreren Autoren infrage gestellt (Copolov et al. 2004; Dorahy et al. 2009; Honig et al. 1998; Moskowitz u. Corstens 2007). Zum Beispiel wurde in einer Studie, in der die wahrgenommene Lokalisierung der Stimmen bei der DIS und der Schizophrenie direkt verglichen wurde, kein Unterschied gefunden (Dorahy et al. 2009).

Dorahy et al. (2009) stellten fest, dass bei den Patienten mit DIS die Stimmen häufiger vor dem 18. Lebensjahr beginnen. Sie hörten mehr als zwei Stimmen und beschrieben sowohl Kindes- als auch Erwachsenenstimmen. In einer anderen Studie berichteten die Patientinnen und Patienten mit einer DIS im Vergleich zur Schizophrenie häufiger von Kinderstimmen und wütenden, feindseligen oder diskutierenden Stimmen (Laddis u. Dell 2012). Bei dissoziativen Patienten haben einige von den »Stimmen« das Vermögen, in einen Dialog mit dem Gesprächspartner einzutreten (Putnam 1989). Die Ansprechbarkeit der »Stimmen« ist typischerweise ein Ergebnis der »sprechenden« dissoziativen Persönlichkeitsidentitäten, die in innere Dialoge eintreten können, aber auch »am Außen« teilnehmen können; d. h. sie haben die Qualität eines inneren Dialogs (»inner speech«; Jones 2010). Solche Dialoge verschwinden typischerweise schlagartig nach der Integration (»fusion«; ▸ Kap. 22 in diesem Band) der bezogenen Identitäten mit der Gastgeberpersönlichkeit. Man kann davon ausgehen, dass manche Patienten mit Schizophrenie auch dissoziative Eigenschaften (bis zur Komorbidität) haben, ein Zustand, der den Grund für solche Abtrennungen überflüssig macht.

Die Stimmen können von den Patienten als diejenigen der eigenen »Alter-Persönlichkeiten«, die als eine »fremde Einheit« innerhalb der eigenen Person, als imaginierte Begleiter in der äußeren Welt oder einfach als eine äußerliche Instanz/Quelle (i. S. v. Besessenheit) erlebt werden, von der die eigene Person beeinflusst werden kann (Şar et al. 2014a). Viele Betroffene kämpfen lange mit diesen Erlebnissen, bevor sie eine psychotherapeutische Behandlung beginnen. Selbstbehandlungsversuche scheitern in der Regel, denn diese ghettoartige (Frankel u. O'Hearn 1996) abgeschlossene innere Welt kann sich nur durch das Öffnen in zwischenmenschlichen Beziehungen zu anderen verändern.

Visuelle Halluzinationen sind bei dissoziativen Störungen weitverbreitet (Putnam 1989). Sie können sich einfach in visuellen Fehlwahrnehmungen äußern (z. B. Licht) oder figürlichen Charakter haben, z. B. als eine Person (»ein alter Mann mit weißem Bart, ein Tier, eine Schlange oder ein unbestimmtes Geschöpf«) wahrgenommen werden. Letztere können auch als imaginierte »konkrete« Begleiter halluziniert werden (Kluft 1985). Manche Patienten nehmen diese imaginären Begleiter als ziemlich real war, beziehen sich auf sie wie auf »Freunde«. Diese Begleiter können aber auch als feindselig erlebt werden, was zunächst wie ein paranoider Zustand erscheint.

Diese Halluzinationen müssen nicht unbedingt immer auf eine Dissoziative Identitätsstörung hinweisen. Pierre Janet beschrieb solche Halluzinationen als sekundäre feststehende (fixed) Symptome. Sie treten z. B. auf, wenn feindselige dissoziierte Identitäten die Gastgeberpersönlichkeit durch provozierende Visionen oder Gehörshalluzinationen erschrecken möchten. Die Patientin kann sich z. B. selbst filmartig an eine Wand genagelt oder gehängt sehen, oder sie kann fremde, unmenschliche Gesichter (Fratzen) sehen oder ein beängstigendes Geschrei hören, entsetzliche Geschmacks- oder Geruchshalluzinationen oder andere unheimliche körperliche Sensationen wahrnehmen. Eine solche Krise kann sich zu einer akuten psychotischen Episode entwickeln, die auf dem Hintergrund einer schon vorhandenen DIS auftritt (Tutkun et al. 1996). Meistens berichten die Patientinnen und Patienten solche Erlebnisse aus der Distanz, d. h. sie sind sich über deren krankhafte Natur im Klaren. Die Quelle dieser Erlebnisse ist dem Kliniker zunächst meist unklar, wird aber bald offensichtlich. In diesen Zustandsbildern versucht die dissoziierte Identität die Verleugnung der Gastgeberpersönlichkeit zu bewältigen, und kann daher für die damit zusammenhängenden schmerzhaften Erlebnisse amnestisch sein.

Solche Intrusionsphänomene können auch bei einer Posttraumatischen Belastungsstörung (PTBS) auftreten (Sakarya et al. 2012). Bei der DIS werden diese Fehlwahrnehmungen relativ realitätsnah erlebt und beinhalten die traumatischen Erlebnisse des Patienten, jedoch in einer »dekontextualisierten« Form (Brewin 2001); sie sind durch starke sensorielle, motorische und wahrnehmungsmäßige Repräsentationen charakterisiert. Das kann auch die Form eines Flashback-Erlebnisses annehmen, wie es auch bei der PTBS beobachtet wird (Putnam 1989). Erschreckende intrusive bildhafte Vorstellungen können entstehen, die Flashbacks ähnlich sind, aber von der Patientin nicht als etwas Reales wahrgenommen werden. Diese Erlebnisse können auch durch Umgebungsreize ausgelöst werden. Dissoziative Störungen verbergen meistens eine PTBS, die sich nur in umgeformten Symptomen (z. B. chronische negative Stimmung, Amnesien) manifestiert und erst nach der Aufhebung der dissoziativen Barrieren erkennbar wird. Für Patienten, die gleichzeitig an einer DIS und an einer PTBS leiden, ist dieses Gemisch von Symptomen schwer zu verstehen.

Diese Symptomatik ist sehr viel beunruhigender für die Patienten, als wenn jeweils »nur« Symptome einer PTBS oder einer DIS vorhanden sind. Andererseits bringt eine komorbide PTBS Patienten mit DIS oft zur therapeutischen Behandlung. Sie stellt eine Krisenperiode im langfristigen natürlichen Verlauf der Störung dar.

29.2.2 Störungen der Gedankengänge und deorganisiertes Verhalten

Störungen der Gedankengänge sind pathognomonische Zeichen einer psychotischen oder organisch bedingten psychotischen Störung. Dissoziative Patienten haben normalerweise keine Denkstörungen, aber sie können unter bestimmten Umständen so erscheinen, als ob sie diese hätten. Häufige Wechsel der Identitäten (»switches«) und amnestische Phänomene innerhalb eines Interviews können Störungen des Gedankenganges nachahmen (Putnam 1989), insbesondere wenn die Patientin in einer schweren Krise ist. Diese Patienten entwickeln manchmal während einer schweren Krise extrem unangemessene Verhaltensweisen. Flashback-Episoden können auch nicht-epileptische Anfälle oder andere sensorimotorische Symptome auslösen. Unter dem Einfluss einer feindseligen Identität oder durch den völligen Zusammenbruch der dissoziativen Barrieren kann es z. B. auch zu selbstzerstörerischen Handlungen kommen. Solch ein Zusammenbruch kann sich zu einer »dissoziativen Psychose« (i. S. einer akuten dissoziativen Reaktion mit psychotischen Eigenschaften) entwickeln.

Bei hospitalisierten Patienten in akuten Krisen kann der Kampf der Gastgeberpersönlichkeit gegen feindselige und/oder suizidale Identitäten oft tägliche Krisen initiieren. Unter einer psychotherapeutischen Behandlung, die den Schwerpunkt auf eine Stabilisierung legt, können sich diese Krisen nach einigen Wochen stabilisieren. Während einer solchen Krisenperiode können kindliche Identitäten ein grob unangemessenes und anscheinend »regressives« Verhalten zeigen (z. B. außerhalb der Toilette koten oder wie ein Kind spielen). Bei vielen Patienten werden diese »Kind-Identitäten« von den Behandlern nicht bemerkt; es handelt sich dabei nicht um »tatsächliche« innere Kinder, i. S. von konkreten Personen, sondern um veränderte Persönlichkeitszustände.

29.2.3 Störungen der Realitätsauffassung: Trans-Logik oder genuiner Wahn?

Das »American Psychiatric Glossary« (Stone 1988) definiert die Realitätswahrnehmung und -prüfung als die Fähigkeit zur objektiven Evaluation der äußeren Welt und zum adäquaten Unterscheiden zwischen äußerer und innerer Welt. Eine gestörte Realitätswahrnehmung und -prüfung ist eine der Hauptsymptome der Psychose. Die Realitätsauffassung ist bei Patienten mit dissoziativen Störungen auch dann intakt, wenn sie sich nicht in einer psychotischen Episode befinden.

Patienten mit dissoziativen Störungen verwechseln die innere Welt und die äußere Realität nicht dauerhaft oder durchdringend. Wenn es geschieht, ist es zeitlich begrenzt oder umschrieben.

Einer der verblüffenden Aspekte der Einsicht der dissoziativen Patienten ist die Variation hinsichtlich der Überzeugung über die Getrenntheit der dissoziierten Identitäten. Die Wahrnehmung dissoziativer Patienten von einer Existenz einer »anderen« Person in ihrem Inneren oder der Existenz mehrerer Persönlichkeiten kann nicht als ein Wahn verstanden werden. Es handelt sich dabei nicht um eine primäre Gedankenstörung, sondern um ein genuines inneres Erlebnis.

Bei sehr komplexen dissoziativen Störungen kann es vorkommen, dass Patienten die dissoziierten Identitäten als »Freunde in der äußeren Welt« sehen oder eben Selbstmordversuche als Mordversuche der »feindlichen« Persönlichkeiten erleben, ein Phänomen, das man »inneren Mord« nennt (Putnam 1989).

Solche Erlebnisse können paranoide Zustandsbilder nachahmen, insbesondere wenn eine feindselige dissoziierte Identität mit einer Person in der äußeren Welt identisch ist.

Trans-Logik (d. h., die Toleranz und/oder Rationalisierung der logischen Inkonsistenz während eines hypnotischen Zustandes) ist der Kernaspekt der Kognition der DIS-Patienten (Loewenstein 1993). Dissoziation ermöglicht die Existenz mehrerer unterschiedlicher (subjektiver) Versionen der Realität in der inneren Welt einer Person. Kluft (1993) bezeichnete die DIS einmal als »multiple Realitätsstörung« (anstatt »multipler Persönlichkeit«). Diese »Trans-Logik« hilft dem Patienten bei der Anpassung an das »normale« tägliche Leben; die Überzeugungen existieren aber weiter. Das ist ein Phänomen, das der von Bleuler (1911) beschriebenen »doppelten Buchführung« ähnlich ist. Şar (2016a, 2017) bezeichnete diese Phänomene als »parallel-geschiedene Strukturen« (parallel-distinct structures) der inneren Welt und der äußeren Realität.

Eine wichtige Komponente der Realitätsauffassung ist die Einsicht bzw. die Anerkenntnis der eigenen psychiatrischen Störung. Dissoziative Patientinnen und Patienten haben eine Einsicht über die krankhafte Qualität ihrer Symptome, während schizophrene Patienten meist keine Einsicht in die pathologische Qualität des Prozesses haben. In einer empirischen Studie hatten Patienten mit einer dissoziativen Störung eine bessere kognitive Einsicht als Patienten mit Schizophrenie. Sie unterschieden sich nicht von Patienten mit Zwangsstörung oder depressiven Störungen (Şar et al. 2012). Jedoch waren im Gegensatz zu den letzten zwei Gruppen die dissoziativen Patienten der schizophrenen Gruppe bezüglich der hohen Selbstüberzeugung ähnlich, aber ihre Selbstreflexion war besser als diejenige der schizophrenen Patienten. Sie waren damit im non-psychotischen Bereich.

Die gegensätzliche Präsenz des erhöhten Selbstüberzeugtseins in einer Person mit guter Selbstreflexion wird »Dissoziationsparadox« (Şar et al. 2012) genannt. Unter starker psychischer Bedrohung reagieren diese Patienten mit einer Selbstschonung und nicht mit einer Selbstregulierung (Ford 2009). Die gelegentliche Predominanz des Selbstüberzeugtseins scheint von dem Erleben der Traumatisierung zu stammen. Damit ist gemeint, dass eine höhere Bereitschaft zum Kampf als zum Gehorsam besteht, wie es im Konzept des »soziologischen Selbst« (Şar u. Öztürk 2007, 2013) beschrieben wird. Trotz der weitgehend erhaltenen Kapazität der Selbstreflexion neigt das traumatisierte dissoziative Individuum wegen der wahrgenommenen Bedrohung dazu »überzureagieren«, wenn es sich in Kampfbereitschaft befindet.

29.2.4 Schneider'sche Symptome: Das Erlebnis des verlagerten Zentrums der Kontrolle

Bestimmte Formen der Halluzinationen und Wahngedanken, die mit dem Verlust des »sense of self« und des »sense of agency« bezeichnet werden, werden Schneider-Symptome genannt. Im Gegensatz zum Originalansatz (Schneider 1946/1976) werden diese Symptome heute nicht mehr als pathognomonisch für die Schizophrenie angesehen, aber sie sind beinahe typisch für DIS (Kluft 1987; Ross et al. 1990b).

Schneider'sche Gehörshalluzinationen sind als Stimmen charakterisiert, die über den Patienten sprechen oder über seine Gedanken Bemerkungen machen, oder diese wiederholen. Subjektive Erlebnisse der Gedankenentziehung, Gedankeneindringung, Gedankenaussendung und laute Gedanken sind als Schneider'sche Symptome berücksichtigt. Das Erlebnis, dass der eigene Wille von einer anderen Macht oder einem Agens besetzt ist, von ich-fremden Wünschen und von einer äußeren Macht bewegt wird, Worte spricht, die nicht die eigenen sind, oder in einer anderen Weise kontrolliert wird (z. B. wie ein Roboter oder Automat), gehören zu weiteren Symptomen dieser Art. Die Wahnwahrnehmung, auch ein Schneider'sches Symptom, besteht aus einem zweiphasischen Phänomen: Einer normalen Wahrnehmung folgt eine unerwartete wahnhafte Enthüllung oder diese wird als höchst bedeutsam angesehen.

Die meisten Schneider'schen Symptome stellen den Verlust des subjektiven Erlebens und der Wahrnehmung eines autonomen Daseins eines Individuums bei schwerer Depersonalisierung (geschwächte Wahrnehmung der Selbstgehörigkeit einschließlich Wahrnehmung des Selbst als das Zentrum der Aktionen, Gefühle und Gedanken) dar.

Es gibt auch eine offenbare Analogie der charakteristischen Beziehungsstrukturen von Patienten mit psychotischen Störungen und Patienten, die Opfer von schweren Kindheitstraumen sind, das betrifft z. B. die pathologische Bindung an den Täter (attachment to the perpetrator) und die Veränderung der Kontrollüberzeugungen (locus of control shift) (Ross 1997). Diese Typen der interpersonellen Beziehungsstrukturen erinnern an das Dominanz-Unterwerfungsmuster in der zwischenmenschlichen Situation eines Missbrauchs. Ross und Joshi (1992) fanden einen positiven Zusammenhang zwischen Kindheitstraumata und Schneider'schen Symptomen bei einer Allgemeinpopulation ohne Bezug zu psychotischen und/oder traumabezogenen dissoziativen Störungen.

In zwei Studien, bei denen Patienten mit DIS untersucht wurden, berichteten 89 % der Patienten durchschnittlich drei oder mehr Schneider'sche Symptome; während durchschnittlich 6,3 verschiedene Typen der Schneider'schen Symptome erlebt wurden (Ross et al. 1990a; Şar et al. 1996). In der Allgemeinpopulation hatten Frauen mit einer dissoziativen Störung durchschnittlich 2,4 Schneider'sche Symptome; dieses Verhältnis lag bei 0,3 bei nicht-dissoziativen Frauen (Şar et al. 2007).

Patientinnen und Patienten mit dissoziativen Störungen können über das Hören von Stimmen, die sprechen, streiten oder schreien, berichten. Diese Gespräche können abwertend, kritisch oder unterstützend sein. Sie können Bemerkungen über die Gedanken oder Aktionen der Patienten machen. Die Patienten können dies also als passive Einflussphänomene erleben, ebenso wie das Erlebnis, dass ihr Körper von einer äußeren Macht kontrolliert wird, oder als sogenannten Gedankenentzug. Im Vergleich zur Schizophrenie hatten Patienten mit DIS ein stärkeres passives Einflusserleben (Laddis u. Dell 2012). Ein solches, häufig vorkommendes passives Einflusssymptom ist das automatische Schreiben. Gemachte Gedanken, Gefühle und impulsive Aktionen werden von Patienten mit DIS also häufig erlebt.

Patienten mit dissoziativer Störung drücken jedoch Wahrnehmungen über Gedankendiffusion, Gedankenprojektion oder Wahnwahrnehmung nur selten aus. Bei psychotischen Störungen werden solche passiven Einflusserlebnisse nicht irgendeiner dissoziierten Identität zugeschrieben, sondern sie haben oft den Charakter der absoluten Gewissheit ohne Grund. Bei den meisten Schizophreniepatienten entsteht die »Wahnwahrnehmung« und der Patient deutet seine Umwelt danach in einer neuen Weise (Schneider 1946/1976). Manchmal ist das erste Erlebnis eine Änderung der Stimmung, oft ein Gefühl von Angst mit der Vorahnung, dass etwas Unheimliches geschehen wird, und danach entsteht die Wahnvorstellung. Dieser Stimmungswandel wird »Wahnstimmung« genannt. Weder Wahnstimmung noch Wahnwahrnehmungen kommen bei dissoziativen Störungen häufig vor (Kluft 1987). Patienten mit Schizophrenie haben höhere Wahnscores als diejenigen mit DIS (Laddis u. Dell 2012).

29.3 Dissoziative Symptome bei psychotischen Störungen

Etwa ein Viertel der Patientinnen und Patienten mit Schizophrenie haben dissoziative Symptome, die ein komplexes klinisches Profil darstellen. Es gibt Patienten, die an schizo-dissoziativen Störungen leiden. Diese Patienten zeigen eine gleichmäßige Mischung von dissoziativen und schizophrenen Symptomen, d. h. sie haben eine bessere klinische Einsicht und eine weniger flache Affektivität im Vergleich zum dissoziativen Subtyp der Schizophrenie. Darunter könnte die Gruppe mit schwereren Symptomen als eindeutige Schizophrenie verstanden werden; diese Gruppe könnte künftig potenziell als ein Subtyp der schizophrenen Störung betrachtet werden.

Patienten mit einer schizophrenen Störung, die eine von Traumatisierungen geprägte Kindheitsgeschichte und später dissoziative Symptome haben, zeigen spezielle Eigenschaften (Şar et al. 2010). Alle Patientinnen dieser Studie mit allen Subtypen der Schizophrenie berichteten von emotionaler Vernachlässigung. Patienten mit einem starken Dissoziationsscore (DES) gehörten zu zwei von vier separaten Untergruppen. Bei denjenigen mit emotionalem Missbrauch (Kindheitstraumen von kognitiv-emotionaler Natur) standen positive Symptome der Schizophrenie und sekundäre Symptome der DIS im Vordergrund. Die Patienten der am stärksten traumatisierten Gruppe mit einer Geschichte von sexuellem und physischem Missbrauch sowie physischer Vernachlässigung (Kindheitstraumen von körperlicher Natur) hatten positive und negative Symptome der Schizophrenie gemeinsam und zeigten eine lebenslängliche allgemeine psychiatrische Komorbidität (z. B. somatoforme Störungen, Angststörungen, Stimmungsstörungen und Borderline-Persönlichkeitsstörung). Die letzte Gruppe erschien mehr fragmentiert und schwerer krank als die erste (Şar et al. 2010). Diese letzte Gruppe könnte als der *dissoziative Subtyp der schizophrenen Störung* bezeichnet werden, wobei die weniger schwere kleinere Gruppe als *schizo-dissoziative Störung* (unter der Bedingung, dass es keine dissoziative Psychose per se ist) beschrieben werden kann.

Es gibt auch Studien, bei denen keine Beziehung zwischen Dissoziation und Kindheitstrauma bei Patienten mit Schizophrenie festgestellt werden konnte (Laddis u. Dell 2012). In einer Studie an Patienten mit Schizophrenie (Şar et al. 2010) stand das Ausmaß der Kindheitstraumatisierungen in keiner Beziehung zum Ausmaß der positiven und negativen Symptome der Schizophrenie, bei Patienten mit dissoziativen Symptomen (DES) wurde eine solche Beziehung jedoch in einer Korrelationsanalyse beobachtet. Hingegen konnte kein solcher Zusammenhang mit Schneider'schen Symptomen festgestellt werden, es gab in der traumatisierten und dissoziativen Gruppe aber mehr Symptome. Jüngeres Alter, körperlicher Missbrauch und körperliche Vernachlässigung (körperliche Traumen) sagten die DES-Punkte in einer Regressionsanalyse voraus.

Vogel et al. (2009b) haben festgestellt, dass Dissoziation bei der Schizophrenie spezifisch auf das Ausmaß der körperlichen Vernachlässigung in der Kindheit bezogen sein könnte, aber nicht auf das Ausmaß des Missbrauchs. Heins et al. (2011) stellten eine Beziehung zwischen Missbrauch (ohne Vernachlässigung) und den positiven Symptomen der Schizophrenie fest. Schäfer et al. (2012) dagegen beobachteten eine Beziehung mit der Ausprägung der Dissoziation nur bei sexuellem Missbrauch, nachdem die Symptome der Schizophrenie stabilisiert worden waren. Vogel et al. (2006) stellten dagegen fest, dass die Schizophrenie per se mit der Dissoziation in Beziehung steht, und zwar unabhängig von Trauma und pathologischen posttraumatischen Reaktionen.

Der Zeitpunkt der traumatischen Erlebnisse in der Lebensgeschichte ist ebenfalls für die weitere Entwicklung bedeutsam. Das Abschalten der sensorischen, motorischen und Sprachsysteme beim Erleben von traumatischem Stress wird »shutdown dissociation« genannt. Die Schwere der »shutdown dissociation« war bei einer Gruppe von Schizophrenie-Patienten mit dem Ausmaß der traumatischen Erlebnisse der Kindheit, aber nicht mit dem Ausmaß traumatischer Erlebnisse im Erwachsenenalter verbunden. Weitere Analysen zeigten, dass die größte Vulnerabilität durch eine emotionale Vernachlässigung verbunden mit emotionalem Missbrauch zwischen dem 13. und 14. Lebensjahr entstand (Schalinski u. Teicher 2015).

Besonders schwierig ist die Differenzialdiagnose, wenn Besessenheitserlebnisse vorkommen. Das sind Passiv-Einflussphänomene, die von den Patienten als sehr machtvoll beschrieben werden. Sie werden in der äußeren Welt lokalisiert und können andere Personen angeblich gemeinsam beeinflussen.

Die Inhalte dieser Erlebnisse können sich je nach Kultur unterscheiden. Jedoch beweisen neuere Studien, dass solche Erlebnisse nicht auf bestimmte Kulturen begrenzt sind (Ross et al. 2013). Ein Vergleich zwischen Studien, die an adoleszenten und erwachsenen Patienten durchgeführt wurden, zeigte, dass Besessenheitserlebnisse bei Adoleszenten immer auf eine dissoziative Störung hindeuteten. Bei Erwachsenen wurden Besessenheitserlebnisse auch bei nicht-dissoziativen Patienten berichtet (Kundakcı et al. 2014; Şar et al. 2014b).

29.4 Ein Interaktives Dualitätsmodell

Nach der Kontinuitätshypothese bilden nicht-dissoziative Schizophrenien, dissoziative Subtypen der Schizophrenien, schizo-dissoziative Störungen und DIS ein Spektrum (Ross 2004). In Ergänzung der gemeinsamen Risikofaktoren oder unscharfer diagnostischer Grenzen kann eine von den beiden Störungen ein Risikofaktor für die andere sein. Jedoch muss ein solches klinisches Spektrum nicht unbedingt in der Kontinuität der Psychopathologien gründen. Es kann vielmehr von einem Dualitätsmodell (Şar u. Öztürk 2008) ausgegangen werden. Zwei abgegrenzte, aber gleichzeitig oder hintereinander verlaufende Störungen können auch ein Spektrum bilden.

Eine Frage bleibt noch unbeantwortet: Gibt es dann eine Interaktion zwischen den zwei Psychopathologien? Eine Interaktion zwischen diesen zwei Psychopathologien hängt davon ab, ob die dissoziative Störung 1) eine Abwehr gegen, 2) ein Risikofaktor für oder 3) eine Reaktion auf eine schizophrene Störung ist. Wenn man die Dissoziation als eine Abwehr gegen die Entwicklung einer schizophrenen Störung betrachtet, bleibt die Frage offen, ob diese Abwehr zu einem Fortschreiten oder zu einer Begrenzung der schizophrenen Psychopathologie führt. Es gibt Hinweise darauf, dass das Kindheitstrauma (und möglicherweise die nachfolgende Dissoziation in frühen Jahren des Lebens) die anschließende Entstehung einer schizophrenen Störung erleichtert (Morgan u. Fisher 2007).

Die Bewältigung der lebenslangen Erfahrung einer chronischen und verwüstenden Geistesstörung kann adaptive dissoziative Mechanismen benötigen, so wie ein Verleugnen der Störung, ein sozialer Rückzug, eine starke geistige Absorption, eine Änderung der Wahrnehmung des Selbst und der Umwelt oder Identitätsstörungen, die verschiedene Aspekte der Dissoziation beinhalten. In einer Studie wurde festgestellt, dass eine größere Ausprägung dissoziativer Symptome mit einer geringeren Selbstwahrnehmung negativer Emotionen in der Schizophrenie verbunden war (Renard et al. 2012). In einer weiteren Studie wurde beobachtet, dass ein dissoziativer Weg zur Psychose, die Kernsymptome der Schizophrenie bei einer Subgruppe schizophrener Patientinnen und Patienten einleiten konnte (Vogel et al. 2009a). Ein ähnliches Interaktionsmodell hat man für die PTBS und schwere Geiststörungen vorgeschlagen (Spitzer et al. 2007). Beispielsweise kann eine psychotische Episode per se ein Grund für die Entwicklung einer PTBS sein; diese kann wiederum zu Suizidversuchen führen (Tarrier et al. 2007). Es ist allerdings noch zu früh, bei der einen oder anderen dieser Hypothesen (Dissoziation als ein Risiko, eine Abwehr oder eine Reaktion) von einer Evidenz zu reden.

Die Dualitätshypothese hat Implikationen nicht nur für die Forschung, sondern auch für die Therapie. In Fällen, in welchen sich dissoziative und psychotische Pathologie überlagern, sollte die Behandlung beide Aspekte berücksichtigen. Nach unserer klinischen Erfahrung haben Zustandsbilder, bei denen die dissoziative Psychopathologie überwiegt, eine bessere Prognose. Bei Zuständen mit eigentlich »gleichmäßiger« Komorbidität oder vorwiegend schizophrener Psychopathologie, scheint die Prognose jedoch ungünstiger zu sein.

29.5 Akute dissoziative Störung mit psychotischen Eigenschaften

Akute dissoziative Reaktionen auf stressvolle Ereignisse, die weniger als einen Monat dauern, wurden im DSM-5 als eine von »anderen« spezifischen dissoziativen Störungen eingeführt (American Psychiatric Association 2013). Obgleich diese Kategorie milde Zustände ähnlich denen bei Anpassungsstörungen beinhaltet, wird die Möglichkeit einer psychotischen Form nur im Text des DSM-5 erwähnt (ebd., S. 292). Eigentlich sind solche Zustände als »reaktive dissoziative Psychose« (Van der Hart et al. 1993) oder als »hysterische Psychose« historisch gut bekannt. Jedoch könnten die heutigen Debatten über mögliche Beziehungen zwischen Schizophrenie und Dissoziation einerseits und die oberflächliche Begrenzung des »Psychose-Konzepts« auf »psychotische« Symptome (z. B. Halluzinationen) andererseits den qualitativen Unterschied zwischen einer akuten dissoziativen »Psychose« und einer schizophreniformen Störung manchen Klinikern und Forschern etwas unklar erscheinen.

Ein plötzlicher Beginn und eine schlagartige Heilung sowie die dramatische Qualität der Halluzinationen (oft visuell halluzinierte Figuren, die auch sprechen können) unterscheiden solche dissoziativen Episoden von schizophreniformen Störungen. Gelegentlich kann die Patientin amnestisch für die jeweilige Episode bleiben. Die Patientin erscheint emotional labil und zeigt typischerweise einen breiten Bereich unangebrachter, stark wechselnder Emotionen. Aufgrund des raschen Wechsels zwischen mentalen Zuständen kann die Patientin extrem ambivalent erscheinen (Putnam 1989). Nicht-epileptische Anfälle und andere sensorimotorische (Konversions-)Symptome können entstehen. Der Gedankengang kann gestört erscheinen und eine organische, schizophreniforme oder manische Erregung nachahmen.

Eine akute dissoziative Psychose kann von einer vorbestehenden DIS überlagert sein (Tutkun et al. 1996). Bei einer Patientin mit DIS, bei der die Gastgeber-Persönlichkeit für die meiste Zeit die Kontrolle hat – sodass die Alter-Persönlichkeiten unterdrückt sind – kann die Störung oft nur schwer diagnostiziert werden. Jedoch kann dieses Gleichgewicht, wenn ein stressvolles Ereignis geschieht, zusammenbrechen. Dann können mehrere, bisweilen unterdrückte Alter-Persönlichkeiten reaktiviert werden, da die Gastgeberpersönlichkeit nicht mehr die »geistige Energie« besitzt, weiterhin die Kontrolle zu behalten; im Verlauf können dann schwere dissoziative Symptome und Flashback-Erlebnisse zu einer »dissoziativen Psychose« führen (Şar u. Öztürk 2009).

Innere Konflikte können also zum Kampf um Kontrolle und Einfluss zwischen den dissoziierten Identitäten führen, die furchterregende, ängstliche, aggressive oder wahnhafte Eigenschaften haben und von denen manche vorher versteckt waren. Dieser Zustand ist auch als »Drehtürkrise« (Putnam 1989) oder »Co-Bewusstheitskrise« (Kluft, persönliche Kommunikation 1995) bezeichnet worden. Die Erstgenannte bezeichnet den raschen Wechsel zwischen dissoziierten Identitäten aufgrund des Kampfes um die Kontrolle, die Letztere einen vorläufigen Zusammenbruch der dissoziativen Barrieren. Die dissoziative Psychose kann ein »diagnostisches Fenster« (Kluft 1987) für eine vorbestehende DIS sein. Für manche Patienten kann die positive psychiatrische Symptomatologie der DIS auf dissoziative Krisen begrenzt sein, sodass eine lebenslange Scheinanpassung entsteht, die sich von der echten Integration unterscheidet (Kluft 2007), indem das betroffene Individuum nicht alle Aspekte seiner Persönlichkeit auszudrücken vermag.

Solche Krisen können jedoch auch ein »therapeutisches Fenster« darstellen und vorübergehende therapeutische Interventionen auf einer psychiatrischen Station ermöglichen, die ambulant aus verschiedenen Gründen nicht durchführbar wären (Şar u. Tutkun 1997).

Van der Hart und Friedman (1989) betonen die Hauptrolle der traumatisch induzierten Dissoziation in der Genese der reaktiven Psychose. Van der Hart et al. (1993) zitieren Pierre Janet, der behauptete, dass die Kriterien einer dissoziativen Psychose die folgenden seien:

1. die Psychose ist eingekapselt in dissoziative Phänomene;
2. die Psychose selber ist ein dissoziativer Zustand;
3. eine Spaltung oder Verdoppelung des Verstands ist geschehen;
4. unbewusste Phänomene werden beobachtet;
5. ein veränderter Zustand des Bewusstseins ist aufgetreten.

Sie behaupten, dass nicht die Zeitdauer, sondern die dissoziative Qualität des Zustandes das Hauptkriterium der Diagnose sei; d. h., eine dissoziative Psychose kann länger als einen Monat dauern. Die Differenzialdiagnose einer dissoziativen Reaktion mit psychotischen Eigenschaften von einer anderen Kurzpsychose hängt von der Ausprägung ihrer dissoziativen Qualität ab.

Eine dissoziative Psychose kann eine Grenzsituation oder eine Übergangsperiode im Leben eines Individuums darstellen. Dabei geht es meistens um die Frage der Identität (Şar, 2017, im Druck). In solchen Zuständen kann eine »Sehnsucht« nach der »verlorenen« Identität und eine Spaltung zwischen Gegenwart und Vergangenheit beobachtet werden. Eine solche Verdopplung weist auf eine verlängerte Trauer um den Verlust des eigenen Selbstanteils hin, die unbedingt eine Integration mit der jetzigen benötigt.

Solche Zustandsbilder können durch ein »Bagatelltrauma« ausgelöst werden, das aber manchmal einen starken symbolischen Wert besitzt.

29.6 Forensische Aspekte

Die Überschneidung der Dissoziation und der Psychose beinhaltet eine besondere Herausforderung für die forensische Psychiatrie. Die Behauptung, dass eine Geistesstörung besteht, lässt die Frage des potenziellen Einflusses dieser Störung auf die Durchführung eines kriminellen Aktes in einem forensischen Prozess aufkommen. Das hat einen direkten Einfluss auf das Gerichtsurteil, etwa durch die Frage, ob ein Freispruch wegen einer Geistesstörung (not guilty by reason of insanity) berechtigt ist. Das Problem beinhaltet den klinischen Aspekt des Bedürfnisses der Risikoabschätzung in Fällen, wo eine Selbst- oder Fremdgefährdung evaluiert werden soll.

»Freispruch wegen Geistesstörung« ist im Gesetz durch zwei Komponenten definiert. Diese beiden Komponenten müssen gültig sein, um ein Urteil vor Gericht zu bekommen. Der Richter muss erstens davon überzeugt sein, dass der Angeklagte während der Handlung Recht und Unrecht differenzieren konnte, d. h., dass der Angeklagte hätte wissen können, dass er eine Straftat begeht und zweitens, dass der Angeklagte seine Handlungen nicht kontrollieren konnte.

Die Beeinträchtigung der Realitätsauffassung und der Verlust der Einsicht können bei einem forensischen Gerichtsverfahren in Betracht gezogen werden. Die Beeinträchtigung kann so weit gehen, dass es zu einem »inneren Mord« (Suizidversuche, erfolgreicher Suizid) oder zu kriminellem Verhalten in der »äußeren Welt« führt. In Fällen, bei denen eine chronische dissoziative Psychopathologie wie bei der DIS oder ihren Unterformen bereits besteht, kann man die Evidenz einer entsprechenden vorliegenden Psychopathologie relativ zügig belegen. Psychologische Tests können in forensischen Untersuchungen von unschätzbarem Wert sein (Welburn et al. 2003).

Bei anderen Störungen (z. B. der Zwangsstörung) kann die forensisch wichtige Frage der Zurechnungsfähigkeit in diagnostischen Systemen wie dem DSM-5 durch das Einsetzen einer Spezifikation (»spezifier«) für DIS adressiert werden: »mit Verlust der Einsicht«. Diese Spezifikation sollte ausdrücken, wie stark die Überzeugung in die Abgrenzung der dissoziierten Identitäten eingeschätzt wird. In einer solchen Übernahme der Trans-Logik wird das Urteilsvermögen bezüglich der Konsequenzen und letzten Endes die eigene Kontrolle einer Person über ihre Aktionen untergraben.

Literatur

American Psychiatric Association (2013). Diagnostic and Statistical Manual of Mental Disorders, Ed.5. Washington DC: American Psychiatric Association.

Bleuler, E. (1911). Dementia Praecox oder die Gruppe der Schizophrenien. Leipzig: Deuticke.

Brewin, C. R. (2001). A cognitive neuroscience account of post-traumatic stress disorder and its treatment. Behav Res Ther, 39: 373–393.

Copolov, D. L., Trauer, T., Mackinnon, A. (2004). On the non-significance of internal versus external auditory hallucinations. Schizophr Res, 69: 1–6.

Dell, P. F. (2009). The phenomena of pathological dissociation. In: P. F. Dell, J. A. O'Neil (Hrsg.), Dissociation and dissociative disorders: DSM-5 and beyond (S. 225–238). New York, NY: Routledge.

Dorahy, M. J., Shannon, C., Seagar, L. et al. (2009). Auditory hallucinations in dissociative identity disorder and schizophrenia with and without a childhood trauma history: similarities and differences. J Nerv Ment Dis, 197(12): 892–898.

Ford, J. (2009). Dissociation in complex posttraumatic stress disorder or disorders of extreme stress not otherwise specified. In: Dell PF, u. O'Neil, J. A. Dissociation and dissociative disorders: DSM-5 and beyond (S. 471–483). New York, NY: Routledge.

Frankel, A. S., O'Hearn, T. C. (1996). Similarities in responses to extreme and unremitting stress: Cultures of communities under siege. Psychotherapy: Theory, Research, Practice, Training, 33: 485–502.

Heins, M., Simons, C., Lataster, T. et al. (2011). Childhood trauma and psychosis: A case-control and case-sibling comparison across different levels of genetic liability, psychopathology, and type of trauma. Am J Psychiatry, 168: 1286–1294.

Honig, A., Romme, M. A. J., Ensink, B. J. et al. (1998). Auditory hallucinations: A comparison between patients and nonpatients. J Nerv Ment Dis, 186: 646–651.

Jones, S. R. (2010). Do we need multiple models of auditory verbal hallucinations? Examining the phenomenological fit of cognitive and neurological models. Schizophr Bull, 36 (3): 566–575.

Kluft, R. P. (1985). The natural history of multiple personality disorder. In: R. P. Kluft (Hrsg.), Childhood Antecedents of Multiple Personality (S. 197–238). Washington, D. C.: American Psychiatric Press.

Kluft, R. P. (1987). First rank symptoms as a diagnostic clue to multiple personality disorder. Am J Psychiatry, 144: 293–298.

Kluft, R. P. (1993). Basic principles in conducting the psychotherapy of multiple personality disorder. In: R. P. Kluft, C. G. Fine (Hrsg.), Clinical Perspectives on Multiple Personality Disorder (S. 19–50). Washington DC: American Psychiatric Press.

Kluft, R. P. (2007). The older female patient with a complex chronic dissociative disorder. Journal of Women and Aging, 19 (1–2): 119–137.

Kundakci, T., Şar, V., Kiziltan E et al. (2014). The reliability and validity of the Turkish Version of the Structured Clinical Interview for DSM-IV Dissociative Disorders (SCID-D): A preliminary study. J Trauma Dissoc, 15(1): 67–80.

Laddis, A., Dell, P. F. (2012). Dissociation and psychosis in dissociative identity disorder and schizophrenia. J Trauma Dissoc, 123(4): 397–413.

Lataster, T., Van Os, J., Drukker, M. et al. (2006). Childhood victimisation and developmental expression of non-clinical delusional ideation and hallucinatory experiences. Soc Psychiatry Psychiatr Epidemiol, 41: 423–428.

Loewenstein, R. J. (1991). An office mental status examination for complex chronic dissociative symptoms and multiple personality disorder. Psychiatr Clin North Am, 14(3): 567–604.

Loewenstein, R. J. (1993). Posttraumatic and dissociative aspects of transference and countertransference in the treatment of multiple personality disorder. In: r. P. Kluft, C. G. Fine (Hrsg.), Clinical Perspectives on Multiple Personality Disorder (S. 51–85). Washington DC: American Psychiatric Press.

Morgan, C., Fisher, H. (2007). Environmental factors in schizophrenia: Childhood trauma – a critical review. Schizophr Bull, 33(1): 3–10.

Moskowitz, A. K., Corstens, D. (2007). Auditory hallucinations: psychotic symptom or dissociative experience? Journal of Psychological Trauma, 6(2/3): 35–63.

Putnam, F. W. (1989). Diagnosis and treatment of multiple personality disorder. New York: Guilford Press.

Renard, S. B., Pijnenborg, M., Lysaker, P. H. (2012). Dissociation and social cognition in schizophrenia spectrum disorder. Schizophr Res, 137(1–3): 219–223.

Ross, C. A. (1997). Dissociative Identity Disorder. Diagnosis, clinical features, and treatment of multiple personality. New York: Wiley Press.

Ross, C. A. (2004). Schizophrenia. Innovations in diagnosis and treatment. Birmingham, NY: Haworth Press.

Ross, C. A., Joshi, S. (1992). Schneiderian symptoms and childhood trauma in the general population. Compr Psychiatry, 33: 269–273.

Ross, C. A., Miller, S. D., Reagor, P. et al. (1990a). Structured interview data on 102 cases of multiple personality disorder from four centers. Am J Psychiatry, 147: 596–601.

Ross, C. A., Miller, S. D., Reagor, P. et al. (1990b). Schneiderian symptoms in multiple personality disorder and schizophrenia. Compr Psychiatry, 31: 111–118.

Ross, C. A., Schroeder, E., Ness, L. (2013). Dissociation and symptoms of culture-bound syndromes in North America: A preliminary study. J Trauma Dissoc, 14 (2): 224–235.

Sakarya, D., Gunes, C., Ozturk, E. et al. (2012). »Vampirism« in a case of dissociative identity disorder and PTSD. Psychother & Psychosom, 81(5): 322–323.

Şar, V. (2014). The many faces of dissociation: Opportunities for innovative research in psychiatry. Clin Psychopharmacol Neurosci, 12 (3): 171–179.

Şar, V. (2016). The psychiatric comorbidity of dissociative identity disorder: An integrated look. In: A. P. Van der Merwe, V. Sinason (Hrsg.), Shattered but unbroken: Voices of triumph and testimony (S. 181–210). London: Karnac Press.

Şar, V. (2017). Parallel-distinct structures of internal world and external reality: disavowing and re-claiming the self-identity in the aftermath of trauma-generated dissociation. Front. Psychol. 8: 216. doi: 10.3389/fpsyg.2017.00216.

Şar, V. (2017, im Druck). Identity revised: A clinician's perspective on what an identity-based model of mind look like. In: J. Sinnott(Hrsg.), Identity flexibility during adulthood: perspectives on adult development. New York: Springer Publication.

Şar, V., Öztürk, E. (2007). The functional dissociation of the self. A sociocognitive approach to trauma and dissociation. J Trauma Dissoc, 8(4): 69–89.

Şar V, Öztürk, E. (2008). Psychotic symptoms in complex dissociative disorders. In: A. Moskowitz, I. Schaefer, M. Dorahy (Hrsg.), Psychosis, trauma and dissociation: Emerging perspectives on severe psychopathology (S. 165–175). New York: Wiley Press.

Şar, V., Öztürk, E. (2009). Psychotic presentations of dissociative identity disorder. In: P. F. Dell, J. A. O'Neil (Hrsg.), Dissociation and dissociative disorders: DSM-5 and beyond (S. 535–545). New York: Routledge Publ.

Şar, V., Öztürk, E. (2013). Stimulus deprivation and overstimulation as dissociogenic agents in postmodern oppressive societies. J Trauma & Dissociation, 14(2): 198–212.

Şar, V., Ross, C. A. (2006). Dissociative disorders as a confounding factor in psychiatric research. Psychiatr Clin North Am, 29: 129–44.

Şar, V., Tutkun, H. (1997). The treatment of dissociative identity disorder in Turkey: A case presentation. Dissociation, 10: 146–152.

Şar, V., Yargiç, L. I., Tutkun, H. (1996). Structured interview data on 35 cases of dissociative identity disorder in Turkey. Am J Psychiatry, 153: 1329–1333.

Şar, V., Akyüz, G., Dogan, O. (2007). Prevalence of dissociative disorders among women in the general population. Psychiatry Res, 149(1–3): 169–176.

Şar, V., Taycan, O., Bolat, N. et al. (2010). Chilhood trauma and dissociation in schizophrenia. Psychopathology, 43: 33–40.

Şar, V., Öztürk, E., Islam, S. et al. (2012). Zwischen Selbst-Reflexion und Selbst-Überzeugtsein: Kognitive Einsicht und das Dissoziationsparadox. Symposium über Diagnostik in Dissoziativen Störungen. In: I. Özkan, U. Sachsse, A. Streeck-Fischer (Hrsg.), Kongressbuch: Tagung der Deutschsprachigen Gesellschaft der Psychotraumatologie-Göttingen-2010 (S. 161–172). Göttingen: Vandenhoeck Ruprecht, .

Şar, V., Alioğlu, F., Akyüz, G. (2014a). Experiences of possession and paranormal phenomena among women in the general population: Are they related to traumatic stress and dissociation? J Trauma Dissoc, 15(3):303–18.

Şar, V., Önder, C., Kılınçaslan, A. et al. (2014b). Dissociative identity disorder among adolescents: Prevalence in a university psychiatric outpatient unit. J Trauma Dissoc, 15(4):402–419.

Schäfer, I., Fisher, H. L., Aderhold, V. et al. (2012). Dissociative symptoms in patients with schizophrenia: relationships with childhood trauma and psychotic symptoms. Compr Psychiatry, 53: 364–371.

Schalinski, I., Teicher, M. H. (2015). Type and timing of childhood maltreatment and severity of shutdown dissociation in patients with schizophrenia spectrum disorder. PLoS ONE, 10(5): e0127151. doi:10.1371/journal.pone.0127151

Schneider, K. (1946/1976). Klinische Psychopathologie. Stuttgart: Georg Thieme.

Scott, J., Welham, J., Martin, G. et al. (2008). Demographic correlates of psychotic-like experiences in young Australian adults. Acta Psychiatr Scand, 118: 230–237.

Sommer, I. E. C., Daalman, K., Rietkerk, T. et al. (2010). Healthy individuals with auditory verbal hallucinations; who are they? Psychiatric assessments of a selected sample of 103 subjects. Schizophr Bull, 36 (3): 633–641.

Spitzer, C., Vogel, M., Barnow, S. et al. (2007). Psychopathology and alexithymia in severe mental illness: the impact of trauma and posttraumatic stress symptoms. Eur Arch Psychiatry Clin Neurosci, 257(4): 191–196.

Stephane, M., Thuras, P., Nasrallah, H. et al. (2003). The internal structure of the phenomenology of auditory verbal hallucinations. Schizophr Res, 61: 185–193.

Stone, E. M. (1988). American Psychiatric Glossary. Washington, DC: American Psychiatric Press.

Tarrier, N., Khan, S., Cather, J. et al. (2007). The subjective consequences of suffering a first episode psychosis: trauma and suicide behavior. Soc Psychiatry Psychiatr Epidemiol, 42 (1): 29–35.

Tutkun, H., Yargic, L. I., Şar, V. (1996). Dissociative identity disorder presenting as hysterical psychosis. Dissociation, 9: 241–249.

Van der Hart, O., Friedman, B. (1989). A reader's guide to Pierre Janet on dissociation: a neglected intellectual heritage. Dissociation, 2: 3–16.

Van der Hart, O., Witztum, E., Friedman, B. (1993). From hysterical psychosis to reactive dissociative psychosis. J Traumatic Stress, 6: 43–64.

Van der Zwaard, R., Polak, M. A. (2001). Pseudohallucinations: a pseudoconcept? A review of the validity of the concept, related to associate symptomatology. Compr Psychiatry, 42: 42–50.

Vogel, M., Spitzer, C., Barnow, S. et al. (2006). The role of trauma and PTSD-related symptoms for dissociation and psychopathological distress in inpatients with schizophrenia. Psychopathology, 39(5): 236–242.

Vogel, M., Schatz, D., Spitzer, C. et al. (2009a). A more proximal impact of dissociation than of trauma and posttraumatic stress disorder on schneiderian symptoms in patients diagnosed with schizophrenia. Compr Psychiatry, 50(2): 128–134.

Vogel, M., Spitzer, C., Kuwert, P. et al. (2009b). Association of childhood neglect with adult dissociation in schizophrenic inpatients. Psychopathology, 42 (2): 124–130.

Welburn, K. R., Fraser, G. A., Jordan, S. A. et al. (2003). Discriminating dissociative identity disorder from schizophrenia and feigned dissociation on psychological tests and structured interview. J Trauma Dissoc, 4(2): 109–130.

30 Delinquenz und forensische Aspekte

Carsten Spitzer

30.1 Einleitung

In seiner Erzählung *The Strange Case of Dr. Jekyll and Mr. Hyde* von 1886 schildert R. L. Stevenson sehr anschaulich den gleichermaßen faszinierenden wie irritierenden Themenkomplex von Delinquenz und Dissoziation. Unabhängig davon, ob diese Novelle metaphorisch gelesen oder vergleichsweise konkretistisch als Kasuistik einer Multiplen Persönlichkeits- bzw. Dissoziativen Identitätsstörung interpretiert wird, behandelt sie Aspekte, die bis heute von hoher, auch klinischer Relevanz sind. Dazu zählen etwa Fragen nach dem Subjekt- und Persönlichkeitsbegriff einschließlich Identität, wie es sich mit personaler Verantwortlichkeit verhält, wie der Bewusstseinszustand charakterisiert werden kann, in dem Straftaten verübt werden, und welche intrapsychischen und interpersonellen Funktionen dissoziative Phänomene erfüllen. Nach einem Exkurs zu den Hinweisen auf die Zusammenhänge von Dissoziation, Aggressivität und Delinquenz werden einige dieser Themen aufgegriffen.

30.2 Dissoziation, Aggression und Delinquenz

Den Zusammenhang zwischen Dissoziation und Gewalt hat Moskowitz (2004a; 2004b) in sehr detail- und kenntnisreichen Literaturübersichten umfassend herausgearbeitet. Er kommt dabei zu dem Ergebnis, dass Dissoziation mit erhöhter Aggressivität, Gewalt und Gewaltbereitschaft sowie Delinquenz in vielen unterschiedlichen Populationen wie Schülern und Studenten, Militärpersonal, delinquenten Jugendlichen und Erwachsenen, verurteilten Straftätern und Häftlingen, forensischen Patienten sowie ambulanten und stationären Patienten in Psychiatrie und Psychotherapie assoziiert ist (Moskowitz 2004a).

Auch neuere Untersuchungen bestätigen diesen Zusammenhang. So belegen zwei Studien an Häftlingen, dass der Anteil derjenigen mit klinisch relevanter dissoziativer Psychopathologie je nach Definition und Untersuchungsinstrument zwischen 19 und 46 % liegt (Mitchell 2006; Ruiz et al. 2008). Bei türkischen Rekruten mit einer antisozialen Persönlichkeitsstörung zeigte gut die Hälfte pathologische Dissoziation (Semiz et al. 2007). Zum Vergleich: Der Anteil von Probanden mit pathologischer Dissoziation liegt in der Allgemeinbevölkerung bei ca. 2 % (Spitzer et al. 2015a).

Die Angabe zur Häufigkeit von dissoziativen Störungen schwanken je nach Population und Erhebungsmethodik zwischen 40 und 77 % (Moskowitz 2004a); dabei sind Selektionseffekte unbedingt kritisch zu berücksichtigen. In einer eigenen Studie (Spitzer et al. 2003) konnten wir bei 53 forensischen Patienten unter Anwendung des »Strukturierten Klinischen Interviews für DSM-IV – Dissoziative Störungen« (SKID-D) bei fast 25 % eine dissoziative Störung diagnostizieren, ganz überwiegend eine nicht näher bezeichnete Variante (15 %) sowie dissoziative Amnesien (6 %) und Depersonalisationsstörungen (4 %).

Hinweise auf geschlechtsdifferenzielle Effekte legen höhere Dissoziationswerte bei weiblichen Gefangenen nahe (Ruiz et al. 2008). Bei adoleszenten Schülern erwies sich dissoziative Psychopathologie bei den Mädchen als signifikanter Prädiktor für antisoziales Verhalten, aber nicht bei den Jungen (Chabrol et al. 2009).

Weitere, vor allem indirekte Belege für einen Zusammenhang von Dissoziation und Aggression bzw. Delinquenz können aus benachbarten Forschungsgebieten zur Borderline-Persönlichkeitsstörung (BPS) und zu Impulsivität abgeleitet werden, die ihrerseits Verbindungen zu Delinquenz aufweisen. Die große Überlappung von BPS und antisozialen Persönlichkeitszügen, die große Anzahl der Straftäter mit einer BPS (Rauchfleisch 2011) und die Beobachtung, dass bei ca. zwei Drittel aller Patienten mit einer BPS klinisch relevante dissoziative Psychopathologie vorherrscht (Vermetten u. Spiegel 2014), verweisen auf die Assoziation zwischen Dissoziation und Delinquenz. Manche Autoren sehen auch einen engen Zusammenhang zwischen Dissoziation und Impulsivität und diskutieren sogar, ob Impulskontrollstörungen zu den dissoziativen Störungen zu rechnen sind (Fiedler 2008). Die Bedeutung von Impulsivität im Kontext von Aggression und Delinquenz kann kaum hoch genug eingeschätzt werden (Marneros 2007).

Dissoziation ist zwar nicht monokausal, aber dennoch eng mit traumatischem Stress, insbesondere Kindheitstraumatisierungen, assoziiert (Dalenberg et al. 2012). Korrespondierend dazu finden auch alle bisher zitierten Untersuchungen bei delinquenten Jugendlichen und Erwachsenen, verurteilten Straftätern und Häftlingen eine Assoziation zwischen dissoziativen Phänomenen respektive Störungen und Kindheitstraumatisierungen. Missbrauch, geringe elterliche Fürsorge und Resonanz sowie Traumata in Kindheit und Jugend gelten mittlerweile als gesicherte Risikofaktoren für die Entwicklung antisozialer Charakteristika wie z. B. soziale Unangepasstheit, Empathiemangel, Aggressivität und Delinquenz (Übersicht s. Rönfeldt u. Dulz 2013). Allerdings ist ungeklärt, welche Rolle Dissoziation in diesen komplexen Entwicklungsprozessen spielt.

Ebenfalls offen bleibt, wie der empirisch gesicherte Zusammenhang von Dissoziation und Delinquenz inhaltlich näher zu spezifizieren ist. Denkbar sind verschiedene Varianten, die sich keineswegs gegenseitig ausschließen müssen. Dissoziative Psychopathologie oder Störungen im Sinne eines Zustands (Dissoziation als »state«) können einerseits aggressives und delinquentes Verhalten bahnen und somit als Risikofaktor aufgefasst werden und andererseits als Reaktion auf eigene Gewalttaten und Delinquenz erst auftreten (Moskowitz 2004a). Auch wenn Dissoziation im Sinne einer Persönlichkeitsdisposition (»trait«) verstanden wird, ergeben sich vielfältige Verbindungen zu Aggressivität und Delinquenz (Moskowitz 2004b). Insgesamt ist von einer bidirektionalen Beziehung zwischen Dissoziation und Gewalt auszugehen (Übersicht bei Moskowitz 2004a, 2004b).

30.3 Psychopathie

Angesichts der bidirektionalen Beziehung zwischen Dissoziation und Delinquenz sowie des häufigen Vorkommens dissoziativer Phänomene bei der Borderline- und antisozialen Persönlichkeitsstörung (Semiz et al. 2007; Spitzer u. Dudeck 2017), ist es keineswegs verwunderlich, dass in den letzten Jahren verschiedene Autoren auch eine Verbindung zur Psychopathie hergestellt haben (Übersicht bei Poythress u. Skeem 2006).

Das gleichermaßen traditionsreiche wie schillernde Psychopathiekonzept wurde in den 1940er-Jahren von Cleckley (1941) im Kontext der Persönlichkeitsforschung präzisiert und differenziert. Seine phänomenologische Charakterisierung umfasst 16 Merkmale wie etwa Empathiemangel, Verantwortungslosigkeit, manipulatives und impulsives Verhalten, Unfähigkeit, tiefe Gefühle zu empfinden, Egozentrik und oberflächlicher Charme. Während Cleckley kriminelle Verhaltensweisen nicht als zentral für die Psychopathie ansah, hat Hare (1970) diese im Zuge seiner Ausarbeitung und Operationalisierung wieder stärker hervorgehoben (z. B. ein Beginn antisozialen Verhaltens im Jugendalter). Andere Autoren haben sich weniger damit befasst, wie Delinquenz im Rahmen von Psychopathie zu gewichten ist, als vielmehr mit der Frage nach den Entstehungsbedingungen. Hier ist insbesondere Karpmans einflussreiche Unterscheidung von primärer und sekundärer Psychopathie hervorzuheben, die weitere typologische Differenzierungen erst ermöglichte (Poythress u. Skeem 2006).

In dieser Tradition steht auch die Typologie von Porter (1996), der die sekundäre Psychopathie nicht wie Karpman als Charakterneurose, sondern vielmehr als dissoziative Störung konzeptualisiert. In Übereinstimmung mit Karpman geht Porter davon aus, dass die primäre Psychopathie endogen-konstitutionell bedingt ist, während die sekundäre Psychopathie erworben sowie durch Umwelt- und Sozialisationseinflüsse begründet wird. Gerade biografisch frühe Stresserfahrungen wie Traumatisierungen, Verlassenwerden und mangelnde elterliche Responsivität führen dazu, dass keine positiven Bindungen ausgebildet und aufrechterhalten werden können. Das menschliche Grundbedürfnis nach Bindung und emotionalem Austausch wird somit schwer frustriert; diese Frustration wird nach Porter dadurch bewältigt, dass prosoziale Emotionen und wechselseitige Beziehungsgestaltung dissoziiert, quasi »abgestellt« werden. Die affektiven Kernsymptome wie flacher Affekt, Unfähigkeit für tiefe Gefühle und Mangel an Empathie werden somit nicht als »angeborene Defekte«, sondern als Ergebnis prekärer Entwicklungsbedingungen aufgefasst (Porter 1996).

Gestützt wird Porters Theorie nicht nur von der Vielzahl der oben zitierten Studien zur Assoziation von Kindheitstraumatisierungen, Aggressivität und anderen antisozialen Merkmalen, sondern auch von Untersuchungen, die einen direkten Zusammenhang zwischen Psychopathie (gemessen mit der »Psychopathy Checklist-Revised« [PCL-R]; Sevecke et al. 2005) und traumatischem Stress, vor allem Kindheitstraumatisierungen, belegen (Blackburn et al. 2008; Pham 2012). Zudem identifizierte eine Studie an inhaftierten Frauen in der Teilgruppe mit einer gesicherten Psychopathie zwei Varianten, wobei die sekundären Psychopathen unter anderem signifikant mehr Symptome einer Posttraumatischen Belastungsstörung einschließlich dissoziativer Phänomene berichteten als diejenigen mit einer primären Form und die Kontrollgruppe ohne Psychopathie (Hicks et al. 2010).

Dem entgegen steht eine empirische Querschnittsstudie an 615 Straftätern, die mittels Strukturgleichungsmodellen die Bedeutung von Dissoziation in Porters Modell überprüfte (Poythress et al. 2006). Dabei zeigten sich numerisch geringe, aber signifikante Assoziationen zwischen Missbrauch in der Kindheit, Dissoziation und dem Gesamtwert der PCL-R sowie dem sozial devianten Lebensstil bzw. Antisozialität, jedoch nicht mit den affektiven und interpersonalen Defiziten. In elaborierten Strukturgleichungsmodellen fand sich weder ein direkter noch ein indirekter Zusammenhang zwischen

Kindheitstraumatisierung und Psychopathie. Jedoch war Missbrauch direkt mit dem Faktor der PCL-R assoziiert, der impulsives und verantwortungsloses Verhalten widerspiegelt. Dissoziation, operationalisiert über die »Dissociative Experiences Scale«, hatte keine vermittelnde Funktion, sodass die Autoren Porters Annahmen aufgrund ihrer Daten nicht untermauern konnten.

Die genannten Überlegungen und Befunde korrespondieren gut mit breiter angelegten typologischen Ansätzen, die relativ übereinstimmend einen Zusammenhang zwischen sekundärer Psychopathie und negativer Emotionalität einschließlich Aggressivität, Feindseligkeit, Impulskontrollstörungen und vor allem Ängstlichkeit finden (Übersicht s. Hicks et al. 2010). Damit gehen eine erhöhte Stresssensitivität und autonome Erregung einher, sodass bei sekundären Psychopathen insgesamt von einer nachhaltig gestörten Affekt- und Selbstregulationsstörung ausgegangen werden kann. In diesem Kontext ist relevant, dass negative Emotionalität, insbesondere Angst, und Dissoziation sich wechselseitig bedingen und Dissoziation der Abwehr von Angst und anderen aversiven Affekten dient (▸ Kap. 9 in diesem Band).

30.4 Der Gewaltzirkel

Erfahrungen von Gewalt, (sexuellen) Grenzverletzungen, Vernachlässigung, Demütigung und Ohnmacht erhöhen scheinbar seit jeher und kulturunabhängig die Wahrscheinlichkeit, das Erlebte an andere »weiterzugeben« bzw. an diesen zu wiederholen. Dies gilt insbesondere dann, wenn diese Erfahrungen in der Lebensgeschichte früh und fortgesetzt gemacht wurden. Dieser Zusammenhang ist der zentrale Gegenstand heutiger Theorien zum Gewaltzirkel (»cycle of violence«) bzw. zur (transgenerationalen) Transmission von Traumatisierungen, die sich mit der Frage beschäftigen, wie Opfer zu Tätern werden (Widom 1989).

> Zwischen 25 und 30 % derjenigen Betroffenen mit Kindheitstraumatisierungen reinszenieren ihre Opfererfahrungen als Täter, sodass davon auszugehen ist, dass innerhalb des Gewaltzirkels vielfältige und komplexe protektive und Risikomechanismen eine Rolle spielen, zu denen möglicherweise auch Dissoziation zählt.

Für eine wichtige Rolle von Dissoziation im Gewaltzirkel spricht eine Studie an Müttern, die im Kindesalter Misshandlungen erlebt hatten: Diejenigen, die ihrerseits ihre Kinder misshandelten, zeigten signifikant höhere Dissoziationswerte als diejenigen, die dies nicht taten (Egeland u. Sussman-Stillman 1996). Die Autoren vermuten, dass die betroffenen Mütter in einem dissoziativen Bewusstseinszustand weniger empathisch seien und darüber die Schwelle für Misshandlungen sinke.

Zu ähnlichen Schlussfolgerungen kommt eine Untersuchung, in der 223 amerikanische Studenten zu eigenen Kindheitstraumatisierungen, dissoziativen Phänomenen und ihrer Gewaltbereitschaft mittels Selbstbeurteilungsinstrumenten befragt wurden (Narang u. Contreras 2000). Gewaltbereitschaft korrelierte mit körperlichen Missbrauchserfahrungen in der Kindheit ($r = .34$) ebenso wie mit Dissoziation ($r = .54$), wobei dissoziative Phänomene die Assoziation zwischen Missbrauch und Gewaltbereitschaft vermittelten.

Nicht nur bei der transgenerationalen Weitergabe von selbst erlittenen sexuellen und körperlichen Gewalterfahrungen an die Kinder scheint Dissoziation bedeutsam zu sein, sondern auch bei der Ausübung von Gewalt in Partnerschaften, wie eine aktuelle Studie zeigt (Daisy u. Hien 2014).

Die Frage, ob es spezifische Verknüpfungen gibt, etwa dahingehend, dass erlittene körperliche Gewalt die spätere Schwelle zur Anwendung physischer Gewalt senkt, oder ob die Opfer von sexuellem Missbrauch in der Kindheit eher zu Sexualstraftätern werden, ist von verschiedenen Studien aufgegriffen worden (Übersicht bei Dudeck u. Bernheim 2015). Die Ergebnisse weisen auf entsprechende Zusammenhänge hin, verdeutlichen aber gleichzeitig die Bedeutung weiterer individueller, familiärer und sozialer Risiko- und Schutzfaktoren für Delinquenz (Topitzes et al. 2012). Möglicherweise kann das Konzept der Dissoziation einen wichtigen Beitrag leisten, gegenwärtige Modelle zum Gewaltkreislauf zu differenzieren und so ihren Erklärungswert zu erhöhen (Reckdenwald et al. 2013; Thornberry et al. 2012). So ließe sich etwa vermuten, dass Dissoziation als Mediator im »cycle of violence« fungiert: Aggressive Affekte und Destruktivität werden qua dissoziativer Mechanismen regelrecht »versiegelt«, die dann zum Zeitpunkt der Tat durch spezifische Kontextbedingungen freigesetzt werden. Für diese Annahme spricht, dass dissoziative Erlebnisweisen eine zentrale Voraussetzung für pathologische Entwicklungsprozesse im Affekt- und Impulsbereich darstellen und damit das spätere Delinquenzrisiko erhöhen können (Putnam 1997).

30.5 Perideliktische Dissoziation

Straftaten zu begehen, insbesondere schwere Vergehen wie Mord, Totschlag, Körperverletzung oder Vergewaltigung, gehört in unserem Kulturkreis nicht zu dem üblichen Erfahrungshorizont und kann daher affektiv hochbesetzt sein. Hier findet sich also eine gewisse Analogie zu traumatischen Erfahrungen und folgerichtig können bestimmte Phänomene während der Tat unter dem Terminus »perideliktische« Dissoziation – parallel zur peritraumatischen Dissoziation (▸ Kap. 13 in diesem Band) – subsumiert werden. Genau diesem Aspekt, dem Bewusstseinszustand zum Tatzeitpunkt, hat sich der forensische Psychiater Emanuel Tanay in seiner langjährigen Beschäftigung mit psychologischen Aspekten des Mordes bzw. von Mördern intensiv gewidmet (Tanay 1969). Dabei kommt er zu dem Ergebnis, dass etwa 70 % der Straftäter unmittelbar vor ihrer Tat in einen veränderten Bewusstseinszustand geraten, den Tanay als »dissoziative Reaktion« kategorisiert. In diesem veränderten Bewusstseinszustand komme es zu transitorischen Wahrnehmungsalterationen. Obwohl er diese nicht näher spezifiziert, rückt er sie in die Nähe von Trance- und Fugue-Zuständen sowie Entfremdungserleben. Nach Tanay gibt es neben diesen dissoziativen Bewusstseinszuständen zum Tatzeitpunkt auch psychotische und ich-syntone Zustände. Diese Differenzierung verweist darauf, dass die Mehrzahl der Straftäter ihre Tat als ich-dyston erlebt.

Neuere Ansätze haben die Beobachtungen von Tanay aufgegriffen und systematisch untersucht (Becker-Blease u. Freyd 2007; Cima et al. 2001; Cooper et al. 2006; Dudeck et al. 2007; Evans et al. 2009; McLeod et al. 2004). Dabei wird Dissoziation in der Regel sowohl als »trait« im Sinne einer Dissoziationsneigung wie auch als »state« gemessen, d. h. als Zustand während der Straftat. Dazu ist in den genannten Studien der *Peritraumatic Dissociative Experiences Questionnaire* (PDEQ; Marmar et al. 1997; Maercker 1994) eingesetzt worden. Dieses Verfahren fokussiert auf die retrospektive Messung des dissoziativen Zustandes während eines spezifischen Ereignisses. Erfasst werden mithilfe von 10 Items und qua Selbstbericht dissoziative Phänomene wie Depersonalisation, Derealisation, Bewusstseinsveränderungen und Schmerzunempfindlichkeit während und kurz nach der Traumatisierung bzw. der Tat. In einer Stichprobe von Maßregelpatienten, also psychisch kranken Straftätern, berichteten 75 % von dissoziativer Psychopathologie während der Straftat (Dudeck et al. 2007). Über die Hälfte einer Gruppe von verurteilten Sexualstraftäter berichtete von mnestischen Störungen im Kontext ihres Sexualdelikts (Becker-Blease u. Freyd 2007). Bei männlichen Gefängnisinsassen konnte kein Unterschied im Ausmaß der perideliktischen Dissoziation zwischen jenen mit Gewaltdelikten und jenen mit anderen Straftaten gefunden werden (McLeod et al. 2004). Übereinstimmend wird von einem signifikanten Zusammenhang zwischen perideliktischer und genereller Dissoziationsneigung berichtetet (Becker-Blease u. Freyd 2007; Cooper et al. 2006; McLeod et al. 2004). Das Ausmaß der perideliktischen Dissoziation (ohne das Item zur Amnesie) ist bei jungen Straftätern mit einer partiellen oder kompletten Amnesie höher als bei jenen ohne Erinnerungslücken für ihre Tat (Evans et al. 2009). Kritisch ist jedoch hervorzuheben, dass der PDEQ ein Selbstbeurteilungsverfahren mit einer retrospektiven Erfassung darstellt und die Ergebnisse somit erheblichen und willentlichen Verfälschungen unterliegen können (Giger et al. 2010).

Weitgehend ungeklärt ist jedoch, ob diese perideliktische Dissoziation als (teil-)ursächliches Moment für die kriminelle Handlung und somit gewissermaßen als Voraussetzung oder aber als Folge der Straftat zu werten ist. Denkbar und plausibel sind dabei zwei Erklärungsansätze: Zum einen kann Delinquenz ähnlich wie Selbstverletzung der Spannungsabfuhr, der Stressregulation und dem Dissoziationsstopp dienen. Andererseits ist vorstellbar, dass dissoziative Phänomene die Funktion haben, die mit dem Vergehen assoziierten unerträglichen Affekte zu neutralisieren. Diese beiden Modellvorstellungen schließen sich nicht gegenseitig aus, sondern können sich durchaus ergänzen. Wichtig ist bei beiden Erklärungsansätzen, dass Dissoziation sehr eng mit intensivsten Affekten vergesellschaftet ist. Voraussetzung für delinquenzassoziierte Dissoziation ist sehr wahrscheinlich ein hoher Anspannungs- und affektiver Erregungszustand in Kombination mit einem ich-dyston erlebten Tathergang, der eine »Integration« der Straftat unmöglich macht. Dissoziation zeigt sich insbesondere häufig bei Fehlen von Vorsätzlichkeit und gerade bei Personen, die durch ihr eigenes Delikt traumatisiert sind (Moskowitz 2004a). Damit kommt dissoziativen Phänomenen gerade im Kontext der sogenannten Affektdelikte oder Affekttaten eine prominente Bedeutung zu. Marneros (2007) definiert Affekttaten als impulsiv-aggressive Handlungen, die in einem Zustand hoch gespannter Affektregung begangen werden und an einen relevanten anderen gerichtet sind; sie sind gekennzeichnet durch eine spezifische Vorgeschichte der Tat und leiten sich aus einer selbstdefinitionsrelevanten Täter-Opfer-Beziehung her. Hinsichtlich der forensischen Beurteilung von dissoziativen Phänomenen und Affektdelikten sei auf die einschlägige Literatur verwiesen (Marneros 2007).

Das Affektdelikt ist eine biografisch fundierte und in die Erschütterung der Selbstdefinition des Täters eingebettete Beziehungstat. Dissoziative Phänomene können somit einerseits als phänomenologischer Ausdruck dieser Erschütterung verstanden und andererseits als Distanzierungsmanöver von diesen inakzeptablen Selbstaspekten interpretiert werden.

30.6 Tatbezogene Amnesien

Partielle oder vollständige Erinnerungslücken an den Tathergang und das Delikt gehören zu den häufigsten, schillerndsten und problematischsten Phänomenen im Kontext von Delinquenz (Bourget u. Whitehurst 2007). Dies gilt insbesondere für angeklagte, aber noch nicht verurteilte Straftäter im Rahmen des Gerichtsverfahrens und der Begutachtung. Als Faustregel kann davon ausgegangen werden, dass bei Tötungsdelikten in 25–50 % der Fälle vom Täter eine tatbezogene Amnesie geltend gemacht wird. Tatbezogene Gedächtnisprobleme werden auch bei Sexualdelikten, häuslicher Gewalt und Betrugsdelikten geltend gemacht. Insgesamt kann davon ausgegangen werden, dass die Auftretenshäufigkeit mit dem Schweregrad des Delikts zunimmt (Giger et al. 2012).

Neben der dissoziativen Amnesie müssen differenzialdiagnostische Überlegungen auch organische, toxische und psychotische Ursachen berücksichtigen, aber natürlich auch eine bewusste und intentionale Simulation (Giger et al. 2012). Daher wird auch empfohlen, zunächst und vorrangig eine intendierte Täuschung, also eine simulierte tatbezogene Amnesie auszuschließen, bevor weitere Abgrenzungen und ätiopathogenetische Zuordnungen erfolgen (Giger et al. 2012). Die Motive für die Simulation sind vielfältig, sind aber im Wesentlichen mit der Hoffnung auf eine schuldmindernde Beurteilung verknüpft. Hierbei ist kritisch zu bedenken, dass es möglicherweise einen Zusammenhang zwischen der Behauptung einer tatbezogenen Amnesie und der gerichtlichen Entscheidung gibt. So werden beispielsweise Täterinnen, die eine Amnesie geltend machen, weniger häufig wegen Mordes verurteilt als solche, die keinen Erinnerungsverlust behaupten. Für Männer gilt, dass ihnen eher eine verminderte Schuldfähigkeit attestiert wird, wenn sie eine Amnesie berichten, im Gegensatz zu Tätern, die keine Gedächtnisprobleme angeben (Häkkänen et al. 2008). Vor diesem Hintergrund wird verständlich, dass gerade bei persönlichkeitsgestörten, manipulativen Tätern die Unterscheidung zwischen dissoziativer und vorgetäuschter Amnesie sehr schwierig sein kann. Folgerichtig wird daher auch in Fällen, in denen tatbezogene Amnesie geltend gemacht wird, eine sachverständige Beratung des Gerichts gefordert, idealerweise auf Grundlage einer forensisch-neuropsychologischen Untersuchung (Giger et al. 2012).

Auch wenn eine tatbezogene Amnesie eindeutig als dissoziativ klassifiziert wird, bleibt die juristische Beurteilung der Schuld- bzw. Zurechnungsfähigkeit aus verschiedenen Gründen sehr schwierig (McSherry 2004). Um für eine Tat vollständig im Sinne der Schuldfähigkeit verantwortlich gemacht werden zu können, muss der Täter einerseits die Fähigkeit besitzen, zur Tatzeit das Unrecht seiner Tat einzusehen (Einsichtsfähigkeit), und andererseits sein Verhalten nach dieser Einsicht steuern zu können (Steuerungsfähigkeit). In diesem Zusammenhang könnte eine tatbezogene dissoziative Amnesie auf einen gestörten Bewusstseinszustand zum Tatzeitpunkt hinweisen, der wiederum die Einsichts- und Steuerungsfähigkeit reduziert oder gar aufgehoben hat. Allein die später geltend gemachte Amnesie erlaubt jedoch nicht den automatischen Rückschluss auf einen dissoziativ veränderten Bewusstseinszustand, als das Delikt verübt wurde (Kopelman 2002). Auch dann wäre noch zu klären, wie es in diesem dissoziativ veränderten Bewusstseinszustand um die Einsichts- und Steuerungsfähigkeit bestellt ist. Wird verminderte oder gänzlich fehlende Schuldfähigkeit wegen eines dissoziativen Zustands während der Straftat angenommen, kann dieser nach den §§ 20 und 21 des deutschen Strafgesetzbuches unter dem

Begriff der »tiefgreifenden Bewusstseinsstörung« subsumiert werden, da darunter alle Bewusstseinsveränderungen bei Gesunden wie etwa extreme Belastungs- und Bedrängungssituationen sowie massive Affektzustände (z. B. Angst, Zorn und Wut) fallen.

Mit Blick auf dissoziative Mechanismen bzw. Zustände im Kontext der Straftat und der Frage der Schuldfähigkeit könnten zwei Argumentationslinien greifen. Ist der Täter zum Tatzeitpunkt in einem dissoziativ gestörten Bewusstseinszustand und nutzt er Delinquenz zum Spannungsabbau bzw. Dissoziationsstopp, besteht normativ juristisch Vorsätzlichkeit. Werden dissoziative Phänomene hingegen erst nach der Tat manifest (z. B. um die kognitiven und emotionalen tatassoziierten Aspekte für den Täter unbewusst »erträglicher« zu gestalten), kann nicht mehr von »zum Zeitpunkt der Tat« gesprochen werden. Deshalb können dissoziative Phänomene bzw. Störungen möglicherweise zu den »tiefgreifenden Bewusstseinsstörungen« nach § 20 StGB gerechnet, aber nicht zwingend zur Beurteilung der Einsichts- und Steuerungsfähigkeit herangezogen werden. Erschwerend kommt hinzu, dass ein Großteil der Straftäter ihre Tat unter Substanzeinfluss begeht, sodass bei der Beurteilung der Schuldfähigkeit veränderte Bewusstseinszustände durch Intoxikationen oder dissoziative Pathomechanismen miteinander konkurrieren. Inwieweit dissoziative Phänomene die Schuldfähigkeit beeinflussen, bleibt somit eine schwierige und hochindividuelle Einzelfallentscheidung (Bourget u. Whitehurst 2007).

30.7 Therapeutische Aspekte

Hier kann nicht auf die insgesamt unzureichende Datenlage zur psychischen Gesundheit von Untersuchungs- und Strafgefangenen, die ungenügende Umsetzung des Äquivalenzprinzips (Gleichwertigkeit der medizinischen Versorgung innerhalb der Gefängnisse mit der im jeweiligen Land vorgehaltenen medizinischen Versorgung) sowie den ungedeckten Behandlungsbedarf eingegangen werden (Keppler et al. 2010; Salize u. Dressing 2010; von Schönfeld et al. 2006), die sicherlich und möglicherweise in besonderem Maße gerade für dissoziative Störungen gelten. Auch in der forensischen Psychiatrie sind vermutlich das Konstrukt der Dissoziation und die korrespondierenden dissoziativen Störungen bisher wenig und keinesfalls flächendeckend rezipiert worden sind.

Gerade angesichts der zuvor skizzierten Zusammenhänge zwischen Delinquenz und dissoziativer Phänomene wäre dies jedoch nicht nur für die individuelle Behandlung einzelner Betroffener mehr als wünschenswert, sondern auch im Hinblick auf die Unterbrechung des Gewaltzirkels sowie die Kriminal- und Rückfallprognose wahrscheinlich von erheblicher Relevanz. Obwohl für diese Vermutung unseres Wissens bisher keine empirischen Daten vorliegen, so sprechen einige Befunde aus unterschiedlichen Perspektiven sehr für diese Annahme. Fallgeschichten weisen darauf hin, dass Straftäter mit tatbezogenen Amnesien ein größeres Rückfallrisiko für delinquentes Verhalten haben als solche, die ihre Straftat erinnern (Christianson u. Merckelbach 2004). Als indirekten Hinweis führt eine andere Untersuchung eine höhere Verurteilungshäufigkeit von forensischen Patienten mit tatbezogenen Amnesien an (Cima et al. 2004). Dabei wird angenommen, dass die Amnesie ein Durcharbeiten der Tat verhindert, was wiederum die Kriminalprognose verschlechtert. Dass die Auseinandersetzung mit dem eigenen Delikt nicht nur sehr schwer fällt, sondern auch massiv belastet, passt zu dem Umstand, dass Täter insbesondere bei schwerer Delinquenz in der Regel hoch motiviert sind, die von ihnen begangene Tat zu vergessen (Christianson et al. 2006): Von Gefängnisinsassen, die sich wegen eines Sexual- oder Tötungsdelikts verantworten mussten, wünschten sich 35 bzw. 53 %, diese Ereignisse vergessen zu können. Somit wird verständlich, dass möglicherweise im Zuge der Deliktbearbeitung dissoziative Mechanismen greifen, indem sie qua Dekontextualisierung den Betroffenen eine emotional-kognitive Vermeidung ermöglichen. Korrespondierend dazu fanden mehrere klinische Studien, dass ausgeprägte dissoziative Phänomene zu Behandlungsbeginn dazu führen, dass die betroffenen Patienten nur bedingt oder gar nicht von der Behandlung profitierten oder früher bzw. häufiger Rückfälle erlitten. Dies liegt daran, dass in dissoziativen Zuständen nicht gelernt werden kann bzw. keine neuen Erfahrungen gemacht werden können (Ebner-Primer et al. 2009; Spitzer et al. 2015b). Übertragen auf Straftäter könnte dies bedeuten, dass Dissoziation – entweder als eigenständige Störung, als Begleitsymptomatik einer anderen psychischen Erkrankung oder als relevante Persönlichkeitsdisposition – die Deliktbearbeitung erheblich erschwert und sich somit nachteilig auf die Kriminalprognose auswirkt. Ob sich diese Argumentationslinie empirisch bestätigen lässt, bleibt zukünftigen klinischen und Forschungsbemühungen vorbehalten.

Literatur

Blackburn, R., Logan, C., Donnelly, J. P., Renwick, S. J. (2008). Identifying psychopathie subtypes: Combining an empirical personality classification of offenders with the Psychopathy Checklist-Revised. J Pers Disord, 22: 604–622.

Becker-Blease, K. A., Freyd, J. J. (2007). Dissociation and memory for perpetration among convicted sex offenders. J Trauma Dissociation, 8: 69–80.

Bourget, D., Whitehurst, L. (2007). Amnesia and crime. Am Acad Psychiatry Law, 35: 469–80.

Chabrol, H., Saint-Martin, C., Sejourné, N., Moyano, O. (2009). Contribution of dissociative symptoms to antisocial behaviour in a sample of high-school students. Encephale, 35: 52–56.

Christianson, S. A., Merckelbach, H. (2004). Crime-related amnesia as a form of deception. In: Granhag, P. A., Strömwall, L. A. (Hrsg). The detection of deception in forensic context. Cambridge: Cambridge University Press; 195–225.

Christianson, S. Å., Holmberg, U., Bylin, S., Engelberg, E. (2006). Homicide and sexual offenders' motivation to forget their crimes. Unveröffentliches Manuskript. Department of Psychology, Universität von Stockholm.

Cima, M., Merckelbach, H., Klein, B., Schellbach-Matties, R., Kremer, K. (2001). Frontal lobe dysfunction, dissociation, and trauma self-reports in forensic psychiatric patients. J Nerv Ment Dis, 189: 188–190.

Cima, M., Nijman, H., Merckelbach, H., Kremer, K., Hollnack, S. (2004). Claims of crime-related amnesia in forensic patients. Int J Law Psychiatry 2004, 27: 215–221.

Cleckley, H. (1941). The mask of sanity. Saint Louis: Mosby.

Cooper, B. S., Cuttler, C., Dell, P., Yuille, J. C. (2006). Dissociation and amnesia: A study with male offenders. International Journal of Forensic Psychology, 1: 69–83.

Daisy, N. V., Hien, D. A. (2014). The role of dissociation in the cycle of violence. J Fam Viol, 29: 99–107.

Dalenberg, C. J., Brand, B. L., Gleaves, D. H., Dorahy, M. J., Loewenstein, R. J., Cardeña, E., Frewen, P. A., Carlson, E. B., Spiegel, D. (2012). Evaluation of the evidence for the trauma and fantasy models of dissociation. Psychol Bull, 138: 550–588.

Dudeck, M., Bernheim, D. (2015). Traumafolgen nach anhaltender sexueller und anderer krimineller Gewalt. In: G. Seidler, A. Maercker, H. J. Freyberger (Hrsg.), Handbuch der Psychotraumatologie (S. 335–346). 2. Aufl. Stuttgart: Klett-Cotta.

Dudeck, M., Spitzer, C., Gillner, M., Freyberger, H. J. (2007). Dissoziative Phänomene während der Straftat bei forensischen Patienten – eine Pilotstudie. Trauma & Gewalt, 2: 34–42.

Ebner-Priemer, U.W., Mauchnik, J., Kleindienst, N., Schmahl, C., Peper, M., Rosenthal, Z., Flor, H., Bohus, M. (2009) Emotional learning during dissociative states in borderline personality disorder. J Psychiatry Neurosci, 34: 214–222.

Egeland, B., Susman-Stillman, A. (1996). Dissociation as a mediator of child abuse across generations. Child Abuse Negl, 11: 1123–1132.

Evans, C., Mezey, G., Ehlers, A. (2009). Amnesia for violent crime among young offenders. J Forens Psychiatry Psychol, 20: 85–106.

Fiedler, P. (2008). Dissoziative Störungen und Konversion. Trauma und Traumabehandlung. 3. Aufl. Weinheim: PVU.

Giger, P., Merten, T., Merckelbach, H., Margit Oswald, M. (2010): Willentliche Testverfälschung bei Verfahren zur Erfassung von Dissoziation: Ergebnisse einer Begutachtungsstudie. Praxis der Rechtspsychologie, 20: 131–147.

Giger, P., Merten, T., Merckelbach, H. (2012). Tatbezogene Amnesien – authentisch oder vorgetäuscht? Fortschr Neurol Psychiatr, 80: 368–381.

Häkkänen, H., Weizmann-Henelius, G., Putkonen, H., Lauerma, H. (2008). The role of gender in claiming partial or complete homicide-related amnesia. Pers Individ Dif, 45: 597–601.

Hare, R.D. (1970). Psychopathy: Theory and research. New York: Wiley.

Hicks, B.M., Vaidyanathan, U., Christopher, J., Patrick, C.J. (2010). Validating female psychopathy subtypes: differences in personality, antisocial and violent behavior, substance abuse, trauma, and mental health. Personal Disord, 1: 38–57.

Keppler, K., Stöver, H., Schulte, B., Reimer, J. (2010). Prison Health is Public Health! Angleichungs- und Umsetzungsprobleme in der gesundheitlichen Versorgung Gefangener im deutschen Justizvollzug. Ein Übersichtsbeitrag. Bundesgesundheitsblatt Gesundheitsforschung Gesundheitsschutz, 53: 233–244.

Kopelman, M.D. (2002). Disorders of memory. Brain, 125: 2152–2190.

Maercker, A. (1994). Peritraumatic Dissociation Experience Questionnaire (PDEQ). Deutsche Version: Peritraumatische Dissoziative Erfahrungen-Fragebogen. Unveröffentlichtes Manuskript. Dresden: Technische Universität.

Marmar, C.R., Weiss, D.S., Metzler T.J. (1997). The Peritraumatic Dissociative Experience Questionnaire. In: J.P. Wilson, T.M. Keane (Hrsg.), Assessing psychological trauma and PTSD (S. 144–167). New York: Guilford.

Marneros, A. (2007). Affekttaten und Impulstaten. Forensische Beurteilung von Affektdelikten. Stuttgart: Schattauer.

McLeod, H.J., Byrne, M.K., Aitken, R. (2004). Automatism and dissociation: Disturbances of consciousness and volition from a psychological perspective. Int J Law Psychiatry, 27: 471–487.

McSherry, B. (2004). Criminal responsibility, »fleeting« states of mental impairment, and the power of self-control. Int J Law Psychiatry, 27: 445–457.

Mitchell, J.A. (2006). Symptoms of dissociation in a forensic population. J Orthomol Med, 21: 85–94.

Moskowitz, A. (2004a). Dissociation and violence: a review of the literature. Trauma Violence Abuse, 5: 21–46.

Moskowitz, A. (2004b). Dissociative pahways to homicide: Clinical and forensic implications. J Trauma Dissociation, 5: 5–32.

Narang, D.S., Contreras, J.M. (2000). Dissociation as a mediator between child abuse history and adult abuse potential. Child Abuse Negl, 24: 653–665.

Pham, T.H. (2012). Psychopathy and traumatic stress. J Pers Disord, 26: 213–225.

Porter, S. (1996). Without conscience or without active conscience? The etiology of psychopathy revisited. Aggress Violent Behav, 1: 179–189.

Poythress, N.G., Skeem, J.L. (2006). Disaggregating psychopathy: Where and how to look for variants. In: C. Patrick (Hrsg.), Handbook of Psychopathy (S. 172–192). New York: Guilford.

Poythress, N.G., Skeem, J.L., Lilienfeld, S.O. (2006). Associations among early abuse, dissociation, and psychopathy in an offender sample. J Abnorm Psychol, 115: 288–297.

Putnam, F.W. (1997). Dissociation in children and adolescents. A developmental perspective. New York: Guilford.

Rauchfleisch, U. (2011). Antisoziales Verhalten und Delinquenz bei Borderline-Persönlichkeiten. In: B. Dulz, S.C. Herpertz, O.F. Kernberg, U. Sachsse (Hrsg.), Handbuch der Borderline-Störungen (S. 530–542). Stuttgart: Schattauer.

Reckdenwald, A., Mancinci, C., Beauregard, E. (2013). The cycle of violence: examining the impact of maltreatment early in life on adult offending. Violence Vict, 28: 466–482.

Rönfeldt, J., Dulz, B. (2013). Trauma und Persönlichkeitsstörungen. In: C. Spitzer, H. J. Grabe (Hrsg.), Kindesmisshandlung (S. 191–204). Stuttgart: Kohlhammer.

Ruiz, M. A., Poythress, N. G., Lilienfeld, S. O., Douglas, K. S. (2008). Factor strucutre and correlates of the Dissociative Experiences Scale in a large offender sample. Assessment, 15: 511–521.

Salize, H. J., Dressing, H. (2010). Psychiatrische Versorgung im europäischen Strafvollzug. Forensische Psychiatrie, Psychologie, Kriminologie, 4: 70–78.

Semiz, U. B., Basoglu, C., Ebrinc, S., Cetin, M. (2007). Childhood trauma history and dissociative experiences among Turkish men diagnosed with antisocial personality disorder. Soc Psychiatry Psychiatr Epidemiol, 42: 865–873.

Sevecke, K., Krischer, M. K., Döpfner, M., Lehmkuhl, G. (2005). Das Psychopathy-Konzept und seine psychometrische Erfassung im Kindes-, Jugend- und Erwachsenenalter. Fortschr Neurol Psychiatr, 73: 392–400.

Spitzer, C., Liß, H., Dudeck, M., Orlob, S., Gillner, M., Hamm, A., Freyberger, H. J. (2003). Dissociative experiences and disorders in forensic inpatients. Int J Law Psychiatry, 26: 281–288.

Spitzer, C., Freyberger, H. J., Brähler, E., Beutel, M. E., Stieglitz, R. D. (2015a). Teststatistische Überprüfung der Dissociative Experiences Scale-Taxon. (DES-T). Psychother Psychosom Med Psychol, 65: 134–139.

Spitzer, C., Stieglitz, R. D., Freyberger, H. J. (2015b). Der Fragebogen zu Dissoziativen Symptomen (FDS). 3. Aufl. Bern: Huber.

Spitzer, M., Dudeck, M. (2017). Dissoziation. In: B. Dulz, P. Briken, O. F. Kernberg, U. Rauchfleisch (Hrsg.), Handbuch der Antisozialen Persönlichkeitsstörung (S. 334–343). Stuttgart: Schattauer.

Tanay, E. (1969). Psychiatric study of homicide. Am J Psychiatry, 125: 1252–1257.

Thornberry, T. P., Knight, K. E., Lovegrove, P. J. (2012). Does maltreatment beget maltreatment? A systematic review of the intergenerational literature. Trauma Violence Abuse, 13: 135–152.

Topitzes, J., Mersky, J. P., Reynolds, A. J. (2012). From child maltreatment to violent offending: an examination of mixed-gender and gender-specific models. J Interpers Violence, 27: 2322–2347.

von Schönfeld, C. E., Schneider, F., Schröder, T., Widmann, B., Botthof, U., Driessen, M. (2006). Prävalenz psychischer Störungen, Psychopathologie und Behandlungsbedarf bei weiblichen und männlichen Gefangenen. Nervenarzt, 77: 830–841.

Vermetten, E., Spiegel, D. (2014). Trauma and dissociation: implications for borderline personality disorder. Curr Psychiatry Rep, 16: 434.

Widom, C. S. (1989). The cycle of violence. Science, 244: 160–166.

III. Therapie

31 Akuttherapie und Stabilisierung – Krisenintervention traumatherapeutischer Ansätze

Björn Nolting

Epidemiologische Untersuchungen (Breslau 2009) zeigen, dass ca. jeder zweite Mensch irgendwann in seinem Leben Opfer eines traumatischen Ereignisses wird, das den Kriterien des DSM-5 entspricht (APA 2015). Traumatische Ereignisse gehören somit zur Menschheitsgeschichte seit Anbeginn der Zeit. Von zentraler Bedeutung bei traumatischen Ereignissen, unabhängig von körperlichen Verletzungen oder Lebensgefahr, ist dabei das Erleben der Betroffenen von absoluter Ohnmacht oder Hilflosigkeit. Herkömmliche Mechanismen der Verarbeitung von Belastungen oder Problemen stehen plötzlich nicht mehr zur Verfügung. Dieses so typische Phänomen beschreiben Fischer und Riedesser in ihrem Lehrbuch der Psychotraumatologie und definieren ein Trauma als *»ein vitales Diskrepanzerlebnis zwischen bedrohlichen Situationsfaktoren und den individuellen Bewältigungsmöglichkeiten, das mit Gefühlen von Hilflosigkeit und schutzloser Preisgabe einhergeht«* (Fischer u. Riedesser 2009, S. 82). Oft führt dies in der Folge zur Entwicklung von kurzfristigen dissoziativen Phänomenen, wie Bewusstseinsstörungen, Amnesien oder körperlichen Symptomen.

Bei der Akuttherapie nach traumatischen Ereignissen, aber auch letztendlich bei jeder zu einem späteren Zeitpunkt durchgeführten Form der Psycho- oder Traumatherapie ist ein zentrales Therapieziel, den Betroffenen wieder ein *Gefühl von Sicherheit* zu vermitteln. Durch die Ermöglichung von Einflussnahme, Kontrolle und damit von Selbstwirksamkeit verharrt der Betroffene nicht mehr im Zustand des Ohnmachtserlebens und kann dadurch langsam wieder an seine vor dem traumatischen Ereignis existierenden Ich-Funktionen anknüpfen.

Die Entstehung von Traumafolgestörungen ist jedoch multikausal, weshalb es nicht verwundert, dass die Studienlage in Bezug auf die Verhinderung von Traumafolgestörungen durch Frühintervention nicht einheitlich ist (Roberts et al. 2009; Qi et al. 2016). So zeigen die Befunde einer Cochrane-Analyse (Rose et al. 2002), dass durch die Debriefing-Methode (strukturierte Kurzintervention mit einer Sitzung kurz nach einem traumatischen Ereignis als präventive Maßnahme) die Entwicklung einer Traumafolgestörung nicht verhindert werden konnte. Auch in einer weiteren Cochrane-Analyse mit höheren Sitzungsfrequenzen kommen die Autoren (Roberts et al. 2009) zu dem Schluss, dass die Datenlage nicht ausreicht, um zu empfehlen, bei allen Betroffenen nach einem traumatischen Ereignis Frühinterventionen durchzuführen. Andererseits konnten für Frühinterventionen, die erst vier Wochen nach dem Ereignis zur Anwendung kamen, positive Wirkungen festgestellt werden (Michael et al. 2005; Shalev et al. 2012; 2016). Daher ist es wichtig zu betonen, dass nicht jeder Betroffene nach einem traumatischen Ereignis professionelle Hilfe benötigt. Bestehende soziale Kontakte, gute Beziehungen zu nahestehenden Menschen und vorhandene persönliche Ressourcen der Betroffenen sind in den meisten Fällen so hilfreich, dass eine professionelle Unterstützung nicht benötigt wird. Für die Betroffenen, die akute Hilfe benötigen, ist es unbedingt erforderlich, dass diese schnell und ohne bürokratische Hürden in Anspruch genommen werden kann.

31.1 Akuttherapie: Wie akut ist akut?

Bei der Versorgung von traumatisierten Menschen wird im Folgenden zwischen drei Phasen unterschieden:

- Hochakute Phase: die ersten Stunden
- Akute Phase: die ersten Tage
- Subakute Phase: Wochen und Monate nach dem Ereignis

Hochakute Phase

Im engeren Sinne handelt es sich hierbei nicht um Psychotherapie (Tätigkeit als anerkanntes wissenschaftliches Verfahren zur Feststellung, Heilung und Linderung von Störungen mit Krankheitswert, § 1 Abs. 3 Psychotherapeutengesetz), sondern um psychosoziale Unterstützung mit dem Ziel, die Ressourcen und Selbstheilungskräfte der Betroffenen zu aktivieren und zu stärken. Therapeutische Interventionen, die unmittelbar nach dem Ereignis bzw. in den ersten Stunden danach zur Anwendung kommen, lassen sich unter dem Oberbegriff der »psychischen ersten Hilfe« gut zusammenfassen. Ähnlich wie es bei der »körperlichen ersten Hilfe« um die Sicherstellung der basalen Überlebensfunktionen geht, kann die Aufgabe der »psychischen ersten Hilfe« natürlich keine Traumabearbeitung sein, sondern vielmehr die Sicherstellung der basalen psychischen Funktionen. Die Grundsätze der »psychischen ersten Hilfe« unterscheiden sich teilweise von der herkömmlichen therapeutischen Haltung und lassen sich beschreiben als: 1. salutogenetisch, 2. ressourcenorientiert, 3. aktiv und 4. direktiv (Lasogga 2008).

1. *salutogenetisch:* Da traumatische Ereignisse zwar sehr häufig sind, jedoch nur eine geringe Anzahl der Betroffenen erkranken, ist es wichtig, in der therapeutischen Haltung den Betroffenen die ausgeprägte Anpassungsmöglichkeit der Psyche zu vermitteln.
2. *ressourcenorientiert:* Die Betroffenen haben ihr Leben bis zum Tag des traumatischen Ereignisses gelebt und gemeistert, wahrscheinlich werden sie auch schon früher Belastungen erlebt und verarbeitet haben. Daher ist es sehr hilfreich, dies den Betroffenen zu vermitteln, z. B. in dem sie aktiv danach gefragt werden, was ihnen bei früheren Belastungen geholfen hat. Bestehende Ressourcen werden aktiv erfragt und damit aktiviert.
3. *aktiv:* Um den Betroffenen zu ermöglichen, aus dem quälenden Zustand der Hilflosigkeit oder sogar der Erstarrung herauszukommen, werden sie aktiv angesprochen, der Blickkontakt wird dabei gesucht und gehalten. Es ist hilfreich, verbalen Kontakt herzustellen, dabei sind die genauen Inhalte der verbalen Interaktion weniger wichtig als die Tatsache, dass die Betroffenen in einen zwischenmenschlichen Austausch einsteigen.
4. *direktiv:* Hierunter ist zu verstehen, den Betroffenen konkrete hilfreiche Angebote zu machen. Dies kann eine warme Decke, ein heißer Tee oder beispielsweise auch ein Telefonat mit Angehörigen sein. Dabei ist natürlich zu beachten, dass auch ein direktiver Zugang nicht über den Kopf des Betroffenen hinweg erfolgen darf.

Kernelemente der psychischen ersten Hilfe (Kröger 2013a) sind:

1. Kontakt angemessen herstellen
2. Kurzfristig für Sicherheit und Wohl sorgen
3. Stabilisierung, wenn notwendig
4. Momentane Bedürfnisse und Sorgen kennenlernen
5. Praktische Hilfe anbieten
6. Soziale Unterstützung aufbauen
7. Information zur Bewältigung der Ereignisse geben
8. Kontakt zu weiteren psychosozialen Angeboten herstellen

Akute Phase

Diese Phase ist der klassische Einsatzbereich der sogenannten Traumaambulanzen. Hierbei handelt es sich um ambulante Einrichtungen, die an psychosomatische oder psychiatrische Kliniken angegliedert sind. In manchen Bundesländern (z. B. Nordrhein-Westfalen) existieren sie bereits flächendeckend, in anderen Bundesländern (z. B. Baden-Württemberg) werden sie im Rahmen von Modellprojekten eingesetzt. Die Wirksamkeit von Traumaambulanzen konnte wissenschaftlich nachgewiesen werden (Bollman et al. 2012). Neben diesen Angeboten der Kliniken wird die Versorgung der Betroffenen auch durch niedergelassene Psychotherapeuten, die sich im Rahmen von Traumanetzwerken organisieren, sichergestellt. Die Traumaambulanzen gewährleisten eine 24-Stunden-Erreichbarkeit von qualifizierten Therapeuten sowie die kurzfristige Terminvergabe eines Erstgespräches. Ohne größeren bürokratischen Aufwand und ohne herkömmliche Psychotherapieantragsverfahren können die Betroffenen im Rahmen der Traumaambulanzen fünf Therapiesitzungen erhalten, auf Antrag ist dann die Durchführung von weiteren 10 Therapiesitzungen möglich.

Zu den weiteren therapeutischen Aufgaben in der akuten Phase gehört die diagnostische bzw. prognostische Einschätzung, ob die Betroffenen neben der psychosozialen Unterstützung der ersten Tage weiterführende psychotherapeutische Hilfe benötigen oder nicht. Das Wissen über im zeitlichen Verlauf sich ändernde Risiko- und Schutzfaktoren erleichtert diese Einschätzung. Im diagnostischen Prozess sollte daher hierauf geachtet werden. Eine gute Übersicht gibt Kröger (2013b). Da jedoch keine eindeutigen und sicheren Kriterien existieren, ist es hilfreich, sich auf die Befunde der Prädiktorenforschung zu beziehen (Brewin et al. 2000; Ozer et al. 2003; Xue et al. 2015). Hierbei wird der Zusammenhang zwischen einer Vorhersage-Variable, z. B. Geschlecht, und dem Kriterium, das vorhergesagt werden soll, z. B. Entwicklung einer psychischen Erkrankung nach Traumatisierung, untersucht.

31.1.1 Risikofaktoren

Zu den wichtigsten prätraumatischen Risikofaktoren gehören weibliches Geschlecht (und zwar unabhängig von der Art der Traumatisierung), Zugehörigkeit zu einer gesellschaftlichen Randgruppe oder ethnischen Minderheit, Vortraumatisierungen, vorbestehende psychische Erkrankungen, niedriger sozioökonomischer Status sowie unterdurchschnittliche Intelligenz. Da Vortraumatisierungen einen hohen prädiktiven Wert haben, sollten sie in der Diagnostik aktiv exploriert werden. An dieses Wissen kann später noch gut therapeutisch angeknüpft werden, wenn nach bestehenden Ressourcen gefragt wird (»Was oder wer hat Ihnen damals geholfen?«).

Peritraumatische Faktoren beeinflussen das Risiko der Entwicklung einer Traumafolgestörung durch das traumatische Ereignis selbst. Hier ist insbesondere die Art des Ereignisses zu nennen. Opfer von sogenannten »man made disaster«, d. h. durch Menschen zugefügte Traumatisierungen, zeigen ein vielfach höheres Risiko in der Folge psychisch zu erkranken. Erlebnisse von sexueller Gewalt, insbesondere eine erlebte Vergewaltigung, haben von allen traumatischen Ereignissen die höchste Prävalenzrate (> 50 %). Aber auch die wahrgenommene Intensität von Lebensbedrohung, der Schweregrad von körperlichen Verletzungen sowie der Verlust von nahestehenden Personen, insbesondere von Kindern, beeinflussen das Risiko negativ. Von besonderer Bedeutung ist das Ausmaß der peritraumatischen Dissoziation. Je ausgeprägter Betroffene unter dem traumatischen Ereignis dissoziieren, umso größer ist ihr Risiko eine Traumafolgestörung zu entwickeln.

Bei den posttraumatischen Risikofaktoren muss unterschieden werden zwischen kurz- und langfristigen Faktoren. Zu den kurzfristigen posttraumatischen Risikofaktoren zählen die Entwicklung einer akuten Belastungsstörung sowie die Entstehung von sekundären Gefühlen, insbesondere von Schuld und Scham, die leider nicht selten durch Abwertung oder Vorwürfe anderer entstehen. Schuldgefühle manifestieren sich jedoch auch unabhängig von Vorwürfen anderer, da sie eine intrapsychische Bedeutung haben. Schuldgefühle suggerieren den Betroffenen, durch eigenes Verhalten zum traumatischen Ereignis aktiv beigetragen haben. Nur wer aktiv handelt, kann für ein Ereignis schuldig sein. In einer paradoxen Art und Weise vermindern die Schuldgefühle dadurch das subjektive Erleben (oder sogar die objektive Tatsache) der Betroffenen, dass sie zum Zeitpunkt des traumatischen Ereignisses ohnmächtig und hilflos waren. Schuldgefühle können demnach auf die einfache Gleichung gebracht werden: lieber schuldig (da aktiv beteiligt) als (passiv) ohnmächtig und hilflos zu sein.

Dringend abgeraten werden sollte von dem exzessiven Konsum der medialen Berichterstattung über das Ereignis. In Zeiten sozialer Netzwerke und Online-Berichterstattung ist man sozusagen live dabei, mit der Folge, dass beispielsweise nach einem Kapitalverbrechen wie Mord Angehörige bereits über die Medien von dem Ereignis informiert sind, bevor dies die Polizei oder Notfallseelsorger tun können. Durch den wiederholten Konsum von Berichten, Fotos oder Videos im Rahmen der Berichterstattung werden die Betroffenen immer wieder mit allen Sinnen in den Zustand des traumatischen Ereignisses gebracht. Die notwendige Herstellung von räumlicher und zeitlicher Distanz zum Ereignis, die zur Beruhigung der Sinnesreize und damit der Psyche notwendig ist, kann somit nicht stattfinden. Im Gegenteil, die Psyche wird immer wieder in den Zustand der Reizüberflutung gebracht.

Zu den langfristigen posttraumatischen Risikofaktoren zählen zusätzliche kritische Lebensereignisse sowie anhaltende traumaunabhängige Stressoren, wie beispielsweise eheliche Konflikte. Nicht selten kommt es nach einem traumatischen Ereignis zusätzlich zu massiven negativen Konsequenzen, wie zum Verlust des Arbeitsplatzes, einem damit einhergehenden Einkommensverlust und zu daraus resultierenden Existenzängsten. Als Beispiel kann hierfür eine ältere Dame genannt werden, die als Aufsicht einer Spielhalle ihre Rente aufbessern möchte. Nach einem Spielhallenüberfall mit Waffengewalt und körperlicher Verletzung ist sie mehrere Wochen arbeitsunfähig, wofür ihr Arbeitgeber kein Verständnis zeigt. Er kündigt ihr, nicht ohne ihr vorher vorgeworfen zu haben, dass sie mit dem Täter gemeinsame Sache gemacht habe.

Der Wunsch nach Wiedergutmachung oder Entschädigung, beispielsweise durch Zahlung einer Rente oder eines Schmerzensgeldes ist zwar menschlich gut nachvollziehbar, kann jedoch i. S. eines sekundären Krankheitsgewinnes die Chronifizierungstendenz einer Traumafolgestörung unterstützen. Ebenso sind bei Betroffenen, die sich zum Zeitpunkt der Behandlung in einem laufenden zivilrechtlichen Gerichtsverfahren befinden, die Erfolgsaussichten auf eine erfolgreiche Psychotherapie als eher gering einzuschätzen.

31.1.2 Schutzfaktoren

In Metaanalysen konnte als wichtigster Schutzfaktor (Brewin et al. 2000; Ozer et al. 2003) die soziale Unterstützung empirisch nachgewiesen werden. Dieses Ergebnis ist insofern von Bedeutung, da Betroffene nach traumatischen Ereignissen oft dazu neigen, sich aus bestehenden Kontakten und Beziehungen zurückzuziehen. Die Aufklärung über den potenziell protektiven Faktor der sozialen Unterstützung hilft den Betroffenen, ihren Rückzugstendenzen aktiv entgegenzuwirken, da sie dabei selbst aktiv etwas zur Verbesserung ihrer Symptomatik beitragen können. Auch wenn schnell zur Verfügung gestellte psychotraumatologische Hilfe durchaus auch als soziale Unterstützung verstanden werden kann, geht es hierbei primär um das bereits bestehende soziale Umfeld aus Familie, Partnern, Freunden oder auch Kollegen. Das Gefühl, in Momenten größter Not und Angst nicht alleine zu sein, sondern sich auf gute Beziehungen verlassen zu können, wirkt stabilisierend. Natürlich geht es bei der sozialen Unterstützung weniger um die Anzahl von möglichen Helfern, sondern vielmehr um deren Qualität. Auf Freunde, die sich nur melden, um ihre eigene Sensationslust zu befriedigen, kann und sollte gerne verzichtet werden. Betroffene müssen dabei auch nicht davor zurückschrecken, bei neugierigen und möglicherweise sogar grenzüberschreitenden Nachfragen freundlich, aber bestimmt sich abzugrenzen und mitzuteilen, dass diese Form der Nachfragen für sie schädlich ist. Da die Betroffenen regelhaft zu Schuldgefühlen und Selbstvorwürfen neigen, wirken sich Äußerungen von anderen, die ihnen tatsächlich Vorwürfe machen, ausgesprochen negativ aus. Gerade im Kontext mit Arbeitsunfällen (z. B. Busfahrer) oder auch belastenden Einsätzen mit der Gefahr der Sekundärtraumatisierung (z. B. Polizei, Feuerwehr) haben Vorgesetzte die wichtige Aufgabe, die Betroffenen zu entlasten und ihnen zu vermitteln, dass sie weiterhin Teil der Gemeinschaft sind und auch bleiben werden. Leider zeigt die Realität, dass dies häufig nicht der Fall ist.

Die Befunde sind in Bezug auf die Frage, inwieweit bestimmte Persönlichkeitseigenschaften protektiv sein können, uneinheitlich. Als potenziell protektiv werden Eigenschaften wie Kohärenzsinn[1] (Frommberger et al. 1999), Optimismus[2] (Ai et al. 2006; Van der Velden et al. 2007), »Hardiness«[3] (Bartone 1999) und Kontrollüberzeugung[4] (Solomon et al. 1988) benannt. Internale Kontrollüberzeugungen, d. h. der Glaube, sein Schicksal selber gestalten zu können, zeigen dabei im Vergleich zu externalen Kontrollüberzeugungen einen leicht protektiven Faktor (Häfner et al. 2001; Karstoft et al. 2015). Die Thematisierung möglicher pro-

1 Kohärenzsinn: Fähigkeit, dem traumatischen Ereignis eine Bedeutung zu geben und gebotene Ressourcen zur Verarbeitung zu nutzen.

2 Optimismus: zuversichtliche Grundhaltung mit positive Erwartung für die Zukunft.

3 Widerstandsfähigkeit: Fähigkeit, in Stresssituationen sachlich und problemorientiert zu handeln.

4 Glaube, das Leben/Schicksal selber kontrollieren zu können versus der Annahme, dass äußere Kräfte dies bewirken.

tektiver Persönlichkeitseigenschaften ist im direkten Kontakt mit den Betroffenen jedoch nicht unproblematisch, da bei einem Fehlen dieser Eigenschaften die bestehende Symptomatik schuldhaft verarbeitet werden kann. Das Wissen des Therapeuten, ohnehin keine Sicherheit zu haben, ob der ihm gegenübersitzende Betroffene letztendlich im Verlauf eine Traumafolgestörung entwickeln wird oder aber nach einer Phase der Belastung das Ereignis verarbeiten kann, hilft diesem, seinem Patienten gegenüber eine offene und unvoreingenommene Haltung zu haben. Der jeweilige Verlauf des Verarbeitungsprozesses ist genauso individuell wie das Ereignis oder die Persönlichkeit des Betroffenen. Diese Haltung entlastet die Betroffenen in der Regel sehr, da sie große Angst haben, nun schon wieder etwas falsch zu machen, also nicht nur schuldig an dem Ereignis, sondern obendrein auch noch schuld an der ausbleibenden Genesung zu sein. Dies ist natürlich kein »Freibrief«, da es ja durchaus förderliche (z. B. moderate sportliche Betätigung, Beachtung basaler Regeln der Psychohygiene wie ausreichend Schlaf, Nahrung und Getränke, sich mit Menschen umgeben, die einem guttun) und schädigende Verhaltensweisen (z. B. Alkoholkonsum, permanente Beschäftigung mit dem traumatischen Ereignis durch Internet-Recherche) für die Betroffenen gibt.

31.1.3 Psychoedukation und Normalisierung

Oft sind Menschen, die akute Opfer eines traumatischen Ereignisses geworden sind, noch nie mit dem psychotherapeutischen oder psychologischen professionellen Helfersystem in Kontakt gekommen. Sie waren bis zu dem Ereignis psychisch gesunde Menschen. In der Folge haben sie bei der Begegnung mit einem Psychotherapeuten schnell die Befürchtung, als labil, psychisch krank oder gar »verrückt« abgestempelt zu werden. Auch wenn es in den letzten Jahren zu einer erfreulichen Zunahme der Akzeptanz gegenüber dem psychotherapeutischen Helfersystem gekommen ist, besteht dennoch eine große Angst vor einer etwaigen Stigmatisierung. Daher ist es nicht verwunderlich, dass eine gewisse Zurückhaltung im Erstkontakt besteht. Es ist sinnvoll, in der direkten Kontaktaufnahme mit den Betroffenen gerade diese Befürchtung aktiv zu thematisieren. Hilfreich ist es dabei, nicht von einer möglichen psychischen *Erkrankung* zu sprechen, sondern zunächst von einer verständlichen und gut nachvollziehbaren *Reaktion*. Dieser Begriff wird gut akzeptiert, da er die Betroffenen nicht fälschlicherweise als psychisch krank definiert. Er nimmt den Betroffenen die Angst, wie bei dem traumatischen Ereignis selbst erneut die Kontrolle zu verlieren.

Daher lautet die Hauptbotschaft im Erstkontakt: *Die körperlichen Symptome, Gedanken, Gefühle, Verhaltensweisen sind normale Reaktionen auf ein nicht normales Ereignis!*

Gerade im Zusammenhang mit der aktuellen traumatischen Erfahrung, die außerhalb jeglicher bisher gekannter Normalität liegt, wird den Betroffenen dadurch Trost und Sicherheit vermittelt, dass sie weiterhin *normal* funktionieren bzw. *normal sind.* Durch die Benennung möglicher Reaktionen einer akuten Belastungsreaktion wird den Betroffenen nicht nur aufgezeigt, dass ihre Symptome sehr typisch sind, sondern dass sie auch nicht »verrückt« sind. Die Tatsache, dass ihr Ansprechpartner aktiv die Symptome kennt und benennt, vermittelt ihnen ein Gefühl von Sicherheit und Vertrauen in ihr Gegenüber. Dabei sollte jedoch die Aufzählung von möglichen Symptomen nicht dazu führen, dass sie Sorge vor eine große Anzahl noch bevorstehender Beschwerden entwickeln. Da Menschen in Schocksituationen jedoch nur begrenzt aufnahmefähig sind, hat es sich bewährt, Informationen schriftlich mitzugeben, beispielsweise in Form eines Handouts. Neben der Auflistung möglicher Symptome sollten hier konkrete Hilfestellungen zur Überbrückung der ersten Tage nach dem Ereignis benannt werden sowie Adressen oder Telefonnummern für weitere mögliche Hilfen aufgeführt sein.

31.1.4 Vermittlung von Sicherheit

Trauma bedeutet Hilflosigkeit und damit Verlust von Sicherheit. Auch wenn wir jeden Tag in Zeitungen lesen oder in Medienberichten mit verfolgen, dass unser Leben in keiner Weise sicher, dass es vielmehr permanent Bedrohungen von außen ausgesetzt ist, sei es durch körperliche Angriffe, Unfälle, terroristische Anschläge, Krankheiten oder Naturkatastrophen, geben wir uns der Illusion hin, dass wir uns in Sicherheit befinden. Ohne diese aktive Verdrängung oder Leugnung der Realität könnten wir unser Leben nicht bewältigen. Ist es dann aber tatsächlich zu einem Einbruch in unsere körperliche oder psychische Integrität gekommen, zielt die therapeutische Unterstützung darauf ab, wieder ein Gefühl von Sicherheit zu bekommen. Dabei ist zwischen verschiedenen Formen der Sicherheit (Reddemann 2012a) zu unterscheiden: 1. äußere Sicherheit, 2. Beziehungssicherheit, 3. innere Sicherheit.

Die Wiederherstellung bzw. Beibehaltung der *äußeren Sicherheit* ist in allen Phasen der Behandlung von entscheidender Bedeutung, gerade in der Akutphase nach dem traumatischen Ereignis steht sie jedoch im zentralen Fokus. Äußere Sicherheit ist im Kontext unterschiedlicher traumatischer Ereignisse sehr konkret zu verstehen: Bereitstellung von Nahrung und Trinken, einer Wolldecke für Wärme oder Schaffung der Möglichkeit, Angehörige zu informieren. Gerade im Zusammenhang mit Gewalterlebnissen muss sichergestellt werden, dass kein Täterkontakt besteht und somit auch keine Gefahr von weiteren Übergriffen. Hierbei sollte nicht aus Gründen der therapeutischen Abstinenz von ganz konkreten Empfehlungen, wie beispielsweise Wechsel der Handy-Nummer, der Blockung des Täters in sozialen Medien oder einer Miteinbeziehung der Polizei Abstand genommen werden.

Opfer von sogenannten »man made disaster«, das heißt Traumatisierungen durch andere Menschen, haben ein deutlich höheres Risiko, durch das Ereignis Symptome einer Traumafolgestörung zu entwickeln. Bei diesen Traumatisierungen kommt es zu einem eklatanten Bruch im Vertrauen zu anderen Menschen, zumal die überwiegende Anzahl von körperlichen und sexuellen Übergriffen durch unmittelbare Bezugspersonen erfolgt. Daher ist es gut nachvollziehbar, dass Betroffene im Erstkontakt häufig verunsichert, angespannt oder gar zurückweisend und misstrauisch sind. Dieses Wissen hilft, sich in seiner eigenen therapeutischen Haltung nicht angegriffen oder abgelehnt zu fühlen, wenn die Betroffenen nicht unmittelbar in Kontakt gehen können bzw. wollen. Die Herstellung eines guten Arbeitsbündnisses ist jedoch wie in allen Psychotherapien unerlässlich. Vertrauen der Betroffenen und damit *Beziehungssicherheit* kann durch empathische Zuwendung, aktives Zuhören, Offenheit oder Vermittlung von Trost entstehen. Dies klingt zunächst trivial, ist es jedoch keinesfalls. Es setzt voraus, dass der Therapeut bereit ist, sich selbst mit allen vorstellbaren Grausamkeiten und Tragödien in menschlichen Beziehungen zu konfrontieren. Um nicht selbst eine sekundäre Traumatisierung (Carmel u. Friedlander 2009; Daniels 2008; Jurisch et al. 2009) davonzutragen, ist eine gute Supervision bei der Arbeit mit Traumapatienten unerlässlich.

Die (Wieder-)Herstellung von *innerer Sicherheit* kann unmittelbar und auch in den ersten Wochen nach einem traumatischen Ereignis sicherlich nicht erwartet werden, ist den Betroffenen gegenüber jedoch als wichtiges Ziel zu formulieren. Wie unvorstellbar das Erleben von innerer Sicherheit in der akuten Phase nach einem traumatischen Ereignis auch erscheinen mag, es wird damit ein zu erreichendes Ziel in der (nahen) Zukunft definiert und dadurch ein sehr wichtiger therapeutischer Aspekt eröffnet: die Herstellung einer Zeitperspektive! Zeit bedeutet, dass es eine Vergangenheit, eine Gegenwart und eine Zukunft gibt. Im übertragenen Sinne wird ein Abstand (Zeit) zu dem aktuellen Ereignis hergestellt, was wiederum das Gefühl von Sicherheit verstärkt. Innere Sicherheit kann verstanden werden als Fähigkeit, beruhigend auf sich einwirken zu können, auf seine Gefühle und seine Symptome Einfluss nehmen zu können. Es bedeutet auch, ein basales Gefühl für die eigene Identität und für eigene Wertevorstellungen bewahren bzw. wiederherstellen zu können. Die an die Betroffenen gerichtete Frage, was möglicherweise früher schon einmal bei stark belastenden Erlebnissen hilfreich gewesen ist, fokussiert auf einen salutogenetischen Ansatz (Antonovsky 1997): Die »Psyche« verfügt über Selbstheilungskräfte, die zu einem früheren Zeitpunkt schon einmal gewirkt haben und auch in der aktuell belastenden Situation hilfreich sein können. Das Erleben von Einflussnahme und von Selbstwirksamkeit (Bandura 1977) auf die quälende Symptomatik wirkt dem unmittelbaren posttraumatischen basalen Gefühl der Hilflosigkeit ebenfalls entgegen, da die Betroffenen aktiv etwas tun können.

Zur Erlangung innerer Sicherheit haben sich *psychoimaginative Stabilisierungs- und Distanzierungstechniken* sehr bewährt (Reddemann 2012b). Hierbei geht es darum, dass die Betroffenen ihren intrusiv auftretenden Bildern, »inneren Filmen«, Gerüchen, Geräuschen oder anderen Sinnesreizen etwas aktiv entgegensetzen können. Aus der Fülle der möglichen psychoimaginativen Übungen sollte zunächst nur eine erlernt werden, die dann sicher angewendet werden kann.

Als besonders hilfreich wird die *Stabilisierungsübung* des »Inneren sicheren Ortes« erlebt. Anfangs haben die Betroffenen in der Regel kaum Zugang hierzu, haben sie doch gerade erlebt, dass es keine Sicherheit gibt. Umso wichtiger ist es darzulegen, dass es sich bei diesem Ort um einen *fantasierten* Ort handelt, der, obwohl er nicht real ist, dennoch das Gefühl von absoluter Sicherheit und Geborgenheit vermitteln kann.

Als *Distanzierungstechnik* eignet sich die »Tresorübung«. In dieser Übung werden die traumatischen Erlebnisse in der Imagination in einem Tresor deponiert, zu dem nur die Betroffenen Zugriffsmöglichkeiten haben. Sie alleine können entscheiden, wann und mit wem, beispielsweise mit dem Therapeuten, sie sich mit den Inhalten aus dem Tresor auseinandersetzen möchten. Die Art und Weise, in der das traumatische Material im Tresor in Sicherheit gebracht wird, bleibt *immer* im Ermessen des Betroffenen. Je individueller die Vorstellung des Betroffenen von »seinem Tresor« ist, umso wirksamer kann er eingesetzt werden. Der Vergleich, dass ein Maßanzug besser sitzt als ein Anzug von der Stange kann die Individualität der Imaginationsübung noch einmal verdeutlichen.

31.1.5 Umgang mit Symptomen

Die Symptomatik, die unmittelbar nach einem traumatischen Ereignis auftritt, ist bei vielen Betroffenen sehr ähnlich, unabhängig davon, um was für ein traumatisches Ereignis es sich handelt. In den geläufigen Klassifikationssystemen ICD-10 und DSM-5 werden die Symptome als »akute Belastungsreaktion« klassifiziert. An dieser Bezeichnung wird bereits deutlich, dass es sich hierbei (noch) nicht um eine psychische Erkrankung handelt, sondern zunächst um nichts anderes als um eine *Reaktion*. Es ist von großer Wichtigkeit, diese Unterscheidung den Betroffenen gegenüber so klar zu benennen und hat damit bereits therapeutische Implikationen. Die Betroffenen können verstehen, dass sie keineswegs psychisch krank oder verrückt sind, sondern dass sie auf ein außergewöhnliches Ereignis mit sehr häufigen Symptomen reagieren.

Die typische Trias posttraumatischer Symptome mit intrusivem Wiedererleben, psychovegetativer Übererregung sowie Vermeidungsverhalten zeigt sich bereits häufig in der akuten Phase.

Das *intrusive Wiedererleben* kann im Prinzip alle Sinne betreffen, am meisten klagen die Betroffenen über sich aufdrängende Bilder, die sich nachts als Albträume manifestieren und in der Folge zu quälenden Schlafstörungen führen. Die Information über allgemeine Prinzipien der Schlafhygiene (z. B. Liedl et al. 2013) können zu einer deutlichen Entlastung führen: sich nicht tagsüber hinlegen, das Bett nur zum Schlafen nutzen, Schlafrituale einführen (z. B. einen Schlaftee trinken), immer zur gleichen Zeit zu Bett gehen, keine schweren Mahlzeiten vor dem Schlafengehen zu sich nehmen, auch keine aufregenden Filme anschauen oder laute Musik hören. Beim Auftreten von Albträumen Licht anmachen, sich im Hier und Jetzt vergegenwärtigen, dass es nur ein Traum war, aufstehen, ein Glas Wasser oder warme Milch trinken.

Um auf die als ausgesprochen quälend erlebte *psychovegetative Übererregung* einwirken zu können, sollten den Betroffenen konkrete Verhaltensmöglichkeiten angeboten werden. Hilfreich ist der Versuch der körperlichen Betätigung, beispielsweise Spazierengehen, Radfahren oder Schwimmen. Da die Betroffenen ohnehin durch das traumatische Ereignis »aufgeputscht« sind, sollten Stimulanzien (wie Kaffee, Cola oder Zigaretten) vermieden werden. Vielmehr ist es wichtig, dass die Betroffenen auf eine gesunde Ernährung achten. Der Verzehr von Obst, Gemüse, Fisch oder Ballaststoffen unterstützt nicht nur den Genesungsprozess, sondern gibt den Betroffenen das Gefühl aktiv etwas »tun« zu können und nicht passiv auf Veränderungen warten zu müssen. Auf eine ausreichende Flüssigkeitszufuhr (Wasser, Tee) sollte ebenfalls geachtet werden. Manche Betroffene versuchen das Ereignis über den Konsum von Alkohol, Drogen oder Beruhigungsmedikamenten zu verdrängen. Hiervon ist entschieden abzuraten, da bei nachlassender Wirkung die posttraumatischen Symptome verstärkt wieder auftreten. In Bezug auf die Nutzung von Benzodiazepinen, die in Deutschland zu den am häufigsten verschriebenen Medikamenten gehören, konnte gezeigt werden, dass das Risiko der Entwicklung einer Traumafolgestörung hierdurch erhöht ist (Guina et al. 2015).

Da ein traumatisches Ereignis regelhaft mit dem Verlust von herkömmlichen Strukturen, schlimmstenfalls mit dem Erleben von völligem Chaos einhergeht, ist es essenziell notwendig, wieder Strukturen im Leben herzustellen. Dies gelingt gut über eine klare Alltagsstrukturierung: zu einer festen Zeit aufstehen, zu festen Zeiten die Mahlzeiten einnehmen, sich für jeden Tag eine kleine (zu bewältigende) Aufgabe stellen, spazieren gehen, zu Bett gehen.

Auch das Anknüpfen an hilfreiche und vertraute Gewohnheiten kann strukturgebend wirken. Die direkte Nachfrage, was früher schon einmal geholfen hat, wenn eine große innere Not aufgetreten ist, kann ungeahnte Ressourcen eröffnen. Selten fällt den Betroffenen hierzu nichts ein, meist kann eine Auswahl an hilfreichen Gewohnheiten angeboten werden: Musik hören, einen schönen Film anschauen, sich mit guten Freunden treffen, sich entspannende Bilder vorstellen etc.

Bei traumatischen Ereignissen von außergewöhnlichem Ausmaß, besonders wenn diese mit besonderen menschlichen Tragödien (z. B. einem erweiterten Suizid) verbunden sind, sind im medialen Zeitalter Fotografen und andere Vertreter der Presse sehr schnell vor Ort bzw. suchen betroffene Opfer sehr schnell auf oder bedrängen sie regelrecht. Die Betroffenen sind von ihren Behandlern in ihrem eigenen Interesse davor zu bewahren, sich solchen Fragen der Presse zu schnell oder überhaupt auszusetzen. Eine klare und deutliche Abgrenzung ist sehr hilfreich, da die Nachfragen leider in der Regel nicht das Interesse des einzelnen Opfers zum Ziel haben, sondern vielmehr das sogenannte öffentliche Interesse, das leider auch durchaus voyeuristische und sensationsgierige Ziele verfolgt, befriedigen sollen.

Die oft gestellte Frage, ob die Betroffenen mit engen Bezugspersonen über das schreckliche Ereignis sprechen sollen oder besser gerade nicht, ist nicht leicht zu beantworten. Durch das aktive Nachfragen nach dem traumatischen Ereignis besteht die Gefahr, dass die Betroffenen »angetriggert« werden, d. h., dass sie sich emotional jedes Mal wieder in das traumatische Ereignis hineinversetzen und erneut die überflutenden Gefühle von Hilflosigkeit oder schlimmstenfalls von Todesangst erleben (Sachsse u. Reddemann 1997). Diese Gefahr besteht natürlich auch bei der Exploration der Betroffenen durch den behandelnden Arzt oder Psychotherapeuten, weswegen unbedingt empfohlen wird, bei der Anamneseerhebung nur nach »Überschriften« (z. B. Erleben von sexueller Gewalt, Unfall, Verlust eines nahestehenden Angehörigen) des traumatischen Ereignisses zu fragen und auf keinen Fall in eine detaillierte Schilderung einzusteigen.

Andererseits kann es für die Betroffenen durchaus entlastend sein, über ihre Erlebnisse zu sprechen, da die Gedanken und die aufkommenden Erinnerungsfetzen sie gerade in der Akutphase permanent beschäftigen und quälen. Der Austausch mit einer wichtigen Bezugsperson ist also nicht prinzipiell abzulehnen. Aber die Betroffenen sollten aktiv aufgefordert werden, darauf zu achten, wie es ihnen damit geht, d. h. ob sie dadurch ent- bzw. belastet werden. In jedem Fall ist zu vermitteln, dass das eigene Wohlergehen ein höheres Gut ist als das Bedürfnis Fragender nach Sensationsbefriedigung.

Subakute Phase

Betroffene von traumatischen Ereignissen, bei denen die Symptome einer Traumafolgestörung länger als die Symptome einer akuten Belastungsreaktion, d. h. länger als vier bis sechs Wochen anhalten, sollten sich in eine spezifische psychotherapeutische Behandlung begeben, in der mit traumaadaptierten Methoden gearbeitet wird. In dieser Phase erfolgt dann die psychotherapeutisch-psychotraumatologische Behandlung, die sich anlog den AWMF-Leitlinien »Posttraumatische Belastungsstörung« in drei Phasen unterteilt:

1. Abklärung des individuellen Stabilisierungsbedarfs
2. Traumabearbeitung durch die Anwendung traumaadaptierter Methoden im Rahmen eines sinnvollen Gesamtbehandlungsplanes
3. Phasenbegleitende Aspekte der psychosozialen Reintegration und Neuorientierung

Auch wenn sich dieser phasenhafte Aufbau der Behandlung von psychotraumatisierten Patienten als sehr hilfreich erwiesen hat, ist es wichtig zu ergänzen, dass im Laufe einer Psychotherapie die Phasen nicht streng chronologisch durchlaufen werden, sondern immer wieder auf frühere Behandlungsphasen zurückgegriffen wird, sofern dies erforderlich ist.

Zusammenfassend ist festzuhalten, dass die frühzeitige und möglichst unbürokratische Unterstützung von Betroffenen nach traumatischen Ereignissen von diesen in der Regel sehr dankbar angenommen und als sehr hilfreich erlebt wird. Neben stabilisierenden und strukturierenden Interventionen hat die differenzierte Diagnostik eine große Bedeutung, um Betroffene zu identifizieren, die neben der beschriebenen Krisenintervention ergänzende und weiterführende psychotherapeutische Behandlungen benötigen.

Literatur

Antonovsky, A. (1997). Salutogenese: Zur Entmystifizierung der Gesundheit. Forum für Verhaltenstherapie und psychosoziale Praxis. Tübingen: dgvt-Verlag.

AWMF Leitlinien Posttraumatische Belastungsstörung. http://www.awmf.org/leitlinien/detail/ll/051-010.html.

Ai, A. L., Evans-Campbell, T., Santangelo, L. K., Cascio, T. (2006). The traumatic impact of the September 11, 2001, terrorist attacks and the potenzial protection of optimism. Journal of international violence, 21: 689–700.

American Psychiatric Association (APA) (2015). Diagnostisches und Statistisches Manual Psychischer Störung DSM5. (Deutsche Ausgabe: Falkai, P., Wittchen H.-U.: Postraumatische Belastungsstörung). Göttingen: Hogrefe Verlag.

Bandura, A. (1977). Self-efficacy: Toward a unifying theory of behavioral change. Psychol Rev. Mar, 84(2):191–215.

Bartone, P. T. (1999). Hardiness protects against war-related stress in army reserve forces. Consulting Psychology Journal: Practice and Research, 51: 72–82.

Bollmann, K., Schürmann, I., Nolting, B., Dieffenbach, I., Fischer, G., Zurek, G., Bering, R., Heuft, G. (2012). Evaluation der Traumaambulanzen nach dem Opferentschädigungsgesetz in Nordrhein-Westfalen. Zeitschrift für Psychosomatische Medizin und Psychotherapie, 58(1): 42–54.

Breslau, N. (2009). The epidemiology of trauma, PTSD, and other posttrauma disorders. Trauma Violence Abuse, 10 (3): 198–21.

Brewin, C. R., Andrews, B., Valentine, J. D. (2000). Meta-analysis of risk factors for posttraumatic stress disorder in trauma-exposed adults. J Consult Clin Psychol., 68(5): 748–766.

Carmel, M., Friedlander, M. (2009). The relation of secondary traumatization to therapists' perceptions of the working alliance with clients who commit sexual abuse. Journal of Counseling Psychology, 56 (3): 461–467.

Daniels, J. (2008). Sekundäre Traumatisierung. Interviewstudie zu berufsbedingten Belastungen von Therapeuten. Psychotherapeut, 53 (2): 100–107.

Fischer, G., Riedesser, P. (2009). Lehrbuch der Psychotraumatologie. 4. Aufl. München: Ernst Reinhardt Verlag, S. 82.

Frommberger, U., Stieglitz, R.-D., Straub, S., Nyberg, E., Schlickewei, W., Kuner, E. et al. (1999). The concept of »sense of coherence« and the development of posttraumatic stress disorder in traffic accidents victims. Journal of Psychosomatic Research, 46, 343–348.

Guina, J., Rossetter, S. R., DeRhodes, B. J., Nahhas, R. W., Welton RS. (2015). Benzodiazepines for PTSD: A Systematic Review and Meta-Analysis. J Psychiatr Pract, 21 (4): 281–303.

Häfner, S., Franz, M., Lieberz, K., Schepank, H. (2001). Psychosoziale Risiko- und Schutzfaktoren für psychische Störungen: Stand der Forschung. Psychotherapeut, 46: 403–408.

Jurisch, F., Kolassa, I. T., Elbert, T. (2009). Traumatisierte Therapeuten? Ein Überblick über sekundäre Traumatisierung. Zeitschrift für Klinische Psychologie und Psychotherapie, 38 (4): 250–261.

Karstoft, K. I., Armour, C., Elklit, A., Solomon, Z. (2015). The role of locus of control and coping style in predicting longitudinal PTSD-trajectories after combat exposure. Journal of Anxiety Disorders, 32: 89–94.

Kröger, C. (2013a). Psychologische Erste Hilfe. In: Fortschritte der Psychotherapie, Band 51, Psychologische Erste Hilfe (S. 44–63). Göttingrn: Hogrefe.

Kröger, C. (2013b). Psychologische Erste Hilfe. In: Fortschritte der Psychotherapie, Band 51, Psychologische Erste Hilfe (S. 18). Göttingrn: Hogrefe.

Lasogga, F. (2008). Psycho-soziale Notfallhilfe (PSNH). In: F. Lasogga, B. Gasch (Hrsg.): Notfallpsychologie (S. 95–111). Heidelberg: Springer.

Liedl, A., Schäfer, U., Knaevelsrud, C. (2013). Psychoedukation bei posttraumatischen Störungen. Manual für Einzel- und Gruppensetting. 2. Aufl. München: Schattauer, S. 106–112.

Michael, T., Lajtman, M., Margraf, J. (2005). Frühzeitige psychologische Interventionen nach Traumatisierung. Dtsch Arztebl 102(33): A 2240–2243.

Ozer, E. J., Best, S. R., Lipsey, T. L., Weiss, D. S. (2003). Predictors of posttraumatic stress disorder and symptoms in adults: A meta-analysis. Psychological Bulletin, 129(1): 52–73.

Qi, W., Gevonden, M., Shalev, A. (2016). Prevention of Post-Traumatic Stress Disorder After Trauma: Current Evidence and Future Directions. Curr Psychiatry Rep, 18: 20.

Reddemann, L. (2012a). Grundlegende Voraussetzungen für eine Traumakonfrontation. In: Psychodynamisch Imaginative Traumatherapie. PITT – das Manual (S. 203–205). 7. Aufl. Stuttgart: Klett-Cotta.

Reddemann, L. (2012b). Kreativer Umgang mit den Imaginations-»Übungen«. In: Psychodynamisch Imaginative Traumatherapie. PITT – das Manual (S. 149–158). 7. Aufl. Stuttgart: Klett-Cotta.

Rose, S. C., Bisson, J., Churchill, R., Wessely, S. (2002). Psychological debriefing for preventing post traumatic stress disorder (PTSD). Cochrane Database of Systematic Reviews, Issue 2. Art. No.: CD000560. DOI: 10.1002/14651858.CD000560.

Roberts, N. P., Kitchiner, N. J., Kenardy, J., Bisson, J. (2009). Multiple session early psychological interventions for the prevention of posttraumatic stress disorder. Am J Psychiatry. Mar, 166(3): 293–230.

Sachsse, U., Reddemann, L. (1997). Traumazentrierte Psychotherapie mit Imaginationen. Fundamenta Psychiatrica, 11 (4): 169–178.

Shalev, A. Y., Ankri, Y., Israeli-Shalev, Y., Peleg, T., Adessky, R., Freedman, S. (2012). Prevention of Posttraumatic Stress Disorder by Early Treatment. Arch Gen Psychiatry, 69(2): 166–176.

Shalev, A. Y., Ankri, Y., Gilad, M., Israeli-Shalev, Y., Adessky, R., Qian, M., Freedman, S. (2016). Long-term outcome of early interventions to prevent posttraumatic stress disorder. J Clin Psychiatry, 77(5): e580–587.

Solomon, Z., Mikulincer, M., Avitzur, E. (1988). Coping, locus of controll, social support, and combat-related posttraumatic stress disorder: a prospective study. Journal of Personality and Social Psychology, 55: 279–285.

Van der Velden, P. G., Kleber, R. J., Fournier, M., Grievink, L., Drogendrijk, A., Gerson, B. P. (2007). The association between dispositional optimism and mental helth problems among disaster victims and a comparison group: a prospective study. Journal of Affective Disorders, 102: 35–45.

Xue, C., Ge, Y., Tang, B., Liu, Y., Kang, P., Wang, M., Zhang, L. (2015). A Meta-Analysis of Risk Factors for Combat-Related PTSD among Military Personnel and Veterans. PLoS One, 10(3): e0120270.

32 Verhaltenstherapeutische Ansätze bei Dissoziation

Kathlen Priebe und Christian Stiglmayr

32.1 Verstehen der dissoziativen Symptomatik

32.1.1 Störungsmodell

Nach heutigem Forschungsstand sind dissoziative Störungen durch ein multifaktorielles Zusammenwirken von genetischen, neurobiologischen und psychosozialen Faktoren bedingt. Im Sinne eines Vulnerabilitäts-Stress-Modells wird angenommen, dass Dissoziation eine belastungsassoziierte Reaktion ist, die insbesondere bei Personen mit einer erhöhten Dissoziationsneigung auftritt. Eine erhöhte Dissoziationsneigung kann aufgrund einer **überdauernden Anfälligkeit** (z. B. Genetik, Neurobiologie; Jang et al. 1998; Pieper et al. 2011) und/oder einer **akuten Anfälligkeit** beispielsweise infolge von Schlafmangel, geringer Trinkmenge oder Substanzkonsum (Hoeschel et al. 2008; Van der Kloet et al. 2012) vorliegen. Darüber hinaus können psychosoziale Faktoren, insbesondere **belastende Lebenserfahrungen** wie sexualisierte Gewalt, Vernachlässigung und emotionaler Missbrauch die Dissoziationsneigung erhöhen (Dalenberg et al. 2012; Ogawa et al. 1997). Als Mediator zwischen Disposition bzw. belastenden Lebenserfahrungen und Dissoziation werden u. a. mangelnde Emotionsregulationsfertigkeiten diskutiert. (Briere u. Runtz 2015).

Im SORKC-Schema ist die Dissoziationsneigung (Trait) der Organismusvariable und die Dissoziation der Reaktionsvariable (State) zuzuordnen (▸ Abb. 32-1). Danach können innere und äußere Auslöser bei Personen mit erhöhter Dissoziationsneigung entweder im Sinne konditionierter Stimuli direkt zu der konditionierten Reaktion Dissoziation führen (Pfad 1 in Abb. 32-1) oder Emotionen auslösen. Diese Emotionen können mit dissoziativen Phänomenen (z. B. Depersonalisation, Derealisation) einhergehen (Pfad 2 in Abb. 32-1) oder intensive dissoziative Zustände (z. B. dissoziativer Anfall, Identitätswechsel) nach sich ziehen, in denen die belastenden Emotionen nicht mehr wahrgenommen werden (Pfad 3 in Abb. 32-1). Aus verhaltenstherapeutischer Perspektive wird Dissoziation demnach als dysfunktionaler (weitgehend automatisierter) Versuch der Emotionsregulation verstanden. Dissoziation kommt hierbei die Aufgabe zu, weniger der häufig sehr belastenden Emotionen wahrzunehmen. Damit führt Dissoziation kurzfristig zumeist zu einer Entlastung (negative Verstärkung). Zusätzlich sind häufig Faktoren zu beobachten, die Dissoziation positiv verstärken (z. B. fürsorgliches Verhalten durch andere). Die Dissoziationsneigung und dementsprechend die Wahrscheinlichkeit, bei Belastungen mit Dissoziation zu reagieren, wird damit erhöht. Langfristig kommt es zu einer Vielzahl an Folgeproblemen (z. B. chronische aversive Spannungszustände, Gefühle von innerer Leere, Schwierigkeiten in der Ausübung beruflicher und sozialer Rollen), die erneute Auslöser von belastenden Emotionen und

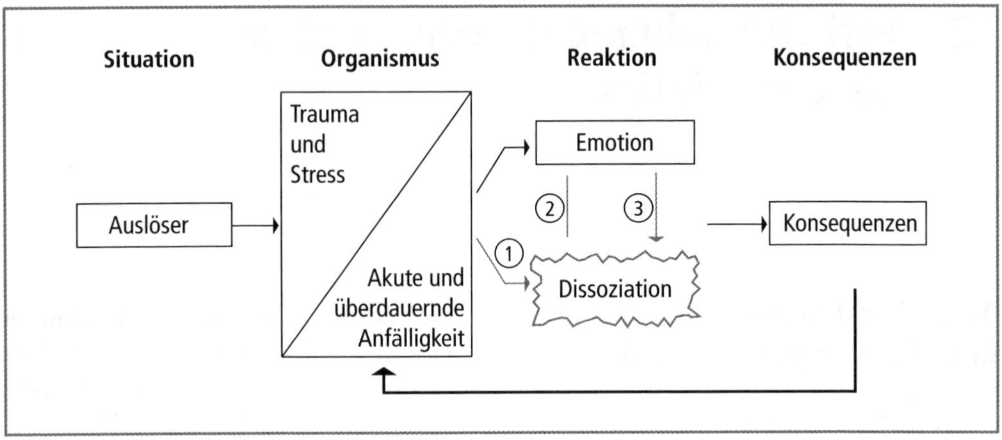

Abb. 32-1 SORKC-Schema der Dissoziation

Dissoziation darstellen. Insbesondere bei überdauernden Belastungen und/oder symptomverstärkenden Konsequenzen können sich ausgeprägte dissoziative Störungen wie z. B. die Depersonalisations-/Derealisationsstörung, dissoziative Amnesie oder dissoziative Anfälle als extremen Pol dieser dimensionalen Betrachtungsweise entwickeln.

In der Therapie werden zunächst Frühwarnzeichen beginnender Dissoziation und Fertigkeiten zum Beenden von Dissoziation vermittelt sowie die aufrechterhaltenden Konsequenzen modifiziert. Der Behandlungsschwerpunkt liegt auf der Vermittlung von Fertigkeiten zur Emotionswahrnehmung und Emotionsregulation bei gleichzeitiger Verringerung der bestehenden emotionalen Verwundbarkeit. Darüber hinaus wird versucht, ungünstige Auslösesituationen (z. B. gewaltvolle Beziehungen, posttraumatische Symptome) zu reduzieren. Das in diesem Buchabschnitt skizzierte therapeutische Vorgehen kann sowohl zu Behandlung dissoziativer Symptome wie auch dissoziativer Störungen wie z. B. der dissoziativen Amnesie oder der Dissoziativen Identitätsstörung eingesetzt werden. Bei der Behandlung der Störungen müssen allerdings ggf. zusätzliche therapeutische Interventionen zur Anwendung kommen.

32.1.2 Psychoedukation

Während der Begriff Dissoziation von therapieerfahrenen Patienten manchmal schon inflationär verwendet wird, berichten andere Patienten aufgrund von Scham und der Schwierigkeit, ihr Erleben mit Worten zu beschreiben, sehr zögerlich von dissoziativen Symptomen. Gerade bei der letzteren Gruppe kann bereits die Benennung und Entkatastrophisierung der Symptome zu einer Entlastung führen. Es empfiehlt sich zunächst, nach der subjektiven Krankheitserklärung zu fragen. Patienten mit traumatischen Erfahrungen berichten häufig, dass Dissoziation in den früheren Situationen ein Schutz gewesen sei und auch heute noch im Zusammenhang mit belastenden Gefühlen auftrete.

Den Patienten kann erklärt werden, dass Dissoziation generell eine normale Reaktion auf intensive Emotionen darstellt, die bei ihnen aufgrund von Lernerfahrungen und/oder einer erhöhten Dissoziationsneigung z. B. aufgrund einer genetischen Disposition häufiger und stärker auftritt. Dissoziation hat

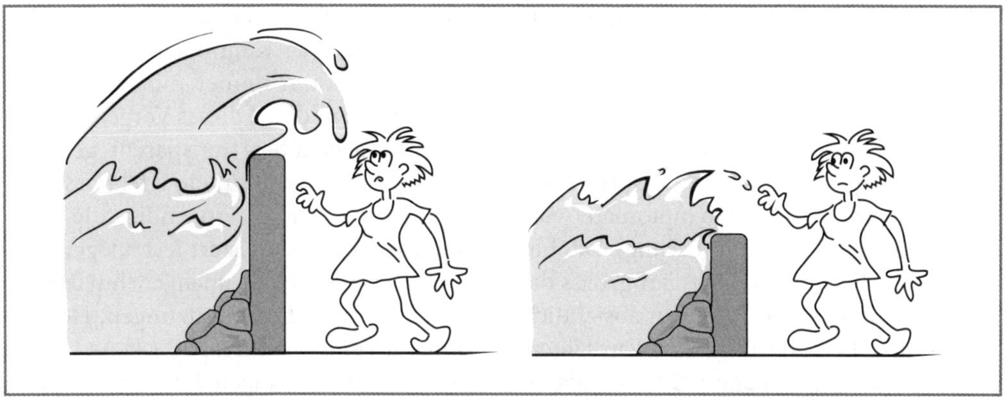

Abb. 32-2 Schwellenmodell für die Psychoedukation (aus Priebe, Schmahl und Stiglmayr 2013)

sich zu einer automatisierten, langfristig ungünstigen Strategie der Emotionsregulation entwickelt. Zudem sollte die Bedeutung der akuten Anfälligkeit (Schlaf, Trinkmenge etc.) betont werden.

Das Zusammenspiel aus erhöhter Dissoziationsneigung, Lernerfahrungen, akuter Anfälligkeit und aktuellen Auslösern kann den Patienten mithilfe eines Schwellenmodells erläutert werden (▸ Abb. 32-2). Hierbei wird erklärt, dass Dissoziation eine mögliche Reaktion auf Belastungen darstellt (im Modell dargestellt durch »Wellen«), und dass Menschen eine unterschiedlich große Dissoziationsschwelle haben (im Modell dargestellt als »Schwelle«). Dafür kann man auf einem Flipchart eine hohe und eine niedrige Schwelle sowie Wellen aufzeichnen, sodass bei der hohen Schwelle nur große Wellen überschwappen, während bei der niedrigen Schwelle bereits kleine Wellen überschwappen. Im nächsten Schritt wird exploriert, welche Gründe es geben könnte, dass die Schwelle hoch bzw. niedrig ist. Ziel ist es, die zentralen Aspekte der erhöhten Dissoziationsneigung (z. B. durch Vererbung, Lernerfahrungen und akute Anfälligkeit) herauszuarbeiten. Vor dem Hintergrund dieses Modells folgt im Anschluss die Aufklärung über das therapeutische Vorgehen. Einerseits sollen Auslöser und Frühwarnzeichen der Dissoziation erkannt sowie anti-dissoziative Fertigkeiten erarbeitet werden. Andererseits wird angestrebt, die Dissoziationsschwelle durch eine Reduktion der akuten Anfälligkeit bei gleichzeitiger Vermittlung von Fertigkeiten zur Emotionsregulation zu verringern.

32.1.3 Veränderungsmotivation

Nachdem generell spontan eher von den Nachteilen der Dissoziation berichtet wird, sollten in der Therapie explizit mögliche Vorteile erarbeitet werden. Bei Patienten mit traumatischen Erfahrungen kann das dissoziationsbedingte geringere Emotionserleben während der traumatischen Ereignisse als Schutz identifiziert werden. Schwieriger ist es in der Regel, die aktuellen Vorteile, insbesondere die positiven Konsequenzen, herauszuarbeiten. Es empfiehlt sich, diesen Aspekt zu normalisieren und von anderen Patienten zu berichten (»Andere Betroffene haben mir berichtet …«). Für die weitere Arbeit kann ein Vier-Felder-Schema verwendet werden, in dem frühere und aktuelle (bzw. kurz- und langfristige) Vor- und Nachteile herausgearbeitet werden. Es ist zentral, dass die Patienten bewusst die Entscheidung treffen, an der Dissoziation zu arbeiten.

Für Angehörige und auch professionelle Helfer können dissoziative Symptome bzw. dissoziative Störungen beängstigend sein. Intuitiv reagieren sie mit Fürsorge und können so ungewollt die Symptomatik verstärken (operante Konditionierung). Das bedeutet natürlich nicht zwangsläufig, dass die Symptomatik von den Patienten absichtlich und bewusst herbeigeführt wird. Zur Unterbrechung der Verstärkungsprozesse müssen diese offen mit Patienten und Angehörigen besprochen werden. Es bietet sich an, das Prinzip der operanten Konditionierung zu erklären. Um zu verhindern, dass diese Erklärung als Vorwurf wahrgenommen wird (»Wollen Sie damit sagen, dass ich absichtlich dissoziiere, um Zuwendung zu bekommen?«), ist es hilfreich, vom Gehirn als Objekt zu sprechen. Das Objekt »Gehirn« reagiert auf Belohnung und initiiert das entsprechend erfolgreiche Verhalten immer wieder. Anschließend können alle Konsequenzen einer typischen dissoziativen Symptomatik gesammelt werden und es kann entschieden werden, ob die Konsequenz für das »Gehirn« eher angenehm und verstärkend oder eher unangenehm und bestrafend ist.

Vor diesem Hintergrund sollten angenehme Konsequenzen nach Dissoziation so weit wie möglich reduziert werden und stärker an Situationen ohne Dissoziation gekoppelt werden. Entsprechend sollten Therapeuten versuchen, die Therapiesitzung bei Dissoziation wenn möglich nicht zu verlängern. Bei ausgeprägten dissoziativen Symptomen zu Beginn einer Therapie kann sogar eine geringere Sitzungsdauer vereinbart werden, die mit Abnahme der Dissoziation sukzessive gesteigert wird. Sollte im Verlauf einer Therapie die Dissoziation deutlich zunehmen, kann auch eine Therapiepause vereinbart werden. Dieses Vorgehen wird in der Verhaltenstherapie als Kontingenzmanagement bezeichnet. Wann immer möglich, sollten Hintergrund und Ziel dieses Vorgehens dem Patienten gegenüber transparent gemacht werden. Zudem ist es für ein effektives Kontingenzmanagement notwendig, die Konsequenzen individualisiert festzulegen: was für den einen Patienten unangenehm ist (z. B. Verkürzen von Therapiesitzungen, Herausnahme aus Gruppentherapien), kann für den anderen Patienten angenehm sein. Hilfreich kann Kontingenzmanagement nur dann sein, wenn funktionales Verhalten (z. B. Reduktion von Dissoziation und stattdessen Ausdruck von Emotionen) an positive Konsequenzen und dysfunktionales Verhalten (z. B. eine Ausweitung dissoziativer Symptomatik) an negative Konsequenzen gebunden ist.

32.2 Erkennen und Beenden dissoziativer Zustände

32.2.1 Verhaltensanalysen

Sollten Patienten von dissoziativen Symptomen berichten empfiehlt es sich, sich zunächst einen Überblick über Art, Häufigkeit und bisherigen Verlauf der Dissoziation zu verschaffen. Auch im Fall von dissoziativen Störungen werden zunächst ausschließlich die dissoziativen Symptome im Rahmen der Störung fokussiert. Bei einer Dissoziativen Identitätsstörung werden beispielsweise Identitätswechsel oder Amnesien betrachtet. Anschließend sollte eine detaillierte Verhaltensanalyse durchgeführt werden. Dafür sollte eine gut erinnerbare, wenn möglich typische dissoziative Episode ausgewählt werden, z. B. ein dissoziativer Anfall, eine amnestische Phase oder auch eine ausgeprägte Depersonalisation. Um die Erinnerbarkeit zu verbessern, werden zuerst »Anker« wie Tag, Uhrzeit, Situation erfragt. Im SORKC-Schema wird die Dissoziation als Reaktion konzeptualisiert. Diese »Reaktionskomponente« wird genau exploriert (Beginn, Dauer, inneres Erleben, was war von außen sichtbar). In der weiteren Exploration ist es von besonderer Bedeutung, sehr genau die sogenannten Frühwarnzeichen der Dissoziation, also das Körperempfinden, Besonderheiten der Wahrnehmung und der Art des Denkens zu erfragen. Anschließend werden situative Auslöser, die kognitiv-emotionale Verarbeitung (Bewertung, Emotionen) sowie die Konsequenzen und Faktoren der emotionalen Verwundbarkeit erarbeitet.

Im weiteren Therapieverlauf sollten ausgeprägte dissoziative Symptome im Rahmen detaillierter Verhaltensanalysen bearbeitet werden, um auslösende Situationen, Gedanken und Emotionen und insbesondere Frühwarnzeichen zu identifizieren. Nach und nach sollten Patienten nach schweren dissoziativen Episoden zur Vorbereitung der nächsten Sitzung selbstständig eine Verhaltensanalyse erarbeiten.

Mit dem Ziel, die Patienten immer mehr zu Experten ihrer eigenen Problematik zu machen, sollten die Patienten zusätzlich Symptomprotokolle führen, in denen sie die Auslöser sowie Frühwarnzeichen der Dissoziation aufschreiben.

32.2.2 Frühwarnzeichen

Viele Betroffene erleben Dissoziation zunächst als unkontrollierbar. Sie berichten, dass die Dissoziation von jetzt auf gleich plötzlich und ohne erkennbare Anzeichen einsetzt. Tatsächlich treten die dissoziativen Symptome häufig sehr schnell und automatisiert auf. Es gibt jedoch in aller Regel Auslöser und auch typische Anzeichen für den Beginn dissoziativer Symptome. Daher ist es wichtig zu vermitteln, dass die Patienten lernen können, Dissoziation zu kontrollieren, auch wenn dies bislang nicht so erlebt wurde. Zur Erhöhung der Kontrolle über dissoziative Symptome müssen die Frühwarnzeichen der Dissoziation identifiziert werden. Da Dissoziation zumeist mit affektiven Anspannungszuständen assoziiert ist (Stiglmayr et al. 2008), stellen die Frühwarnzeichen Korrelate dieser affektiven Zustände dar. Frühwarnzeichen können demnach auf der Ebene des Körpers (z. B. Anspannung, Herzrasen, Kribbeln), der Wahrnehmung (z. B. verändertes Sehen, verändertes Hören), der Gefühle (z. B. Angst, Scham), der Gedanken (z. B. Grübeln, Konzentrationsschwierigkeiten) und des Verhaltens (z. B. Rückzug) sowie in der Außenwirkung (z. B. Körperhaltung, Blickkontakt) gesucht werden. Die Frühwarnzeichen können über detaillierte Verhaltensanalysen sowie über Auswertung der Symptomprotokolle (▸ Kap. 32.2.1) identifiziert werden.

Für viele Betroffene ist es zudem hilfreich, eine Dissoziationsskala von 0 bis 100 einzuführen (0 = keine dissoziativen Phänomene; 100 = schlimmste bisherige Dissoziation). Mithilfe dieser Skala können dissoziative Symptome entsprechend ihrer Intensität geordnet werden. Dies fördert die Wahrnehmung eines Dissoziationskontinuums und steht dem bisherigen Erleben entgegen, dass Dissoziation plötzlich und unvorhersehbar einsetzt, entgegen. Neben der Charakterisierung der verschiedenen Ausprägungen kann erarbeitet werden, ab welcher Ausprägung die Dissoziation beängstigend, störend und unkontrollierbar erlebt wird – und damit ggf. störungsspezifischen Charakter erhält. Insbesondere für den Punkt kurz vor dem Verlust der Kontrollfähigkeit müssen Frühwarnzeichen erarbeitet werden.

32.2.3 Anti-dissoziative Fertigkeiten

Nach der Identifikation von Frühwarnzeichen sollten die Patienten Fertigkeiten erlernen, die sie in die Lage versetzen, ausgeprägte dissoziative Zustände zu verhindern bzw. zu unterbrechen. Dabei bieten sich vor allem Fertigkeiten an, welche die Aufmerksamkeit stark nach außen lenken und eine Orientierungsreaktion auslösen. Als besonders hilfreich hat sich der Einsatz starker sensorischer Reize erwiesen. Das Skillstraining der dialektisch-behavioralen Therapie (Bohus u. Wolf-Arehult 2013; Linehan 1996) beinhaltet eine Sammlung verschiedener anti-dissoziativer Fertigkeiten. Im folgenden Übersichtskasten findet sich eine Auswahl dieser Fertigkeiten.

Anti-dissoziative Fertigkeiten
(zur Übersicht siehe Bohus u. Wolf-Arehult 2013)

- **Fühlen**
  - Igelball in der Hand halten oder über den Arm rollen
  - Eisgelkissen auf den Unterarm, die Stirn oder den Nacken legen
  - sich leicht klopfen
- **Riechen**
  - Minze
  - Orange
  - Ammoniak
- **Schmecken**
  - Ingwer
  - Chili (Schote, Gummibärchen, Schokolade)
  - Zitrone
- **Sehen**
  - Augen bewegen (nicht nach unten auf einen Punkt starren)
  - einfache Computerspiele spielen, z. B. Tetris
  - Umgebung beschreiben
- **Hören**
  - Klatschen
  - rhythmische und aufmunternde Musik laut hören
  - singen
- **Bewegen/Körperspannung**
  - im Sitzen/Stehen die Muskeln anspannen
  - aufstehen und umherlaufen
  - auf der Stelle stampfen
- **Konzentriertes (achtsames) Wahrnehmen und Handeln**
  - Benennung des gegenwärtigen Ortes, des Datums, des Jahres
  - sich auf Dinge in der Umgebung konzentrieren (z. B. die Wand: Farbe, Höhe, Struktur beschreiben und fühlen)
  - Jonglieren

Treten in einer therapeutischen Situation ausgeprägte dissoziative Symptome bei dem Patienten auf, sollte die Dissoziation reduziert werden. Hierzu kann es in einem ersten Schritt sinnvoll sein, den Patienten aufzufordern, Blickkontakt aufzunehmen. Ebenfalls hilfreich kann der Einsatz von Distraktoren sein (z. B. »Können Sie mal nachschauen, ob ich zwei unterschiedlich farbige Augen habe?«, »Von welcher Firma sind Ihre Schuhe?«). Schließlich kann der Patient direkt aufgefordert werden, manche der oben genannten Fertigkeiten zur Anwendung zu bringen. Langfristig sollte der Patient über einen Notfallkoffer mit drei bis fünf anti-dissoziativen Fertigkeiten verfügen.

32.3 Verbesserung der Emotionsregulation

32.3.1 Emotionale Verwundbarkeit

Die Reduktion der emotionalen Verwundbarkeit dient vorrangig der Verringerung von Häufigkeit und Ausmaß aversiver Emotionen. Gleichzeitig soll durch die Herabsetzung der emotionalen Erregung der Einsatz von Fertigkeiten zur Emotionsregulation erleichtert werden. Folgende Aspekte haben einen Einfluss auf die emotionale Verwundbarkeit:

- Ernährung
- Flüssigkeitszufuhr
- Konsum von Alkohol und Drogen
- Körperliche Bewegung
- Schlaf
- Disziplin
- Fokus, auf das, was funktioniert

Es hat sich bewährt, diese Aspekte ausführlich mit den Betroffenen zu besprechen sowie alternative Verhaltensweisen zu erarbeiten. Es ist immer wieder bemerkenswert, wie häufig einer oder auch mehrere dieser Aspekte nicht oder nicht ausreichend berücksichtigt werden. Beispielsweise achten die Betroffenen nur selten auf eine ausreichende Flüssigkeitszufuhr. Wie Höschel und Kollegen (2008) jedoch feststellen konnten, erhöht sich die Dissoziationsneigung beträchtlich bei einer Flüssigkeitsaufnahme, die unterhalb von einem Liter pro Tag liegt. Auch ständig wechselnde Tagesstrukturen (z. B. Schichtdienst) führen zu einer erhöhten Dissoziationsneigung. Ebenfalls häufig zu beobachten ist, dass die Betroffenen sich und die Umwelt als negativ wahrnehmen, d. h. im Sinne von selektiver Wahrnehmung besonders auf Dinge achten, die für ein Scheitern, einen Misserfolg stehen. In der Folge treten aversive Emotionen auf, welche die Wahrnehmung auf die Dinge, die nicht funktionieren, weiter verstärken und damit zu einem generell erhöhten emotionalen Erregungsniveau führen.

32.3.2 Fertigkeiten der Emotionsregulation

Je nach Ausmaß dissoziativer Symptomatik bzw. der dissoziativen Störung müssen sehr grundlegende Fertigkeiten der Emotionsregulation vermittelt werden. Diese Fertigkeiten können wie folgt unterteilt werden:

1. Welche Emotionen gibt es?
2. Woran können Emotionen identifiziert werden?
3. Wie können Emotionen reguliert werden?

In einem ersten Schritt (1.) sollte vermittelt werden, welche Emotionen es überhaupt gibt und was deren Funktion ist. Hierzu zählt auch der Hinweis, dass es sowohl angenehme (z. B. Freude, Liebe, Stolz) wie auch unangenehme Emotionen (Ärger, Angst, Schuld, Scham) gibt. Alle Emotionen verfolgen eine bestimmte Aufgabe, nämlich die Motivation zu einer bestimmten Handlung (z. B. bei Liebe, sich der entsprechenden anderen Person anzunähern; bei Ärger, sich zu wehren). Gleichzeitig liefern die Emotionen Informationen über die Umwelt und sich selbst (z. B. bei Angst, dass die Umwelt bedrohlich ist; bei Schuld, dass ich etwas falsch gemacht habe). Es ist wichtig, deutlich zu machen, dass es keine negativen oder positiven Emotionen bzw. gar falsche Emotionen gibt; jede Emotion hat ihre Aufgabe. Schließlich sollte darauf hingewiesen werden, dass es primäre wie auch sekundäre Emotionen gibt. Primäre Emotionen sind Emotionen, die reaktiv unmittelbar auf ein Ereignis folgen (z. B. Angst angesichts einer Bedrohungssituation), sekundäre Emotionen folgen auf eine Bewertung der primären Emotion (z. B. Scham als Folge der Bewertung »Nur Feiglinge haben Angst«). Häufig dient die Dissoziation der Reduktion der primären Emotion (z. B. Hilflosigkeit während eines sexuellen Übergriffs). Ziel der therapeutischen Arbeit ist daher insbesondere die Herausarbeitung der primären Emotion.

In einem zweiten Schritt (2.) werden über die Vermittlung der unterschiedlichen Ebenen eines emotionalen Netzwerkes (Körper, Ausdruck, Gedanken, Handlungsimpuls, Wahrnehmung; siehe hierzu auch Bohus u. Wolf-Arehult 2013) Möglichkeiten der Emotionsidentifikation deutlich gemacht. Zumeist lässt sich eine Emotion am einfachsten über deren Handlungsimpuls identifizieren (z. B. bei Angst der Impuls, wegzulaufen).

Schließlich werden Möglichkeiten der Emotionsregulation vermittelt (3.). Die zwei grundlegendsten Fertigkeiten sind zum einen die Beschreibung und die Akzeptanz der Emotion sowie zum anderen die sich daran anschließenden Handlungsmöglichkeiten. Die über die Beschreibung entstehende Distanz zur Emotion ermöglicht Handlungsfähigkeit. Diese ist wiederum maßgeblich, um schließlich darüber entscheiden zu können, ob in einer gegebenen Situation entsprechend der Emotion (z. B. bei Angst weglaufen) oder entgegengesetzt der Emotion (z. B. bei Angst stehen bleiben und sich der Situation aussetzen) gehandelt werden soll.

Für eine ausführliche Darstellung der einzelnen Fertigkeiten zur Emotionsregulation verweisen wir auf das Buch von Bohus und Wolf-Arehult (2013).

32.4 Behandlung der Posttraumatischen Belastungsstörung

32.4.1 Datenlage

Es sei explizit darauf hingewiesen, dass ausgeprägte dissoziative Symptome bzw. eine dissoziative Störung nicht zwangsläufig bedeuten, dass frühere traumatische Erfahrungen vorgelegen haben müssen. Zwar finden sich Korrelationen zwischen früheren Traumata und Dissoziation; die entsprechende Varianzaufklärung liegt jedoch im kleinen bis mittleren Bereich (Briere et al. 2005; Van IJzendorf u. Schuengel 1996). Entsprechend dem Vulnerabilitäts-Stress-Modell können Personen mit einer sehr hohen Dissoziationsneigung auch ohne traumatisierende Erfahrungen dissoziative Symptome und Störungen entwickeln. Traumatische Erfahrungen stellen also keine notwendige Bedingung für Dissoziation dar. Gerade bei der Depersonalisationsstörung und auch den dissoziativen Anfällen oder dissoziativen Sensibilitäts- und Empfindungsstörungen scheinen Traumatisierungen eine vergleichsweise geringere Rolle zu spielen. Entsprechend dieser Datenlage wurde in der Revision der Konversionsstörungen (Störungen mit funktionellen neurologischen Symptomen) im DSM-5 das Kriterium der Notwendigkeit des Zusammenhangs mit psychosozialen Auslösefaktoren gestrichen (APA 2013). Sofern keine traumatischen Erlebnisse erinnerbar sind, sollte der Therapeut keine suggestiven Fragen oder Hypothesen in diese Richtung äußern und den Hauptfokus der Therapie auf Erkennen von Auslösern und Frühwarnzeichen, Erlernen anti-dissoziativer Fertigkeiten sowie Verbesserung der Emotionsregulation legen.

Selbst bei Patienten mit Dissoziation und traumatischen Vorerfahrungen sollte vor dem Einsatz traumafokussierender Verfahren geprüft werden, ob tatsächlich eine Posttraumatische Belastungsstörung (PTBS) vorliegt. Dabei ist derzeit noch unklar, ob die Behandlung der PTBS bei hoher Dissoziation oder bei Vorliegen einer dissoziativen Störung entsprechend einem der derzeit etablierten traumafokussierenden Behandlungsprogramme erfolgen sollte (z. B. Prolongierte Exposition [PE; Foa et al. 2014], Cognitive Processing Therapy [CPT; König et al. 2012], Kognitive Therapie [Ehlers 1999] oder Eye Movement Desensitization and Reprocessing [EMDR; Shapiro 2012]) oder ob Modifikationen notwendig sind.

Die aktuelle Datenlage zum Einfluss dissoziativer Symptomatik auf das Behandlungsergebnis der PTBS ist gemischt. In Studien zu expositionsbasierten Verfahren fand sich kein Einfluss (Hagenaars et al. 2010; Halvorsen et al. 2014; Speckens et al. 2006) bzw. nur ein geringer Einfluss von Dissoziation (Wolf et al. 2016) auf die Verbesserung der posttraumatischen Symptomatik. In einer aktuellen Publikation zur DBT-PTSD (Bohus et al. 2013) profitierten Patienten mit einem hohen Ausmaß an Dissoziation während der therapeutischen Sitzung deutlich schlechter hinsichtlich ihrer posttraumatischen Symptomatik (Kleindienst et al. 2016). In diesem Zusammenhang sind die Ergebnisse von Ebner-Priemer und Kollegen (2009) relevant, die eine Störung von Lernprozessen während Dissoziation nahelegen. Einige Studienergebnisse sprechen dafür, dass gerade der Einsatz von Expositionselementen bei Patienten mit PTBS und hoher Dissoziation hilfreich ist (Cloitre et al. 2012; Resick et al. 2012).

Die Einführung des dissoziativen Subtyps der PTBS in das DSM-5 (APA 2013) wird in den nächsten Jahren sicher neue Forschungsarbeiten und mehr Wissen zur Bedeutung von Dissoziation bei PTBS generieren.

32.4.2 Traumafokussierende Therapie

Vor einer vertiefenden Auseinandersetzung mit den traumaassoziierten Erinnerungen und Gefühlen sollte – wenn möglich – äußere Sicherheit (d. h. keine aktuelle Traumatisierung) bestehen. Darüber hinaus sollten Patienten für etwa zwei Monate kein lebensbedrohliches Verhalten gezeigt haben. Im Zusammenhang mit Dissoziation ist es wichtig, dass Patienten dissoziative Zustände erkennen und unterbrechen können.

In den traumafokussierenden kognitiven Verfahren (Ehlers 1999; König et al. 2012) werden ungünstige Kognitionen zur Ursache der Ereignisse (z. B. Schuldkognitionen), zur eigenen Personen (z. B. geringer Selbstwert) und zu Themen wie Sicherheit, Vertrauen, Kontrolle identifiziert und mithilfe von kognitiven Interventionen bearbeitet. Bei ausgeprägten Schuldgefühlen werden beispielsweise die Vorwürfe konkretisiert und anschließend wird besprochen, warum der Patient sich auf diese und nicht auf eine andere Art und Weise verhalten hat.

Aus der dargestellten Datenlage (▸ Kap. 32.4.1) kann vorsichtig geschlussfolgert werden, dass auch bei Patienten mit PTBS und Dissoziation Expositionselemente gegenüber den belastenden Erinnerungen zum Einsatz kommen sollten. Patienten können konkrete Ereignisse mit den damaligen Eindrücken und Gefühlen aufschreiben (König et al. 2012) oder vor dem inneren Auge imaginieren (Ehlers 1999; Foa et al. 2014) oder die Erinnerungen und assoziierte Gedanken, Gefühle und Körpereindrücke unter bilateraler Stimulierung (EMDR; Shapiro 2012) prozessieren.

Dabei scheint es zentral zu sein, die Dissoziation während der Exposition zu verhindern. Es empfiehlt sich, das Ausmaß der Dissoziation vor, während und nach der Exposition zu erfragen. Dafür können die erarbeitete Dissoziationsskala von 0 bis 100 oder auch die vier Fragen der DSS-4 (Stiglmayr et al. 2009) verwendet werden. In der DBT-PTSD werden zur Verhinderung und Unterbrechung von Dissoziation anti-dissoziative Strategien während der Exposition eingesetzt (sog. skills-assisted exposure; Bohus et al. 2013; Steil et al. 2011). Beispielsweise stehen Patienten beim Berichten der traumatischen Situation auf einem Balance-Board oder haben ein Eisgelkissen auf ihren Unterarmen. Bei ausgeprägten dissoziativen Symptomen sollte der Therapeut die Exposition aktiv unterbrechen. Bei selbstständig durchgeführten Expositionsaufgaben sollten sich Patienten einen Weckeralarm stellen und den Notfallkoffer mit anti-dissoziativen Fertigkeiten griffbereit haben.

Literatur

American Psychiatric Association (2013). Diagnostic and statistical manual of mental disorders, DSM-5. Washington, DC: American Psychiatric Association.

Bohus, M., Dyer, A.S., Priebe, K., Krüger, A., Kleindienst, N., Schmahl, C., Niedtfeld, I., Steil R. (2013). Dialectical behaviour therapy for post-traumatic stress disorder after childhood sexual abuse in patients with and without borderline personality disorder: a randomized controlled trial. Psychother Psychosom, 82: 221–233.

Bohus, M., Wolf-Arehult, M. (2013). Interaktives Skillstraining für Borderline-Patienten. Stuttgart: Schattauer.

Briere, J., Runtz, M. (2015). Dissociation in individuals denying trauma exposure: Findings from two samples. J Nerv Ment Dis 203: 439–442.

Briere, J., Weathers, F.W., Runtz, M. (2005). Is dissociation a multidimensional construct? Data from the Multiscale Dissociation Inventory. J Trauma Stress, 18: 221–231.

Cloitre, M., Petkova, E., Wang, J., Lu Lassell, F. (2012). An examination of the influence of a sequential treatment on the course and impact of dissociation among women with PTSD related to childhood abuse. Depress Anxiety, 29: 709–717.

Dalenberg, C.J., Brand, B.L., Gleaves, D.H., Dorahy, M.J., Loewenstein, R.J., Cardena, E., Frewen, P.A., Carlson, E.B., Spiegel, D. (2012). Evaluation of the evidence for the trauma and fantasy models of dissociation. Psychol Bull, 138: 550–588.

Ebner-Priemer, U.W., Mauchnik, J., Kleindienst, N., Schmahl, C., Peper, M., Rosenthal, M.Z., Flor, H., Bohus, M. (2009). Emotional learning during dissociative states in borderline personality disorder. J Psychiatry Neurosci, 34: 214–222.

Ehlers, A. (1999). Posttraumatische Belastungsstörung. Göttingen: Hogrefe.

Foa, E.B., Hembree, E.A., Rothbaum, B.O. (2014). Handbuch der prolongierten Exposition. Basiskonzepte und Anwendung. Lichtenau: GP Probst.

Hagenaars, M.A., Van Minnen, A., Hoogduin, K.A. (2010). The impact of dissociation and depression on the efficacy of prolonged exposure treatment for PTSD. Behav Res Ther, 48: 19–27.

Halvorsen, J. Ø., Stenmark, H., Neuner, F., Nordahl, H.M. (2014). Does dissociation moderate treatment outcomes of narrative exposure therapy for PTSD? A secondary analysis from a randomized controlled clinical trial. Behav Res Ther, 57: 21–28.

Hoeschel, K., Guba, K., Kleindienst, N., Limberger, M.F., Schmahl, C., Bohus, M. (2008). Oligodipsia and dissociative experiences in borderline personality disorder. Acta Psychiatr Scand, 117: 390–393.

Jang, K.L., Paris, J., Zweig-Frank, H., Livesley, W.J. (1998). Twin study of dissociative experience. J Nerv Ment Dis, 186: 345–351.

Kleindienst, N., Priebe, K., Görg, N., Dyer, A., Steil, R., Lyssenko L, Winter, D., Schmahl, C., Bohus, M. (2016). State dissociation moderates response to dialectical behavior therapy for posttraumatic stress disorder in women with and without borderline personality disorder. Eur J Psychotraumatol, 7.

König, J., Resick, P.A., Karl, R., Rosner, R. (2012). Posttraumatische Belastungsstörung: Ein Manual zur Cognitive Processing Therapy. Göttingen: Hogrefe.

Linehan, M.M. (1996). Trainingsmanual zur Dialektisch-Behavioralen Therapie der Borderline-Persönlichkeitsstörung. München: CIP Medien.

Ogawa, J.R., Sroufe, L.A., Weinfield, N.S., Carlson, E.A., Egeland B. (1997). Development and the fragmented self: longitudinal study of dissociative symptomatology in a nonclinical sample. Dev Psychopathol, 9: 855–879.

Pieper, S., Out, D., Bakermans-Kranenburg, M.J., Van Ijzendoorn, M.H. (2011). Behavioral and molecular genetics of dissociation: the role of the serotonin transporter gene promoter polymorphism (5-HTTLPR). J Trauma Stress, 24: 373–380.

Priebe, K., Schmahl, C., Stiglmayr, C. (2013). Dissoziation: Theorie und Therapie. Heidelberg: Springer.

Resick, P.A., Suvak, M.K., Johnides, B.D., Mitchell, K.S., Iverson, K.M. (2012). The impact of dissociation on PTSD treatment with cognitive processing therapy. Depress Anxiety, 29: 718–730.

Shapiro F. (2012). EMDR – Grundlagen und Praxis: Handbuch zur Behandlung traumatisierter Menschen. Paderborn: Junfermann.

Speckens, A.E., Ehlers, A., Hackmann, A., Clark, D.M. (2006). Changes in intrusive memories associated with imaginal reliving in posttraumatic stress disorder. J Anxiety Disord, 20: 328–341.

Steil, R., Dyer, A., Priebe, K., Kleindienst, N., Bohus, M. (2011). Dialectical behavior therapy for posttraumatic stress disorder related to childhood sexual abuse: a pilot study of an residential program. J Trauma Stress, 24: 102–106.

Stiglmayr, C. E., Ebner-Priemer, U. W., Bretz, J., Behm, R., Mohse, M., Lammer, C. H., Anghelescu, I. G., Schmahl, C., Schlotz, W., Kleindienst, N., Bohus, M. (2008). Dissociative symptoms are positively related to stress in borderline personaliy disorder. Acta Psychiatr Scand, 117: 139–147.

Stiglmayr, C. E., Schmahl, C., Bremner, J. D., Bohus, M., Ebner-Priemer, U. (2009). Development and psychometric characteristics of the DSS-4 as a short instrument to assess dissociation during neuropsychological experiments. Psychopathology, 46: 370–374.

Van der Kloet, D., Giesbrecht, T., Lynn, S. J., Merckelbach, H., de Zutter, A. (2012). Sleep normalization and descrease in dissociative experiences: evaluation in an inpatient setting. J Abnorm Psychol, 121: 140–150.

Van IJzendoorn, M. H., Schuengel, C. (1996). The measurement of dissociation in normal and clinical populations: meta-analytic validations of the Dissociative Experiences Scale (DES). Clin Psychol Rev, 16: 365–382.

Wolf, E. J., Lunney, C. A., Schnurr, P. P. (2016). The influence of the dissociative subtype of posttraumatic stress disorder on treatment efficacy in female veterans and active duty service members. J Consult Clin Psychol, 84: 95–100.

33 Der psychodynamische Ansatz zur Behandlung der Dissoziativen Identitätsstörung und anderer schwerer dissoziativer Störungen

Ursula Gast

33.1 Einleitung

Dieses Kapitel beschreibt die Behandlung der Dissoziativen Identitätsstörung sowie der ihr ähnliche Subform, die »anders bezeichnete dissoziative Störung« (ABDS, Typ I im DSM-5). Diese Störungsbilder werden als komplexe Traumafolgeerkrankungen angesehen, bei denen lang anhaltende Traumatisierungen in Form von schwerer Vernachlässigung sowie emotionalen, körperlichen und sexuellen Misshandlungen eine entscheidende Rolle spielen.

Auf der Grundlage des posttraumatischen Modells wurden Therapieansätze entwickelt, mit denen man auch solche Patienten behandeln kann, die auf die bisherigen therapeutischen Ansätze nicht oder nur unzureichend ansprachen. Hierzu mussten neue Therapiekonzepte entwickelt und vorhandene therapeutische Techniken erweitert werden. Dies geschah vor allem auf drei verschiedenen Wegen: Zum einen wurden bestehende Techniken miteinander kombiniert. Insbesondere wurden kognitiv-behaviorale und imaginative Techniken in psychodynamische Konzepte integriert. Zum anderen profitierte die Therapie der komplexen dissoziativen Störungen von der Weiterentwicklung der Psychotraumatechniken (fraktionierte Abreaktion; siehe Kluft 2014, Imagination und EMDR). Drittens fanden eine Weiterentwicklung, Adaptation und Modifikation vorhandener psychodynamischer Techniken statt, die sich in besonderer Weise bei der Bearbeitung dissoziierter Persönlichkeitsanteile als nützlich erwiesen hat (Kluft 2000). Die hieraus entwickelten Therapiekonzepte zur Behandlung hoch dissoziativer Patienten fanden in den Expertenempfehlungen der International Society for the Study of Dissociation (ISSTD-Guidelines 2011, deutsche Bearbeitung in Gast u. Wirtz 2016) ihren Niederschlag.

Im Folgenden sollen diese Empfehlungen vorgestellt werden, um einen Gesamtablauf der phasenorientierten Behandlung (Stabilisierungsphase – Traumabearbeitung – postintegrative Phase) im Überblick darzustellen. Anschließend wird ein kurzer Rückblick zur Entstehung der Richtlinien gegeben. Schließlich wird dargestellt, welchen Beitrag der dynamische Ansatz zur Behandlung dissoziativer Störungen leisten kann. Der Schwerpunkt wird hierbei auf die Stabilisierungsphase gelegt, da die von Kluft (2000) beschriebenen Modifikationen vorrangig in dieser Phase zum Einsatz kommen.

33.2 Die Expertenempfehlungen der ISSTD im Überblick

In den ISSTD-Richtlinien (International Society for the Study of Trauma and Dissociation 2011; s. Gast u. Wirtz 2016) wird eine hochfrequente ambulante Einzeltherapie, die spezifisch auf die Bedürfnisse und Probleme der Patienten abgestimmt ist, als Methode der Wahl empfohlen. Als besonders effektiv bewährt sich ein kombiniertes Vorgehen. Als Grundlage wird der psychodynamische Ansatz am häufigsten angewandt, der durch kognitiv-behaviorale, hypnotherapeutische und traumaorientierte Techniken ergänzt wird. Als Therapiedauer werden 4 bis 8 Jahre angegeben, als Therapieziel die Förderung eines zunehmenden Gefühls innerer Verbundenheit zwischen den alternierenden Persönlichkeitsanteilen (Kohärenzsteigerung des Selbst). Im Schutze der therapeutischen Beziehung soll dem Patienten die Gelegenheit gegeben werden, ein einheitliches und »alltagstaugliches« Selbst zu entwickeln. Als optimales Therapieziel wird die vollständige Integration aller Persönlichkeitsanteile in eine Gesamtpersönlichkeit angestrebt. Ist dieses Ziel nicht erreichbar, gilt als Minimalziel eine weitgehende Kooperation aller Persönlichkeitsanteile, sodass keine Amnesien im Tagesbewusstsein mehr vorkommen und die Patienten bewusst kontrollieren können, welche »Persönlichkeiten« zu welchem Zeitpunkt die aktive Kontrolle übernehmen. Innerlich sollte kein Persönlichkeitsanteil mehr abgespalten, abgelehnt oder stigmatisiert werden.

Die Herangehensweise zur Behandlung der Dissoziativen Identitätsstörungen und ihrer Subform, ist abhängig von der Art und Schwere der Dissoziativen Symptomatik, vom Vorhandensein möglicher komorbider Störungen sowie vom vorherrschenden Funktionsniveau der Patienten (s. Gast u. Wirtz 2016; Gast 2015). Störungsspezifische Interventionen werden in einen Gesamtbehandlungsplan eingebettet, der sich an den therapeutischen Standards für Komplexe Posttraumatische Störungsbilder orientiert (s. Gast u. Wabnitz 2016). Hilfreich ist z. B. die von Wöller (2013) entwickelte Ressourcenbasierte Psychodynamische Therapie traumabedingter Persönlichkeitsstörungen. Die Behandlung erfolgt in sequenziellen Phasen.

- Phase 1: Sicherheit, Stabilisierung und Reduktion der Symptome, Förderung von Mentalisierung
- Phase 2: Konfrontation, Durcharbeiten und Integration von traumatischen Erinnerungen
- Phase 3: Integration der Identität und Rehabilitation (s. z. B. Boon et al. 2013; Herman 1992; Huber 2011; Nijenhuis et al. 2011; Kluft 1991; 1993; Putnam 1989; Ross 1997; Van der Hart et al. 2008; Wöller et al. 2012; Wöller 2013)

In dieses basale Phasenmodell, werden zusätzlich Interventionen integriert, die darauf abzielen, dissoziierte Persönlichkeitsanteile wahrzunehmen, die damit verbundenen Affekte und Ängste auszuhalten und die Integration zu einem einheitlichen Selbstempfinden zu ermöglichen. Die Evidenz dieser Herangehensweise wird durch erste Therapiestudien und eine Metaanalyse gestützt (Brand et al. 2009a; Brand et al. 2009b)

Kernziele in der **ersten Phase** der Therapie sind der **Aufbau einer tragfähigen und vertrauensvollen therapeutischen Beziehung**, die Abklärung und Stabilisierung der aktuellen Lebenssituation der Patienten und die Arbeit an den persönlichen Ressourcen. Es erfolgt dann die Erkundung des individuellen Persönlichkeitssystems (sog. »Mapping«; Kluft 1991). Hierbei wird mit der Patientin erarbeitet, welche Persönlichkeitsanteile vorhanden sind, welche speziellen Fähigkeiten bzw. Konflikte diese haben und welche Funktion sie im Gesamtsystem erfüllen. Häufig wird hierbei auch die Entstehungsgeschichte der verschiedenen »Persönlichkeiten« offenbar, sodass eine erste

Annäherung an mögliche belastende oder traumatische Erfahrungen stattfindet, die in dieser Phase der Therapie jedoch noch nicht vertieft wird. In einem nächsten Schritt wird die Patientin ermutigt, die Kommunikation zwischen den verschiedenen Persönlichkeitsanteilen zu fördern. Hierbei wird eine bessere Wahrnehmung und Kommunikation der »Persönlichkeiten« untereinander angestrebt, die bisher mehr oder weniger amnestisch füreinander waren oder sich gegenseitig abgelehnt haben. Im Schutzraum der Therapie wird die Patientin also behutsam damit konfrontiert, den Bewältigungsmechanismus des »Wegmachens« durch Dissoziation (s. Kluft 1996b) Stück für Stück aufzugeben und durch andere Bewältigungsstrategien zu ersetzen. Dabei ist es sinnvoll, der Patientin zu vermitteln, dass die dissoziative Bewältigung in der traumatischen Situation als Notfallmaßnahme sinnvoll war, sich dann aber zunehmend verselbstständigte und für die aktuelle Lebenssituation dysfunktional geworden ist, weil dadurch verschiedene Persönlichkeitszustände voneinander getrennt werden und häufig gegeneinander agieren. Das Angebot in dieser Therapiephase besteht darin, die Patientin darin zu unterstützen, dass die verschiedenen »Persönlichkeiten« eine Kooperation miteinander erproben.

Die **Stabilisierungsphase** kann ein bis mehrere Jahre beanspruchen. Die Ziele dieser Phase sind erreicht, sobald die Patientin eine ausreichende Selbstkontrolle hinsichtlich ihrer Symptomatik und ihrer traumatischen Erinnerungen erlernt hat und zudem eine ausreichend gute Kommunikation zwischen den Persönlichkeitszuständen besteht. Dies ist an einer weitgehend koordinierten Aktivität der verschiedenen »Persönlichkeiten« zu erkennen. Es sollten z. B. keine gravierenden Krisen mehr durch Suizidversuche, schwere Selbstverletzungen, massive Impuls- und Symptomdurchbrüche oder chaotisches Agieren auftreten. Eine gewisse Ich-Stärke im Sinne einer Affekt- und Impulskontrolle ist also Voraussetzung für die emotional belastende Traumabearbeitung.

Ist dies erfüllt, kann in der **zweiten Therapiephase** zu einer gezielten **Bearbeitung der Traumaerfahrungen** übergegangen werden. Van der Hart et al. (1995) sprechen in diesem Zusammenhang von einer »Traumasynthese«. Diese beinhaltet die Rekonstruktion der traumatischen Erfahrungen sowie eine kontrollierte Exposition in einem hochstrukturierten Setting, das ein kontrollierbares Wiedererinnern und subjektiv erneutes Durchleben des Traumas in kleinen, bewältigbaren Schritten ermöglicht. Im Rahmen der Traumabearbeitungsphase kommen selbstverständlich weiterhin die Techniken der ersten Phase zum Einsatz. Auch kann es immer wieder notwendig und sinnvoll sein, vorübergehend nur stabilisierend mit der Patientin zu arbeiten, weil äußere Belastungsfaktoren dies erforderlich machen oder die Bearbeitung traumatischer Erfahrungen zu einer länger anhaltenden Destabilisierung der Patientin führt.

Schonende, d. h. für die Betroffenen emotional aushaltbare Techniken der Traumaexposition wie die von Kluft (1988; 1990; 1996a) empfohlene Technik der »fraktionierten Abreaktion« wurden inzwischen von verschiedenen Autoren weiterentwickelt und mit Zusatztechniken aus dem Bereich der Hypnotherapie und des EMDR (Eye Movement Desensitization and Reprocessing; ▸ Kap. 35 in diesem Band) kombiniert (Fine 1991; 1993; Gast 2000; Reddemann u. Sachsse 1996; 1997; 2000). Mithilfe dieser inzwischen recht ausgefeilten Techniken kann das Risiko einer unkontrollierten emotionalen Überflutung mit traumatischen Affekten und einer daraus folgenden schwerwiegenden Dekompensation relativ gering gehalten werden, sodass inzwischen auch die Bearbeitung von sehr komplexen und schweren Traumatisierungen möglich geworden ist.

Die Patientin wird durch eine erfolgreiche Traumasynthese in die Lage versetzt, das Trauma und die damit verbundenen Gefühle, Schmerzen, Gedanken etc. einer symbolischen und sprachlichen Bearbeitung zugänglich zu machen und damit als realen Teil der persönlichen Lebensgeschichte anzuerkennen, es allmählich angemessen zu verarbeiten und in die Gesamtpersönlichkeit zu integrieren. Dadurch verlieren die traumatischen Erinnerungen ihre Tendenz zu spontanen und unkontrollierbaren Flashbacks. Zusätzlich verlieren die dissoziativen Barrieren zwischen den verschiedenen Persönlichkeitsanteilen im Zuge einer erfolgreichen Traumabearbeitung nach und nach ihre Bedeutung. Primär haben diese Barrieren ja vor allem die intrapsychische Funktion, die traumatischen Erinnerungen in einem bestimmten Persönlichkeitsanteil abgekapselt aufzuheben, häufig in Form eines traumatisierten »Kindes«, damit nicht das gesamte Individuum von traumatischen Affekten überflutet wird. Die Dissoziation in verschiedene Persönlichkeitsanteile als Abwehrmechanismus gegenüber traumatischen Erinnerungen verliert so allmählich ihre Bedeutung, und eine Integration der verschiedenen Persönlichkeitsanteile wird möglich (Huber 1995; ISSTD 2011 in Gast u. Wirtz 2016; Kluft 1984; 1991; 1996b).

Dieser Prozess der Integration bedeutet, dass die einzelnen Anteile sich allmählich einander annähern und ihre Erfahrungen und Eigenheiten schließlich so intensiv miteinander teilen, dass sie zu »einem Wissen und einer ›Person‹« (Huber 1995, S. 332) verschmelzen. Der Integrationsprozess verläuft graduell von weitgehender Amnesie über die Entwicklung eines immer stärker werdendes Ko-Bewusstseins und der Kooperation der noch unterscheidbaren Persönlichkeitszustände bis zu einer vollständigen Integration der »Persönlichkeiten« zu einem stabilen, einheitlichen Selbstempfinden. Dies wird jedoch meist erst nach einem langen Prozess der Annäherung der verschiedenen »Persönlichkeiten« und der gleichzeitigen Erarbeitung nicht dissoziativer Bewältigungsmechanismen erreicht (ebd.).

In der **postintegrativen Therapiephase** schließlich ist die **Trauerarbeit** um die zerstörte Kindheit und die erlebten Verletzungen ein wichtiges Thema. Die Patientin muss sich außerdem in ihrem innerpsychischen Erleben und Reagieren sowie im sozialen Verhalten an ein nach und nach verändertes Selbst- und Lebensgefühl gewöhnen. Häufig bleiben bestimmte Probleme der einzelnen Persönlichkeitszustände (z. B. Ess- oder Schlafstörungen, eine Borderline-Persönlichkeitsstruktur etc.) auch nach der Integration noch bestehen und müssen psychotherapeutisch behandelt werden.

33.3 Zur wissenschaftlichen Evidenz der Richtlinien

Obwohl manche Studien über DIS über ein Jahrhundert alt sind (Janet 1919; Prince 1906), steckt die intensive Erforschung der Behandlung von DIS noch in den Kinderschuhen. Brand, Classen, McNary und Saveri (2009a) stellten fest, dass verschiedene Faktoren die Forschung in diesem Bereich erschweren. Zu diesen zählen u. a. die langwierige Behandlung, die oft nötig ist, und die Notwendigkeit einer flexiblen Herangehensweise, um mit den komplexen klinischen Situationen, in denen sich DIS-Patientinnen und -patienten befinden, umzugehen. Trotz dieser Herausforderungen wurde die DIS-Behandlung durch Fallstudien und -serien, durch Kosteneffizienzstudien und naturalistische Ergebnisstudien hinsichtlich der therapeutischen Effektivität erforscht. Insgesamt ergeben sich aus dieser Arbeit Hinweise auf effektive Behandlungen für DIS und eine große Bandbreite verwandter Symptome.

Acht Studien lieferten genügend Ergebnisdaten, um in eine kleine Metaanalyse von Brand, Classen, McNary und Saveri et al. (2009) einzufließen. Diese kamen zu dem vorläufigen Ergebnis, dass durch eine adäquate Behandlung eine Reihe von Symptomen, die mit dissoziativen Störungen in Zusammenhang stehen, effektiv reduziert werden kann. Unter anderem zählten dazu Depression, Angst und dissoziative Symptome sowie Achse-I- und -II-Diagnosen.

Eine große internationale Langzeitstudie, an der weltweit aktuell 292 Therapeutinnen und Therapeuten und deren DIS- und DDNOS-Patienten (N = 280) teilnehmen, stützt den Nutzen einer psychotherapeutischen Behandlung von DIS (Brand et al. 2009b). Eine Querschnittsanalyse der Grunddaten ergab, dass die Patienten, die sich schon länger in der Therapie für DIS/DDNOS befanden, weniger dissoziative, posttraumatische und allgemeine psychiatrische Symptome vorwiesen als solche, die am Anfang ihrer Therapie standen (Brand et al. 2009b). Patientinnen und Patienten, die sich in einem späteren Behandlungsabschnitt befanden, waren signifikant besser anpassungsfähig und zeigten laut Einschätzung der Therapeuten einen höheren Wert im Global Assessment of Functioning (GAF). Patienten berichteten zudem, dass sich diese in einem späteren Stadium der Therapie eher ehrenamtlich engagierten und weiterbildeten sowie weniger Krankenhausaufenthalte aufwiesen.

33.3.1 Rückblick auf die Entwicklung der Richtlinien

In der Pionierphase der modernen DIS-Behandlung in den frühen 1980er-Jahren fand zunächst eine deutliche Fokussierung auf die Bearbeitung der traumatischen Erfahrungen statt. Im weiteren Entwicklungsverlauf trug man stärker der komplexen Problematik der Betroffenen Rechnung, die neben posttraumatischen und dissoziativen Symptomen auch große Defizite in ihrer Beziehungsfähigkeit und ihren Ich-Funktionen aufwiesen. Es fand daher eine Entwicklung zum oben beschriebenen phasenorientierten Behandlungsansatz statt, der in der Anfangsphase der Therapie ich-stärkend und stabilisierend ausgerichtet ist. Traumakonfrontation und Abreaktion bleiben wichtige Bestandteile der Behandlung, werden aber erst dann durchgeführt, wenn die Patientinnen über ein ausreichendes Maß an Stabilität verfügen, um der Wiedererinnerung und dem Wiedererleben traumatischer Erfahrungen gewachsen zu sein. Die phasenorientierte Behandlung wurde in der Mitte der 1990er-Jahre zum Behandlungsstandard und fand schließlich in den oben vorgestellten Behandlungsrichtlinien der International Society for the Study of Dissociation (1997) ihren Niederschlag.

Im weiteren Verlauf erlebte die Behandlung dissoziativer Patienten durch die Aktivitäten der »False Memory Syndrom Foundation« (FMSF) eine erhebliche Erschütterung. Diese Bewegung wurde von Eltern von Traumapatienten ins Leben gerufen, die von ihren Kindern des Missbrauchs bezichtigt worden waren. Die Anhänger der FMSF-Interessengruppe behaupteten, dass eine wesentliche Anzahl von Therapeuten suggestive und ungesicherte Behandlungstechniken einsetzten, mit der Folge, dass hierfür empfängliche Patienten falsche Erinnerungen an kindlichen Missbrauch entwickelten. Befürworter der FMSF bestritten ferner die Evidenz anhaltender Amnesien für traumatische Erfahrungen ebenso wie die Validität der Diagnose der Dissoziativen Identitätsstörung (vgl. Chu u. Bowman 2000; Gleaves et al. 2001; ▸ Kap. 22

in diesem Band). In der Folge entstand eine aggressive und polarisierte Debatte über den Wahrheitsgehalt traumatischer Erinnerungen. Die inhaltlich notwendige Debatte über die Erinnerungsforschung wirkte sich durch ihre unsachlich geführte Form in Nordamerika sehr negativ auf die Forschung und die Versorgung der betroffenen Patienten aus (Chu u. Bowman 2000).

Aus dieser allgemeinen wissenschaftlichen und therapeutischen Verunsicherung heraus nahmen verschiedene Fachorganisationen in Positionspapieren Stellung zu den Phänomen der »falschen« und »wiedererlangten« Erinnerungen (»false memory« und »recovered memory«) und fassten darin die Erkenntnisse der Trauma- und Gedächtnisforschung zusammen (American Medical Association 1995; American Psychological Association 1995; British Psychological Society 1995; Canadian Psychiatric Association: Blackshaw et al. 1996; European Therapy Studies Institute: Winbolt 1996; International Society for Traumatic Stress Studies, o. J.; für einen Überblick: s. auch Schneider u. Sack 2000). Danach kann es sich bei Traumaangaben sowohl um valide als auch um konfabulierte oder Pseudoerinnerungen (falsche Erinnerungen) handeln, die in verschiedenen Kombinationen auftreten können. Diese Erkenntnisse implizieren eine therapeutische Empfehlung zum Umgang mit traumatischem Material, die von Brenneis (1994) in die treffende Formel gebracht wurde, »skeptisch zu glauben und empathisch zu zweifeln«.

Im Zuge der skizzierten Entwicklung hat sich zudem der Behandlungsfokus zunehmend darauf konzentriert, mit den Patienten eine glaubwürdige und stimmige Wahrnehmung ihrer eigenen Geschichte zu erarbeiten, anstatt schwerpunktmäßig Traumata aufzuspüren. Von diesem sehr spannungsgeladenen Weg auf der Suche nach einer angemessenen Therapie kann die Psychotherapie in Europa lernen und profitieren, zumal sowohl die Behandlungsrichtlinien der ISSTD als auch die oben beschriebenen Positionspapiere eine gute Orientierungshilfe bieten.

33.4 Der Rahmen für psychodynamische Psychotherapie – und seine Grenzen

Die meisten Autoren sowie die Richtlinien der ISSD (1997) befürworten eine ambulante, individuelle Psychotherapie mit zwei Stunden pro Woche. Eine geringere Stundenfrequenz erfordert in der Regel eine hohe Therapiemotivation und ausreichende Ich-Stärke der Patienten und viel Erfahrung aufseiten des Therapeuten. Darüber hinaus sollte die Verfügbarkeit des Therapeuten außerhalb der Therapiestunden (z. B. durch Vereinbarungen von Telefonkontakten) sorgfältig besprochen werden. In Krisensituationen kann eine stationäre Behandlung erforderlich sein. Zudem wird über gute Erfahrungen mit Intervalltherapien berichtet, bei denen die Patientinnen nach kurzer, intensiver stationärer Therapie (mit jeweiligem phasenspezifischen Fokus auf Stabilisierung oder Traumabearbeitung) die therapeutische Arbeit im ambulanten Setting fortsetzen (nach ISSTD 1997, 2011 in Gast u. Wirtz 2016).

Die ambulanten Behandlungen komplexer dissoziativer Störungen sprengen häufig den Rahmen der nach den Psychotherapie-Richtlinien für die kassenärztliche Versorgung verfügbaren Behandlungsstunden (Faber u. Haarstrick 2015), da zur erfolgreichen Behandlung nach den ISSD-Richtlinien in der Regel eine modifizierte psychodynamische Langzeittherapie in der Größenordnung analytischer Stundenkontingente (300 Stunden) erforderlich ist. Viele DIS-Patientinnen und

-Patienten sind jedoch bei Therapeutinnen und Therapeuten in Behandlung, die nicht über eine analytische Ausbildung verfügen, sodass hierdurch das beantragbare Stundenkontingent in der Regel auf 100 Stunden begrenzt ist. Wie bei der analytischen Psychotherapie ist aber bei den hoch dissoziativen Patientinnen eine strukturelle Veränderung im Sinne einer Integration der dissoziierten Persönlichkeitszustände notwendiges und angestrebtes Therapieziel, da ohne eine solche umfassende Veränderung ein nachhaltiger Heilungsprozess in der Regel nicht möglich ist. In Abgrenzung zur analytischen Psychotherapie werden bei der Behandlung komplexer dissoziativer Störungen regressive Prozesse jedoch ausdrücklich begrenzt. Zudem übernimmt die Therapeutin eine größere Aktivität und Direktivität, als dies im analytischen Setting üblich ist. Die Haltung der Therapeutin entspricht eher der Vorgehensweise, die z. B. bei der Behandlung von Persönlichkeitsstörungen oder Borderline-Strukturen hilfreich ist und die von Clarkin et al. (2001) als »modifiziert analytisch«[1] bezeichnet wird. Zudem ist es hilfreich, kognitive, edukative, imaginative und traumaspezifische Interventionsformen mit in die Therapieplanung einzubeziehen. Die bisherigen Psychotherapie-Richtlinien sehen eine solche Kombination psychodynamischer Techniken mit analytischer Zielsetzung im Sinne von struktureller Veränderung und entsprechend umfangreichen Stundenkontingenten sowie die Integration anderer therapeutischer Techniken bisher nur begrenzt vor (so z. B. EMDR) und bedürfen einer störungsspezifischen Weiterentwicklung (siehe auch die Forderung der Initiative Phoenix (www.initiative-phoenix.de), die sich für eine flexiblere Psychotherapie bei Menschen mit komplexen Traumafolgestörungen einsetzt). Andere Möglichkeiten der Therapiefinanzierung ergeben sich über den Fond sexueller Missbrauch (www.fonds-missbrauch.de) oder ggf. über das Opferentschädigungsgesetzt.

33.5 Der psychodynamische Ansatz und seine Erweiterung

Die modifizierte psychodynamische Psychotherapie gilt als die am häufigsten beschriebene Therapie bei komplexen dissoziativen Störungen. Die damit verbundene Fokussierung auf die therapeutische Beziehung wird am ehesten der Tatsache gerecht, dass diesen posttraumatischen Störungsbildern auch und vor allem **schwere Beziehungstraumatisierungen** zugrunde liegen. Der psychodynamische Ansatz, dessen Grundannahmen Hoffmann und Schüßler (1999) sowie Wöller und Kruse (2001) zusammenfassen, bietet gute Voraussetzungen auch zur Behandlung komplexer Traumafolgen (Wöller et al. 2012). Wie oben beschrieben, wird als generelles Ziel die Integration der verschiedenen voneinander dissoziierten Persönlichkeitszustände angestrebt. Aus psychodynamischer Perspektive bedeutet dies die Entwicklung eines integrierten psychischen Funktionierens durch die Überwindung von Konflikten, aber auch von Entwicklungsdefiziten, die aus den wiederholten Traumatisierungen entstanden sind. Die Lösung dieser Konflikte und eine emotionale Nachreifung reduzieren die Notwendigkeit,

1 Wegen der definitorischen Unschärfe der Begriffe ist eine Grenzziehung zwischen »modifizierter psychodynamischer Technik« und »modifizierter psychoanalytischer Technik« inhaltlich sehr schwierig. Die Autorin bevorzugt daher den bei den ISSD-Richtlinien gebräuchlichen Terminus der »modifizierten psychodynamischen Techniken«, um damit die Notwendigkeit eines pragmatischen und kombinierten Behandlungsansatzes zu betonen.

die dissoziative Abwehr aufrechtzuerhalten oder auszuagieren. Die psychodynamische Behandlung zielt entsprechend darauf ab, abgespaltene Erinnerungen und Persönlichkeitsanteile wahrzunehmen, die damit verbundenen Affekte auszuhalten und die Integration zu einem einheitlichen Selbstempfinden zu ermöglichen (Barach u. Comstock 1996).

Bei der Behandlung von DIS-Patienten ist es hilfreich, die therapeutische Aufmerksamkeit auf ein ganzes *System* von Persönlichkeitsanteilen zu richten – und sich nicht nur auf einzelne Persönlichkeitsanteile zu konzentrieren (im Weiteren nach Gast u. Wirtz 2016). Mit »System« ist eine organisierte, subjektiv logische, regelgebundene Anordnung von interagierenden und/oder widersprüchlichen Anteilen gemeint. Die Fokussierung ist tatsächlich dem eines Gruppengeschehens oder einer systemischen Therapie ähnlich, bei der ein Gesamtsystem im Blick zu behalten ist.

Die Therapeutin muss sich also bewusst sein, dass sie es mit zahlreichen **simultan ablaufenden Strängen mentaler Prozesse** (Kluft 2011, S. 66; Spiegel 1991) zu tun hat, die in ihrer Komplexität eher den Prozessen in einer dynamischen Gruppentherapie entsprechen. Es handelt sich dabei natürlich nicht um eine Gruppe verschiedener Personen, sondern vielmehr um die Dynamik verschiedener Aspekte einer einzigen Person, die extrem widersprüchliche, unvereinbare Lebenserfahrungen gemacht hat und sich subjektiv wie eine Gruppe von verschiedenen Personen erlebt oder verhält, die z. T. nichts voneinander wissen. Um sich in das Erleben und Funktionieren der verschiedenen Persönlichkeitsanteile hineinzudenken, ist die Technik des Psychodramas hilfreich: Wie auf der Bühne eines Psychodramas, auf der durch einen geschickten therapeutischen Schachzug alle Aspekte einer Person durch verschiedene Mitglieder der Psychodramagruppe »personifiziert« werden, um einen Konflikt deutlich zu machen, symbolisiert jeder Persönlichkeitsanteil seine eigene spezifische Lebenserfahrung. Ebenso wie bei der Gruppen- oder Psychodramaarbeit ist die Arbeit mit nur einem Persönlichkeitsanteil wenig hilfreich, um die Dynamik aufzulösen. Nur wenn die Therapeutin die gesamte Dynamik im Auge hat und diese auch im Ganzen anspricht, ist eine Veränderung zu erwarten. Es bleibt dabei ein therapeutischer Balanceakt, das subjektive Empfinden von »getrennten Personen« empathisch zu begleiten, aber gleichzeitig die äußere Realität eines einheitlichen Individuums mit einer einheitlichen Verantwortung immer wieder zum Thema zu machen.

Aufgrund der beschriebenen Phänomene ergibt sich eine andere Strategie im Umgang mit dem Widerstand oder mit anderen Formen der Abwehr gegen den therapeutischen Prozess. Nach Kluft (2000; 2011) ist stets zu prüfen, ob man es »in der Tat mit **Widerstand** (im Sinne von Abwehr des Übergangs konflikthaften Materials in das Bewusstsein) zu tun hat oder mit **Widerstreben** oder **Abneigung**, Material mitzuteilen, das in Wirklichkeit in der einen oder anderen Konfiguration des Gedächtnisses (configuration of mind) bewusst zugänglich ist« (Kluft 2011, S. 66, Hervorhebung v. Verf.). Die **Deutung** im Sinne der psychoanalytischen Theorie bleibt auch weiterhin eine hilfreiche Intervention. Sie kann sich aber bei der Überwindung und Auflösung dissoziativer Barrieren als wirkungslos erweisen. Wenn sich z. B. Persönlichkeitszustände, die für klinische Probleme (z. B. Pseudohalluzinationen) oder Krisen verantwortlich sind, nicht selbst spontan in die Therapie einbringen, sind sie mit bisherigen psychodynamischen Techniken therapeutisch kaum beeinflussbar, sprechen aber auf spezifische Techniken in Form direkter Ansprache sehr gut an. Wenn z. B. eine DIS-Patientin eine sehr verletzende Erfahrung mit ihrer Mutter aus ihrer Kindheit andeutet und dann in Schweigen verharrt, wäre es nach herkömmlichen Techniken eine angemessene Intervention, die Patientin zur Exploration ihres Widerstandes zu ermutigen oder – wenn schon möglich – einen Loyalitätskonflikt und Schuldgefühle zu deuten: »Es fällt Ihnen sehr schwer, über das Ereignis mit Ihrer Mutter zu berichten. Vielleicht wollen Sie hier nicht Belastendes über Ihre Mutter erzählen, weil sie befürchten, sich dann Ihr gegenüber schuldig fühlen zu müssen.« Die Therapeutin ist bei der Überwindung des Widerstandes behilflich, und die Patientin kann die Abwehr aufgeben, dass konflikthaftes Material in das Bewusstsein übergeht. Der Loyalitätskonflikt zwischen Therapeutin und Mutter mit begleitenden Schuldgefühlen kann bewusst erlebt werden, was im Idealfall zu einer Entlastung und neuen Einfällen der Patientin führen würde.

Bei einer DIS-Patientin könnte sich das Problem folgendermaßen äußern: Sie würde ebenfalls Schuldgefühle bestätigen, ebenso einen nahezu unerträglichen Druck, hätte jedoch in dem einen Persönlichkeitsanteil überhaupt keinen Zugang zu dem Loyalitätskonflikt. Sie würde sich vermutlich nur der Therapeutin verpflichtet fühlen. Daneben könnte sich aber ein anderer Persönlichkeitsanteil in Form einer verbietenden inneren Stimme bemerkbar machen. Die oben genannte Deutung bliebe zur »Bewusstmachung« dieses »Widerstandes« bzw. Widerstrebens gegen die weitere Aufdeckung des belastenden Materials wirkungslos. In diesem Falle sollte die Technik gewechselt und das »personifizierte Widerstreben« direkt angesprochen werden. Dies kann z. B. in folgender Form geschehen: »Ich würde gerne wissen, was die Stimme sagt. Wenn die Stimme dagegen ist, dass ich mehr über dieses Ereignis erfahre, würde ich das gerne verstehen und ihre Gründe wissen. Auch wüsste ich gerne, wem die Stimme gehört und ob sie direkt mit mir sprechen kann.«

Kluft (2011) betont, dass erst der Zugang zu diesen autonom agierenden Persönlichkeitsanteilen es ermöglicht, wichtige Informationen zu erhalten, ohne die die Pathologie der DIS nicht aufgelöst werden kann. Wenn man sich auf die bisherigen, allgemein gültigen Werkzeuge der Psychoanalyse oder psychodynamischen Psychotherapie beschränkt (Analyse der Übertragungs- und Gegenübertragungskonstellation, Freie Assoziation, Arbeit an der Abwehr, Deutung), werden der Zugang und die Bearbeitung der dissoziativen Phänomene problematisch, ebenso die Linderung der Symptome. Es besteht die Gefahr, dass nur der therapiemotivierte Persönlichkeitsanteil in der Therapie in Erscheinung tritt, während gleichzeitig der Widerstand gegen die Therapie und gegen die Aufdeckung konflikthaften Materials außerhalb der Therapiestunden ausagiert wird. Anzeichen hierfür sind Stagnationen, Selbstverletzungen und Suizidversuche. Diese können sich im subjektiven Erleben der Patientin als die Ergebnisse von »Einschüchterungsversuchen« oder »Bestrafungsaktionen« anderer, z. B. täteridentifizierter, täterimitierender oder misstrauischer Anteile gegen die »Alltagsperson« herausstellen, weil diese in der Therapie zu viel belastendes Material preisgegeben hat. Die Interaktion der verschiedenen Persönlichkeitsanteile untereinander und ihr Auftreten in den Therapiestunden haben hierbei häufig einen verblüffend konkretistischen Charakter.

Aus den oben beschriebenen Überlegungen ergibt sich, dass die bekannten, allgemeingültigen psychodynamischen Techniken (s. z. B. Hoffmann u. Schüßler 1999 sowie Wöller u. Kruse 2001) nicht ausreichen, um die ungewöhnliche psychische Konstellation der Betroffenen in Form dissoziierter Persönlichkeitsanteile therapeutisch zu beeinflussen. Es bedarf vielmehr zusätzlicher Modifikation in Form von störungsspezifischen psychodynamischen Techniken, wie sie weiter unten genauer dargestellt werden.

33.6 Phasenorientiertes Vorgehen

Wie bereits oben dargestellt, hat sich bei der Behandlung komplexer dissoziativer Störungen die Vorgehensweise in den drei Phasen der Stabilisierung, der Traumabearbeitung und der postintegrativen Phase bewährt. Wegen der zugrunde liegenden, lang anhaltenden Traumatisierungen ist bei den komplexen dissoziativen Störungen eine besonders lange Stabilisierungsphase erforderlich, die sich häufig über ein bis mehrere Jahre hinziehen kann. Dieses Vorgehen trägt der klinischen Tatsache Rechnung, dass hoch dissoziative Patienten unter chronischer Instabilität leiden, wie dies auch für andere komplexe posttraumatische Störungsbilder evident ist, z. B. für Borderline-Persönlichkeitsstörungen. Folgende Gründe halten die »stabile Instabilität« aufrecht:

- Wechselnde Selbstbilder erschweren eine kohärente Zukunftsplanung sowie eine konstante Beziehungsgestaltung.
- Fehlende Erfahrungen und innere Modelle für Konfliktlösungen erschweren die sozialen Beziehungen.
- Fehlende Affektwahrnehmung und -modulation erschweren eine innere Leitlinie zur Lebensgestaltung.

Bei den komplexen dissoziativen Störungen kommen folgende spezifische Faktoren hinzu, die für die Verletzlichkeit und Instabilität der Patienten verantwortlich sind (Kluft 1996a; Putnam 1989):

- Es fehlt ein stabiles, kontinuierliches, selbstbeobachtendes und reflektierendes Ich.
- Notwendige Informationen über zurückliegende Erfahrungen sind aufgrund komplexer Amnesien häufig nicht verfügbar.
- Pseudoillusionäre Verkennungen über die Getrenntheit der verschiedenen Persönlichkeitszustände begünstigen Lösungsversuche, die auf Kosten eines anderen Persönlichkeitszustandes gehen.
- Der Wechsel nach einer bestimmten Aktivität oder Handlung macht es schwierig, aus Erfahrungen zu lernen und entsprechende Konsequenzen zu ziehen.
- Ein unbeständiges, unangemessenes und unter Umständen forderndes Verhalten führt dazu, dass soziale Unterstützung entzogen wird.
- Innere Kämpfe und Wechsel führen zu Brüchen in der Ich-Wahrnehmung und zu pseudopsychotischen Symptomen.
- Eine narzisstische Besetzung der dissoziativen Fähigkeiten und der verschiedenen Persönlichkeitsanteile kann zu der Befürchtung der »Persönlichkeiten« führen, dass die Therapie sie auslöschen oder »töten« könnten. Dies wiederum kann die Persönlichkeitsanteile dazu bewegen, die Behandlung zu boykottieren.
- Eine schwere masochistische Selbstbestrafungsneigung verhindert die (Selbst-)Heilung.
- Eine Neigung zu Retraumatisierungen durch Erstarrung und Lähmung in Gefahrsituationen verhindert das Erlernen angemessener Bewältigungsmechanismen.
- Intrusive Flashback-Phänomene beeinträchtigen die Selbstwahrnehmung und erschweren die Unterscheidung zwischen Fantasie und realem Ereignis. Eine hohe Hypnotisierbarkeit und spontane Trance-

zustände als inadäquater Bewältigungsmechanismus verstärken diesen Effekt.
- Es fehlt die familiäre Unterstützung aus der Herkunftsfamilie (häufig intrafamiliärer Missbrauch).

All diese geschilderten Faktoren tragen zu einer mehr oder weniger starken chronischen Instabilität bei. Es kommt jedoch auch relativ häufig vor, dass ein vergleichsweise stabiler, hochfunktioneller Alltagsanteil dafür Sorge trägt, dass die Patientin über einen langen Zeitraum klinisch unauffällig bleibt, dann aber bei relativ geringem Anlass mit einer Vielzahl schwerer Symptome dekompensiert, wie dies in dem unten geschilderten Patientenbeispiel der Fall war.

Grundsätzliche Behandlungsziele der Stabilisierungsphase sind:
- das Erlernen von mehr **Selbstkontrolle** hinsichtlich der dissoziativen Symptome, einschließlich der besseren Steuerung der autonom agierenden Persönlichkeitsanteile,
- die Etablierung einer von allen »Persönlichkeiten« akzeptierten gemeinsamen **Selbstverantwortung**,
- die Erarbeitung einer besseren **Selbstfürsorge**.

Voraussetzungen zur Erarbeitung dieser Ziele sind ein verlässlicher therapeutischer Rahmen und eine sichere therapeutische Beziehung.

Zur Veranschaulichung der angewandten psychodynamischen Techniken sollen hier einige Aspekte aus den ersten drei Jahren bei der Behandlung einer DIS-Patientin dargestellt werden. Um hierbei an dem Leser vertrauten Vorgehensweisen anzuknüpfen, werden zunächst bekannte, allgemeingültige psychodynamische Techniken (▸ Tab. 33-1) dargestellt, bevor die modifizierten, störungsspezifischen Techniken (▸ Tab. 33-2) beschrieben werden. Da Letztere im Kontext der Stabilisierungsphase am intensivsten zum Einsatz kommen, in der die Weichenstellung zur Einbeziehung der verschiedenen Persönlichkeitsanteile erfolgt, wird diese erste Behandlungsphase hier vorrangig beschrieben. In der zweiten Phase geht es vor allem um die Einbeziehung traumaorientierter Techniken (Gast 2000). Auch in der dritten, postintegrativen Phase treten die für die dissoziative Symptomatik modifizierten psychodynamischen Techniken in den Hintergrund, zumal diese wegen des nunmehr entwickelten einheitlichen Selbstempfindens weitgehend überflüssig geworden sind.

Eine vollständige Integration aller Persönlichkeitsanteile in eine Gesamtpersönlichkeit kann in der Regel nur erreicht werden, wenn nach der Stabilisierung auch die anderen beiden Phasen der Traumatherapie und der postintegrativen Phase mit Einüben und fester Etablierung nichtdissoziativer Bewältigungsmuster durchlaufen wurde. Mit der hier dargestellten Stabilisierungsphase wird der Prozess der Integration vorbereitet und das erste Zwischenziel einer weitgehenden Kooperation aller Persönlichkeitsanteile untereinander erarbeitet.

33.7 Allgemeingültige psychodynamische Techniken

Im Folgenden wird der Einsatz modifizierter, allgemeingültiger psychodynamischer Techniken (▸ Tab. 33-1) bei der Behandlung einer DIS-Patientin exemplarisch an einigen Kerninhalten der Stabilisierungsphase dargestellt. Es handelt sich um eine 46-jährige Patientin, welche die Autorin im Rahmen einer (formal mit 300 Stunden als modifiziert analytisch beantragten) Therapie mit zwei Stunden pro Woche im Sitzen behandelt.

Tab. 33-1 Die psychodynamische Behandlung dissoziativer Störungen I: allgemein gültige psychodynamische Techniken (mod. nach Kluft 1996a)

Zielsetzungen zur Behandlung	Angewandte Techniken
• Aufbau einer internalisierten sicheren Bindungsbasis • Etablierung selbstverständlicher Grundannahmen von Sicherheit, Sinnhaftigkeit und Wertschätzung • Förderung der Affektdifferenzierung und -toleranz • Arbeit an den auslösenden Situationen für dissoziative Symptome • Entwicklung kohärenter Selbstrepräsentanzen • Entwicklung von Selbstverantwortung, Selbstwirksamkeit und Selbstkontrolle • Vermittlung von Zutrauen in die eigenen Fähigkeiten • die Fähigkeit, zwischen Tatsachen und Fantasie zu differenzieren • die Fähigkeit, Intimität und Nähe zu tolerieren, und die Möglichkeit, Beziehungen einzugehen, in denen Abhängigkeit und Stärke nicht mit Masochismus und Sadismus verknüpft sind	• Bereitstellung eines zuverlässigen und sicheren Rahmens • empathische therapeutische Grundhaltung • Lernen am Modell: verantwortlicher Umgang mit dem Patienten • Benennung von Affekten • Ermutigung zur Selbstexploration • gleichbleibende Zugewandtheit • Formulierung von Therapiezielen und Möglichkeiten, wie man diese erreichen kann • Realitätskontrolle, Stärken von Zutrauen in die eigene Wahrnehmung • Ansprechen und Deuten verzerrter Gegenübertragungen • Ansprechen kognitiver Fehlüberzeugungen • angemessene Grenzsetzung • Minimierung vermeidbarerer überwältigender emotionaler Erfahrungen

Fallbeispiel

Frau B. stellt sich im Anschluss an verschiedene psychosomatische und psychotherapeutische ambulante und stationäre Behandlungen mit folgenden Worten vor: »Ich möchte endlich wissen, was mit mir ist. Ich möchte wieder normal leben können, ohne diese Panik. Ich halte es nicht mehr lange aus und denke oft, dass es besser ist, wenn ich für immer meine Ruhe hätte.« Die Patientin schildert dann die sie sehr beunruhigenden Gedächtnisstörungen in Form von Aussetzern oder Lücken, die mehrmals täglich auftreten und Minuten bis Stunden, gelegentlich auch Tage andauern können. Im Nachhinein würde ihr dann auffallen, dass sie »Zeit verloren« habe und sich z. B. an den Hergang ihrer eigenen Geburtstagsfeier nicht mehr erinnern könne. Die Tatsache, kein durchgehendes Bewusstsein und keine Kontrolle über sich zu haben, führt zu erheblicher Verunsicherung in sozialen Kontakten, sodass die Patientin in den letzten fünf Jahren sehr zurückgezogen lebte und das Haus nur für die notwendigsten Kontakte verließ. Als weiteres Symptom beunruhigt die Patientin das Hören von inneren, herabsetzenden Stimmen. Vor anderen Menschen, auch vor ihrem Lebenspartner und ihren erwachsenen Kindern, bemüht sie sich, ihre Symptome zu verbergen, da sie Angst hat, »nicht für voll genommen« zu werden oder als »verrückt« zu gelten. Anlass für die stationären Behandlungen waren eine schwere Angstsymptomatik und psychosomatische pseudoneurologische Beschwerden im Anschluss an einen Unfall. Im Laufe der stationären Behandlungen wurde eine Reihe weiterer schwerer, seit dem 14. Lebensjahr bestehender Symptome in Form eines Waschzwangs (z. T. mehrmaliges Duschen täglich mit autoaggressiven Tendenzen) sowie einer Bulimie deutlich. Zudem bestehen gelegentliche Selbstverletzungen in Form von Schneiden mit Rasierklingen, um Spannung zu reduzieren. Außerdem klagt die Patientin über Schlafstörungen mit Albträumen und Panikattacken.

Fallbeispiel

Über die Lebensgeschichte von Frau B. ist zu erfahren, dass sie in wenig geordneten, problematischen sozialen Verhältnissen mit sechs weiteren Geschwistern aufwuchs. Die Mutter wird als sehr widersprüchlich dargestellt, teils als intelligent und bewundernswert, dann aber auch als unberechenbar, grenzüberschreitend, kontrollierend und sehr selbstbezogen. Sie habe die Patientin regelmäßig geschlagen und so stark zu Hausarbeiten eingespannt, dass sie häufig keine Zeit für Schularbeiten hatte. Zu Weihnachten und zu ihrem Geburtstag habe sie auf Geschenke verzichten müssen, da sie als »vernünftige Tochter« am verständigsten für die finanziellen Probleme der Mutter gewesen sei. Sowohl durch den leiblichen Vater als auch durch einen Nachbarn kam es zu jahrelangen sexuellen und anderen körperlichen Misshandlungen der Patientin.
Durch eine frühzeitige Heirat mit 19 Jahren löste sich Frau B. aus den problematischen Familienverhältnissen. Mit ihrem als zuverlässig und geduldig beschriebenen Ehemann baute sie sich eine eigene stabile private und berufliche Perspektive auf. Sie holte einen Schulabschluss nach, ließ sich zur Bürokauffrau ausbilden und war über 20 Jahre lang berufstätig. Die Patientin hat zwei Söhne, die inzwischen erwachsen sind und zu denen ein gutes und harmonisches Verhältnis besteht.
Die Auslösesituation zur Dekompensation der Patientin war nach außen hin eher eine Bagatelle, die darauffolgende Symptomatik jedoch massiv: Die Patientin entwickelte nach einem leichten Verkehrsunfall eine schwere pseudoneurologische Symptomatik mit Kopfschmerzen, Schwindel und Lähmungserscheinungen. Bei der ausführlichen neurologischen Untersuchung wurden erstmals Amnesien diagnostiziert. Ferner entwickelte die Patientin bei den körperlichen Untersuchungen massive Angstzustände, die schließlich zu Anschlussbehandlungen in drei verschiedenen psychosomatischen Kliniken führten. Beim letzten Aufenthalt wurde erstmals die Verdachtsdiagnose einer schweren dissoziativen Störung gestellt.
Der relativ geringe Auslöser der schweren Symptomatik ließ darauf schließen, dass die Ressourcen der Patientin hinsichtlich der Bewältigung ihrer massiven dissoziativen Symptome erschöpft waren. Zusätzlich zu der nach außen sichtbar gewordenen geleisteten Arbeit in Form von Berufsausbildung, Kindererziehung, Bau eines eigenen Hauses etc. war es vor allem die Geheimhaltung ihrer massiven Symptomatik, sogar dem Ehemann gegenüber, die den Kräftehaushalt der Patientin schließlich aufgezehrt hatte.
Nachdem ich Frau B. im Erstgespräch untersucht hatte, gab ich ihr zunächst zur Abklärung des Ausmaßes an Dissoziation den Fragebogen für dissoziative Symptome (FDS). Als Gesamtscore fand sich bei der Patientin ein erhöhter Wert von 20 %. Danach führte ich mit ihr das Strukturierte Klinische Interview für Dissoziative Störungen (SKID-D, ▸ Kap. 22 in diesem Band) durch. Hierbei wurden von Frau B. massive Amnesien sowie Depersonalisations-und Derealisationssymptome in schwerer Ausprägung beschrieben. Zudem schilderte die Patientin eine Fülle an Symptomen, die auf das Vorliegen von dissoziierten Persönlichkeitsanteilen hinwiesen. So fände sie sich öfter zu Hause in Panik oder tranceartiger Verfassung zusammengekauert in ihrem Zimmer wieder, ohne dass sie rekonstruieren könne, was passiert sei. Zudem entdecke sie Zeichnungen oder Tagebucheintragungen von sich, die ihr völlig fremd vorkämen und an deren Anfertigung sie sich nicht mehr erinnern könne. Auch fände sie bei ansonsten sparsamer Haushaltsführung sehr modische Schuhe in ihrem Kleiderschrank, an deren Erwerb sie sich nicht erinnern könne und die ihr zudem vom Stil her gar nicht gefielen. Gelegentlich werde sie von Bekannten angesprochen, die ihr Rückmeldung über Erlebnisse geben, an die sie sich nicht erinnern könne. So sei sie z. B. von einer Nachbarin angesprochen worden, dass es doch nett gewesen sei, dass sie sich vor ein paar Tagen mit ihren Hunden im Park getroffen hätten. Die Patientin wusste von dieser Begegnung jedoch nichts mehr.

Über die ihr fehlende Zeit war Frau B. nahezu vollkommen amnestisch, sodass sie über mögliche andere Persönlichkeitsanteile und deren Aktivitäten keinerlei Auskunft geben konnte. Wohl aber konnte sie über Rückmeldungen ihres Ehemanns berichten, dass sie sich wiederholt wie eine völlig andere verhalten habe und auch andere Namen für sich benutzt habe. Auch während ihres letzten Klinikaufenthaltes wurde ihr rückgemeldet, dass sie sich dort mehrfach als eine sehr energisch auftretende »Gertrud« vorgestellt habe.
Anhand der SKID-D-Untersuchung, bei der die Patientin in allen fünf Bereichen (Amnesie, Depersonalisation, Derealisation sowie Identitätsunsicherheit und Identitätswechsel) eine schwere Symptomatik aufwies, wurde die Diagnose einer Dissoziativen Identitätsstörung gestellt.

33.7.1 Das Errichten von Sicherheit

Aufgrund der oben beschriebenen Faktoren, die zur Instabilität der Patientinnen beitragen, ist es besonders wichtig, eine sichere therapeutische Beziehung aufzubauen. Diese muss vonseiten des Therapeuten aktiv gestaltet werden. Eine sehr zurückgenommene und abwartende, abstinente Haltung, wie sie bei psychoanalytischen Behandlungen sinnvoll sein kann, ist bei diesen Patientinnen nicht angebracht. Eine solche Haltung begünstigt schwere pathologische negative Übertragungsreaktionen, die vermieden werden sollten. Anders als in der analytischen Situation, in der es darum geht, Übertragungsphänomene durch sparsame Interventionen zu verdeutlichen, geht es bei schwer traumatisierten Patienten und Patientinnen eher darum, die Übertragungsgefühle zu begrenzen. Dies ist notwendig, da Übertragungsreaktionen in der Regel mit einer schwer beherrschbaren Intensität und Wucht auftreten. Zudem werden häufig schnell wechselnde Übertragungsmuster ausgelöst, die für alle Beteiligten verwirrend und irritierend sind. Für den Therapeuten ist es immer wieder wichtig, von den induzierten Gegenübertragungsgefühlen einen angemessenen Abstand zu bekommen, was angesichts der Intensität bei der Arbeit mit Schwertraumatisierten nicht immer einfach ist. Hierbei kann das Wissen helfen, dass in der therapeutischen Beziehung unerträgliche (früh-)kindliche Erfahrungen transportiert, vermittelt und im Therapeuten deponiert werden (s. auch Wöller 2013).

Patientinnen und Patienten mit schweren dissoziativen Störungen haben von frühester Kindheit an schwerste Beziehungstraumatisierungen erlebt und daher große Schwierigkeiten, sich auf eine vertrauensvolle Beziehung einzulassen. Zudem sind sie häufig in einer Familie groß geworden, in der extreme Gewalt und Willkürerfahrungen an der Tagesordnung waren und in der sie keine Möglichkeit hatten, ein Gefühl von Selbstbestimmtheit oder Selbstkompetenz zu entwickeln. Sowohl im seelischen als auch im körperlichen Bereich wurden ihre Bedürfnisse missachtet oder verletzt. Um bei der Patientin Willkürerfahrungen zu vermeiden, muss daher besondere Sorgfalt auf einen festen Rahmen (Stundenzahl und Stundenfrequenz, feste Zeiten, feste Orte, Therapieziel und Techniken) gelegt werden, der mit den Patientinnen klar besprochen werden muss. Da viele Patientinnen ständige Grenzverletzungen und Regelübertretungen erlebt haben, werden sie häufig genau testen, ob diese vereinbarten Regeln auch eingehalten werden.

Bei vielen Patientinnen hat es sich bewährt, zu erwartende negative Übertragungen frühzeitig anzusprechen. So kann man z. B. erklären, dass starke negative Vorerfahrungen die Patientin sehr vorsichtig gemacht haben und dass es für sie wichtig ist, zunächst zu überprüfen, ob die Therapeutin wirklich glaubwürdig ist. Häufig ist die misstrauische

Grundhaltung sehr schambesetzt, und es kann entlastend sein, diese als Vorsicht zu erklären, die aus der Geschichte der Patientin nicht nur verständlich ist, sondern sogar real notwendig war. Auch sollte sich die Therapeutin bewusst sein, dass Veränderungen des Rahmens für die Patientinnen häufig eine starke Beunruhigung darstellen (Stundenverlegungen, Unterbrechung durch Urlaub, Reisen etc.). Sie sollten auf ein Minimum begrenzt werden, und in dem Zusammenhang auftretende negative Übertragungen sollten sofort angesprochen werden: Häufig erlebt die Patientin die Unterbrechungen als Bestrafung oder als Antwort darauf, sich nicht genug angestrengt zu haben. Auch können sie von der Patientin als beginnende Anzeichen dafür interpretiert werden, dass die Therapeutin die Beziehung beenden will etc.

Fallbeispiel

Nach Abschluss der Diagnostik vereinbare ich mit Frau B. eine modifizierte analytische Behandlung mit zwei Stunden pro Woche, die im Sitzen durchgeführt wird. Zu Beginn der Behandlung lebt Frau B. in der ständigen Angst, dass ich die Therapie plötzlich unterbreche, wenn sie nicht genügend mitarbeiten würde, oder dass das ganze Ausmaß ihrer »Schlechtigkeit« deutlich werde. Die pathologische Überzeugung der eigenen »Schlechtigkeit« wird durch die erheblichen amnestischen Lücken noch verstärkt, die die Fantasie schüren, während dieser Lücken vielleicht etwas ganz Schlimmes oder Böses getan zu haben. Auf der anderen Seite thematisiert Frau B. auch immer wieder den Wunsch nach Nähe und Verbundenheit. Hierbei nimmt sie als großes inneres Defizit wahr, dass sie kein »inneres Bild« der Therapeutin in sich behalten kann und die in der Therapiestunde erworbene Sicherheit regelmäßig durch misstrauische Stimmen zu Hause zunichte gemacht würden.

Das sich vorsichtig entwickelnde Vertrauensverhältnis wird durch eine ungeplante längere Unterbrechung von mehreren Wochen durch Krankheit meinerseits auf eine schwere Probe gestellt. Die Patientin wird von der pathologischen Überzeugung gequält, sie habe Schuld an der Erkrankung und werde deshalb mit Therapieunterbrechung bestraft. Auch der genau vorhergesagte Zeitpunkt der Wiederaufnahme der Therapie weckt Misstrauen in der Patientin, dieser Termin könne nur eine Falle oder eine Beschwichtigung sein. Erst als Frau B. mich wieder sieht, kann sie sich von der Fantasie distanzieren, dass die ganze Unterbrechung vielleicht nur Lüge oder Manipulation gewesen sei. Sie kann schließlich darüber sprechen, wie schwer die Unterbrechung für sie auszuhalten war und wie sie von Angst, Schuldgefühlen und dem Gefühl der eigenen »Schlechtigkeit« ständig überschwemmt zu werden drohte. Auch Suizidgedanken spielten eine große Rolle.

33.7.2 Das Errichten von Selbstverantwortung und Selbstwirksamkeit

Aufgrund der zurückliegenden Willkürerfahrungen konnten viele Patientinnen kein Gefühl für eigene Gestaltungsmöglichkeiten oder Selbstwirksamkeit entwickeln. Dies macht sich in der Therapie häufig durch ein ratloses und passives Verhalten mit hohen Erwartungen an die Therapeutin bemerkbar. Daher ist es wichtig, die Patientin für eine aktive Mitarbeit zu gewinnen. Hierzu ist es notwendig, die Therapieziele (mehr Selbstkontrolle über Verhalten, Gefühle, Erinnerungen und Gedanken sowie eine einheitlichere Selbstwahrnehmung) zu erreichen sowie den Weg und die Arbeitsmittel, die dazu führen, zu erklären. So ist es sinnvoll, die Patientin mit der Regel der Freien Assoziation bekannt zu machen (in modifizierter Form) und sie immer wieder zur Selbstbeobachtung und Selbstexploration zu ermutigen.

Gleichzeitig ist es aber auch wichtig, dass die Patientin lernt, sich nicht selbst zu überfordern. Als wichtige Regel gilt hier, dass Stabilisierung und Funktionsfähigkeit Vorrang haben vor weiterer und forcierter Exploration (Kluft 2011, s. auch ISSTD 2011 in Gast u. Wirtz 2016). So ist es z. B. nicht sinnvoll, dass die Patientin von immer umfangreicherem traumatischem Material berichtet, ohne zu bemerken, dass sie selbst längst den Kontakt zu ihrem eigenen Körper und zu ihren Gefühlen verloren hat. Wichtiger wäre es in diesem Fall, mit der Patientin die Selbstbeobachtung und Affektwahrnehmung zu üben. Dies kann z. B. dadurch geschehen, dass vereinbart wird, vor jeder weiteren Mitteilung eine Rückmeldung zu geben, ob und inwiefern die Patientin noch im Kontakt mit sich selbst ist. Dieses Vorgehen beugt masochistischer Selbstbestrafung vor, ebenso der negativen Erwartung an die Therapeutin, dass diese »alles aus der Patientin herausholen« will.

Auf diese Art und Weise wird ein langsameres, aber sehr viel stabileres und krisenärmeres Vorgehen erreicht. In dieser Phase sind alle Techniken hilfreich, die der Patientin zu mehr Selbstkontrolle, Selbstwirksamkeit und Selbstexploration verhelfen. Für viele Patientinnen ist das Führen eines Tagebuchs empfehlenswert, da oft erhebliche, in ihrem Ausmaß weit über Verdrängungsprozesse hinausgehende Amnesien auftreten und viele Therapiestunden dadurch verloren zu gehen drohen. Eine ständige Ermutigung zur Selbstexploration und zum Erarbeitung von Lösungen (z. B. zur Linderung der Symptome) arbeiten einer regressiven Tendenz entgegen und verhindern, dass die Therapeutin für das Wohlergehen der Patientin verantwortlich gemacht wird.

Fallbeispiel

Gerade zu Beginn der Therapie neigte Frau B. dazu, sich in der Therapiestunde ihren Einfällen zu überlassen, ohne noch im Kontakt mit ihrem Körper und ihren Gefühlen zu sein, und dann plötzlich in einen panikartigen Erstarrungszustand zu fallen, der bis zu mehreren Minuten anhalten konnte. Es wird deutlich, dass sie sich im Bemühen, in den Therapiestunden gut mitzuarbeiten, gerade bei der Aufarbeitung ihrer Biografie, häufig überforderte, sodass sie von unkontrollierter Angst und tranceartigen Zuständen gleichsam überflutet wurde. Traumatisches Material wurde teilweise automatenhaft abgespult oder in einem völlig veränderten Bewusstseinszustand wiedererlebt und ausagiert. Zur besseren Distanzierung von den Intrusionen und Flashbacks wurde mit der Patientin erarbeitet, bei jedem weiteren Satz zu prüfen, ob sie sich noch im Kontakt mit ihrem Körper und ihren Gefühlen befände.

Das häufig fehlende Gefühl von Hoffnung und Zutrauen in die eigenen Fähigkeiten lässt sich am besten stärken, indem von der Patientin erreichte Ziele konkret benannt werden. Häufig haben Patientinnen das Gefühl, dass sie das eine oder andere niemals erreichen werden, obwohl sie vergleichbare Dinge durchaus bewältigen konnten. So kann es z. B. der Patientin helfen, die von ihrer eigenen Dummheit und Unfähigkeit überzeugt ist, da sie von den Eltern zur Sonderschule geschickt wurde, sie daran zu erinnern, dass sie später erfolgreich eine Lehre und den Abschluss als Handelskauffrau absolvieren konnte. Auf diese Weise kann die Patientin an sich eine bisher nicht wahrgenommene Eigenständigkeit und Zielstrebigkeit beobachten und kennenlernen, die ihr auch Zuversicht im Therapieprozess gibt. Auch kann man sie an gemeinsame, in der Therapie überwundene Klippen und Hindernisse erinnern. So kann die Therapeutin eine Patientin mit schweren Angstzuständen und Selbstzweifeln daran erinnern, dass sie sich anfänglich aufgrund ihrer schweren Angstsymptome nicht vorstellen konnte, ohne Begleitung regelmäßig zur Therapie zu kommen, diesen Weg aber bereits nach wenigen Therapiestunden ausnahmslos zuverlässig bewältigte. Auch die Bearbeitung von Träumen kann der Patientin ein sehr tief gehendes Gefühl eigener Kreativität und sinnhafter Ausdrucksfähigkeit geben.

Fallbeispiel

Frau B. betrachtete z. B. ihre Träume zunächst nur als »dummes Zeug« und »Unsinn« und berichtete nur sehr zögerlich darüber. Es stellte sich aber heraus, dass sie eine große Fantasiefähigkeit und Ausdrucksstärke in ihren Träumen besaß. Sie kann ihre Träume schließlich im Laufe des Therapieprozesses als wichtige korrigierende Botschaften aus dem Unbewussten und als Monitoring einer inneren Heilungskraft ansehen und sehr konstruktiv für ihr eigenes Fortkommen nutzen.

33.7.3 Der Umgang mit abgespaltenen Affekten

Da die Patientinnen in der Regel keine Bezugspersonen hatten, die ihnen bei der Regulierung und Modulation ihrer Affekte zur Verfügung standen, haben sie häufig den Umgang mit Affekten nicht gelernt. In traumatischen Situationen wurden Affekte als überwältigend und quälend erlebt, sodass Gefühle jeglicher Art häufig aus dem normalen Leben ausgeklammert und abgekapselt wurden. Da auch geringe Gefühlswahrnehmungen traumatische Affekte triggern können, sind viele Patientinnen gefühlsphobisch (▸ Kap. 22 in diesem Band). Damit stehen ihnen Gefühle zur Regulation ihrer Bedürfnisse häufig gar nicht mehr zur Verfügung. Viele Patientinnen erleben sich daher als gefühlskalt, was insbesondere gegenüber nahen Beziehungspersonen (Partner, eigene Kinder oder Enkelkinder) als sehr belastend erlebt werden kann. So können Gefühle häufig nur als »Entweder-oder« wahrgenommen werden, d. h. entweder als gar nicht vorhanden oder als überwältigend und quälend. Patientinnen haben oft gelernt, jegliche Gefühle aus der Alltagsbeziehung herauszuhalten.

In der therapeutischen Situation ist es wichtig, an diesem Defizit zu arbeiten, indem die Therapeutin ihre eigenen, in der therapeutischen Situation entstandenen Gefühle reflektiert benennt und somit der Patientin zur Verfügung stellt. Auch kann es wichtig sein, auf »Umschlagpunkte« zu achten, in denen Gefühle »wegdissoziiert« werden. Die Patientin kann zur Selbstbeobachtung angehalten werden, um an sich selbst diese gefühlsmäßigen Veränderungen festzustellen.

Fallbeispiel

Nach wie vor sind auch bei fortgeschrittener Therapie von inzwischen zwei Jahren Urlaubsunterbrechungen ein großes Problem für Frau B. Als ich eine solche ankündige, nimmt die Patientin dies zunächst scheinbar gelassen hin. Im weiteren Verlauf der Stunde fühlt sie sich jedoch leer und wie abgestorben. Nach einiger Ermutigung exploriert Frau B. den Beginn dieses Gefühls und stellt fest, dass sie eigentlich in ausgeglichener Stimmung gekommen sei. Sie habe mir sogar von dem Gelingen eines gemalten Bildes erzählen wollen. Erst bei der Ankündigung des Urlaubs sei sie zunächst wie von einem heißen Blitz durchfahren worden und habe sich danach wie abgestorben gefühlt. Nach längerem Zögern schildert sie, dass sie plötzlich ihre Mutter vor sich sähe, die sich zu ihr umdrehe, um ihr völlig willkürlich, wie aus heiterem Himmel, eine Ohrfeige zu verpassen. An diesem Einfall kann die Patientin erkennen, dass sie bei der zunächst freudigen Gestimmtheit über einen Erfolg, den sie mir wie ein Geschenk mitbringen wollte, durch die dann erfolgte Ankündigung meines Urlaubs so etwas Ähnliches erlebte: eine

Tab. 33-2 Die psychodynamische Behandlung dissoziativer Störungen II: störungsspezifische Techniken

Zielsetzungen der Behandlung	Angewandte Techniken
• Reduzieren von Getrenntheit der Persönlichkeitsanteile	• modifizierte Grundregel • aktive Kontaktaufnahme zu anderen Persönlichkeitsanteilen • Kartieren des Persönlichkeitssystems
• Reduzieren von Konflikten zwischen Persönlichkeitsanteilen	• Deutungen innerhalb des gesamten Persönlichkeitssystems
• Erreichen von Übereinstimmung in der Wahrnehmung der Persönlichkeitsanteile	• Gleichwertige, gleichbleibende und wertschätzende Behandlung der verschiedenen Persönlichkeitsanteile • Träume als Via Regia zum Unbewussten und »anderswo Bewussten«

willkürliche und ungerechte Bestrafung. Gleichzeitig darf sie die damit verbundenen Gefühle von heißer Wut nicht empfinden und reagiert mit »Abschalten«. Es ist hierbei nicht nur das Gefühl der Wut an sich, das der Patientin Angst macht, sondern auch die überwältigende Wucht und Intensität. Dies macht es der Patientin umso schwerer, solche Gefühle auch der Therapeutin gegenüber zuzulassen.

33.8 Störungsspezifische Techniken

Allgemeine psychodynamische Techniken sind wichtige und hilfreiche Werkzeuge in der Behandlung komplexer dissoziativer Störungen, reichen jedoch bei bestimmten Fragestellungen nicht aus. Im Folgenden werden daher einige modifizierte Techniken dargestellt, die spezifisch für die Behandlung hoch dissoziativer Patienten entwickelt wurden (▸ Tab. 33-2). Sie zielen darauf ab, die amnestischen Barrieren zu durchbrechen und das Getrenntheitsgefühl der Alternativpersönlichkeiten zu reduzieren, um eine zunehmende Kooperation und Koordination der verschiedenen Persönlichkeitsanteile zu erreichen.

33.8.1 Die Diagnosemitteilung und das Kartieren der »inneren Landkarte«

Häufig ist zu Beginn der Therapie das Persönlichkeitssystem der Patienten noch nicht bekannt. Manchmal gibt es zunächst nur indirekte Anhaltspunkte für das Vorhandensein von anderen Persönlichkeitsanteilen, doch können die Patienten aufgrund hoher amnestischer Barrieren zunächst keine Auskunft über ihr vollständiges System geben. Zudem besteht häufig eine große Abwehr, insbesondere in den täterloyalen oder täterimitierenden Persönlichkeitsanteilen oder bei kontrollierenden Beschützeranteilen, sich in der Therapie zu erkennen zu geben. Bei weniger stark abgespaltenen Persönlichkeitsanteilen, wie bei der ABDS, sind die amnestischen Barrieren zwar nicht so hoch, doch kann auch hier ein erheblicher Widerstand bestehen, sich mit aggressiven Persönlichkeitsanteilen und Aspekten in die Therapie einzubringen. Hier helfen eine konsequente Widerstandsarbeit und die zunehmende Erfahrung der Patientin, dass einerseits autonome Bestrebungen respektiert und gefördert werden, andererseits aber einer destruktiven Aggressivität Grenzen gesetzt werden.

33.8.2 Das Reduzieren von Getrenntheit zwischen den Persönlichkeitsanteilen

Affektbenennung und Affektdifferenzierung bieten eine gute Grundlage, um das unterschiedliche Erleben der Alter-Persönlichkeiten zu relativieren. Die im letzten Absatz des Fallbeispiels beschriebene, zunächst nur für ganz kurze Zeit wahrgenommene Emotion der »Alltagspersönlichkeit« (in diesem Fall blitzartige Wut) kann eine erste Brücke zum Verständnis zu den emotionstragenden emotionalen Persönlichkeitsanteilen sein. Die Empathie der Therapeutin für alle Persönlichkeitsanteile hilft dabei, diese Brücke auszubauen. Die Therapeutin unterstützt die Zusammenarbeit gegenseitiger Empathie und Identifikation dadurch, dass sie allen Persönlichkeitsanteilen mit gleichbleibender und wertschätzender Haltung entgegentritt. Die globale Botschaft an die Patientin muss darin bestehen, dass alle Anteile zusammengehören, dass einer alleine nicht gewinnen kann und dass die effektivste Strategie darin besteht, dass alle durch die Zusammenarbeit gewinnen. Eine gleichförmige, freundliche und annehmende Haltung allen Persönlichkeitsanteilen gegenüber hat eine große Hebelwirkung auf die dissoziative Abwehr des Patienten (Kluft 2011). Die dissoziativen Barrieren können mit Fortschreiten der Therapie gesenkt werden, Information kann zunehmend besser ausgetauscht werden. Auch der Wechsel von einem Persönlichkeitsanteil in den anderen erfolgt weniger abrupt und kann zunehmend besser kontrolliert werden. Die Erreichung einer stärkeren Durchlässigkeit der dissoziativen Barrieren und der besseren Kontrollmöglichkeit des Übergangs von einem Anteil in den anderen sind wichtige Schritte auf dem Wege zur Integration.

33.8.3 Die Kontaktaufnahme zu Persönlichkeitsanteilen

Im Laufe der Vertrauensbildung wächst einerseits das Bedürfnis, konflikthaftes Material über die belastende Kindheitssituation mitzuteilen, andererseits aber auch der Widerstand dagegen, der sich in kontrollierenden täterloyalen Anteilen oder in täterimitierenden Anteilen wiederfindet. Sie weisen häufig irrationale, korrupte und sadistische Strukturen in Form von Täter-Introjekten auf. Mit diesen Anteilen muss zu Beginn der Therapie aktiv in Kontakt getreten werden (Kluft 1993; 2011). Der Kontakt zu den aggressiven, aversiven Anteilen hat Vorrang vor der Kontaktaufnahme zu den regressiven, die sich oft in Form traumatisierter »Kinder« zeigen.

Fallbeispiel

Als Frau B. begann, kritische Dinge über ihre Mutter zu berichten, fühlte sie sich häufig sofort schuldig, nahm Dinge zurück oder erzählte positive Dinge von ihrer Mutter. Oder sie pflichtete bei, dass das strafende oder gemeine Verhalten der Mutter auf ihre eigene Dummheit oder Unzulänglichkeit zurückzuführen sei. Häufig äußerte Frau B. nach solchen Eröffnungen starke Unruhezustände und Selbstverletzungsimpulse. Als Frau B. in einer Stunde über ein sehr übergriffiges Verhalten der Mutter bei der Körperpflege berichtet und dann in ängstlichem und angespanntem Schweigen verharrt, frage ich, ob es hierzu noch mehr Meinungen gebe. Daraufhin erscheint ein anderer Anteil, der sich »Gertrud« nennt und Frau B. als »Karin« verhöhnt: »Ich wusste gar nicht, dass sie so sensibel ist. Früher war sie zäh wie ein Esel und so empfindlich wie ein Mehlsack.« ›Gertrud‹ droht mir unverhohlen mit der Faust und schlägt auf den Tisch ein: »Mischen Sie sich gefälligst nicht in unsere Familienangelegenheiten ein! Sie bringen die ganze Ordnung durcheinander.

> Wenn ›Karin‹ mehr erzählt, werden wir sie bestrafen. Das funktioniert hier nur, wenn sie die Klappe hält. Sonst setzt es was.«

Diese Konstellation macht deutlich, dass es im Interesse der Sicherheit oft sinnvoll ist, bestimmte Persönlichkeitsanteile darin zu bremsen, Material aufzudecken, welches von anderen Anteilen als verboten angesehen wird. Die Anteile sollten erst dann mehr über dieses spezielle belastende Thema berichten, wenn irgendeine Form von Einverständnis mit denjenigen Anteilen erreicht worden ist, die möglicherweise auf die Eröffnung negativ reagieren könnten. Die Arbeit mit den Anteilen, die mit Vergeltung drohen, wenn etwas Verbotenes offenbart wird, muss also Vorrang haben und kann sich über Monate erstrecken. Wichtig ist hierbei, eine Absprache über Gewaltverzicht zu erreichen, was möglicherweise nur in kleinen Schritten geht. So können z. B. täteridentifizierte Anteile zwar *versuchen*, auf Racheaktionen zu verzichten, aber manchmal nicht sicher *versprechen*, dass sie dies auch einhalten können. In solchen Fällen empfiehlt Kluft, diese Anteile mit ihrem Einverständnis für eine gewisse Zeit in einen hypnotischen Schlaf zu versetzen. So kann z. B. ein sehr aggressiver Anteil »Leo« nicht versprechen, dass er das »Kind« dafür bestraft, weil es in der Therapie über traumatische Erfahrungen gesprochen hat. Da die Therapiestunde jetzt zu Ende ist, schlage ihm vor, seinen unbändigen Zorn zur nächsten Stunde hier zu lassen und sich bis dahin mittels Selbsthypnose (Rückwärtszählen) in Schlaf zu versetzen.

33.8.4 Die modifizierte Grundregel

Sobald in der Therapie deutlich wird, dass es abgespaltene Identitätsanteile gibt, empfiehlt Kluft (2011), die Grundregel zu erweitern. Die zuletzt beschriebene Behandlungsvignette zeigt, dass diese bei der psychoanalytischen oder psychodynamischen Therapie sinnvolle therapeutische Grundregel (z. B. mit folgender Formulierung: »Es hat sich für die Therapie als günstig erwiesen, dass Sie alles aussprechen, was ihnen durch den Kopf geht«) bei der Behandlung schwerer dissoziativer Störungen nicht ausreicht. Um der inneren Wirklichkeit der Patienten besser gerecht zu werden und um alle Anteile mit der Assoziationsregel zu erreichen, ist es sinnvoll, die Regel so zu modifizieren, dass sich auch alle Anteile angesprochen und eingeladen fühlen, sich zu äußern. Die modifizierte Assoziationsregel könnte folgendermaßen lauten (mod. nach Kluft 2011, S. 76):

> **Fallbeispiel**
>
> »Es sind Beiträge von allen Anteilen willkommen. Ich möchte auch gerne von denen die Meinung hören, die hinter den Kulissen aktiv sind. Wenn es nicht möglich ist, dass Sie direkt mit mir sprechen, können Sie mir vielleicht indirekt ihre Ansicht mitteilen, z. B. über den Anteil, der gerade vorne ist. Und wer auch immer draußen sei, möge bitte weitergeben, was er innen hört. Diejenigen, die es nicht schaffen, sich in der Stunde zu melden, können es vielleicht im Tagebuch niederschreiben und Frau B. bitten, es mir zur nächsten Stunde mitzubringen.«

Ebenso empfiehlt Kluft (ebd.), den Patienten über die von ihm verwendete Kommunikationsform mit dem gesamten System frühzeitig zu informieren. Dies könnte wie im Folgenden dargestellt geschehen.

> **Fallbeispiel**
>
> »Es ist in unseren letzten Gesprächen deutlich geworden, dass es da noch andere in Ihnen gibt. Ich möchte auch diese anderen gerne ansprechen und alle Anteile einladen, an der Behandlung teilzunehmen. Deshalb werde ich

häufiger über Sie als ›Karin‹ (oder einen anderen Anteil, der in dem Moment die Kontrolle hat) hinwegsprechen, um auch die anderen zu erreichen. Deshalb werde ich gelegentlich solche Formulierungen benutzen wie: ›Ich bitte Sie, alle mal herzuhören‹ oder ›Sie alle‹, damit mir auch als Therapeut bewusst ist, dass ich es mit einem Gesamtsystem von ›Persönlichkeiten‹ zu tun habe.«

Die Grundregel der Freien Assoziation umfasst also die Vereinbarung mit dem Patienten, dass er nicht nur Gedanken der »Alltagspersönlichkeit«, sondern auch die Stimmungen und Gedanken der anderen Persönlichkeitsanteile mitteilt, ebenso pseudohalluzinatorische Stimmen, sich aufdrängende Gefühle, Körpersensationen, Flashbacks o. Ä. Die vorgeschlagenen Modifikationen der Grundregel wirken übrigens von den Formulierungen her für die Therapeutinnen und Therapeuten, die gerade erst damit beginnen, sich mit der Arbeit mit hoch dissoziativen Patientinnen und Patienten vertraut zu machen, häufig sehr viel befremdlicher als für die Betroffenen.

33.8.5 Arbeit mit dem System der Persönlichkeitsanteile

Durch die erweiterte Assoziationsregel bekommt die Therapeutin Stück für Stück mehr Einblick in das innere System des Patienten. Durch gezielte Ermutigung zur Kooperation von verschiedenen Persönlichkeitsanteilen kann gelegentlich eine rasche Stabilisierung erreicht werden.

Fallbeispiel

Im Fall von Frau B. konnte z. B. »Gertrud« zu einer – wenn auch zunächst nur begrenzten – Kooperation gewonnen werden. Es konnte mit ihr ausgehandelt werden, dass sie zunächst auf Rache- und Bestrafungsaktionen an »Karin« verzichtet und sie sich die Therapie (und natürlich vor allem die Therapeutin) etwas genauer anschaut. Im Gegenzug erwartete sie, dass zunächst kein weiteres traumatisches Material von »Karin« »verraten« würde. Nach dieser Absprache verbesserte sich die depressive und angstneurotische Symptomatik erheblich, sodass Frau B. wieder alleine aus dem Haus gehen konnte, was ihr seit Jahren kaum mehr gelungen war.

Bei der Wahl, welche Persönlichkeitsanteile zunächst beachtet, gestärkt oder exploriert werden sollten, empfiehlt Kluft (2011) die Regel, dass Sicherheit und Funktionsfähigkeit den Vorrang haben sollten vor Exploration und Erhellung der jeweiligen historischen Perspektive. Schutz und Sicherheit haben also Vorrang vor der Bearbeitung von schwierigem Material. Dies vermeidet den häufigsten Anfängerfehler, nämlich aus Faszination an den alternierenden Persönlichkeitsanteilen zu forciert an der Aufdeckung zu arbeiten, sodass schwere Krisen und massive Symptomverschlechterung stationäre Aufenthalte und ständiges Krisenmanagement notwendig machen. Die oben beschriebene Vereinbarung mit »Karin« und »Gertrud« wurde zu einem späteren Zeitpunkt, als mehr Zutrauen zur Therapeutin gefasst werden konnte, neu ausgehandelt. »Gertrud« war schließlich bereit, mehr Aufdeckung des kindlichen Missbrauchs zuzulassen, zumal sie sich eingestehen musste, dass die inneren »traumatisierten Kinder« Hilfe bräuchten.

33.8.6 Von der multiplen Realität zur einheitlichen Wahrnehmung

Patientinnen mit DIS haben je nach aktiviertem Anteil eine sehr unterschiedliche Wahrnehmung von der Realität. Wenn eine Patientin über ihre Erinnerungen an ein traumatisches Ereignis berichtet, muss man sich bei Vorliegen einer Dissoziativen Identitätsstörung in besonderem Maße vor Augen halten, dass sie nicht der historischen Wahrheit entsprechen müssen. Dies hängt damit zusammen, dass jeder Persönlichkeitsanteil nur über einen begrenzten und spezifischen Erinnerungsausschnitt verfügt und diese Erinnerung zudem verzerrt sein kann, weil die Realität in belastenden Situationen häufig in Trance wahrgenommen wird. Wenn über belastendes oder traumatisches Material berichtet wird, ist es zunächst sinnvoll, sich vor allem auf die **emotionale Botschaft** einzustellen, dass der Patientin »etwas Schlimmes passiert ist« und dass man ihre Not verstanden hat. Man sollte sich aber nicht in die Situation bringen lassen, alles als Wahrheit zu bestätigen, was die Patientin sagt, da neben realen Erinnerungen auch Pseudoerinnerungen vorkommen. Dies gilt in gewisser Weise für alle traumatischen Erinnerungen, ist aber bei den komplexen dissoziativen Störungen in besonderer Weise zu beachten (Kluft 1998).

Die »Wahrheit aus verschiedenen Blickwinkeln« gilt nicht nur für traumatisches Material, wie Loewenstein (1991) in einem sehr eindrucksvollen Beispiel von einer Patientin zeigt, die sich über die Nebenwirkungen des Antidepressivums Imipramin beschwerte: Während die »Alltagspersönlichkeit« triumphierend von einer erfolgreichen Symptombesserung berichtete, tauchte plötzlich ein weiterer Persönlichkeitszustand auf, der zynisch nachfragt, warum man diese Medikamente überhaupt brauche. Ein dritter Persönlichkeitszustand beschwerte sich bitterlich über die Nebenwirkungen in Form von Tremor, trockenem Mund und Ähnlichem. Eine vierte »Persönlichkeit« verriet schließlich, dass die Medikamente gar nicht eingenommen, sondern von einer fünften »gebunkert« wurden, um einen Suizidversuch vorzubereiten. So stellt sich am Ende heraus, dass das verordnete Medikament nicht ein einziges Mal eingenommen wurde.

Ähnlich widersprüchliche Angaben kann man auch hinsichtlich früher traumatischer Situationen erhalten. So kann ein Persönlichkeitszustand angeben, vom Nachbarn vergewaltigt worden zu sein. Ein zweiter kann berichten, dass er vom Vater vergewaltigt wurde. Ein dritter wiederum kann behaupten, dass der Vater ein ganz wunderbarer Mensch ist. Es ist wichtig, dass die Therapeutin diese widersprüchlichen »Realitäten« in einer vorsichtigen und einladenden Art anspricht: So kann man nach Erklärungen oder Beiträgen zu dem Problem fragen oder dazu anregen, in einen gegenseitigen Austausch oder Befragungsprozess einzutreten, anstatt die eine oder andere Version zu bevorzugen und daraus voreilige Schlüsse zu ziehen (Kluft 2011).

Fallbeispiel

Bei der Behandlung von Frau B. war die »Alltagspersönlichkeit« »Karin« zu Beginn der Therapie und auch noch fast die gesamten ersten zwei Jahre weitgehend amnestisch für die anderen Persönlichkeitsanteile. Im Laufe der Therapie stellte sich heraus, dass sie von den anderen »Personen« als Verräterin geächtet wurde. Auf meine Frage hin, was man ihr vorwerfe, beschuldigt »Gertrud« sie, an der Vergewaltigung »der Kleinen« mit beteiligt gewesen zu sein. Auf Nachfrage stellt sich heraus, dass »Karin« nicht nur die Aufgabe hatte, für Haushalt und Kinder zu sorgen und Ämtergänge zu erledigen, sondern dass sie auch regelmäßig von ihrer Mutter zum Untermieter im Hinterhaus geschickt wurde, um von ihm das Mietgeld abzuholen. Dabei kam es regelmäßig zu schweren sexuellen Übergriffen. Verschiedene Persönlichkeitsanteile machen jetzt »Karin« den Vorwurf, dass sie »die Kleinen« regelmäßig zum Täter gebracht hätte. Die weitere Exploration ergibt, dass »Karin« jedoch für die Traumatisierungen völlig amnestisch war. Sie gibt an, dass sie die von der Mutter aufgetragenen Aufgaben wie Einkaufen und Ämtergänge eigentlich nur absolvieren konnte, indem sie sich »völlig auf stur stellte«, ihre Angst abspaltete und wie ein Roboter funktionierte. Sie quält sich allerdings die ganze Zeit mit einem diffusen Schuldgefühl, etwas ganz Schreckliches gemacht zu haben. Schließlich taucht bei dieser Kommunikation als dritte »Person« eine elegant und selbstbewusst wirkende junge Frau auf, die sich »Corry« nennt. Sie äußert sich kritisch über die Mutter der Patientin und bezeichnet diese als herzlos und unverantwortlich, weil sie ihre kleine Tochter in die Wohnung eines Mannes schickte, der für seine Rohheit und Gewalttätigkeit im ganzen Haus bekannt gewesen sei. Durch einen Austausch der Kommunikation untereinander kann »Karin« schließlich aus ihrer Sündenbockfunktion und Isolation herausgelöst und die Verantwortung für die Geschehnisse innerlich der Mutter und dem Nachbarn zugewiesen werden. Die innere, dritte Realität sah hingegen zunächst so aus, dass »Karin« die Schuldige war, die dafür mit Verachtung bestraft werden musste.

Nicht nur bei zurückliegenden Ereignissen, sondern auch bei aktuellen Geschehnissen muss die Besonderheit der Realität aus dem Blickwinkel der verschiedenen Selbstanteile in Betracht gezogen werden. So ist bei Angaben über aktuelle traumatische Geschehnisse ein empathischer Skeptizismus angebracht. Wenn die Patientin in der Therapie verzweifelt über eine Vergewaltigung berichtet, die sie einige Tage zuvor erlebt hat, kann sich dies nach Prüfung aller Informationen folgendermaßen darstellen:

- Es kann eine reale Vergewaltigung im Sinne eines juristischen Strafbestandes vorliegen.
- Es kann eine vom System agierte Situation sein, bei der z. B. ein promiskuitiver Persönlichkeitszustand eine nächtliche Männerbekanntschaft nach Hause einlädt und während des sexuellen Kontaktes »verschwindet«. Es kann sich dann die »Alltagspersönlichkeit« mit einem ihr völlig fremden Mann wiederfinden und die Situation als »Vergewaltigung« fehlinterpretieren.
- Es besteht auch die Möglichkeit, dass ein interner Aggressor für die Traumatisierungen verantwortlich ist. So kann es fantasierte Vergewaltigungen von einem täteridentifizierten Persönlichkeitszustand an den inneren »Kindern« geben, oder ein interner Aggressor kann Flashbacks in einem anderen Anteil triggern. In beiden Fällen können sie wie reale Vergewaltigungen erlebt werden.

Hier kann die Wahrheitsfindung nur gelingen, wenn sich alle Persönlichkeitsanteile daran beteiligen. Die ISSTD empfiehlt eine Beurteilung der Erinnerung durch geduldige Neutralität, empathischen Skeptizismus und die Vermeidung von Suggestivfragen (ISSTD 2011 in Gast u. Wirtz 2016, S. 115 f.; siehe auch Kluft 1998 sowie die Empfehlung der International Society for Traumatic Stress Studies [ISTSS]; deutsche Übersetzung in Sachsse 2004, S. 413–436).

Arbeit mit Träumen

Träume von Patienten mit komplexen dissoziativen Störungen sind oft traumatischer Art oder haben den Charakter von Albträumen. Verwirrende Träume sind oft die Vorboten vom Auftauchen traumatischen Materials. Träume können aber auch in metaphorischer Form die Multiplizität der Persönlichkeitsanteile darstellen oder Kontakt zu bisher amnestischen Anteilen erleichtern (Barrett 1996).

Die folgenden Träume von Frau B. entstanden in einer Situation, als die »Alltagspersönlichkeit« »Karin« im zweiten Behandlungsjahr weiterhin erheblichen Widerstand gegen die Diagnose der Dissoziativen Identitätsstörung äußerte. Sie weigerte sich, die offensichtlichen Anzeichen von Aktivitäten anderer Persönlichkeitsanteile wahrzunehmen, obwohl diese bereits regelmäßig in den Therapiestunden erschienen waren. Die folgenden Träume markierten einen wichtigen Krisen- und Umschlagpunkt in der Therapie.

Fallbeispiel

Die Patientin träumt: »Ich liege in meinem Bett und sehe an der oberen Zimmerecke ein Spinnennetz, das mich anekelt und das ich sofort vernichten will. Ich hole eine Insektenspraydose und besprühe das Spinnennetz damit. Dadurch entstehen dort oben ein Gewimmel und ein großer Aufruhr. Ich schaue mit einem Teleskop in das Netz hinein und sehe, dass es gar keine Spinnen sind, sondern lauter kleine ›Ichs‹ von mir, die voller Angst und Panik hin und her rennen. Sie drohen durch die Maschen zu fallen und haben keinen Halt und keine Hilfe. Ich bin erschrocken, dass ich so gemein zu ihnen war und sie weghaben wollte.
Dann träume ich, dass ich zu einer Operation ins Krankenhaus soll, zögere das aber hinaus, weil ich mich schäme. Ich schäme mich, weil mein Mund voller weißem Schleim ist. Der geht nicht weg und fühlt sich ekelhaft an. Ich zeige ihn meiner Schwester, und die wendet sich entsetzt ab.«
Der Patientin fällt dazu spontan ein, dass sie sich früher oft vor dem Einschlafen in die Zimmerecke hineinfantasiert hat. Dies sei ein gutes, sicheres und zutiefst befriedigendes Gefühl gewesen. Sie ist immer noch erschrocken darüber, dass sie das Spinnennetz weghaben wollte. Sie habe das Gefühl, es seien die vielen kleinen Ichs, die da jeden Abend in die Ecke geschlüpft seien. Dann fällt der Patientin ein, dass die Operation im Traum vielleicht die Situation hier sei. Hier wolle sie ja den Mund auch nicht aufmachen und nichts von den anderen erzählen. Am liebsten wolle sie die anderen weghaben, wie ekeliges Ungeziefer. Das sei wohl ziemlich gemein von ihr. Ich bemerke daraufhin, dass es wohl auch mit Scham zu tun haben könnte, wie im Traum, und sie vielleicht befürchten könnte, dass ich mich von ihr abwende. Da fällt der Patientin entsetzt ein, dass der Schleim wie Sperma geschmeckt hat. Ihr wird übel, und sie berichtet flüsternd, dass der Vater sich oft nachts zu ihr ins Zimmer geschlichen habe, um mit ihr Sex zu machen. Sie habe mehrmals versucht, ihrer Schwester davon zu erzählen, doch die habe sich nur überfordert abgewandt. Ich sage: »Es war schlimm, was der Vater mit ihnen gemacht hat, und die einzige Flucht, die sie hatten, war ihr Netz in der Zimmerecke. Es ist gut, dass die kleinen Ichs dorthin fliehen konnten, und es ist wohl jetzt auch an der Zeit, dass sie endlich Hilfe und Zuwendung bekommen.«
Somit setzt sich »Karin« als »Alltagsperson« erstmals mit dem sexuellen Missbrauch auseinander und stellt durch das Traumbild einen Zusammenhang zwischen ihrer Traumatisierung und der Identitätsdissoziation her.

33.9 Grenzen der psychodynamischen Techniken

Obwohl die psychodynamischen Techniken ein wichtiges Rüstzeug bei der Behandlung hoch dissoziativer Patienten sind, kann es immer wieder Situationen geben, in denen sie nicht ausreichen und in denen es sinnvoll sein kann, andere Techniken zu integrieren. Dies gilt für alle traumaorientierten Zusatztechniken wie Imagination (Reddemann 2001) und EMDR (Gast 2000). Auch hypnotherapeutische Techniken können in manchen Situationen hilfreich sein, sollten jedoch nur sparsam eingesetzt werden, da sie eine passive Erwartungshaltung der Patienten fördern können und dem eigentlichen Therapieziel, nämlich der Verbesserung der Selbstkontrolle und Selbststeuerung, entgegenlaufen. Eine Indikation für den Einsatz von Hypnotherapie sieht Kluft (2011) bei schweren intrusiven Symptomen, bei nicht ausreichender Impulskontrolle aggressiver Persönlichkeitsanteile und in besonderen

Notsituationen, in denen noch kein ausreichender therapeutischer Kontakt zu anderen Anteilen besteht. Im Folgenden sollen einige Beispiele für solche Notsituationen gegeben werden.

Notfallsituationen können auftreten, wenn sich Patienten regelmäßig in reviktimisierende Situationen begeben, die vielleicht durch einen vertrauensseligen oder promiskuitiven Persönlichkeitszustand herbeigeführt werden. Auch körperlich bedrohliche Zustände können manchmal durch Interaktionen der alternativen Persönlichkeitsanteile entstehen. In einer von mir supervidierten Therapie musste eine Patientin wegen mehrfacher Magen-Darm-Krämpfe stationär eingewiesen und schließlich wegen eines Ileus operiert werden. Hierbei stellte sich heraus, dass der Darm der Patientin voller Papier war. Da die »Alltagspersönlichkeit« zu diesem Befund überhaupt keine Angaben machen konnte, war es in diesem Fall dringend notwendig, die erforderlichen Informationen von den anderen Persönlichkeitsanteilen zu erfragen. Die Lösung des Rätsels ergab, dass ein kindlicher Persönlichkeitsanteil versuchte, der Therapeutin traumatisches Material (über schwerste sadistische sexuelle Folterungen durch den Onkel) mitzuteilen, ein anderer Persönlichkeitsanteil, der sich noch in der Gewalt seines früheren Peinigers wähnte, diese Notizen fand und voller Panik vernichtete, indem er sie aufaß. Mit der beharrlichen Frage: »Wer weiß etwas darüber, wie das Papier in den Bauch kommt?«, konnte schließlich die notwendige Information gefunden werden.

Fallbeispiel

Im Fall von Frau B. wurde eine solche Notintervention zu Beginn der Behandlung eingesetzt, nachdem Frau B. unmittelbar nach einer Therapiestunde ihr neues Auto zu Schrott gefahren hatte, wobei sie selbst aber nicht zu Schaden gekommen war. In der Stunde zuvor hatte die Patientin über massive Schuldgefühle gesprochen, weil sie sich auf Drängen und Initiative ihres Mannes ein funkelnagelneues Auto geleistet hatte.

Nach dem Unfall spreche ich die Situation in der nächsten Stunde an. Frau B. berichtet, dass sie meine Glückwünsche zum neuen Auto nach der Stunde eher beunruhigt und aufgewühlt hätten, sie sich dann aber kaum noch an etwas erinnern könne. Auch die eigentliche Unfallsituation ist ihr nicht mehr erinnerlich. Daher ist eine weitere Bearbeitung mit dem Persönlichkeitsanteil »Karin« nicht mehr möglich. Ich bitte daher aktiv denjenigen, der etwas zu dem Unfall sagen kann, hervorzukommen, weil ich sonst die Therapie gefährdet sähe. Ich mache deutlich, dass mir die Arbeit zu riskant ist, wenn ich mich nicht darauf verlassen kann, dass die Patientin nach der Therapiestunde sicher und gesund nach Hause kommt. Auch hier war ein sehr beharrliches Nachfragen erforderlich (»Ich habe verstanden, dass Karin hierüber nichts mitteilen kann. Es gibt aber eine Ecke in Ihrem Kopf, die mehr darüber weiß.«)

Schließlich fiel Frau B. in einen leichte Trancezustand. Danach ging ein deutlicher Wechsel mit ihr vor, und es wurde ein wütender, angespannter Persönlichkeitsanteil aktiv, der zunächst seinen Namen nicht preisgeben wollte und sich erst im späteren Verlauf der Therapie als »Gertrud« vorstellte. Es stellte sich heraus, dass es eine große Eifersucht- und Neidproblematik im inneren System gab, die ich durch meine Glückwünsche zum Autokauf noch verstärkt hatte.

So erfuhr ich, dass »die Kleinen« sich durch die Anschaffung übergangen fühlten und sehr enttäuscht und traurig gewesen seien, weil sie viel lieber ein Spielzeugauto gehabt hätten. »Gertrud« habe daraufhin die Kinder zu trösten versucht und sie Auto fahren lassen. Auch »Gertrud« selbst missbilligte die Neuanschaffung mit den Worten: »Was braucht die (›Karin‹) so ein schickes Auto!« Als personifiziertes, sadistisches Über-Ich nahm sie auf diese Art und Weise das Auto wieder weg und verband zudem damit die

Hoffnung, dass »Karin« ohne Auto die Therapie endlich aufgeben würde.
Die Eigengefährdung, die der Unfall darstellte, wurde von »Gertrud« geleugnet, da sie sich zu Beginn der Therapie völlig getrennt von »Karin« erlebte und deren mögliches zu Tode kommen durch einen Unfall sogar begrüßt hätte. Meine beharrliche Botschaft, dass sie sich mit »Karin« und den anderen einen Körper teile, machte sie jedoch zunehmend nachdenklich, auch darüber, dass eine Therapie vielleicht doch sinnvoll sein könnte. Es konnte schließlich die Vereinbarung ausgehandelt werden, dass »Gertrud« die Anschaffung eines Gebrauchtwagens respektieren und zudem mit darauf achten würde, dass »die Kleinen« nicht ans Steuer dürfen. Nach dieser Absprache fiel Frau B. in eine kurze spontane Trance und wachte als »Karin« wieder auf, die sich an den Dialog nicht mehr erinnern konnte und sich irritiert darüber zeigte, dass die Stunde schon zu Ende war.

Grade zu Beginn der Therapie war es für die Patientin sehr schwierig, kontrolliert Persönlichkeitswechsel zuzulassen. Doch erinnerte sie sich durch den Traum mit dem Spinnennetz in der Zimmerecke daran, wie sie früher »aus sich herausgetreten« war, um einem anderen Persönlichkeitsanteile Platz zu machen. Sie entsann sich, dass sie sich zuvor in einer inneren Gegenbewegung »ganz in sich selber zurückzog«. Nachdem sie wieder Zugang zu diesen zurückliegenden Fähigkeiten gefunden hatte und nun kontrolliert dissoziieren konnte, fiel es ihr zunehmend leichter, andere Persönlichkeitsanteile in der Therapiestunde nach vorne kommen zu lassen. In den nächsten Therapieschritten gelang es ihr schließlich, »wie von der Zimmerdecke den anderen zuzuschauen« und als »Karin« zunehmend Einblick in das gesamte System und damit in ihre eigene Geschichte zu erhalten. Im weiteren Verlauf konnte so die nächste Phase der Therapie mit einer Auseinandersetzung mit den traumatischen Kindheitserlebnissen in Angriff genommen werden.

33.10 Zusammenfassung und Ausblick

Psychodynamische Techniken spielen bei der Behandlung komplexer dissoziativer Störungen eine große Rolle. Um diese Techniken auch für hoch dissoziative Patienten einsetzen zu können, bedarf es insbesondere in der ersten Phase der Therapie spezifischer Modifikationen, um die sich Richard P. Kluft in besonderer Weise verdient gemacht hat. Die von ihm weiterentwickelten Techniken ermöglichen es dem psychodynamisch und psychoanalytisch ausgebildeten Therapeuten, sich mit grundsätzlich vertrautem Rüstzeug auch auf einem neuen und unübersichtlichen Terrain zurechtzufinden. Die Wahrnehmung und Einbeziehung der verschiedenen abgespaltenen Persönlichkeitsanteile setzt allerdings eine etwas veränderte therapeutische Haltung voraus, die zunächst ungewohnt und möglicherweise irritierend ist. Dennoch ist es sinnvoll, sich darauf einzulassen, zumal die Prognose bei vielen Patientinnen und Patienten mit komplexen dissoziativen Störungen relativ günstig ist. Bei vielen Betroffenen kann eine weitgehende Integration erreicht werden oder zumindest die Funktionsfähigkeit erheblich verbessert werden. In Anbetracht der bisherigen Prognose eines chronischen Verlaufs mit häufigen Hospitalisierungen erscheint dies trotz langwieriger Therapien ein lohnendes Ziel.

Literatur

American Medical Association, Council on Scientific Affairs (1995). Report on memories of childhood abuse. Int J Clin Exp Hypn; 43: 114–117.

American Psychiatric Association, Board of Trustees (1995). Statement on memories of sexual abuse. Int J Clin Exp Hypn; 42: 261–264.

Barach, P. M., Comstock, C. M. (1996). Psychodynamic psychotherapy of dissociative identity disorder. In: L. K. Michalson, W. J. Ray (Hrsg.), Handbook of Dissociation. Theoretical, empirical and clinical perspectives (S. 413–429). New York, London: Plenum Press.

Barrett, D. (1996). Dreams in multiple personality disorder. In: D. Barrett (Hrsg.), Trauma and Dreams (S. 68–81). Cambridge: Harvard University Press.

Blackshaw, S., Charandarana, P., Garneau, Y., Merskey, H., Moscarello, R. (1996). Adult recovered memories of childhood sexual abuse. Can, J. Psychiatry; 41: 305–306.

Boon, S., Steele, K., Van der Hart, O. (2013). Traumabedingte Dissoziation bewältigen: Ein Skills-Training für Klienten und ihre Therapeuten. Mit CD. Paterborn: junfermann.

Brand, B., Classen, C., McNary, S., Saveri, P. (2009a). A review of dissociative disorders treatment studies. The Journal of Nervous and Mental Disease, 197(9): 656–654.

Brand, B. L., Classen, C. C., Lanius, R., Loewenstein, R. J., McNary, S. W., Pain, C. et al. (2009b). A naturalistic study of dissociative identity disorder and dissociative disorder not otherwise specified patients treated by community clinicians. Psychological Trauma: Theory, Research, Practice, and Policy, 1(2): 153–171.

Brenneis, C. B. (1994). Belief and suggestion in the recovery of memories of childhood sexual abuse. J Am Psychoanal Ass, 42: 1027–1053.

British Psychological Society (1995). Report by the working group on recovered memories. Leicester: The British Psychological Society.

Chu, J. A., Bowman, E. S. (2000). Trauma and dissociation: 20 years of study and lessons learned along the way. J Trauma Diss, 1: 5–20.

Clarkin, J. F., Yeomans, F. E., Kernberg, O. F. (Hrsg.) (2001). Psychotherapie der Borderline-Persönlichkeit. Manual zur psychodynamischen Therapie. Stuttgart, New York: Schattauer.

Faber, F. R., Haarstrick, R. (2015). Kommentar Psychotherapie-Richtlinien. 3. Aufl. Neckarsulm, Stuttgart: Jungjohann.

Fine, C. G. (1991). Treatment stabilization and crisis prevention: Pacing the therapy of the multiple personality disorder patient. Psychiatr Clin North Am, 14: 661–675.

Fine, C. G. (1993). A tactical integrationalist perspective on the treatment of multiple personality disorder. In: R. P. Kluft, C. G. Fine (Hrsg.), Clinical Perspectives on Multiple Personality Disorder (S. 135–153). Washington, DC: American Psychiatric Press.

Gast, U. (2000). Diagnostik und Behandlung Dissoziativer Störungen. In: F. Lamprecht (Hrsg.), Einführung in die Traumatherapie – was kann EMDR leisten (S. 164–211). Stuttgart: Klett-Cotta.

Gast, U. (2015). Borderline-Persönlichkeitsstörungen. In: U. T. Egle, P. Joraschky, A. Lampe, I. Seiffge-Krenke, M. Cierpka. (Hrsg.), Sexueller Missbrauch, Misshandlung, Vernachlässigung. Erkennung, Therapie und Prävention der Folgen früher Stresserfahrungen (S. 476–501). 4. Aufl. Stuttgart: Schattauer.

Gast, U., Wabnitz, P. (2017): Dissoziative Störungen erkennen und behandeln. 2. Aufl. Stuttgart: Kohlhammer.

Gast, U., Wirtz, G. (2016) Dissoziative Identitätsstörung bei Erwachsenen Expertenempfehlungen und Praxisbeispiele Stuttgart: Klett-Cotta.

Gleaves, D. H., May, C. M., Cardena, C. (2001). An examination of the diagnostic validity of dissociative identity disorder. Clin Psychol Rev, 21: 577–608.

Hoffmann, S. O., Schüßler, G. (1999). Wie einheitlich ist die psychodynamisch/psychoanalytisch orientierte Psychotherapie? Psychotherapeut, 44: 367–373.

Herman, J. L. (1992). Trauma and Recovery. New York: Basic Books (Dt. Ausgabe: Die Narben der Gewalt. Traumatische Erfahrungen verstehen und überwinden. München: Kindler 1993).

Huber, M. (1995). Multiple Persönlichkeiten – Überlebende extremer Gewalt. Ein Handbuch. Frankfurt a. M.: Fischer.

Huber, M. (2011). Viele sein – Ein Handbuch. Komplextrauma und dissoziative Identität – verstehen, verändern, behandeln. Paderborn: Junfermann.

International Society for the Study of Dissociation (ISSD) (1997). Guidelines for treating dissociative identity disorder (multiple personality disorder) in adults (www.issd.org/isdguide.html).

International Society for Traumatic Stress Studies (ISTSS) (o.J.). Childhood trauma remembered (Positionspapier ohne Jahresangabe, E-Mail: istss@istss.org).

Janet, P. (1919): Les médications psycholoqique. Paris: Félix Alcan. (Reprint: Paris: Société Pierre Janet, 1986. English edition: Psychological healing. New York: Macmillan, 1925. Reprint: New York: Arno Press, 1976)

Kluft, R.P. (1984). Treatment of multiple personality disorder. Psychiatr Clin North Am, 7: 9–29.

Kluft, R.P. (1988). On treating the older patient with multiple personality disorder: »race against time« or »make haste slowly«? Am J Clin Hypn, 30: 257–266.

Kluft, R.P. (1990). The fractionated abreaction technique. In: C.D. Hammond (Hrsg.), Handbook of Hypnotic Suggestions and Metaphors (S. 527–528). New York: Norton.

Kluft, R.P. (1991). Multiple personality disorder. In: A. Tasman, S.M. Goldfinger (Hrsg.), American Psychiatric Press Review of Psychiatry, Vol. 10 (S. 161–188). Washington, DC: American Psychiatric Press.

Kluft, R.P. (1993). The initial stages of psychotherapy in the treatment of multiple personality disorder patients. Dissociation, 6: 145–161.

Kluft, R.P. (1996a). Introduction to the diagnosis and treatment of dissociative identity disorder. Unveröff. Manuskript zum Workshop am 7.11.1996 anlässlich der ISSD-Fall-Konferenz, San Francisco.

Kluft, R.P. (1996b). Dissociative identity disorder. In: L.K. Michelson, W.J. Ray (Hrsg.), Handbook of Dissociation: Theoretical, empirical, and clinical perspectives (S. 344–366). New York: Plenum Press.

Kluft, R.P. (1998). Reflecting of the traumatic memories of dissociative identity disorder patients. In: S.J. Lynn, K.M. McConkey (Hrsg.), Truth in Memory (S. 304–322). New York, London: Guilford

Kluft, R.P. (2000). The psychoanalytic psychotherapy of dissociative identity disorder in the context of trauma therapy. Psychoanal Inq, 20: 259–286.

Kluft, R.P. (2011). Die Behandlung der Dissoziativen Identitätsstörung aus psychodynamischer Sicht. In: L. Reddemann, A. Hofmann, U. Gast (Hrsg.), Lindauer Psychotherapie-Module: Psychotherapie der dissoziativen Störungen (S. 64–90). 3. Aufl. Stuttgart: Thieme.

Kluft, R.P. (2014): Pacing in der Traumatherapie. Verarbeitung der traumatischen Erinnerungen bei dissoziativen Störungen mit der Technik der Fraktionierten Abreaktion. Lichtenau/Westfalen: Probst. (Originalfassung: Shelter from the Storm. Processing the Traumatic Memories of DID/DDNOS Patients with Fractionated Abreaction Technique. Create-Space Independent Publishing Platform 2013)

Loewenstein, R.J. (1991). Rational psychopharmacology in the treatment of multiple personality disorder. Psychiatr Clin North Am, 14: 721–740.

Nijenhuis, E.R.S., Van der Hart, O., Steele, K., Mattheß, H. (2011). Strukturelle Dissoziation der Persönlichkeitsstruktur, traumatischer Ursprung, phobische Residuen. In: L. Reddemann, A. Hofmann, U. Gast (Hrsg.), Psychotherapie der dissoziativen Störung (S. 47–62). Stuttgart: Thieme.

Prince, M. (1906): The dissociation of a personality. New York: Longmans, Green & Co. (Reprint: New York: Greenwood Press, 1969)

Putnam, F.W. (1989). Diagnosis and treatment of multiple personality disorder. New York: Guilford.

Reddemann, L. (2001). Imagination als heilsame Kraft. Zur Behandlung von Traumafolgen mit ressourcenorientiertem Verfahren. Stuttgart: Pfeiffer bei Klett-Cotta.

Reddemann, L., Sachsse, U. (1996). Imaginative Psychotherapieverfahren zur Behandlung in der Kindheit traumatisierter Patientinnen und Patienten. Psychotherapeut, 41: 169–174.

Reddemann, L., Sachsse, U. (1997). Stabilisierung. Persönlichkeitsstörungen, 3: 113–147.

Reddemann, L., Sachsse, U. (2000). Traumazentrierte imaginative Therapie. In: U.T. Egle, S.O. Hoffmann, P. Joraschky (Hrsg.), Sexueller Missbrauch, Misshandlung, Vernachlässigung. Erkennung und Therapie psychischer und psychosomatischer Folgen früher Traumatisierungen (S. 375–389). 2. Aufl. Stuttgart, New York: Schattauer.

Ross, C.A. (1997). Multiple Personality Disorder. Diagnosis, clinical features, and treatment. 2. Aufl. New York: Wiley.

Sachsse, U. (2004): Traumazentrierte Psychotherapie. Theorie, Klinik und Praxis. Stuttgart: Schattauer.

Schneider, J., Sack, M. (2000). Die Debatte um das »False Memory Syndrom«. Psychotherapie, 5: 154–167.

Spiegel, D. (1991). Hypnosis, dissociation, and trauma: Hidden and covert observers. In: J. L. Singer (Hrsg.), Repression and Dissociation. Chicago: University of Chicago Press, 121–142.

Van der Hart, O., Steele, K., Boon, S., Brown, P. (1995). Die Behandlung traumatischer Erinnerungen: Synthese, Bewußtwerdung und Integration. Hypnose und Kognition, 12: 34–67.

Van der Hart, O., Nijenhuis, E. R. S., Steele, K. (2008). Das verfolgte Selbst: Strukturelle Dissoziation und die Behandlung chronischer Traumatisierungen. Berlin: Junfermann (Original: Van der Hart, O., Nijenhuis, E. R. S., Steele, K. (2006). The haunted self: structural dissociation and the treatment of chronic traumatization. New York: Norton).

Winbolt, B. (1996). False memory syndrome – an issue clouded by emotions. Med Sci Law, 36: 100–109.

Wöller, W. (2013). Trauma und Persönlichkeitsstörung. Ressourcenbasierte Psychodynamische Therapie (RPT) traumabedingter Persönlichkeitsstörungen. 2. Aufl. Stuttgart: Schattauer.

Wöller, W., Kruse, J. (2001). Tiefenpsychologisch fundierte Psychotherapie. Basisbuch und Praxisleitfaden. Stuttgart, New York: Schattauer.

Wöller, W., Leichsenring, F., Leweke, F., Kruse, J. (2012). Psychodynamic psychotherapy for posttraumatic stress disorder related to childhood abuse – Principles for a treatment manual. Bulletin of the Menninger Clinic, 76: 69–93.

34 Körperpsychotherapie

Sina Niermann

34.1 Körperpsychotherapie – Körpertherapie

Da die Pioniere der Körperpsychotherapie eine Reihe sehr unterschiedlicher Varianten von Therapieformen hinterlassen haben, die sich in der heutigen Heterogenität der körperpsychotherapeutischen Landschaft widerspiegeln, muss festgehalten werden, dass es *die Körperpsychotherapie* an sich gar nicht gibt. Unter dem Begriff Körperpsychotherapie sammeln sich unterschiedliche körperorientierte psychotherapeutische Verfahren, deren gemeinsame Grundlage eine an der ganzheitlichen Sicht orientierte Perspektive ist, in der der körperlichen Dimension menschlichen Erlebens und menschlicher Erfahrung neben der psychischen Dimension ein ebenso großer Stellenwert beigemessen wird (vgl. Marlock 2006a).

Eine weitere Differenzierung sollte bezüglich Körpertherapien und Körperpsychotherapien vorgenommen werden. Zwar bereicherte und prägte die Entwicklung leibpädagogischer und körpertherapeutischer Verfahren[1] wie z. B. der Feldenkrais-Methode[2] oder der Alexander-Technik[3] die körperpsychotherapeutische Strömung sehr, doch im engeren Sinne sind diese Körpertherapien nicht der Körperpsychotherapie zuzuordnen, da sie das psychische Erleben entweder gar nicht oder nur situativ und nicht systematisch ansprechen und einbeziehen.

Kennzeichnend für körperpsychotherapeutische Verfahren ist die Überzeugung, dass die menschliche Subjektivität körperlich verankert ist und dass das Selbst sich aus Körpererfahrungen und einem mehr oder weniger deutlichen Körperbewusstsein entwickelt.

Körperpsychotherapien gemeinsam sind folgende Grundannahmen:

1. Es wird als notwendig erachtet, die psychische Dimension des Erlebens und der Entwicklung und die somatische Dimension als zusammengehörig zu betrachten.
2. Prägende Erfahrungen hinterlassen sowohl auf der psychischen als auch auf der

1 Körpertherapeutische Verfahren wurden aus der Gymnastik, der medizinischen Massage, aus Atemtechniken und aus dem Tanz entwickelt und dienten oft als Selbstheilungsmethoden für körperliche Erkrankungen oder Unfallfolgen. Einen unter anderem grafischen Überblick über die Einflüsse von Körpertherapien auf die Körperpsychotherapie geben Langfeld und Rellensmann (2006).

2 Die Feldenkrais-Methode ist ein körperorientiertes, pädagogisches Verfahren nach Moshé Feldenkrais (1904–1984), welches er unter anderem in seinem Buch »Bewusstheit durch Bewegung« (1978) beschreibt. Durch Schulung der kinästethischen und propriozeptiven Selbstwahrnehmung sollen grundlegende menschliche Funktionen verbessert und Schmerzen reduziert werden.

3 Die Alexander-Technik ist eine auf Frederick Matthias Alexander (1869–1955) zurückgehende körperorientierte, pädagogische Methode, die – ausgehend von körperlichen Fehlhaltung durch Verspannungen, Schmerzen oder Funktionseinschränkungen – die Fähigkeit lehrt, Haltungs-, Bewegungs- oder Koordinationsgewohnheiten wahrzunehmen und im Dienste der Gesundheit zu verändern (Barlowe 1993).

körperlichen Ebene überdauernde neuronale Strukturen.
3. Es besteht die Möglichkeit, die psychische Ebene durch die körperliche Ebene zu berühren und zu verändern und umgekehrt.
4. In der Grundtendenz vertrauen körperpsychotherapeutische Verfahren in ihrer Arbeitsweise auf die Selbstregulationskräfte und Entfaltungspotenziale eines Menschen, was im Kern das positive Menschenbild und den Geist der humanistischen Psychotherapierichtung aufgreift.

Für die Praxis ergibt sich daraus, dass die Körperpsychotherapie versucht, sich zwischen dem psychischen und dem körperlichen Pol therapeutischer Exploration hin und her zu bewegen und diese zwei Seiten möglichst zu integrieren. Dabei vollzieht sich der therapeutische Prozess manchmal vom Pol des psychischen Erlebens hin zu einer vertieften Körper-Selbsterfahrung, und manchmal entwickeln sich aus dem körperlichen Erspüren und Erfühlen klare Einsichten in psychische Realitäten (Marlock 2006a).

34.2 Mototherapie als entwicklungsfördernde Körperpsychotherapie

Der folgende klinische Erfahrungsbericht bietet einen Einblick in das körperpsychotherapeutische Arbeitsfeld der Mototherapie. Die Mototherapie als ein im Kern auf Entwicklungsförderung angelegtes Behandlungsverfahren, welches sich aus dem interdisziplinären Wissenschaftsgebiet der Motologie ergeben hat, versucht, dem Patienten dazu zu verhelfen, die psychophysischen Prozesse, die zu seiner individuellen Krise bzw. Dekompensation geführt haben, erfolgreich zu verarbeiten und den nächsten anstehenden Entwicklungsschritt zu bewältigen (Wolf 2010). Hierfür bedient sich die klinische Mototherapie entsprechend sinnvoller, themenorientierter Angebote, die sich sowohl aus bewegungs- und sportwissenschaftlichen Inhalten als auch aus körperorientierten Therapieverfahren entwickeln.

Richtungsweisend ist die Annahme, dass die Körperlichkeit und der gesamte Bewegungsausdruck des Patienten wesentlich lebensgeschichtlich und insbesondere durch Beziehungserfahrungen geprägt sind. Das Körper-/Bewegungsverhalten und demzufolge auch das psychosomatische Krankheitsbild werden als sinnhafter psychophysischer Ausdruck der individuellen Erfahrungsgeschichte des Patienten verstanden (Beckmann-Neuhaus 2010).

Der aus der angewandten Motologie und speziell auf der Grundlage der identitätsbildenden Perspektive entstandene »Verstehende Ansatz« (Seewald 2007) orientiert sich an der Autonomie und Identität des Patienten und versucht ihm zu helfen, seine Ziele zu finden und seine Wege zu gehen.

34.2.1 Ziele der Mototherapie

Die aus dem Verstehenden Ansatz hervorgehenden mototherapeutischen Angebote verfolgen das übergeordnete Ziel, dem Patienten ein umfassendes Verstehen für seine eigene Entwicklung (»Gewordenheit«) zu ermöglichen – bezogen auf sein Leibverhältnis und den bewegend-handelnden Umgang mit sich selbst, den anderen und der Umwelt (Seewald 2007). Spezifische Ziele sind:

- Förderung von Wahrnehmen, (Selbst-) Erleben und Körperlichkeit/Leiblichkeit (Leibbewusstsein)
- Aktivierung, Bewegungsfreude, Spiel und Entspannung
- Situative Gegenwartserfahrung, Erkennen von Handlungs- und Interaktionsmustern in Beziehungen

- Kennenlernen und Finden einer eigenen passenden Bild- und Ausdruckswelt, die das emotionale Erleben und die innere Gefühlswelt darstellt (Symbolisierungsfähigkeit)
- Erfahren, Wahrnehmen und Verstehen der Zusammenhänge zwischen psychisch-emotionalem und körperlich-leiblichem Erleben[4]
- Auseinandersetzung mit Entwicklungs- und Persönlichkeitsthemen

34.2.2 Praxis der Mototherapie im klinischen Kontext

In der konkreten Umsetzung bedient sich die klinische Mototherapie verschiedener sogenannter Situationstypen oder Angebote auf organisch-funktioneller Ebene, auf sozial-emotionaler Beziehungsebene und auf kognitiver Metaebene.

Folgende Situationstypen lassen sich differenzieren:

- Situationen der Bewegungsfreude und Aktivierung
- Situationen des Symbolisierens und Gestaltens
- Situationen der Kommunikation und Interaktion
- Situationen des Spürens und Wahrnehmens
- Situationen der Entspannung
- Gesprächssituationen

4 Im Sinne Petzolds wird eine Unterscheidung zwischen dem Körper als biologischem Organismus und dem Leib als »informiertem Leib« getroffen. Der »informierte Leib« beinhaltet neben der rein materiellen Grundlage des Organismus alle transmateriellen Aspekte wie Gedanken, Gefühle, Willensakte, psychische und geistige Prozesse und wird als ein Leib im Sinne eines wahrnehmenden, interaktionalen Subjekts verstanden (Petzold 2006).

Inhaltlich lassen sich die genannten Situationstypen zudem auf der Grundlage der Erfahrungsfelder Körper-, Sozial- und Materialerfahrung strukturieren.

Grundsätzlicher Arbeitsmodus dabei ist das Verstehen und Gewahrwerden der eigenen Person weniger durch rationale Einsichten, sondern durch ein sich selbst spürendes und fühlendes Erleben, welche auch als achtsame und sinnliche Selbstreflexivität bezeichnet wird (Marlock 2006b).

Zusammenfassend lässt sich festhalten, dass die hier vorgestellte Mototherapie im Rahmen des psychosomatischen Klinikkontextes ihre Aufgabe darin sieht, dem Patienten über die körperpsychotherapeutischen Angebote zu ermöglichen, sich in eigenen Gefühls-, Wahrnehmungs- und Handlungsmustern kennen und verstehen zu lernen. Durch Empathie, partnerschaftliche Beteiligung und Schaffen von Erfahrungsangeboten regt sie zu individuellen Entwicklungsprozessen an, ohne die Autonomie und Integrität des Patienten zu verletzen. Sie versteht sich als Entwicklungsbegleitung, die unter Einbezug der situativen Kontexte um eine dialogische Beziehungsgestaltung bemüht ist und als ein Baustein im multimodalen Gesamtkonzept der psychosomatischen Behandlung ihren Beitrag zu einer möglichst erfolgreichen Behandlung eines jeden Patienten leistet.

34.3 Mototherapie als körperpsychotherapeutisches Verfahren bei dissoziativen Störungen

Aus psychoanalytischer Perspektive wird angenommen, dass die Dissoziation eine komplexe psychophysiologische Abwehrfunktion ist, der heftige traumatische Erlebnisse körperlicher und psychischer Misshandlung zugrunde liegen. Die dissoziativen Zustände sind demnach eine Art Notfallreaktion, die dem Patienten in Spannungssituationen einen Rückzug von der Außenwelt mit ihren äußerlichen, bedrohlichen Reizen, aber auch einen Rückzug von inneren Bedrohungen und überflutenden Affekten ermöglicht (Eckhardt-Henn 2016). Eine Konfrontation mit der von dissoziativem Erleben durchdrungenen inneren Welt auf emotional naher Ebene würde das labile, ständig bedrohte Abwehrsystem überfordern, zu einer verstärkten Symptomatik führen und damit die Schuld- und Schamgefühle des Patienten verschlimmern. Ziel der Therapie ist daher zunächst eine Stabilisierung und das Schaffen von Möglichkeiten, sich aus distanzierter Perspektive mit den auslösenden Situationen zu befassen und die Selbstwahrnehmung diesbezüglich zu fördern.

Hier bietet die Mototherapie als körperpsychotherapeutisches Verfahren neben den anderen Bausteinen eines multimodalen Therapiekonzeptes besondere Möglichkeiten. Generell muss berücksichtigt werden, dass körperpsychotherapeutische Angebote über das unmittelbare Spüren und Wahrnehmen eine starke Konfrontation mit der eigenen Gefühlswelt darstellen. Bei Patienten mit dissoziativer Störung, die eine geringe Kapazität für die Wahrnehmung intensiver Gefühle mitbringen, besteht daher schnell die Gefahr emotionaler Überforderung. Um dem Aufbau von Ängsten entgegenzuwirken, hat es sich als hilfreich erwiesen, zunächst behutsam und Sicherheit gebend vorzugehen, d. h. viel zu erläutern und einzelne Handlungsschritte zu benennen. Neben der wohlüberlegten Auswahl der jeweiligen Angebote heißt das, sehr konkrete Vereinbarungen für den Umgang mit auftauchenden Gefühlen und dissoziativen Zuständen zu treffen. Orientierung gibt dabei das Ziel, den Patienten zu unterstützen, neue Regulations- und Kontrollmöglichkeiten zu finden und eigenverantwortlich anzuwenden.

34.3.1 Beispiel aus der Praxis

Fallbeispiel

Als der 39-jährige Herr Z. das erste Mal in die Einzelstunde Mototherapie kam, ließ sich eine eindrucksvolle Symptomatik beobachten. Die der ersten Einschätzung des Patienten und seiner Schwierigkeiten dienenden Fragen konnte er nur selektiv beantworten. Alle Fragen zu sachlichen Rahmenbedingungen beantwortete er spontan und flüssig. Bei Fragen, die emotionale Aspekte beinhalteten, erstarrte der Blick des Patienten und er schien sich in seiner Sitzposition ein Stück seitlich zu neigen, sodass es den Anschein hatte, er würde vom Hocker hinunterfallen. Dieser dissoziative Zustand hielt so ca. 2–3 Minuten an, bis er sich auflöste und der Patient allmählich wieder sprechen konnte. Bei jeder weiteren Frage, die auf sein emotionales Erleben abzielte, geschah das Gleiche. Das Erstgespräch bestand mit kurzen Unterbrechungen aus einem wiederholten Abgleiten in dissoziative Bewusstseinszustände bzw. dem Verharren in der Dissoziation. Der Blickkontakt wurde konstant vermieden. Es wurde deutlich, dass die dissoziativen Zustände jede Art des emotionalen »Nähertretens« meinerseits verhinderten.

Bei dem Patienten, der bereits seit einigen Jahren in ambulanter psychotherapeutischer Behandlung war und mehrfach auch stationäre Klinikaufenthalte hinter sich hatte, war im Verlauf gut zu beobachten, dass es zu einem sogenannten dissoziativen Abwehrstil (Eckhardt-Henn 2016) gekommen war. Er reagierte auf unterschiedlichste, z. T. sehr unspezifische Spannungs- und Konfliktsituationen mit dissoziativen Symptomen. Er benannte einen enormen Leidensdruck, da er das Gefühl hatte, kaum noch ein emotional erfülltes Leben führen zu können, da auch überschwängliche Freude oder positiv erlebte Momente von Berührtsein dissoziative Zustände auslösten. Somit fühlte sich der Patient in ein emotional flaches Erleben gezwungen, was er als großen Verlust seiner Lebensqualität bewertete. Angesichts dieser ausgeprägten Symptomatik war klar, dass die mototherapeutische Behandlung als eine intensive erfahrungs- und erlebnisorientierte Körperpsychotherapie eine stete Gratwanderung an der Grenze zur Dissoziation sein würde. Zudem war das gesamte Körperbild von den zahlreichen dissoziativen Bewusstseinszuständen geprägt. Der Körper als unkontrollierbares Objekt wurde als negativer Gegenspieler des bewussten, intentionalen Selbst erlebt. Der Patient fühlte sich seinen Körperreaktionen gegenüber komplett ausgeliefert. Dieses für die dissoziative Störung typische Gefühl von Hilflosigkeit und mangelnder Selbstwirksamkeit war deutlich zu spüren.

Im ersten Kontakt mit dem Patienten und in Absprache mit dem therapeutischen Gesamtteam wurde der Umgang mit dem häufig auftretenden Abgleiten in dissoziative Zustände sehr konkret vereinbart. Der Patient konnte aufgrund seiner psychotherapeutischen Vorbehandlungen bereits hilfreiche Erkenntnisse und Maßnahmen vor, während und nach dem Auftreten der Symptomatik benennen. Diese Vereinbarungen bildeten von Anfang an die Grundlage für die Therapeut-Patient-Interaktion und wurden im Behandlungsverlauf entsprechend der Fortschritte, Krisen und natürlich der zunehmenden Fähigkeiten emotionaler Konfrontation neu verhandelt und modifiziert.

Um einen Einstieg in die mototherapeutische Arbeit zu finden, eignen sich in der Regel basale Körperwahrnehmungsangebote, bei denen der Patient zu einem intensiven, selbstbeobachtenden Spüren des eigenen Körpers und der eigenen Gefühlswelt angeleitet wird. Bei einem Patienten mit derart ausgeprägter dissoziativer Symptomatik würden solche Angebote jedoch eine große Überforderung darstellen. Geeigneter sind mototherapeutische Angebote aus dem Bereich »Symbolisieren und Gestalten«. Diese ermöglichen über die Externalisierung zum einen eine Distanzierung, da das symbolische Bild, welches der Patient gestaltet, von außen mit mehr oder weniger räumlichem Abstand betrachtet werden kann. Zum anderen erfordert die konkrete Auswahl geeigneter Gegenstände ein strukturiertes Nachdenken über Aspekte des inneren Erlebens und beinhaltet somit auch eine Konfrontation.

34.3.2 Stundenbeispiel 1: Symbolische Darstellung des eigenen Körper-/Selbstbildes und inneren Selbsterlebens

Dem Patienten wird das Angebot der Stunde aus dem Bereich »Symbolisieren und Gestalten« vorgestellt und erläutert. Es bietet sich als Möglichkeit der mototherapeutischen Bearbeitung seiner aktuellen symptomatischen Schwierigkeiten an und kann dem besseren Verständnis innerer Zustände dienen. Die konkrete Aufgabe besteht darin, dass der Patient zunächst eine Silhouette der eigenen Körperumrisse aus Seilen auf den Boden legen soll. Diese Seilsilhouette stellt den Rahmen für das Selbstbild dar. Dann sollen Gegenstände oder Materialien jeglicher Art aus dem umfangreichen Repertoire der Mototherapie ausgewählt werden, um einen Ausdruck für das eigene Erleben des Körpers, der inneren Gefühlswelt oder auch eigener typischer Wahrnehmungs-/Verhaltensweisen zu finden. Ein Beispiel für eine mögliche Auswahl wäre ein kleiner Ball aus wirrem Korbgeflecht, um auszudrücken, dass die eigenen Gedanken im Kopf häufig wie ein wirres Knäuel erlebt werden. Diesen Ball könnte der Patient dann z. B. in den Kopfbereich der Seilsilhouette legen, um den Aspekt von Gedankenchaos zum Ausdruck zu bringen. Sobald der Patient die Aufgabe verstanden hat, hat er ungestört Zeit, das symbolische Bild zu gestalten. Bei Fragen oder Schwierigkeiten bekommt er Unterstützung.

Fallbeispiel

Der Patient zeigte sich zunächst etwas unsicher angesichts dieser für ihn sehr ungewohnten Aufgabe, begann aber motiviert mit der Umsetzung. Nach und nach entstand mithilfe der Materialien ein Bild davon, wie der Patient seinen Körper und seine Gefühlswelt erlebte. An der Silhouette fiel auf, dass der Patient den Körper wie aus Fragmenten oder nur z.T. miteinander verbundenen Einzelteilen dargestellt hatte. Die Art, wie die Seile gelegt waren, zeigten Trennungen auf. So war der rechte Arm als offener Arm ohne Hand und mit Trennung zur Schulter dargestellt. Der linke Arm inklusive Hand bildete zusammen mit der gesamten linken Körperhälfte, die nach unten offen war und somit keinen Fuß zeigte, einen weiteren Teil. Die rechte Körperhälfte (ausgenommen der Arm) war ebenfalls nach unten offen und zeigte keinen Fuß. Anstelle von durch Umrisse gekennzeichnete Füße lagen dort jeweils drei stachelige Igelbälle. Interessant war weiter, dass im Bereich des Oberkörpers durch den Verlauf der Seile ein komplett abgetrennter Bereich entstand, der allerdings sehr mit dem Kopf verbunden wirkte, wenngleich er durch ein durchkreuzendes Seil im Halsbereich getrennt war. (▸Abb. 34-1).

Es würde den Rahmen sprengen, jeden Gegenstand und jedes Symbol mit der vom Patienten intendierten Bedeutung einzeln zu beschreiben, doch aus dem Gesamtbild lässt sich Folgendes festhalten: Es gelang dem Patienten über die gegenständliche Darstellung zum Ausdruck zu bringen, wie er sich und seine Symptome erlebt. Emotionale und kognitive Aspekte konnten in ein Gesamtbild

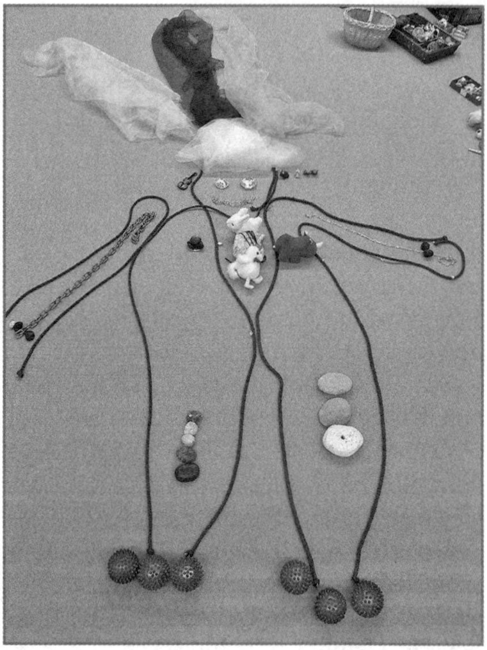

Abb. 34-1 Fallbeispiel: Symbolische Darstellung des eigenen Körper-/Selbstbildes und inneren Selbsterlebens

integriert werden. Zudem ist davon auszugehen, dass im Rahmen der symbolischen Angebote viele unbewusste Aspekte mit zum Ausdruck kommen, die dem Patienten bewusst nicht zugänglich sind. Die Erfahrung körperpsychotherapeutischer Arbeit lässt vermuten, dass die im Bild gezeigten Trennungen durch den Verlauf der Seile bei der Silhouette des Körpers auf ein fragmentiertes Körperbild hinweisen. Die symbolisch dargestellten Gefühle und Selbstanteile deuten insbesondere durch ihre Positionierung auf Desintegrationen und Störungen in der Ich-Identität und in der Ganzheit des Körper- und Selbsterlebens hin.

Im Rahmen der Arbeit mit dem Körperbildskulpturtest wurden ähnliche Beobachtungen fragmentierten Körpererlebens gesammelt (Joraschky u. Von Arnim 2008). Als Verfahren zur Messung des Körperselbst und indirekt als Maß für die Ich-Identität und Ich-Konsistenz werden im Körperbildskulpturtest die drei Dimensionen Proportionalität, Vollständigkeit und Verbundenheit der Figur beurteilt. In Körperbildern schizophrener Patienten kommen z. B. Desintegrationsprozesse meist im Rahmen der Ich-Gefühlsstörungen zum Ausdruck. Körperbilder lassen sich also gut nutzen, um Fragmentierungen, Körpergrenzstörungen und Identitätsstörungen zu erfassen. Zudem werden Integrationsprozesse und zunehmende Selbstkonsistenz deutlich (Joraschky u. Von Arnim 2008). Auch Marlock (2006a) beschreibt, dass fragmentierte Darstellungen des eigenen Körpers vermutlich Trennungs- und Spaltungsmechanismen zum Ausdruck bringen, die auf eine spezifische psychische Organisation hinweisen.

»Gegenwärtig wird die Dissoziation – verstanden als dissoziative Bewusstseinsstörung und nicht als dissoziative Störung der Bewegungs- und Sinnesempfindung – als ein komplexer psychophysiologischer Prozess bezeichnet, bei dem es zu einer teilweisen oder völligen Desintegration psychischer Funktionen wie der Erinnerung an die Vergangenheit, des Identitätsbewusstseins, der unmittelbaren Empfindungen, der Wahrnehmung des Selbst und der Umgebung kommt. Dissoziation ist damit ein Prozess […] und auch ein Zustand, in dem zwei oder mehrere psychische Prozesse nebeneinander bestehen, ohne sich zu verbinden oder integrieren zu können.«

(Eckhardt-Henn 2016, S. 670)

Vor dem Hintergrund dieser psychoanalytischen Sicht ermöglicht ein symbolisches Angebot wie das hier vorgestellte dem Patienten einen Ausdruck jener schwer zugänglichen innerpsychischen Organisationen. Der Patient kann auf Nachfrage meist nicht konkret beantworten, warum er welche Seile wie gelegt hat oder ob weitere Bedeutungen in den ausgewählten Gegenständen stecken, die er nicht bewusst überlegt hat. Eine eindeutige Interpretation von außen ist nicht möglich, doch eignen sich die symbolischen Auseinandersetzungen sehr, um dem Patienten einen für ihn stimmigen Ausdruck zu ermöglichen und in einen gemeinsamen Dialog über das subjektive Empfinden zu gelangen. Ziel ist hier, zusammen mit dem Patienten ein zunehmend tieferes Verständnis der Symptomatik und des Selbsterlebens seiner Gesamtperson zu entwickeln.

Fallbeispiel

Der Patient erlebte die Stunde, in der er sein erstes symbolisches Selbstbild gestaltete, als sehr anstrengend und herausfordernd. Das für die Auswahl der Gegenstände notwendige »In-Sich-Hinein-Spüren«, Wahrnehmen und Beurteilen emotionaler Aspekte erforderte viel Konzentration und Motivation. Hilfreich war, dass der Patient sich einem Aspekt zuwenden konnte, einen Gegenstand wählen, diesen hinlegen und damit einen kleinen Handlungsschritt als abgeschlossen und getrennt vom nächsten erleben konnte. Aus den Einzelschritten entstand automatisch ein Gesamtbild, in dem alle Einzelteile integriert waren. Der Patient geriet in den Einzelschritten der konkreten Bildgestaltung in keine schweren dissoziativen Zustände, wenngleich er beschrieb, dass er sich diesen wiederholt näherte. Gegen Ende der Stunde wurde es angesichts der Betrachtung des Gesamtbildes schwieriger, sodass der Patient kurzzeitig in die Dissoziation abglitt. In seinem Fall äußerte sich dies in einer zügig voranschreitenden Verlangsamung aller Bewegungen, die in ein tranceähnliches Erstarren mit geöffneten Augen und starrem Blick führte. Der Patient konnte dann nicht sprechen, hörte mich aber und konnte mit minimalem Nicken oder Kopfschütteln auf Fragen antworten. Gemäß der zuvor getroffenen Vereinbarungen für den Umgang mit seiner

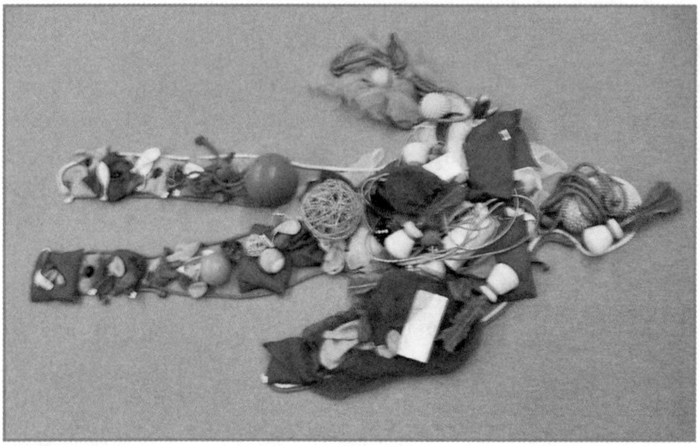

Abb. 34-2 Körper-/Selbsterleben einer Patientin mit Erschöpfungsdepression und nach schwerem Unfall mit zahlreichen Knochenbrüchen im ganzen Körper

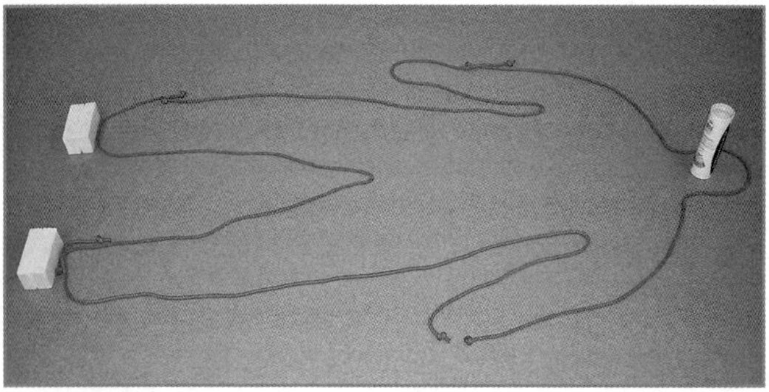

Abb. 34-3 Körper-/Selbsterleben eines adipösen Patienten

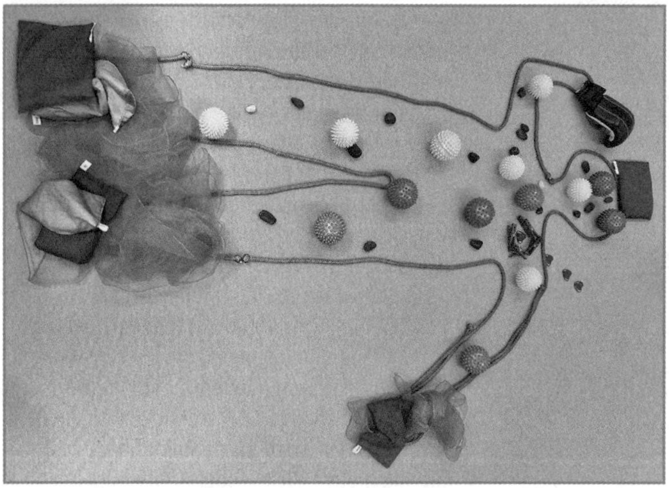

Abb. 34-4 Körper-/Selbsterleben eines Patienten mit Somatisierungsstörung

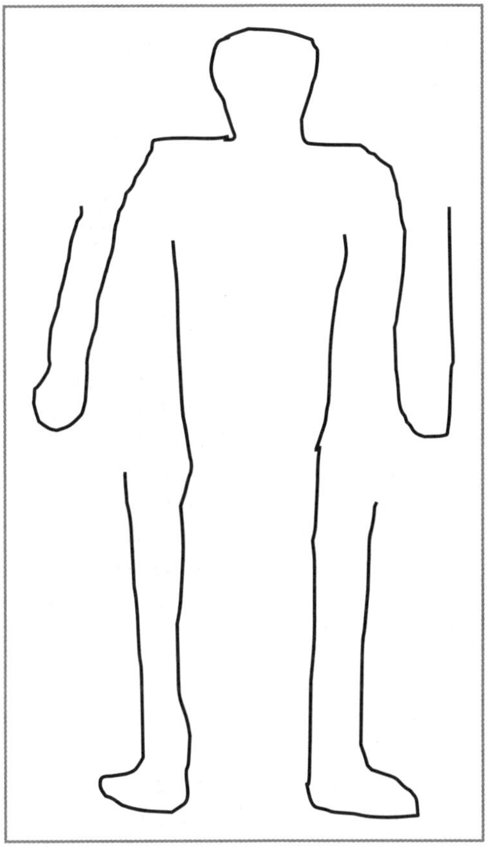

Abb. 34-5 Körperbild eines depressiven Patienten mit sexueller Funktionsstörung

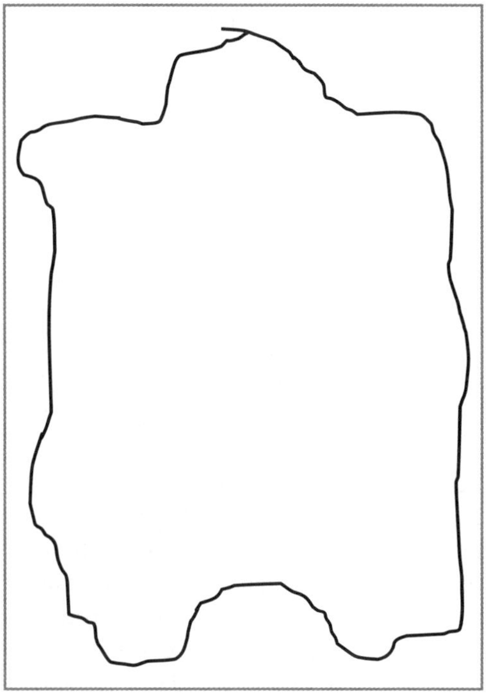

Abb. 34-6 Körperbild einer Patientin mit einer seit ca. 33 Jahren bestehender Bulimie

Symptomatik wurde er dann begleitet und unterstützt. Das hieß hier, dass ich als Therapeutin verbal im Kontakt blieb, indem ich beruhigend und ohne Druck oder Körperkontakt mit dem Patienten sprach und abwartete, bis der Zustand nachließ und der Patient wieder in der Lage war, zu sprechen und sich zu bewegen.

Es ist festzuhalten, dass es dem Patienten trotz Schwierigkeiten und auftretender Symptomatik ein Stück weit gelungen war, sich im Wechselspiel von Distanzierung und Konfrontation im Rahmen des symbolischen Gestaltens mit der eigenen Körper- und Selbstwahrnehmung auseinanderzusetzen.

Die Abbildungen 34-2 bis 34-6 anderer Patienten aus der Mototherapie dienen einem weiteren Einblick in die Möglichkeiten emotionalen Ausdrucks im Rahmen symbolischer Darstellungen des Körper-/Selbstbildes (▸ Abb. 34-2, ▸ Abb. 34-3, ▸ Abb. 34-4, ▸ Abb. 34-5 und ▸ Abb. 34-6).

34.3.3 Stundenbeispiel 2: Körper- und Gefühlswahrnehmung mit dem Schwerpunkt Regulationsmöglichkeiten

Der Patient hatte mittlerweile ein paar Wochen intensiven Gesamttherapieprogramms hinter sich und das gemeinsam vereinbarte Ziel bestand darin, sich Gefühlen und Körperempfindungen zu nähern, um zum einen die Fähigkeit des Aushaltens emotionaler Zustände anzusprechen und zum anderen neue Möglichkeiten der Gefühlsregulation kennenzulernen. Das folgende Angebot steht damit im Dienste der generellen Behandlungsziele bei dissoziativen Störungen. Der Patient sollte dahingehend unterstützt werden, die Abwehrfunktion der Dissoziation durch andere Coping-Möglichkeiten ersetzen zu können (Eckhardt-Henn 2016).

Der Patient ging der Stunde mit ängstlicher Anspannung, aber gleichzeitig hoher Motivation entgegen. Das Angebot aus dem Bereich »Spüren und Wahrnehmen« bestand darin, dass der Patient in liegender Position auf der Matte verbal angeleitet wurde, sich zunächst auf einzelne Körperbereiche zu konzentrieren und diese dann möglichst differenziert wahrzunehmen und zu spüren. Das subjektive Empfinden sollte in stetem Dialog exploriert und benannt werden. Im weiteren Verlauf kann der Patient neben dem rein körperlichen Empfinden in strukturierter Herangehensweise eine zuvor von ihm ausgewählte emotional bedeutsame Situation schildern.

Fallbeispiel

Der Patient konnte zunächst mit geschlossenen Augen die eigene Atmung und den Puls spüren und beschreiben. Ein strukturiertes Ansprechen einzelner Körperteile wie Füße, Kopf, Beine, Arme, Rücken und Oberkörper in Bezug auf Bodenkontakt, Grad muskulärer Anspannung und Wärme-/Kälteempfinden ermöglichte ihm, den eigenen Körper bewusst wahrzunehmen und das eigene Empfinden zu benennen. Als der Patient das Empfinden der Beine beschrieb, tauchte plötzlich eine unangenehme Sensation auf. Er nahm das eine Bein deutlich kürzer als das andere wahr und reagierte irritiert. Er öffnete die Augen und begann, das Bein zu bewegen und anzufassen. Die Irritation nahm jedoch zu und er benannte erste Anzeichen für ein dissoziatives Abgleiten. Sogleich wurde er ermutigt, aufzustehen und sich mit mir einen Ball zuzuwerfen. Bei jedem Wurf sollte er eine Zahlenreihenfolge rückwärts zählen. Sowohl während des vorherigen Wahrnehmungsangebotes als auch hier wurde anhand einer Skala immer wieder der Grad der Nähe zur Dissoziation erfragt (Skala von 0–10, wobei 10 das Auftreten der Dissoziation wäre). Der Patient benannte auf der Matte einen Wert von 9, im Verlauf der Intervention zur Gefühlsregulation, welche eine Kombination aus konkreter Bewegungsaufgabe mit kognitiver Zusatzaufgabe darstellt, sank der Wert auf 5. An dieser Stelle wurde das Körperwahrnehmungsangebot auf der Matte in gleicher Art und Weise wie zuvor wieder aufgenommen und fortgesetzt. Die verzerrte Wahrnehmung des einen Beines war deutlich zurückgegangen, tauchte aber unter anderem im Gesamtbehandlungsverlauf noch einmal auf.

Es geschah in der Stunde wiederholt, dass der Patient im Prozess des Spürens des eigenen Körpers von bedrohlichen und ihn überfordernden Empfindungen und Gefühlen überwältigt wurde. Mithilfe der Skala konnte jedoch schnell die vereinbarte Intervention umgesetzt werden, was unter direktiver Anleitung der Therapeutin geschah. Der Patient machte die Erfahrung, dass seine unangenehmen Gefühle wieder nachließen. Er lernte somit neue Möglichkeiten einer hilfreichen Gefühlsregulation kennen, die ihm ermöglichten, nicht mit dissoziativen Symptomen zu reagieren. Am Ende der Stunde war der Patient extrem erschöpft. Das Aushalten der Gefühle und der z. T. enorm unangenehmen Körperempfindungen hatten ihn sehr mitgenommen. Doch das Erleben hilfreicher Gefühlsregulation durch die Bewegungsinterventionen konnte er als konstruktiv bewerten.

34.3.4 Weiterer Behandlungsverlauf

Im weiteren Behandlungsverlauf nahmen Körperwahrnehmungsübungen und später auch Körper- und Gefühlswahrnehmungsangebote unter dem klaren Fokus des Erarbeitens und Verfestigens verschiedener Möglichkeiten der Gefühlsregulation viel Raum ein. Es gelang dem Patienten in ersten Schritten, ein Gefühl von Selbstwirksamkeit und Handlungskompetenz aufzubauen.

Weitere symbolische Angebote zur Darstellung des emotionalen Erlebens in Bezug auf die Familie, auf die Lebenssituation und immer wieder auch auf das Selbstbild und Selbsterleben förderten die Fähigkeiten emotionaler Konfrontation und differenzierter Selbstwahrnehmung und gaben im Gesamtbehandlungsverlauf einen beeindruckenden Einblick in den jeweiligen Stand psychischer Organisation und Integration.

Die Gestaltung der Seilsilhouette wirkte im Verlauf weniger fragmentiert. Sie näherte sich in der Gesamttendenz der Darstellung einer Person als Ganzes an, die nach außen komplett abgegrenzt ist und deren Inneres nicht unterteilt, gespalten oder getrennt ist. Die vielen einzelnen Gegenstände, die der Patient benutzte, um Aspekte seiner Wahrnehmungs- und Gefühlswelt, seiner Symptomatik, seines Körpererlebens und seines gesamten Selbsterlebens auszudrücken, müssen hier nicht alle im Einzelnen erklärt werden. Wichtig zu sagen ist, dass der Patient die jeweiligen negativ und positiv erlebten Aspekte in der Gestaltung zunehmend klarer positionieren konnte und als nebeneinander existierend darstellte. Die Trennungen wurden weitestgehend aufgehoben.

Das Symptom der Dissoziation hatte der Patient zu Anfang in Form von Tüchern als etwas von außen Kommendes dargestellt. Er erlebte die Symptomatik wie eine Art »Nebel«, der unkontrollierbar als etwas ihm selbst Fremdes von außen über ihn kam und dem er hilflos aufgeliefert war (▸ Abb. 34-7[5]). Am Ende konnte er darin einen aus seinem Inneren erwachsenen Anteil seines Selbst erkennen. Diesen Selbstanteil, der aus Sicht des Patienten zu den dissoziativen Zuständen führte, verstand er nun als eine Art ungeliebtes und manchmal aber auch ganz willkommenes »Monster« und lokalisierte es innerhalb des eigenen Körper-/Selbstbildes (▸ Abb. 34-8). Der Patient hatte ein Verständnis entwickelt, dass es innere, zu ihm gehörige Anteile gab, die in engem Zusammenhang mit dem Auftreten der Symptomatik standen. Diese Anerkennung, Akzeptanz und Integration in das eigene Selbstbild ließ sich anhand der symbolischen Bilder gut beobachten.

Ähnlich wie im Körperbildskulpturtest lässt sich zudem im Vergleich der Bilder feststellen, dass sich Vollständigkeit, Proportionalität und Verbundenheit des dargestellten Körperbildes weiterentwickelt haben (▸ Abb. 34-7 und ▸ Abb. 34-8). Das vorgestellte mototherapeutische Angebot einer symbolischen Darstellung des eigenen Körper- und Selbstbildes lässt sich demnach sowohl als diagnostisches Hilfsinstrument als auch als Messinstrument für die Rückbildung von Desintegrationsprozessen nutzen. Angesichts der Beobachtungen und unter Berücksichtigung des Gesamtprozesses kann herausgestellt werden, dass es in der Behandlung zu einer psychischen Integration bedrohlicher Affekte kommen konnte.

Im Rahmen der mototherapeutischen Behandlung kamen neben den hier vorgestellten Angeboten bewegungs- und wahrnehmungsorientierte Interaktionsangebote

---

5 Abb. 34-2: Lila »Monster« im rechten Arm und überforderter grüner »Frosch« mit dem Kopf nach unten zwischen zwei Klötzen eingeklemmt im rechten Teil des Oberkörpers.

zur Beziehungsgestaltung, zur Nähe-Distanz-Regulation und zur Abgrenzung (»Stopp sagen«) vor. Körperpsychotherapeutische Bewegungsangebote zur Verknüpfung von emotionalem und körperlichem Ausdruck halfen dem Patienten, innere Haltungen mit entsprechenden Bewegungen zu verknüpfen und dienten der Stabilisierung nach schwierigen Stunden (z. B. verbale Sätze in Bewegung umsetzen: »Ich mache kleine Schritte, aber ich gehe vorwärts« oder »Ich komme manchmal aus dem Gleichgewicht, aber ich falle nicht um«). Der Patient sagt hier den Satz laut und bewegt sich seiner individuellen Vorstellung entsprechend dazu. Dadurch entstehen kreative Möglichkeiten der Verkörperung innerer Haltungen und Perspektiven, die sowohl bewusste als auch unbewusste Aspekte beinhalten können (Grand 2006).

Sporttherapeutische Angebote (Lauf-/Walkinggruppe, therapeutisches Boxen), die aufgrund des Gesamtsettings in separaten Gruppen stattfanden, unterstützten den Entwicklungsprozess des Patienten, indem sie weitere Möglichkeiten des Erlebens von Selbstwirksamkeit, körperlicher Stärke und eine Erweiterung des individuellen Bewegungsradius boten. Sie sind dem mototherapeutischen Erfahrungsfeld der Bewegungsfreude und des Aktivierens zuzuordnen.

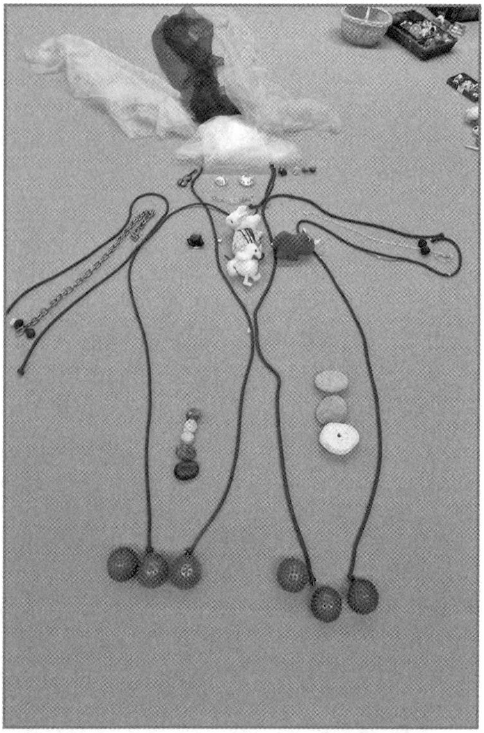

Abb. 34-7 Körper-/Selbstbild Anfang Aufenthalt: fehlende Verbundenheit der Körperteile, unvollständige Körpergrenzen, symbolisierte Gefühle und Selbstanteile in voneinander abgetrennten Bereichen, wenig Ich-Konsistenz.

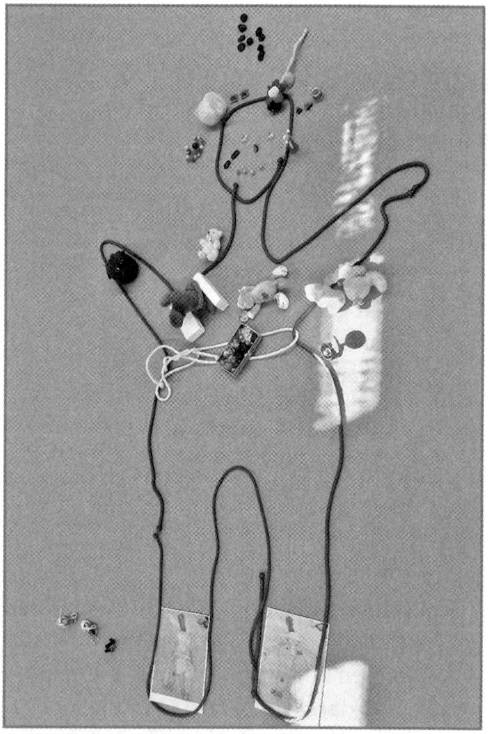

Abb. 34-8 Körper-/Selbstbild Ende Aufenthalt: Körperbild vollständig, komplett verbunden, weitgehend proportional. Deutlich weniger Trennungen und Fragmentierungen. Symbolisch dargestellte Gefühle und Selbstanteile deutlich integrierter in der Gesamtperson, größere Ich-Konsistenz.

Abschließend lässt sich festhalten, dass die körperpsychotherapeutische Behandlung im Rahmen der Mototherapie für den Patienten aufgrund der intensiven Konfrontation mit der eigenen Gefühls- und Körperwahrnehmungswelt einen enorm hilfreichen Baustein im Gesamtbehandlungskonzept darstellte.

Es bleibt jedoch zu berücksichtigen, dass die körperpsychotherapeutische Arbeit mit ihrem Arbeitsmodus des unmittelbaren emotionalen und körperlichen Erlebens schnell eine Überforderung für den Patienten darstellen kann. Insbesondere die Annäherung an negativ bewertete Gefühle oder Situationen sollte nur nach ausreichender Stabilisierung und auf der Grundlage einer tragfähigen Therapeut-Patient-Beziehung stattfinden. Dazu gehört in besonderem Maße die Orientierung an und möglicherweise zunächst Auseinandersetzung mit der Veränderungsmotivation und Eigenverantwortung des Patienten.

Schwierigkeiten im Behandlungsverlauf treten häufig an der Stelle auf, wo der Patient realisiert, dass das Aushalten der als subjektiv unerträglich empfundenen Gefühle deutlich schmerzhafter als das Erleben der dissoziativen Zustände sein kann. Die emotionale Anstrengung und Kraft, die der Patient aus Eigenmotivation aufbringen muss, ist enorm. Erfolgt die Konfrontation und Herausforderung zu schnell oder ohne ausreichende Erarbeitung alternativer Coping- und Regulationsstrategien, besteht die große Gefahr einer Verstärkung und Verfestigung der Symptomatik.

Literatur

Barlow, W. (1993): Die Alexander-Technik. München: Goldmann.

Beckmann-Neuhaus, D. (2010): Mototherapie und Körperpsychotherapie – ein Blick aus der klinischen Praxis. In: Motorik, 33: 59–64.

Eckhardt-Henn, A. (2016): Dissoziative Störungen und Konversionsstörungen. In: K. Köhle, W. Herzog, P. Joraschky, J. Kruse, W. Langewitz, W. Söllner (Hrsg.), Uexküll Psychosomatische Medizin (S. 669–682). München, Jena: Urban & Fischer.

Feldenkrais, M. (1978): Bewusstheit durch Bewegung. Frankfurt a. M.: Suhrkamp.

Grand, I. J. (2006): Das verkörperte Unbewusste. In: G. Marlock, H. Weiss (Hrsg.). Handbuch der Körperpsychotherapie (S. 221–230). Stuttgart: Schattauer.

Langfeld, H./Rellensmann, D. (2006): Genealogie der Körperpsychotherapie – eine graphische Darstellung. In: G. Marlock, H. Weiss (Hrsg.), Handbuch der Körperpsychotherapie (S. 76–86). Stuttgart: Schattauer.

Joraschky, P., Von Arnim, A. (2008): Der Körperbildskulpturtest. In: Körpererleben und Körperbild. Ein Handbuch zur Diagnostik (S. 183–209). Stuttgart: Schattauer.

Marlock, G. (2006a): Einführung: Das Spektrum der Körperpsychotherapie. In: G. Marlock, H. Weiss (Hrsg.) (2006), Handbuch der Körperpsychotherapie (S. 1–12). Stuttgart: Schattauer.

Marlock, G. (2006b): Sinnliche Selbstreflexivität – zum Arbeitsmodus der Körperpsychotherapie. In: G. Marlock, H. Weiss (Hrsg.), Handbuch der Körperpsychotherapie (S. 396–405). Stuttgart: Schattauer.

Petzold, H. G. (2006): Der »informierte Leib«: »embodied and embedded« – ein Metakonzept für die Leibtherapie. In: G. Marlock, H. Weiss (Hrsg.), Handbuch der Körperpsychotherapie (S. 100–118). Stuttgart: Schattauer.

Seewald, J. (2007): Der Verstehende Ansatz in Psychomotorik und Motologie. München: Reinhardt.

Wolf, B. (2010): Zwei Türen, die in denselben Raum führen – Körperpsychotherapie und Motologie. In: Motorik, 33: 46–51.

35 EMDR und Dissoziation

Franz Ebner und Karla Schmidt-Riese

35.1 EMDR und Dissoziation – eine besondere Verflechtung

Bereits in den ersten Kursen für Eye Movement Desensitization and Reprocessing (EMDR) am Mental Research Institute durch Francine Shapiro 1990 wurde die Möglichkeit, dass bei der Behandlung von Patienten mit dissoziativen Störungen akute dissoziative Symptome ausgelöst werden, besonders erwähnt. Später wurde gezielt vor der Anwendung des Standardvorgehens (Vergangenheit mit schlimmster Erinnerung zuerst) von EMDR bei dissoziativen Störungen gewarnt (Shapiro 1998). Es gehört bis heute zur Sorgfaltspflicht bei der EMDR-Behandlung, im Vorfeld einen Screening-Test zu dissoziativen Symptomen zu machen (DES oder FDS). Dissoziative Störungen sind insbesondere bei Patienten mit einem hohen psychischen Funktionsniveau klinisch schwer zu erkennen, aber die »EMDR-Therapie spürt Dissoziation wie eine Art Wünschelrute auf« (Paulsen 2014, S. 23) und legt sie unvorbereitet offen. Auch bei Patienten mit bereits bekannten dissoziativen Störungen traten häufig Probleme bei der Behandlung mit dem EMDR-Standardvorgehen auf.

Deshalb gibt es eine lange Tradition der Zusammenarbeit von EMDR-Therapeuten und Therapeuten, die sich auf dissoziative Störungen spezialisiert haben.

Die typischen Reaktionen beim EMDR-Standardvorgehen bei Patienten mit dissoziativen Störungen können wie folgt aussehen:

a) Es kann passieren, dass der Prozess einfach blockiert und sich auch durch alle bewährten Interventionsmöglichkeiten nicht wieder auf den Weg bringen lässt. In dem Fall haben Patient und Therapeut ein Misserfolgserlebnis zu bewältigen, aber die Stabilität des Patienten ist meist nicht bedroht. Diese Blockade kann im Übrigen auch bei anderen Methoden der Traumatherapie häufig auftreten, weshalb dann doch oft EMDR zum Einsatz kommt.
b) Es kann aber auch geschehen, dass die dissoziative Abwehr durchbrochen wird, die Patientin sich plötzlich in einem anderen Zustand befindet und möglicherweise überflutet wird und desorientiert ist. Diese Destabilisierung kann dann lange nachwirken, weil die einmal durchbrochenen dissoziativen Barrieren sich nicht mehr so einfach wiederaufbauen lassen. Dies scheint unter einer EMDR-Therapie nach einer Therapeutenumfrage (Lipke 1994) häufiger zu geschehen als bei der Anwendung anderer Therapiemethoden. Die Reorientierung und Stabilisierung der Patientin kann dann länger dauern und u. U. kann die Sicherheit des Patienten und der Therapieprozess gefährdet sein. Dennoch möchten wir ausdrücklich zur Anwendung von EMDR bei Patienten mit dissoziativen Störungen ermutigen, wenn eine entsprechende Therapieausbildung und -erfahrung vorhanden ist und eine gute Supervision und Fortbildung genutzt wird.

35.2 Mögliche Erklärungen dieser Auswirkungen von EMDR

Der Hirnforscher Panksepp (Panksepp u. Biven 2012) postuliert verschiedene emotionale Aktionssysteme, die die Grundlage unserer Affekte sind und die wesentlich unser Verhalten beeinflussen. Er spricht von zwei Arten von Bewusstsein: Zum einen von einem emotionalen Bewusstsein, wie es auch Tiere besitzen, welches sich aber beim Menschen nur im Traumschlaf in Reinform zeigt. Zum anderen von einem größtenteils kognitiven Bewusstsein, das im Wachzustand beim Erwachsenen das emotionale Bewusstsein über Funktionen der Großhirnrinde kontrolliert.

In einer traumatischen Erfahrung wird dieses emotionale Bewusstsein überreizt und speichert unkontrolliert die Erfahrung. Die Integration der emotionalen Erfahrung mit dem kognitiven Bewusstsein wird erst durch das Wiedererleben in der Verarbeitung (z. B. im REM-Schlaf) möglich. Misslingt dies, entsteht als typische Erkrankung eine PTBS.

EMDR fördert die Integration der emotionalen Netzwerke, indem es das emotionale Erleben ähnlich wie im Traumschlaf (REM-Schlaf) verstärkt und dann dem beobachtenden kognitiven Bewusstsein zugänglich macht.

Menschen mit ausgeprägter dissoziativer Störung haben die Integration des emotionalen Bewusstseins mit dem kognitiven Bewusstsein in der Entwicklung nur unzureichend herstellen können. Dadurch kommt es bei der Verstärkung der emotionalen Netzwerke im EMDR-Standardvorgehen oft zu nicht aushaltbaren Affektzuständen. Dies reduziert die Fähigkeit diese Zustände zu integrieren eher, als sie zu fördern. Die Folge sind die oben beschriebenen dissoziativen Blockaden oder überschwemmenden Intrusionen.

35.3 Anwendung von EMDR bei Patienten mit dissoziativer Störung

Die große Wirksamkeit von EMDR zur Integration neuronaler Netzwerke sollte auch für Patienten mit schwereren dissoziativen Störungen genutzt werden. Allerdings ist die Art der Anwendung der EMDR-Methode dabei sehr unterschiedlich und teils entgegengesetzt zum Standardvorgehen. Derzeit gibt es außer Einzelfallberichten noch keine Studienergebnisse zur Anwendung von EMDR bei dissoziativen Störungen, es gibt aber eine Reihe von Ansätzen, die sich in der klinischen Anwendung als wirksam erwiesen haben. Die verstärkende Wirkung von EMDR auf emotionale Netzwerke muss sehr dosiert und gezielt eingesetzt werden und eingebettet sein in ein phasenorientiertes Gesamttherapiekonzept, das andere therapeutische Ansätze einschließt.

Als traumatheoretische Modelle werden in den letzten Jahren von den meisten Autoren (Van der Hart et al. 2013; 2014) neben dem Modell der adaptiven Informationsverarbeitung (Adaptive Information Processing = AIP) des EMDR das Modell der Theorie der Strukturellen Dissoziation der Persönlichkeit (= TSDP) als Grundlage der Interventionen bei EMDR mit dissoziativen Patienten favorisiert.

35.4 Unterscheidung zwischen peritraumatischer Dissoziation und bleibender dissoziativer Störung

35.4.1 Peritraumatische Dissoziation

Diese Reaktion kann auch bei psychisch gesunden Personen im extremen Stress der traumatischen Situation und/oder kurz danach auftreten. Sie setzt die integrativen Fähigkeiten des Gehirns (Gedächtnis, Eigenwahrnehmung und Wahrnehmung der Umwelt) kurzzeitig außer Kraft und dient als akute Schutzreaktion gegen das Überwältigende der Situation. Dieses Symptom stellt aber auch einen Risikofaktor für die Entwicklung einer Traumafolgestörung dar und ist eine Indikation für eine frühe traumatherapeutische Intervention. Im Standardvorgehen von EMDR ist die peritraumatische Dissoziation gut zu behandeln. Es kann dabei zu verstärkten somatischen und emotionalen Reaktionen kommen, die normalerweise spontan integrieren und abnehmen.

35.4.2 Dissoziative Störungen

Dissoziative Störungen mit bleibender Symptomatik stellen die schwerwiegendsten und komplexesten Auswirkungen psychischer Traumatisierungen dar. Die Theorie der strukturellen Dissoziation der Persönlichkeit (Van der Hart et al. 2008; ▸ Kap. 5 in diesem Buch) beschreibt den zugrunde liegenden Mechanismus der zu diesen dissoziativen Symptomen (z. B. Dissoziative Identitätsstörung) führt. Nach dieser Theorie sind peritraumatische Dissoziation und PTBS durch eine primäre strukturelle Dissoziation bedingt. Komplexe Traumafolgestörungen haben dagegen eine sekundäre oder tertiäre strukturelle Dissoziation als Mechanismus der Symptomentstehung.

Im Weiteren sollen nun die Abwandlungen des EMDR-Vorgehens in den drei verschiedenen Therapiephasen skizziert werden:

- Stabilisierung, Symptomreduktion und Ressourcenaufbau
- Verarbeitung traumatischer Erinnerungen
- Persönlichkeitsintegration und adaptive Alltagsbewältigung

35.5 Anwendung von EMDR in Phase 1: Stabilisierung

Ein Ziel dieser Phase ist es, eine angemessene vorläufige Einschätzung der Komplexität der Trauma-Geschichte und des Ausmaßes der Dissoziation zu erreichen. Die Stabilität im Alltag und die Erkundung der Symptomatik im Hier und Jetzt spielen dabei eine wesentliche Rolle. Je komplexer die Traumatisierung und je mehr dissoziative Symptome deutlich werden, desto mehr wird im Sinne des umgedrehten Standardprotokolls (nach Hofmann 1999) die nahe Zukunft und die Gegenwart mit der aktuellen Symptomatik der Fokus der Therapie.

35.5.1 Aufbau von Affekttoleranz

Zunächst sollte die Toleranz für positive emotionale Reaktionen im Sinne einer Ressourcenverstärkung von positiven Erinnerungen und Stärken versucht werden, die mit bilateraler Stimulation verankert werden. Das bekannte Ressourcenprotokoll zur Verankerung des sicheren Ortes kann ebenfalls zum Einsatz kommen. Oft ist es gut für verschiedene Anteile (z. B. kindliche) eigene sichere Orte zu entwickeln und zu verstärken.

Gonzales und Mosquera (2012), Van der Hart et al. (2013 und 2014) und andere Autoren weisen immer wieder darauf hin, wie wichtig der Konsens im inneren System bei therapeutischen Interventionen, insbesondere der Anwendung von EMDR ist. Dies gilt auch für Ressourcenverankerung und Verstärkung positiver Gefühlszustände. Wenn einer oder mehrere Anteile durch Ressourcenprotokolle gestärkt werden, kann es bei mangelnder Sorgfalt beim Einholen des Einverständnisses im inneren System zu einem unvorbereiteten Ungleichgewicht kommen, das erheblich destabilisieren kann. Andererseits kann der wohl überlegte Einsatz von EMDR die therapeutische Arbeit vertiefen und abkürzen. Der Fokus der Psychoedukation und der Förderung der Kommunikation der Innenanteile läuft in jeder Phase als zentrales Anliegen mit. Es geht also nicht darum, bestimmte Techniken auszuführen, sondern darum, die Balance mit den integrativen Fähigkeiten im Auge zu haben.

35.5.2 Förderung der gegenseitigen Akzeptanz der Anteile

Im Sinne der Überwindung der Phobie vor dissoziierten Persönlichkeitsanteilen kann EMDR im Zusammenhang mit verschiedenen Übungen zur liebevollen fürsorglichen Zuwendung zu inneren Anteilen eingesetzt werden. Die durch zusätzliche Psychoedukation erreichte Akzeptanz der Anteile untereinander und damit verbundene Einsichten können mit kurzen Sets bilateraler Stimulation verankert werden.

Eine andere Möglichkeit ist die Blendingtechnik (Mattheß u. Nijenhuis 2006): Dabei werden zwei Anteile eingeladen, sich kurzzeitig miteinander zu verbinden, damit ein Anteil, der ein Defizit oder Problem hat, Zugang zu den Fähigkeiten eines anderen bekommt und damit bessere Chancen hat, das Problem zu lösen. Mithilfe von bilateraler Stimulation wird die Verbindung zwischen den beiden Anteilen prozessiert und die benötigte Fähigkeit in dem empfangenden Anteil verankert. Diese Technik fördert die Kooperation im inneren System und stärkt eine wertschätzende Haltung.

35.5.3 Arbeit an verschiedenen traumabezogenen Phobien

Nach dem TSDP-Modell ist die Überwindung verschiedener traumabezogener Phobien für die Vorbereitung und Stabilisierung notwendig. Diese sind unter anderem (laut Van der Hart et al. 2013):

1. Beziehungsphobien in Bezug auf Nähe, Verlassenwerden, Verlust und Ablehnung, besonders in Hinsicht auf den Therapeuten
2. Phobie vor mentalen Aktionen wie das Erleben spezieller Gefühle, Körperempfindungen, Gedanken, Bilder, Fantasien, Wünsche und Bedürfnisse
3. Phobie vor dissoziierten Persönlichkeitsanteilen (▸ Kap. 35.5.2)

Dabei ist immer darauf zu achten, dass es nur einer kleinen »Dosis« bilateraler Stimulation bedarf, um eine positive Wirkung zu erzielen und zwar nach dem Prinzip: je höher der Grad an Dissoziation, umso weniger. Das Stopp-Signal ist auch bei allen Ressourcentechniken sehr wichtig. Es kann passieren, dass traumatisches Material mit aktiviert wird und der Patient aus dem Toleranzfenster (Odgen et al. 2010) zu fallen droht. (Es handelt sich dabei um die optimale Erregungszone, in der Verarbeitung stattfinden kann. Das heißt, der Patient hat sowohl Zugang zu seinen neuronalen Netzwerken, die mit Ressourcen verbunden sind, als auch zu denjenigen, die die traumatische Erinnerung speichern.) Wenn der Patient den Zugang zu seinen Ressourcennetzwerken verliert, muss die bilaterale Stimulation sofort unterbrochen und der Patient wieder reorientiert und stabilisiert werden.

35.5.4 Verbesserung des reflexiven Funktionsniveaus

Der mangelnden Fähigkeit zu reflektieren liegt eine massive Phobie vor mentalen Aktionen und dem daraus resultierenden inneren Erleben zugrunde. Die Überwindung dieser Phobie vor Emotionen, Gedanken, Körperempfindungen, Fantasien, Bedürfnissen und Erinnerungen ist die entscheidende Voraussetzung für die Traumaverarbeitung. Hier kann z. B. die Fingerspitzenstrategie (▸ Kap. 35.6.3) zur Anwendung kommen (Van der Hart et al. 2013).

35.6 Anwendung von EMDR in der Phase 2: Traumasynthese

Überwindung der Phobie vor traumatischen Erinnerungen ist das zentrale Behandlungsziel in Phase 2. Im AIP-Modell wird dies als Reprozessieren der traumatischen Erinnerungen bezeichnet. Das TSDP-Modell versteht unter Prozessieren eine Integration der Erinnerung bestehend aus den zwei Schritten Synthese und Realisieren der traumatischen Erinnerung, was dann das Dissoziieren überflüssig macht. Zum Realisieren gehört nicht nur das kognitive Bewusstwerden, sondern auch das »Begreifen« und das Erfahren der Emotionen und Körperempfindungen.

35.6.1 Abänderungen des Standardvorgehens bei EMDR

Es besteht unter verschiedenen Autoren Einigkeit, dass eine Abwandlung des Standardvorgehens des EMDR in Phase 3 (Bewertung einer Erinnerung) und vor allem Phase 4 (Verarbeitung) bei Patienten mit dissoziativen Störungen notwendig ist. Diese Veränderungen dienen vor allem dazu, den dissoziativen Patienten vor einer Blockadereaktion im Prozess und einer nachfolgenden längeren Destabilisierung zu schützen. Dies wird in dem Modell des Toleranzfensters (Ogden 2006) als intolerable extreme Aktivierung (z. B. mit Körpererleben wie Schmerzen oder Anspannung) und/oder Zumachen (Shut down), Vermeidung und zusätzliche Dissoziation des Erlebens und damit Abbruch des Reprozessierens dargestellt. Die Änderungen des Vorgehens enthalten alle eine abgestufte Exposition, damit die Erinnerung integriert werden kann. Im TSDP-Modell wird dieses Vorgehen als angeleitete Synthese definiert. Dieses Vorgehen steht sehr im Gegensatz zu dem offenen Assoziierenlassen entlang der sogenannten »Kanäle« in der üblichen Verarbeitungsphase des EMDR.

35.6.2 Klassische Interventionen aus den EDMR-Trainings

Die schon von Shapiro (1999) entwickelte *Methode des kognitiven Einwebens* mit ressourcenorientierten kurzen Zwischenfragen reicht als alleinige Modifikation meist nur bei leichteren dissoziativen Störungen aus. Die CIPOS (Constant Installation of Present Orientation and Safety)-Technik nach Jim Knipe in der deutschen Version (Hofmann 2014) arbeitet mit einer positiven sicheren Orientierung, die gegenwärtig wahrgenommen und mit bilateralen kurzen Stimulationen verstärkt wird. Es wird nach einer nur oberflächlichen Teilaktivierung der Erinnerung (Kurzversion Phase 3) mit einer kurzen Traumakonfrontation begonnen. Die Konfrontation dauert maximal 10 Sekunden mit rückwärts Zählen als Ablenkungsreiz ohne weitere bilaterale Stimulation. Danach erfolgt die Reorientierung in der sicheren Gegenwart mit bilateraler Verstärkung. Dieses Procedere wird möglichst dreimal durchgeführt. Bei erfolgreichem Verlauf nimmt dabei die Belastung der Zielerinnerung ab. CIPOS stellt das Grundmodell einer sogenannten Pendeltechnik dar, wo gezielt und wohldosiert unter Anleitung des Therapeuten zwischen Ressource und Trauma hin und her gewechselt wird. Eine ähnliche Technik wurde auch schon 2001 von Fine und Berkowitz als die sogenannte Wreathing-Technik beschrieben.

35.6.3 Die Fingerspitzen-Strategie (Tip of the Finger Strategy = TFS)

Gonzales und Mosquera haben in ihrem Lehrbuch 2012 im Rahmen des progressiven Ansatzes (the progressive approach) u. a. die Fingerspitzen-Strategie vorgestellt. Ziel dieser Technik ist es, lediglich bestimmte Belastungen eines Persönlichkeitsanteils *»herunterzufahren, die die Fähigkeit einer besseren Gegenwartsorientierung dieses Persönlichkeitsanteils blockieren, um mit anderen Anteilen zusammenzuarbeiten und seine reflexiven Fähigkeiten auszubauen«* (Van der Hart et al. 2014, S. 36). Die belastenden Gefühle und Empfindungen sind oft nur einem emotionalen Anteil zugeordnet und mehr oder weniger direkt mit einer konkreten Erinnerung verbunden. Man kann also nach dieser Technik auch nur ein kleines Fragment der Erinnerung im Hier und Jetzt bearbeiten, ohne die Erinnerung, also den Knoten, im EMDR selbst in Gänze zu verarbeiten wie beim Standardvorgehen. Von Shapiro wurde die Gesamterinnerung des Knotens schon immer als Handrücken dargestellt mit den einzelnen Fingern als Metapher für die Kanäle, die beim Reprozessieren entstehen. In der TSF wird in dieser Metapher nur mit dem »Fingerspitzen-Erleben« gearbeitet, also der Emotion oder Empfindung des Kanalendes in der Gegenwart. Der Patient wird dabei aufgefordert, sich lediglich auf diese »Fingerspitzen-Erfahrungen« zu konzentrieren, während bilaterale Stimulation durchgeführt wird (Fallbeispiele im Lehrbuch von Gonzales u. Mosquera 2012).

35.6.4 Kombination von Ego-State-Therapie und EMDR

Sandra Paulsen (2014) hat ausführlich Techniken zur Traumaverarbeitung beschrieben. Es wird gezielt mit Anteilen, die umschriebene Erinnerungssequenzen tragen, mit EMDR gearbeitet unter gleichzeitiger Aktivierung von ressourcenstarken Anteilen. Um die Belastung im tolerierbaren Bereich zu halten und die Alltagsstabilität nicht unnötig zu gefährden, soll der Anteil, der den Alltag regelt, möglichst nicht beteiligt sein. Anteile, die nicht an der Erinnerung beteiligt sind, werden mithilfe hypnotherapeutischer Techniken »in Sicherheit« gebracht. Zusätzlich werden die Wahrnehmungsebenen (bildliche, kognitive, emotionale und sensorische Ebene), die oft auch unterschiedlichen Anteilen zugeordnet sind, im Sinne einer Fraktionierung nicht wie im Standardvorgehen gleichzeitig, sondern kontrolliert nacheinander aktiviert. Durch hypnotherapeutische Verlangsamungs- und Beschleunigungstechniken wird die affektive Belastung zusätzlich titriert.

35.6.5 Die sogenannte Vier-Felder-Technik im EMDR

Auch die sogenannte Vier-Felder-Technik im EMDR wird erfolgreich bei dissoziativen Patienten eingesetzt, wie Fallberichte belegen (Lansch, in Rost 2016). Dabei wird ein Blatt durch Falten in vier kleine Felder zum Malen eingeteilt. Durch das Malen und die kleinen begrenzten Flächen wird der Verarbeitungsprozess deutlich verlangsamt und lässt sich besser steuern und eingrenzen.

Eine Variante der Vier-Felder-Technik zur Triggerbearbeitung im Alltag wurde speziell für die Anwendung bei hochdissoziativen Patienten entwickelt (Ebner, in Rost 2016). Sie geht wie die Fingerspitzen-Strategie nur von einer negativen Alltagserfahrung in der Gegenwart aus. Durch Fragen zur Differenzierung werden wesentliche Unterschiede und Ressourcen in der Gegenwart erarbeitet und dann stimuliert.

35.6.6 Einsatz von Opiatantagonisten bei der EMDR-Therapie

Nicht unerwähnt soll ein Erfahrungsbericht mit mehreren Fallbeispielen von Ulrich Lanius (in Shapiro 2005) bleiben, in dem die EMDR-Standardkonfrontation bei dissoziativen Patienten unter vorheriger Gabe eines Opiatantagonisten (Naltrexon oder Naloxon) als erfolgreiche Strategie dargestellt wurde. Die Wirkung von niedrig dosiertem Naltrexon bei dissoziativen Störungen wird auch in Kap. 36 in diesem Buch beschrieben. Bei der Variante von Lanius wurden die Substanzen in höherer Dosis, dann aber nur einmalig *direkt vor* der Durchführung der Konfrontationssitzung mit EMDR gegeben.

35.7 Anwendung von EMDR in der Phase 3: Persönlichkeitsintegration und adaptive Alltagsbewältigung

In dieser Phase wird soweit möglich mit dem Standardablauf von EMDR gearbeitet. Es geht vor allem um die Integration und Fusion der Anteile und die Entwicklung von lebendigen und realistischen Perspektiven.

a) *Überwindung von Resten der Phobie vor Realisierung:* Oft gelingt es in Phase 2 nicht vollständig, eine tiefgreifende Realisierung der Auswirkungen der Traumatisierungen bis ins Heute zu erreichen. Dieser Prozess tritt deshalb bei der Arbeit zur Integration und Fusion nochmals auf und wird sehr gut durch EMDR gefördert.
b) *Überwindung der Phobie vor Fusion:* Bei der Arbeit an der Integration ist die Fusion von Anteilen eine Schwelle, an der nochmals viele Symptome auftreten können. Diese können als Ziel für EMDR-Sitzungen fokussiert werden, um die natürliche Selbstheilungstendenz des Menschen zu nutzen.
c) *EMDR in der Trauerarbeit:* EMDR in der Trauerarbeit hat wie in dem Artikel von Sprang (2001) belegt wird, eine starke Wirkung. Die überlegene Wirkung von EMDR gegenüber einer Standardkonfrontation mit Verhaltenstherapie für eine Förderung tröstlicher Ressourcen ist ein Hauptargument für dessen Anwendung. Die Themen variieren von realen Todesfällen bis hin zu den verlorenen Lebensperspektiven (z. B. mangelnde Leistungsfähigkeit im Beruf, Unmöglichkeit eine Familie aufzubauen).
d) *Weitere Themen in Phase 3:* Zur Stärkung von teilweise vorhandenen Fähigkeiten kann u. a. das EMDR-Protokoll zur Leistungsverbesserung nach Forster et al. (2000) zum Einsatz kommen. Auch die normale Alltagsgestaltung mit angemessener Risikobereitschaft und Veränderungsmotivation und das Erleben von Intimität sind Themen in dieser Phase. Abschließend ist die letzte Schwelle die Aufgabe, einen angemessenen Behandlungsabschluss zu finden und den Abschied und Neuanfang zu gestalten.

Literatur

Ebner, E. (2016). Triggerbearbeitung durch Differenzierung im Schema der Vier-Felder-Technik. In: C. Rost (Hrsg.), EMDR zwischen Struktur und Kreativität. Bewährte Abläufe und neue Entwicklungen. Paderborn: Jungfermann.

Ebner, F. (2016). Affekte in Gehirn und Körper und in der EMDR-Praxis. In: C. Rost (Hrsg.), EMDR zwischen Struktur und Kreativität. Bewährte Abläufe und neue Entwicklungen. Paderborn: Jungfermann.

Fine, C., Berkowitz, A. (2001). The Wreathing Protocol: The imbrication of hypnosis and EMDR in the treatment of dissociative identity disorder and other dissociative responses. American Journal of Clinical Hypnosis, 43(3–4): 275–290.

Foster, S., Lendl, J. (2007). Peak performance EMDR – adapting trauma treatment to positive psychology outcomes and self- actualisation. EMDRIA-Newsletter, 7(1): 4–7.

Gonzalez, A., Mosquera, D. (Hrsg.) (2012). EMDR and dissociation: The progressive approach. Charleston: Amazon.

Hofmann, A. (1999). EMDR – Therapie psychotraumatischer Belastungssyndrome. Stuttgart: Thieme.

Hofmann, A. (2014). EMDR – Praxishandbuch zur Behandlung traumatisierter Menschen. Stuttgart: Thieme.

Korn D., Leeds A. (2002). Preliminary evidence of efficacy for EMDR resource development and installation in the stabilization phase of treatment of complex posttraumatic stress disorder. J Clin Psychol, 58: 1465–1487.

Lanius, U. (2005). EMDR Processing with dissociative clients: Adjunctive use of opioid antagonists. In: R. Shapiro (Hrsg.), EMDR Solutions: Pathways to Healing (S. 121–146). New York: Norton.

Lansch, D. (2016). Die Vier-Felder-Technik. In: C. Rost (Hrsg.), EMDR zwischen Struktur und Kreativität. Bewährte Abläufe und neue Entwicklungen. Paderborn: Jungfermann.

Lipke, H. (1994). Survey of practicioners trained in eye movement desensitization and reprocessing. Paper presented at the American Psychiological Association annual convention. Los Angeles. (Zitiert nach: A. Hofmann (2014). EMDR – Praxishandbuch zur Behandlung traumatisierter Menschen. Stuttgart: Thieme).

Mattheß, H., Nijenhuis, E. (2006). Wie behandeln wir Patienten mit schwerer struktureller Dissoziation der Persönlichkeit? In: W. Wöller (Hrsg.), Trauma und Persönlichkeitsstörungen (S. 465–482). Stuttgart: Schattauer.

Ogden, P., Minton, K., Pain, C. (2010). Trauma und Körper. Ein sensumotorisch orientierter psychotherapeutischer Ansatz. Paderborn: Jungfermann.

Panksepp, J., Biven, L. (2012) The archaeology of mind: Neuroevolutionary origins of human emotion. New York: Norton.

Paulsen, S. (2014). Trauma und Dissoziation mit neuen Augen sehen. Ego-State-Therapie und EMDR bei DIS und PTBS. Lichtenau/Westf.: Probst.

Shapiro, F. (1998). EMDR Grundlagen & Praxis. Handbuch zur Behandlung traumatisierter Menschen. Paderborn: Junfermann.

Sprang, G. (2001). The use of eye movement desensitization and reprocessing (EMDR) in the treatment of traumatic stress and complicated mourning: Psychological and behavioral outcomes. Research on Social Work Practice, 11: 300–320.

Twombly, J. (2000). Incorporating EMDR and EMDR adaptations into the treatment of clients with dissociative identity disorder. J Trauma & Dissociation, 1(2): 61–81.

Van der Hart, O., Nijenhuis E., Steele, K. (2008). Das verfolgte Selbst. Strukturelle Dissoziation und die Behandlung chronische Traumatisierung. Paderborn: Junfermann.

Van der Hart, O., Groenendijk, M., Gonzales, A., Mosquera, D., Solomon, R. (2013). Dissociation of the personality and EMDR therapy in complex traumarelatet disorders: Applications in phase 1 treatment. Journal of EMDR Practice and Research 7 (2): 81–94. (Übersetzung Lanzen M. EMDRIA-Rundbrief 2015; 33: 22–41).

Van der Hart, O., Groenendijk, M., Gonzales, A., Mosquera, D., Solomon, R. (2014). Dissociation of the personality and EMDR therapy in complex traumarelatet disorders: Applications in phase 2 and 3 treatment Journal of EMDR Practice and Research 8 (1): 33–48. (Übersetzung Lanzen M. EMDRIA-Rundbrief 2016; 34: 25–49).

36 Pharmakotherapie

Wiebke Pape

In der meist schwierigen und langwierigen Behandlung dissoziativer Störungen ist Psychotherapie die Therapie der Wahl, eine systematische Pharmakotherapie existiert noch nicht. Es gibt medikamentöse Ansätze zur direkten Beeinflussung dissoziativer Prozesse, meist ist jedoch die Zielsetzung einer psychopharmakologischen (Mit-)Behandlung, belastende komorbide Symptome zu mildern – was das Ansprechen auf psychotherapeutische Interventionen deutlich verbessern kann.

Die bisher erprobten medikamentösen Strategien stützen sich zum großen Teil auf klinische Erfahrungen, die meist in offenen Studien mit geringer Fallzahl abgebildet wurden. Anfänglich ermutigende Ergebnisse konnten allerdings in größeren, randomisiert-kontrollierten Studien häufig nicht bestätigt werden, sodass die Datenlage dürftig und verwirrend ist – dennoch wird aus dem klinischen Kontext immer wieder über den erfolgreichen Einsatz von Psychopharmaka berichtet.

Für die gezielte Behandlung dissoziativer Symptome ist kein Medikament zugelassen. Wenn trotzdem eine Pharmakotherapie erfolgt, findet dies außerhalb des Zulassungsbereichs »off-label« statt und erfordert eine besonders gründliche Aufklärung der Patienten, eine individuelle Behandlungsvereinbarung und evtl. eine finanzielle Selbstbeteiligung.

36.1 Beeinflussung dissoziativer Mechanismen

Das Wissen über dissoziationsauslösende Substanzen führte zu Rückschlüssen auf die an dissoziativen Prozessen beteiligten neurochemischen Mechanismen. Forschungsansätze befassen sich damit, antagonistisch wirkende Substanzen einzusetzen, um Dissoziation zu vermindern. Zurzeit haben Medikamente, die am endogenen Opioidsystem, am Glutamatsystem, am serotonergen und am adrenergen System ansetzen, klinische Relevanz in der Pharmakotherapie dissoziativer Symptome.

36.1.1 Naltrexon

Dass dissoziative Symptome zumindest teilweise durch die Ausschüttung endogener Opiate vermittelt werden, gilt als gesichert. Durch eine medikamentöse Blockade von Opiatrezeptoren soll eine Verhinderung der Wirkung endogener Opiate und somit einer Verminderung von dissoziativen Symptomen erreicht werden.

Seit den 1990er-Jahren wurden Erfahrungen mit dem Einsatz des Opiatrezeptorantagonisten Naltrexon gemacht. In mehreren klinischen Fallstudien wurde eine deutliche Besserung dissoziativer Phänomene (Flashbacks, Derealisation/Depersonalisation, Analgesie, tonische Immobilität) bei Patienten mit Borderline-Persönlichkeitsstörung im Dosisbereich von 25 bis 100 mg/d beschrieben (Schmahl et al. 2012). Auch zeigten sich unter Naltrexon positive

Effekte bei Patienten, die unter einer chronischen Depersonalisationsstörung litten (Sierra 2009). In anderen Untersuchungen wird allerdings auch das Auftreten von Nebenwirkungen bis hin zu Suizidalität berichtet (Lubin et al. 2002). Schmahl et al. (2012) legten eine Evaluation der bisherigen Naltrexon-Behandlung bei dissoziativen Symptomen bei Borderline-Persönlichkeitsstörung über einen Zeitraum von 10 Jahren vor, die die ermutigenden Ergebnisse einerseits bestätigt, in der sich andererseits aber aufgrund geringer Fallzahlen noch keine statistische Signifikanz nachweisen lässt.

36.1.2 Naltrexon im Niedrig-Dosis-Bereich

Es liegen erste Berichte über den positiven Einsatz von Naltrexon im Niedrig-Dosis-Bereich vor. Lanius und Corrigan (2014) berichteten erstmalig über den Einsatz von Naltrexon in einer Dosis von 1 bis 6 mg/d (0,06 mg/kg Körpergewicht). Sie beschrieben als Vorteil dieser Dosierung, dass positive Effekte zwar deutlich spürbar waren, jedoch Dissoziation – wenn notwendig – stattfinden konnte. Auch eine weitere Anwendungsbeobachtung bei 15 Patienten mit komplexen Traumafolgestörungen und ausgeprägten dissoziativen Symptomen zeigte einen positiven Effekt des niedrig dosierten Naltrexons (Pape u. Wöller 2015). Die Tagesdosis betrug 2–6 mg/d, beginnend mit 2 mg/d. Die Dosiserhöhung wurde symptomorientiert angepasst. Das Medikament ist zzt. nur als 50-mg-Tablette erhältlich, für die Niedrig-Dosis-Behandlung werden Kapseln à 2 mg von Apotheken gefertigt.

12 von 15 untersuchten Patienten verspürten positive Effekte und berichteten über eine klarere Wahrnehmung sowohl der Umgebung als auch des eigenen inneren Erlebens. Dies stellte zunächst eine Herausforderung dar, die anfänglich z. T. auch als Überforderung erlebt wurde. Bei denjenigen, die sich an die veränderte Wahrnehmung adaptieren konnten, verbesserten sich sowohl Realitätseinschätzung und -bewältigung als auch Körper- und Affektwahrnehmung und Selbstregulierung.

Patienten, die häufig – ausgelöst durch traumaassoziierte Reize – unkontrollierbar in einen Zustand des »Freezing«, verbunden mit Derealisations- und Depersonalisationserleben, geraten waren, beschrieben unter Medikation mit Naltrexon eine verbesserte Realitätswahrnehmung und Handlungsfähigkeit in diesen belastenden Situationen. Die Mehrzahl berichtete auch nachfolgend (über einen Zeitraum von bis zu 27 Monaten) über eine anhaltende Verbesserung der Alltagsbewältigung und ein leichteres Vorankommen in der Therapie dadurch, dass traumaassoziierte Reize besser toleriert werden konnten und neue Lernerfahrungen leichter fielen. Auch berichteten die meisten Patienten über ein Gefühl der »Lebendigkeit« durch den verbesserten Zugang zur eigenen Emotionalität. Die Möglichkeit der Dissoziation bestand unter Naltrexon weiterhin und wurde als wesentlicher Schutzfaktor vor Überforderung bewertet.

Weitere Studien mit größerer Fallzahl sind jedoch erforderlich, bevor ein breiterer Einsatz von Opiatantagonisten bei dissoziativen Symptomen empfohlen werden kann.

36.1.3 Lamotrigin

Man nimmt an, dass die verstärkte Ausschüttung von Glutamat dissoziative Symptome hervorruft (z. B. durch das Anästhetikum Ketamin). Das Antiepileptikum Lamotrigin hemmt die Freisetzung von Glutamat, könnte daher einen dissoziationsmindernden Effekt haben. Lamotrigin wurde mehrfach bei Patienten mit Depersonalisationsstörung untersucht. Es zeigten sich einerseits positive Effekte in offenen Studien – z. B. bei Gabe von Lamotrigin als Add-on zu einer SSRI-Medikation (Sierra 2009) –, die Bestätigung dieses Effekts in einer größeren Studie erschien aber laut Priebe et al. (2013) zweifelhaft. Da nur Daten zur Depersonalisationsstörung vorliegen, kann zum Effekt von Lamotrigin in der Behandlung anderer dissoziativer Symptome noch keine Aussage getroffen werden.

Substanzen mit Ansatz am serotonergen und adrenergen System

Serotoninwiederaufnahmehemmer (SSRI) und verwandte Substanzen sowie Antihypertensiva zeigten sich z. T. wirksam in der Behandlung der dissoziativen Symptome, jedoch ist schwer zu differenzieren, ob gezielt die Dissoziation beeinflusst wurde oder ob durch die Milderung einer komorbiden Symptomatik sich auch die dissoziative Symptomatik besserte (Priebe et al. 2013). Die Einsatzmöglichkeiten dieser Substanzen werden im Kap. 36.2 »Behandlung komorbider Störungen« genauer beschrieben.

36.1.4 Überlegungen zur gezielten medikamentösen Behandlung von Dissoziationen

Die schwierige Beinflussbarkeit dissoziativer Symptome in ihrem komplexen Kontext ist möglicherweise auch darauf zurückzuführen, dass Dissoziation meist zum Schutz davor dient, eine bedrohliche oder als bedrohlich erlebte Gegenwart bewusst erleben zu müssen. Oft kann durch eine dissoziative Reaktion eine Konfrontation mit angsteinflößenden inneren oder äußeren Reizen vermieden werden.

Hieraus kann eine Ambivalenz bzgl. der Behandlung entstehen: Eine Verminderung von Dissoziation ist nicht nur eine Entlastung von quälenden Beschwerden, sondern gleichzeitig eine große Herausforderung – eine verbesserte Gegenwartspräsenz erfordert die Integration von neuen Wahrnehmungsinhalten, neue Strategien der Selbstregulation, neue Verhaltensweisen in zwischenmenschlichen Kontexten und eine umfassendere Sicht auf die eigene Geschichte – und damit verbunden oft eine vertiefte Selbstreflexion.

Schon aus dieser Dynamik ergibt sich, dass eine »einfache Beeinflussung« dissoziativer Symptome kaum möglich ist, eher ist die Behandlung eine Balance zwischen Akzeptanz notwendiger Schutzstrategien und dem Wagnis neuer Schritte in Richtung einer verbesserten Handlungsfähigkeit. Bei dem Versuch, dissoziative Symptome medikamentös zu beeinflussen, erscheint es sinnvoll, diese Dynamik zu berücksichtigen.

36.2 Behandlung komorbider Störungen

Symptome wie affektive Dysregulation mit hoher emotionaler Erregung, Intrusionen, Ängste, Depressivität, Schlafstörungen und Hyperarousal, die höhergradige dissoziative Störungen oft begleiten, stellen eine starke psychische Belastung dar und erhöhen die Dissoziationsneigung. Eine Symptommilderung in diesen Bereichen kann dissoziative Phänomene deutlich vermindern.

Treten dissoziative Symptome im Rahmen einer komplexen Traumafolgestörung auf – wie es am häufigsten der Fall ist –, können sich wechselnde Symptomkonstellationen in den meist chronischen Krankheitsverläufen ergeben. Dies erfordert eine Anpassung der medikamentösen Strategien an die jeweilige aktuelle Symptomatik.

Wenn nicht anders angegeben, werden die beschriebenen Medikamente in der üblichen Dosierung eingesetzt.

36.2.1 Antidepressiva

Mit dem Einsatz von Antidepressiva können unterschiedliche Zielsetzungen verfolgt werden:

- Die Einflussnahme auf PTBS-spezifische Symptome, die auf die serotonerge und noradrenerge Dysregulation zurückgeführt werden können.
- Die Milderung der komorbiden Depressivität sowie von Angst- und Zwangssymptomen, die bei chronischen Verläufen oft sehr ausgeprägt sind.

Serotoninwiederaufnahmehemmer (SSRI) sind hier die am besten untersuchten und als Medikation der ersten Wahl empfohlenen Substanzen. Zahlreiche Studien (mit im Einzelnen allerdings widersprüchlichen Ergebnissen) zeigen insgesamt positive Effekte auf Angst und Depressivität sowie auf Kernsymptome der PTBS. Die Reduktion der Symptomatik durch SSRI ist bei der posttraumatischen Depression allerdings geringer ausgeprägt als in der Behandlung der Depression (Kapfhammer 2011).

- *Sertralin* und *Paroxetin* sind zugelassen für die Behandlung der PTBS, für die beiden SSRI liegen die meisten positiven Ergebnisse vor.
- Bei *Paroxetin* zeigte sich in einer Studie auch ein Rückgang der dissoziativen Symptomatik (Priebe et al. 2013).
- *Venlafaxin* und *Mirtazapin* zeigten in Studien ebenfalls eine gute Wirkung (Benkert u. Hippius 2014).
- *Trizyklische Antidepressiva* und *MAO-Hemmer* zeigten ebenfalls positive Effekte, sind wegen des ungünstigeren Nebenwirkungsprofils jedoch nicht Medikamente der ersten Wahl.

Insgesamt kann keinem der beschriebenen Präparate eindeutig der Vorzug gegeben werden (Kapfhammer 2011). Wenn medikamentöse Mehrfachbehandlungen notwendig sind, ist Substanzen mit geringem Interaktionspotenzial der Vorzug zu geben.

36.2.2 Antiadrenerge Substanzen

Medikamente zur Reduktion der durch noradrenerge Dysregulation verursachten Übererregung können zur Verminderung von hoher Anspannung und insbesondere zur Milderung von Albträumen eingesetzt werden.

- *Clonidin*, ein Agonist an α2-Rezeptoren, zeigte in einer Dosierung von 75–150 μg eine Reduktion von hoher Anspannung und Selbstverletzungsdrang.
- Ebenso erwies sich *Prazosin* (α-Rezeptorenblocker) als effektiv bei der Beeinflussung quälender Albträume und der Normalisierung einer gestörten Schlafarchitektur (Raskind et al. 2013).
- Da Prazosin auf dem deutschen Markt nicht mehr verfügbar ist, kann alternativ das verwandte *Doxazosin* (2–10 mg abends) eingesetzt werden.

Die Medikamente sind langjährig zugelassene Substanzen zur Behandlung der Hypertonie und werden aufgrund neuerer Behandlungsstrategien mit dieser Indikation kaum noch eingesetzt. Die Einstellung auf diese Präparate erfordert eine Blutdruckkontrolle.

36.2.3 Antipsychotika

Antipsychotika der zweiten Generation zeigten in kleineren Studien symptomreduzierende Eigenschaften in der Behandlung der PTBS i. S. positiver Effekte auf Symptome wie Schlafstörungen, Albträume, Übererregung, Intrusionen, aggressive Impulse. Das dissoziative Symptom akustischer Pseudohalluzinationen »Hören innerer Stimmen« bei Patienten mit DIS spricht jedoch kaum auf Antipsychotika an (ISSTD 2011). Der Effekt atypischer Antipsychotika bei PTBS wurde meist als adjuvante Medikation zu einer Therapie mit einem SSRI untersucht.

- Bei Gabe von *Quetiapin* (50–200 mg/d) und *Aripiprazol* (10–15 mg/d) bei PTBS konnte auch ein Rückgang der dissoziativen Symptomatik beobachtet werden (Priebe et al. 2013).
- *Olanzapin* und *Quetiapin* können Schlafstörungen und Albträume positiv beeinflussen (Benkert u. Hippius 2014).

Kontrollierte Studien konnten die Hinweise auf positive Effekte bisher nicht bestätigen (Benkert u. Hippius 2014). Der Off-label-Einsatz der atypischen Antipsychotika sollte aufgrund der dosisunabhängigen kardialen Nebenwirkungen und häufig nicht absehbarer Spätfolgen (z. B. metabolisches Syndrom, v. a. Hirnvolumenminderung) vorsichtig und unter strenger Indikationsstellung erfolgen (Wayne et al. 2009; ISSTD 2011).

36.2.4 Benzodiazepine

Benzodiazepine sollten möglichst nur als Akutmedikation bei Angstsymptomen und Erregungszuständen eingesetzt werden. Das hohe Suchtpotenzial und die Beeinträchtigung kognitiver Funktionen machen eine dauerhafte Anwendung nicht empfehlenswert.

36.2.5 Stimmungsstabilisierer

Topiramat erwies sich in kontrollierten Studien und anhand einer aktuellen Metaanalyse effektiv für die Reduktion von Intrusionen, Vermeidungsverhalten und Übererregung bei PTBS. *Valproat* kann positive Wirkung bei Aggressivität zeigen (Benkert u. Hippius 2014).

36.2.6 Sedierende Medikamente

Eine verbesserte Schlafqualität kann dissoziative Symptome deutlich verringern, die oft sehr ausgeprägten Schlafstörungen sind allerdings meist schwer zu beeinflussen. In Übersichtsarbeiten zur medikamentösen Behandlung von Schlafstörungen bei PTBS (Lydiard u. Hamner 2009) wurde die Bedeutung der *antiadrenergen Substanzen* (s. o.) und des *Quetiapins* aufgrund ihres Effekts auf Albträume hervorgehoben.

Unterschiedliche Präparate mit schlafanstoßender Wirkung können darüber hinaus hilfreich sein:

- Antidepressiva: *Mirtazapin, Trazodon, Agomelatin, Trimipramin*
- Anxiolytika: *Opipramol*
- Non-Benzodiazepin-Hypnotika: *Zopiclon, Zolpidem, Zaleplon* (hier ist das Risiko der Abhängigkeitsentwicklung bei regelmäßiger Anwendung zu beachten, die allerdings geringer ausgeprägt ist als bei Benzodiazepinen)
- Sedierende Antipsychotika: *Melperon, Pipamperon*
- Antihistaminika: *Promethazin*

36.2.7 Beziehungsaspekte der Pharmakotherapie

- Insbesondere bei dissoziativen Störungen mit deutlich abgegrenzten Persönlichkeitsanteilen und stark wechselnden Aktivitätsniveaus kann es zustandsabhängig zu sehr unterschiedlichen Reaktionen auf ein Medikament kommen (ISSTD 2011). Hier sollte besonders darauf geachtet werden, dass die Kommunikation über eine medikamentöse Behandlung alle Seiten der Persönlichkeit berücksichtigt.

- Die stark wechselnde Symptomatik, der hohe Leidensdruck der Patienten und die oft schwierige Beeinflussbarkeit der Symptome können eine Polypharmazie »aus Hilflosigkeit« zur Folge haben, die die Gefahr birgt, dass Medikamenteninteraktionen nicht ausreichend berücksichtigt und unerwünschte Wirkungen verstärkt werden.
- Auf der Beziehungsebene können beim verordnenden Therapeuten verstärkte Bemühungen ausgelöst werden, die Symptomatik zu lindern. Dies kann beim Patienten unrealistische Erwartungen an eine medikamentöse Therapie wecken, gleichzeitig aber das Erleben von Selbstwirksamkeit verringern.
- Therapeuten laufen dann Gefahr, die Rolle eines »Retters« einzunehmen und beim Patienten das Gefühl der Abhängigkeit zu verstärken.
- Gerade traumatisierte Menschen haben allerdings oft große Ängste vor Kontrollverlust – durch eine von außen zugeführte Substanz oder durch eine einflussnehmende Person – und können so trotz hohen Leidensdrucks eine ausgeprägte Ambivalenz bzgl. einer Medikation entwickeln.

Es trägt oft wesentlich zum Erfolg einer Pharmakotherapie bei, Patienten bei der Auswahl und Verabreichung der Medikation Kontrolle und Mitbestimmung zu ermöglichen, offen über die meist begrenzten Effekte einer Pharmakotherapie zu kommunizieren und die Übertragungs- und Gegenübertragungsdynamik zu berücksichtigen.

36.3 Substanzbedingte Induktion von Dissoziationen

Abschließend soll noch auf eine mögliche medikamentös bedingte Verstärkung dissoziativer Symptome und auf dissoziationsauslösende Substanzen (auch bei Gesunden) hingewiesen werden.

36.3.1 Verstärkung dissoziativer Symptome durch Medikamente

Bei der Pharmakotherapie dissoziativer Störungen sollte beachtet werden, dass Medikamente auch zu einer Zunahme dissoziativer Symptome führen können. Zu dieser Thematik existieren kaum systematische Untersuchungen, die folgende Aufzählung basiert weitgehend auf klinischen Erfahrungen und Einzelfallberichten.

- Eine Dauermedikation mit *Benzodiazepinen* kann eine dissoziative Symptomatik verstärken, dies könnte auf die häufige Einschränkung kognitiver Funktionen bei kontinuierlicher Anwendung zurückzuführen sein (Tannenbaum et al. 2012). Auch können Entzugssymptome nach Toleranzentwicklung zur Exazerbation von PTBS-Symptomen führen (Yehuda 2015).
- In Einzelfällen berichteten Patienten auch unter Medikation mit *Antidepressiva* über eine Zunahme dissoziativer Symptome.
- Sedierende *Antipsychotika*, insbesondere auch *Quetiapin*, können durch die sedierende Wirkung zu einer subjektiven Minderung der Selbstkontrollfähigkeit führen (ISSTD 2011).

Andererseits kann der situativ bedingte, gezielte Einsatz sedierender Medikamente ein erster Schritt sein, um mit steigender Anspannung und Angst umzugehen, die ohne Intervention häufig in Dissoziation münden.

Wesentlich scheint hierbei zu sein, wie die Medikamentenwirkung subjektiv bewertet wird. Patienten beschreiben häufig als erwünschte Wirkung ein Nachlassen von Anspannung und eine größere innere Distanz zu belastendem Erleben. Gerade dies kann aber – insbesondere bei dissoziativen Störungen mit deutlich abgegrenzten Persönlichkeitsanteilen – den Eindruck des Verlusts von Kontrolle oder beginnender Dissoziation hervorrufen, traumaassoziierte Ängste aktivieren und damit eine dissoziative Reaktion einleiten.

36.3.2 Dissoziationsauslösende Substanzen

Unterschiedliche Substanzen – meist als Rauschmittel im Gebrauch – induzieren auch bei Gesunden ein dissoziatives Erleben (Derealisation, Derpersonalisation, z. T. verzerrtes Zeiterleben und Gedächtnisstörungen), das meist nur für die Dauer der Intoxikation anhält. Durch Einsatz dieser Substanzen in placebokontrollierten Studien ergaben sich grundlegende Erkenntnisse über die neurochemischen Systeme, deren Dysbalance mutmaßlich zu dissoziativen Phänomenen führt (Simeon 2006; Priebe et al. 2013):

- Cannabinoide: agonistische Wirkung an Cannabinoidrezeptoren und wahrscheinlich antagonistische Effekte an NMDA-Rezeptoren des Glutamatsystems, das eine wesentliche Rolle bei Lern-und Gedächtnisprozessen spielt
- Halluzinogene (z.B. LSD, Psilocybin, MDMA (Ecstasy), DMT, m-CPP): agonistische Wirkung an 5HT2a und 5HT2c-Rezeptoren des serotonergen Systems
- Ketamin – ein Anästhetikum, in subnarkotischer Dosis als Droge (Special K) konsumiert – und Phenylcyclidin: antagonistische Wirkung an NMDA-Rezeptoren des Glutamatsystems
- Halluzinogene Opioide, z. B. Salvia divinorum: agonistische Wirkung an K-Rezeptoren des Opiatsystems

Die genannten Substanzen – am häufigsten *Cannabis* und *serotonerge Halluzinogene* – können auch nach einmaligem oder kurzzeitigem Gebrauch eine anhaltende Depersonalisationsstörung auslösen, die sofort nach Abklingen der Intoxikation, aber auch nach einer Latenzzeit von mehreren Tagen auftreten kann. Nach bisherigen Erkenntnissen geht meisten Fällen einer solchen drogeninduzierten Depersonalisationsstörung ein Rauscherleben mit starker Angst, Panik und dem Erleben von Kontrollverlust voraus (»Horrortrip«). Horrortrips können vorzugsweise in Zeiten eines erhöhten subjektiven Stresserlebens auftreten. Das drogeninduzierte Depersonalisationserleben ist häufig charakterisiert durch flashbackartiges Wiedererleben des auslösenden Rausches und eine ausgeprägte antizipatorische Angst vor erneuten Horrortrips. Da jeweils akute Depersonalisationserleben wird oft durch Reize ausgelöst, die mit Drogenkonsum assoziiert sind. Aufgrund dieser Beobachtungen ist eine Hypothese für die Genese einer drogeninduzierten Depersonalisationsstörung, dass ein ängstigendes Rauscherlebnis das Ausmaß eines traumatischen Ereignisses erreichen und eine Traumafolgesymptomatik auslösen kann. Neben psychodynamischen werden auch neurotoxische Faktoren als ursächlich für das anhaltende Depersonalisationserleben diskutiert (Sierra 2009).

36.4 Ausblick

Zum Abschluss seien noch einige aktuelle Forschungsansätze genannt, die sich mit der Entwicklung spezifischer medikamentöser

Strategien bei dissoziativen Symptomen und PTBS befassen:

- Aufgrund des wesentlichen Einflusses der HPA-Achse auf die Entwicklung einer PTBS sind Möglichkeiten einer *glucocorticoidbasierten* Behandlung Gegenstand aktueller Forschung (Yehuda 2015).
- *Psychostimulanzien (z. B. Methylphenidat)* können bei Patienten mit Dissoziativer Identitätsstörung (mit oder ohne komorbide ADHS) zu einer Verbesserung der Aufmerksamkeit führen, das hohe Missbrauchspotenzial ist allerdings ein limitierender Faktor für den Einsatz dieser Substanzen (ISSTD 2011).
- *Ketamin* erwies sich als wirksam bei therapierefraktärer Depression und zeigte in einer Studie auch positive Effekte bei PTBS. Das hohe Suchtpotenzial und die oben beschriebene dissoziationsauslösende Wirkung beschränken einen längerfristigen Einsatz allerdings wesentlich. Ob die Vorteile oder Risiken überwiegen, ist noch ungeklärt (Yehuda 2015).
- Der Einsatz des Hormons *Oxytocin* (als Nasenspray) bei Patienten mit dissoziativer Symptomatik i. R. einer Traumafolgestörung ergab Hinweise auf die Beeinflussung der dissoziativen Symptomatik (Epple 2014).
- Der Einfluss des Endocannabinoidsystems auf die Löschung von negativen Erinnerungen ist Grundlage für Forschung, ob der Einsatz von *Cannabinoiden* in der PTBS-Behandlung hilfreich sein kann (Yehuda 2015).
- Das ursprünglich als Reserveantibiotikum eingesetzte *D-Cycloserin* (ein Glycinrezeptoragonist mit Wirkung im Glutamatsystem und Einfluss auf Lernprozesse) kann möglicherweise unterstützend in der Psychotherapie von angstbasierten Symptomen bei PTBS sein (Yehuda 2015).
- Das Muskelrelaxans *Baclofen*, das agonistische Aktivität an GABA-B-Rezeptoren hat, zeigte in einer Studie in Kombination mit Citalopram deutlich positivere Effekte auf PTBS-Symptome als Citalopram und Placebo (Akhoundpour et al. 2014).

Literatur

Akhoundpour, A. M., Hebrani, P., Mortezania, M. et al. (2014). Baclofen Add-on to Citalopram in Treatment of Posttraumatic Stress Disorder. Journal of Clinical Psychopharmacology, 34: 240–243

Benkert, O., Hippius, H. (2014). Kompendium der psychiatrischen Pharmakotherapie. Heidelberg: Springer.

Epple, G. P. (2014). Untersuchung der Wirkung des Hormons Oxytocin auf die psychophysiologische Stressantwort von Patienten mit Posttraumatischer Belastungsstörung und auf Dissoziative Symptome. Dissertation am Fachbereich Medizin der Technischen Universität München.

International Society for the Study of Trauma and Dissociation (ISSTD) (2011). Guidelines for treating Dissociative Identity Disorder in adults, third revision. Journal of Trauma & Dissociation, 12: 115–187.

Kapfhammer, H. P. (2011). Pharmakotherapie der frühen posttraumatischen Krise, der Akuten und der Posttraumatischen Belastungsstörung. In: G. H. Seidler, H. J. Freyberger, A. Maercker (Hrsg.), Handbuch der Psychotraumatologie (S. 685–706). Stuttgart: Klett-Cotta.

Lanius, U., Corrigan, F. (2014). Opioid Antagonists & Dissociation: Adjunctive pharmacological interventions. In: U. Lanius, F. Paulsen, F. Corrigan (Hrsg.), Towards an embodied self: Neurobiology and treatment of Traumatic Dissociation. New York: Springer.

Lubin, G., Weizman, A., Shmushkevitz, M. et al. (2002). Short-term treatment of post-traumatic stress disorder with naltrexone: an open-label preliminary study. Hum Psychopharmacol, 17: 181–185.

Lydiard, R. B., Hamner, M. H. (2009). Clinical importance of sleep disturbance as a treatment target in PTSD. Focus, 7: 176–183.

Pape, W., Wöller, W. (2015). Niedrig dosiertes Naltrexon in der Behandlung dissoziativer Symptome. Der Nervenarzt, 86: 346–352.

Priebe, K., Schmahl, C., Stiglmayr, C. (2013). Pharmakotherapeutische Ansätze. In: Dissoziation. Theorie und Therapie. Berlin: Springer, 151–158.

Raskind, M. A., Peterson, K., Williams, T. et al. (2013). A Trial of Prazosin for Combat Trauma PTSD with Nightmares in active-duty Soldiers returned from Iraq and Afghanistan. Am J Psychiatry, 170: 1003–1010.

Schmahl, C., Kleindienst, N., Limberger M et al. (2012). Evaluation of naltrexone for dissociative symptoms in borderline personality disorder. Int Clin Psychopharmacol, 27: 61–68.

Sierra, M. (2009). Towards a pharmacology of depersonalization. In: Ders.: Depersonalization: A new look at a neglected syndrome (S. 113–123). Cambridge: Cambridge University Press.

Simeon, D., Abugel, J. (2006). The Biology of Depersonalization. In: Feeling unreal: depersonalization disorder and the loss of the self (S. 105–125). Oxford University Press.

Tannenbaum, C., Paquette, A., Hilmer, S. et al. (2012). A systematic review of amnestic and non-amnestic mild cognitive impairment induced by anticholinergic, antihistamine, GABAergic and opioid drugs. Drugs Aging, 29 (8): 639–658.

Wayne, A., Ray, Ph. D., Chung, M. D. et al. (2009). Atypical antipsychotic drugs and the risk of sudden cardiac death. N Engl J Med, 360: 225–235.

Yehuda, R., Hoge, C. W., McFarlane, A. C. et al. (2015). Posttraumatic stress disorder. Nature Rewiews Desease Primers 1 (15057). October 2015. www.nature.com/nrdp

Sachverzeichnis

A

B

C

F

I

J

K

L

M

N

T